普通高等教育“十一五”国家级规划教材

北京大学医学教材

人体生理学

Human Physiology

（第三版）

主　编　范少光　汤　浩

副主编　祝世功

编　者　(按姓氏汉语拼音排序)

曹　宇　中国医科大学
范少光　北京大学医学部
范书铎　中国医科大学
梁　强　中国医科大学
梅　林　北京大学医学部
时利德　中国医科大学
宋　刚　山东大学医学院
孙丽华　中国医科大学
汤　浩　中国医科大学
王　宪　北京大学医学部
魏仁榆　美国加州大学
张　衡　山东大学医学院
张志文　北京大学医学部
赵　华　吉林大学医学院
朱　毅　北京大学医学部
祝世功　北京大学医学部

北京大学医学出版社

RENTI SHENGLIXUE

图书在版编目（CIP）数据

人体生理学 / 范少光，汤浩主编. —3版. —北京：北京大学医学出版社，2005. 5（2018.2 重印）
ISBN 978-7-81071-619-2

Ⅰ.人… Ⅱ.①范…②汤… Ⅲ.人体生理学－医学院校－教材 Ⅳ.R33

中国版本图书馆 CIP 数据核字 (2004) 第 143258 号

人体生理学（第三版）

主　　编：范少光　汤　浩
出版发行：北京大学医学出版社
地　　址：（100191）北京市海淀区学院路 38 号 北京大学医学部院内
电　　话：发行部 010-82802230；图书邮购 010-82802495
网　　址：http://www.pumpress.com.cn
E － mail：booksale@bjmu.edu.cn
印　　刷：北京圣彩虹制版印刷技术有限公司
经　　销：新华书店
责任编辑：罗德刚　**责任校对**：齐　欣　**责任印制**：李　啸
开　　本：787mm × 1092mm　1/ 16　**印张**：35.5　**字数**：894 千字
版　　次：2006 年 1 月第 3 版　2018 年 2 月第 4 次印刷
书　　号：ISBN 978-7-81071-619-2
定　　价：65.00 元

北京大学医学教材基础医学系列

教材编审委员会

序

随着生命科学技术的日新月异，在我国高等教育体制改革的带动下，医学教育教学改革不断深入，医学教育逐渐由职业化教育转向具有职业特点的综合素质教育，着眼于21世纪，医学教育将更注重人才的综合培养，不仅要培养学生具有学科专业知识和能力，而且要具有知识面宽、能力强、素质高的特点，注重创新精神、创新意识、创新能力的培养。

1995年以来，通过教育部、卫生部及北京市等各级教育教学改革项目的研究与实践，我校着力于人才培养模式和课程体系的研究，实现融知识、能力、素质于一体的综合培养，拓宽专业口径，特别强调理论与实践的结合，培养学生自学和创新的精神和能力，树立终身学习的观念；进行了课程内容、教学方法和考核方法的研究和实践；改革教与学的方法，以学生为主体，以教师为主导，引导学生主动学习，注意因材施教，注重加强人文素质的培养，强调在教学过程中的教书育人。

在改革实践中我们深刻认识到教材建设在教学过程中起着重要的作用。但长期以来医学教育一套教材一统天下的局面，未能充分体现各医学院校的办学特点，未能及时反映教学改革及教学内容的更新。为此我们邀请了北医及部分兄弟院校各学科的专家教授编写了这套长学制教材。

这套教材的编写工作力求符合人才培养目标和教学大纲，体现长学制教学的水平，探索和尝试突破原有教材的编写框架；体现北医教育观念的转变、教学内容和教学方法改革的成果和总体水平，确立以学生为主体的人才培养模式，有利于指导学生学习和思考，有利于训练学生临床思维的能力，培养学生的创新意识；体现教学过程中的“双语”教学要求，将学生必须掌握的词汇编入教材之中，每本教材配有英语专业词汇只读光盘。

本套教材汇集了北医及部分兄弟院校的专家教授们多年来积累的知识和教学经验，在编写中也进行了大胆的尝试。衷心希望该套教材的出版能为我国的医学教育贡献一份力量，使医学教育的教材建设能够百花齐放。但是由于学科专业发展的不平衡，教材中难免存在不足之处，欢迎有关专家学者批评指正。

韩启德

2002年7月

第三版前言

本书（第三版）是在前两版的基础上，总结十多年的教学实践，更新了内容，重新绘制了几百张插图，从内容到形式，以新的面貌提供给读者。

本书仍然保留了双语特点。从我们的教学实践看，只要老师在课堂上多使用英文专业名词，这本书是一本十分受欢迎的教材。目前各校都在大力推行双语教学，相信本书将为教师和学生提供双语教学的一种选择。

在内容上，由于本书是医学院校的生理学教材，学生毕业后大多数是职业医生。因此，我们的教材必须为这一培养目标服务。过去本教材在联系临床方面，与国外的类似教材相比，有明显的差距。为了弥补这方面的不足，本书在内容上增加了与临床疾病有关的内容。此外，在每一章的最后，增加了一个“临床举例”。它不是典型的临床病例，只是将所学的内容与临床实践联系起来，用以加深学生对生理学理论的理解，提高学习兴趣。我们这方面做得还很不够，是我们今后努力的方向。

本书在插图上作了比较大的修改。我们自行绘制了一些插图，有些是在国外教材插图的基础之上作了一定的修改。书中的插图首次采用双色印刷，相信会使本书增色不少。

本书所附的光盘收集了生理学中常用的专业名词，每一单词后面都有一使用举例，帮助读者理解和掌握。本光盘内容由一位美国专家朗读，可能有美式英文的口音。

由于我们的水平有限，书中定有不当和错误之处，真诚希望读者批评指正。

范少光　汤　浩

2004.9

第二版前言

本书的第二版仍然是一本双语教科书。专业名词使用的是英语，以加强学生专业英语的学习。经过几轮的教学实践，这一特点受到学生和教员的肯定。除此而外，在第二版中，台湾成功大学医学院的教授也参加了编写，使本书的内容更加丰富。本版中有些章节(例如神经系统和内分泌系统)的编写与第一版相比做了很大的变动，在篇幅上有所增加。增加的篇幅主要用于对问题的解释和说明，以便学生自学。内容上增加了“正常心电图形成原理”一节，我们认为正常心电图形成的原理是一种正常的生理现象，应当由我们来解释和说明，正如动脉血压的形成原理由我们讲解，而高血压病则在临床学习。

本教材是根据我们学生的特点和要求编写的。也希望本教科书能成为一本重要的中文参考书，使国内生理学的老师、同学以及临床医生等有机会从不同的角度和侧面学习，以增加对某一问题的理解。由于我们的水平有限，书中定有不少缺点和错误，真诚希望读者给予批评和指正。

范少光　汤　浩　潘伟丰

1999. 12

第一版前言

本教材是北京医科大学、中国医科大学及山东医科大学三校共同主编的一本大学本科及七年制学生用生理学教科书。根据我们多年来在教学中的体会，深深感到在大学学习期间，学生应当掌握各学科的普通专业英文词汇，否则毕业后进入各自的专业方向，阅读英文文献的能力，特别是阅读非本专业的文献，将受到极大的限制。过去我们曾经编写过一本英文教科书，在实际使用过程中发现学生不太愿意阅读，特别是在考试期间，由于时间紧张，多数学生以中文教科书为主，只背英文教材后面列出的英文单词。本教材为了强化学生对英文专业名词的记忆，采用了另一种形式即将学生必须掌握的约1000个词汇编入教材之中。每一个新词在每章第一次出现时括注中文，以后只用英文不用中文。书中的图和表全部采用英文。我们希望以这种方式达到强化记忆的目的。书中某些部分，由于专业名词过于集中，或插入英文后不便阅读，此时我们将一些名词仍用中文。总之，目的是想既便于阅读，又有利于记忆英文词汇。

本书在内容上也作了一些变动。删去了一些与组织学、解剖学、生物化学等学科不必要重复的内容，例如肌肉收缩的机理、血细胞的功能、胰岛素的作用，神经系统一章中的感觉传入、躯体运动及各级中枢功能等内容。目的是想使本教材的内容与讲课内容大体一致，删去的部分并不表示不重要。此外，在内容上还增加了一些新的、带有发展方向性的内容，如有关离子通道的介绍、神经递质与受体的内容及有关神经内分泌与免疫系统相互作用的内容等。目的是想使本书更贴近本学科发展的前沿。第十三章神经内分泌系统与免疫系统的相互作用的内容主要是近10多年来的研究进展，有些内容还不够成熟，因此只作为同学的阅读参考，暂不要求掌握。

在编写过程中，三校的领导给予了大力支持。北医大生理系王志均教授（院士）和韩济生教授（院士）在百忙中也为教材撰写了对青年学生富有启迪的材料。朱文玉教授在本书编写中，特别是在后期的文字修饰、目录的编排、内容的审定等等工作中做了大量的、富有成效的工作。三校生理学老师们也为教材的编写提出了许多有益的见解，在此 一并表示感谢。

本教材在形式和内容上都有些变化。这是我们的一次尝试，书中定有不少错误和不当之处，我们争取尽快再版以便修正错误，因此真诚地希望广大读者给予批评和指正。

范少光　汤　浩　张　衡

1996. 2

第一版序言

范少光等教授主编的人体生理学即将出版，我愿借此机会表示祝贺。

本书最大的特点之一是中文文字中穿插英文专业名词，这是一个大胆的尝试，我深表赞同。

在当前的科学发展阶段，资讯交流仍以英文占主导地位，更快更好地掌握专业英语成为科技人才加速成长的限速因素，这是不容否认的客观事实。以我的切身经历为例，我在1947～1949年间上课全部用英语；1949～1952年间部分用英语。教材几乎全部是英文课本。在初入学时有些吃力，不久便完全适应。但当时并未认识到打下这一基础有何意义。70年代后期开始逐渐对外开放，增强国际交流。这时对英语的熟练程度显得日益重要。由于年轻时记忆力强，所学单词，包括解剖名词及病名，几十年后都还记忆犹新，在与外宾交流时可以脱口而出，大大便利了学术交流。许多国外朋友总要好奇地询问，你没有在国外学习过，何以能掌握这些英语词汇？回答只有一个：感谢中学和大学期间老师的严格要求，使我终身受益。

我经常想，我年轻时能做到的，为什么现代青年不能做到？实际上，现在的条件比之四十余年前好了很多倍。只是对教学方法还有一些认识上的不一致，某些条件也有待创造。

日本对外来名词采取音译的方法全盘照搬；中国采取意译，成为中国自己的词汇。我认为后者有许多优越性，但对每一学者需要掌握两套词汇。目前许多复杂的词组常利用缩写字，如果不了解原来的单词，也很难加以掌握。因此，有必要迅速掌握英文词汇。而最有效的措施是从年轻时开始。由此可以认为本书的尝试是一个大胆的创举。我预祝，也深信，它会取得成功。

希望同学们从长远利益着眼，克服暂时困难，用好这本教材，并提出你们的改进意见。

韩济生

1996. 2

目　录

科学家的科学思路与创新

北京医科大学生理学系教授　王志均院士

这里不想作什么长篇大论，只想强调一点，即：对学生启发思路、培养创造力至关重要。现行教材所传授的内容主要是前人已获得的成果，很少涉及获得这些成果的艰苦过程及其相应的思路。因此，这里只提供一些这方面的富于哲理的内容，以期达到启迪思想，开阔眼界，激发人们奋发向上的精神，收到耐人寻味的效果。

本资料分三部分：一、隽语箴言录；二、小史话；三、科学发现的故事和科学家传记。

一、 隽语箴言录

- 学而不思则罔，思而不学则殆（孔子）。只学而不思考是无用的，只思考而不学则是危险的。
- 学校的目标应当是培养有独立行动和独立思考的人。要是没有能独立思考和独立判断的有创造能力的个人，社会的向上发展是不可想象的。（爱因斯坦）
- 对真理的追求比对真理的占有更可贵。
- 一个坏的教师奉送真理，一个好的教师则教人发现真理。
- 一种纯粹靠读书学来的真理与我们的关系，就像假肢、假牙、蜡鼻子等；而由独立思考获得的真理，就如同我们天生的四肢，只有它们才属于我们。（德国哲学家叔本华）
- 尽信书则不如无书。（中国古语）
- 要有丰富的想像力，有想像力才能创造。
- 创新是科学技术前进的车轮，科学研究是一种创造性劳动，最忌讳的是人云亦云，亦步亦趋，不思创新。
- 创新而失败，远胜模仿而成功，从来没有失败过的人，不可能伟大。
- 读书三年，便谓天下无病可治；及治病三年，便谓天下无方可用。（唐代名医孙思邈）
- 有字人书和无字人书是两本大书，应该两手抓，两手都要硬。

二、 小史话10则

最好的工作要靠最好的思想

美国的女科学家罗莎林 · 雅劳（Rosalyn Yalow），因发明了肽激素的放射免疫测定法，获得了1977年诺贝尔生理学或医学奖。几年前，她曾来我国访问。在参观了上海生物化学研究所后，发表了以下几句话：“我看过你们的几个单位，设备之讲究，可算是世界上不多见的，但这些是用钱可以买到的。只要有钱，搞一、二个头等装备的实验室一点也不难。但是人呢？这就不一样了。你们现在通过考试选拔人才，这是好的。可是能够交出一份漂亮考卷的，却不等于他有思想。人的思想是最为宝贵的，最好的工作要靠最好的思想。”[生命的化学，1984; 4（1）：26]

她这寥寥数语，实在是至理名言。这不就是我们搞四化应该大力提倡的宝贵精神吗！那种“唯武器论”者和“高分低能”者，我们实在看得太多了。

前不久刚逝世的我国著名生理学家冯德培先生，也经常语重心长地鼓励跟他学习的青年人。他说：“我们（生理）所里应该考虑为你们的研究工作提供更好的一些实验条件，但科学上评价你的工作，并不是看你拥有多少高级的设备，而是看你做了什么工作，解决了什么问题。任何复杂的仪器，只要你智力正常，都可能学会它的操作和使用。可是善于在科学研究中提出自己独特的见解，使自己的想法有创造性，却不是每个人都能学会的。思想上的创造性，总结东西有高度逻辑性，这是科学工作者最要紧的素质。”（中国科技史料，1981;(4)：26-37）

控制论诞生在被人忽视的无人区

控制论是以研究各类系统所共同具有的通讯和控制方面的特征为对象的一门科学，它的诞生有一段有趣的史话。

20世纪30年代，在美国哈佛大学工作的生理学家罗森勃吕斯（A. Rosenblueth）（著名生理学家Cannon的助手）和数学家维纳（N. Wiener）等，组织了一个每月都举行的科学方法讨论会。参加的大都是哈佛医学院的青年科学家，包括数学、物理、电子、工程、生理、心理、医学等学科的工作者。他们每次都在一起围着圆桌子聚餐，自由谈话，毫无拘束。饭后，由他们中的一员或邀请一位客人，宣读一篇关于某个科学问题的论文，一般是关于方法论问题的论文。宣读后必须经受一通尖锐的批评，批评是善意的，但却是毫不留情的。这对那些思想半通半不通的人，不曾有充分自我批评的人，那种过分自信而妄自尊大的人，真是一剂苦口的良药。受不了的人下次就不再来了。但参加聚餐和讨论会的常客们，感到获益很大。

维纳和罗森勃吕斯早就认识到，现代科技的发展，一方面分工过细，使科学家成为狭窄分工的奴隶；另一方面又出现各门学科相互交叉而走向综合的趋势。如何解决这个矛盾呢？他们认为，正是这些科学的边缘区域，给有修养的研究者提供了最丰富的机会。换言之，在各部门之间被人忽视的无人区，是大有发展前途的领域。

正是在上述思想的指导下，维纳等选定了一个与数学、物理、生物、神经生理、医学、电工等都有关联的“科学处女地”进行开垦工作，终于在1947年成功地创立了“控制论”这个崭新的学科，1948年维纳所著的《控制论》一书的出版，标志了这门学科的正式诞生。

单对生理科学来说，控制论最突出的贡献是把工程中的反馈概念引入到生物系统中来，大大丰富和发展了生理科学。

参考文献

N. 维纳著，郝季仁译. 控制论. 第二版. 北京：科学出版社，1985

张明觉—试管婴儿之父

美籍华裔学者原清华大学毕业的张明觉（M.C. Chang），是哺乳动物体外授精以及女性甾体口服避孕片的研究先驱，是国际著名的生殖生物学家。20世纪50年代初期，他应邀为美国《生理学评论》杂志（*Physiol Rev*）撰写一篇受精问题的综述。当他总结许多资料时，惊奇地发现：哺乳动物从小白鼠、大白鼠直到兔、豚鼠以至猴和人，从受精到受精卵的着床所用的时间，几乎都差不多——5～7天。结合他当时正在困惑不解的一个问题，即进行体外授精时，用刚射出的精子不能使卵受精，因而使实验无法进行下去。这时，他忽然灵机一动，心想：精子是否需要在雌性生殖道内停留一段时间，发生一些变化，才能受精成功？基于以上想法，他立即开始实验，结果，果然证实了他的设想（1951）。也就是说，精子要在雌性生殖道内（阴道、子宫或输卵管）至少要呆几小时，才有授精能力，如兔，精子至少需要6小时，大白鼠至少需要2～3小时等。这个现象被称为精子的“获能”（capacitation），是生殖生理中一个极重要现象。对它的机制的研究，成为多年研究的重大课题，同时也打开了哺乳动物体外授精的门扉，从而为试管婴儿的诞生奠定了基础。1979年英国两位医生曾应用这一方法，生出了世界上第一个“试管婴儿”，名为露易丝·布朗（Louise Brown），震动了全世界。为了纪念张氏的功绩，人们把这个女孩称为“张明觉的女儿”。

宫内节育器的由来

宫内节育器（intrauterine devices，IUD）是一种安装于女性子宫内的避孕器，由于其作用于局部，对机体全身功能干扰较小，且以其避孕效果好、安全、简便、经济等优点，而被广泛应用。

有趣的是，这种方法最早来源于古代阿拉伯的赶骆驼人。他们在沙漠内的长途跋涉中，常放置一块光滑的圆石头于骆驼子宫内，以阻止其怀孕。此概念于20世纪初首先由德国医生雷池忒（R. Richter）采用，设计了一个由蚕肠线做成的环形宫内节育器并应用（1909）。而首先用金属制成宫内节育器的是德国另一位医生普斯特（Karl Pust），他用的是银丝。时至今日，则以聚乙烯塑料、硅橡胶或金属制成的各种形式的节育器，它具有化学性能稳定、便于消毒，在机体内不易变质，可放置较长时间等优点。

在宫内节育器发展史中，另一个重要贡献应归功于智利生理学家泽波儿（J.A. Zipper）。他根据子宫形状设计了“T”型支架，并在“T”的纵臂上绕有铜丝，使具有对细胞有毒性作用的铜离子持续缓慢地释放于子宫内，以提高避孕效果。这使宫内节育器的研究进入一个新时期。目前，含铜或含激素的IUD已应用甚广。由于其十分便宜和方便，更适宜于发展中国家的妇女应用。

参考文献

（1）Robinson D. The Miracle Finders. New York：D. McKay，1976 : 273－274

（2）孙珊等. 宫内避孕器的 90 年. 生殖与避孕，1992; 12（6）: 7－11

庄子名言的启示

我国古代著名哲学家庄子，曾在他的《天下篇》中提出“判天地之美，析万物之理”的名言。什么是美？一个外国科学家说：“美是一个部分与另一部分及与整体的固有的和谐”。气象万千的大自然，是无限美妙的。它不仅有灿烂的日月星辰，壮丽的山河湖海，还有内在的理性美，那就是它的各部分之间和谐的、对称的结构，有秩序的运动，以及简洁而又绝妙的变化规律。

报载：日本一位著名的物理学家很喜欢庄子“判天地之美，析万物之理”这两句名言，把它们写在书的扉页上，作为现代物理学的指导思想及最高美学原则。

我不揣冒昧，套用庄子的这两句话，稍加改动，作为生命科学的指导思想和最高美学原则：“判机体之美，析生命之理。”

大家知道，自从地球上出现生命以来，已经历了几十亿年的演化过程，达到了至精、至灵、至美的地步。生命本身内部蕴藏着无穷尽的奥妙。因此说，机体之美，美不可言，而其机理之妙，又奥妙无穷。用上述两句话来概括，可能是再恰当不过的。

伟大科学家的科学精神和作风

1. 德国著名的生物化学家、诺贝尔奖得主奥托 · 瓦伯格（Otto H.Warburg，1883～1970）的科学精神和作风，可由下列两位著名生化学家、诺贝尔奖获得者口中反映出来。他的学生英国的克雷勃斯（H.A. Krebs），三羧酸循环的发现者在回忆中说：“他是一个正确提出问题的榜样；一个无情地进行自我批评和严格地尊重事实的榜样；一个简单明了地阐明结论和概念，把生命完全投入真正有价值的活动中去的榜样”。另一位受他影响很大、发现辅酶A及其在中间代谢中的重要性的美国的弗雷茨 · 李普曼（Fritz A. Lipmann）说：“他执拗地坚持让实验说话，并把解释和引申限制到最小程度。这种作风，成为我们这一代人的工作准则”。

2. 两次诺贝尔奖得主（1954 化学奖，1962 和平奖）、被誉为 20 世纪最伟大的化学家的美国的泡林（L. Pauling，1901～1994），对现代化学、分子生物学和生物化学都作出了重大贡献。下面是 80 年代初英国百科全书对他的评价：“他作为一个科学家，成功在于对新问题具有敏锐的洞察力，在于他认识事物间相互关系的能力和敢于提出异端思想的胆识和勇气。尽管他提出的概念并非全是正确的，但却总能促进人们对问题的深入思考和进一步的探讨”。

科学探索是一条曲折的道路

德国的一位著名物理学家，曾用比喻来总结自己的科学探索，他写道：“我欣然把自己比作山间的漫游者。他不谙山路，缓慢吃力地攀登，不时要止步回身，因为前面已是绝境，突然，或是由于念头一闪，或是由于幸运，他发现一条通向前方的蹊径。等到他最后登上顶峰时，他羞愧地发现，如果当初他具有找到正确进路的智慧，本有一条阳关大道可以直达顶巅的”。

事实上，每一个科学探索者都有如上相同的体会。这正如马克思说的：“在科学上面是没有平坦的大路可走的，只有那在崎岖小路的攀登上不畏劳苦的人，才有希望到达光辉的顶点”。

听听科学伟人的肺腑之言

法国伟大的微生物学家路易·巴斯德一生紧张地工作，经常进行激烈的科学争论。在他最后病重时，说了几句这样的话："不管命运之神是否会有利于我们的努力，但是，在接近生命终点的时候，让我们有可能说：我已竭尽所能"。

法国居里夫人一次自喻道："那些很活泼而且很细心的蚕，那样自愿地、坚持地工作，真正感动了我。我看着它们，觉得和它们是同类，虽然在工作上我或许还不如它们组织得那样完善"。

基础研究是科研的"婴儿期"

英国著名的物理学家法拉第，在19世纪中期，当人们还对电磁原理不甚了解时，他就已经对此做了许多研究。一次，维多利亚女王在接见法拉第时，不解地问："你搞这些实验和研究有什么用呢?"法拉第风趣地反问道："夫人，一个婴儿的用处是什么呢?"

诚然，在摇篮中的婴儿，从眼前看，确实是没有什么用处的，但谁能否认婴儿是人类的希望呢？自然科学中的基础研究，从短期看，确实看不出它的用处，但谁能否认科研也有它的"婴儿期"呢？如果只抓短期性项目，而忽视长期性项目，必然会给科研带来不良的影响，这是有识之士的共识，是必须注意的。

巴氏小胃 20 次才试制成功

巴甫洛夫是一个著名的实验生理学家，近代消化生理学的奠基人，他具有许多优秀品质，其中之一就是他的异常的坚持性。他自幼对自己选定的任何目标，都要坚持到底，从不中断。巴甫洛夫小胃手术的成功，就是一个很好的例子。

1894年巴甫洛夫设计了一个在狗胃上隔离出一部分以制成带有神经支配的小胃来研究胃液分泌的方案。当他把这项课题交给一个在他实验室做毕业论文的医学生时（通常医学生在最后一年到他实验室做论文，当论文通过后就可获得医学博士学位），该学生感到非常慌恐，认为自己运气不佳，难以按时完成医学博士论文。在与巴甫洛夫一起制备小胃时，确曾多次失败，造成许多狗死亡，使这个学生灰心丧气，但巴甫洛夫却坚持要做下去，直至在第20条狗身上才获得成功。这种小胃被称为巴甫洛夫小胃（Pavlov pouch），简称巴氏小胃，成为生理学史上一个经典的手术模式。

三、 科学发现的故事和科学家传记

发现促胰液素的故事

在观察的领域中，机遇只偏爱那种有准备的头脑。

（法）路易·巴斯德

这里讲述这样一个故事：在新的现象面前，科学工作者摆脱了传统概念的束缚，大胆提出新的设想，从而发现了一个广阔的新领域。

（一）

故事发生在1902年1月。当英国两位生理学家白利斯（William M. Bayliss, 1860～1924）和斯他林（Ernest H. Starling, 1866～1927）正研究小肠的局部运动反射时，他们看到一篇新发表的法国科学家 Wertheimer 的论文，声称在小肠和胰腺之间存在着一个顽固的局部反射。对此，他们感到很大的兴趣。这个法国人的实验是这样的：当将相当于胃酸的盐酸溶液注入狗的上段小肠时，会引起胰液分泌。为了进一步分析它的机制，他发现直接把盐酸溶液注入狗的血液循环，并不能引起胰液分泌；中等剂量的阿托品（能阻断副交感神经）也不能消除这个反应。Wertheimer 甚至还进行了更为关键的进一步实验：他把实验狗的一段游离小肠袢的神经全部切除，只保留动脉和静脉与身体其他部分相连。当把盐酸溶液输入这段小肠袢后，仍能引起胰液分泌。但他仍然坚信这个反应是“局部分泌反射”，一个顽固的神经反射，因为他认为，小肠的神经是难以切除得干净、彻底的。

白利斯和斯他林看了这篇论文后，立即用狗重复了法国学者的上述实验，证实了他的结果，即放置盐酸溶液于这段切除了神经的小肠袢后，确能引起胰液分泌。但他们深信切除神经是完全的。那么，怎样解释这个结果呢？他们大胆地跳出“神经反射”这个传统概念的框框，设想：这可能是一个新现象——“化学反射”；也就是说，在盐酸的作用下，小肠粘膜可能产生了一个化学物质，当其被吸收入血液后，随着血液被运送到胰腺，引起胰液分泌。

为了证实上述设想，斯他林立即把同一条狗的另一段空肠剪下来刮下粘膜，加砂子和稀盐酸研碎，再把浸液中和、过滤，做成粗提取液，注射到同一条狗的静脉中去，结果，引起了比前面切除神经的实验更明显的胰液分泌。这样，完全证实了他们的设想。一个刺激胰液分泌的化学物质被发现了，这个物质被命名为促胰液素（secretin）。这是生理学史上一个伟大的发现！

（二）

促胰液素的发现，使白利斯和斯他林很快意识到，这不仅是发现了一个新的化学物质，而是发现了调节机体机能的一个新概念、新领域，动摇了完全由神经调节的概念。也就是说，除神经系统外，机体内还存在着一个通过化学物质的传递以调节远处器官活动的方式。为了寻找一个新词来称呼这类化学信使，他们采用了同事哈代（W. B. Hardy）的建议，创用了源于希腊文的一个字“激素”（hormone，“刺激”的意思）这个名称（1905）。促胰液素便是历史上第一个被发现的激素。这样，产生了“激素调节”这个新概念，以及通过血液循环传递激素的“内分泌”方式，从而建立了“内分泌学”这个新领域。从此，国际上一个寻找激素的热潮开始了，使内分泌学出现了惊人的发展。迄今，不论在植物界和动物界都有激素的存在。在低等和高等动物机体内已经发现了几十种激素，而且每年都有新的激素被发现，激素的重要意义是不言而喻的。

在促胰液素发现之前和之后，白利斯和斯他林都没有进行过消化腺分泌的研究。白利斯应用物理-化学观点，发展了普通生理学概念，著有《普通生理学原理》一书，文字典雅精炼，被誉为经典著作。斯他林工作更多，主要在血液循环生理方面，有著名的“斯他林心脏定律”等。

（三）

其实，这个故事还应当从巴甫洛夫实验室讲起，因为他们对这个问题研究的最早，也很深入，但把问题弄得异常复杂了。关于酸性食糜进入小肠引起胰液分泌这个现象，早在1850年就由著名的法国实验生理学家克劳·伯尔纳（Claude Bernard）发现过，但似乎没有引起世人注意。后来又被俄国巴甫洛夫实验室的道林斯基（Dolinski）于1894年重新发现。我们知道，巴甫洛夫被认为是现代消化生理学的奠基人，他对消化生理学的贡献是十分卓越的。在上世纪末叶，他和他的门徒们积20多年的创造性工作，写成了《消化腺工作讲义》（1897；英译本1902）这部经典著作，获得了1904年诺贝尔生理学和医学奖，赢得世界荣誉。

根据当时传统的神经论主导思想，也是巴甫洛夫学派特别信仰的思想，他们认为，盐酸引起的胰液分泌是一个反射。他们原先设想，迷走神经和内脏大神经都可能是这个反射的传出神经，因为在此之前，他们发现刺激这两组神经，都能引起胰腺分泌。在1896年巴甫洛夫的另一个学生帕皮尔斯基（Popielski）对上述现象的产生机制进行了分析，他发现，切断双侧迷走神经、切断双侧内脏大神经以及损坏延髓后，这个反应仍然出现，他设想，在胃的幽门部可能存在着一个胰液分泌的“外周反射中枢”。又过了几年，帕氏发现，即使切除了腹腔丛（太阳神经丛）、毁坏脊髓以及切去胃的幽门部，盐酸溶液仍能引起胰液分泌。因此，帕皮尔斯基于1901年被迫修正了他自己过去的假设，认为这是一个局部短反射，其反射弧连接十二指肠粘膜和胰腺的腺泡细胞，通过位于胰腺外分泌组织中的神经节细胞而实现局部短反射作用。法国学者Wertherimer等进行同样机制的分析是于1901～1902年独立地在法国进行的。

（四）

白利斯和斯他林的促胰液素的发现于当年发表（1902）后，引起了全世界生理科学工作者极大的兴趣，也引起巴甫洛夫实验室工作者的极大震惊。这个新概念动摇了后者多年来奉为圭臬的消化腺分泌完全由神经调节的神经论思想，使他们一时难以接受。他们一方面力图收集已有的证据来反驳这个化学调节理论，一方面认真重复白、斯二氏的实验。但促胰液素是一个客观存在，是经得起实践检验的。

曾离开苏联定居加拿大的巴甫洛夫的一个老学生巴布金（B. P. Babkin）在撰写巴甫洛夫传记时，有这样一段生动的描述：“巴甫洛夫让他的一个学生来重复白利斯和斯他林的实验，巴氏本人和其他学生都静静地立在旁边观看。当出现（提取物引起）胰液分泌时，巴氏一言不发地走出实验现场回到书房。过了半小时后，他又回到实验室来，深表遗憾地说：‘自然，人家是对的。很明显，我们失去了一个发现真理的机会！’”

从以上促胰液素发现的历史，我们从中能取得什么经验教训呢？正是由于被传统的旧概念所束缚，使巴甫洛夫和他的同事们以及法国的Wertheimer等不能从客观事实出发下结论，轻易地失去了发现一个近在眼前的真理的机会。而白利斯和斯他林过去从来没有进行过这方面的工作，却在短短的时间内获得了这项重大成就，难道这是偶然的机遇吗？不是的，这是自然科学唯物主义的胜利成果。这种历史上的正反两方面的经验教训，是值得我们记取的。

参考文献

（1）Bayliss WM, Starling EH. The mechanism of pancreatic secretion. J Physiol, 1902; 28：325

（2）Babkin BP. Secretory Mechanisms of the Digestive Glands. New York：Hoeber, 1950：563

（3）Babkin BP. Pavlov, A Biography. Chicago：University of Chicago Press, 1949：101，228

班廷的奇迹——胰岛素的发现

（一）

别人从来未能做到的事情，班廷和白斯特这两个年轻人却是初生牛犊不怕虎，竟以百折不回的毅力，一鼓作气地做成了，一个奇迹产生了！

那是 1921 年的 8 月初，在北美加拿大多伦多医学院的一个生理实验室里，阳光照进来，使室内空气异常湿热。班廷和白斯特已经在这里苦苦地奋斗了两个多月，熬了多少个不眠之夜，而现在发现，一个切除了胰腺的狗，表现出糖尿病的典型症状，并进入昏迷。这时，他俩小心翼翼地把萎缩了的胰腺外分泌组织的提取液给狗作静脉注射，在几小时内狗的情况竟然明显好转，从昏迷中苏醒过来，他俩心中欢喜，但最重要的考验还要看血糖和尿糖有无变化，他们用心操作，屏息静观滴定的结果，当发现动物的尿中已没有糖，血糖也降至正常水平时，两人欢喜若狂，相抱庆祝，四行激动的热泪涌出眼窝。

班廷和白斯特虽然获得了这样一个初步的成果，但心里还很不踏实，他们想，这是不是一个偶然现象？多少年来许多科学家梦寐以求的理想，今天竟然由两个无名小卒实现了，难道这是真的？因此，他们决定暂不声张，再埋头苦干一番，把这个结果证实、再证实，使它变得确凿无疑，无懈可击。

夜深沉，两人在回宿舍的路上，身上仍充满着暖流，心中感到无比欣慰。

（二）

故事还应该从上一年（1920）10月的金秋时节讲起。加拿大安大略省的西医学院有个28岁的生理学兼外科青年教师弗里达雷克·班廷（Frederick Grant Banting），正在准备给医学生讲授一堂关于糖代谢的课。对于这位刚开始教书的青年教师来说，心中着实无底，感到很焦虑。他知道这是一个与胰腺有关的问题，但他翻了几本教科书，都对胰腺这个器官的生理讲得太少，有许多问题，如果学生问起来，自己感到茫然，不能回答。例如，已知胰腺与糖尿病有关，切除动物的胰腺，就会引起糖尿病昏迷等状态，一、二周内必然死亡。但胰腺为什么能防止糖尿病的发生？在书上找不到答案。不错，从文献上了解到，确有一些有名的生理学家认为，胰岛能分泌一种未知的内分泌物来调节糖代谢。甚至在11年前一个科学家在急不可待的心情下，把这个诞生不出来的内分泌“婴儿”，预先起了个名字，叫“胰岛素”。又在 9 年前一个科学家指出，正是胰腺外分泌中的胰蛋白酶在提取液中破坏了这个内分泌物。但人们就是无法克服这个技术上的难关以成功地提取胰岛素。

这里，不妨作一点解释。胰腺是一个兼有内外分泌两种功能的器官。它的外分泌是胰液，是一种重要的消化液，含有分解各种营养物质的酶，如胰蛋白酶、脂肪酶、淀粉酶等。它的内分泌是由散处在胰腺外分泌组织中的岛状组织（胰岛）的细胞所分泌的。为什么这两种功能不同的组织拼凑在一起，至今还是一个谜。但在鱼类，两者是分开的。

但事有凑巧。就在这时的一天，班廷收到一本新杂志。晚上上床后，他才有功夫拿起来浏览一下，发现其中有一篇病理学家的论文讲到，在胆石形成中，如果阻塞了胰腺通向十二指肠的导管，就有可能引起胰腺萎缩。作者在动物实验中也观察到，结扎胰导管也能引起胰腺萎缩。班廷反复读了这篇文章，感到十分兴奋。他立即产生了一个设想，并从床上起来写在笔记本上："结扎狗的胰导管，待其腺泡萎缩只余胰岛后，试图分离其内分泌以治疗糖尿病。"这时一看表，时间已经是第二天早晨两点钟了。重新上床后，脑内仍萦绕着讲这堂课和结扎胰导管以提取胰岛内分泌这两个问题，使他浮想联翩，久久不能成眠。醒来时，已经旭日东升，红光满屋了。

班廷正是在这个新设想的推动下，锲而不舍，信心十足，经过几个月的艰苦奋斗，终于把胰岛素献给了人类，成为医学史上一个伟大的贡献。这里，不禁令人想到：人生有许多偶然，而偶然却能铸造人生的命运!

（三）

当天上午一上班，班廷就找到他的主任米勒教授汇报他的设想并希望能在这里开展研究工作。米勒是一个神经生理学家，对于这个问题没有经验，他听后表示支持，但认为自己的实验室既无这类技术，也无这类设备，无法在本校开展。他建议去找多伦多大学生理系的麦克劳德（J. J. R. Macleod）教授，他是一个有名的糖代谢权威，如果得到他的指导，事情就好办了。就这样，班廷就专程去找麦氏请教。多伦多大学医学院是班廷的母校，但麦氏没有教过他，他俩并不相识。

事情并不是一帆风顺的。第一次会见没有结果。麦氏认为，班廷是一个毫无研究经验的年轻人，只有浮浅的教科书知识，而过去有不少有名的科学家，具有好的实验室设备，在寻找这个控制糖尿病的激素中都失败了。因此，他认为这个设想不会成功。但班廷终不死心。经过几个月几次周旋，麦氏终于勉强答应了，允许他在暑期实验室空闲时间来自己这里工作两个月，给他十只狗，其余一切都自备。

没有助手怎么办？麦氏答应找两个四年级学生利用暑期轮流来帮忙。这两个学生一个叫白斯特（Charles H. Best），22岁，另一个叫瑙波尔（E. C. Noble），经过协商，决定白斯特帮做前一段实验，瑙波尔帮后一段。为了筹备实验费，班廷变卖了自己所有能卖的东西，真是大有破釜沉舟之势。当离开他所工作的那个小镇时，他的心情是沉重的。

（四）

1921年5月中旬，班廷和白斯特在麦氏实验室开始了实验。在开始时，麦氏也给了些指导，但不久，他就去苏格兰休假去了。实验的进行在开始时是极不顺利的，两周内，10只狗有7只在切除胰腺和结扎胰导管手术中死亡。不得已，只得自己到市上去买狗，他们的心里十分焦急，当瑙玻尔按时回来时，看见没有什么事可帮忙，就自动回家去了。因此，决定由白斯特把实验帮助到底。到7月初，他们料想结扎胰导管狗的胰腺已经萎缩了，就把每个狗的腹腔打开观察，但出乎他们所料，原先结扎胰导管的肠线已经不见了，胰导管又接通了，7只狗中有5只的胰腺仍然正常。这时，只得又重新用丝线来做结扎手术，又需要等待一段时间。

总之，几乎两个月过去了，研究进程却远不理想。共做了19只狗，因感染及手术创伤等原因死了14只。班廷在物质和精神的双重压力下，几乎喘不过气来。他没有了工资，一切实验费用又都要自己付，实验室条件很差，湿热难耐，生活也清苦，无昼无夜地工作，食住既无定时，也无定处。交好了几年并已订婚的女友也与他告吹了。但这一切都没有动摇他对攻克胰岛素的信心。他和白斯特相互鼓励，再接再厉，决心再从头做起。

（五）

“山重水复疑无路，柳暗花明又一村。”在初秋的8月里，他们的实验获得了令人兴奋的结果。在10只糖尿病狗身上，共注射了75次以上的提取液，收到了降低血糖和尿糖的效果，特别是其中的两只狗，一只活了20天，一只活了70天，在反复注射提取液时，狗的状态维持得很好，像正常狗一样；当停止注射提取液时，糖尿病症状则出现。如此反复试验多次，提取液的治疗效力是确凿无疑的了，这使班廷和白斯特感到十分欣慰，一切过去受过的苦难都置之脑后，寻找胰岛素的前途又变得光明起来了。

实验虽然初步成功了，但仍然有一大堆事摆在他们的面前：首先，经常感到胰岛素不够用，用这样的方法制备胰岛素，手续实在太复杂，有时提取液用尽了，只有看着活泼可爱的狗陷入昏迷而死亡；再则，提取液还很不纯净，必须大力改进，以进一步应用于临床病人。不久，他们发现用酸化酒精可直接提取正常胰腺的胰岛素，因酸化可抑制胰蛋白酶的活性，酒精提取胰岛素效果好。这就保证了胰岛素的足量供应。

当麦克劳德教授从苏格兰休假归来时，发现班廷的工作大有进展，起初还抱着怀疑的态度，但忽然态度转变了，立即动员他的有经验的助手参加到这项工作里来，特别是对于胰腺提取液的纯化，由生化学家考立普（J. B. Collip）负责，作出了重大贡献。但班廷与麦氏的关系一直很紧张，经常发生摩擦。此后，他们首先对一个患有严重糖尿病的儿童治疗获得成功，以后又在几个成年糖尿病人身上治疗，也获得良好效果。这时，胰岛素对糖尿病的疗效，已经是确凿无疑了。

（六）

发现胰岛素的好消息，很快传播到全世界。班廷，这个不知名的29岁的年轻医生，现在成了创造奇迹的中心人物了。报社记者纷纷前来访问，许多学术团体请他作报告、写文章，使他应接不暇。他本是一个讷讷不善言词的人，极不喜欢出风头和参加无味的应酬，经常躲闪和辞谢。特别是全世界各地的糖尿病病人纷纷来信要药或要求前来治疗，更使他穷于应付。在这种迫切需要的情况下，很快就研究出在酸性和冷冻（冷冻也可使胰蛋白酶失活）方法下，用酒精直接从动物（主要是牛）胰腺提取胰岛素，从而在美国的伊来·礼里制药公司大规模工业生产了。一年多以后，就已在药房出售了。

短短的时间内，班廷接受了许多荣誉。他的母校多伦多大学医学院创立了以班廷和白斯特命名的医学研究所，聘请班廷担任所长和研究教授。1923年，诺贝尔奖委员会授予班廷和麦克劳德生理学奖或医学奖。班廷对于没有给予和他同甘共苦的白斯特以应得荣誉，感到不快，他立即宣布把自己分内的奖金分一半与白斯特；麦克劳德也随着宣布把他的奖金也分一半与他的助手考立普，表彰他在纯化和鉴定胰岛素中的功绩。白斯特后来也成了一位著名的生理学家，并接替麦克劳德担任多伦多大学医学院的生理学教授和继班廷担任班廷和白斯特医学研究所所长。

在第二次世界大战开始后，班廷积极参加军事医学问题的研究而东奔西走。1941 年 2 月，在飞往英国途中，飞机在纽芬兰失事，班廷不幸遇难，终年 49 岁。他突然走了，走的太早了，抛下了这一切永远地走了!

班廷发现胰岛素的奇迹，再一次证明马克思的名言："在科学上面是没有平坦的大路可走的，只有那在崎岖小路的攀登上不畏劳苦的人，才有希望到达光辉的顶点"。

参考文献

（1）Seale Harris. Banting's Miracle. Philadelphia：Lippincott Co，1946

（2）Michael Bliss. The Discovery of Insulin. Toronto：McCelland and Stewart Limited，1982

巴甫洛夫：一个从神坛上请下来的人

这里描述一位他自称为纯生理学家，曾一度被神化了。但是，"铅华落尽见真淳"，他是一位真正的实验生理学家，他的伟大是毋庸置疑的。

（一）

巴甫洛夫（Ivan Petrovich Pavlov）于 1849 年 9 月生于俄国梁赞，其父为东正教传教士。巴甫洛夫于1870年进入圣彼得堡大学学习，后转入军医学院学医，1879年毕业。随即进行生理学研究，并于1884～1886年用两年时间赴德国随当时极负盛名的大生理学家路德维希（Carl Ludwig）和海登汉（RPH Heidenhain）学习。回国后，为俄国著名的临床学家包特金（Botkin）充当助手。1890 年他在军医学院任药理学教授并在新建立的圣彼得堡实验医学研究所任生理实验室主任。1895 年巴甫洛夫又在军医学院任生理学教授达 30 年之久。1924年被任命为苏联科学院生理研究所主任，直至1936年2月逝世为止，享年87岁。

（二）

巴甫洛夫是一个天才的研究家，他对生理学有很大的贡献。在他一生的长期工作中，共进行了三方面的研究工作：早期为心血管功能的调节，中期为消化腺生理，晚期为条件反射，一期比一期的研究更为出色。在 19 世纪末叶，巴甫洛夫和他的门徒们积 20 年的创造性工作，奠定了近代消化生理学的基础。他系统地研究了消化腺的分泌活动规律及其调节机制。根据当时神经论的主导思想，他发现了多种消化腺分泌的神经调节作用，他特别重视研究方法的革新和创造，这与他获得的巨大成果是完全分不开的。巴甫洛夫利用了慢性实验方法，避免了急性手术创伤及麻醉剂的影响。他先后创制了多种瘘管以收集消化液，如胰瘘、食道瘘、巴氏小胃、唾液瘘、胆瘘等。

巴氏在研究消化腺分泌的调节中，以对胃液分泌的研究最为详尽。他确定了迷走神经是胃腺的分泌神经，并指出心理性（神经期和（或）头期）胃液分泌的重要意义。证明不同食物可引起不同性质胃液分泌。指出直接将食物输入胃内可引起化学刺激性胃液分泌。他还发现脂肪对胃液分泌的抑制作用，并明确了胃液分泌的三期：神经期、胃期和小肠期，等。

巴氏于19世纪末写成了《消化腺工作讲义》（1897，英译本1902）这本经典著作，获得了1904年诺贝尔生理学或医学奖的世界荣誉。巴甫洛夫也是获得这项奖的第一位生理学家。

巴甫洛夫在利用其具有神经支配的巴氏小胃狗进行“假饲”实验，观察胃液的“心理性分泌”时，发现了动物仅仅看到食物，甚至听到饲养员的脚步声，就会引起胃液分泌。这种现象经常出现，对其他消化腺如唾液分泌，也是一样。长期以来神经生理学家对大脑皮层的研究，几乎束手无策。对于这种“心理性分泌”，巴氏摒弃了传统的解释，开始用生理学的概念来理解它，认为“心理性分泌”是有大脑参与的一种反射活动，是后天通过训练形成的反射，以扩大对环境领域的适应能力，巴氏称之为“条件反射”，从而创立了著名的“条件反射学说”。从此，巴甫洛夫进入了一个崭新的无限广阔的研究领域——大脑。这是他所最希望的，因为“他喜欢见到，在他面前有一块广阔的未开垦地，他可以在其上任意耕耘”。

巴氏利用条件反射方法发现了许多大脑皮层的活动规律。他还进一步研究了人类的条件反射，创立了两种信号系统学说，即动物只有第一信号系统，而人类则有第一和第二两种信号系统，这是人类区别于动物的主要特征。他还推广他的研究于精神生理学和精神病理学，从而应用于临床上的精神病病人。大脑这个领域，完全吸引了巴甫洛夫的注意力和思想达34年之久，即他最后的 34 年。

（三）

“大家知道，我是一个彻头彻尾的实验者，我的全部生活是由实验组成的”。这是巴甫洛夫于 1935 年在莫斯科向第 15 届国际生理学大会代表们说的。诚然，实验是能说服巴甫洛夫关于某一设想或理论是否正确的唯一方法。“理论是构成一个建筑物所必需的框架，而真正的大厦的建成，则是靠由实验所获得的事实。由巴氏所建造的伟大建筑是由许多重要的概念组成的，它不仅仅是许多建筑材料的仓库。”这是巴甫洛夫一个老学生巴布金（Babkin）对巴氏学说所作的阐述。

在实验室工作，对巴氏来说，无疑是一种心爱的劳动。他除了与家人相处的时间外，把全部生命贡献给实验室。他对发现一个新事物欢欣鼓舞，而失败却并不使他失望，反而促使他更坚强地去寻找问题之所在。例如，他设计在狗体上进行的具有神经支配的巴氏小胃，曾在制作时失败过 19 次，只有第 20 次才试制成功，成为生理学史上一个经典的手术模式。在巴甫洛夫生活中，这种锲而不舍而终于胜利的事例是很多的。推动巴甫洛夫去做实验的动力是在工作中对机体生理过程的了解所得到的愉快和满足。一个实验者的生命是丰富而有趣的，因为他常常面对着的是未知。当然，科学实验工作对巴甫洛夫不仅是一个经常愉快的来源，也是他推动科学发展，从而达到他服务于真理的途径。

巴甫洛夫具有独特的智力，他的创造力、想像力和敏锐的观察力，都发展到了极限。在他实验室主楼的外墙上，用大字写了“观察，观察，再观察”。当他观察到一个新现象时，他把它结合到自己已经成立的包括许多事实的一个假设的框架中。如果结合不进去，他就弃去旧的框架，重新建立新的框架来结合所有的事实。这样，他就很容易地构成一个新假设。但他并不就此止步，还需要更多更多的事实来加强这个新设想，最后建成一个新概念、新理论。此后，还要进行无情的理论和实验的检验。巴甫洛夫认为，在科学工作中，这些概念和设想（假说）是绝对不可缺少的。他永远不会理解，没有一个合宜的理论概念，如何能进行生理学研究，即使是短期的研究也是不可能的。

（四）

巴甫洛夫无论在科学上还是在精神上，都可称为巨人。他对不同事物的判断方式，对大小事件的反应，对精神行为原则的坚定性，对实现自己信念的决心等等，必然也在精神上影响和他长时间接触的同志们，特别是他的年轻的学生们。事实上，他并不试图去教育任何人，但靠他的模范行动不知不觉地教育了周围的人们。巴甫洛夫是一个爱国者，他相信，俄罗斯也和其他国家一样，还要继续对全世界作出贡献，特别是对世界文化作出创新的宝贵的贡献。

在他著名的《致青年们的信》中，谆谆教导，语重心长，表现了一位老科学家对未来科学家寄予的厚望，他说："首先，要循序渐进。…第二，要谦虚。绝不要陷于骄傲…第三，要有热情。…科学需要一个人贡献出毕生的精力。…希望你们热情地探讨…。"

遗憾的是，在20世纪50年代，前苏联政府在生理科学及医学领域内大力推行"巴甫洛夫主义"，神化了巴甫洛夫，"盛"极一时。连同他们从30年代起延续几十年的"李森科事件"，40年代宣扬的勒柏辛斯卡娅的"新细胞学说"，严重地影响了前苏联生物科学的发展。

生命的奥秘原是一项没有尽头的探索。我们应当以历史为镜，总结经验与教训，这样，才能在新的历史时期，真正地把握今天，瞩目明天。

参考文献

（1）巴甫洛夫全集，张纫华、杏林、赵壁如等译。一卷（公开信、演词等），1959；二卷上（消化），1958；三卷上（动物高级神经活动），1962；四卷（大脑工作讲议），1958. 北京：人民卫生出版社

（2）Babkin BP. Pavlov, A Biography. Chicago: The University of Chicago Press, 1949

（3）Fox DM, Meldrum M, Rezak I. Ivan Petrovich Pavlov 1904. Nobel Laureates in Medicine or Physiology, A Biographical Dictionary. New York: Garland Publishing, 1990: 445-450

林可胜：中国近代生理学的奠基人

要多给人们留下一些不能忘却、也不应忘却的美好人物形象；研究他们以什么样的精神和品德，形成推动历史前进的伟大动力。

——题记

1925年秋，北京协和医学院在美国纽约的董事会作出一项争论热烈的艰难决定：聘请28岁的华人科学家林可胜博士为协和医学院生理系的主任教授。一个传奇式人物登台献技的帷幕揭开了！

一个出色的科学家

北京协和医学院原是由美国洛克菲勒（俗称"煤油大王"）基金会资助的由美国人在华

办的学校，学术水平很高。当时该校副教授以上教师和系主任全由外籍人担任，生理系是由一个英国人负责，他既不善于讲课，科研成绩也平平，而且对培养中国教师很不热心。林可胜是第一个中国人在该校任主任教授，而且又那么年轻，他的任命，在协和引起很大反响，一些美国教授也不以为然。林可胜到任后，一改生理系萎靡沉寂的状态，奋发图强，锐意革新，在科研、教学、培养人才方面，很快都做出了突出成绩，以铁的事实显示了他的卓越才华。

林可胜早年即在英国开始消化生理的研究，后来又到美国进修，主要研究着重在胃液分泌方面，回国后，又在同一领域继续深入研究。他的最突出的成果是发现进食脂肪后，由小肠粘膜释放一种物质，这种物质经由血液循环到达胃，抑制胃的分泌和运动，林为这个物质创制了一个新词，名为“肠抑胃素”（enterogastrone, 1930），它是一个本质为蛋白质的激素，这一发现被国际上公认为一项经典性工作，也是中国人发现的第一个激素。现在看来，它不像是一个单独的激素，而是具有共同作用的几种胃肠激素的总称。这里记一个小插曲：当时和林可胜为发现这个激素一起发表论文而署名的日本年轻进修员小坂隆雄（T. Kosaka），就因为这项工作，在 70 年代末被日本胃肠学界誉为日本胃肠激素之父。

林可胜还和他的同事们、学生们进行系统的血管中枢定位的研究，发现在延脑第四脑室的下部分别存在着交感（加压）中枢和交感抑制（减压）中枢，获得显著成绩。

一个典型的创业者

林可胜祖籍福建厦门，他的父亲林文庆曾在英国爱丁堡大学学医，回国后曾任孙中山的机要秘书和随身医生，后任厦门大学首任校长。林可胜 8 岁时就被送至英国学习，直至获得医学和哲学博士双重学位，于 28 岁时学成归国。

林可胜是一个典型的创业者，具有极强的开拓能力，他在任何舞台上都能演出威武雄壮的剧目来。他到协和医学院后，很快就组织起一支进行科研和教学的班子，包括沈隽淇、倪章祺、林树模、张锡钧、冯德培等教授，这在当时是全国高等学府中生理专业的最强阵容。他对教学也极认真，特别重视实验课及青年教师和学生的基本功训练，还培养出一支具有高超实验技术的教学和科研辅助人员。他主编的生理学实验讲义，一直为当时及以后若干年我国生理专业的楷模。

他曾大力培养生理学人才，包括由各医学院校及综合性大学送来的年轻教师作为研究生和进修生，订有一套完整的培养计划。现今国内老一辈生理学家中，很多出自他的门下，使他成为名副其实的一代宗师，大大促进了我国生理学的发展。

林可胜被公认为中国近代生理学的奠基人。在 20 年代中期以前，有少数外籍人士及我国学者进行过一些零星的研究工作，主要是关于中国人的生理正常值。因此，该时期只可认为是我国生理学的萌芽时期。林可胜归国后，就意识到我国生理学应该有自己的学会组织和学术刊物，他于 1926 年初刚回国几个月，就发起成立中国生理学会，当选为首任会长。这样，生理科学（实际上包括生理学、生物化学、药理学、营养学等学科）工作者有了自己的学术团体，可以加强相互联系，促进学术交流。翌年，他又发起由学会创办《中国生理学杂志》（英文版），并被推举担任主编。他对这个刊物花费了大量心血，把它办成我国最好的几种杂志之一。有人说：办好一个期刊就是建设一个学术中心。由林可胜创办的这个杂志（解放后改为“生理学报”，用中文出版），迄今已有近70年的历史，真正起到了学术中心的作用，它对于发展中国生理学的贡献是不可估量的。因此，1926年被认为是划时代的一年，是我国生理学发展史上的里程碑。1937年“七·七”事变，林可胜义愤填膺，毅然奋起抗日。他先南下参加西南大后方红十字会工作，担任救护总队队长。由于他的国际声望，得到国外进步团体、个人以及爱国侨胞捐助的大量财物，他还赠送给新四军不少药品器材，得到宋庆龄、周恩来的嘉许。他在贵阳建立的“战时卫生人员训练所”吸引了大批高级医护人员，其规模之大，远远超过任何一个医学院，说明他具有极大的号召力和领导才能。

1944年林被任命为中将衔军医署长。抗日战争胜利后，他把所属医药卫生人员统统编入在上海新成立的国防医学院，他担任院长。但由于他为人正直，不善逢迎，不能适应国民党政府内的官场习气和复杂的人事关系，曾多次遭到嫉妒和排挤，终于被迫于1949年“解甲归田”，赴大洋彼岸的美国，再次进行痛觉生理学与药理学的研究，一改过去十余年的戎马生涯，回复科学工作者的本来面目。由于他在抗日战争期间的杰出贡献，美国政府曾授予他高级勋章，并被选为美国科学院院士。

一个走在时代前面的人

林可胜天资聪慧，才思敏捷，有极强的事业心和坚忍不拔的毅力。他性情豪放无拘，敢想敢干，雷厉风行。他不贪图安逸，能不知疲倦地坚持工作。这些都是他取得成功的重要原因。

林可胜是一个多才多艺的人，尤其擅长绘画，他画的胃粘膜的显微结构，异常精美。他讲课生动活泼，引人入胜。能用双手在黑板上作图，既快又好，深得同学们的敬慕。

林可胜具有极强的民族自尊心，他在美国人统治的协和医学院，经常为中国人争权力，争待遇，争荣誉。有的美国教授故意与他为难。有一次他在作一个有关神经功能的报告时，当场一位美国神经学教授提出一个有意刁难的问题，语气甚为轻慢，林教授立即拿出几种彩色粉笔在黑板上绘出大脑结构，针对问题作了详细解答，随即提出一个旁类问题反问，该教授却无言对答，十分狼狈。从那时以后，美国人再也不敢小看他了。

林可胜具有高度正义感和爱国激情。他虽长期在英国受教育，但在1925年上海发生“五卅”惨案后，全国爆发反英游行时，林可胜手执“打倒英帝国主义”标语牌，参加抗英游行。在1932年日本军国主义大肆侵华的喜峰口战役，林可胜曾带领一支医护队伍前去战地救护，深为日寇所忌，把他列在黑名单中。“七·七”事变后，他愤而参加红十字救护队并投笔从戎了。

林可胜是一个走在时代前面的人，一个开风气之先的人。他推动了中国生理科学历史车轮的进程，使其提早达到近、现代水平。他的这一历史功绩是不可磨灭的。1969年，林可胜不幸因患食道癌逝世，结束了他富有传奇色彩的一生。

人们永远怀念他。

参考文献

(1) Davenport HW. Robert Kho Seng Lim，A biographical memoir. Natl Acad Sci, 1980; 51 : 281

(2) 张锡钧. 回忆中国生理学先驱林可胜教授. 见：《中国近代生理学六十年》. 长沙：湖南教育出版社，1986 : 118-123

(3) 王志均. 林可胜（传）. 见《中国近代科学家传记》，第一集. 北京：科学出版社，1991 : 596-605

附记：以上资料是近几年我在《生物学通报》和《生理科学进展》上发表的小品文的一部分，限于篇幅，不能多在此转录。欢迎批评指正。

1995年10月

第一章

绪 论

INTRODUCTION

一、什么是生理学？(What is physiology?)

生理学（physiology）是一门研究生物体功能活动规律的科学。只有活的机体、活的器官、活的细胞才具有功能。因此 physiology 的研究对象是活体。人们对生物体功能活动规律的了解，不是通过单纯的想像和推理，而是从观察和实验中总结出来的。因此，physiology 是一门实验性科学。一切 physiology 中的理论都来自实验。

从 physiology 的发展史上看，英国生理学家 William Harvey 的研究为近代生理学（modern physiology）奠定了基础。他利用动物实验和对人体的观察，在 1628 年发表文章证明血液是在心脏和血管系统中循环流动的。这一结论不是他的凭空想像，而是通过实验和观察总结出来的。自此以后，人们通过在动物及人体上的观察和实验获得了大量有关机体生命活动规律的知识。

人体生理学（human physiology）是研究人体功能活动规律的科学。有些实验观察可以在人体上进行。在特殊情况下还可以在病人身上进行。1822 年一位加拿大受枪伤的伤员，他的胃与腹壁相通形成一个瘘管，从而使医生有可能在长达几年的时间内对这位病人进行观察和研究，例如从病人胃内获取胃液进行化学分析，发现胃酸实际上是盐酸（HCl）。由于人体很多基本的生理功能与动物相似或完全相同，因此很多对人体健康有害的实验可以在动物体上进行，间接了解人体的功能。动物实验已成为 physiology 的主要研究手段。例如俄国著名生理学家 Ivan Pavlov（1849～1936）在狗的腹部人工做了一个胃瘘，长期观察和分析狗胃的消化活动，获得了大量有关胃功能的知识。人们不仅可以在整体动物上进行实验，也可以在器官、细胞和分子等不同水平上进行实验，探索生命活动的规律。

总之，physiology 是研究生物体生命活动规律的科学，是一门实验性的科学。目前有关 physiology 的知识大多来自动物实验。

二、生命活动的基本表现 (Basic principles of living body)

蛋白质和核酸是一切生命活动的物质基础。生命活动至少包括以下三种基本活动。

1. 新陈代谢（Metabolism） 生物体是在不断地更新自我，破坏和清除已经衰老的结构，重建新的结构。这一过程贯穿生命活动的全程，称为 metabolism。Metabolism 一旦停止，生命活动也就结束。

Metabolism 过程中，分解和破坏自身的结构称为分解代谢（catabolism）；合成和重建自身的结构称为合成代谢（anabolism）。体内一切分解、合成、转化、利用等等活动都是在水溶液中进行的，而且绝大多数反应都是由酶催化完成的化学反应。从能量观点上看，一克糖在体内氧化与在体外燃烧所产生的能量完全相等，但在体内的反应过程要复杂得多，是通过一系列酶促反应完成的。绝大多数酶都是蛋白质。不同的细胞之所以具有不同的特性，主要是它们具有不同的酶系统，从而表现出各种不同的功能活动。从生物体中所进行的反应看，生物体的 metabolism 实际上是一种高级的、复杂的物质运动形式。生命活动就是这种运动形式的表现。

2. 生物体对外界环境变化的反应（reaction）及兴奋性（excitability） 生物体所处的外界环境是经常发生变化的，生物体能对环境的变化作出适当的 reaction，以适应变化的环境。这是一切生物体普遍具有的功能。引起生物体出现某种 reaction 的各种环境变化称为刺激（stimulus）。在 physiology 中有一些组织，当受到一定刺激后能产生某种特殊的生物电反应，例如神经、肌肉、腺体等。受刺激后产生的生物电反应称为兴奋（excitement）。具有对 stimulus 产生生物电反应的能力称为 excitability。

Stimulation 有强弱或大小的差别。凡能引起某种组织产生 excitement 的最弱（最小）刺激强度称为阈刺激（threshold stimulation）。组织对 stimulation 的反应能力有大有小，即 excitability 的高低是有差别的。对很小很弱的 stimulation 能产生 excitement，说明 excitability 很高；如果须用很强的 stimulation 才能引起 excitement，则 excitability 很低。如果对任何强大的 stimulation 都不产生 excitement，excitability 则为零，或完全丧失 excitability。Threshold intensity 的高低可以从一个侧面反映 excitability 的高低，如果某组织的 threshold intensity 很低，说明它能对很弱的 stimulation 作出反应，其 excitability 很高。相反，如果某一组织的 threshold intensity 很高，只能对很强的 stimulation 作出反应，说明它的 excitability 很低。Threshold intensity 的倒数（1/threshold intensity）可以作为测定 excitability 高低的指标。这样，一个十分抽象的概念——excitability，就有了一个量化的标准。量化后则可以对不同组织或不同条件下组织 excitability 的高低作比较。例如一根神经的 threshold intensity 为 2mA；当用某种药物处理后，它的 threshold intensity 强度变为 4mA，说明它的 excitability 降低。

3. 生殖（Reproduction） 生物体能产生与自己相类似的个体称为 reproduction。一个单细胞经过分裂成为两个子代细胞，就是 reproduction。高等动物的 reproduction 过程虽然比单细胞生物要复杂得多，但其生物学意义也是繁衍后代。任何生物的个体都有由新生到死亡的过程，都不能长生不老，但可以通过 reproduction 延续种系。如果某类生物丧失 reproduction 能力，不能延续种系，这一种系将被消灭淘汰。因此，reproduction 也是生命活动的基本表现之一。

三、稳态（Homeostasis）

机体所直接接触的外界环境称为外环境（external environment）。例如环境的温度、湿度、阳光、空气等等（人类不仅接触自然环境，还有社会环境）。External environment 是在不断变化的。体内细胞所直接生存的环境称为内环境（internal environment）。它主要由组织液和血浆组成。Internal environment 直接为细胞提供必要的物理和化学条件，也为细胞生存提供营养物质并接受细胞代谢所产生的尾产物。Internal environment 是相对稳定的，而 external environment 则可以有很大变化，例如温度可由零下几十度变化到零上几十度。但人体的 internal environment 的温度始终维持在 37℃左右，是相对稳定的。1859 年法国著名生理学家 Claude Bernard 首先指出，只有保持 internal environment 相对稳定，复杂的多细胞动物才有可能生存，强调了保持 internal environment 稳定的生理学意义。后来一位美国生理学家 Walter Cannon（1887～1945）将希腊语的 homeo 与 stasis 合并成为稳态（homeostasis），用以表示保持 internal environment 稳定，即 homeostasis。

Homeostasis 这一概念不仅说明了 internal environment 是相对稳定的这一现象，而且包含了机体维持 internal environment 相对稳定的调节过程。例如 internal environment 中 CO_2 的含量升高，机体可以通过加强呼吸作用，排出更多的 CO_2 使 CO_2 含量恢复正常。它的调节方向是降低 CO_2。如果 CO_2 含量过低，机体的呼吸受到抑制，从而升高 CO_2 的含量，机体的调节方向是升高 CO_2。血压过高或过低，机体都能通过各种调节途径使血压恢复到正常水平。因此，可以认为机体的一切调节活动最终的生物学意义在于维持 internal environment 的恒定。Cannon 曾是这样描述 homeostasis 的：the various physiologic arrangements which serve to restore the normal state，once it has been disturbed. Homeostasis 是一个十分重要的概念，它揭示了生命活动的一个最重要的规律。

四、机体功能活动的调节方式 (Type of the regulation on body function)

1. 神经调节（Nervous regulation） 神经系统（nervous system）是调节全身各种功能活动的调节系统。从解剖上看，神经纤维分布到全身各个器官和系统，将各系统的各种变化，以神经冲动的方式经传入神经传送到中枢（包括脑和脊髓），在中枢内经过对这些信息的加工和处理后，再以神经冲动的方式，经传出神经传到效应器官，调节或改变它们的活动。通过 nervous system 的调节称为 nervous regulation。从上述描述中可以看到，nervous regulation 的基本活动方式是反射（reflex）。Reflex 的通路包括了五个组成部分，即感受器→传入神经→中枢→传出神经→效应器。在后面各章的讨论中将会学到很多各种不同的 reflex。通过这些 nervous reflex 将机体各器官系统联系在一起，成为一个整体，以保持机体 internal environment 的稳定。

2. 体液调节（Humoral regulation） Humoral regulation一般是指由某一器官或组织分泌出某种化学物质（激素，hormone），通过血液循环，到达另一器官，调节它的功能活动。最早发现的 humoral regulation 是在 20 世纪初证明小肠可分泌一种物质——促胰液素，通过血液循环到达胰腺，促进胰腺的分泌。随后发现有些器官的功能主要是分泌 hormone 调节其他器官的活动。由于 hormone 只分泌到细胞间液再进入血液，不直接进入导管，因此称为内分泌腺。各种内分泌腺组成了内分泌系统。例如肾上腺髓质可以分泌肾上腺素和去甲肾上腺素，通过血液循环，到达心脏和血管，调节心血管活动；甲状腺分泌甲状腺激素调节全身的能量代谢等等。

很多内分泌腺并不是独立于 nervous system 的，它们也直接或间接受到 nervous system 的调节。因此也可以将 humoral regulation 看成是 nervous regulation 的一个环节，成为“神经-体液调节”（nervous-humoral regulation）。

有很多非内分泌器官也能释放化学物质调节其他器官的功能。例如心脏可以释放心钠素，具有强烈的利尿和利钠的作用；肾脏分泌的肾素，通过对血管紧张素的作用对心血管活动有调节作用。前述的促胰液素由小肠分泌，而小肠并不属于内分泌系统。因此，很多 hormones 并不一定都由内分泌腺分泌，许多分散在非内分泌器官内的内分泌细胞也可分泌 hormone。

近来发现某些组织可产生一些化学物质，它们并不随血流流到其他器官起作用，而是在组织液中扩散，调节邻近组织的功能活动，称为局部体液因素和旁分泌调节（paracrine regulation）。组织代谢活动产生的代谢产物如 CO_2、乳酸等，有扩张小血管的作用，属于局部体液因素。因此从广义上看，上述这些调节都属于 humoral regulation 范围。

3. 自身调节（Autoregulation） 机体内有些调节既不依赖神经也不依赖体液称为 autoregulation。例如将心肌或骨骼肌拉长后，再刺激肌肉引起肌肉收缩，其收缩力明显加强。这种调节在去神经的肌肉中同样存在，也不是由外来的某种 hormone 或调节物质介导的，它是肌肉本身的一种特性。这种调节在一定条件下具有重要的生理学意义。例如当回到心脏中的血液量突然增加，拉长了心肌，心肌的收缩力量会自动加强，排出更多的血液，使心脏不致过度扩张。血管上的平滑肌，当血管内的血流量加大，扩张血管后，平滑肌可自动加强收缩，减少血液的通过。相反，如果血流量减少，这种收缩作用也减小，血管扩张，使血流量不致降得很低。因此，血管平滑肌，特别是小动脉上平滑肌的这种自身调节作用，对维持组织中血流量的相对恒定有重要的作用。

五、反馈调节的概念（Feedback regulation）

前面讨论了各种不同的调节方式。在整体，往往被调节的器官（效应器）在功能活动发生改变时，这一变化的信息又可以通过回路反映到调节系统，改变其调节的强度，形成一种调节回路。人们常常用“反馈”（feedback）一词表示这种调节方式。Feedback 表示在某种变化过程中，其终产物或产生的结果，反过来影响这一过程的进展速度。如果它的终产物或结果降低这一过程的进展速度，称为负反馈（negative feedback）；如果是加速或加强这一过程的进展速度则称为正反馈（positive feedback）。Negative feedback 的作用是起稳定作用（Fig. 1-1），而 positive feedback 则是使这一过程最后到达极端。可以将上述 negative feedback 和 positive feedback 分别总结为：Negative feedback，the more product or result you have，the less you get，positive feedback，the more product or result you have，the more you get。下面将以几个实例说明 negative feedback 和 positive feedback 的作用。在正常血压条件下，血压对颈动脉窦的牵张感受器有一定的刺激作用，通过 reflex 活动，可抑制心脏的活动和扩张小动脉，最终使血压下降；当血压下降后，对颈动脉窦的刺激作用减少，上述反射活动减弱，从而心脏的活动加强和小动脉收缩，血压又回升。血压的升高是引起这一 reflex 的刺激，通过 reflex 的调节影响心血管的活动，最终影响血压。血压又成为这一 reflex 的刺激，从而形成了一个回路，相当于一个自动控制系统中的闭合回路。上述血压调节中的feedback 信息可降低自身的强度，因此属于 negative feedback。在这一例子中，正常血压对这一 reflex 有一定的刺激作用。因此凡高于此血压，通过 reflex 作用，抑制心脏的收缩和扩张小动脉使血压下降。而低于正常血压，则使上述 reflex 活动减弱，使血压升高。正常血压就是这一 negative feedback 调节的调定点（set point）。通过 negative feedback 的作用使血压维持在 set point 水平，即维持正常血压水平。

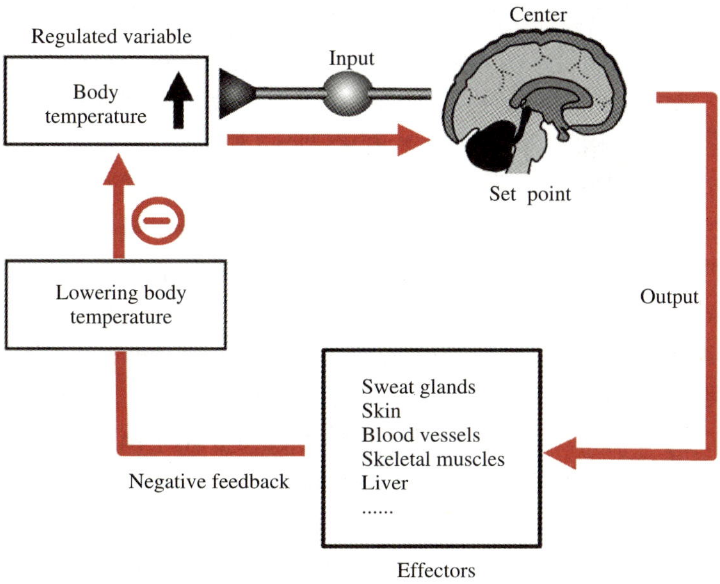

Fig. 1-1 A negative feedback loop. This feedback loop operates in the control of body temperature.

人体的体温调节是 negative feedback 调节的另一个例子。当体温高于 37℃时，通过各种调节作用，使散热增加，产热受到抑制，降低体温。当体温低于37℃时，可通过各种调节作用，使散热降低，产热增加，体温回升。通过这种 negative feedback 的调节，使体温维持在正常水平。正常体温是这一 negative feedback 调节的 set point。人体的 homeostasis 实际上是通过很多 negative feedback 调节作用实现的。

人体中也有很多 positive feedback，例如人体的排尿过程。当膀胱内的尿液达到一定量时（400ml），可以刺激膀胱的牵张感受器，冲动经盆神经传入到脊髓，由脊髓传出的冲动经盆神经到膀胱，引起膀胱平滑肌收缩，尿道括约肌松弛，尿液进入后尿道，再排出体外。当尿液经过尿道时可以刺激尿道的感受器，由尿道感受器传入的冲动，到达脊髓后可进一步加强排尿反射的作用，使膀胱进一步收缩，形成一 positive feedback，直到膀胱内尿液排尽（详见第八章肾脏生理）。人体中的各种 feedback 调节回路中有的比较简单，有的则很复杂，它可以包括复杂的 nervous and humoral regulation，综合完成或调节某一生理功能活动。

六、生理学的研究方法（Methods used for physiological studies）

前已述及，physiology 是一门实验科学。一切 physiology 中的知识都来自实验。根据实验的不同属性，可以将实验分成不同的类型。根据实验对象的不同可将实验分成人体实验和动物实验两大类。Human physiology 是研究和阐述人体功能活动规律的科学，如果能从人体的实验中获得有关规律，是最理想的。我们的确可以在不伤害人体健康条件下进行研究。例如测定人体的血压、心跳、心电图等等。有时在某种特定条件下也可以获得很多有关人体活动规律的宝贵资料，例如前述在一枪伤病人形成的胃瘘上观察胃内的消化。也有人在病人局部麻醉的条件下做颅脑手术时，用电刺激某一区域，观察病人肢体的运动及感觉，获得了很多有关人大脑皮质中感觉和运动定位的知识。也可以通过对病人的观察，研究在人体某一部分受到损伤时功能活动有什么变化，从而反映在正常条件下这部分的功能活动。例如我们可以用 CT 等手段精确定位病人脑内某一区域受到了损伤，此时病人的各种症状即能反映正常时这一区域的功能。通过对人体的实验，人们获得大量宝贵的资料。尽管如此，在人体上进行的实验仍是有限的，有些对人体健康有害的实验不能在人体上进行，但可以利用动物进行研究。例如可以用手术去除动物脑的一部分，观察功能的变化，而确定正常时它的功能。用这种方法发现在保留脑干的条件下，动物的血压和心率可以基本维持，证明脑干中存在心血管运动的基本调节中枢。值得注意的是，虽然动物实验可以大大扩大研究范围，但动物实验的资料是否完全适用于人体，还需慎重。

根据实验的进程也可以将实验分成急性实验（acute experiment）和慢性实验（chronic experiment）两类。Chronic experiment 一般指在无菌麻醉条件下，通过手术暴露体内某一器官，或破坏、摘除某一部分，然后缝合使动物从麻醉和手术中恢复，在清醒条件下进行实验，例如很多条件反射实验都是 chronic experiment。Chronic experiment 的优点是可以在清醒条件下长期观察某一活动，所获得的结果更接近正常生理状态。缺点是，有时整体条件太复杂不易分析，有必要进行 acute experiment。Acute experiment 又可分成离体（in vivo）和在体（in vivo）两类。离体实验（experiment in vitro）是将动物的某一器官、组织或细胞游离出来，在适当条件下进行实验。由于器官、组织或细胞已经从身体游离出来，实验条件易于控制，结果也易于分析。例如可以将大鼠一段小肠游离出来，在恒温（37℃）有氧条件下，观察平滑肌的运动。在体实验（experiment in vivo），一般是指在麻醉条件下，通过手术观察动物某一器官或几个器官的活动。由于所观察的器官没有离开身体，可以观察各器官之间的相互作用。例如可以在家兔或大鼠的动脉中插入导管，直接测定动物的血压，再刺激中枢的不同部位，观察血压变化与中枢神经系统的关系。

根据实验所观察的水平也可将实验分成整体、器官、细胞、亚细胞、分子等水平。近年来从细胞、亚细胞及分子水平上的研究取得了突飞猛进的进展。例如我们可以将细胞膜的成分与细胞的其他成分分离开。由于细胞膜上有很多受体，因此可以在这种游离的细胞膜碎片上研究受体与相应结合物（配体，ligand）的相互作用。研究 ligand 与受体的亲和性，哪些因素可以影响这种结合，受体上有几个可以与 ligand 相结合的位点等等。这类研究属于亚细胞水平的研究。20 世纪 80 年代分子生物学的进展，人们已经可以用分子克隆技术将某种受体的基因分离出来，从DNA的序列以及通过体外表达所产生的蛋白质上，从氨基酸的序列上研究受体的特性。因此，对受体作用的分子机制有了更深入的了解。机体是作为一个整体进行活动的，不同水平的研究可以在不同水平上说明某种功能活动的机制。不应该将不同水平的研究截然分割开来，也不能认为分子水平的研究是“高级”的研究，而整体水平的研究是“低级”的研究。能够正确反映某一功能活动规律的研究都是高级的。

近年来随着物理、化学、数学、电子计算机等的发展，应用这些科学成果，研究生理功能活动，发展出很多新兴的研究领域，如数学模型、系统分析、计算机模拟等等。相信随着各学科领域的发展，对 physiology 的研究会越来越深入。

临床举例

张某某，男，20 岁，近 24 小时内，有严重的呕吐，诊断为胃肠型感冒。由于呕吐，机体丢失了大量的体液。此外，胃液是酸性液体，在正常条件下，胃液到达小肠后酸性的液体会被重吸收进入体内。张某某由于呕吐使机体丢失大量的酸性液体。请问：

1. 张某某的内环境在哪些方面可能会出现了问题？
2. 机体可能有哪些器官和系统参与调节，以纠正体内的内环境失衡？

参考答案

张某某由于呕吐，丢失了大量的液体，引起机体的体液量减少，从而使血浆量减少，引起血压降低。呕吐丢失大量的酸性胃液，可能使机体内环境的酸碱平衡受到破坏，造成碱中毒。

此时，肾脏将发挥其调节功能，加强对水分的重吸收，使病人的尿量大大减少，以恢复病人的体液量。肾脏在正常条件下要排出体内由代谢产生的酸性产物，此时肾脏的排酸受到抑制，以纠正机体的碱中毒。病人的呼吸系统也参与调节，减少 CO_2 的呼出。CO_2 溶解在水中可形成碳酸（H_2CO_3），有利于纠正病人的碱中毒。循环系统可通过一系列的调节，使机体在体液量减少的条件下，动脉血压不致过分降低。此时，病人有较强烈的渴感，促使病人饮水，以补充体液量的减少。以上这些变化都是通过神经和内分泌系统的调节实现的。此外，机体还通过内分泌系统的调节，保持内环境中的营养成分不致严重失衡。

（范少光）

第二章

细胞的基本功能

CELLULAR PHYSIOLOGY

细胞（cell）是构成人体和其他生物体最基本的结构和功能单位。随着组织形态学和分子生物学研究技术的发展和应用，人们对机体的结构和功能的认识，经历了细胞水平、亚细胞水平和分子水平的研究过程。尽管许多基本的生命现象在不同组织、器官或系统表现千差万别，但在 cell 和分子水平体现的基本生命过程和原理，却具有高度的一致性。因此，了解细胞的结构和功能是揭示人体代谢（metabolism）、生长（growth）、发育（development）、生殖（reproduction）和衰老（aging）等基本的生物学现象，阐明机体整体及其各器官、系统生命活动原理的基础。Fig. 2-1 是一个细胞的模式图。

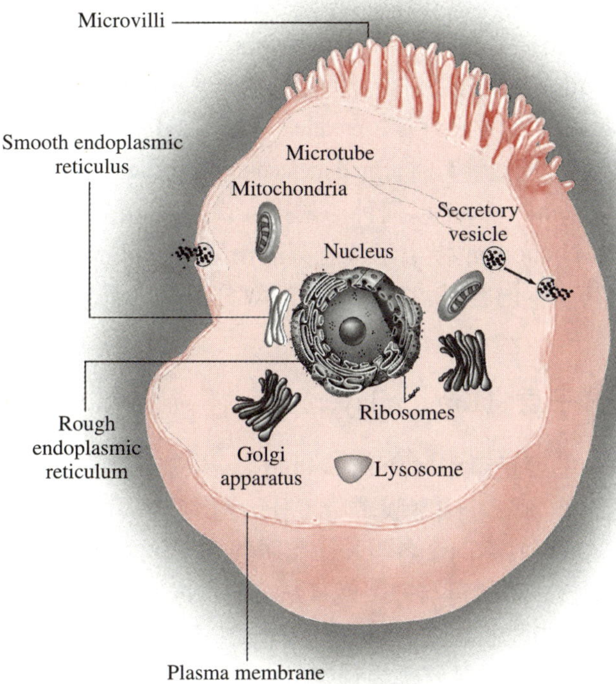

Fig. 2-1 An idealized cell.

本章重点讨论细胞膜（cell membrane）的基本结构和cell membrane的物质转运功能；cell membrane 受体与跨膜信息传递；以膜离子通道（ion channel）为基础的细胞生物电和有关现象；在此基础上，讨论骨骼肌细胞在膜动作电位触发下产生的收缩活动。

第一节　细胞膜的基本结构和物质转运机能
Basic Organization of Cell Membrane and Transport Across Cell Membrane

Cell membrane 是包围在细胞质外表面的一呈薄膜，因而也称为质膜（plasma membrane）。它将细胞的内容物与细胞的周围环境分隔，构成细胞的屏障，保持细胞有相对独立和稳定的内环境。Cell membrane 与物质转运、信息传递、能量转移、兴奋传导和免疫功能等有密切关系，参与细胞的metabolism、growth和reproduction过程，临床上多种疾病的发生与 cell membrane 的结构和功能异常有关。

一、细胞膜的化学组成和分子结构
(Chemical composition and molecular structure of cell membrane)

从低等生物到高等哺乳动物的 cell membrane 都有类似的结构，在电镜下可分为三层：膜的内外两侧，即靠细胞浆侧和细胞外液侧是致密层，中间夹有透明层。三层厚度各约2.5nm（$1nm=10^{-9}m$），总厚度为 7.5nm（6～10nm）。细胞内各种细胞器的膜，如线粒体（mitochondria）、内质网（endoplasmic reticulum）、溶酶体（lysosome）、高尔基体（Golgi apparatus）的膜，以及核膜（nuclear membrane）等也具有类似的结构。

Cell membrane的化学分析结果表明，cell membrane主要由脂质分子（lipid molecule）和蛋白质分子（protein molecule）组成，此外还有少量的糖类物质。虽然在不同细胞膜中，lipid 和 protein的比例有所不同，但以物质的重量计算，protein一般为lipid的1～4倍左右，由于蛋白质分子量比脂质大得多，故当以分子数计算时，lipid molecule 为 protein molecule 的 10～100 倍。

各种物质分子在cell membrane中以何种形式排列，是决定膜的基本生物学特性的重要因素。1972 年 Singer 和 Nicholson 提出了液态镶嵌模型（fluid mosaic model）学说，得到了学术界的广泛支持，其基本内容是：以液态脂质双分子层为基架，其中镶嵌着具有不同生理功能的蛋白质分子。

(一) 液态脂质双分子层（Lipid bilayer）

细胞膜脂质分子中，主要是磷脂（phospholipid），约占脂质的 70% 以上，其次是胆固醇（cholesterol），一般低于 30%。细胞膜磷脂可分为两类：一类是以甘油为骨架的甘油磷脂，甘油分子上有三个羟基，其中两个各与一个脂肪酸分子相结合，构成了磷脂的两个尾，另一个与一分子磷酸相结合，磷酸再与一个碱基结合，构成磷脂的头（Fig. 2-2）。根据碱基的不同，甘油磷脂又分为磷脂酰胆碱（卵磷脂）、磷脂酰乙醇胺（脑磷脂）、磷脂酰丝氨酸和磷脂酰肌醇四种。另一类磷脂是以鞘氨醇为骨架组成的鞘磷脂，不含甘油，由一分子鞘氨醇类物质和一分子脂肪酸结合形成。Cholesterol molecule 是由一个甾体结构和一个 8 碳饱和烃链组成。

Phospholipid是一种双嗜性分子（amphiphilic molecule），其头端是亲水的（hydrophilic）

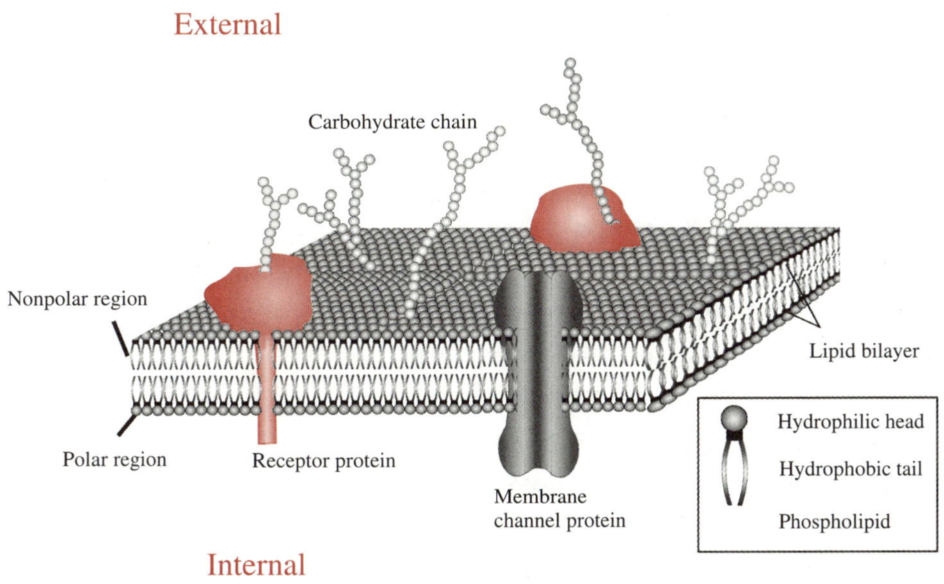

Fig. 2-2 Fluid mosaic model of a cell membrane.

极性基团（如亲水的磷酸根头，hydrophilic phosphate head），尾端是疏水（hydrophobic）的非极性基团（如疏水的脂肪酸链，hydrophobic fatty acid chain）。如果将其放在水溶液中，由于水分子是极性分子，hydrophilic phosphate head 与水分子相互吸引，而 hydrophobic fatty acid chain 则受到排斥（Fig. 2-2），在膜中，phospholipid 的亲水基团朝向膜内（细胞浆）或膜外（细胞外液），而疏水基团则两两相对，形成膜内部的疏水区。这种排列方式是由脂质分子的特性决定的，相当稳定，而且水和溶质不能自由跨过。因而脂质双分子层（lipid bilayer）是 cell membrane 的基架，也是物质跨过细胞膜的主要屏障。由于脂质的熔点较低，故在一般体温条件下 cell membrane 是液态的，所以 cell membrane 还具有某种程度的流动性。

Lipid bilayer 的稳定性和流动性，决定了 cell 可以承受相当大的张力和外形改变而不致破裂，即使膜结构有时发生一些较小的断裂，也可以自动融合而修复，仍能保持连续的 bilayer 形式，例如红细胞在通过比自己直径还要小的毛细血管时，被挤压得变形但不破裂，仍能顺利通过，并保持其结构和功能的完整性。吞噬细胞在从血管内通过血管壁进入组织中的变形更明显，细胞膜仍保持完整。

不同细胞的 cell membrane，其 lipid 成分和含量不是完全相同的。Cholesterol 含量越高，cell membrane 流动性越小。体内各种 cell membrane 的 lipid 含量均相当恒定，不会因肥胖和（或）消瘦而发生变化。

（二）分散镶嵌在脂质双分子层中的细胞膜蛋白质（Cell membrane protein）

Cell membrane protein 约占 cell membrane 重量的 55%，它们具有不同的分子构象，具有不同的功能。现已证明，各种 cell membrane protein，按分子形状或空间构象判断，都是球形结构，它们分散镶嵌在 lipid bilayer 层中（Fig. 2-2）。依据 cell membrane protein 镶嵌在 cell membrane phospholipid 中的方式与牢固程度，可将它们分为表面蛋白质（surface or extrinsic protein）和内在蛋白质（intrinsic or integral protein）两大类。Surface protein 分布在

lipid bilayer 的内外两侧，通过静电作用及离子键、氢键与细胞膜的 hydrophilic phosphate head 结合，或通过与内在蛋白质的相互作用而与膜结合。Surface protein 与膜表面结合较疏松，用一些损害性较小的化学处理方法，如改变溶液的离子浓度及酸碱度，就可使它们与膜分离，这些 membrane protein 约占全部膜蛋白质的 20%～30%。Integral protein 与 lipid membrane 很难分离，它们的肽链中常有一段由疏水氨基酸组成的段落，这些氨基酸分子相互吸引形成 α 螺旋，其长度大约相当于膜的厚度，因而设想这一疏水段落同 lipid bilayer 的疏水区相互吸引，使之相对稳定地镶嵌在膜内，而疏水段落以外的亲水性肽链部分则裸露在膜表面，多数伸至细胞外液的 membrane protein 部分有糖链附着在其上，形成糖蛋白。Integral protein 约占 membrane protein 的 70%～80%。

由于 lipid bilayer 是液态的，因而镶嵌在 lipid bilayer 中的 membrane protein 也是可移动的，即蛋白质分子可以在膜脂质分子间横向移动。但不同的蛋白质分子在膜中的移动和所在位置，存在功能上的调控。例如，在有神经支配的肌细胞膜中，乙酰胆碱受体密集分布于神经-肌肉接头的终板区，当去除肌细胞的神经支配后，乙酰胆碱受体将均匀分布在肌细胞膜表面。

细胞膜 lipid bilayer 中镶嵌着不同种类和功能的 protein，决定了细胞的功能特性，membrane protein（Fig. 2-2）按其功能不同可分为：①细胞骨架蛋白（anchoring protein）：可使细胞膜与另一细胞膜附着，或使其与细胞内或细胞外的物质附着；②识别蛋白质：存在于免疫细胞膜上，能识别癌细胞和异体细胞的蛋白质；③酶：催化细胞内或细胞外化学反应；④受体蛋白质：能与信息传递物质（包括激素和递质等）特异性结合，并引起细胞反应。例如，细胞膜上的胰岛素受体与胰岛素结合后可导致细胞对葡萄糖的吸收加速；⑤转运蛋白质或载体蛋白质：能帮助特异性蛋白质跨膜转运，在这个过程中转运蛋白质本身有构象改变；⑥通道蛋白质：是一些中心有孔的内在蛋白质形成的跨膜离子通道，多数离子通道都有门，称为门控离子通道（门打开时可通过离子流、关闭时不通过），其他的为非门控离子通道，又称为静息通道或漏通道。

（三）细胞膜糖类（Cell membrane carbohydrate）

Cell membrane carbohydrate 含量很少，只占 cell 重量的 3% 左右。主要是一些寡糖和多糖链，它们都以共价键的形式和膜的 lipid 或 protein 结合，形成糖脂或糖蛋白。这些糖链绝大部分裸露在膜的外表面一侧（Fig. 2-2）。由于不同糖链中单糖排列顺序的不同，使所在细胞或所结合的蛋白质也具有特异性。例如某些 cell membrane carbohydrate 可以作为抗原决定簇，代表某种免疫信息；有些则是膜受体的可识别部分，能特异性地与某种递质、激素或其他化学信号分子结合。

由上面的叙述可以看出，cell membrane 的 lipid bilayer 构成细胞的屏障，而 cell membrane protein 的存在使细胞和环境之间可以进行必要的物质、能量和信息交换，从而维持正常的新陈代谢，适应环境的变化和实现与其他细胞的相互联系。

二、细胞膜的物质转运机能（Transport across cell membrane）

Cell 在进行正常的 metabolism 中，需要不断从环境中得到营养物质，排出代谢产物。因此有各种各样的物质进出细胞，包括各种供能物质、细胞合成新物质的原料、中间代谢产物、维生素、氧和二氧化碳，以及各种离子等。然而，由于膜脂质双分子层只允许极少数物质透过，因而大多数物质的跨膜转运都与镶嵌在其中的 membrane protein 有关，一些团块性固态或液态物质进、出细胞，则与膜的更复杂的生物学过程有关，下面介绍几种主要的 transport across cell membrane 方式。

（一）被动转运（Passive transport）

根据物理学原理，溶液中的一切分子，不论是溶质或溶剂分子，都处在不断的热运动之中。这种分子运动的平均动能，与溶液绝对温度成正比。在温度恒定情况下，分子因运动而离开某一小区域的量，与此物质在该区域的浓度（以每升溶液中摩尔数计算）成正比。因此，如果将同一物质的两种不同浓度的溶液相邻地放在一起，则高浓度区域中的溶质分子向低浓度区域净移动，这种现象称为扩散（diffusion）。某物质分子移动量的多少，常用该物质在每秒内通过每平方厘米假想平面的摩尔（或毫摩尔）数表示。通常情况下，物质移动量与所观察平面两侧溶质分子的浓度差或浓度梯度（concentration gradient）成正比；如果所涉及的溶液是含多种溶质的混合液，那么每一种物质的移动方向和扩散的量，只取决于该物质的 concentration gradient，与其他物质浓度或移动方式无关。而在电解质溶液中，离子的移动不仅取决于其浓度，也取决于所受的电场力。在生物体中，由于这种跨细胞膜的 diffusion 动力是浓度差和电位差，不需要供给其他形式的能量，因此也称为 passive transport，有以下两种形式。

1. 单纯扩散（Simple diffusion） 在生物体中，只要溶于细胞内外液的物质是脂溶性的，就可以根据上述物理扩散原理通过 cell membrane，这种跨膜转运方式称为 simple diffusion。“Simple”一词意味着是一种简单物理过程，以区别生物体内其他复杂的 membrane transport 机制。而某物质通过细胞膜时，单位时间内 diffusion 的量不仅取决于膜两侧该物质的 concentration gradient [对于离子来说，还要考虑电位梯度（electrical gradient）]，还取决于 cell membrane 对该物质的通透性（permeability），即膜对该物质通过的难易程度。由于脂质双分子层构成细胞膜的屏障，只有脂溶性高的物质才有较高的permeability。在通透性一定的情况下，simple diffusion 的速度与膜两侧浓度差的关系是线性的（Fig. 2-3）。

人体体液中存在的脂溶性物质的数量并不很多，因而靠simple diffusion 方式进出 cell membrane 的物质也不很多。比较肯定的有 O_2 和 CO_2 等气体分子，它们能溶于水，也溶于脂质，因而可以靠各自的浓度差通过cell membrane，甚或肺泡中的呼吸膜（参见第五章）。体内一些甾体（类固醇）类激素也是脂溶性的，理论上它们也能够靠 simple diffusion 由细胞外液进入胞浆，但由于分子量较大，近来认为也需要膜上某种特殊蛋白质的“协助”，才能较快地进入细胞。

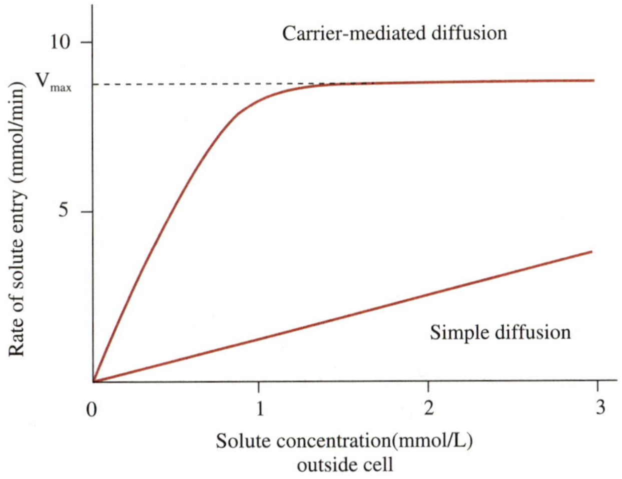

Fig. 2-3 Graphic representation of solute transport across a cell membrane by simple diffusion and carrier-mediated diffusion.

渗透（osmosis）是diffusion的

一种特例，是指水分子跨membrane的diffusion。当某种物质溶解在水中时，该溶液中的水分子浓度比纯水中的低，这是因为加入到水中的溶质占据了一定体积的缘故。如果将该溶液放在可通透水但不通透该溶质的膜的一侧，将同体积的水放在膜的另一侧，水分子将沿着膜两侧水的 concentration gradient，从纯水的一侧跨膜到达含有溶质的水溶液一侧，直到两侧水浓度达到平衡。这种水的 transport 过程称为 osmosis。如果在溶液一侧施加压力，可以阻止水分子从纯水向水溶液的转运。所需压力即该溶液的渗透压（osmotic pressure）。关于 osmotic pressure 和 osmosis，已在化学课中学习过，这里不再叙述。然而 osmosis 是体内一种重要生理过程，具有以下特点：① osmosis 是指水分子的跨膜 transport；② osmosis 发生在选择性通透水但不通透溶质的膜处；③ osmosis 是水从低溶质浓度（osmotic pressure 低）的溶液转运到高溶质浓度（osmotic pressure 高）的溶液过程。

由于 cell membrane 的脂质是疏水的，对水的 permeability 很低，水通过它的速度很慢，不能解释水进、出的速度。近年来认为水通过 cell membrane 的快速 transport 可能是通过 cell membrane 上的特异性蛋白质分子（水通道）而进行的。

2. 易化扩散（Facilitated diffusion） Cell membrane 不是纯脂质膜，正如上面所叙述的，它是以液态脂质双分子层为基架，其间镶嵌着各种特殊的蛋白质分子。许多非脂溶性物质，它们在膜中一些蛋白质分子的“帮助”下，也能较容易地由膜的高浓度一侧向低浓度一侧扩散，即顺着 concentration gradient 或 electrical gradient 跨过细胞膜，这种转运方式称为 facilitated diffusion。Transport 的动力与 simple diffusion 一样，是浓度差和电位差，不需要供给其他形式的能量。由于起易化作用的蛋白质不同，facilitated diffusion 又可分为以载体为中介的（carrier-mediated）和以通道为中介的（channel-mediated）两类。

（1）Carrier-mediated diffusion：机体内许多必需的营养物质，都是在 carrier protein 的帮助下，通过 carrier-mediated diffusion 的方式被动地跨膜 transport。葡萄糖分子的facilitated diffusion是目前研究较清楚的，也是较典型的carrier-mediated diffusion。Cell membrane 上有可以与葡萄糖特异性结合的葡萄糖 carrier，也称葡萄糖转运子（glucose transporter），是一个内在蛋白质，葡萄糖与 glucose transporter 的膜外侧（细胞外液侧）特定部位选择性结合，使 carrier protein 构象改变，把所结合的葡萄糖分子转运至膜内侧的胞浆中，补充胞内代谢的消耗，此时 carrier protein 再恢复到原来的构象（Fig. 2-4），并可进行下一次的转运。Carrier-mediated diffusion 有以下特征：①高度的结构特异性：每一 carrier 只识别和转运特异的化学物质，carrier 与被转运物质间有高度的结构特异性。例如 glucose transporter 可选择性结合右旋葡萄糖（人体可利用的糖类几乎都是右旋的），而对分子量相同，但旋光特性不同的左旋葡萄糖，则不能或不易结合；②饱和现象：在 carrier 的帮助下，物质转运速度远远大于依其脂溶性 diffusion 的速度。当被转运的物质是低浓度时，转运的量与膜两侧的浓度差成正比；而在高浓度时则出现饱和现象（Fig. 2-3）。因为在低浓度时，carrier 没有全部被利用，当浓度升高时，被利用的 carrier 数量随浓度升高而增多；所以在高浓度时，carrier 已被全部结合利用，没有多余的可以再利用，因而转运速度不再增加；③竞争性抑制：如果某一 carrier 对结构类似的两个物质都有转运能力，两者可以竞争 carrier，加入两种物质时每一种物质的转运速度均比单独加入一种时减少。除以上特点外，葡萄糖的facilitated diffusion 还受体内激素的调节，例如在心肌、骨骼肌和脂肪等胰岛素敏感的组织中，当缺乏胰岛素时，这些细胞上只含有少量的 glucose transporters，葡萄糖转运的基础量较少。当胰岛素与细胞膜表面的胰岛素受体结合后，这一信息可导致细胞浆中含 glucose transporter

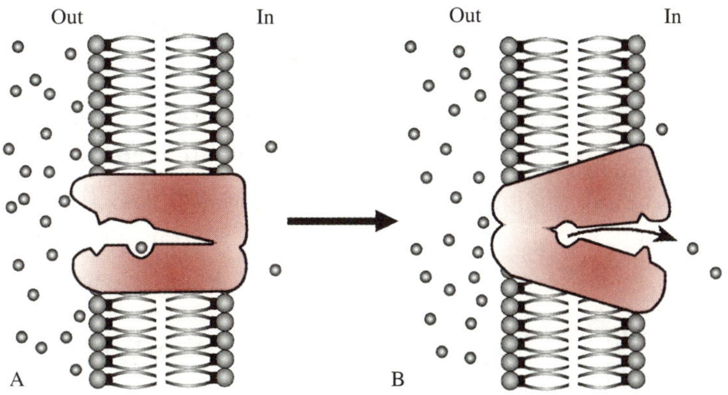

Fig. 2-4 Possible role of a carrier protein in facilitated diffusion of solute molecules (small circles) across a cell membrane. In this example, solute transport into the cell is driven by the high solute concentration outside compared to inside, (A) Binding of extracellular solute to the carrier, a membrane-spanning integral protein, may trigger a change in protein conformation that exposes the bound solute to the interior of the cell. (B) Bound solute readily dissociates from the carrier because of the low intracellular concentration of solute. Release of solute may allow the carrier to revert to its original conformation (A) to begin the cycle again.

的小泡将其中的 glucose transporter 移至 cell membrane，使 cell membrane 上的 glucose transporter 明显增多，从而引起葡萄糖的 transport 加速。

（2）Channel-mediated facilitated diffusion：Cell membrane 对溶解在水中的离子（如 Na^+、K^+ 和 Ca^{2+} 等）的 permeability 极差，但它们却能在一定条件下，以非常高的速度顺 concentration gradient 和 electrical gradient 跨过 cell membrane。这是因为 cell membrane 中有易化它们转运的 ion channel 帮助。简单地说，ion channel 是特殊的膜蛋白质分子在膜上形成的 channel（Fig. 2-5）。Channel 壁的外侧面是蛋白质的疏水区域，与膜磷脂的疏水区相邻，而 channel 的内侧壁则是亲水的区域，允许水在其中，因而离子能以水溶液的形式通过。Channel-mediated facilitated diffusion 的特点之一是速度快，以每秒钟每一个通道转运的溶质分子或离子的最大量计算，Na^+ channel：葡萄糖 carrier：Na^+-K^+-ATP 酶（主动转运）$=1 \times 10^7 : 1 \times 10^4 : 5 \times 10^2$。Channel-mediated diffusion 需要以 ion channel 的开放为前提，ion channel 开和关都很快，而且是全开或是全关。我们从 Fig. 2-6A 中可看到：一个玻璃微电极尖端封接在肌细胞膜的一小部分上，这里恰好有一个 ion channel；Fig. 2-6B 中记录了这一 ion channel 打开时的离子流，类似许多方波，也就是说 ion channel 的门开时，离子流立即达到最大，而且在持续开的短暂时间内，离子流大小不变。当 ion channel 门关时，离子流完全消失。Ion channel 的开闭并不是持续自动地进行，需要在一定的条件下进行，根据控制 ion channel 开、关的原理不同，可将它们分为电压门控离子通道（voltage-gated ion channel）：由膜内外电位差改变引起 channel 开或关（Fig. 2-5C）；化学门控离子通道（chemically-gated ion channel）：由特异的化学物质与膜上受体结合后，引起其开或关（Fig. 2-5B）；和机械门控离子通道（mechanically-gated ion channel）（Fig. 2-5A）：膜的机械变形导致开放和关闭（图中未显示）等几类。Ion channel 对通过的离子具有选择性，例如 Na^+ 通道主要选择性通过 Na^+，K^+ 通道主要选择性通过 K^+，Ca^{2+} 通道主要选择性通过 Ca^{2+} 等，但选择性不如 carrier 高。

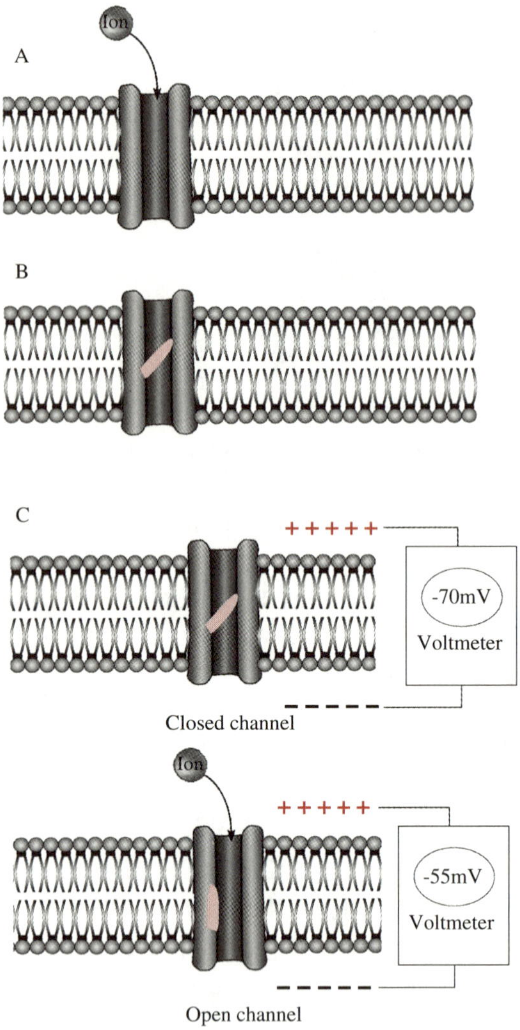

Fig. 2-5 Ion channels. (A) Nongated ion channel which remains open, permitting free movement of ions across the membrane. (B) Ligand (chemically)-gated channel, which remains closed (or open) until binding of a neurotransmitter. (C) Voltage-gated channel, which remains closed until there is a change in membrane potential.

Carrier-mediated 或 channel-mediated facilitated diffusion，在机体中均是非常重要的 membrane transport 形式，它们都是顺 concentration gradient 或 electrical gradient 而 diffusion 的，其能量来自浓度和电位的势能，在 transport 时不需另外供给能量，因而都是 passive transport。

（二）主动转运（Active transport）

物质通过 cell membrane 的 active transport 是逆 concentration gradient 的，需要供给能量才能进行。肠上皮细胞从肠腔的消化产物中摄取葡萄糖，或肾小管上皮细胞由肾小管液中重吸收葡萄糖时，葡萄糖分子都是从低浓度一侧向高浓度一侧的 active transport（细胞内的葡萄糖浓度可超过肠腔或肾小管液数倍以上），最终可导致肠腔或肾小管液中的葡萄糖分子全部被吸收。Na^+、K^+ 等离子通过 Na^+ 泵的逆浓度差 transport，以维持细胞内、外离子的正常浓度差，是维持细胞兴奋性的重要机制，也是 active transport。由于 active transport 的方向与电化学 gradient 的势能方向相反，只有提供其他能量才有可能完成。其中由 ATP 直接供能的称为原发性主动转运（primary active transport），由 ATP 间接供能的称为继发性主动转运（secondary active transport）。

1. Primary active transport Na^+-K^+-ATP 酶（Na^+-K^+ pump 或 Na^+ pump）是目前研究得最清楚的primary active transport。分子生物学研究结果证明，Na^+-K^+-ATP 酶是一个由跨膜的α亚单位（催化亚单位）和糖蛋白构成的β亚单位（调节亚单位）形成的分子量很大的细胞膜内在蛋白质分子（Fig. 2-7）。在α亚单位的细胞内侧，有与 Na^+ 和 ATP 的结合点，以及磷酸化点，而在细胞外侧，有与K^+的结合点（Fig. 2-7）。Na^+-K^+-ATP酶除具有物质 transport 能力外，还具有酶的活性，与 ATP 结合后，可使其分解，释放出能量，成为 Na^+ 和 K^+ 进行逆浓度差 transport 的能量。

Na^+、K^+ 的主动转运是由 Na^+-K^+-ATP 酶的磷酸化和去磷酸化循环过程驱动的，这是一个消耗 ATP 的过程。当 Na^+-K^+-ATP 酶磷酸化后，构象改变，这时对 K^+ 亲和力高，而对 Na^+ 亲和力低，有利于在细胞外结合 K^+ 和向细胞外释放 Na^+；而脱磷酸化后，构象又变回

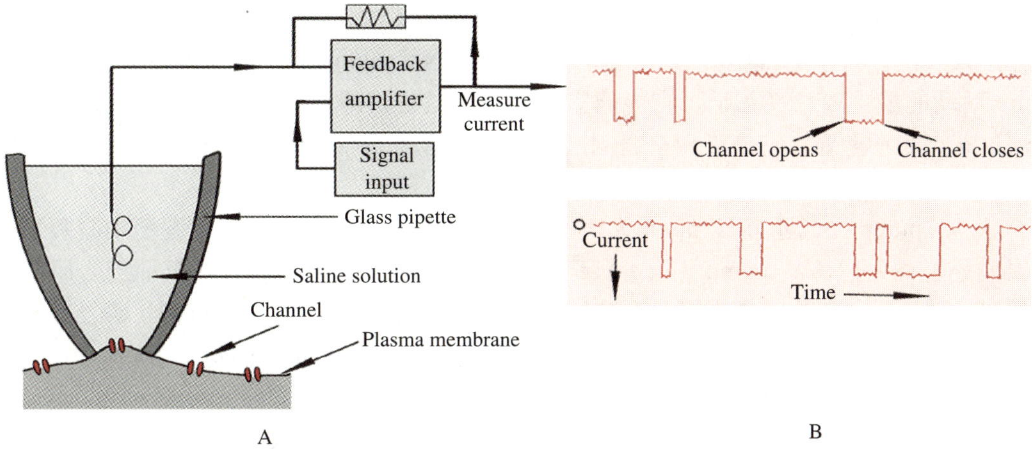

Fig. 2-6 Patch clamp records of channel opening and closing. The patch clamp technique (A, not to scale) allows the current flowing through an individual ion channel to be measured. The records (B) show short bursts of inward current while the channel is open. Currents are typically in the range of 1 to 5 pA and might last for a few microseconds or milliseconds. Notice that the current pulses are constant in amplitude but variable in duration. It is conventional to show current passing inward through the plasma membrane (from the extracellular to the cytoplasmic side) as downward deflections.

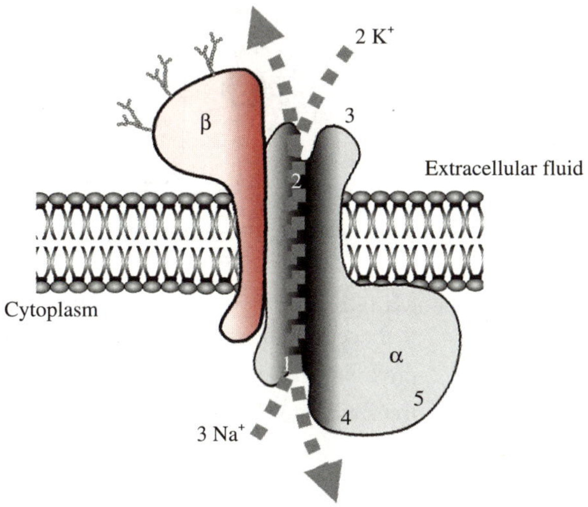

Fig. 2-7 Na^+-K^+-ATPase. The intracellular portion of the α subunit has a Na^+-binding site (1), a phosphorylation site (4), and an ATP-binding site (5). The extracellular portion has a K^+-binding site (2) and an ouabain-binding site (3).

到原先对 Na^+ 亲和力高和对 K^+ 亲和力低的状态，有利于在细胞内结合Na^+，并向细胞内释放 K^+。当细胞内 Na^+ 与 α 亚单位结合时，ATP 也与之结合，并转变为ADP和磷酸，磷酸转移到磷酸化位点结合，使 α 亚单位脱磷酸化，再返回到原来的构象，将 K^+ 释放到细胞内，又可以与胞内 Na^+ 结合，如此循环进行。在一般生理情况下，每分解一个 ATP 分子，可以使 3 个 Na^+ 移出膜外，同时有2个 K^+ 移入膜内。

什么情况下可启动或使Na^+ pump 活动加强？研究证明，膜内 Na^+ 增多和膜外K^+增多是最重要的因素，它们可激活 Na^+ pump 分解 ATP 的活性，从而将多余的 Na^+ 泵出和将缺少的 K^+ 泵回，维持了细胞内、外的 Na^+、K^+ concentration gradient。

Na^+ pump 广泛存在于全身各种 cell 的 cell membrane 上，它们在维持 cell 内、外 Na^+ 和 K^+ 浓度中所消耗的 ATP 的能量是人体代谢产能的 1/4。如此巨大的能量用在这里，究竟有何生理意义？现在认为，由 Na^+ pump 形成的细胞内高 K^+，是许多代谢反应进行的必需条件；其次，如果细胞允许大量细胞外 Na^+ 进入膜内，由于渗透压的关系，必然也会导致水分进入膜内，将引起细胞肿胀，进而结构破坏。Na^+ pump 防止了这种现象的发生。Na^+ pump 活动的最重要意义在于，它能建立一种势能贮备，即 Na^+、K^+ 在细胞内外的浓度势能，这一点非常重要，它是可兴奋组织兴奋性的基础（下一节中将详细介绍），这种势能也可被细胞内其他耗能过程使用。

除 Na^+ pump 外，还有 H^+ pump（H^+-K^+ 依赖式 ATP 酶，分布在胃粘膜壁细胞膜表面，与胃酸分泌有关）、Ca^{2+} pump（Ca^{2+}-Mg^{2+} 依赖式 ATP 酶，主要分布在骨骼肌与心肌细胞内部的肌质网上，与肌肉收缩有关）和碘 pump（是甲状腺细胞摄取碘的机制）等，其能量都是直接由 ATP 释放高能磷酸键供给，因此它们的活动属于 primary active transport。

2. Secondary active transport Na^+ pump 活动形成的胞内、外 ion concentration gradient 还可用来完成其他物质的逆浓度差跨膜 transport。肠上皮细胞吸收葡萄糖的形式与身体多数细胞不同，不是靠顺浓度差的 facilitated diffusion 实现的，而是用 Na^+ 依赖的葡萄糖转运蛋白（Fig. 2-8 中肠上皮细胞绒毛膜表面的圆形示意物质）逆浓度差 transport 的。葡萄糖和 Na^+ 必须与葡萄糖转运蛋白结合后才能顺着 Na^+ 的浓度差方向被转运。肠上皮细胞中 Na^+ 浓度低于肠腔液中的 Na^+ 浓度，这是由肠上皮细胞基侧的细胞壁上的 Na^+ 泵将 Na^+ 泵出至细胞间而形成的。Glucose 的 active transport 所需要的能量不是直接来自 ATP 的分解，而是依赖小肠液与小肠上皮细胞间 Na^+ 的浓度梯度势能完成的。而造成这种高势能的钠泵的活动需要分解ATP，因而 glucose 逆浓度差 active transport 所需的能量还是间接来自ATP的分解，因此这种类型的transport 称为secondary active transport。在小肠上皮细胞的基膜（baselateral membrane）还有葡萄糖facilitated transport的carriers，可将glucose顺浓度差transport 至组织间液并进入毛细血管中。故在小肠上皮细胞上有两种 glucose transport 机制。肾小管上皮细胞重吸收 glucose 也存在与上述类似的 secondary active transport 的机制。

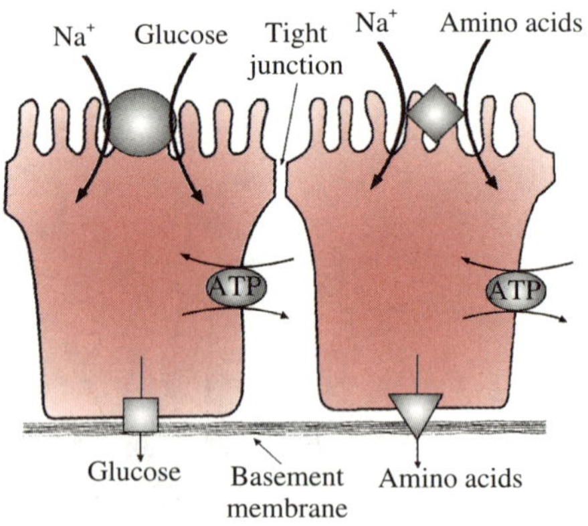

Fig. 2-8 Epithelial transport processes that occur in the small intestine and renal proximal tubules. Glucose (or amino acid) transport into intestinal cell and proximal tubular cell is coupled to Na^+ transport, utilizing a common transporter. Na^+ is then actively transported out of cell.

氨基酸在肠上皮细胞的吸收和在肾脏近曲小管的重吸收与 glucose 的吸收机制相同，但氨基酸有自己的 Na^+ 依赖的转运蛋白（Na^+ 依赖的氨基酸转运蛋白，Fig. 2-8）。

（三）出胞（exocytosis）和入胞（endocytosis）

上面叙述的 passive transport 和 active transport 主要涉及小分子物质或离子。细胞膜对一些大分子颗粒或物质团块的 transport，则要通过更复杂的膜结构和功能改变，才能转运到胞外—— exocytosis，或进入细胞内—— endocytosis。

Exocytosis 是细胞分泌的一种机制（Fig. 2-9），见于内分泌细胞（将激素颗粒分泌到细胞外液中）、外分泌细胞（将酶原颗粒或粘液等分泌到导管的管腔内）和神经细胞（由轴突末梢释放神经递质到突触间隙）。细胞的分泌物大多在粗面内质网合成，向高尔基体转运过

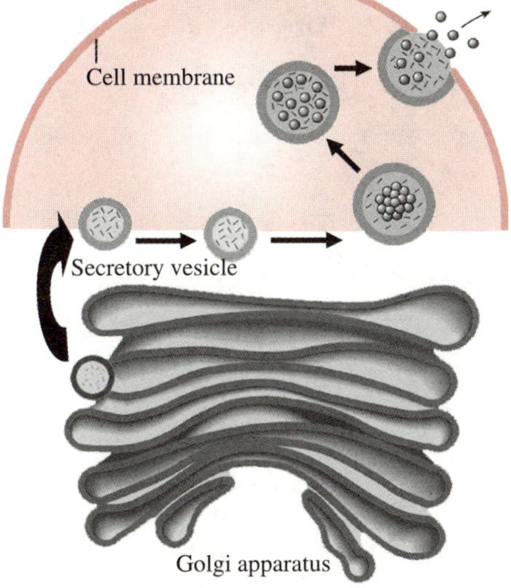

Fig. 2-9 Exocytosis.

程中，被膜性结构包装，成为分泌囊泡，贮存在胞浆中。当细胞分泌时，小泡被运送到细胞膜内表面，与细胞膜融合后，向胞外开口，将全部内容排出。目前已知，分泌过程是由细胞膜外的跨膜电位变化或特殊化学信号，导致 Ca^{2+} 内流（也可通过第二信使引起细胞内 Ca^{2+} 释放）而诱发的，exocytosis 是比较复杂的耗能过程。

Endocytosis 指细胞外某些物质团块，例如细菌、病毒、异物、血浆中脂蛋白的颗粒及大分子营养物质等进入细胞的过程。Endocytosis 时，靠近物质团块的细胞膜向胞内方向凹陷，将物质团块包围，并在细胞膜开始凹陷处断开，形成一个入胞的小泡，如果入胞的团块是液体则称为胞饮(pinocytosis)。不同细胞 endocytosis 的意义不同，例如在毛细血管内皮细胞和小肠上皮细胞中，endocytosis 的小泡将蛋白质从一侧转运进来，再由另一侧转运出。免疫系统的转化细胞将细菌、细胞碎片和其他外来物质，以 endocytosis 的形式吞食，称为吞噬（phagocytosis）。在吞噬后，入胞的小泡通常与细胞内的溶酶体结合，并被溶酶体内的消化酶破坏。Endocytosis 也是消耗能量的复杂过程。

受体介导式入胞（receptor-mediated endocytosis）是一种与细胞膜表面受体有关的 endocytosis（Fig. 2-10），近年来逐渐受到重视。现在知道，通过这种 receptor-mediated endocytosis 的物质很多，包括胰岛素及一些多肽类激素、内皮生长因子、神经生长因子、低密度脂蛋白颗粒、结合了铁离子的转铁蛋白、结合了维生素 B_{12} 的运输蛋白质、抗体及一些细菌等。以 receptor-mediated endocytosis 的上述物质，均可称之为配体（ligand），因为它们是通过与受体结合才发挥作用的。转运步骤如下：①环境中的 ligand 被细胞膜上的相应受体“辨认”，发生特异性结合，结合后形成的复合物在细胞膜中横向移动，逐渐向细胞表面衣被凹陷处（coated pit，是向细胞内部的轻度凹陷）的特殊结构集中；②当 coated pit 处的大量膜受体与 ligand 结合后，凹陷进一步加深；③形成囊泡（vesicle），并与细胞膜的其他部分断裂，这种 vesicle 称为衣被囊泡（coated vesicle），它的膜内外与细胞膜恰恰相反。在 coated vesicle 周围有蛋白质纤维网（是 vesicle 形成和运动所必需的）；④coated vesicle 与细胞内部的初级溶酶体（primary lysosome）相融合为次级溶酶体（secondary lysosome）；⑤ secondary lysosome 中的酶使 ligand 与受体分离；⑥vesicle 中，与受体分离的 ligand 以 diffusion 的方式或 active transport 的方式跨过 vesicle 膜进入胞浆；⑦已经失去了 ligand 的 vesicle，与其膜上的受体一起转移至细胞膜处，以 exocytosis 的形式重新成为 cell membrane 的一部分。受体仍在细胞膜的外表面，可以再结合 ligand。如此循环下去，继续完成 ligand 从细胞外到细胞内的转运。细胞膜与受体均可以重复应用。与一般的 endocytosis比较，receptor-mediated endocytosis 的速度快，特异性高。

现将细胞膜的物质转运机能总结于 Tab. 2-1。

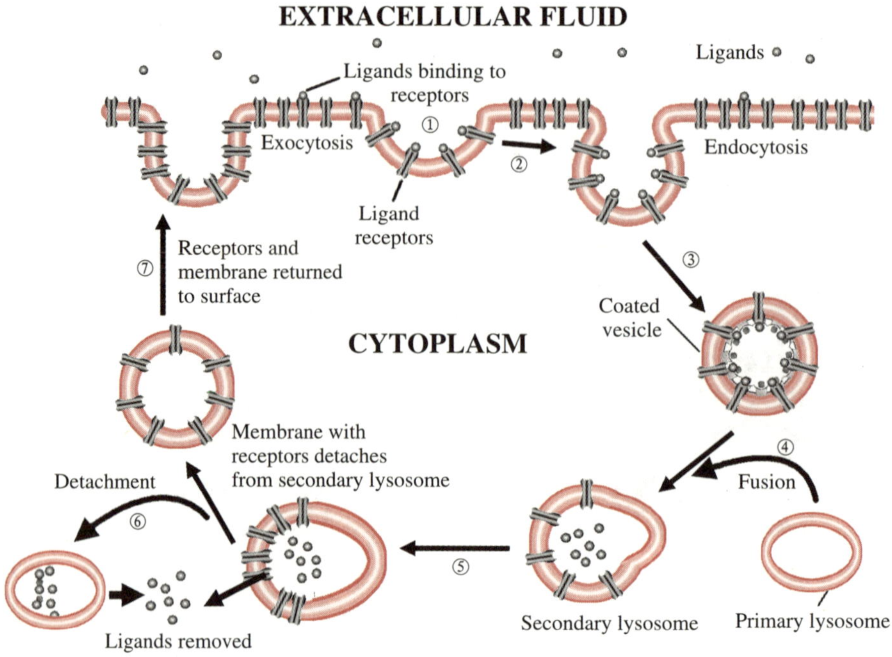

Fig. 2-10 Receptor-mediated endocytosis. In this process, ① specific target molecules called ligands bind to receptors, generally glycoproteins, in the membrane surface. ② Membrane areas coated with ligands pinch off to form ③ vesicles that ④ fuse with primary lysosomes. ⑤ The ligands are freed from the receptors and if necessary, broken down by enzymes before diffusing or being transported into the surrounding cytoplasm. ⑥The membrane containing the receptor molecules detaches from the membrane of the lysosome and ⑦ returns to the cell surface to bind additional ligands.

Tab. 2-1 Major characteristics of pathways by which substances cross membranes

	Passive Processes			Active Processes*	
	Simple diffusion	Facilitated diffusion: Channel	Facilitated diffusion: Carrier	Primary	Secondary
Direction of net flux	High to low concentration	High to low concentration	High to low concentration	Low to high concentration	Low to high concentration
Use of integral membrane protein	No	Yes	Yes	Yes	Yes
Maximal flux at high concentration (saturation)	No	No	Yes	Yes	Yes
Chemical specificity	No	Yes	Yes	Yes	Yes
Use of energy and source	No	No	No	Yes; ATP	Yes ion gradient (often Na^+)
Typical molecules using pathway	Nonpolar: O_2; CO_2; fatty acids	Ions: Na^+, K^+, Ca^{2+}	Polar: glucose	Ions: Na^+, K^+, Ca^{2+}, H^+	Polar: amino acids, glucose some ions

* vesicular transport (exocytosis and endocytosis) is also active processes, but is too complex present in this table

第二节 细胞的跨膜信号转导
Signal Transduction Across Cell Membrane

多细胞有机体中每个细胞的增殖、分化、代谢和功能活动得以协调地进行，依赖于细胞和细胞间的跨膜信号转导（transmembrane signal transduction）。这是细胞的一项基本功能，它是指外界信号作用于细胞时，首先引起细胞膜结构中特殊蛋白质分子的构型改变，将外界信息以新的信号形式传递到细胞膜内，再引起所作用细胞或靶细胞（target cell）相应的功能改变。细胞间信息传递的物质有几百种，包括各种神经递质（neurotransmitter）、激素（hormone）、细胞因子（cytokine）等信号物质，在化学组成上属于蛋白质、肽、氨基酸、核酸、甾体、脂肪酸和一氧化氮等。它们分别由发出信号的特定细胞合成分泌，经扩散作用于与它相接触的或邻近的靶细胞，也可经血液循环到达远距离的靶细胞。细胞间信号转导包括以下几个过程：①信号分子的合成及分泌；②信号分子运转至靶细胞；③靶细胞特异 receptor 识别信号分子并与之结合；④信号分子-受体复合物经细胞内信号传递系统的级联生物化学反应，最终导致细胞功能的变化；⑤信号分子的清除和终止靶细胞的反应。信号分子一般被称为ligand，一种ligand可作用于不同种类的靶细胞，分别引起不同的功能反应。与此种现象相反，某些靶细胞上不同种类的受体与相应的 ligand 结合后，却可引发相同的功能反应。例如，肝细胞膜上肾上腺素-受体复合物和胰高血糖素-受体复合物均可引起肝细胞糖原的降解。

目前已有 100 多种膜受体蛋白质分子被克隆和测序，根据它们的分子结构和 signal transduction 方式可以分为三类：G 蛋白耦联受体、酶耦联受体和离子通道受体，它们通过各自不同的细胞信号分子实现细胞间的信息传递。

一、G 蛋白耦联受体介导的跨膜信号转导
(Signal transduction mediated by G-protein-linked receptor)

Signal transduction mediated by G-protein-linked receptor 是由存在于细胞膜、胞浆及胞核中的膜特异性受体蛋白质、G-蛋白、G-蛋白效应器、第二信使（second messenger）、蛋白激酶等一系列信号分子组成的跨膜信号转导系统实现的。

G 蛋白耦联受体（G-protein-linked receptor）是一种与细胞膜内侧 G-protein 的激活有关的独立的受体蛋白质分子，目前已有 300 种以上这类受体被克隆，尽管这类受体所结合的 ligand 很不相同，但它们都具有类似的分子结构，属于同一类蛋白质家族。它们由 300～400 个氨基酸残基组成的一条较长的肽链构成，肽链中出现 7 个由 22～28 个主要为疏水性氨基酸组成的 α 螺旋，说明该肽链至少要反复贯穿膜 7 次。应用分子生物学技术研究 7 次跨膜受体的结构-功能关系，发现每种受体都具有细胞外、跨膜和细胞内 3 个功能结构域，其胞外侧或跨膜结构域内侧有与 ligand 结合的部位，胞浆侧的细胞内结构域有结合 G-protein 的部位，receptor 通过与 ligand 结合后的构象变化来结合并激活 G-protein。

G-protein 是鸟苷酸结合蛋白（guanine nucleotide-binding protein）的简称。它具有耦联 membrane receptor 和激活效应器蛋白（酶或离子通道）的作用。通常由 α、β 和 γ 三个亚单位组成，α-亚单位通常起催化作用，并与 GDP 结合。当 membrane receptor 与相应的

ligand 结合后，可导致 α 亚单位与 GDP 解离而与 GTP 结合，这时 α 亚单位与 β、γ 亚单位分离，成为活化的G-protein。有活性的G-protein主要功能是激活（或抑制）能产生第二信使的效应器酶的活性（Fig. 2-11）。G-protein 调控的这类酶主要包括：腺苷酸环化酶（adenylate cyclase，AC）、磷酸二酯酶（phosphodiesterase，PDE）、磷脂酶C（phospholipase C）、磷脂酶 A_2（phospholipase A_2）。它们分别影响 cAMP、环磷酸鸟苷（cyclic guanosine monophosphate，cGMP）、三磷酸肌醇（inositol triphosphate，IP_3）、二酰甘油（diacylglycerol）的生成和降解，这些被效应器酶所催化的物质是细胞外信号分子作用于细胞膜后产生的细胞内信号分子，它们将细胞外信号分子所携带的信息从细胞膜带入胞内，调控细胞的功能，因此称这些物质为第二信使（second messenger）。G-protein 通过调节酶的活性使得胞浆中 second messenger 的含量增加或者下降。而 second messenger 含量的变化又分别影响胞浆中各种蛋白激酶（protein kinases）的活性。因此，这些 protein kinases 又称为第二信使依赖性的 protein kinases：它们分别为 cAMP-dependent kinases，cGMP-dependent kinases，Ca^{2+}-

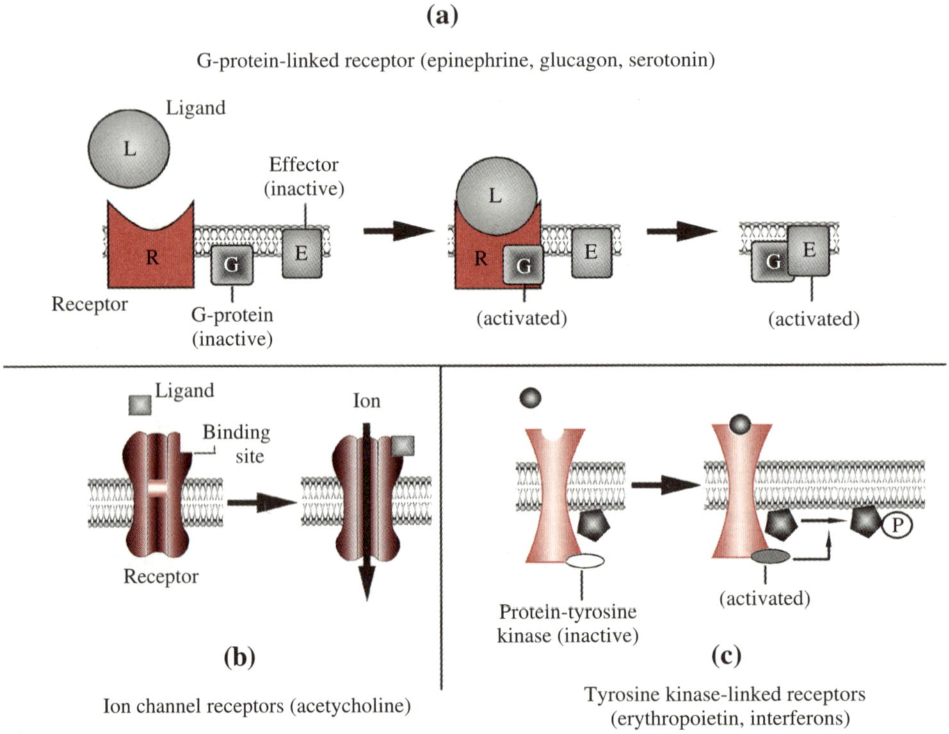

Fig. 2-11 Ligand-triggered cell-surface receptors. (a) G-protein-linked receptors. Ligand binding triggers activation of a G-protein, which then binds to and activates an enzyme that catalyzes synthesis of a specific second messenger. (b) Ion-channel receptors. A conformational change triggered by ligand binding opens the channel for ion flow. (c) Tyrosine kinase-linked receptors. Ligand binding causes formation of a homodimer or heterodimer, triggering the binding and activation of a cytosolic protein tyrosine kinase. The activated kinase phosphorylates tyrosines in the receptor; substrate proteins then bind to these phosphotyrosine residues and are phosphorylated. (d) Receptors with ligand-triggered enzymatic activity in the cytosolic domain. Some activated receptors are monomers with guanine cyclase activity and can generate the second messenger cyclic cGMP. Ligand binding to other receptors activates tyrosine phosphatase activity; these receptors can remove phosphate groups from phosphotyrosine residues in substrate proteins, there by modifying their activity.

calmodulin（钙调蛋白）-dependent kinase，而 protein kinase C 活性则依赖于 Ca^{2+}、IP_3 和二酰甘油。Protein kinase 的主要功能是催化磷酸与底物蛋白质中氨基酸残基结合，这种磷酸化可使蛋白质包括转录因子在内的生物活性升高或降低，最终影响细胞核内基因的表达。在胞浆中还有另一类蛋白磷酸酶（protein phosphatase），可催化磷酸与蛋白质的解离。因此，细胞内具有重要功能蛋白质的磷酸化程度及其功能状态取决于 protein kinases 和 protein phosphatase 这两种酶相反作用的总和。与细胞外众多信息分子及其相对应的受体数目相比，膜内 G-protein 效应器酶、second messenger 及依赖于第二信使的 protein kinase 种类，还是相对地少得多。这说明，上述膜介导的 signal transduction pathway 具有相当程度的"通用"性质。

G-protein 也可直接地或通过 second messenger 调节离子通道的活动来实现信号转导。

二、酶耦联受体介导的信号转导 (Signal transduction mediated by kinase-linked receptor)

酶耦联受体分子具有酶的活性，即受体和酶是同一蛋白质分子。它是一种贯穿脂质双分子层的脂蛋白，一般只有一个跨膜 α 螺旋，它在膜外侧有与 ligand 结合的受体位点，而其伸入胞浆的膜内侧有酪氨酸激酶（tyrosine kinase）的结构域，因而称之为具有酪氨酸激酶的受体。当膜外的受体位点与细胞外的信号分子结合时，可以直接激活膜内侧 tyrosine kinase 的活性，不仅使受体自身酪氨酸残基磷酸化，还可催化具有重要功能底物蛋白酪氨酸残基的磷酸化，导致一系列蛋白质之间及催化蛋白质磷酸化的 protein kinase 的级联反应，由此再引发各种细胞内功能的改变。这一过程没有 G-protein 的参与。胰岛素等一些肽类激素和其他与机体发育、生长、增殖甚至细胞癌变有关的细胞因子，包括神经生长因子（nerve growth factor，NGF）、表皮生长因子（epidermal growth factor，EGF）、血小板源生长因子（platelet-derived growth factor，PDGF）都是通过靶细胞膜上的 tyrosine kinase receptor 蛋白质将信号转导至细胞核，完成跨膜信号转导。

有些受体本身没有蛋白激酶的活性，但当它一旦被 ligand 激活时，就可以和细胞内的酪氨酸蛋白激酶结合形成复合物，并通过自身和底物蛋白的磷酸化作用把信号转入细胞内，产生细胞内效应。这类蛋白质尽管没有蛋白激酶的活性，但可结合并激活酪氨酸蛋白激酶，所以称之为结合酪氨酸蛋白激酶受体（receptor-associated tyrosine kinase）。这类受体包括红细胞生成素受体、生长素和催乳素受体、干扰素受体以及许多细胞因子。

还有另一类具有鸟苷酸环化酶受体（guanylate cyclase receptor），该类 receptor 由结合亚单位和催化亚单位组成，只有一个跨膜 α 螺旋，位于膜外侧的 N 端有配体结合位点，膜内侧的 C 端有 guanylate cyclase 的结构域。当 guanylate cyclase receptor 与相应的 ligand 结合后（如心房肽等激素），分子构型的改变导致 guanylate cyclase（催化亚单位）与 GDP 解离，而与 GTP 结合并激活 guanylate cyclase 的活性，催化 GTP 生成 cGMP，cGMP 主要通过对依赖于 cGMP 的 protein kinase 的激活，导致底物蛋白质磷酸化产生效应。此过程没有 G-protein 的参与，但由 G-protein-linked receptor 系统激活的 cGMP 依赖的 cGMP 磷酸二酯酶，可催化 cGMP 的降解，从而平衡胞浆中 cGMP 的浓度。

三、离子通道介导的信号转导
(Signal transduction mediated by ion channel)

有些受体本身就是离子通道，但它们不是一个独立的蛋白质分子。起受体作用的只是通道蛋白质结构的一部分。多数离子通道由 5 个亚基组成，每个亚基肽段的 N 端在膜外，含糖基化位点；每个亚基的跨膜部分由 4 个螺旋组成 M_1、M_2、M_3、M_4，膜内肽段含有磷酸化位点。5 个亚基中的 M_2 围绕一个中心轴组成了离子通道的孔。这些通道分为阳离子通道和阴离子通道，它们只有与相应的 ligand 结合后才能开放，因此称为化学门控性通道。通道的开放（或关闭）决定离子的跨膜转运，并实现化学信号的跨膜转导。例如，骨骼肌终板膜上乙酰胆碱（acetylcholine, ACh）受体与 ACh 结合后，发生构象变化并引起通道开放，使终板膜外高浓度的 Na^+ 内流，同时也使膜内高浓度的 K^+ 少量外流，结果造成终板膜两侧的电位变化（即去极化的终板电位，详见后）。终板电位的发生表示肌细胞膜离子通道受体已将 ACh 所携带的化学信号跨膜转导至肌细胞内，完成化学信号的跨膜转导，因为肌细胞膜以后发生的兴奋和肌细胞的收缩都是以终板电位为基础的。神经细胞膜上的 γ-氨基丁酸 A 型甘氨酸离子通道受体和甘氨酸离子通道受体与其 ligand 结合后，引起 Cl^- 通道开放，细胞外高浓度的 Cl^- 内流，使神经元产生抑制性突触后电位，并引起神经元的抑制。还有调节 Ca^{2+} 内流的谷氨酸离子通道受体都属于这一类。

以上所归纳的三种受体介导的跨膜信号转导途径和作用过程并不是绝对分离的，它们之间既相对独立又相互联系、相互影响。

第三节 细胞的生物电现象
Bioelectrical Phenomenon of the Cell

生物电现象（bioelectrical phenomenon）早已为人们所注意和认识，尤其是目前随着先进电测量仪器的不断更新和发展，对于 bioelectrical phenomenon 的研究更加深入。人体和器官 bioelectrical phenomenon 的产生是以细胞水平的生物电现象为基础，由许多细胞的电活动总和而形成。细胞生物电是膜内外两侧带电离子的不均匀分布和一定条件下离子的跨膜移动的结果，由此产生细胞膜两侧的电位差，也称之为跨膜电位（transmembrane potential）。Transmembrane potential 主要包括细胞安静时出现的静息电位（resting potential）和受刺激后出现的动作电位（action potential）。

一、细胞的跨膜静息电位和动作电位
(Resting potential and action potential of the cell)

（一）细胞的 resting potential

Resting potential 指细胞未受刺激、处于安静状态时，存在于 cell membrane 内外两侧的电位差。在所有研究过的动、植物细胞中（少数植物细胞例外），resting potential 都表现为膜内较膜外为负。如规定膜外电位为0，则膜内电位大都在-10～-100mV之间。例如骨骼肌细胞的 resting potential 为 -90mV，神经纤维为 -70～-90mV，平滑肌细胞为 -50～

-70mV，人的红细胞为 -10mV，等等。大多数细胞的 resting potential 是一种稳定的直流电位（一些有自律性的心肌细胞和胃肠平滑肌细胞例外），只要细胞未受到外来刺激而且保持正常的新陈代谢，resting potential 就维持在某一相对恒定的水平。Resting potential 的记录是应用微电极记录技术，将直径仅有 1μm 的微电极（它由毛细玻璃管加热拉制而成，内充灌 KCl 溶液）刺入细胞内而获得，因而这种方法也称细胞内电位记录（intracellular potential recording），表明细胞膜内外存在着电位差（Fig. 2-12）。这种电位差的大小通常以负值的大小来判断，例如，resting potential 从 -90mV 到 -70mV 的变化称为 resting potential 的减少；反之，则为 resting potential 的增大。在近代生理学文献中，一些用来描述细胞膜两侧电位状态和改变的专业术语仍沿用至今。通常把静息时细胞膜内负外正（即 resting potential 存在时）的状态称为膜的极化（polarization）。当静息时膜内外两侧的电位差的绝对值增加（即 resting potential 增大），称为超极化（hyperpolarization）。相反，膜内外两侧的电位差的绝对值减少（即 resting potential 减少）称为去极化（depolarization）。细胞先发生 depolarization，然后再向安静时 resting potential 方向恢复的过程称为复极化（repolarization）。

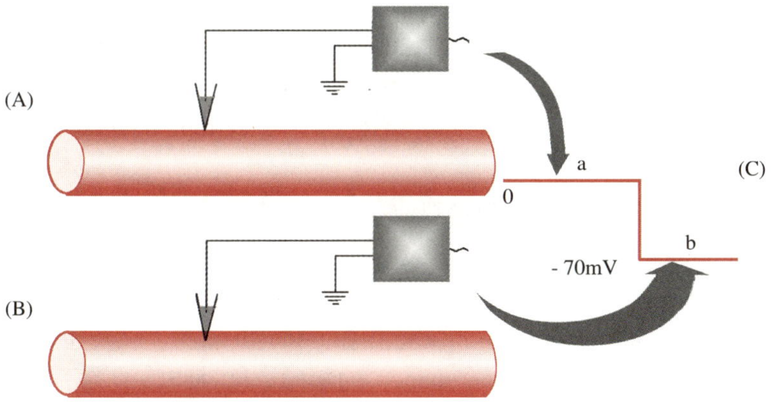

Fig. 2-12 Recording the transmembrane potential of a squid giant nerve axon. (A)The electrode is outside the axon, and measures 0mV (segment a in C); (B)As the electrode is advanced and crosses the membrane, the resting potential of -70mV is measured (segment b in C).

（二）细胞的动作电位

细胞在安静时维持膜内负外正的静息电位状态，在此基础上如果给予一个适当的刺激，膜电位会出现一次快速的、可扩布的、可逆的极化倒转式，这种膜电位的波动称之为动作电位（action potential）。不同组织细胞受刺激后产生的 action potential 的波形不同，Fig. 2-13 表示细胞内记录的神经纤维的 action potential。从波形上它是由上升支和下降支两部分组成，即膜内电位从 -70～-90mV 迅速去极化到 +20～+40mV，由原来静息时的内负外正变为内正外负，出现极化倒转，整个膜内外电位变化的幅度为 90～130mV，形成 action potential 波形的上升支，也称为 depolarization。上升支中零位线以上的部分（膜内电位由零变为正值）称为超射（overshoot）。随后膜内电位又迅速恢复至 resting potential 水平，使极化复原，回到原有的负电位状态，形成 action potential 的下降支，即 repolarization。上升支和下降支两者共同组成的电位变化，称为峰电位（spike potential），持续时间约 1ms。在 spike

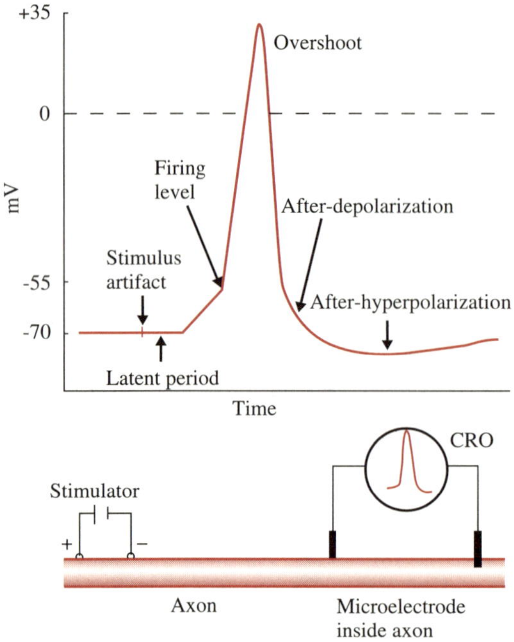

Fig. 2-13 Action potential in a neuron recorded with one microelectrode inside the cell.

potential后出现微小而缓慢的波动，称为后电位（after-potential），包括先出现的小于resting potential 的部分（负值较小），称为负后电位（negative after-potential）或后去极化（after-depolarization），和随后出现的比resting potential 更负的部分（负值更大），为正后电位（positive after-potential）或后超极化（after-hyperpolarization）。

Action potential 或 spike 的产生，需要刺激达到一定强度。刺激达不到阈值，action potential 不能产生。但 action potential 一旦产生，膜电位的变化不随刺激强度的增加而增大，这一特征称为 action potential 的"全或无"（all or none）现象。Action potential 的产生并不局限在受刺激部位，它是迅速地沿着细胞膜向周围扩布，使整个细胞都依次产生 action potential，并且其幅值和波形始终保持不变，不随 action potential 的扩布而衰减。

二、生物电现象产生的原理 (Mechanisms of the generation of the bioelectrical phenomenon)

细胞内外离子的不均匀分布，存在于细胞膜中的 ion channel，以及通过 ion channel 的跨膜离子转运，是产生 bioelectrical phenomenon 的基础。这种跨膜的离子运动是离子通过 ion channel 的扩散。因此 bioelectrical phenomenon 产生的动力来源于扩散。下面以神经和骨骼肌细胞为例，阐述 resting potential 和 action potential 产生的原理。

（一）Resting potential 的产生

早在1902年，Bernstein 提出了产生 resting potential 的膜学说。该学说认为：细胞内、外 K^+ 的不均衡分布和安静时膜主要对 K^+ 有 permeability，可能是细胞膜 polarization（膜内较膜外为负）的基础。当时尚无准确测定单一细胞 resting potential 的技术（只能定性地知道安静时膜内电位低于膜外），也不能精确测定细胞内的 K^+ 浓度（细胞外 K^+ 浓度可以认为与血浆中相同，较易测定）。因此，这一学说当时并未得到实验证明。直到1939年，Hodgkin 等利用枪乌贼巨轴突，才测出了真正的 resting potential，并用实验证明 Bernstein 的理论是基本合理的。

Tab. 2-2 表示了枪乌贼轴突膜内、外主要离子的分布情况。细胞外液的 Na^+ 和 Cl^- 比较多；细胞内的 K^+ 和有机阴离子（A^-）较多。Bernstein 假设膜在安静状态下只对 K^+ 有 permeability（对其他离子不允许通过），并且由于细胞膜内 K^+ 浓度高于细胞外很多倍，此时 K^+ 必然有一种向细胞外 diffusion 的趋势。这种驱动力（driving force）来自于膜两侧的离子浓度梯度（concentration gradient）。由于K^+向外diffusion，使细胞膜外带正电，膜内带负电。

Tab. 2-2 Distribution of the major ions across the membrane of the squid giant axon

Ion	Cytoplasm (mmol/L)	Extracellular fluid (mmlo/L)	Nernst potential* (mV)
K^+	400	20	-75
Na^+	50	440	+55
Cl^-	52	560	-60
A^-	385	-	-

* The membrane potenital at which there is no net flux of an ion across the cell membrane.

这种电位差称之为电位梯度（electrical gradient）。膜内为负，膜外为正的状态称为极化状态（polarization）。因此，在形成 polarization 的过程中，细胞膜内外产生了两种推动 K^+ 运动的动力，一种是 concentration gradient driving force，它驱动 K^+ 由膜内向外运动；另一种是 electrical gradient driving force，它的驱动方向与前者是相反的，驱使 K^+ 由膜外向膜内运动。随着 K^+ diffusion 的进行，electrical gradient driving force 越来越大，当这两种 driving forces 相等时，即两种驱动力大小相等，方向相反，它们的代数和为零时，膜内外不再有 K^+ 的净移动 (净离子流等于零)。这时膜两侧的电位差也稳定在某一数值，即为K^+的平衡电位（K^+ equilibrium potential，E_K）。E_K 的数值可以根据物理化学中著名的 Nernst 方程计算出来：

$$E_K = \frac{RT}{ZF} \times ln\frac{[K^+]_o}{[K^+]_i}$$

式中 E_K 为 K^+ 平衡电位，R 是气体常数，T 是绝对温度，Z 是离子价数，F 是法拉第常数；式中只有 $[K^+]_o$（o表示细胞外，outside）和 $[K^+]_i$（i表示细胞内，inside）是变数，分别代表膜外和膜内的 K^+ 浓度。如果把各常数的值代入，室温以 37℃计算，再把自然对数(ln) 转换成以 10 为底时，则式(1)可简化为：

$$E_K = 61 \log([K^+]_o / [K^+]_i)(mV)$$

如果 resting potential 产生只是由 K^+ 的外向 diffusion 所引起，那么，实验中细胞内微电极（intracellular microelectrode）测出的 resting potential 值应当与 Nernst 方程 K^+ equilibrium potential 的计算值相等。Hodgkin 在枪乌贼巨轴突测定的 resting potential 为 -77mV，理论计算值为 -87mV，两者是近似的。

为了进一步证明 resting potential 主要是由细胞膜内、外 K^+ 浓度差引起 K^+ 外移而形成的理论，Hodgkin 等人在实验中，人为地改变细胞外液（即离体神经纤维的浸浴液）的 K^+ 浓度，因而也改变了$[K^+]_o/[K^+]_i$ 值。他们发现细胞 resting potential 的值也随着 $[K^+]_o$ 的改变而改变。随后在两栖类和哺乳动物神经、肌肉细胞等多种细胞也进行了类似实验，都证明 resting potential 基本上相当于 K^+ equilibrium potential。说明细胞内高 K^+ 浓度和安静时膜对 K^+ 有 permeability，是大多数细胞产生 resting potential 的原因。

人们注意到，不论神经纤维，或是肌纤维，resting potential 的测定值总是比计算值负得少。在用标有放射活性的离子进行观察时发现，excitable cells 的细胞膜不仅可对 K^+ 有 permeability，对 Na^+ 也有一定的 permeability，但与对 K^+ permeability 相比，要弱得多（约为 1/50～1/100）。这恰好说明了 resting potential 测定值与计算值不同的原因，即静息时有少量Na^+从膜外通透到膜内。所以严格地讲，membrane resting potential只是近似于K^+ equilibrium potential，不是等于 K^+ equilibrium potential，其真正值比 E_K 的值略向 Na^+ equilibrium potential（E_{Na}）有一点偏转（负值减小），即细胞在安静时 resting potential 只是接近于 K^+ equilibrium potential（E_K 为 -90mV，E_{Na} 为 +40mV）。

Cell membrane 具有脂质膜的性质，它对离子的 permeability 是非常小的，从电学性质看，一个脊髓运动神经元胞体的膜面积为 $10^{-4}cm^2$，表示离子 permeability 的电导（电阻的倒数）仅仅为 lpS（S，为电导的单位，$1S = 1/\Omega = 1\Omega^{-1}$）。但是实际上，安静时测得的膜电导却高出 40 000 倍，大约为 40nS。这就说明 cell membrane 安静时对 K^+ 的电导是由许多通道实现的。有人把这种 channel 称为 nongated K^+ channels（非门控 K^+ 通道）或称之为漏通道（leak channel），意思是这种 channel 总是处于开放状态，相对不受外在因素的影响。故 K^+ 通过大量的 nongated K^+ channel（K^+ 外流）和 Na^+ 通过极少量 nongated Na^+ channel（Na^+ 内流）是 resting potential 形成的基础。

Resting potential 产生过程中，K^+ 的外流和 Na^+ 内流，长此下去，势必造成细胞内、外的离子分布破坏，从而不能维持正常的 resting potential。但是，在活组织的细胞膜上，由于有 Na^+-K^+ pump 的活动，能将细胞内的 Na^+ 泵出和细胞外的 K^+ 泵回细胞内，使细胞内外离子的分布不被破坏，这对 resting potential 的维持有重要意义。

因此，resting membrane potential 的形成，主要是由 K^+ 的外流，K^+ 的 equilibrium potential 形成；少量 Na^+ 的内流也有重要的作用；细胞膜上的 Na^+-K^+ pump 将 Na^+ 泵出和将 K^+ 泵入是维持 resting membrane potential 的重要条件。由于 Na^+-K^+ pump 的能量来源于细胞的代谢，因此，resting membrane potential是活细胞的一种表现。细胞死亡后不存在membrane potential。

（二）Action potential 的产生

1. Action potential 和 voltage-gated ion channels Bernstein 曾经提出 action potential（AP）的形成是膜对 K^+ 通透性消失的结果。但 Hodgkin 和 Huxley 等用 intracellular microelectrode 记录到的 action potential 不仅是从 resting potential 的 -90mV depolarization 到达 0 电位，而且继续上升，出现了 reverse polarization，其高峰达到 +30mV（称为超射，overshoot）。此时 Na^+ 净入量为零，其膜电位接近 Na^+ equilibrium potential。因而设想：膜在受刺激时可能出现了膜对 Na^+ permeability 的突然增加，超过了对 K^+ 的 permeability，导致Na^+快速内流，从而形成action potential。紧接着他们在实验中观察到，当降低细胞外液中的Na^+浓度时，action potential的幅度以及膜内电位升高的速度（斜率）下降，初步证明了 action potential 的产生与 Na^+ 内流有密切关系。以后他们用电压钳技术进行的研究，以及近代膜片钳技术和分子生物学的实验研究，使人们对 action potential 产生的原理有了进一步的认识。

目前认为，一次 action potential 的产生，可以分成三个阶段：第一个阶段为细胞静息期（resting state）。此时的 membrane potential 处于极化状态（polarization），膜内外相比，膜内为负（-90mV）。第二个阶段为去极化期（depolarization），膜内的电位迅速上升，到达0位，甚至达到+30mV（overshoot）。第三个阶段为复极化期（repolarization），膜内电位迅速由正电位恢复到原来的 resting state，即回到 -90mV（Fig. 2-14）。

上述这种变化是以离子通过细胞膜上 ion channel 的运动实现的。在对上述三个阶段作

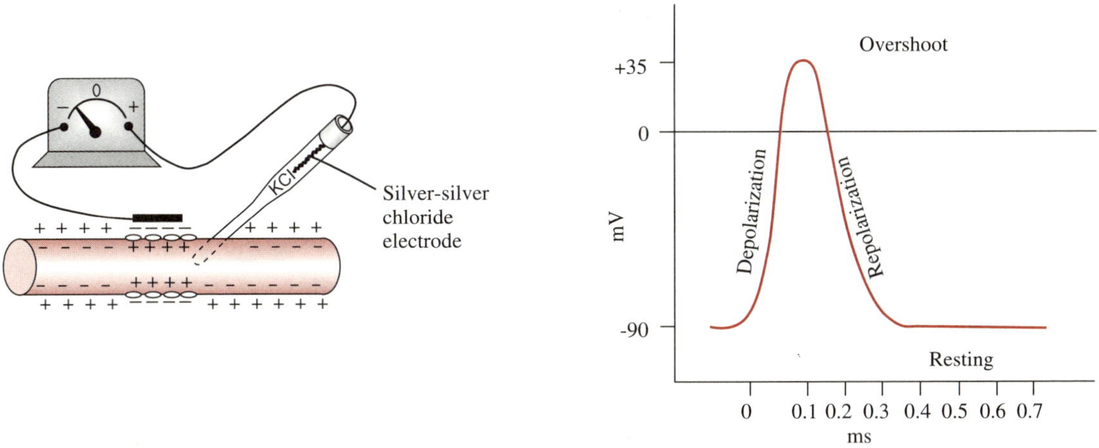

Fig. 2-14 Typical action potential recorded by the method shown above.

进一步讨论之前，首先简要介绍两种离子通道，它们都是电压门控通道（voltage-gated ion channel）：电压门控 Na^+ 通道（voltage-gated sodium channel）和电压门控 K^+ 通道（voltage-gated potassium channel）。

Voltage-gated sodium channel。此 channel 的开放和关闭可以分成三个阶段：静止（resting）阶段、激活（activated）阶段和失活（inactivated）阶段。Channel 中有两种门（gate），一种是激活门（activated gate），另一种是失活门（inactivated gate）。只有两种 gate 都开放，Na^+ 才能通过。当 membrane potential 在 -90mV 时，activated gate 是关闭的，而 inactivated gate 是开放的。此时 Na^+ 不能通过。当 membrane potential 升高到达 -70～ -50mV 时，activated gate 打开，此时由于 concentration gradient 和 electrical gradient 的作用，Na^+ 通过 channel快速进入细胞。持续的时间很短，只有零点几毫秒（一毫秒的几分之一）。由于Na^+的快速进入，迅速提高膜内的电位，到达 0 位，甚至达到 +30mV，产生了 depolarization。在 membrane potential 到达 0 电位时，inactivated gate 立即关闭。此时尽管 activated gate 仍然是打开的，Na^+ 不能通过，停止内流。只有当 membrane potential 恢复到 resting potential 时，activated gate 关闭，inactivated gate 开放。也只有此时，细胞才能接受第二次刺激产生第二次 action potential（Fig. 2-15）。

Voltage-gated potassium channel。这种 channel 的开放和关闭只有两个阶段：resting state 和 activated state。这一 channel 打开的速度与 voltage-gated sodium channel 相比，比较慢，需要零点几毫秒才能完全打开，因此称为缓慢激活（slow activation）。当 membrane potential 处于 resting state（-90mV）时，这一通道是关闭的。当 membrane potential 由 -90mV 开始上升时，此 channel 也开始打开。由于其开放的速度较慢，当 membrane potential 到达 0 位时，channel 才完全打开。与此同时，voltage-gated sodium channel 中的 inactivated gate 关闭，Na^+ 内流停止。由于 voltage-gated potassium channel 开放，K^+ 在 electrical gradient 和 concentration gradient 的作用之下，由细胞内快速流向胞外，降低了膜内的电位，产生 repolarization，使 membrane potential 恢复到 resting state（Fig. 2-15）。

由此可见，action potential 中的 depolarization 和 repolarization 是由两种不同的 channel，在膜电位发生变化时，它们的开放和关闭所造成（Fig. 2-16）。图中以 channel 的电导（conductance）表示 channel 的开放与关闭。Voltage-gated sodium channel 开放十分快速；而 vol-

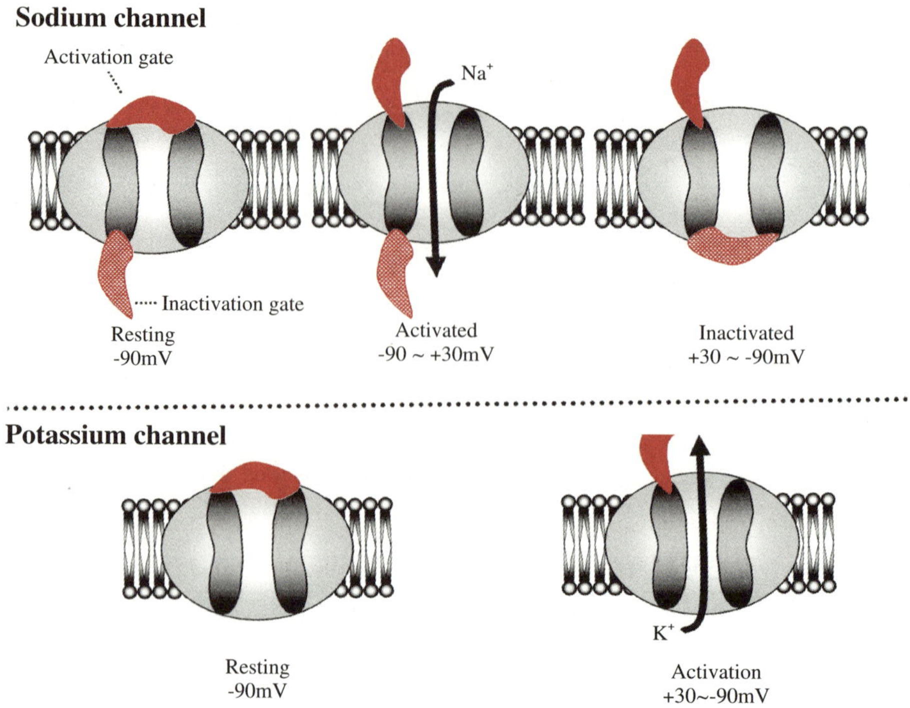

Fig. 2-15 Characteristics of the voltage-gated sodium (top) and potassium (bottom) channels, showing both activation and inactivation of the sodium channels but activation alone of the potassium channels when the membrane potential is changed from the normal resting negative value to a positive value.

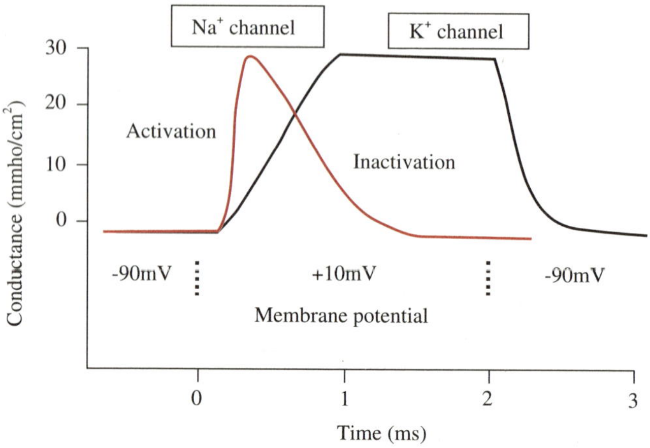

Fig. 2-16 Typical changes in conductance of sodium and potassium ion channels when the membrane potential is suddenly increased from the normal resting value of -90 millivolts to a positive value of +10 millivolts for 2 milliseconds. This figure shows that the sodium channels open (activate)and then close (inactivate) before the end of the 2 milliseconds., whereas the potassium channels only open (activate), and the rate of opening is much slower than that for sodium channels.

tage-gated potassium channel 的开放则有零点几毫秒的延迟，两种通道的相互配合，完成了细胞的 depolarization 和 repolarization。这两种 channels 的开放都是由膜电位的变化所引起，因此称之为 voltage-gated channel。

Voltage-gated sodium channel 在膜电位为 -70～-50mV 时开放，Na^+ 快速内流，产生了 action potential 的上升支，即 depolarization。Voltage-gated potassium channel 在膜电位为 0 时完全开放，K^+ 的外流，产生了 action potential 的下降支，即 repolarization。

Fig. 2-17 将 action potential、channel 的开放和关闭、不应期等综合在一张图上。此图

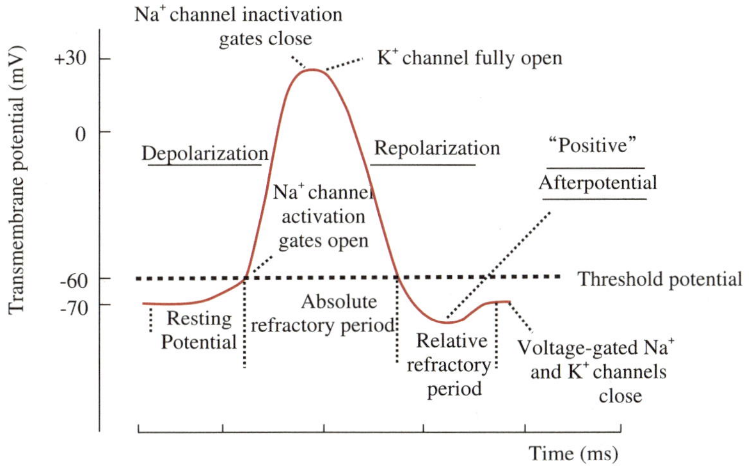

Fig. 2-17 Generation of an action potential and refractory period (squid giant axon).

的 membrane potential 是根据枪乌贼的神经轴索 action potential 制作的，其 resting potential 为 -70mV，而哺乳动物的神经轴索的 resting potential 一般为 -90mV。当受到刺激时，membrane potential 升高达到 threshold potential（-60mV）时，voltage-gated Na^+ channel 中的 activation gate 打开，Na^+ 快速进入细胞，形成去极化。当 membrane potential 到达正电位时，inactivation gate 关闭，与此同时，voltage-gated K^+ channel 的开放已很充分，K^+ 外流造成 membrane potential 下降，形成 repolarization。此后，出现一超极化（hyperpolarization）时相，membrane potential 比 resting potential 略低。这一时相的产生，是由于 voltage-gated K^+ channel 在膜电位回到 resting potential 后继续开放，有更多的 K^+ 外流所造成。这一时相称之为正后电位（positive afterpotential）。"正"后电位一词是沿用电生理研究早期的一个名词。当时由于条件的限制，只能记录到神经细胞膜外的电位，因此是一正向电位。当 membrane potential 再次回到 resting potential 水平时，Na^+ 和 K^+ 通道恢复到 action potential 之前的状态，细胞又能接受下一次的刺激并产生新的 action potential。在细胞处于 depolarization 和 repolarization 时，不能接受下一个刺激产生兴奋，称为绝对不应期（absolute refractory period）。动物细胞处于 positive afterpotential 时，由于 membrane potential 处于 hyperpolarization，膜内电位更负，兴奋性较低，只有用更强的刺激方能引起细胞兴奋，因此称之为相对不应期（relative refractory period）。

关于 action potential 是否包括 positve afterpotential 这一时相，还有不同的看法。大多数人认为，action potential 包括上升和下降两个时相的电位变化，因此 action potential、峰电位（spike）和放电（firing）具有相同的含义。也有的书上认为 action potential 有三个时相：depolarization、repolarization 和 positive afterpotential。

上述有关 action potential 形成的理论是在多年的实验基础上总结出来的。这些实验研究中，电压钳实验（voltage clamp）和 patch clamp 结合分子生物学实验，对推动这方面的研究，起了极为重要的作用。下面简要回顾这两方面的研究。

（1）经典的电压钳实验：Hodgkin 与 Huxley 认为 action potential 的产生与 Na^+ 的 permeability 增加有关。那么在什么条件下，Na^+ permeability 增加？由于 action potential 是在神

经纤维受到刺激时产生，那么受刺激的部位可有 depolarization 的变化。他们推测 Na^+、K^+ permeability 改变可能是刺激引起的 depolarization 的结果，也就是说 depolarization 可能是引起膜对 Na^+ 的 permeability 增加的原因。欲证明这一点，技术上是困难的，因为去极化可引起膜 permeability 的改变，在导致 Na^+ 内流和 K^+ 外流的同时又会引起膜电位的改变，无法研究它们的关系。电压钳（voltage clamp）技术恰恰可解决上述困难。电压钳实验可以在电路设计上固定膜电位在一个选定的水平之上，不受膜电位变化的影响。因此可以钳制枪乌贼巨轴突膜的 depolarization 水平，并测量该 depolarization 水平时的离子流大小，从而判断离子的通透性或膜对某种离子的电导。这样可以观察在这一电压下离子的流动情况，即离子的电导，从而了解膜通道的开放和关闭。

他们最初观察 depolarization 引起的 Na^+、K^+ 离子流时，由于没有分别阻断 Na^+ 或 K^+ 离子通道的工具药，只好先测量 depolarization 时总的离子流，再用无钠的细胞外液（用其他不能通透的阳离子取代，以消除 Na^+ 内流）测出 K^+ 外流，计算出 Na^+ 内流（= 总离子流 - K^+ 外流）。后来随着工具药的出现，他们使用河豚毒（tetrodotoxin，TTX）和四乙基胺（tetraethylammonium，TEA）分别阻断 Na^+ 内流和 K^+ 外流，从而测出了单独的 K^+ 外流和 Na^+ 内流，再用物理学欧姆定律求 Na^+ 电导（Na^+ conductance，G_{Na}）和 K^+ conductance（G_K）。因为 $I=V/R$（欧姆定律），其中钳制电压为已知（由实验者设定），电流由实验测得，只有 R 未知，可以计算出来，然后再求出电导 G（$1/R$）。Hodgkin 和 Huxley 由此得出以下两点结论：①膜的 Na^+ conductance 和 K^+ conductance 是电压依赖性的，depolarization 时 Na^+ conductance 和 K^+ conductance 增加，而且增加的幅度随 depolarization 程度增加而加大；②膜的 Na^+ conductance 和 K^+ conductance 有时程变化。Na^+ 和 K^+ conductance 的激活（activation）需要时间，特别是 K^+ conductance，有明显延迟，需零点几毫秒才达到最大；Na^+ conductance 很快就被 activation，而且在很短时间即达到最大。因此，Na^+ 内流先于 K^+ 外流。由于 Na^+ conductance 增高快，下降也快（即使 depolarization 仍在持续时），他们提出：depolarization 引起 Na^+ 电导 activation，也引起它随后的减弱或失活（inactivation），而 K^+ 电导只有 activation，没有 inactivation。故 Na^+ 电导和 K^+ 电导的时程变化也有 voltage 依赖性。当 depolarization 程度增加时，activation 和 inactivation 的速度都加快。这一点可用来解释强刺激引起的 depolarization 程度高时，膜 conductance 增加的速度变快。

Huxley 等从理论上也论证了 action potential 的形成是 depolarization 引起的 G_{Na} 和 G_K 变化的结果。他们将刺激引起去极化时 G_{Na} 和 G_K 变化的复杂过程，以精确的数学公式进行探讨，并计算出 action potential。不论从形状上，还是时间过程上均与所记录到的 action potential 完全一致，而且计算结果还反映了不同强度刺激引起的 action potential 的潜伏期不同等等。充分说明 action potential 是 depolarization 刺激引起 G_{Na} 和 G_K 变化所导致的离子流而形成的：G_{Na}升高导致的Na^+内流，形成了action potential的上升支（depolarization），其顶点达到接近 G_{Na} 的水平。这时 Na^+ 内流减低，以致停止（因膜内正电位阻挡 Na^+ 的进一步内流，并且出现 G_{Na} inactivation）。此时，G_K 的缓慢 activation 表现出来，导致 K^+ 外流，形成 action potential 的下降支（repolarization），达到接近 E_k 的水平。

Hodgkin 和 Huxley 等关于 action potential 产生的离子机制实验和理论研究，对于阐明生物电现象中 excitation 的本质有重要的意义，由此获得 1960 年诺贝尔生理学和医学奖。他们根据枪乌贼巨轴突的电压钳实验结果，曾设想神经纤维膜上有选择性通过离子的孔道或 channels，而且有以下特性：①有 Na^+、K^+ 两种不同的 ion channels；②离子通过 ion channels 的方向是由其膜两侧的电化学梯度决定的；③离子通过 ion channels 时，速度很快；④ion channels 的开、关和失活是电压依赖的。随着膜片钳（patch clamp）观察单个离子通道电流技术及分子生物学技术的发展，上述设想得到了证实。

（2）Patch clamp 实验和分子生物学研究：Patch clamp 技术是 Neher 和 Sakmann 于 1976 年发明的。它是将微电极尖端细胞膜上的 single ion channel 电流用高分辨放大后记录的技术（Fig. 2-6）。Single channel current 很小，是 pA (10^{-12}A)级别的。许多研究结果表明，枪乌贼巨轴突的细胞膜上至少有两种ion channels，一种是选择性通过Na^+的Na^+ channel（有两道门，一是激活门，靠近膜内侧的是失活门，另一种是选择性通过K^+的K^+ channel 只有一道门），二者都是 voltage-gated（Fig. 2-15）。Resting 时，Na^+ channel 和 K^+ channel 都处于 resting state（close）。在前者，激活门关着，失活门开着，在后者，门是关着的。Depolarization可使它们 activation（或 open）。Na^+ channel activation 快（activation gate 和 inactivation gate 都打开）；K^+ channel在membrane potential上升时也打开，但它的开放速度不快，要延迟零点几毫秒。Na^+ channel 激活后很快就 inactivation（inactivation gate 关，activation gate 开），以后又恢复至安静状态。K^+ channel 没有失活状态，可直接恢复至 close 状态。

有一些毒物（例如：TTX，来自河豚鱼；saxitoxin，来自一种巨大的植物；batrachotoxin，来自南美毒蛙和 venom，来自北非的蝎子等）能与 voltage-gated ion channel 结合，可以用它们去标记这些 channels。例如，用放射标记的 TTX 分子与轴突膜结合，可以估计单位面积轴突膜上的 voltage-gated Na^+ ion channels 的密度。这种方法得到的结果很恒定，并与用电生理方法中根据 TTX 阻断的 Na^+ 电导值计算出 Na^+ channels 数目（patch clamp 方法已得出 single Na^+ ion channels 的电导值）是一致的。

上述所讨论的枪乌贼巨轴突 action potential 的形成原理（即 action potential 是由于 voltage-gated Na^+ and K^+ ion channels 打开，导致的快速 Na^+ 内流和延迟出现的 K^+ 外流而形成的）基本上适合于各种 excitable cells，当然在不同的 cell，voltage-gated ion channels 可以不同，例如有些心肌细胞和神经细胞，内向电流是由 voltage-gated Ca^{2+} ion channels 产生的，或在 action potential 中有 Ca^{2+} 内流的成分。此外由于 excitable cell 的 action potential 的持续时间不同，故 action potentials 可能发生的频率范围也是不同的。

Na^+-K^+ pump 在维持细胞内、外 Na^+、K^+ 浓度差，从而保持稳定的 resting potential 中有重要作用。在 action potential 产生时，与安静时相比有更多的 Na^+ 内流和 K^+ 外流，是否立即会破坏细胞内、外的离子分布而失去 excitability 呢？回答是否定的。因为每一个 action potential 中跨过膜的 Na^+、K^+ 量与细胞内、外的原有离子量相比是很小的，例如在枪乌贼巨轴突，产生一次 action potential，膜内丧失的 K^+，也仅仅是原有 K^+ 的 1/10 万，如果用药物阻断 ATP 的产生，致使逆 concentration gradient 转运 Na^+、K^+ 离子的 Na^+ pump 不能活动，仍能在几个小时内连续产生 action potential，表明 action potential 的产生不是一个直接耗能过程，而是由离子浓度势能作为能源的过程。在较小的 cell（面积与体积的比例较大），如果连续 excitation，胞内、外 ion concentration 将相对容易变化，这时对 Na^+-K^+ pump 的刺激作用也明显，可促使其活动加强。但由于 Na^+-K^+ pump 转运 Na^+、K^+ 的速度比 ion channel 慢得多，故无论怎么加强，在单位时间内泵出的 Na^+ 和泵回的 K^+，也远远比 action potential 引起的离子变化少。所以在 action potential 的恢复时相中，Na^+-K^+ pump 的直接作用极小。

2. 阈电位（threshold potential）和 action potential 的引起 神经纤维在没有受到刺激

时，不会自动产生兴奋。当给以一个外向电流刺激，即细胞内正膜外负（如果刺激电极为负极，则引起超极化），由于膜内电位的上升，可以使一些 voltage-gated sodium channel 开放。Voltage-gated sodium channel 的开放，引起 Na^+ 内流，可进一步提高膜内电位，因此是一种正反馈（positive feedback），又称为再生式去极化（regenerative depolarization）。如果这种 positive feedback 仍然达不到引起大量 voltage-gated sodium channel 开放，在刺激停止后，膜电位恢复到resting state。这些刺激都属于阈下刺激（subthreshold intensity），不能引起 action potential。与此同时，由于膜内电位的升高，具有促进 K^+ 外流的作用，K^+ 外流，可降低膜内电位，具有对抗前述 positive feedback 的作用。当刺激强度进一步提高，这种 positive feedback 所引起 Na^+ 的内流效应，不仅超过 K^+ 外流的效应，而且可以激活足够的 voltage-gated sodium channel，最终导致全部 voltage-gated sodium channel 开放，产生一个 action potential，或引起 depolarization。此时，即使刺激停止，action potential 将按自己的规律发展，完成一次 action potential 过程。能够引起上述作用（产生 action potential）的最低刺激强度，称为阈强度（threshold intensity）。从膜电位的角度看，能够引起 action potential 的最低 membrane potential，称为阈电位（threshold potential）。通常，对于一条粗的神经纤维，由 -90mV 上升到 -65mV，是引发 action potential 所必需的。因此，-65mV 称为神经纤维的 threshold potential（Fig. 2-18）。

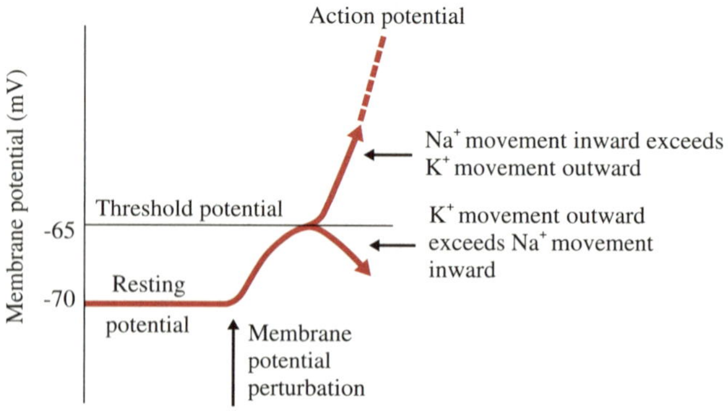

Fig. 2-18 The initiation of action potential. At threshold potential the net entry of Na^+ exceeds the net exit of K^+, an additional depolarization will cause the opening of still more voltage-gated Na^+ channels, allowing the positive feedback mechanism of the action potential to take over.

Threshold potential 是一个很重要的概念，从 excitability 的角度来看，阈刺激（threshold stimulation）是引起 threshold potential 的最低刺激，只要是阈上刺激，不论刺激强度多么强，均是引起 depolarization 与 Na^+ 内流之间形成正反馈的有效刺激，但它只起着触发这一过程的作用，一旦引起 action potential，它的幅度不再依赖于刺激的强度，而决定于原来的 resting potential 与 E_{Na} 的差。因而 action potential 具有“全或无”（all or none）的特点。

前已述及，阈下刺激（subthreshold stimulation）虽然不能引起action potential，仍然能引起 membrane potential 的变化，即膜内电位升高（depolarization）。这种 membrane potential 的升高称为局部电位（local potential）或分级电位（graded potential），与 action potential相比有以下特点：①只局限在局部（可引起电紧张性扩布，呈指数衰减，由膜的物理性质决定，一般不超过几毫米），不能在膜上远距离传导；②是等极性的，即去极化的幅度与刺激强度有关，刺激强度大时，去极化电位的幅度增大，不是“全或无”的；③可以总和（或叠加），如果在距离很近的两个部位，同时各受到一个 subthreshold stimulus，它们引起的 depolarization 可以相加（空间总和），如果某一部位在接受第一个刺激后，紧接着接受第二个刺激，则第二个刺激引起的 depolarization 可与尚未消失的第一个刺激引起的 depolarization 总和（时间总和）。如果细胞内的刺激电极为负极，则细胞膜将出现与上述 local depolarization 方向相反的 local hyperpolarization potential。

在 local depolarization potential 存在的部位，当再接受刺激时，容易达到 threshold potential，从而引起 excitation，因而 excitability 增高，可称为局部兴奋（local excitation），局部一词是因为它不是真正的 excitation，未产生 action potential，也不能传导之故。

3. Action potential 在同一细胞上的传导 当一根电线的两端存在电位差时，电流会从正极流向负极。而神经纤维的某一区域产生 action potential 后，也可以沿着纤维由一点传向另一点。这两种传导在性质上是不同的。神经纤维上 action potential 的传导是细胞的一种生物学过程。Action potential 不仅可以在神经纤维上传导，在肌肉纤维上也可以传导，这些传导在本质上是相同的。下面以神经纤维为例简要说明 action potential 传导的基本原理，而神经纤维上的传导将在神经一章中详细讨论。

离体实验中，刺激轴突膜的某一区域（Fig. 2-19 的中央），当 depolarization 达 threshold potential 时，该处产生 action potential，此时，action potential 的产生部位（也称兴奋部位）由于 voltage-gated sodium channel 的开放，Na^+ 内流产生 depolarization。此时膜内电位由负转变为正，膜外由正转变为负。由于细胞内液和细胞外液（组织液）中有丰富的离子，是可以导电的。在兴奋部位和尚未兴奋部位之间存在电位差，它们之间必定会有小的电流。电流方向是由正极向负极（Fig. 2-19），这种电流称为局部电流（local current）。局部电流本身可看成是一种刺激电流，提高邻近部位膜内的电位，并使其达到 threshold potential，促使其 voltage-gated sodium channel 开放，产生 action potential。兴奋则由一处传向了另一处（Fig. 2-19）。这就是兴奋传导的 local current 理论。由于 spike 的幅度和陡度都很大，而且膜两侧的液体导电性能良好，因而，对单一细胞来说，局部电流的强度远远超过引起邻近膜兴奋所必需的 threshold intensity，所以，以局部电流为基础的传导过程是相当“安全”的。神经纤维上一点兴奋时产生的 action potential 向两个相反方向同时传导时，称为双向传导。

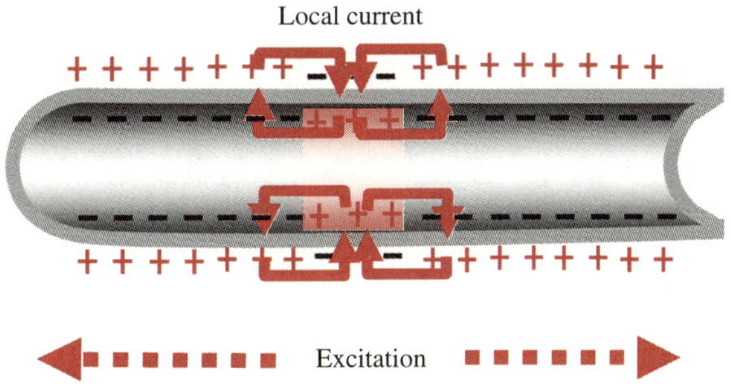

Fig. 2-19 Action potential conduction.

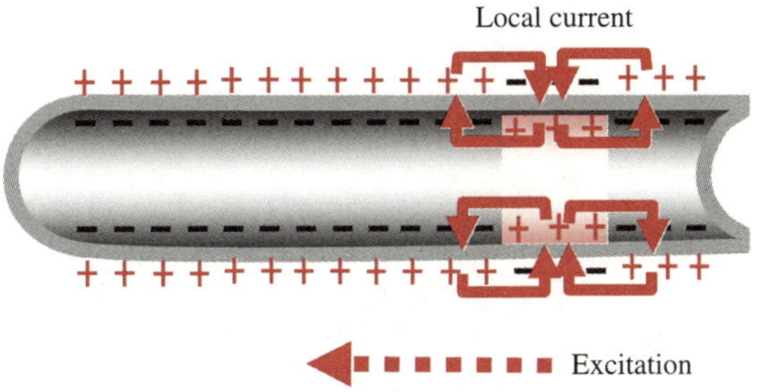

Fig. 2-20 The path of current flow along an axon when an action potential is propagating down it (including depolarizing and repolarizing).

Fig. 2-20 表示了 action potential 沿感觉纤维向中枢方向的传导原理模式，中间的区域是正在 exciting 产生 action potential 的区域（Na^+ 通道打开着），可与其邻近未兴奋区域产生local current，当达 threshold potential 时，

产生 action potential，并继续向前传导。刚刚兴奋过的外周方向的邻近区域，正在 repolarization，尽管也与中间的 exciting 区域产生局部电流，但因 Na^+ ion channel 失活，正处在 absolute refractory period，不可能产生 excitation，因此在整体内 action potential 沿着一个方向由感觉神经纤维向中枢传导，或者由运动神经纤维向外周传导。

Action potential 传导时，实际上是 depolarization 区域的移动及 action potential 的逐次产生，每一次产生的 action potential 顶点都接近 E_{Na}，故在传导过程中 action potential 是不衰减的（这是 action potential 的"all or none"的第二个含义），这种不衰减传导，对于保证信号的长距离传导是十分重要的。

体内各种不同神经纤维和肌肉纤维的传导速度（conduction velocity）并不是一样的，它们与所引起的活动所需的速度是相适应的，一些与骨骼肌的快速活动有关的本体感觉传入和运动传出神经纤维，conduction velocity 相当快，而支配内脏活动的神经纤维的 conduction velocity 则较慢。影响 conduction velocity 的主要因素有：

（1）轴突直径：Action potential 的传导是由 local current 引起的。轴突直径变粗，电阻明显下降（电阻与直径的平方成反比），因而产生的局部电流强，邻近区域达到 threshold potential 的时间短、影响范围大，所以 conduction velocity 快。

（2）Na^+ channels 密度：细胞膜上的 Na^+ channels 密度不同，传导速度也不同。Na^+ channels 密度越高，当其开放时沿 Na^+ channels 进入膜的电流越大，action potential 的形成及 conduction velocity 都快。在不同的无髓神经纤维，Na^+ 通道密度为 35～500 个 /μm^2。一般认为细纤维 Na^+ channels 密度低，粗纤维 Na^+ channels 密度高。这也是 conduction velocity 随纤维直径增大而加快的原因。

（3）跳跃传导（saltatory conduction）：脊椎动物的许多神经纤维都有髓鞘，这是 conduction velocity 增加的重要原因（详见第九章）。

Tab. 2-3 比较了不同纤维的传导速度。从表中可见，神经纤维上 action potential 的传导速度可达每秒百米。这一速度与电流传导的速度（每秒30万公里）相比，仍有巨大的差别，因为它们传导的机理是完全不相同的。

4. 神经干动作电位的记录（action potentials in nerve trunk） 在离体（in vitro）或在体（in vivo）实验中，记录神经干的 action potential 时，总是将刺激电极及记录电极都放在神经干上，这时的有效刺激电极是阴极（与前面讲解神经纤维 action potential 时细胞内刺激的

Tab. 2-3 Conduction velocity in various nerve axons and muscle fibers

Fiber type	Fiber diameter (μm)	Conduction velocity(m/s)
Myelinated axons (A_α)	13~22	70~120
(A_β)	8~13	30~70
(A_γ)	4~8	15~30
(A_δ)	1~4	12~30
Nonmyelinated axons (C)	0.4~1.2	0.6~2.3
Squid giant axons (20℃)	500	25
Skeletal muscle fibers	50	6.0
Cardiac muscle fibers	15	0.5
Smooth muscle fibers	5	0.05

刺激电极极性相反)。如果一对电极的两个均为记录电极，则记录到两个记录电极之间的电位差，得出双相动作电位(biphasic action potential)(Fig. 2-21)；也可用一对电极中的一个作为记录电极，另一个作为无关电极(或放在神经的某一损伤处，并与地相连)，进行记录，则得出单相动作电位(monophasic action potential)，即记录电极处的电位变化(Fig. 2-21)。

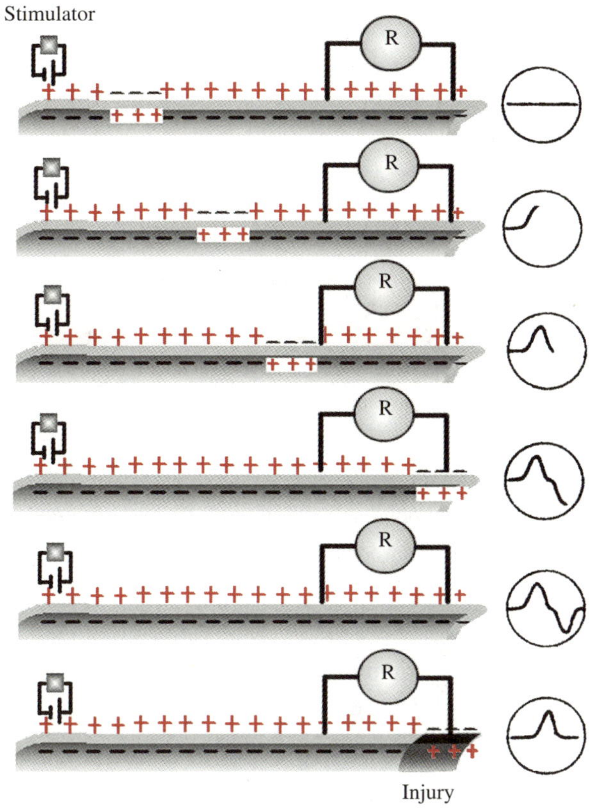

Fig. 2-21 Passage of action potential down a nerve. Stimulus is applied at left. Cathode ray oscilloscope is indicated at R. The recorded potential is shown at the face of the cathode ray oscilloscope at the extreme right of each figure. A monophasic potential is shown in lowest figure.

(1) 复合动作电位(compound action potential)：用粗电极在神经干上记录 action potential 时可以看到，记录的 action potential 不是"all or none"的，而是在一定范围内，随刺激强度增强而幅度增大，这种 action potential 称为 compound action potential。因为神经干是由许多神经纤维组成，虽然其中每一条纤维的 action potential 都是"all or none"的，但由于它们的excitability不同，因而所需的threshold intensity也不同。当受到电刺激时，如果刺激强度低于任何纤维的 threshold，则没有 action potential 产生；当刺激强度能引起少数神经纤维 excitation 时，可记录到较小的 compound action potential；随着刺激强度的继续增强，兴奋的纤维数量增加，compound action potential的幅度也增大；当刺激强度增加到使全部纤维excitation时，compound action potential达到最大，再增加刺激强度时，compound action potential的幅度也不会再增加了。

在实验中可以用记录神经干 compound action potential 的方法测定 nerve conduction velocity。其方法是，首先量出刺激电极与记录电极之间的神经长度，再从示波器上算出传导时间(从刺激伪迹开始至出现 action potential 的时间)，就可得出 conduction velocity。临床上也可在体表测量较浅表的神经干的 conduction velocity。刺激电极与记录电极一般都用表面电极(金属小圆片放在神经干上的皮肤处)，计算方法与离体神经干相同。如果刺激电极与记录电极之间的神经干较长，记录出的 compound action potential 可能不是一个波，而出现几个波，Fig. 2-22 就是一个例子，但记录电极与刺激电极之间的距离远远比图示的长。Compound action potential 出现几个波是 compound action potential 的另一个特点。因为神经干是由多条传导速度不同的神经纤维组成的，当全部纤维被刺激而excitation时，传导速度快的纤维的action potential先到达记录电极，传导速度慢的纤维的action potential后到达记录电极，因而记录出的波形有先有后。记录电极距刺激电极越远，可能分辨出更多的不同传导速度的 action potential 波形，第一对记录电极距刺激电极近，距离短，不同传导

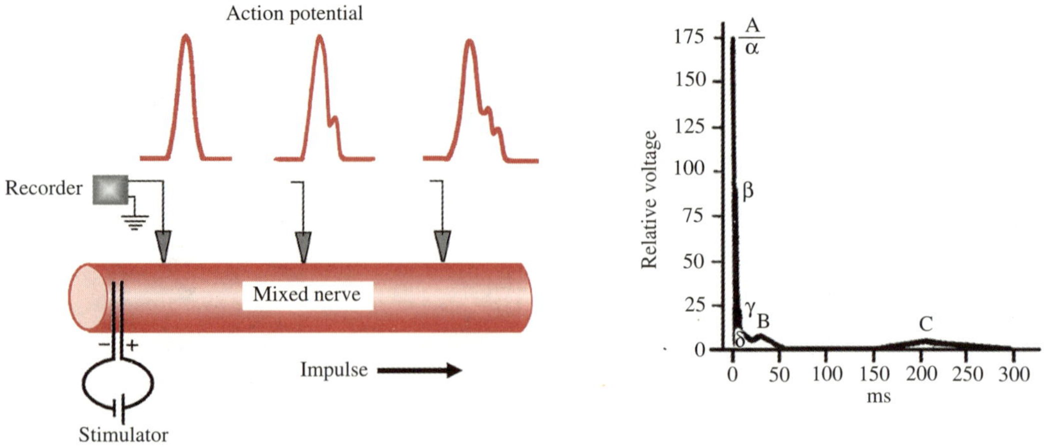

Fig. 2-22 Compound action potential. Record obtained with recording electrodes at various distances from the stimulating electrodes along a mixed nerve.

速度的 action potential 到达的先后分不开，只记录到一个波；第二对记录电极距刺激电极较远，可分出传导快、慢的两个波；第三对记录电极距刺激电极最远，距离最长，可分辨出快、中、慢三种传导速度不同的 action potential，表示该神经干中至少有三种传导速度不同的纤维。

三、组织的兴奋和兴奋性 (Excitation and excitability of tissue)

（一）Excitation 和 excitability

机体内几乎所有的活组织或细胞都具有对 stimulus 发生反应的能力。由于细胞产生兴奋时的表现不同，有些细胞或组织，在受到刺激时产生 action potential，有些则不能。能产生 action potential 的组织包括神经组织（nervous tissue）、肌肉组织（muscle tissue）（包括平滑肌和骨骼肌）和腺组织（gland tissue）。在近代生理学中，将能由刺激产生 action potential 的组织称为可兴奋细胞（excitable cell）或可兴奋组织（excitable tissue）。

兴奋性（excitability）和兴奋（excitation），是具有不同含义的两个名词：excitability 被看作是细胞受到刺激时产生 action potential 的能力；而 excitation 是指产生 action potential 的过程。如果一个细胞使用很小的刺激就能使它产生 action potential，说明它很容易 excitation，其 excitability 高；相反，需要很强的刺激强度方能引起 action potential 的细胞，其 excitability 低。因此，threshold intensity（能够引起 action potential 的最小刺激强度）的大小（或使用它的倒数），可以从一个侧面反映细胞的 excitability。

（二）Stimulus 引起 excitation 的条件

所谓 stimulus，可以泛指引起细胞发生反应的环境变化。在讨论 excitability 时，由于

excitability是指组织接受刺激后产生action potential的能力，因而我们首先要了解引起组织产生 action potential 的 stimulus 需具备哪些条件。实验室中可以使用的刺激有电、温度、机械和化学等不同种类。由于电刺激（electrical stimulus）的强度、波形和持续时间容易由刺激器准确地控制，而且不易引起组织损伤，可重复使用，因而是研究 excitation 时最普遍使用的 stimulus。

实验表明，任何 stimulus 要引起组织 excitation，必须考虑刺激强度、刺激的持续时间以及刺激强度的变化率这三个因素。实验时我们往往固定刺激强度的变化率，使用最大的刺激强度升高率，然后调节刺激的时间和强度。由于这种刺激的强度几乎是直上和直下的，它的波形成为一矩形，称为方波（square wave）刺激。

（三）组织 excitation 及其恢复过程中 excitability 的变化

前已述及，组织的excitability高低，可以用引起组织excitation的刺激threshold表示。然而组织的 excitability 不是永远不变的，当组织所处的环境发生改变（例如 Ca^{2+} 浓度、酸碱度等）或自身状态改变时，excitability 也发生改变。在这里，我们重点讲述一个普遍存在于各种 excitable tissue 的有规律的现象，即组织在接受一次 stimulation 后，在 excitation 出现的当时和以后的一小段时间内，它们的 excitability 经历一系列有次序的变化，然后才恢复正常。这一情况说明，细胞或组织接受连续刺激时，后一 stimulus 引起的反应可以受前一 stimulus 作用的影响，这是一个有重要意义的生理现象。

为了检查和证实这一特性，我们可以用两个 stimulus 作用于组织，第一个 stimulus 的强度相当于 threshold intensity，以便使它能引起组织 excitation，并以 threshold intensity 的值作为该组织 excitability 的对照值（即该组织的正常兴奋性）；对于第二个 stimulus，要求能任意地选定和第一个 stimulus 的间隔，并且可以随需要改变强度。有了这样的实验条件，我们就可以检查组织因第一个 stimulus 引起 excitation 的当时及随后的短时间内，它们接受新 stimulus 发生反应的能力是否发生了改变。实验证明，在组织接受前一个 stimulus 而 excitation 的一个较短的时期内，它再受到一个无论多么强大的 stimulus，都不能再产生 excitation。也就是说，在这一时期内施加任何强度的stimulus都将归于“无效”。这一段时期，称为绝对不应期（absolute refractory period）。在此 solute refractory period 之后，又出现一个时期，第二个 stimulus 有可能引起新的 excitation，但所用的 intensity 必须大于该组织通常的 threshold intensity。这个时期称为相对不应期（relative refractory period）。上述 absolute and relative refractory period 的存在，反映了组织在一次 excitation 后所经历的 excitability 改变的主要过程。Excitability 的变化也可以用 threshold intensity 变化的情况来描述：在 absolute refractory period 内，由于 threshold intensity 成为无限大，故此时的 excitability 可认为下降到零。在 relative refractory period 内，excitability 逐渐恢复，但仍低于正常，此时需要使用超过对照 threshold intensity 的 intensity，才能引起组织 excitation。到 relative refractory period 结束时，excitability 才逐渐恢复到正常。以上各期的长短，在不同细胞可以有很大差异：一般来说，absolute refractory period 较短，相当于或略短于前一 stimulus 在该细胞引起的 action potential 的主要部分的持续时间，如在神经纤维或骨骼肌只有 0.5～2.0ms 左右，在心肌细胞则可达 200～400ms。在哺乳动物的粗神经纤维，relative refractory period 持续数毫秒。

以上事实说明，组织的每次excitation都伴有一系列excitability的改变。如果在这期间组织受到新的 stimulus，它的反应能力将与“正常”不同。Absolute refractory period 的存在是有重要生理意义的，因为 absolute refractory period 的持续时间相当于该次 excitation 所产生的 action potential 主要部分的持续时间，因而，在有 action potential 存在的期间就不可能产生新的 excitation 或 action potential，也就是说细胞即使受到连续的快速刺激，也不会出现两次 action potential 在同一部位重合的现象。因此，不论细胞受到多么高频率的连续刺激，它在同一细胞所能引起的 excitation 或 action potential 的频率，总不会超过某一个最大值，因为落于前一 absolute refractory period 内的后续 stimulus 将是“无效”的，所以理论上这个最大值不可能超过该细胞或组织的 absolute refractory period 持续时间的倒数。例如，蛙的有髓神经纤维的 absolute refractory period 或 action potential 的持续时间约为 2ms（即 0.002s），此纤维每秒钟内所能产生的 action potential 的次数就不可能超过 500。实际上神经纤维在体内自然情况下所能产生和传导的神经冲动的频率，远远低于它们理论上可能达到的最大值。

第三节　神经－肌肉接头的传递
The Transmission of Neuromuscular Junction

神经-肌肉接头（neuromuscular junction）是指神经末梢与骨骼肌细胞膜接触部位。神经系统对骨骼肌活动的控制是靠运动神经末梢将神经信号通过 neuromuscular junction 传递到骨骼肌纤维的。实际上是两个细胞之间的信息传递。这种传递可以发生在外周，例如本节要重点讨论的 neuromuscular junction 的信息传递；也可以发生在中枢神经系统两个神经元之间的信息传递。早年人们对于中枢神经系统中两个神经元之间信息传递的了解，主要基于对 neuromuscular junction 的研究，因为中枢神经系统的结构和功能都远比 neuromuscular junction 复杂，在研究方法上困难较大。因此，从研究发展看，对 neuromuscular junction 的研究，带动了对整个神经系统的研究。

Fig. 2-23 为 neuromuscular junction 的结构示意图。突触前末梢是一些膨大的突触结（presynaptic terminal bouton），突触结与突触后膜之间由突触间隙（synaptic cleft）隔开，约有 20nm 的距离。运动神经末梢正对着的肌纤维膜的特化区域是终板（end plate），终板内的接头褶（junctional fold）含有高密度的乙酰胆碱（acetylcholine，ACh）receptor。肌纤维膜上有一层称为基膜的结缔组织，其中含有能使 ACh 分解的胆碱酯酶。每一个突触前末梢内均有线粒体和成簇围绕在活化区（active zone）周围的突触小泡（synaptic vesicles），synaptic vesicles 可在活化区释放 ACh transmitter。

从神经传来的 excitation，通过 neuromuscular junction 传递给肌纤维膜，是以化学递质 ACh 为中介的。其全过程可分为突触前过程（presynaptic processes）和突触后过程（postsynaptic processes）。前者是指 action potential 传导到运动神经末梢引起 ACh 释放的全过程，后者指 ACh 作用于终板膜引起终板电位（end plate potential），再引起肌膜 action potential 的过程。

（一）Presynaptic processes

1. ACh 的合成与贮存　ACh 是在神经末梢中由乙酰辅酶 A 和胆碱在胆碱乙酰化酶的作用下合成的。乙酰辅酶 A 主要来自末梢内的线粒体；胆碱则是由细胞外借助于膜上的特

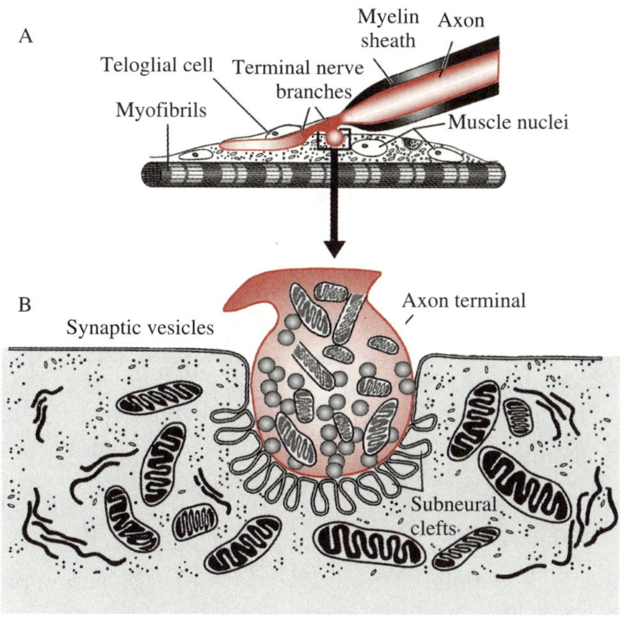

Fig. 2-23 The neuromuscular junction.

殊 carriers 转运到末梢内的，其中 50% 来自释放入突触间隙中的 ACh 水解而生成，并被再摄取利用，合成的ACh以小泡形式包装贮存，以备释放。

2. ACh 的释放（release） ACh 是通过 exocytosis 方式释放至突触间隙的。而且 ACh 的释放是 Ca^{2+} 依赖的；不传递信息时也有极少量 ACh 释放，属于自发释放。

（1）自发释放（spontaneous release）：在没有 action potential 从轴突传至末梢时，尽管末梢内的 Ca^{2+} 浓度仅为 0.1μmol，每秒钟也有1～3 个小泡与 presynaptic membrane 融合，并将其中的 ACh 释放到突触间隙。这种 release 是自发地随机 release，其机制及意义尚不清楚。

（2）诱发释放（evoked release）：当 action potential 到达神经末梢时，突触前膜的 voltage-gated Ca^{2+} ion channels 打开，因为胞外 Ca^{2+} 浓度约为 1.8mmol/L，比末梢内的Ca^{2+} 浓度（0.1μmol/L）高出约 2 万倍，可引起大量Ca^{2+}由胞外进入。由于Ca^{2+} channel 主要分布在活化区附近，Ca^{2+} 内流时使小泡周围的 Ca^{2+} 浓度突然大大增高，一次 action potential 引起的 Ca^{2+} 内流，可导致 100～300 个小泡几乎同步地在突触前膜以 exocytosis 形式将其中的 ACh 分子释放到突触间隙。当突触前膜 repolarization 时，Ca^{2+} channels 关闭，末梢内的 Ca^{2+} 浓度通过尚不清楚的机制很快降低，返回到原来的 0.1μmol/L 的水平。已有实验证明，如果降低胞外 Ca^{2+} 浓度或用 Mg^{2+} 阻断 Ca^{2+} 内流，action potential 到达时并不能引起 transmitter 释放，因此说，由 action potential 诱发的 ACh 释放是 Ca^{2+} 依赖的。

不论 spontaneous release 或 evoked release，每一个 ACh 小泡中的 ACh 分子数都几乎是相等的，约为5 000～10 000个。这种以小泡为单位的“倾囊”释放被称为量子释放，一个量子即一个小泡中的物质量。释放到 cleft 中的 ACh 通过 diffusion 到达终板。由于 cleft 的距离很短，diffusion 所需的时间很短。

（二）Postsynaptic processes

1. ACh receptor 及 end plate potential 终板上 ACh receptor 密集（10 000 个 /μm^2）的部位恰好正对着突触前膜释放 ACh transmitter 的部位，故 ACh 释放后很快即可与它们结合。在 end plate 处的 ACh receptor 是 N 型 ACh receptor（N-ACh-R），receptor 与 channel 在一个分子上，也称为 ACh receptor-channel 分子，人们最早开始研究其结构，并且已有清楚的认识。N-ACh 受体的分子量很大，约 270 000，是由 5 个亚基（α × 2、β、γ、δ）组成的五聚体（Fig. 2-24），每一个亚基都有 4 个跨过膜疏水区的 α 螺旋，分别称为 M_1、M_2、M_3 和 M_4，5 个亚基中的 M_2 共同组成 channel 的内壁。由于 M_2 带负电荷，故认为是 channel 选择阳离子的原因。两个 α 亚基上各有一个与 ACh 分子结合的位点，当两个 ACh 分子与 receptor 分子上的两个 α 亚基结合后，receptor-channel 分子的构象改变，channel 打开，故这种 channel 是 chemically-gated ion channels。当 channel 打开时，Na^+ 和 K^+ 都能通过（甚至还可通过 Ca^{2+}，但不能通过阴离子）。由于肌膜的 resting potential 是 -90mV，E_{Na} 是 +55mV，E_K 是 -100mV，因而实际上 Na^+ 内流远远超过 K^+ 外流，两者综合的结果是使 end plate membrane 出现 depolarization。当神经末梢一次 action potential 传来时，所释放的 100～300 个 vesicles 中的 ACh 分子可使相当多的 ACh receptor-channel 打开，Na^+ 内流引起的 depolarization 约为 60mV、持续 1～2ms 的电位，称为 end-plate potential（简称 EPP）。在无 action potential 到达时的自发递质释放，每一个小泡只产生 0.1～1mV 的微终板电位（mEPP）。

2. ACh 对 channel 作用的终止 由于多个小泡的 ACh 释放至突触间隙几乎是同步的，ACh 的浓度突然升高，在与 ACh receptor 结合后可引起大量的 chemically-gated ion chan-

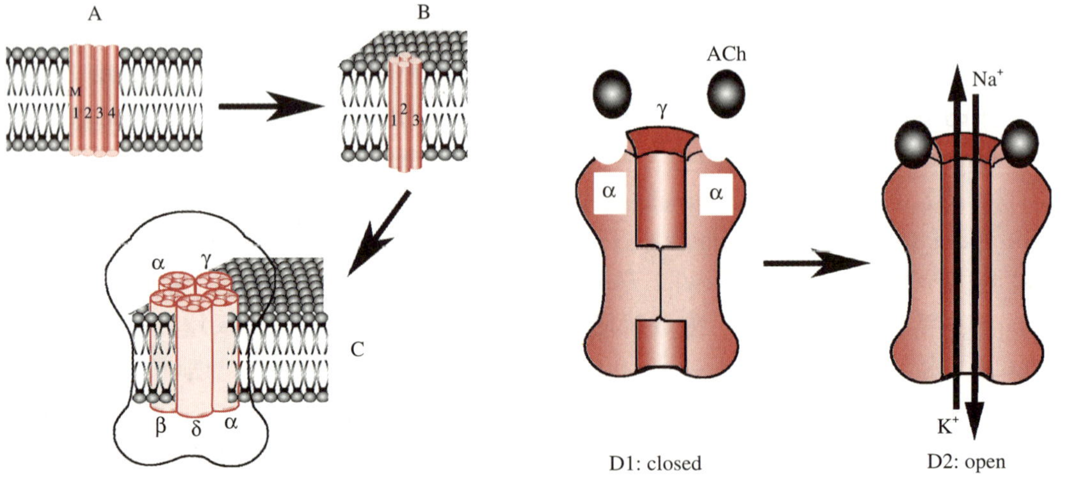

Fig. 2-24 The ACh receptor-channel. A. The four membrane-spanning components of one subunit (labeled M_1-M_4). B. A hypothetical folding arrangement for one subunit in the channel with the M_2 segment facing the channel. C. A hypothetical arrangement of the five subunits forming an aqueous channel, with the M_2 segment always on the inside forming the lining of the channel. D. When two molecules of ACh bind to the portions of the α-subunits exposed to the membrane surface, the receptor-channel changes conformation, opening a pore in the portions of the receptor embedded in the lipid bilayer. Both Na^+ and K^+ flow through the open channel down their individual electrochemical gradients.

nels打开，出现很快的Na^+内流，故EPP升高很快。但突触间隙中的ACh也很快（0.2ms）被基膜中的大量胆碱酯酶破坏（也有少部分从突触间隙弥散至周围流走），ACh浓度下降，导致结合的 ACh 与 receptor 分离，此时已被激活的 chemically-gated ion channels 关闭，引起EPP下降。

3. End-plate potential 的特点及肌膜 action potential 的引起 EPP 是一种 local depolarization potential，可随 ACh 释放增多而幅度增高，是有等级性的（但在一般情况下显示不出来），不能传导，只能在局部有电紧张性扩布，约在距 end-plate membrane 2mm 处基本消失。由于在 end-plate membrane 以外的肌膜上有 voltage-gated Na^+ 和 K^+ ion channels分布（Fig. 2-25），当终板膜 depolarization 时，终板膜与周围肌膜形成 local current，导致周围肌膜去极化达到 threshold potential 时，肌膜产生 action potential。因为运动神经末梢的一次 action potential，经 neuromuscular junction 传递，可使终板膜的 EPP 幅度达到 60mV，故 EPP 的安全系数很大，与周围肌膜形成的 local current 约 3～4 倍于使肌膜去极化达到 threshold potential的要求，故神经末梢的每一次 action potential 均能引起肌膜产生一次“all or none”的action potential。

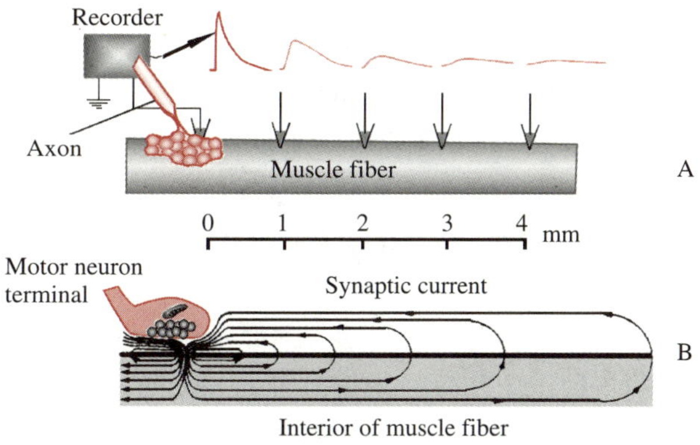

Fig. 2-25 The end-plate potential. A. Recordings from the end-plate and along the muscle fiber at various distances show that the peak amplitude of the synaptic potential decays and its time course becomes slower with increasing distance from the end-plate region. B. The decay illustrated in A results from the leakiness of the muscle fiber membrane. Since current flow must complete a circuit, the inward synaptic current at the end-plate region gives rise to a return flow of outward current.

总之，neuromuscular junction transmission 的全过程可以归纳如下：transmission 可分为 presynaptic processes 和 postsynaptic processes。Presynaptic processes 包括 action potential 到达神经末梢后，使 voltage-gated Ca^{2+} ion channel 开放，Ca^{2+} 内流入突触前末梢引起 ACh 小泡 exocytosis；ACh 通过 diffusion 由突触前膜移动到 end plate。Postsynaptic processes 包括 ACh 与 N-ACh-R 结合，引起 chemically-gated ion channel 开放，出现 Na^+ 内流（和 K^+ 外流）产生 EPP，end-plate 膜与邻近肌膜的 local current 使肌膜去极化达 threshold potential，导致肌膜的 voltage-gated Na^+ ion channels打开，肌膜产生action potential，完成了neuromuscular junction的excitation transmission。

（三）Neuromuscular junction 传递的特点

与神经纤维 action potential 的传导比较，neuromuscular junction 的 transmission 有以下特点：①只能单向传递，从神经末梢传给肌纤维，而不能反方向进行；②时间延搁(delay)。虽然只有很窄的突触间隙，但从神经末梢的 action potential 到达，至肌膜产生 action potential，需要花费 0.5～1.0ms，比相等长度的神经纤维传导时间明显加长；③易受环境因素和药物的影响。Transmitter 的释放是耗能的过程，而且 transmitter 的合成、贮存与 receptor 结合以及 transmitter 失活等均与多种因素有关，因而易受环境因素的影响。

与中枢的突触 transmission（见第九章）相比较：中枢突触 transmission 时，突触前神经元的一次 action potential 使突触后膜产生的 local depolarization potential 很低，不可能使突触后神经元产生一次 action potential。必须同时（突触后神经元上有多个突触前神经元轴突末梢）或相继来的 action potentials 引起的 local depolarization potential 总和，达到足够的高度，才能使突触后神经元产生 action potential。而在 neuromuscular junction 的 transmission 中，运动神经末梢的一次 action potential 到达时，EPP 的高度对于引起肌膜去极化达到 threshold potential 是足够的，不需多个 EPP 总和。传递的结果是，神经纤维与肌纤维 action potentials 的比例是 1 对 1 的。这可能是因为一个中枢神经元上有多个突触，突触后神经元需对复杂的传入进行综合；而每一肌纤维上只有一个 neuromuscular junction，因此，只要神经末梢有一个 action potential 到达，肌膜也将产生一次 excitation。

第四节 骨骼肌的兴奋和收缩
The Excitation and Contraction of Skeletal Muscle

人体各种形式的运动，主要是靠肌细胞的收缩（contraction）活动来完成的。例如，躯体的各种运动和呼吸动作由 skeletal muscle 完成；心脏的射血活动由 cardiac muscle 的 contraction完成；一些中空脏器如胃肠道、膀胱、子宫、血管等内脏器官的运动，则由smooth muscle 的 contraction 完成。不同肌肉的组织结构和功能各有特点，但从分子水平来看，它们的 contraction 活动都与细胞内所含的收缩蛋白质——主要是肌凝蛋白和肌纤蛋白的相互作用有关。本节以目前研究最为充分的骨骼肌为重点，说明其 excitation 和 contraction 的产生，并分析肌细胞 contraction 的力学特征。

一、兴奋－收缩耦联（Excitation-contraction coupling）

肌纤维膜上的 action potential 怎样触发肌纤维内部的活动，使它产生机械收缩？把两者联系起来的中介过程称为 excitation-contraction coupling。目前认为，这一过程至少包括三个主要步骤：excitation 通过横管系统向肌细胞深处的传导；三联管结构的信息 transmission；肌质网（即纵管系统）对Ca^{2+}的释放和再聚集，以及其导致的肌肉收缩与舒张。

（一）横管的作用

在骨骼肌纤维上，每隔几 μm，肌膜（sarcolemma）就凹入肌纤维深处成为横管（transverse，T 小管），T 小管广泛分支深入到每一根肌原纤维内（Fig. 2-26）。早期的一些实验已表明，横管系统对正常肌细胞的 excitation-contraction coupling 是十分必要的。用含有甘油的高渗任氏液浸泡肌肉一段时间（这样的处理可以选择性地破坏肌细胞的横管系统），再把它放回到一般任氏液中，这时如果再给肌肉外加 stimulation，虽然仍可在完好的肌细胞膜上引起 action potential，但不再能引起细胞 contraction。近年来证明，横管膜和一般肌细胞膜有类似的特性，是后者的延续部分，因而它也可以产生以 Na^+ 内流为基础的 action potential。当一般肌细胞膜产生 action potential 时，可沿着凹入细胞内部的横管膜传导，将 action potential 传导到三联管结构（Fig. 2-26）。

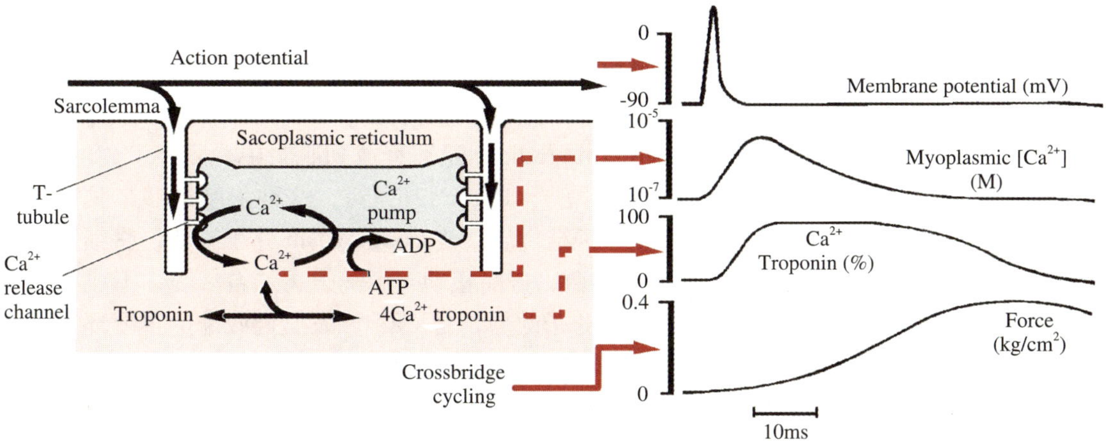

Fig. 2-26 Excitation-contraction coupling in skeletal muscle. The action potential depolarizing the sarcolemma spreads into the interior of the cells via T-tubular membranes. The T-tubules are anatomically coupled to Ca^{2+} release channels in the sarcoplasmic reticulum that open momentarily with the fall in voltage. Ca^{2+} rapidly diffuses down its concentration gradient from the sarcoplasmic reticulum store to the myoplasm, where it binds to sites on troponin, a thin filament protein. Ca^{2+} binding to troponin induces a conformational change in the thin filament that allows crossbridge attachment and cycling with force development and shortening. Increases in the myoplasmic Ca^{2+} also activate Ca^{2+} pumps in the sarcoplasmic reticulum membrane, and Ca^{2+} is returned to the sarcoplasmic reticulum. The fall in myoplasmic Ca^{2+} causes bound Ca^{2+} to dissociate from troponin, and the thin filaments return to the "off" conformation with cessation of crossbridge attachment and relaxation.

（二）三联管结构（triad）的信息 transmission

在骨骼肌纤维内部还有第二个管道系统，即肌质网（sarcoplasmic reticulum，Fig. 2-26），因其与肌原纤维长轴一致，也称为纵管（或T小管），肌质网两端膨大为终池，T小管就在两个终池之间（Fig. 2-26中只显示出T小管一侧的终池，另一侧终池未画出），它们三者形成三联管结构。尽管 T 小管与终池膜很近，但它们之间是互相分隔的。T 小管怎样将信号传递给终池，还不完全清楚，现在的学说是：肌膜没有 action potential 时，T 小管膜处在极化状态，靠近 T 小管的终池膜上的 Ca^{2+} 释放通道（Ca^{2+} release channels）是关着的，当肌膜传来的 action potential 到达 T 小管时，T 小管膜 depolarization，这一信息通过某种途径使终池膜的 Ca^{2+} release channels 构象改变，T 小管不再堵住 channels 的孔道，使它们打开，这样，T 小管就把信息传递到了终池。

（三）Ca^{2+}的释放和再聚集，以及肌肉的收缩和舒张

骨骼肌细胞含有大量的沿细胞长轴走行的肌原纤维（myofibril），每条 myofibril 的全长都呈现规律的明、暗交替，分别称为明带（light band）和暗带（dark band）。细胞内每条 myofibril 的 light band 和 dark band 在横向上都位于同一水平，因而整个骨骼肌也呈现明、暗交替的横纹。Dark band 的中央有一段相对透明的区域，称为 H 带，H 带的中央有一条横向的线，称为 M 线，明带的中央也有一条线，称为 Z 线。两个相邻 Z 线之间的区域为肌节（sarcomere），即是肌肉收缩和舒张的基本单位。myofibril 的 light band 和 dark band 中分别含有细肌丝（thin filament）和粗肌丝（thick filament），肌肉的 contraction 是其粗、

细肌丝在 sarcomere 间滑行产生的。安静时，细肌丝上的结合位点被其上的原肌凝蛋白（tropomyosin）挡住，粗肌丝的横桥不能与它结合，这与细胞内的 Ca^{2+} 约有 90% 贮存在终池中有关。当肌膜 action potential 通过三联管结构使终池 Ca^{2+} release channels 打开时，终池中的 Ca^{2+} 通过此通道顺 concentration gradient 迅速释放到肌浆中，肌浆 Ca^{2+} 迅速从 0.1μmol/L 升高到 10μmol/L（提高 100 倍）（Fig. 2-26 右）。这种浓度足够与肌钙蛋白（troponin）饱和结合，Ca^{2+} 与 troponin 分子结合后，使 tropomyosin 分子改变，将细肌丝上的结合位点暴露出来，横桥得以与它们结合，进而扭动、解离、再结合……，形成肌丝滑行。Ca^{2+} 与 troponin 结合使 tropomyosin 分子改变，是 Ca^{2+} 触发肌肉收缩的重要环节。释放到肌浆中的Ca^{2+}，又怎样被迅速除去？目前已证明，是肌质网膜结构中Ca^{2+} pump（一种特殊的离子转运蛋白质）活动的结果。Ca^{2+} pump 是一种 Ca^{2+}-Mg^{2+} 依赖式 ATP 酶，它占肌浆网膜蛋白质总量的60%，当肌浆中Ca^{2+} 浓度升高时，可使Ca^{2+} 泵激活，从而分解ATP获得能量，同时将 Ca^{2+} 在逆 concentration gradient 情况下由肌浆 transport 到肌质网中去，导致肌浆中 Ca^{2+} 浓度降低（Fig. 2-26），此时，与 troponin 结合的 Ca^{2+} 也解离，引起肌肉 relaxation。由于 Ca^{2+} 的聚集需要从 ATP 分解而获取能，所以肌肉的 relaxation 也和 contraction 一样耗能，应被认为是主动的过程。

Fig. 2-26 还显示了肌膜 action potential、肌浆中 Ca^{2+} 水平升高与恢复、troponin 被 Ca^{2+} 结合的百分数变化以及机械收缩和舒张的关系，可以看出 Ca^{2+} 在 excitation-contraction coupling 中的关键作用。

二、肌肉收缩的力学分析 (Mechanics of muscle contraction)

（一）单根肌纤维收缩（contraction）的总和（summation）

骨骼肌收缩时产生的力量大小与两个因素有关：①单根肌纤维 contraction 的 summation（决定于肌膜 action potential 的频率）；②同一时间内活动的肌纤维数量。在整体情况下，一个运动神经元与其支配的肌纤维，组成一个运动单位。因此讨论这一问题时，应将参与的肌纤维数看成是参与的运动单位。为了讨论的方便，下面谈到肌纤维的活动时，实际是指一个运动单位的活动。

当支配肌纤维的运动神经末梢传来的 action potential 的频率较低时，在下一次 action potential 到达之前，Ca^{2+}浓度已恢复至静息水平，肌小节也返回到安静时的长度，这种 contraction 称为单收缩（single twitch）（Fig. 2-27A）。当肌纤维产生连续的 action potential 时，第一次激活引起的Ca^{2+} 释放尚未完全从胞浆中回收，又开始了第二次 Ca^{2+} 释放。因此未完全 relaxation 的肌纤维将进一步缩短。结果出现了 summation of contraction（Fig. 2-27B、C）。当肌纤维的 action potential 频率更高时，action potential 接连传来，肌质网中 Ca^{2+} 继续释放，因而肌浆中 Ca^{2+} 水平持续升高，不出现 relaxation，只有平滑的 summation of contraction，称为强直收缩（tetanus，Fig. 2-27D）。肌肉出现 tetanus 的另一重要原因是，action potential 的持续时间要比机械 contraction 的时间短很多，这样保证了第二次 action potential 引起的肌纤维缩短活动，出现在前一次 action potential 引起的肌纤维 contraction 时相中，否则，将不能出现 tetanus。在整体中，skeletal muscle 的 contraction 几乎都是 tetanus；而心肌则不然，它的 action potential 持续时间比收缩期长，当紧接着的第二个刺激到达时，

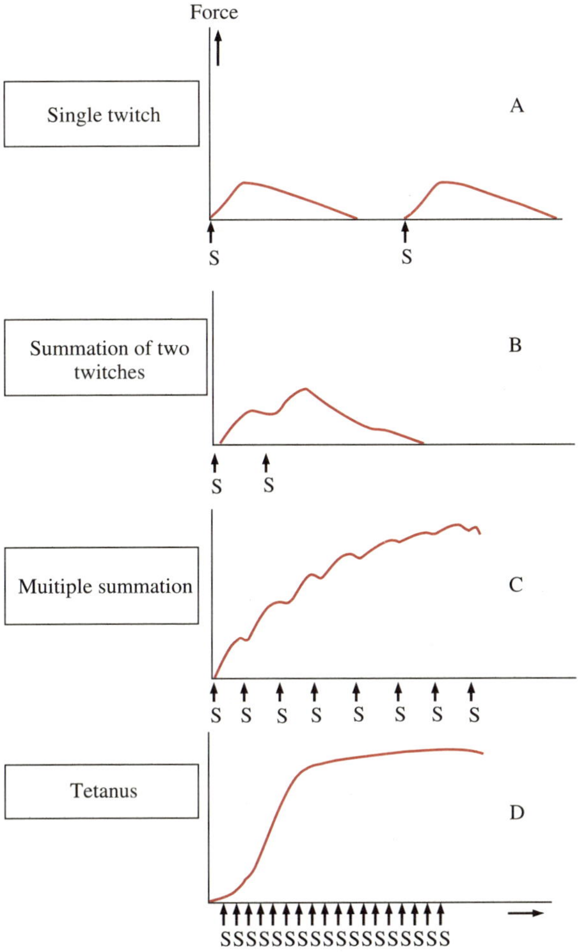

Fig. 2-27 The summation of muscle fiber contraction. A. Single twitches in a muscle fiber initiated by stimuli (S arrows) well separated in time; B and C. Individual twitches in a skeletal muscle can summate with each other when stimuli are closely spaced; D. At high rates of stimulation, the contractile force rises smoothly in a tetanus.

正好落在前一个action potential的absolute refractory period，将不会引发 action potential。只有当刺激落到action potential之后才能引起第二个 action potential 和contraction。所以正常时心肌不会出现tetanus，这一点对于保证心脏射血功能是很重要的（见循环章）。

（二）肌肉contraction的力学分析

Skeletal muscle 在体内的功能，是它们在受到刺激时能缩短和（或）产生张力，借以完成躯体的运动或抵抗某些外力的作用。当肌肉克服某一外力而缩短，或肌肉因缩短而牵动某一负荷物时，肌肉就完成了一定量的机械功，其数值等于所克服的阻力（或负荷）和肌肉缩短长度的乘积。但肌肉在 contraction 时，究竟以产生张力为主或以表现缩短为主，以及 contraction 时能作功多少，则决定于肌肉所遇到的负荷和肌肉本身的状态。

如果肌肉 contraction 时，不能缩短，只有张力的变化，称为等长收缩（isometric contraction）。例如维持站立姿势的肌肉的活动（颈后部肌肉，比目鱼肌等），以及用手去提一个很重的重物，但未提起来时的上肢肌肉活动。当肌肉收缩产生了肌肉的缩短，例如关节的屈曲，此时在肌肉缩短过程中肌肉的张力也不变，称为等张收缩（isotonic contraction），例如从地面上提起一桶水时，在水桶被提起的过程中，肌肉缩短了，但对抗水桶重量的张力没有改变。

肌肉在体内或实验条件下可能遇到的负荷主要有两种：一种是在肌肉 contraction 前就加在肌肉上的，称为前负荷（preload）。Preload 使肌肉在 contraction 前就处于某种被拉长状态，使它具有一定的初长度（initial length）。另一种负荷称为后负荷（afterload），是肌肉开始 contraction 时才遇到的负荷或阻力，它不增加肌肉 contraction 前的 initial length，但能阻碍 contraction 时肌纤维的缩短。Fig. 2-28 是在实验室条件下分析 preload 和 afterload 改变如何影响 skeletal muscle 收缩的实验图解。图中 L 是一个杠杆，支点在 F 处，杠杆右端可以悬挂不同数量的负荷；左侧是肌肉，它上端连接于杠杆，下端连于一个张力传感器 T。T 本身不能移动，但可把肌肉所产生的（亦即肌肉施加于传感器的）张力，转变成为相应的电信号，借以测量该张力的大小。S 是一个可以上下旋动的螺钉，当它和杠杆接触时，

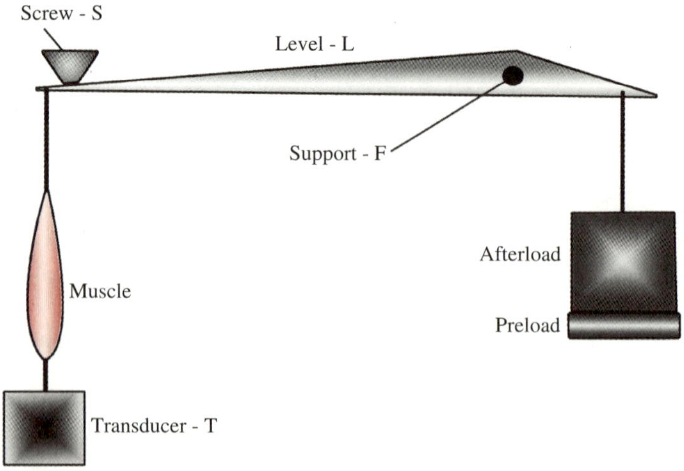

Fig. 2-28 The experimental arrangement about the effects of pre- and afterload on muscle contractrion.

可以限制杠杆左端向上移动。不难看出，如果我们在肌肉静止时把螺钉旋动而上移，并在杠杆右端悬挂一定数量的砝码，这时杠杆左端将上翘到一定程度，亦即肌肉被拉长到某一 initial length，这时的负荷就相当于 preload。我们把螺钉下移，让它刚好和杠杆接触，这时如果我们再增加负荷时，这些砝码因不能造成杠杆上翘而改变肌肉的长度，但却能对抗肌肉的缩短，因而它们是一种 afterload。在这种情况下，如果我们刺激肌肉而使之 contraction，那么 contraction 引起的张力增加，可由传感器 T 测知；而肌肉的缩短则由杠杆右端的上翘程度而算出；由负荷（或张力）和缩短的程度又可算出肌肉的作功量。如果我们测出肌肉缩短时的瞬时速度（如初始速度），我们也可以算出肌肉的瞬时输出功率。

1. Preload 对肌肉 contraction 的影响 当我们将离体肌肉的 afterload 固定，改变肌肉的 preload，即在不同的 initial length 时，观察肌肉收缩所产生的张力，并以所产生的最大张力作图（Fig. 2-29），可以看出肌肉 initial length 与肌肉 contraction 时最大张力的关系。当肌小节的长度在 2.0～2.2μm 时，肌肉收缩产生张力的效果最好，这一长度称为最适初长（optimal initial length）。大于或小于 optimal initial length，对肌肉收缩产生张力都不利。这是因为 optimal initial length 时，粗、细肌丝间横桥的作用达到最大限度，收缩产生的张力最大。小于 optimal initial length 时，细肌丝将过分伸入，形成细肌丝之间的重叠，妨碍了横桥的活动；而当大于 optimal initial length 时，粗、细肌丝的重叠将减少，有些横桥、甚至全部横桥不能发挥作用。故小于或大于最适初长，收缩产生的最大张力都会减少。Skeletal muscle 在体内附着在骨骼上的长度，大致相当于 optimal initial length，因而收缩时可产生最大张力，是最理想的。

2. Afterload 对肌肉 contraction 的影响 在观察 preload 对肌肉 contraction 的影响时，需要固定 afterload；而观察 afterload 对肌肉 contraction 的影响，需要固定 preload（一般固定在 optimal initial length）。由实验结果（Fig. 2-30）可见，随着 afterload 的增加，有三方面的变化：引起肌肉收缩的潜伏期增加；肌肉缩短的时间减少；肌肉缩短的速度减小。其中肌肉收缩的速度，是单位时间内肌肉所点的距离（m/s）。每一瞬间的肌肉缩短速度可以用其斜率（slope）表示。从 Fig. 2-30A 可见，肌肉收缩速度在整个肌肉收缩的过程中是不断变化的。如果用肌肉在开始收缩时的速度为纵坐标，以 afterload 为横坐标，观察 afterload 与肌肉收缩速度之间的关系（Fig. 2-30B），即张力 - 速度关系曲线（force-velocity curve）。由此图可以看出，随着 afterload 的增加，肌肉收缩度随之减少，大致呈反比的关系。

在 Fig. 2-30（B）中还可以看到，当 afterload 为零时，肌肉可以产生最大的收缩速度（maximum velocity，v_{max}）。在实际的实验中，由于实验装置和肌肉本身的粘滞阻力很难完

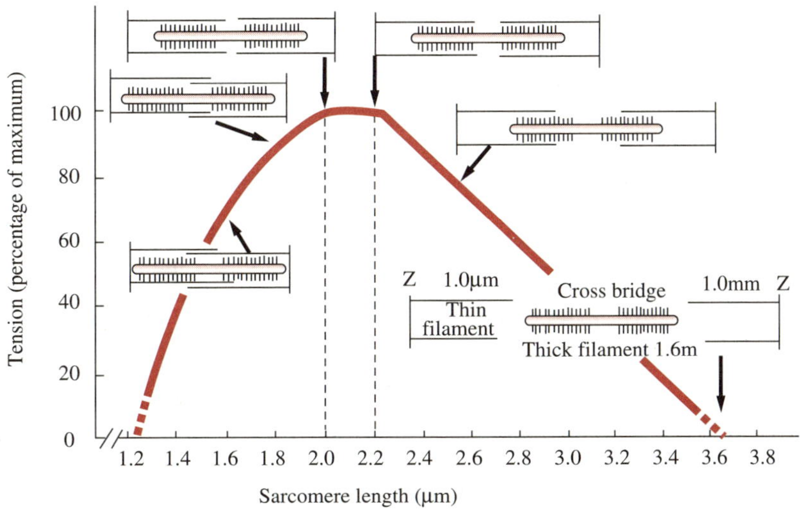

Fig. 2-29 Length-tension relation in skeletal muscle fibers. Ordinate: isometric tension developed (total tension during tetanus minus resting tension). Abscissa: striation spacing in micrometers. Diagrams alongside the length-tension curve show critical stages in the degree of overlap of the thick and thin filaments. Opimum overlap is between 2.0 and 2.2μm.

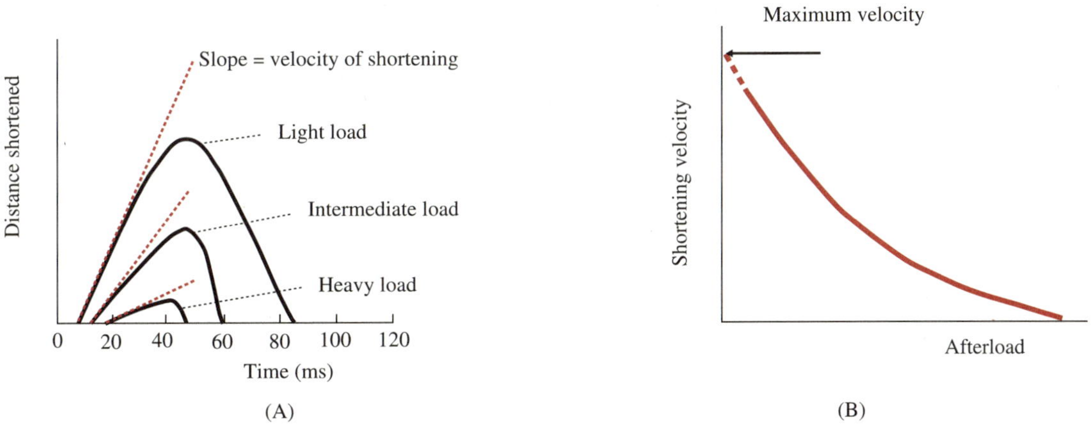

Fig. 2-30 The effects of different afterload on tension and shortening produced by single twitch (A) and force-velocity curve of skeletal muscle (B).

全消除，很难做到 afterload 为 0。但仍然可以从数学上推算出这一数值。本图中 force-velocity curve 是在一定的 preload 条件下完成的。研究表明，在另一 preload 的条件下，同样也可以得到一条 force-velocity curve。研究在同一肌肉标本中，使用不同 preload 所得到的不同 force-velocity curve，发现所有 force-velocity curve 的 v_{max} 都相同。说明，v_{max} 与 preload 无关。而这一参数，又是在 afterload 为零时获得的。因此这一参数可以作为一项指标，表明肌肉本身的一种特性，即收缩能力（contractility）。的确，如果改变肌肉的生存条件，如改变 pH 值、氧气的供给、离子浓度，或加入某些激素等等，v_{max} 会发生变化。

上面实验也说明了肌肉在不同 afterload 时作功大小和功率输出的情况。因为 afterload 过大时虽然肌肉的 tension 增大，但缩短程度和缩短速度将减小为零，不利于作功；而 afterload 过小时，缩短程度和速度虽增大而产生的张力减小，也不利于作功。因此，在其他因素不变时，肌肉以在中等程度的 afterload 情况下 contraction，所能完成的外功最大。

（三）肌肉收缩能力（contractility）的改变对肌肉 contraction 的影响

上面讨论的 preload 和 afterload 改变对肌肉 contraction 时产生张力、缩短速度、缩短总长度以及作功能力等力学表现的影响，显然是在肌肉本身机能状态恒定的情况下对所处负荷条件改变所作的不同反应。但肌肉本身状态也是可以改变的，它也可以影响肌肉 contractility 的效率。例如，缺氧、酸中毒、肌肉中能源物质缺乏，以及其他原因引起的 excitation-contraction coupling、肌肉内蛋白质或横桥功能特性的改变，都可能降低肌肉 contraction 的效果；而钙离子、咖啡因、肾上腺素等体液因素则可能通过影响肌肉的 contraction 机制而提高肌肉的 contraction 效果。我们把可以影响肌肉 contraction 效果的肌肉内部功能状态的改变，定义为肌肉 contractility 的改变，以区别于肌肉 contraction 时外部条件即 preload 和 afterload 改变所导致的 contraction 效果的改变。这样的区分虽然在概念上比较容易，但在自然在体情况下要区分哪些改变是由于 contractility 的改变所引起，而哪些是由于负荷条件的改变所引起，常常十分困难。例如，一块肌肉的最大张力变大了，它可能是由于肌肉 contractility 的提高，但也可能是由于它在这次 contraction 前处于 optimal initial length 的状态。一块肌肉 isotonic contraction 时的 contraction 速度增大了，可能是由于 afterload 的减小，也可能是由于处于 optimal initial length，但也可能是由于 contractility 的提高，或三者兼而有之。这就是说，我们很难简单地根据肌肉某项力学指标的改变，来衡量出我们所定义的所谓肌肉 contractility 的改变。如果能让肌肉所处的 preload 和 afterload 条件不变，而肌肉的 V_{max} 改变了，则表示肌肉 contractility 发生了改变。因为我们在这些条件下可以肯定，contraction 效果的改变并不是由于 preload 和 afterload 的改变所引起，而是由于肌肉的内在过程的改变引起的。

临床举例

某病人牙痛，诊断为牙髓炎，需要在牙上钻一小孔。为了使手术时病人不痛，在口腔内此牙的传入神经通路的附近注射局部麻醉药。局部麻醉药是 Na^+ 通道的阻断剂。请问为什么注射局部麻醉药后，病人不会感到疼痛？

参考答案

兴奋或神经冲动（impulse）在神经纤维上的传导是由局部电流（local current）完成的。其机理是 local current 使邻近膜内电位升高达到阈电位（threshold potential）时，打开 voltage-gated sodium channel，Na^+ 内流产生 action potential。病人在注射了局部麻醉药后，神经纤维上的 voltage-gated sodium channel 被阻断。因此，不能产生 action potential。由刺激神经产生的 impulse（疼痛信号）无法传向中枢，因此不感到疼痛。

（赵　华）

第三章

血液
BLOOD

第一节 概 述
Introduction

血液（blood）是一种流体组织，循环于心血管系统中。正常成人的 blood 总量约相当于体重的 7%～8%。例如，体重 70kg 的男性，其全身血量为 4900～5600ml。Blood 在体内具有十分重要的生理作用。

一、血液的基本组成（Components of blood）

Blood 是由液态的血浆（plasma）和悬浮于 plasma 中的血细胞（blood cell）组成。将 blood 标本用抗凝剂处理后置于比容管中离心，可以分出上层的 plasma 和下层的 blood cell（Fig. 3-1）。

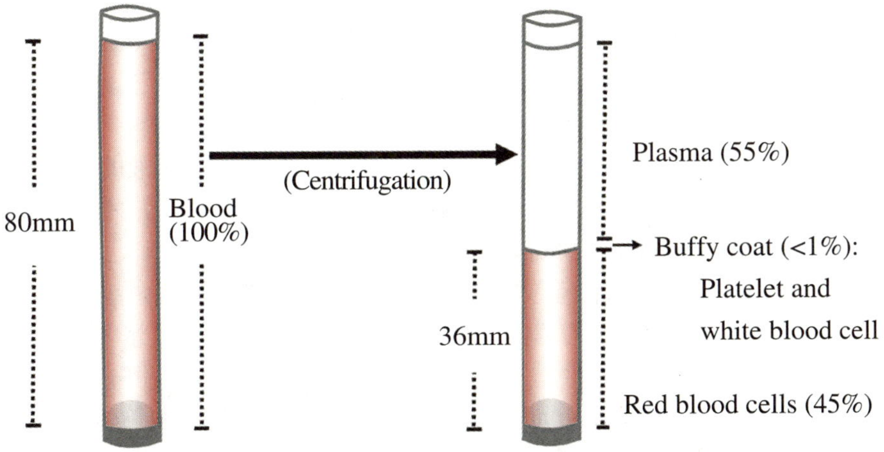

Fig. 3-1 Sedimented blood.

Plasma 呈淡黄色，约占全血量的 50%～55%，其中有水、蛋白质、电解质和小分子有机化合物；blood cell 呈暗红色，约占全血量的 45%～50%，其中包括红细胞（red blood cell）、白细胞（white blood cell）和血小板（platelet）。

二、血液的功能（Function of blood）

Blood 的主要功能可以归纳为以下两个方面：

（一）维持内环境稳态（Internal environment homeostasis）

如第二章所述，细胞外液被称为 internal environment。细胞外液的 4/5 在血管外构成组织液；1/5 在血管内，即为 plasma（Fig. 3-2），plasma 在心血管系统中循环流动，它是 internal environment 中最活跃的部分。

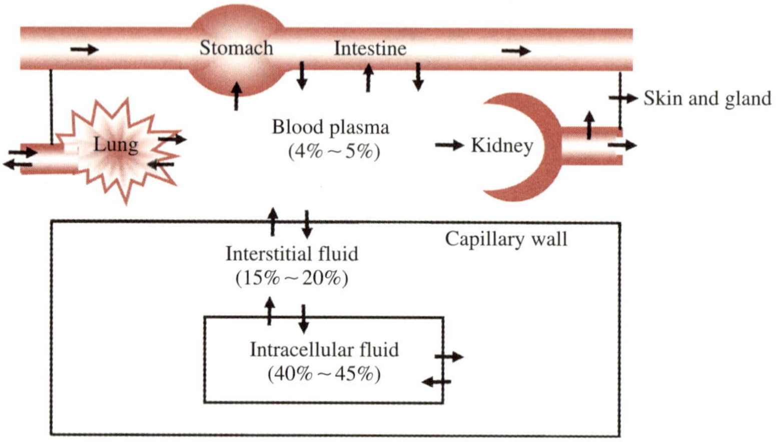

Fig. 3-2 Body fluid compartments. Total body water is 60 percent of body weight. Volume is shown as percentages of body weight.

Internal environment 的各项理化条件经常维持在相对稳定的状态，称为 homeostasis。Homeostasis 的维持除有赖于体内各器官系统的功能活动外，血液流动也有很重要的作用，主要体现在 blood 的运输、缓冲和传递信息等方面。

1. 运输作用 机体细胞直接与组织液进行物质交换。但组织液的流动范围局限，必须依靠循环的 blood 穿行于组织液与各内脏器官之间运输各种物质，才能保证各内脏器官的活动正常进行。例如 blood 从肺部将 O_2 带入体内（red blood cell 是 O_2 的主要携带者），将体内 CO_2 排出体外；从消化道或贮存器官将营养物质转运至各组织细胞，并将细胞代谢产物转运至排泄器官。血液中的载体转运系统可将激素、酶、维生素等生物活性物质转运到需要部位。

2. 缓冲作用 Blood 对 internal environment 理化性质（各种离子和营养物质的浓度、O_2 和 CO_2 含量、pH、温度、渗透压等）的某些变化有一定的缓冲作用。例如血液中有多种缓冲对，一般酸碱物质进入体内不致引起 blood pH 发生太大的变化。血液中含有大量水分，水的比热大，能吸收代谢中过剩的热量而水温升高不多，即血液温度升高不显著，因此维持了机体深部温度相对恒定。

3. 传递信息 Internal environment 理化性质的微小变化可以通过血流直接作用于分布在血管上的感受器（如颈动脉体化学感受器）或刺激中枢感受细胞（如下丘脑感受温度和渗

透压改变的细胞)，为维持homeostasis传递反馈信息。很多激素（hormones）都是通过blood的传送，才能到达它们的靶细胞发挥作用。因此，blood成为hormone发挥其功能的一个重要的环节。

（二）Blood 的防御功能

Blood 具有处理侵入体内的异物或病原体的功能。这种作用主要是由血液中的 white blood cell、免疫球蛋白（immunoglobulin）、补体（complement）等完成的。止血（hemostasis）也是 blood 的一项极为重要的自我保护功能。Hemostasis 功能的正常运行既可有效地防止失血，又可保持血管内血流畅通（见本章第四节）。

第二节 血 浆
Plasma

Plasma 是一种含有多种溶质的水溶液。正常成人的 plasma 中，水分占 plasma 重量的 93% 左右，溶质占 7% 左右。溶质中 86% 是蛋白质，称为血浆蛋白（plasma protein），其他溶质成分有电解质（electrolyte）、营养物质、代谢产物及气体等（Tab. 3-1）。

一、血浆蛋白质和电解质的主要功能 (Functions of the plasma protein and electrolyte)

用盐析法可以将 plasma 中的 protein 分为白蛋白（albumin）、球蛋白（globulin）和纤维蛋白原（fibrinogen）三类。Albumin 分子量 69 000，数量最多，是血浆胶体渗透压（plasma colloid osmotic pressure）的主要成分，并在转运某些低分子物质和脂溶性物质方面发挥重要作用。Globulin 经电泳可再分为 α_1、α_2、β 和 γ globulin。α_1 globulin 与糖结合形成糖蛋白；α_2 globulin 可与维生素 B_{12}、胆色素等多种物质结合形成各种结合蛋白质，例如 α_2 globulin 与含碘酪氨酸结合即为甲状腺球蛋白；β globulin 主要与脂质结合形成脂蛋白，血液中的脂类有 75% 是与 β globulin 结合的。γ globulin 具有酶的作用，还参与抗体的形成。人体大部分 immunoglobulin 是 γ globulin，与特异性免疫有密切关系。Fibrinogen 分子量 400 000，分子呈细长形，平时以溶解的形式存在于 plasma 中。它是参与血液凝固（blood coagulation）过程的重要物质。

Plasma electrolyte 由正、负离子组成。正离子主要是 Na^+，负离子主要是 Cl^-。Plasma electrolyte 是产生血浆晶体渗透压（plasma crystal osmotic pressure）的最主要成分。

二、血浆的理化特性 (Physicochemical property of plasma)

（一）Plasma 的比重和粘滞性

Plasma 的比重是 1.025～1.030。Plasma 的粘滞性是 1.6～2.4（以水的粘滞性为 1），plasma 的比重和粘滞性都与 plasma protein 的含量成正变关系。

Tab. 3-1 Normal constituents of plasma

Constituent	Amount/Concentration
Water	93% of plasma weight
Electrolytes (inorganic)	Total < 1% of plasma weight
Na^+	145mmol/L
K^+	4mmol/L
Ca^{2+}	2.5mmol/L
Mg^{2+}	1.5mmol/L
Cl^-	103mmol/L
HCO_3^-	24mmol/L
Phosphate (mostly HPO_4^{2-})	1mmol/L
SO_4^{2-}	0.5mmol/L
Proteins	Total = 7% of plasma weight, 7.3g/dl (2.5mmol/L)
Albumin	4.5g/dl
Globulin	2.5g/dl
Fibrinogen	0.3g/dl
Gases	
CO_2	2ml/dl (lmmol/L)
O_2	0.2ml/dl (0.1mmol/L)
N_2	0.9ml/dl (0.5mmol/L)
Nutrients	
Glucose and other carbohydrates	100mg/dl (5.6mmol/L)
Total amino acids	40mg/dl (2mmol/L)
Total lipids	500mg/dl (7.5mmol/L)
Cholesterol	150~250mg/dl (4~7mmol/L)
Waste products	
Urea (from protein)	34mg/dl (5.7mmol/L)
Creatinine (from creatine)	1mg/dl (0.09mmol/L)
Uric acid (from nucleic acids)	5mg/dl (0.3mmol/L)
Bilirubin (from heme)	0.2~1.2mg/dl (0.003~0.018mmol/L)

（二）Plasma 渗透压

如果半透膜两侧为不同浓度的水溶液，水分将从溶质少的稀溶液向溶质多的浓溶液渗入，这种现象称为渗透。在高浓度溶液的一侧施加压力，可以减慢、阻止甚至逆转水分的渗入。当施加的压力刚刚能阻止水分的渗入，此时的压力称为这一溶液的渗透压。渗透压的大小与溶液中所含溶质的颗粒数目成正比。在医学上，溶液渗透压的大小常用渗透浓度（osmolarity）表示，单位为mol/L，称为渗透单位（Osm），或取此单位的千分之一（mmol/L），称为毫渗单位（mOsm）。

1. Plasma 渗透压的组成及正常值 Plasma 渗透压约为 313mOsm。主要来自于其中的晶体物质，特别是 Na^+ 和 Cl^-，称为血浆晶体渗透压（plasma crystal osmotic pressure）；另一部分来自于 protein，主要是 albumin，称为血浆胶体渗透压（plasma colloid osmotic pressure)。

2. Plasma渗透压的作用 Plasma与组织液中晶体物质的浓度几乎相等，这些晶体物质绝大部分容易透过细胞膜，所以plasma与组织液中的crystal osmotic pressure也基本相等。细胞外液晶体渗透压的相对稳定，对于保持细胞内外的水平衡从而维持细胞正常形态和功能非常重要。Plasma protein分子量大，不易透过毛细血管壁，因此组织液中蛋白质含量低于plasma，plasma colloid osmotic pressure高于组织液。Plasma colloid osmotic pressure的正常值仅为1.5mOsm（3.3kPa，25mmHg），但对于维持血管内外的水平衡极为重要。如果plasma albumin减少，plasma colloid osmotic pressure将下降，组织间的水分不易进入血管内，造成组织液回流减少，从而造成水肿。

（三）Plasma pH

正常人plasma的pH在7.35～7.45之间。Plasma pH能够保持相对恒定是由于在plasma和red blood cell中均含有缓冲对。例如plasma中的$NaHCO_3/H_2CO_3$、蛋白质钠盐/蛋白质、Na_2HPO_4/NaH_2PO_4等。Red blood cell中有血红蛋白（hemoglobin）钾盐/hemoglobin、K_2HPO_4/KH_2PO_4、$KHCO_3/H_2CO_3$等。这些缓冲对能大大减小一般酸碱物质对plasma pH的影响。

第三节 血细胞
Blood Cell

Blood cell包括red blood cell（RBC）、white blood cell（WBC）和platelet。Red blood cell约占blood cell总数的99%；white blood cell和platelet仅占1%。Red blood cell在blood中所占的容积百分比，称为血细胞比容（hematocrit value，Fig. 3-3）。Hematocrit value的正常值男性为40%～50%，女性为37%～48%，贫血（anemia）或RBC增多（polycythemia）时，hematocrit value可以相应减少或增加。根据hematocrit value，还可以计算全血量。计算的方法通常是，由静脉注射一定体积的标记red blood cell，待与体内red blood cell混合后，抽血测定标记red blood cell被稀释的倍数，即可算出red blood cell总体积并由此推算全血量（white blood cell和platelet数目在计算时常可忽略不计）。

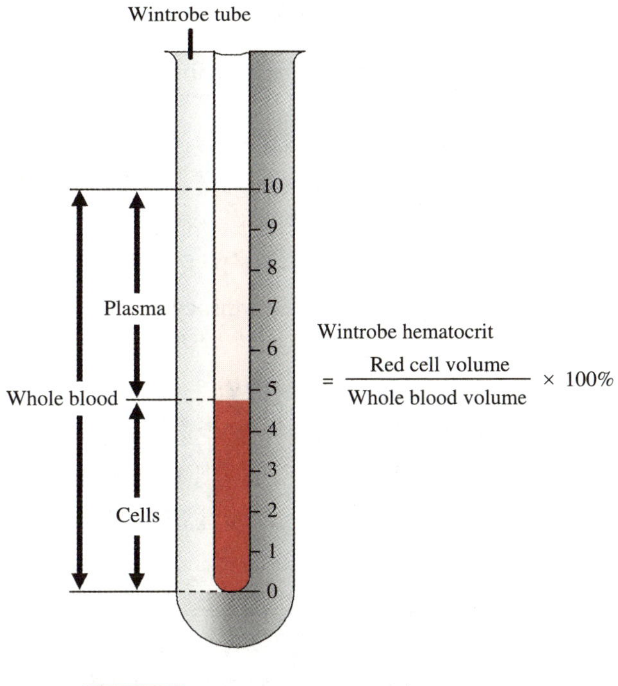

Fig. 3-3 Hematocrit.

一、红细胞（Red blood cell）

Red blood cell（erythrocyte）正常形态为双凹圆碟状，平均直径 7.8μm，中心厚度1.0μm或以下，周边厚度约2.5μm，平均体积90～95μm³。与同体积球形相比，表面积增加了约 40μm²。成熟的 red blood cell 无细胞核也无细胞器，平均寿命 120 天左右。Red blood cell 的主要功能是携带 O_2，这是由 red blood cell 中的 hemoglobin 完成的。成人 RBC 计数（RBC count）和 hemoglobin 的正常值如 Tab. 3-2 所示。

Tab. 3-2 Normal red cell values (adult)

RBC measurement	Male	Female
RBC count (10^6/μl)	5.0 ± 0.5	4.2 ± 0.4
Hemoglobin (g/100ml)	14.0 ± 2.0	13.0 ± 2.0
Hematocrit (%)	45.0 ± 5.0	42.0 ± 5.0

Red blood cell 中的 Hb 在血液的 O_2 运输中有极重要的作用，每克 Hb 可结合 1.34ml O_2，正常成人的 blood 平均含有 Hb 15g/100ml，所以 blood 携 O_2 能力大致为 20.1ml O_2/100ml。

Red blood cell 内也有大量碳酸酐酶（carbonic anhydrase），使 CO_2 与 H_2O 生成 H_2CO_3 的反应速度增大数千倍，有利于携带 CO_2。Red blood cell 中的缓冲对（见本章第二节）在维持 plasma pH 相对恒定中有一定作用。Red blood cell 破坏后，hemoglobin 分解为血红素和珠蛋白。血红素的主要降解产物是胆红素，胆红素使 plasma 呈淡黄色。

（一）RBC 的生成（erythropoiesis）及其影响因素

1. Erythropoiesis 在胚胎初期，卵黄囊生成原始的有核 RBC，到了胚胎中期，肝脾成为RBC 生成的主要器官，胚胎晚期，肝脾的造血活动逐渐减少，骨髓开始造血并逐渐增强，出生后，骨髓成为产生 RBC 的唯一部位。骨髓中的原红母细胞（proerythroblast）分化为网织红细胞（reticulocyte）时，Hb 含量可达 34% 左右，reticulocyte 从骨髓进入血液，1～2 天后转化为成熟红细胞（mature erythrocyte），正常外周血 reticulocyte 的数量仅为全部 red blood cell 数量的 1%。

2. 影响 erythropoiesis 的因素

（1）RBC 生成所需的原料：维生素 B_{12}（Vitamin B_{12}，cyanocobalamin），叶酸（folic acid）和铁（iron），是 RBC 生成所需的原料。Vitamin B_{12} 是一种含钴的有机化合物，主要存在于动物组织中。它在 red blood cell 生成中的作用是作为 DNA 合成的辅因子并参与叶酸（另外一个 DNA 合成辅因子）的活化。Vitamin B_{12} 吸收障碍时（如萎缩性胃炎，胃的主细胞不能足量分泌内因子，不能协助 vitamin B_{12} 的吸收），致使核苷酸合成障碍影响了细胞有丝分裂，导致 hemoglobin 合成不足，主要表现为巨幼红细胞性贫血（megaloblastic anemia）。Folic acid 是大量存在于多叶植物中的一种维生素，是胸腺嘧啶合成所必需。当体内 folic acid 缺乏时，虽然全身所有细胞的 DNA 合成及细胞分裂都会受到影响，但尤其对那些增殖比较迅速的细胞（如 red blood cell 的前体细胞）影响最大，因此可导致 red blood cell 内 DNA

合成不足，细胞复制减慢，胞膜和细胞骨架的结构成分异常，表现为细胞形状异常，特别是膜的脆性大大增加，即使携 O_2 功能是正常的，但因细胞易破损，同样出现 anemia（即与维生素 B_{12} 缺乏时相似的 megaloblastic anemia）。RBC 合成所需的第三个重要原料是 iron，合成 hemoglobin 所需的铁 95% 来源于体内 red blood cell 被破坏后铁的再利用，仅有 5% 需要从每天的食物中吸收以补充排泄的铁。当慢性出血、铁摄取不足以及铁吸收障碍时，均可使 hemoglobin 合成不足，出现缺铁性贫血（iron-deficiency anemia），表现为低色素的小细胞性贫血。

（2）RBC 生成的调节：不同发育阶段红系祖细胞的生长，分别受不同调节因子的调节。早期的红系祖细胞，主要是在爆式促进因子（burst promoting activator，BPA）的刺激下，加强增殖；晚期的红系祖细胞则主要接受红细胞生成素（erythropoietin，EPO）的调节。

EPO 是分子量为 34 000 的一种糖蛋白。90% 由肾（管周细胞）产生，少量由肝脏产生。当组织氧分压降低时，血浆 EPO 浓度升高，24 小时达最大值。EPO 作用的环节是促进骨髓中 hemopoietic stem cell 生成 proerythroblast，并刺激 proerythroblast 增殖和分化，因此，它引起外周血 red blood cell 数目的增加，一般需要数天（至少 5 天）。凡能够引起组织氧分压降低的因素如循环血量减少、贫血、hemoglobin 减少、肺部疾病等，都能增加 EPO（Fig. 3-4）。此外，雄激素、甲状腺素、生长素等也可增强 EPO 的作用。

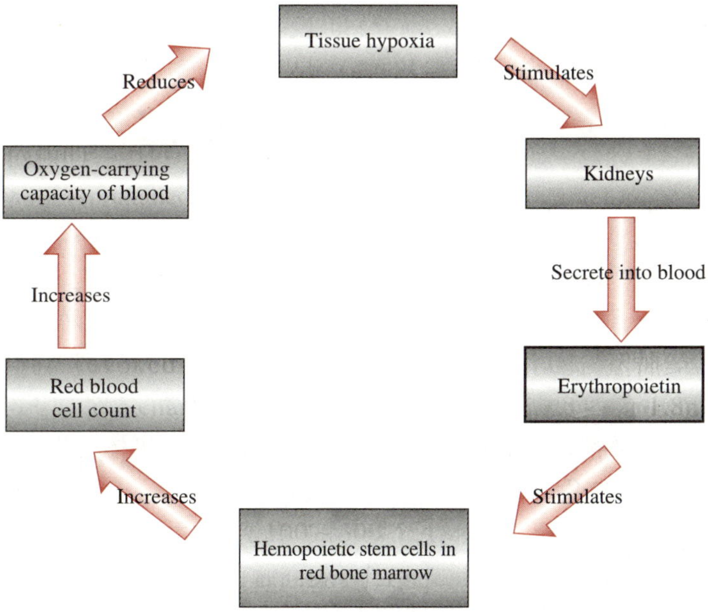

Fig. 3-4 The mechanism of erythropoietin secretion and action.

（二）红细胞的生理特性（Physiological property of RBC）

1. 红细胞的可塑性变形（**Plastic deformation of erythrocyte**） Red blood cell 在穿过口径比它小的毛细血管和血窦孔隙时，被挤压而发生不同程度的变形，穿过这些孔隙后又恢复原状，称为 plastic deformation of erythrocyte。Red blood cell 的表面积与体积的比值越大，变形能力越大。因此双凹圆碟形的 red blood cell 变形能力大于异常情况下的球形 red blood cell 的变形能力。另外，red blood cell 内 hemoglobin 变性或浓度过高而使 red blood cell 内粘度增加，以及 red blood cell 膜的弹性降低或粘度升高时，也可使 red blood cell 的变形能力降低。

2. 红细胞叠连（Rouleaux formation of erythrocyte） 许多 red blood cell 较快地以凹面互相接触，形成一叠 red blood cell，称为 rouleaux formation of erythrocyte。影响 rouleaux formation of erythrocyte 的因素不是 red blood cell 本身，而是 plasma 性质的改变，plasma albumin 可使 red blood cell 叠连减少，globulin 和 fibrinogen 可使 red blood cell 叠连增多。Red blood cell 发生叠连时会使 blood 粘滞性增大。

3. 红细胞悬浮稳定性（Suspension stability of erythrocyte） Red blood cell 能较稳定地悬浮于 plasma 中的特性，称为 suspension stability。这是由于 red blood cell 与 plasma 之间的摩擦，阻碍 red blood cell 下沉。Red blood cell suspension stability 的大小可用红细胞沉降率（erythrocyte sedimentation rate，ESR）来表示。临床检查的方法是：将 blood 加抗凝剂并混匀，静置于分血计中，red blood cell 会因重力而下沉。通常以 red blood cell 在 1 小时内下沉的距离表示 red blood cell 沉降的速度，称为 erythrocyte sedimentation rate，简称血沉（ESR）。正常情况下，成人男性ESR第一小时不超过3mm，女性不超过10mm。ESR 越小，表示 suspension stability 越好。双凹圆碟形 red blood cell 的表面积较大，与 plasma 之间的摩擦也较大，因此ESR较小。在某些疾病如活动性肺结核、风湿热等，由于增多了 rouleaux formation of erythrocyte 使 red blood cell 表面积减小，与 plasma 之间的摩擦力减少，ESR 加快。

二、白细胞（White blood cell）

White blood cell（leukocyte）是一类无色的有核细胞。根据其形态和功能分为粒细胞（granulocyte）、单核细胞（monocyte）和淋巴细胞（lymphocyte）。正常成年人 white blood cell 的数量是（4～10）× 10^9/L。当大于 10 × 10^9/L 时称为白细胞增多（leukocytosis），当小于 4 × 10^9/L 时称为白细胞减少（leukocytopenia）。在 white blood cell 各组分中，granulocyte 占 50%～70%，monocyte 占 2%～8%，lymphocyte 占 20%～40%。正常状态下，white blood cell 总数和分类计数都是相对稳定的。White blood cell 在机体发生炎症、过敏或损伤时，发挥重要作用，是机体免疫系统的一个重要组成部分。

（一）Granulocyte

Granulocyte 的胞质具有颗粒。根据其颗粒的染色性质不同，又可分为中性粒细胞（neutrophilic granulocyte）、嗜酸性粒细胞（eosinophilic granulocyte）和嗜碱性粒细胞（basophilic granulocyte）。

1. Neutrophilic granulocyte 占 granulocyte 总数的 95%，其细胞核形态各异，故有多形核白细胞（polymorphonuclear leukocyte）之称。它在循环血中的半寿期（half-life）是 6 小时。成熟的 neutrophilic granulocyte 能够攻击摧毁循环血中的细菌，许多 neutrophilic granulocyte 是在组织中发挥作用的。Neutrophilic granulocyte 能够附着于小血管壁的内皮表面，并通过自身的变形运动穿过血管壁，这一过程叫做血细胞渗出（diapedesis）。当微生物病原体侵入机体，引起炎症发生时，neutrophilic granulocyte 受某些物质的吸引向着炎症部位游走，这一特性称为趋化性（chemotaxis）。能够吸引中性粒细胞趋向炎症部位的物质叫做趋化因子，如补体系统的某种成分（C_{5a}）、白三烯（leukotriene）以及从 lymphocyte 和 basophilic granulocyte 释放的多肽等。这些趋化因子是在细菌病毒毒素、炎症组织自身的降解产物、补体复合物的某些反应产物以及由炎症部位凝血反应而产生的某些物质的作用下产生的。Neutrophilic granulocyte 移至炎症部位，将异物包围并吞入胞浆，这一过程称为吞噬作用（phagocytosis）。Neutrophilic granulocyte 含有多种蛋白酶如髓过氧化酶、胶原水解酶及溶酶体酶等，能将吞入胞内的细菌和组织碎片分解；同时，结合于细胞膜的 NADPH 氧化酶被激活，产生毒性氧代谢物，破坏细菌和附近组织的细胞膜，使入侵的细菌在局部被包围并被消灭。因此 neutrophilic granulocyte 被称为机体抵抗细菌感染的第一道防线。当 neutrophilic granulocyte 自身解体时释出各种酶类溶解周围组织形成脓肿。

2. Eosinophilic granulocyte Eosinophilic granulocyte 占 granulocyte 总数的 1%～5%。Eosinophilic granulocyte 也具有趋化性和吞噬功能。特别是在对寄生虫的免疫反应中有重要作用。Eosinophilic granulocyte 可借助于其膜表面的特殊分子（免疫球蛋白 Fc 片段的受体和补体 C_3 的受体等），粘附寄生虫，并且利用溶酶体内所含的过氧化物酶等损伤蠕虫体。Eosinophilic granulocyte 还可产生 leukotriene C_4 和血小板激活因子（platelet activating factor，PAF），这两种物质在呼吸道、胃肠道及泌尿系统含量较多，可能参与粘膜的免疫反应。Eosinophilic granulocyte 还具有在过敏反应的组织中聚集的倾向，其作用被认为能够去除由肥大细胞（mast cell）和 basophilic granulocyte 释放的一些毒素，同时也可能去除一些由巨噬细胞释放的毒素，并且破坏“过敏原-抗体复合物”，从而阻碍了局部炎症的扩散过程。

3. Basophilic granulocyte Basophilic granulocyte 的胞质中有较大的颗粒，颗粒内含有肝素（heparin）和组胺（histamine）。在速发型过敏反应中，由 T-lymphocyte 分泌的组胺释放因子可以激活 basophilic granulocyte 释放 histamine 和其他炎症介导物，这是出现某些过敏反应的症状如荨麻疹、鼻炎甚至严重的过敏性休克的原因。另一方面，在过敏反应时，basophilic granulocyte 释放一种嗜酸性粒细胞趋化因子（eosinophilic chemotactic factor），从而使 eosinophilic granulocyte 向着发生过敏的炎症组织迁移。Basophilic granulocyte 释放的 heparin 可以增强血浆中脂肪的分解，因此，basophilic granulocyte 可参与体内的脂肪代谢。

（二）单核/巨噬细胞（monocyte/macrophage）

血液中的 monocyte 是未成熟的细胞，对病原体的作用十分微弱，它在血液中大约循环 72 小时，然后进入组织，成熟为组织巨噬细胞。在不同组织有不同的名称，如肝脏的 Kupffer 细胞、肺泡的巨噬细胞（过去称为尘细胞）、骨髓中特异的内皮细胞以及脑的胶质细胞等。Macrophage 具有比 neutrophilic granulocyte 更强的吞噬作用，一个 macrophage 能吞噬 100 个或以上的细菌（而一个 neutrophilic granulocyte 仅能吞噬 3～20 个细菌），并且具有吞噬较大颗粒物的能力。Macrophage 的溶酶体里还含有大量的脂酶，用于消化一些具有厚的液体膜的细菌如结核杆菌，而 neutrophilic granulocyte 无此功能。此外，macrophage 能够将吞噬的微粒消化后排出其剩余物而自身继续存活发挥作用。

（三）Lymphocyte

Lymphocyte 主要分为 T-lymphocyte、B-lymphocyte 和 K-lymphocyte。在机体的特异性

免疫应答过程中，lymphocyte 起着关键作用。T-lymphocyte 主要与细胞免疫有关，可长期对抗病毒、细菌、癌细胞的侵犯，并且与移植器官的排斥反应有关。T-lymphocyte 分为辅助性 T 细胞（T_H），杀伤性 T 细胞（T_C）和抑制性 T 细胞（T_S）等，每种 T 细胞的功能不同。B-lymphocyte 主要与体液免疫有关，当受抗原刺激时，B-lymphocyte 转化成浆细胞（plasma cell），后者合成和分泌抗体。K-lymphocyte 也称为抗体依赖性细胞毒性 lymphocyte（antibody-dependent cytotoxic cell，ADCC），占机体 lymphocyte 总数的 5%～15%，具有杀伤作用。K-lymphocyte 所杀伤的靶细胞主要是比微生物大的病原生物（如寄生虫）或恶性肿瘤细胞等。关于 lymphocyte 与免疫功能的关系，在免疫学课程中会有详细论述。

三、血小板（Platelet）

Platelet 是从骨髓的巨核细胞（megakaryocyte）脱落的小块细胞胞质，因此，严格地讲，platelet 并不是完整的 blood cell。Platelet 的直径 1～4μm，呈不规则的扁平状。循环血中 platelet 的半寿期大约 8～12 天。正常成人 platelet 的数量是（100～300）× 10^9/L。Platelet 的胞浆中也有各种细胞器如内质网和高尔基体的成分、线粒体、各种酶系统；胞浆中有两种类型的颗粒，一类是致密颗粒，其中贮存有 5-羟色胺（hydroxytryptamine，5-HT）、二磷酸腺苷（adenosine diphosphate，ADP）和磷脂（phospholipid）等，另一类是α颗粒，其中含有凝血因子（coagulation factor）、Von Willebrand（vW）因子和血小板来源的生长因子（platelet-derived growth factor，PDGF）等。胞浆中还有一些收缩蛋白质如肌动蛋白（actin）、肌球蛋白（myosin）和血小板收缩蛋白（platelet thrombosthenin）等。Platelet 膜上含有大量的 phospholipid，胶原受体、vW 因子受体、fibrinogen 受体和凝血酶原（prothrombin）受体等。

Platelet 有维护血管壁完整性的功能。Platelet 能随时沉着于血管壁以填补内皮细胞脱落留下的空隙，而且能够与血管内皮细胞膜融合，成为内皮细胞膜的一部分并对其进行修复。当循环血中 platelet 数量少于 50 × 10^9/L 时，皮肤和粘膜下容易出现淤血点甚至紫癜。

在生理止血过程中，platelet 通过粘附和聚集作用，形成血小板栓子（platelet plug），暂时堵住血管的创口；platelet 释放某些 coagulation factor，加速血液凝固过程，platelet 中的收缩蛋白有固缩血凝块的作用；platelet 也释放溶解纤维蛋白的酶等。Platelet 在生理止血中的作用本章第四节还有进一步的叙述。

第四节 生理止血
Hemostasis

生理止血（hemostasis）或称止血，是机体的一项重要的生理活动。它由以下过程实现：受伤的小血管收缩，platelet plug 的形成，血液凝固，纤维蛋白溶解和抗凝。Hemostasis 的整个过程充分体现了机体既能有效地制止出血又能有效地防止凝血这两个方面。

一、局部血管收缩（Local vasoconstriction）

小动脉（小静脉）及其更小的血管受损伤后，出现比较明显的反应是血管收缩（vasoconstriction）或称血管挛缩（vascular spasm）。若血管破损不大且为比较规则的非纵向裂口，收缩反应可使血管管腔封闭，暂时阻止或延缓 blood 的流动。引起血管收缩有两个因素：一是交感神经兴奋而出现的反射性血管收缩，其反应出现快，持续时间短；二是局部肌源性痉挛，由局部缩血管物质引起，其反应比较缓慢但持续时间较长。局部缩血管物质来源于 platelet 和破损的血管内皮细胞，主要有血栓烷 A_2（thromboxane A_2，TXA_2）、5-HT 和内皮素等。

局部血管收缩对出血的制止是暂时的和有限的。但是，血管收缩减小了血流速度，并且因为它可持续几十分钟甚至几小时，从而有利于局部 platelet 和 coagulation factor 浓度升高，易化了血小板栓子和凝血块的形成。

二、血小板栓子的形成 (Formation of platelet plug)

Platelet plug 的形成，是 platelet 发生粘附和聚集反应的结果。

血小板粘着于非血小板的表面称为血小板粘附（platelet adhesion）。血管内膜损伤后，流经此处的 platelet 立即粘附于暴露的内膜下组织。粘附过程的机制之一是：plasma 中有一种 Von Willebran（vW）因子，它由血管内皮细胞合成，vW 因子先与血管内皮下暴露的胶原纤维结合，再与 platelet 膜上的特异性 vW 因子受体结合，从而使 platelet 粘附在破损的血管壁上。

Platelet adhesion 发生后，随即发生血小板聚集（platelet aggregation）。聚集是指 platelet 相互粘连在一起的过程。聚集的 platelet 可被激活（activation），platelet 激活后不仅使膜或胞浆的某些酶活性增加，也使某些生物活性物质从其胞浆颗粒中释放。ADP 的释放和 TXA_2 的生成对 platelet aggregation 十分重要（Fig. 3-5）。

ADP 是引起 platelet aggregation 最重要的物质，特别是从 platelet 致密颗粒中释放出来的内源性 ADP，可导致 platelet 不可逆的聚集。内源性 ADP 释放的机制，涉及 platelet 内 cAMP 减少、Ca^{2+} 增加等过程。ADP 引起 platelet aggregation，需要 Ca^{2+} 的参与和 fibrinogen 的存在。

TXA_2 的前体是两种前列腺素（PGG_2 和 PGH_2），PGG_2 和 PGH_2 来源于血小板膜磷脂中的花生四烯酸。当 platelet 被激活后，膜内的磷脂酶 A_2 也被激活，花生四烯酸在磷脂酶 A_2 的作用下从膜游离出来，并在血小板环氧化酶的作用下生成 PGG_2 和 PGH_2。PGG_2 和 PGH_2 本身即表现较强的致血小板聚集的作用，但其结构不稳定，很快被血栓烷合成酶作用生成 TXA_2。TXA_2 通过降低 platelet 内 cAMP 浓度和增加游离 Ca^{2+}，释放 5-HT 等，导致内源性 ADP 释放和血管收缩。

Platelet 被激活后，其 α 颗粒还可释放 PDGF，PDGF 是一个强有力的血管平滑肌分裂原，具有促进伤口愈合的作用。

通过 platelet adhesion 和 platelet aggregation 形成的 hemostatic plug 能够阻断破损较小的出血，这是正常机体每天都有的情况。对于破损较大的血管出血，platelet plug 能够暂时封闭伤口，对出血也有一定的制止作用。但 platelet plug 较为松软，在血流转强时易于流失。

某些因素能够抑制 platelet plug 的形成。例如阿司匹林和咪唑可抑制 TXA_2 的生成；PGH_2 被血管内皮细胞前列环素合成酶作用生成的前列环素（PGI_2）也抑制 platelet aggregation。PGI_2 被认为是在正常情况下防止血管内 platelet plug 形成的生理调节因子（Fig. 3-5）。

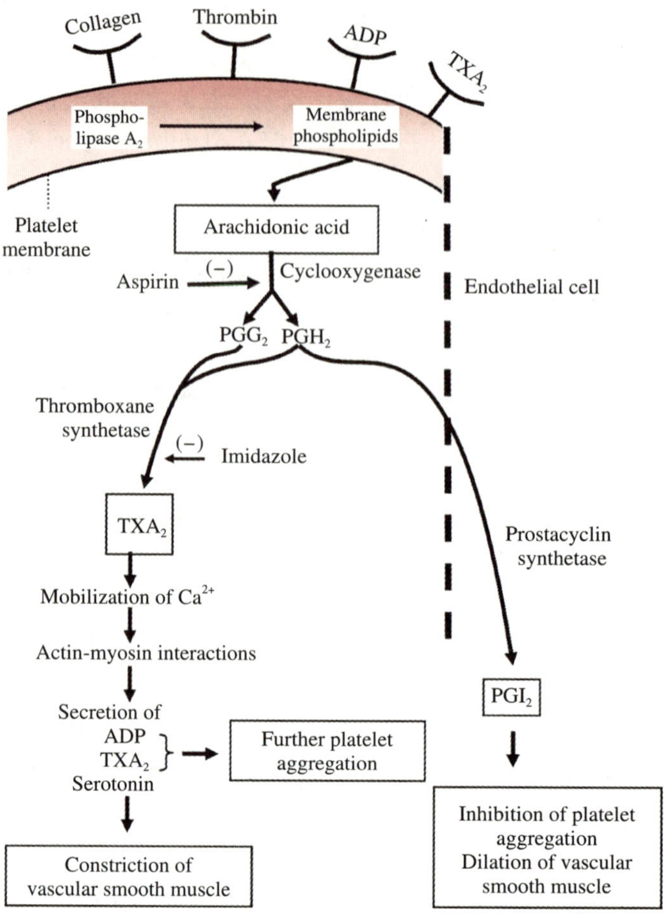

Fig. 3-5 The role of ADP and prostaglandin in the platelet aggregation.
ADP, adenosine diphosphate; PGG_2, prostaglandin G_2; PGH_2, prostaglandin H_2.

三、血液凝固（Blood coagulation）

Blood 从液态转变成不能流动的胶冻状的现象，称为 blood coagulation。Blood coagulation 是由凝血因子（coagulation factor）参加的一系列蛋白质有限水解的过程。

（一）Coagulation factor

Plasma 和组织中直接参与 blood coagulation 的物质，称为 coagulation factor（或 clotting factor）。其中包括 12 种按照国际命名法用罗马数字编号的因子，还包括前激肽释放酶（prekallikrein，PK）、高分子激肽原（high molecular weight kininogen，HMWK）和血小板磷脂（platelet phospholipid，PL）等（Tab. 3-3）。

Coagulation factor 有以下特征：①除第Ⅳ因子和 platelet phospholipid（PL）外，其他 coagulation factor 都是蛋白质；并且有些因子是具有水解肽键功能的蛋白酶，这些因子大多在肝脏合成，其中Ⅱ、Ⅶ、Ⅸ、Ⅹ的合成还必须有维生素 K 的参与。②正常时，大多数 coagulation factor 都是无活性的酶原，通过被有限水解，成为激活型，习惯上于某因子代号

Tab. 3-3 Clotting factors in the plasma (tissue)

Clotting factor	Synonym	Plasma concentration (μg/ml)	Biological half-life (day)
Factor Ⅰ	Fibrinogen	1000~7000	3~5
Factor Ⅱ	Prothrombin	100~150	3
Factor Ⅲ	Tissue factor; Tissue thromboplastin	0	–
Factor Ⅳ	Calcium ion		
Factor Ⅴ	Proaccelerin; Labile factor; Prothrombin accelerator; Accelerator globulin	4~14	15~30
Factor Ⅶ	Serum prothrombin conversion accelerator (SPCA) ; Proconvertin; Autoprothrombin 1; Stable factor	0.5~0.6	0.2
Factor Ⅷ	Antihemophilic factor (AHF) ; Platelet cofactor 1; Thromboplastinogen; Antihemophilic factor A	5~10	0.5
Factor Ⅸ	Plasma thromboplastin component (PTC); Christmas factor; Platelet cofactor 2; Antihemophilic factor B; Autoprothrombin 2	4~5	1
Factor Ⅹ	Stuart factor; Stuart-power factor; Autoprothrombin 3	7~12	1~1.5
Factor Ⅺ	Plasma thromboplastin antecedent (PTA);	4~6	2~3
Factor Ⅻ	Hageman factor; Contact factor	15~45	2
Factor ⅩⅢ	Fibrin-stabilizing factor; Plasma transglutaminase Laki-Lorand factor	8~20	11~12
Prekallikrein	Fletcher factor	45	
HMWK	Fitzgerald factor	70	
Platelet phospholipid	Platelet factor 3		

的右下角加一字母“a”表示被激活后的该因子，如V因子被激活后可表示为V$_a$。③Coagulation factor 的分子量一般比较大，不能从肾小球滤过，它们的降解失活由肝脏完成。因此，肝脏疾病和（或）维生素 K 不足对 blood coagulation 功能有一定的影响。

（二）凝血过程

Blood coagulation 过程大体上可以分为三个阶段。分别是：凝血酶原转换因子（prothrombin converting factor）的形成；因子Ⅱ激活成为Ⅱ$_a$；因子Ⅰ（fibrinogen）转变成为纤维蛋白（fibrin）(Fig. 3-6)。

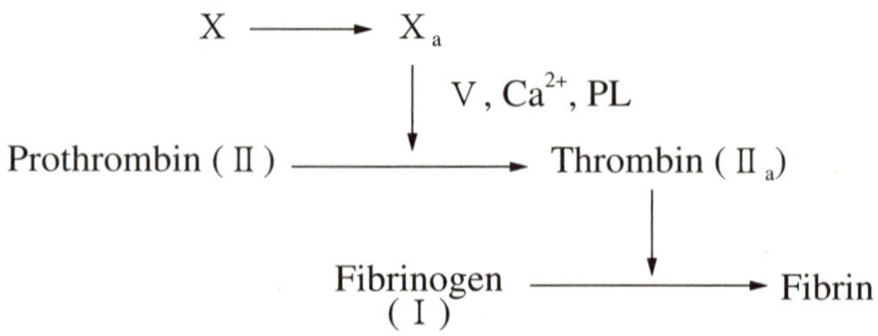

Fig. 3-6 The three stages of blood coagulation.

1. Prothrombin converting factor 的形成 Prothrombin converting factor 的形成从因子X的激活开始。根据因子X的激活方式不同，分别称为内源性途径（intrinsic pathway）和外源性途径（extrinsic pathway）。平时我们常说的内源性凝血和外源性凝血就是指因子X的这两种不同激活途径。

（1）Intrinsic pathway：完全依靠 plasma 内的 coagulation factor 激活因子X的途径称为 intrinsic pathway。血液本身的创伤（如应激、焦虑、恐惧及其他情况下使 blood 的性质和（或）成分发生了改变），或 blood 暴露于带有负性电荷的表面如血管内膜下的胶原或体外与玻璃、白陶土、硫酸酯等接触。这种情况可首先激活血浆中Ⅻ因子，在 PK 和 HMWK 参与下，通过正反馈，形成大量Ⅻ$_a$。Ⅻ$_a$再激活因子Ⅺ。这一阶段又称为表面激活（surface activation）阶段。同时 plasma 中的 platelet 也被表面激活，释放 PL，PL 中的主要成分是 platelet 第 3 因子（PF_3）。

Ⅺ$_a$ 在 Ca^{2+} 参与下，激活因子Ⅸ。Ⅸ$_a$与Ⅷ$_a$、PL 及 Ca^{2+} 组成复合物并协同激活因子X。复合物中的Ⅸ$_a$是作为蛋白酶，使因子X被水解激活；PL则提供反应的磷脂表面，Ca^{2+} 的作用是将Ⅸ$_a$和X连接在磷脂表面上；因子Ⅷ对因子X的水解激活起促进作用。因子Ⅷ在 plasma 中的存在形式是与 vW 因子结合，这种结合形式可调节 plasma 中Ⅷ的浓度。当Ⅷ从结合状态解离下来后才表现活性。同时凝血酶（Ⅱ$_a$）也可使Ⅷ激活。缺乏因子Ⅷ将发生A型血友病（hemophilia A），这种病人凝血缓慢，甚至微小创伤也出血不止。所以因子Ⅷ又被称为抗血友病因子。上述 blood coagulation 反应是在 PL 表面进行，所以又称磷脂表面阶段。

（2）Extrinsic pathway：依靠血管外组织释放的因子Ⅲ参与激活因子X的过程，称为 extrinsic pathway。例如创伤性出血后发生 blood coagulation 的情况。

因子Ⅲ是一个脂蛋白复合物，其中含有蛋白酶的活性成分。正常时，它只存在于血管外组织（在脑、肺、胎盘中较多），创伤出血后，因子Ⅲ进入血管内，激活因子Ⅶ，并与Ⅶ$_a$、PL 和 Ca^{2+} 形成复合物，复合物中的Ⅶ$_a$是蛋白酶，使因子X被水解激活；PL 提供反应的磷脂表面；Ca^{2+} 的作用是将因子Ⅶ$_a$和因子X连接在磷脂表面上。

上述两种不同的激活因子X的机制，造成在 blood coagulation 的速度上，intrinsic pathway 小于 extrinsic pathway。但是在通常情况下，单纯由一种途径引起 blood coagulation 并不多见。用纯化的 coagulation factor 进行实验可看到：因子Ⅻ$_a$形成后，可以激活因子Ⅲ，而因子Ⅶ$_a$

可以激活因子Ⅸ等，说明 intrinsic pathway 和 extrinsic pathway 发生的反应可以相互促进。

因子 X_a形成后，与因子Ⅴ、PL 和 Ca^{2+} 形成复合物，称为 prothrombin converting factor。可以说，prothrombin converting factor 的形成，是整个 blood coagulation 过程的限速步骤。

2. 因子Ⅱ（prothrombin）激活成为因子Ⅱ$_a$（thrombin） 在 prothrombin converting factor 的作用下，因子Ⅱ在几秒钟之内被激活成为Ⅱ$_a$。Prothrombin converting factor 中，因子 X_a 是催化生成 thrombin 的蛋白酶，因子Ⅴ在初始形成的 prothrombin activator 中是无活性的，但很快被 thrombin 激活，激活后的因子Ⅴ可使因子Ⅱ$_a$的生成速度大大提高；Ca^{2+} 的作用是将 X_a 和Ⅱ同时连接于 PL 提供的磷脂表面上。

3. 因子Ⅰ（fibrinogen）转变成为 fibrin Fibrinogen 的分子量为 340 000，正常时不会从血管壁漏至组织间隙（因此组织液是不凝固的）。在 thrombin 催化下，fibrinogen 的每一个分子脱去 4 个小肽，转变成为纤维蛋白单体（fibrin monomer）。这些单体在几秒钟内自动地聚合成纤维蛋白丝（fibrin fibers），构成了凝血块的网格（reticulae），但是这种以氢键聚合的形式疏松而不稳定。在激活的因子XIII的作用下，fibrin monomer 间以共价键形成纤维蛋白多聚体（fibrin polymer），即不溶于水的血纤维。

在 blood coagulation 全过程中，thrombin 的作用尤其重要。它不仅催化因子Ⅰ转变成为 fibrin，还通过激活因子XIII，使 fibrin 从单体变为更稳定的多聚体。此外，thrombin 还可激活因子Ⅴ和因子Ⅷ、诱导血小板活化以及促进血凝块（blood clot）回缩等。以上整个 blood coagulation 反应过程见 Fig. 3-7。

血纤维形成后，将 platelet、red blood cell、white blood cell 和 plasma 网罗在内形成 blood clot，堵塞血管破损处，使出血停止。Blood clot 形成后数分钟开始收缩，称为血凝块回缩（clot retraction）。通过 clot retraction 挤压出的淡黄色液体，称为血清（serum），约 1 小时左右，blood clot 成为坚实的止血栓，牢牢地封住血管缺口。Serum 与 plasma 的区别在于，前者缺乏 fibrinogen 和少量参与 blood coagulation 的其他 plasma protein，但又增添了少量在 blood coagulation 时由 platelet 释放出来的物质。

Platelet 在 blood coagulation 过程中，也发挥重要作用。Blood coagulation 反应的多个步骤都是在 platelet 提供的磷脂表面上进行的，从而防止了 coagulation factor 被血流稀释或被 plasma 中其他因素抑制。Platelet 膜上的 prothrombin 受体可结合更多的 prothrombin 并使其激活。Platelet 内的因子XIII、platelet thrombosthenin 及 platelet 胞浆中释放的 Ca^{2+} 均引起 clot retraction。

四、抗凝和纤维蛋白溶解（Anticoagulation and fibrinolysis）

在 blood 和组织中，已发现有 50 多种影响 blood coagulation 的物质，一些是促进 blood coagulation 的，称为致凝物质（procoagulants），另一些是抑制 blood coagulation 的，称为抗凝物质（anticoagulants）。正常时，心血管系统中的抗凝因素可预防血管内凝血；血管破损时，blood coagulation 一般发生在破损血管的局部，并且形成的血凝块还会被逐渐溶解（纤维蛋白溶解），这是由于体内存在着 anticoagulation 和 fibrinolysis 机制。

（一）抗凝物质（anticoagulants）的作用

1. 抗凝血酶Ⅲ（antithrombin Ⅲ） Antithrombin Ⅲ由肝细胞和血管内皮细胞分泌。

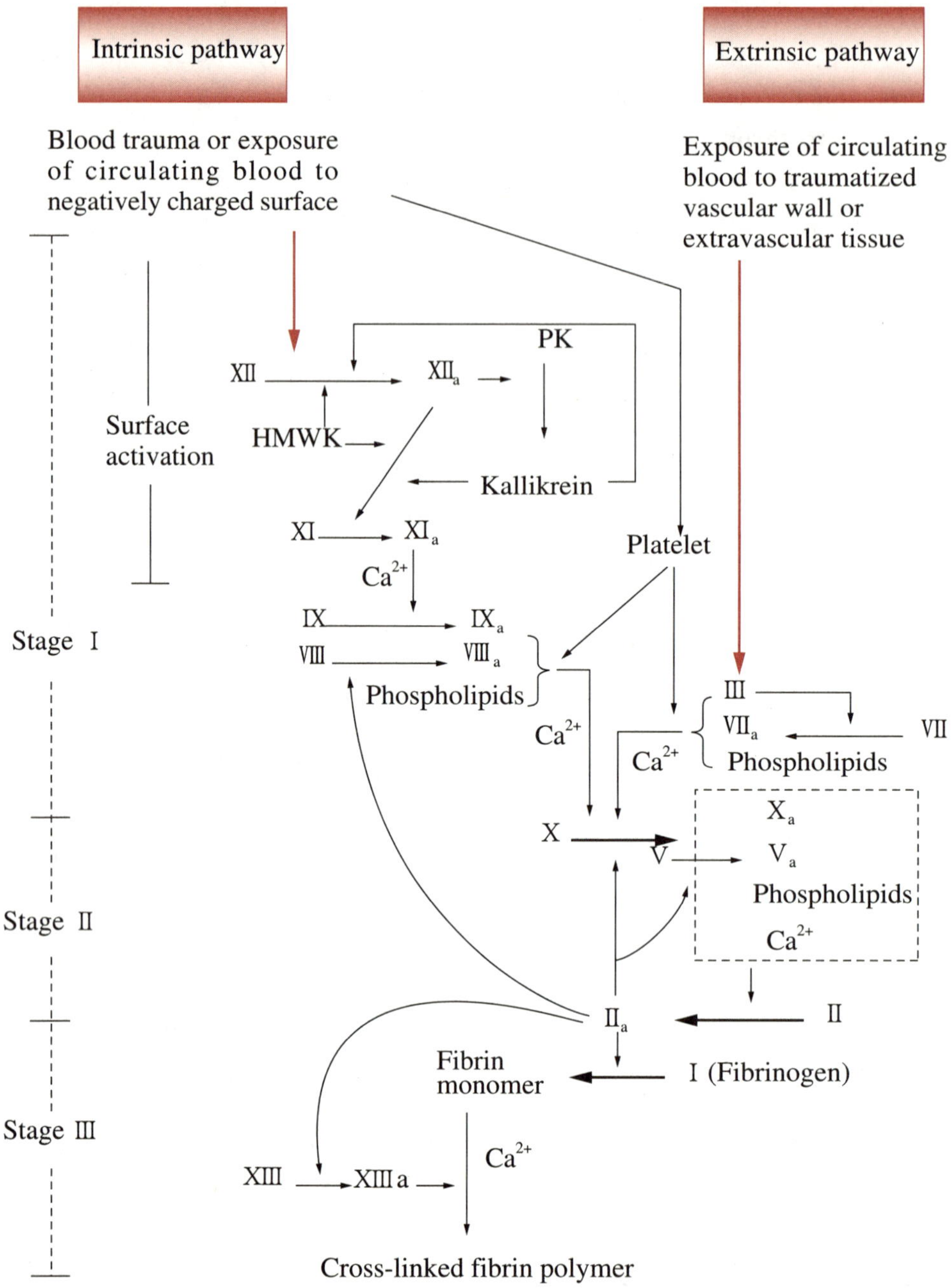

Fig. 3-7 A schema of blood coagulation.

在 plasma 中的含量为 18～30mg/100ml。它是丝氨酸蛋白酶抑制物中一种最主要的抗凝物质（其他的同类物质还有α_2-巨球蛋白，α_2-抗纤溶酶，肝素辅因子Ⅱ等）。Antithrombin Ⅲ主要能够吸附游离的 thrombin，并在结合后 10～20 分钟使 thrombin 失活。当 antithrombin Ⅲ与 heparin 相结合，形成 antithrombin Ⅲ-heparin 复合物时，antithrombin Ⅲ与 thrombin 的亲和力可增至 100 倍，所以当体内肝素较多时，可立即使 thrombin 失活。此外，这一复合物还能使凝血因子Ⅻ$_a$、Ⅺ$_a$、Ⅸ$_a$ 和 X$_a$ 失活，阻断凝血的进行。

2. Heparin Heparin 主要由结缔组织中的肥大细胞分泌（血液中嗜碱细胞也产生一部分），分泌的 heparin 以小量持续的方式进入血液循环。Heparin 是一种粘多糖，分子量 15 000～18 000。正常血中浓度较低，heparin 本身的抗凝血作用很弱，它通过与 antithrombin Ⅲ结合而增强 antithrombin Ⅲ的活性，并刺激血管内皮细胞释放大量组织因子途径抑制物（tissue factor pathway inhibitor，TFPI）和其他抗凝物质，从而抑制凝血过程，还增强蛋白质 C（protein C）的活性和刺激血管内皮细胞释放纤溶酶原激活物，增强纤维蛋白溶解，因此 heparin 被广泛作为抗凝药物使用。

3. Protein C Protein C 是一种维生素 K 依赖性的 plasma protein。由肝合成，分子量 62 000，平时以无活性的酶原形式存在于 plasma 中。它的激活与血栓调制蛋白（thrombomodulin)-thrombin 复合物的形成有关。血管内皮细胞可产生 thrombomodulin（也称为 thrombin 结合蛋白)，它与 thrombin 结合后能够减弱 thrombin 的促凝血作用。Thrombomodulin-thrombin 复合物将 protein C 激活，激活的 protein C 作用的方式是：①在 protein S（另一种维生素 K 依赖性蛋白质）的辅助下，灭活因子 V$_a$、Ⅷ$_a$；②通过使组织纤溶酶原激活物（tissue plasminogen activator，t-PA）的抑制物失活，达到了增强 t-PA 相对活性的目的（Fig. 3-8)。

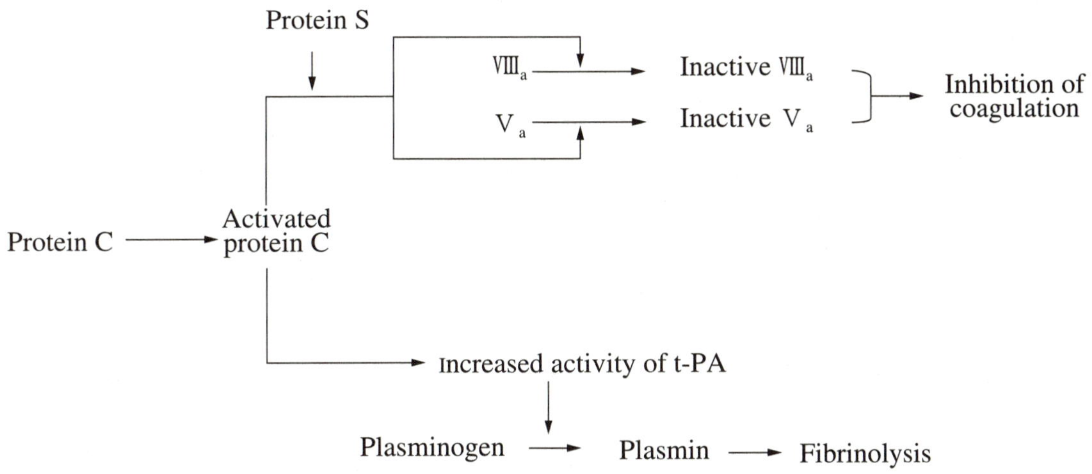

Fig. 3-8 Anticoagulation and fibrinolysis by protein C.

此外，protein C 还可阻碍 X$_a$ 与血小板磷脂结合，削弱 X$_a$ 对凝血酶原的激活，protein C 还可被凝血酶直接或间接激活，从而制约凝血过程的继续。因此，protein C 具有抗凝血作用。当 protein C 先天缺乏时，或其激活过程受阻时，可导致难以控制的血管内凝血（常常死于婴儿期）或血管内易形成血栓（thrombosis)。

4. Fibrin fiber 形成于凝血过程中的 fibrin fiber 也是一种很强的抗凝血物质，它可吸附 85%～90% 的 thrombin，从而防止了 thrombin 向凝血块以外的部位扩散，防止了凝血范围的扩大。

（二）纤维蛋白溶解（Fibrinolysis）

血凝块中的 fibrinogen 被逐渐溶解的过程，称为 fibrinolysis。

1. 纤溶酶系统（plasmin system） Plasmin system 的组成有：纤溶酶原（plasminogen）、纤溶酶（plasmin）、纤溶酶原激活物（plasminogen activators，PAs）和纤溶酶抑制物（plasmin inhibitor）。

2. Fibrinolysis 过程

（1）Plasminogen 的激活：Plasminogen（或称 profibrinolysin）正常时以无活性形式存在于血浆中，它是一种含有丝氨酸残基的 β- 球蛋白。当某处形成 blood clot 时，大量 plasminogen 被网络在 blood clot 中，在 PAs 的作用下，plasminogen 被激活，成为 plasmin（或 fibrinolysin）。激活后的 plasmin 也主要位于 fibrin 附近。

PAs 主要包括：①血管内的 $Ⅻ_a$-PK-HMWK 系统；②各种组织、血管内皮细胞合成释放的 PAs 和③来源于细菌提取物的 PAs。其中成分①是指 $Ⅻ_a$ 和被其活化的 kallikrein 能够激活 plasminogen。Kallikrein 可能通过两种途径启动纤溶：一是裂解 HMWK 释放缓激肽，后者促进内皮细胞释放 PAs，二是活化尿激酶（目前认为这可能是尿激酶活化的最有效途径）；成分②是指由内皮细胞合成的蛋白质。这些蛋白质与 fibrin（fibrinogen）和 plasminogen 有极高的亲和力，主要在 blood clot 局部起作用，进入血循环中的很少，例如细胞纤维激酶（cytofibrokinase），尿激酶（urokinase），及其由损伤的血管内皮和组织释放的 t-PA 就是一种强有力的 plasminogen 激活物，它在大多的生理性纤溶中起主要作用；成分③是指链激酶（streptokinase）和葡萄球菌激酶（staphylokinase）等。

使用基因重组技术，已成功地合成了 t-PA 用于治疗冠状动脉血栓病，但其价格非常昂贵。临床较普遍使用的是链激酶等血栓溶解制剂。

（2）Fibrin（fibrinogen）降解：Plasmin 是血浆中活性最强的蛋白溶解酶。它的性质与胰蛋白酶相似，能够将蛋白质溶解分割成许多可溶性小分子肽。血凝块中的 fibrin（fibrinogen）在 plasmin 作用下变成纤维蛋白或纤维蛋白原降解产物（fibrin or fibrinogen degradation product，FDP），从而使 blood clot 逐渐溶解消失，被堵塞的血管重新开放。此外，FDP 也能从多方面干扰 blood coagulation 的继续进行。例如它可抑制 thrombin 的活性；还能通过抑制 fibrinogen 与 platelet 膜上的 fibrin 受体结合，抑制 platelet aggregation（因为 platelet aggregation 要以 fibrinogen 的存在作为必要条件）；FDP 还能抑制 fibrin polymer 的形成。

Plasmin 虽然活性最强，但特异性较差。除上述溶解 fibrin（fibrinogen）作用之外，还能破坏因子Ⅴ、Ⅷ、Ⅱ和Ⅻ等，所以当血中 plasmin 功能过强时，可出现凝血功能低下（hypocoagulability）。

生理情况下，血液中总有少量 plasmin 生成，但其活性受到某些抑制物的抑制，这些抑制物称为 plasmin inhibitor。其中较为重要的是 α_2-antiplasmin。它通过与 plasmin 结合，封闭 plasmin 分子的活性中心；也能在因子 XIII_a 的作用下，与 fibrin 结合，防止 fibrin 被 plasmin 降解。此外，抑制纤溶过程的因素还有 t-PA 抑制物，这种抑制物已在血管内皮细胞发现，其特异性较强。

弥散性血管内凝血（disseminated intravascular coagulation，DIC）是由于 hemostasis 功能异常而出现的一种临床综合征。首先是凝血机制在循环血中被广泛激活，形成小而数量多的blood clot，栓塞大量的外周小血管。造成DIC的最常见原因有：细菌或细菌毒素（特别是内毒素性休克）感染导致的广泛性内皮损伤、严重的创伤或组织坏死释放大量组织因子进入血循环，从而激活凝血机制；也见于体内癌细胞的广泛扩散导致 procoagulant 释放增多或妊娠综合征时某些 procoagulant 如羊水（amniotic fluid）释入血循环等。外周小血管的栓塞（thrombosis）极大地减少了O_2和其他营养物质向各组织的输送，因此更加重休克。继大量 blood clot 形成之后机体又出现 fibrinolysis 增加的表现，这是由于 coagulation factors 被大量消耗，机体不能维持正常的 hemostasis 而表现为出血。

第五节 血 型
Blood Group

不同的个体，具有不同类型（type）的 blood，如果将两种不同 type 的 blood 相混合，会看到 RBC 彼此聚集在一起，成为一簇簇不规则的细胞团，这种现象称为红细胞凝集（agglutination of erythrocyte）。当凝集的 RBC 破裂时，有 hemoglobin 逸出，称为溶血（hemolysis）。

Agglutination 的本质是抗原抗体反应，这是一个不可逆的过程。所谓 blood group，通常是指RBC上特异凝集原（agglutinogen，也称抗原）的类型。当带有某种 agglutinogen 的RBC与血浆中对抗这种凝集原的凝集素（agglutinin，也称抗体）相遇时，就会出现凝集反应。

目前在人类的 blood cell 上已发现 30 多种常见抗原和数百种不常见抗原。其中大多数抗原都是弱抗原，一般不引起 RBC 凝集。但人的 red blood cell 上，有三种常见抗原具有较强的免疫原性，它们分别是 A、B 和 D 抗原。虽然在人的 red blood cell 上已发现十几个独立的 blood group system（如 ABO、Rh、MNSs、Lewis、Lutheran、Kell 和 Kidd 等），但其中最重要的是 ABO 血型系统（ABO blood group system）和 Rh 血型系统（Rh blood group system）。

一、ABO 血型系统和 Rh 血型系统 (ABO blood group system and Rh blood group system)

（一） ABO blood group system

这一血型系统是由 Landsteiner 于 1901 年发现的。当时，他注意到这样一种现象：如果将很多人的 red blood cell 分别与另一些人的 serum 相混合，就会出现有的凝集、有的不凝集的现象。Landsteiner 认为，由此，可以将人们的 blood 分为四个类型（type），分别称为 A、B、AB 和 O 型。这四个 type 的血液，其 red blood cell 上的凝集原和血浆中的凝集素各不相同（Tab. 3-4）。只有某一 agglutinogen 与其相对应的 agglutinin 相遇时（如体外试验或临床输血），才会出现凝集反应（Tab. 3-5）。

1. ABO blood group system 的抗原 ABO血型抗原的前体是含有四个糖基的寡糖链。O 型血的抗原糖链终止于岩藻糖（fructose）；A 型血的抗原糖链终止于 N-乙酰半乳糖胺基（N-acetylgalactosamine）；B 型血的抗原糖链终止于 D-半乳糖基（galactose）；AB 型则同时具有 N-乙酰半乳糖胺基和 D-半乳糖基（Fig. 3-9）。

Tab. 3-4 Summary of ABO blood group system

Type	Red blood cell antigen(s)	Plasma antibody(ies)
A	A substance	β(anti-B)
B	B substance	α(anti-A)
AB	Both A and B	Neither α nor β
O	H substance	Both α and β

Tab.3-5 Cross reactions of blood types in the ABO group

Donors type	Recipients type			
	A	B	AB	O
A	−	+	−	+
B	+	−	−	+
AB	+	+	−	+
O	−	−	−	−

+, indicates red blood cell agglutination; −, indicates no agglutination.

2. ABO blood group system 的抗体 凡是 red blood cell 具有某一型 antigen 的，其 serum 中就不会有与这一型antigen相对应的antibody。如 A type blood 中不会有抗 A，而有抗 B antibody；B type blood 中只有抗 A antibody；AB type blood 中既无抗B antibody也无抗A antibody；O type blood 既有抗 A antibody，也有抗 B antibody。

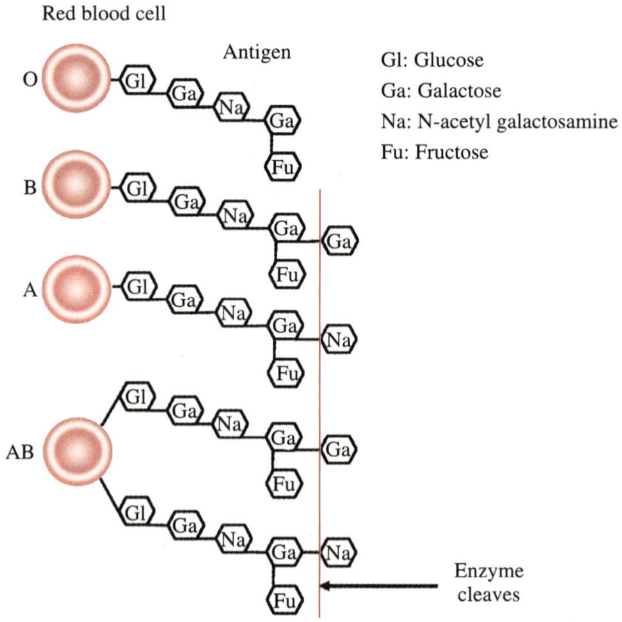

Fig. 3-9 Antigen of group ABO red blood cell type.

ABO blood group system 的 antibody 属于天然抗体（natural antibody）。Natural antibody 产生的原因尚未阐明。可能是出生后，有少量（或微量）的 A 和 B 凝集原通过食物、细菌或其他方式进入体内刺激机体产生的对抗自身所没有的 antigen 的 antibody。因为在实验中看到，如果将动物置于无菌环境，它们没有肠道菌丛，则完全不产生 blood group antibody，也发现有些细菌能够合成和分泌一些与 A 和 B antigen 非常相似的化学物质。婴儿刚出生时，血中几乎没有 ABO blood group antibody，出生后 2～8 个月 blood 中这类 antibody 的滴度迅速升高，8～10 岁 antibody 效价达高峰，以后稍有低落。ABO blood group antibody 多属于 IgM（也有 IgG），一般不能通过胎盘。

（二）Rh blood group system

Rh blood group system 在我国是仅次于 ABO blood group system 的另一个重要 blood group system。

1940 年，Landsteiner 和 Wiener 将恒河猴（Rhesus monkey）的 red blood cell 注入家兔（或荷兰猪）体内，产生了抗 Rhesus monkey red blood cell 的 antibody。用含有这种 antibody 的 serum 与人的 red blood cell 混合，发现有 85% 的美洲白人的 red blood cell 被凝集，说明人类 red blood cell 上具有与 Rhesus monkey red blood cell 同样的 antigen，乃以 “Rh” 命名，凡是人的 red blood cell 能被 Rh 抗血清（antiserum）凝集者，称为 Rh 阳性（Rh positive），不能被凝集者称为 Rh 阴性（Rh negative）。这一 blood group system 即称为 Rh blood group system。

1. Rh blood group system的抗原 Rh blood group system 存在着由三对等位基因控制的六种 antigen，它们是 C、c、D、d、E、e。其中 D antigen 特异性最强（D antigen 又被称为 Rh 因子），通常所说的 Rh positive 是指仅含有 D antigen 的血液。Rh blood group system 的 antigen 目前仅发现于 red blood cell 上。

2. Rh blood group system 的抗体 Rh blood group system 有抗 C、c、D、E、e 五种 antibody（血清中未发现单一的抗 d 抗体）。抗 Rh antibody 属于 IgG，不是 natural antibody，是经过免疫后产生的。

血型为 Rh negative 的人接受 Rh positive 血后，会产生抗 Rh antibody，一般来说不致引起立即的输血反应或仅有轻微的反应。但是，当再次接受 Rh positive 血时会发生 antigen-antibody 反应，导致 hemolysis。Rh negative 的母亲孕育了 Rh positive 胎儿（胎儿接受了来自于父亲的 Rh 阳性抗原），胎儿的 red blood cell 因某种原因（例如母亲分娩时胎盘剥离）一旦进入母体，就会刺激母体产生抗 Rh antibody，该抗体可在母体内存在数年之久。当此 Rh negative 的母亲第二次孕育 Rh positive 胎儿时，由于经过初次免疫反应，母体内保存着相应的免疫记忆细胞，因此抗 Rh antibody 的浓度大幅度升高，并通过胎盘进入胎儿体内，与胎儿的 red blood cell 发生反应，造成新生儿溶血性疾病（hemolytic disease of newborn）。

在我国汉族和其他大部分少数民族人群中，Rh positive 占 Rh blood group system 中的 99% 以上，一般临床工作中较少因 Rh 血型不同发生问题。但在一些少数民族人群中，Rh negative 的人较多，应格外注意。此外，由于 red blood cell D antigen 缺少其中某一个小因子而仍表现为 Rh positive 的人，在接受另一个带有完全 D antigen 的 Rh positive blood 后，可以产生本人所缺小因子的 antibody，这也是值得注意的一个方面。

二、输血和交叉配血（Blood transfusion and cross matching）

输血（blood transfusion）在临床上应用颇为广泛。例如手术、抢救各种原因的急性大失血、治疗各种原因造成的重度贫血、补充 coagulation factor 协助止血，以及改善机体状态增强抵抗力等。

（一）输血原则

Blood transfusion 时必须严格遵守以下基本原则：

1. 在正常情况下，应坚持同型输血。因为同型输血时，受者（recipient）的 plasma 中不含有对抗供者（donor）red blood cell 的 antibody。Donor 的 plasma 中也不含有对抗 recipient red blood cell 的 antibody。

2. 根据 ABO blood group 特点，在无法得到同型血源的情况下，可考虑将 O type blood 输给 A、B、AB type blood 的人或 AB type 的人接受 A、B 和 O type 的 blood。这是因为 O type blood 的 red blood cell 没有 agglutinogen，它不被 A、B 或 AB type blood 的 serum 凝集；AB type blood 中没有 agglutinin，不会凝集 A、B 和 O type blood 的 red blood cell。但是，这种异型输血是有条件的，只能少量缓慢地进行。因为 O type blood 的 serum 中含有 A、B 两种 agglutinin，如果输血量大或输血较快，这些 agglutinin 就不能被 recipient 的 plasma 稀释从而使 recipient 的 red blood cell 凝集；同理，AB type blood recipient 的 red blood cell 也有被 A、B 和 O type blood donor 的 agglutinin 凝集的可能性。

（二）交叉配血（Cross matching）

血型不合产生的输血反应（transfusion reaction）有两个方面：一是供血者血浆中的抗体与受血者 RBC 上相应的抗原发生凝集反应，称为小凝集（minor agglutination）；二是受血者血浆中的抗体与供血者 RBC 上相应的抗原发生凝集反应，称为大凝集（major agglutination）。输血反应的表现有：全身不适，焦虑，面部潮红，胸部疼痛，呼吸困难，重者导致休克、弥散性血管内凝血和急性肾衰竭。所以临床上在实施 blood transfusion 之前，即使已知是同型 blood，也必须做 cross matching。Cross matching 可以检出 ABO blood group system 中许多不同的亚型、检出 ABO blood group system 以外的配血不和，并防止 blood group 定错造成的严重后果。

Cross matching 试验主要是检查 recipient plasma 中有没有使 donor red blood cell 凝集的 antibody，因此，首先应注意 recipient 的 serum 与 donor 的 red blood cell 配血方面，这是主侧（primary aspect）。但 blood transfusion 时，输入的不仅是 red blood cell，同时也输入 plasma。当输入的 plasma 中存在着与 recipient red blood cell 不相合的 antibody 时，有时也可以破坏 recipient 的 red blood cell。因此将 recipient 的 red blood cell 与 donor 的 serum 之间配血，称为次侧（secondary aspect）。Primary aspect 和 secondary aspect 均做配血，合称 cross matching（Fig. 3-10）。

如 Fig. 3-10 所示，当 primary aspect 与 secondary aspect 均无凝集时，称为配血相合（compatibility），可以进行 blood transfusion；如果 primary aspect 凝集，无论 secondary aspect 凝集与否，绝不能进行 blood transfusion；若 primary aspect 无凝集、secondary aspect 有凝集但凝集块不是很大，只能少量缓慢地进行 blood transfusion，并随时注意 recipient 的反应。

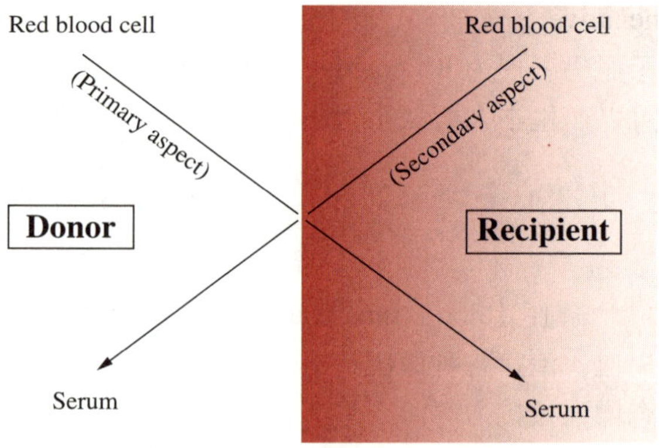

Fig. 3-10 A schema of cross matching.

第六节 造血功能和血细胞的破坏
Hematopoiesis and Hematoclasis

正常情况下，造血功能（即 blood cell 生成）和 blood cell 破坏的功能都很活跃，这两个过程是保持动态平衡的。例如，正常成人每天生成和破坏的 red blood cell 数目大致相等，约为 200×10^9 个左右。如果这一平衡被破坏就会引起疾病。

一、造血功能（Hematopoiesis）

（一）造血各个阶段

在胚胎发育早期，最初是在卵黄囊造血，以后由肝脾造血。胚胎发育到 5 个月以后，肝脾造血活动逐渐减少，骨髓开始造血，并且造血活动逐渐增强。到婴儿出生时，几乎完全依靠骨髓造血。但如果婴儿急速生长发育，对造血的需要量过多时，肝脾可再次参与造血以进行代偿。成年人完全依靠骨髓造血而不再需要骨髓外代偿性造血。

骨髓内造血过程包括三个阶段。第一阶段是造血干细胞（hematopoietic stem cell）的复制和分化，hematopoietic stem cell 也称多能干细胞（pluripotent stem cell）；第二阶段是定向祖细胞（committed progenitor）继续分化增殖，committed progenitor 也称定向干细胞（committed stem cell）；第三阶段是各系母细胞发育，分别生成具备细胞功能的各类成熟 blood cell。

（二）造血功能的调节

目前认为对造血功能起调节作用的主要是造血生长因子（hematopoietic growth factors，HGFs），此外，造血微环境也有一定的作用。

造血细胞生长因子主要包括红细胞生成素（erythropoietin，EPO）、集落刺激因子（colony-stimulating factor，CSF），以及某些白介素（interleukin，IL）等。每一种 HGF 刺激 hematopoiesis 具有一定的特异性。例如 EPO 刺激红系 hematopoietic cell 的增殖分化和成熟；CSF 刺激粒系 hematopoietic cell 的增殖分化和成熟，但是 HGFs 之间也有互相辅助的作用。此外，这些 HGFs 不仅调节 hematopoiesis，也增加成熟 blood cell 的功能。目前发现的这类因子已有十几种之多，其中有些因子的基因已经克隆成功并有了重组基因的生产（Tab. 3-6）。有些因子已应用于临床治疗某种原因导致的 hematopoiesis 障碍。

造血微环境是指造血细胞所在的局部环境（包括离体培养的环境）。其主要构成有各种基质、成纤维细胞、上皮样细胞、巨噬细胞和脂肪细胞，还包括在体的末梢血管和神经纤维。微环境的作用有三方面：一是支撑 hematopoietic cell 形成造血岛（如上皮样细胞）；二是有利于细胞间的相互作用；三是释放短距离的调节因子如肾上腺素能物质、乙酰胆碱、组胺等，促进或抑制 hematopoietic cell 的定向分化。

骨髓内造血的三个阶段都受到上述调节因素的作用。

1. 对 hematopoietic stem cell 的调节 Hematopoietic stem cell 的分化趋向受到 HGFs 的调节，例如 EPO 促进 stem cell 向红系 progenitor 分化；Meg-CSF 促进 stem cell 向巨核系 progenitor 分化；刺激粒系细胞生长的 HGFs 促进 stem cell 向粒系 progenitor 分化等。

Tab. 3-6 Factors regulating hematopoiesis

Name	Secretion site	Major target cell
Burst promoting activitor（BPA）		burst forming unit-erythroid
Erythropoietin（EPO）	Kidney cells	colony forming unit-erythroid
Megakaryocyte-CSF (Meg-CSF)	Kupffer cells of liver	colony forming unit-megakaryocyte
Granule-CSF（G-CSF）	Monocytes，fibroblasts，endothelial cells	colony forming unit-granule
Macrophage-CSF（M-CSF）	Monocytes，fibroblasts，endothelial cells	colony forming unit-macrophage
Granule-Macrophage-CSF（GM-CSF）	T cells，monocytes，endothelial cells，fibroblasts	colony forming unit-granule macrophage
Interleukin-1（IL-1）	Macrophages，endothelial cells，fibroblasts	pluripotent stem cell
Interleukin-3（IL-3）	T cells	pluripotent stem cell
Interleukin-4（IL-4）	T cells	committed-stem-cell of basophil
Interleukin-5（IL-5）	T cells	committed-stem-cell of eosinophil
Interleukin-6（IL-6）	Macrophages，endothelial cells，fibroblasts	pluripotent stem cell

Hematopoietic stem cell 的分化趋向也受到 hematopoietic microenvironment 的诱导作用。例如实验发现，将同一来源的 hematopoietic stem cell 种植到高红系定向微环境（如脾脏），生成的红系细胞团（也称集落）占优势；种植到高粒系定向微环境（如股骨骨髓），则生成的粒系集落占优势。也发现 hematopoietic stem cell 附近的 T 细胞可促进 stem cell 向红系分化，而脂肪细胞则与粒系集落生成有关。还发现 hematopoietic stem cell 能释放一些物质，在近距离内作用于 hematopoietic cell，例如体外培养体系中可以分别检测出特异性的刺激 hematopoietic stem cell 增殖的因子和抑制 hematopoietic stem cell 的因子，它们主要影响 stem cell 的周期状态。另外，肾上腺素受体激动剂可促进红系集落的生成、胆碱受体激动剂可促进粒系集落的生成。机体处于不同的生理或病理情况时，stem cell 向某一 committed progenitor 分化的倾向就会增大或减小。

2. 对 committed progenitor 的调节 Committed progenitor 主要受到 HGFs 的调节。体外实验证明，committed progenitor的存活、增殖和分化都有赖于这些因子的存在。例如，红系 progenitor 在 EPO 的作用下，生长成红系 progenitor 集落并分化为红母细胞，巨核系祖细胞在 Meg-CSF 的作用下，集落的生成和细胞数增加，同样，各种粒系 CSF 能刺激相应 progenitor 的增殖。

除了 HGFs 的调节之外，还有一些抑制因子也参与对 progenitor 的调节。研究较为清楚的是粒-单系 progenitor 的抑制因子如乳铁蛋白（lactoferritin）、prostaglandin E 和酸性异铁蛋白（acid isoferritin，AIF）。Lactoferritin 是一种与铁结合的糖蛋白，主要由中性粒细胞释放，它的作用机制是抑制巨噬细胞产生 CSF 从而抑制粒-单系 progenitor。PGE 也可由

macrophage 释放，它有很强的抑制单核-巨噬系 progenitor 增殖的作用。AIF 主要由 monocyte-macrophage 产生，可抑制粒-单系 progenitor 的增殖和分化。这些都构成了粒-单系细胞生成的负反馈调节机制。

3. 对母细胞发育成熟过程的调节

(1) 巨核母细胞生成 platelet：巨核母细胞的胞质已开始分化，核内 DNA 合成也增加（但细胞不分裂）。当巨核母细胞的胞质被分隔成许多小区时，每个小区完全隔开即成为 platelet。巨核母细胞的"成熟"过程受到血小板生成素（thrombopoietin，TPO）的调节。TPO 是一种糖蛋白，由肾脏产生。它刺激巨核母细胞 DNA 的合成。

(2) 粒-单系细胞的成熟：粒-单系细胞的成熟受到 G-CSF、M-CSF 和 GM-CSF 的促进作用，又受到某些粒-单系细胞抑制物的抑制作用。例如从粒细胞提取物中发现有一种粒细胞抑素，有抑制幼粒细胞合成 DNA 的作用，因此延长细胞周期，延缓细胞分裂。

(3) 原红母细胞发育分化为成熟 RBC：从原红母细胞开始，已经能够合成 hemoglobin，在发育为成熟 RBC 之前，原红母细胞还要经过数次分裂和分化。在母细胞分裂及合成 hemoglobin 的过程中，除了需要如一般细胞生长所需的氨基酸、脂肪、碳水化合物之外，还对叶酸、维生素 B_{12} 和铁有特殊的需要，并且受到一种重要的激素—— EPO 的调节。

二、血细胞的破坏 (Hematoclasis)

各种 blood cell 破坏的原因和方式不尽相同，这主要与它们各自的功能有关。

（一） Red blood cell 的破坏

Red blood cell 的平均寿命约为 120 天。当 red blood cell 逐渐衰老时，其脆性增加，在血流湍急处可因机械冲击而破损，在通过微小孔隙（如脾脏血窦）时变形能力减弱而易被阻滞和吞噬。

Red blood cell 在血管内破损后，释出的 hemoglobin 立即与血浆中的一种 α_2- 球蛋白（触珠蛋白）相结合，运送到肝脏被摄取。Hemoglobin 脱铁后称为脱铁血红素，它转变为胆色素，由肝脏代谢。

Red blood cell 在脾内被吞噬消化后，铁可再利用，而脱铁血红素转变为胆色素后也由肝脏代谢。脾脏是 red blood cell 破坏的主要场所，因此当脾脏被切除后，循环血中异常 red blood cell 和衰老 red blood cell 的数目大幅度增加。

（二） Platelet 的破坏

平时约有 30% 的 platelet 储存于脾脏，并与血流中的 platelet 保持平衡。当机体处于紧张状态时，储存的 platelet 进入血液循环。

进入血液循环的 platelet 平均寿命 7～14 天，但只在开始两天具有生理活性。

在 hemostasis 活动中，platelet 发生 aggregation 后，自身解体，释放出全部活性物质。Platelet 也可以融合入血管内皮细胞。这属于在发挥生理功能时被消耗。

Platelet 的衰老是其被破坏的主要原因。衰老的 platelet 被脾脏吞噬。

（三）White blood cell 的破坏

Granulocyte 和 monocyte 主要是在组织中发挥作用。Neutrophilic granulocyte 在循环血液中停留 8 小时左右即进入组织，一般 3～4 天后衰老死亡；若有细菌侵入，granulocyte 在吞噬活动中可因释出的溶酶体过多而发生“自我溶解”，与破坏的细菌和组织片共同构成脓。Monocyte 在 blood 中循环 72 小时左右进入组织成为巨噬细胞。它们在组织的存活约 3 个月（例如有骨髓移植的报道提示其存活时间大约 3 个月左右）。Lymphocyte 则循环于 blood-组织液-淋巴之间，而且尚可增殖分化，因此较难准确判断其寿命。

临床举例

张某某为已婚妇女，Rh 阴性血型，初次分娩，其新生儿为 Rh 阳性血型，产后母子均正常。医生给刚刚分娩的母亲注射了 Rh免疫球蛋白，这种球蛋白可以中和进入母体的 Rh 因子并最终将其清除，注射免疫球蛋白的目的是为了她下一次怀孕时胎儿的安全。

在妊娠过程中，胎儿血与母体血是不相混的。母体与胎儿通过胎盘实现物质交换。RBC不能通过胎盘，抗体能通过胎盘。但在分娩过程中，有可能一小部分胎儿血进入母体内。

问题：

（1）为什么她第一次孕育 Rh 阳性胎儿，没有出现新生儿溶血性疾病（即：为什么在妊娠期间胎儿的 RBC 不被凝集）？

（2）如果此 Rh 阴性母亲没有接受 Rh 免疫球蛋白，为什么在她下一次怀孕时 Rh 阳性胎儿可能出现溶血？

（3）在她第一次分娩 Rh 阳性胎儿后，立即给予 Rh 免疫球蛋白，为什么可以防止第二次怀孕时，Rh 阳性胎儿不发生新生儿溶血性疾病？

（4）为什么 Rh 免疫球蛋白必须在她分娩第一个 Rh 阳性胎儿之后立即注射？假如她没有立即接受 Rh 免疫球蛋白的注射，从而导致了第二个 Rh 阳性胎儿出现新生儿溶血，那么在她分娩第二个 Rh 阳性胎儿后，立即给予 Rh 免疫球蛋白，是否能在她第三次孕育 Rh 阳性胎儿时不出现新生儿溶血？为什么？

参考答案

Rh阴性的母亲分娩的第一个Rh阳性婴儿，没有出现新生儿溶血性疾病，这是因为胎儿血和母体血在妊娠过程中没有相混，母体没有产生抗Rh 因子的抗体。在分娩时，小量胎儿血有可能进入母体，刺激母体产生抗 Rh 因子的抗体。下次再怀孕 Rh 阳性胎儿时，该抗体将穿过胎盘，破坏胎儿的 RBC。但是，如果将分娩时偶然进入母体的 Rh 因子用 Rh 免疫球蛋白立即中和除去，则母体不会产生抗 Rh 因子的抗体。因此，第二胎 Rh 阳性胎儿也是安全的。前面提到的给母体注射 Rh 免疫球蛋白，这种球蛋白属于外源性免疫球蛋白，是一种被动免疫过程，外源性免疫球蛋白作用的时间短。但如果母亲接受婴儿血中的 Rh 因子，母体自身产生抗体，将形成主动免疫，主动免疫将在免疫系统形成记忆细胞，可在很长时间内产生抗体。

Rh 免疫球蛋白必须在 Rh 阴性母亲每一次分娩 Rh 阳性胎儿后立即注射，以便在 Rh 因子刺激母体产生抗 Rh 因子抗体之前将 Rh 因子中和清除。一旦母体自身产生了抗 Rh 因子的免疫反应，再次使用 Rh 免疫球蛋白将无济于事。因此，如果 Rh 阴性母亲在第一次分娩 Rh 阳性胎儿时，没有立即接受 Rh 免疫球蛋白，并且第二个 Rh 阳性胎儿出现了新生儿溶血性疾病，则在第二个 Rh 阳性胎儿出生后，再给予 Rh 免疫球蛋白，也不能预防第三个 Rh 阳性胎儿发生溶血，因为无法去除已经存在于母体内的（抗 Rh 因子）抗体。

（梅　林）

第四章

血液循环

BLOOD CIRCULATION

心脏和血管组成一个连续的闭锁管道系统，称为机体的循环系统（circulation system）。血液在心血管中按一定方向周而复始地流动，称为血液循环（blood circulation）。The blood circulation 又可细分为大循环或体循环（greater or systemic circulation）和小循环或肺循环（lesser or pulmonary circulation）。由左心室（left ventricle）射入主动脉（aorta）的血液，流经全身各器官后再返回右心房（right atrium）的径路，称为 greater or systemic circulation。由 right ventricle 射入肺动脉（pulmonary artery）的血液，进入肺内进行气体交换后返回 left atrium，称为 lesser or pulmonary circulation（Fig. 4-1A）。Systemic circulation 和 pulmonary circulation 各自发挥着重要作用，又相互配合共同实现机体的 blood circulation 功能。

Blood circulation 最基本的功能是物质运输。血液流经机体各器官和组织的毛细血管时，将血液携带的氧气和营养物质供给组织细胞，组织细胞产生的 CO_2 和代谢产物（metabolite）进入血液，依靠 blood circulation 经肺和肾脏排出体外，维持机体内环境的相对稳定，并保证机体的代谢活动不断进行。体内各内分泌腺分泌的激素（hormone）及其他体液因素，通过 blood circulation，运输到各器官并作用于相应的靶细胞，实现机体的体液调节（humoral regulation）；骨髓、淋巴结等生成的血细胞、淋巴细胞、免疫抗体及凝血因子等，通过 blood circulation 完成血液的防卫功能；内脏和骨骼肌等产生的热量，依赖于 blood circulation 运送到肺和体表以实现体温调节。

综上可见，circulation system 是维持生命最重要的器官系统之一，如果 circulation system 功能异常，往往危及健康甚至生命。

在讨论血液循环时，必须从整体观点出发，要认识 circulation system 的功能是与全身的活动分不开的，当全身活动加强时，circulation system 的活动也将随之加强。当身体某些部分活动较强，而其他部分活动较少时，血液就较多地流向活动较强的部位，而减少其他部分的血液供给。例如，肌肉活动增强时，血液就较多地流向肌肉，而腹腔内脏的血液供给将相对减少；反之，在餐后胃肠活动加强时，血液将较多地流向胃肠等器官，而肌肉的血流将减少。这种全身各器官血流量的增减规律，乃是血液循环整体性的表现，不仅依靠心血管系统本身的功能，还有赖于中枢神经系统，hormone 及局部 metabolite 的调节。这些将集中于循环调节（circulatory regulation）中讨论。

本章主要分两部分（心脏和血管）。心脏部分主要讨论心脏的周期性活动、心脏泵血功能及其调节；心肌生物电现象和正常心电图形成原理。血管部分主要讨论血管的功能以及心血管活动的调节；重要器官的血液循环（blood circulation）。

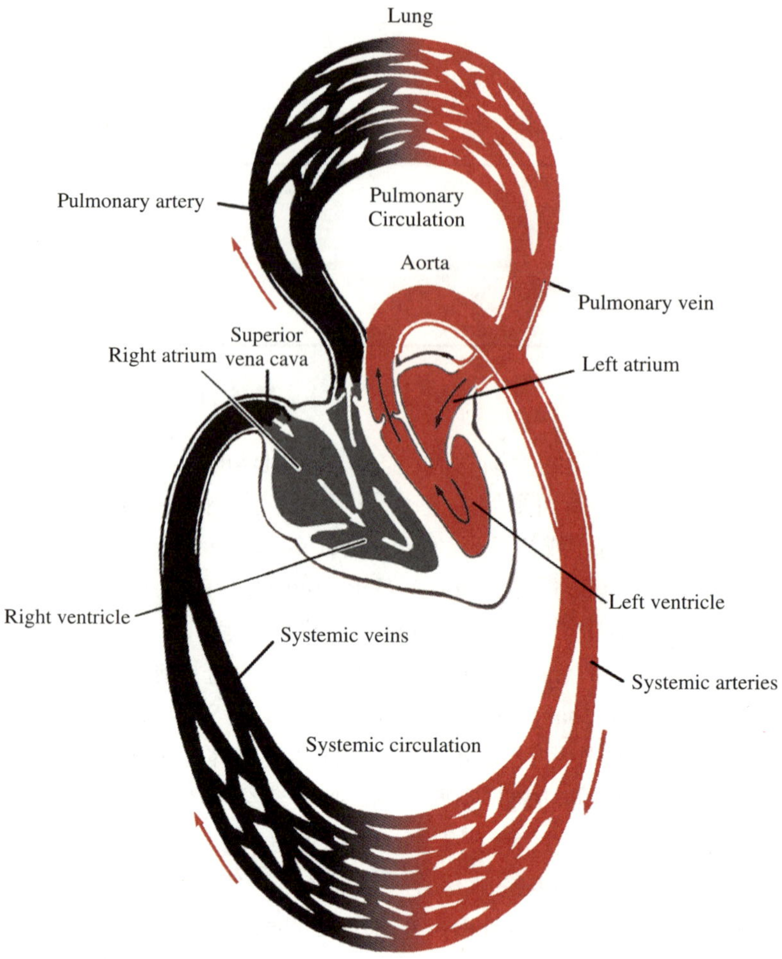

Fig. 4-1A The systemic circulation and pulmonary circulation.

第一节 心脏的功能
Cardiac Function

心脏（heart）是主要由心肌组织构成并具有瓣膜（valves）结构的腔室器官，心腔分为 left atrium、right atrium、left ventricle 和 right ventricle 四个腔。Fig. 4-1B 为心脏结构和血流通过心脏各腔室的流向示意图。Atrium 和 ventricle 之间有房室瓣（atrioventricular valves, A-V valves），它开启时使 atrium 与 ventricle 相通，关闭时心房血不能流入 ventricle。Ventricle 与大动脉相通，ventricle 与大动脉之间有半月瓣（semilunar valves），left ventricle 与主动脉（aorta）之间的 semilunar valve 称主动脉瓣（aortic valve），right ventricle 与 pulmonary artery 之间的瓣膜称肺动脉瓣（pulmonary arterial valve）。Valves 的开启和关闭是被动过程，由瓣膜两侧腔室的压力差所驱动。当心房内压（intraatrial pressure）高于心室内压（intraventricular pressure）时，atrioventricular valves 被推开，血液从 atrium 流入 ventricle；

相反，当 intraventricular pressure 高于 intraatrial pressure 时，atrioventricular valves 被关闭，阻止血液返流到 atrium。同理，semilunar valves 的开启与关闭也是由其两侧的压力差推动的。当 intraventricular pressure 高于大动脉压时，semilunar valves 被打开；当大动脉压高于 intraventricular pressure 时，semilunar valves 受压力驱动而关闭，防止血液倒流回心室。

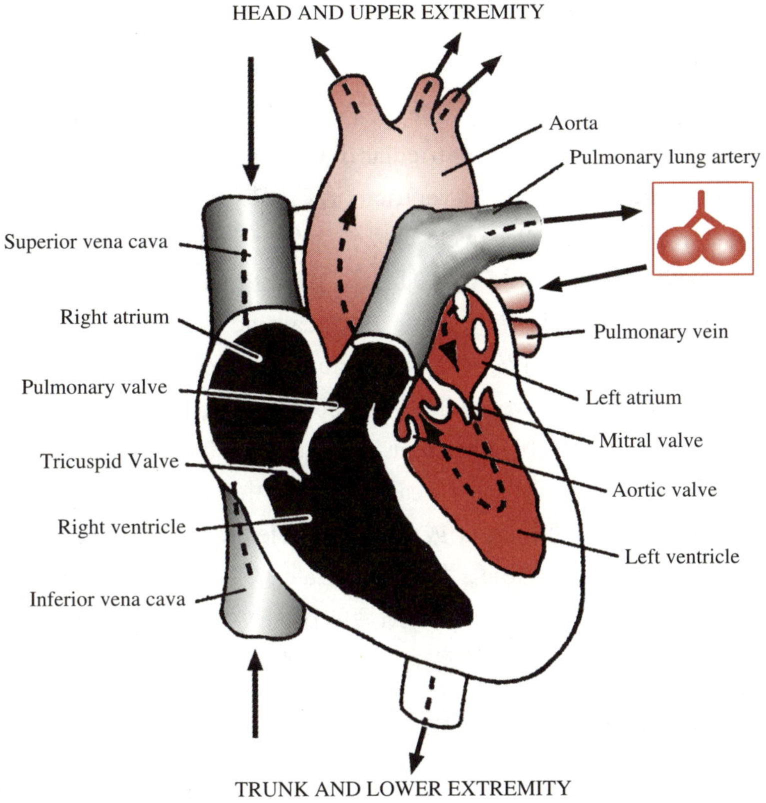

Fig. 4-1B Structure of the heart and course of blood flow through the heart chambers.

Heart 是 blood circulation 的动力装置。在生命过程中，心脏不断地、交替地进行着收缩（systole or contraction）和舒张（diastole or relaxation）活动，心脏舒张时容纳静脉血返回心脏，心脏收缩时将血液射入 artery，为血液流动提供动力。心脏这种节律性活动以及由此引起的 A-V valves 和 semilunar valves 的规律性开启和关闭，推动血液沿单一方向循环流动，其功能与水泵相似，因此可以把心脏视为具有泵血功能的肌肉泵。

一、心脏的周期性活动（Cyclic action of heart）

Heart 的泵血功能是通过周期性活动而实现的。Cyclic action of heart 包括①兴奋的产生及兴奋向整个心脏的扩布；②由兴奋触发的心肌收缩和随后的舒张，与瓣膜的启闭相配合，造成 atrium 和 ventricle 之间的容积的改变及压力梯度（pressure gradient），从而推动血液流动；以及③伴随 valves 的启闭，产生心音（heart sound）。即心脏的泵血功能由心肌的电活动（即心肌兴奋）、机械收缩和瓣膜活动三者相互联系与配合才得以实现。心脏收缩的机械活动的周期称为心动周期（cardiac cycle）。心脏内具有特殊传导系统，能够自动产生节律性兴奋，并传导 action potential 到心脏各部分的心肌，引起心脏节律性搏动。这些节律性活动形成心脏的生物电活动周期，称为心肌电周期（将在心肌电生理中讨论）。为了便于理解，我们先讨论心脏的机械活动周期。

（一）Cardiac cycle 的概念

心脏一次 systole 和 diastole 构成一个机械活动周期，称为 cardiac cycle。在一个 cardiac cycle 中包括心房收缩期（atrial systole）、心房舒张期（atrial diastole）和心室收缩期（ventricular systole）与心室舒张期（ventricular diastole）。由于 ventricles 在心脏泵血活动中起主要作用，通常 cardiac cycle 是指 ventricle 活动周期而言。正常心脏的活动由连续的 cardiac cycle 组合而成，因此 cardiac cycle 可以作为分析心脏机械活动的基本单元。

Cardiac cycle 持续的时间与心搏频率即心率（heart rate）有关。成年人 heart rate 平均为75次/分，每个 cardiac cycle 持续 0.8s。一个 cardiac cycle 中，两心房先收缩，持续约 0.1s，继而是 atrial diastole，持续约 0.7s。Atrium contraction 时，ventricle 处于 relaxation period；atrium relaxation 时，ventricles 开始 contraction，持续约 0.3s，随后进入 ventricular diastole，占时 0.5s 左右。Ventricular diastole 的前 0.4s 期间，由于 atrium 也处于 diastole，故称此期间为全心舒张期。一个 cardiac cycle 中，atrium 和 ventricle 两者的活动依一定的次序先后进行，左右两侧 atria 或两侧 ventricles 的活动几乎是同步的，而且 atria 或 ventricles 的 systole 均短于 diastole。如果 heart rate 增快，cardiac cycle 持续时间缩短，systole 和 diastole 均相应缩短，但 diastole 缩短的比例较大。因此，heart rate 增加时，心肌工作的时间相对延长，休息时间相对缩短，这对心脏的持久活动是不利的。

（二）每个 cardiac cycle 中心脏活动的规律

Cardiac cycle 中的机械性变化包括 atria、ventricles、aorta 和 pulmonary artery 内的 pressure、volume 的改变，以及 valve 与 blood flow 的变化。在每个 cardiac cycle 开始之前，先有一个心脏电变化过程。即首先由窦房结（sino-atrial node）自动产生一个兴奋，并迅速由 right atrium 传播到 left atrium 经由房室交界或房室结（atrioventricular junction or A-V node）、房室束（A-V bundle），传播到浦氏纤维（Purkinje fibers），然后进入 ventricles。紧接着由兴奋（action potential）触发 myocardial contraction，即通过兴奋-收缩耦联（excitation-contraction coupling）引起 myocardial contraction 和随后的 relaxation。与此同时，引起 heart valves 的被动开启与关闭，在 valves 活动的配合下，造成心房和心室内 pressure 与 volume 的周期性变化，以推动血液朝着一定方向流动（Fig. 4-1A，B）。下面以 cardiac cycle 为基本单元分析心脏机械活动的过程和规律，了解其泵血功能的机制。

（三）心动周期中的时相（Various phases in a single cardiac cycle）

现以 left ventricle 为例，说明心室射血过程中的 pressure、volume 以及 valves 的变化，以便了解心脏的泵血功能及其机制。

1. 左心室的射血和充盈过程（Left ventricular ejection and filling） 一个 cardiac cycle 包括 systole 和 diastole 两个时期，每期又可分为多个时相（Fig. 4-2）。通常以心房开始收缩为起始点，描述一个 cardiac cycle 的全过程。

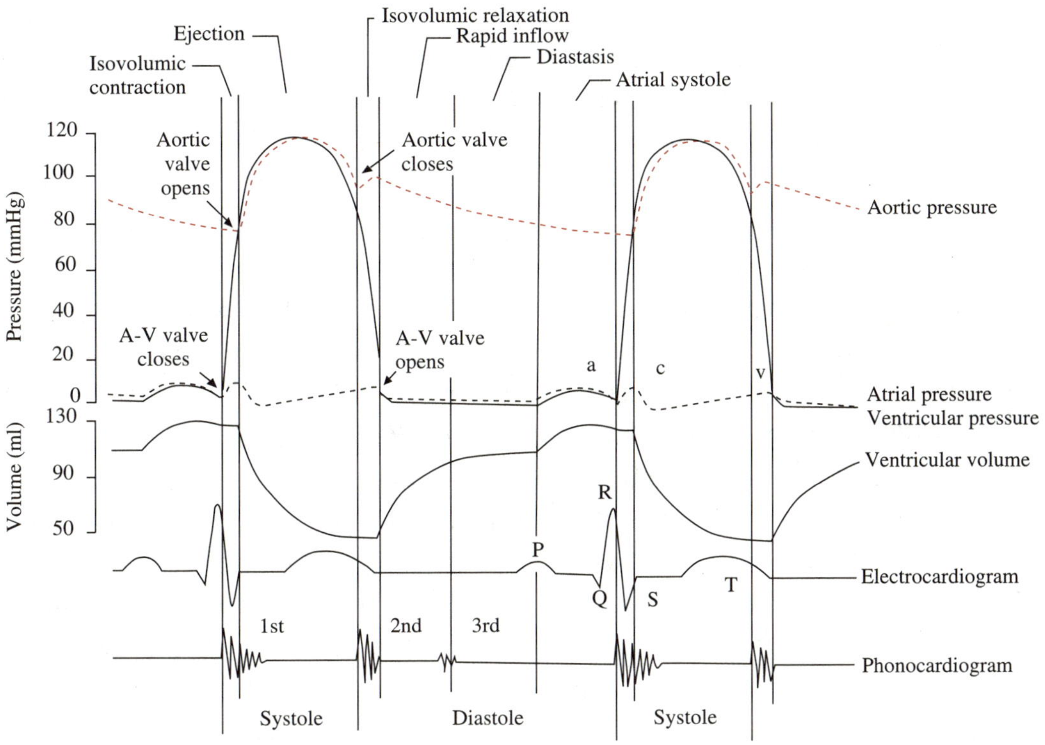

Fig. 4-2 The cardiac cycle of left ventricle.

Fig. 4-2 显示了每个 cardiac cycle 中，left atrium、left ventricle 和 aortic pressure 及 ventricular volume 的变化及其相互关系，以及伴随这些变化所产生的心电图（electrocardiogram）与心音图（phonocardiogram）。

（1）Atrial systole：Atrium 开始 contraction 之前，心脏正处于全心舒张期，这时 intraatrial pressure 和 intraventricular pressure 都比较低，约为 0kPa（以大气压为零值）。由于静脉血不断流入 atrium，intraatrial pressure 相对高于 intraventricular pressure，A-V valves 处于开启状态，心房腔与心室腔相通，血液由心房顺着房-室压力梯度（pressure gradient）进入 ventricle，使心室充盈。此时的 intraventricular pressure 远低于 aortic pressure，故 semilunar valves 还关闭着，心室腔与主动脉腔不相通。

Atrium 开始 contraction（systole），atrial volume 缩小，内压升高，心房内血液被挤入正在充盈着血液但尚处于舒张状态的 left ventricle，使 ventricle 内血液充盈量进一步增加（约占总充盈量的 30% 左右）。这样，atrium 对 ventricle 而言，起着初级泵（primer pump）的作用。Atrium systole 持续约 0.1s，随后进入 diastole，紧接着 ventricle systole 开始。应当指出的是，atrium 虽然起到初级泵的作用，但与心室的泵功能相比，仅起到次要作用[参考本节（四)]。

（2）Ventricular systole：包括等容收缩相（isovolumetric systole phase）、快速射血相（rapid ejection phase）和减慢射血相（slow ejection phase）。

1）Isovolumetric systole：Atrium 进入 diastole 后不久，ventricle 开始收缩，intraventricular pressure 开始升高；心室内血液由于压力作用而出现由心室向心房返流的倾向，正好推动 A-V valve 使其关闭，从而阻止血液返流入 atrium。此时，intraventricular pressure 尚低于 aortic pressure，aortic valve 仍处于关闭状态，ventricle 成为一个封闭腔。此时心室肌继续强烈收缩导致左心室内压急剧升高，又因血液是不可压缩的液体，因而心室容积并不改变。故将从 A-V valves 关闭到 aortic valve 开启的这段时期，称为 isovolumetric systole。其特点是 ventricular volume 不变，心肌收缩只产生张力而无缩短，intraventricular pressure 快速且大幅度升高；A-V valve 和 aortic valve 都处于关闭状态，持续 0.05s 左右。

2）Rapid ejection phase：Isovolumetric systole 期间 intraventricular pressure 升高超过 aortic pressure 时，aortic valve 被推开，ventricle 开始射血，即进入 ejection phase。在 ejection phase 最初的 1/3 左右时间内，由 ventricle 射入 aorta 的血液量很大（占总射血量的 2/3 左右），流速亦很快，ventricular volume 明显缩小，室内压继续上升达峰值，称这段时期为 rapid ejection phase（约 0.1s）；由于大量血液进入 aorta，aortic pressure 相应增高。

3）Slow ejection phase：随后，由于心室内血液量减少而导致 ventricular volume 减小，以及心室肌收缩强度减弱，intraventricular pressure 开始下降，射血速度逐渐减慢，称此期间为 slow ejection phase（约0.15s）。在此时相内，intraventricular pressure 和 aortic pressure都相应从峰值逐渐下降。值得一提的是，在心室射血期末，心室并非完全排空，室内还残留一定量的血液，称此残留血量为收缩末期容积（end-systolic volume，ESV）。

在射血期，随着血液射入主动脉，aortic pressure 也随心室内压升高而升高，但在 rapid ejection phase 的中后期，intraventricular pressure 开始低于 aortic pressure（Fig. 4-2），但此时心室内血液由于受到心室肌收缩作用而具有较高的动能，依其惯性作用而逆着压力梯度继续流入 aorta。随后，室内压进一步下降，aortic valve 关闭，进入 ventricular diastole。

（3）Ventricular diastole：包括等容舒张期（isovolumetric diastole）和充盈期（filling period）。后者又可细分为 rapid filling phase、slow filling phase 和 atrium systole phase 三个时相。

1）Isovolumetric diastole：心室肌开始舒张后，intraventricular pressure 下降，aorta 内血液因此产生向心室方向返流的趋势，从而推动 semilunar valves 关闭；此时 intraventricular pressure 仍明显高于 atrium pressure，A-V valves 依然处于关闭状态，ventricle 又成为封闭腔。此时相的特点是心室肌舒张，而 ventricular volume 并不改变，但由于心肌的弹性回位而造成室内压急速大幅度下降。通常把自 semilunar valves 关闭直到室内压下降低于房内压，A-V valves 开启时为止这段时期，称为等容舒张期（isovolumetric relaxation period），持续约 0.06～ 0.08s。

2）Ventricular filling period：当 intraventricular pressure 降到低于 atrium pressure 时，A-V valves 开启，ventricle 开始充盈。此时由于心室内压变负而具有很大的抽吸力，血液顺着腔静脉依从房 - 室压力梯度快速流入 ventricle，ventricular volume 快速增大，称此期间为 rapid filling phase，占时 0.11s 左右；这期间流入 ventricle 的血液约为总量的 2/3。随后，血液以较慢的速度继续流入 ventricle，ventricular volume 进一步增加，称为 slow filling phase，约 0.22s 。紧接着进入下一个 cardiac cycle，atrium 又开始收缩并向心室射血，ventricle 充盈量又快速增加，有人将这一时期称为心室的主动快速充盈相（active rapid filling phase）。

2. 压力 - 容积曲线图（Pressure-volume diagram，P-V diagram） 为了更好地理解

left ventricle 泵血过程及其机制，这里介绍一个 pressure-volume diagram（P-V diagram 或 P-V loop）的概念。在一个 cardiac cycle 中，以心室容积的改变为横坐标，以 left ventricular pressure 变化为纵坐标，绘制成的 pressure-volume diagram，描绘出 left ventricle 活动各时相中压力和容积这两个变量的变化过程和相互关系（Fig. 4-3 两条黑线包绕部分）。

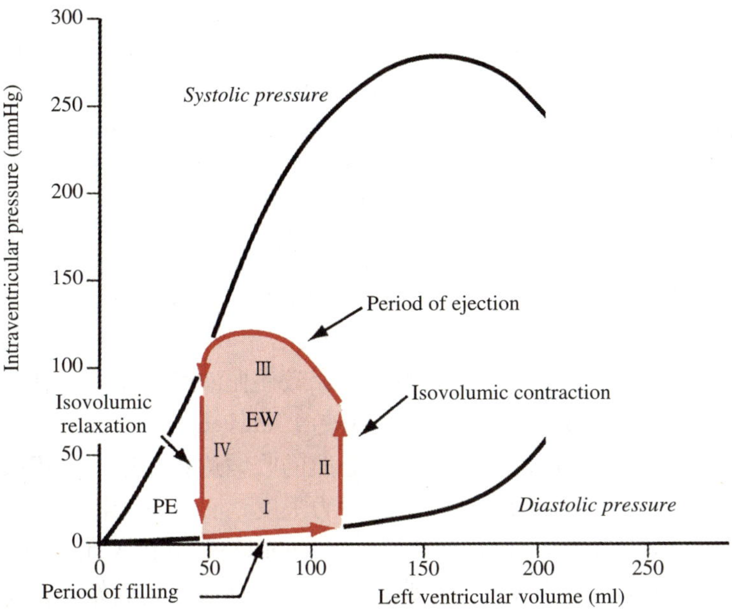

Fig. 4-3 Relationship between left ventricular volume and intraventricular pressure during diastole and systole. Also shown by the heavy red lines is the "volume-pressure diagram" that demonstrates the changes in intraventricular volume and pressure during the normal cardiac cycle.

Fig. 4-3 标示中的两条黑色曲线分别表示心室收缩和舒张时的压力 - 容积曲线。上方为 systole pressure 曲线，下方为 diastole pressure 曲线。纵坐标表示 intraventricular pressure，横坐标表示 ventricular volume。图中可见，在 left ventricle diastole，随着心室血液充盈的增加，ventricular volume 也逐渐增加。图中的 diastole pressure 曲线（或称被动张力曲线）是由于血液充盈，心室容积增大，使心室肌被动拉长产生的张力，相当于心肌收缩时的 preload（前负荷）。上方黑色曲线是记录在每一血液充盈量下心室收缩期间的 systole pressure（收缩期压力）曲线，也称主动张力曲线。图中显示，直到左心室的充盈量达 150ml 以上时，心室舒张压才快速增加（曲线坡度变陡）。由此说明，在达到 150ml 之前，血液很容易从 atrium 流入 ventricle，随着心室血液充盈的增加，volume-pressure diagram 的斜率并未明显增大，即 dp/dv 变化率很小。提示处在舒张期的心室压力并不随心室充盈容积的增加而呈线性上升，反映出心室在被动性扩张时有很大的可扩张性，即具有较高的顺应性（compliance）；但在 ventricle filling 达到 150ml 以上时，心室 diastole pressure 急速增加，diastole pressure 曲线斜率明显增大。说明此时心室压容积的增加是由心室内压力的上升克服一定阻力造成的。这种阻力来自心肌纤维组织不能再伸展，要靠内部的压力才能被动伸长；另一部分原因是心脏周围组织的扩展已接近极限，也要靠内部的压力克服这种阻力。图中收缩压曲线表示在不同舒张容积条件下心室肌所能产生的最大张力。心肌和骨骼肌一样，随肌肉的初长增大，其收缩力也加大（详见后述的Starling mechanism）。心室收缩期间，收缩压是在较低的心室充盈量的情况下开始增加的，当充盈量增加至 150～170ml 时才达到最大压力。如果心肌的初长过长，超过一定范围，心肌的收缩力不会无限度的增大，此时的收缩力反而下降。如图中收缩压曲线的下降部分所示。因为在这种大的充盈量的情况下，心肌纤维的肌动蛋白（actin or thin filament）和肌球蛋白（myosin or thick filament）相互重叠已经被拉开到足够大的距离，即粗细肌丝之

间的重叠减少，致使心肌纤维收缩张力比最佳重叠距离（最适肌小节长度）时的张力减小。值得注意的是，图中正常的左心室的最大收缩压介于250～300mmHg之间，但这个数值受心肌的收缩能力（contractility，后述）调节，如心脏交感神经兴奋或血中去甲肾上腺素浓度升高等都可以加强 contractility，使这一数值升高。

图中红色粗线包绕部分描绘出在一个正常心动周期中，心室 pressure-volume 变化的过程和相互关系，即形成一个“volume-pressure diagram”或 P-V loop。它的面积代表心脏一次收缩的作功量。P-V loop 的底边（时相Ⅰ）为 left ventricle diastole；环的右边（时相Ⅱ）为 isovolumic contraction period；顶边（时相Ⅲ）为 period of ejection；环的左边（时相Ⅳ）为 isovolumic relaxation period。从粗红线箭头所示可见，在 left ventricle diastole，心室内压并不随容积增加而呈线性升高（如上述）。P-V 环的右边（时相Ⅱ），箭头表示 isovolumic contraction period 的心室压力几乎呈垂直上升。在此期间，所有 valves 都处于关闭状态，ventricular volume 不增加，然而，心室内压却急速增加到与主动脉内压力相等，大约为 80mmHg（见 Fig. 4-3 箭头所示），反映出 isovolumic contraction period 心室内压大幅度迅速升高的变化特点。环的顶边显示了在 period of ejection，心室收缩使 systole pressure 更高，虽然心肌收缩力量很大，但由于 aortic valve 被打开，致使血液可以流向动脉，故压力上升的速率不如 isovolumic contraction period 大。因血液由 left ventricle 射入 aorta，ventricle volume 减小。心室容积达到 P-V loop 的左上角时，心肌的收缩达到在这一容积条件下的最大收缩力，即在这一时点上心室收缩活动达到最大弹力限度，心肌不能再继续短缩，而开始舒张。环的左边表示在 isovolumetric relaxation period，aortic valve 已关闭，ventricle volume 没有变化，而室内压迅速下降，直降落到舒张初期水平，曲线回到起始点。又一次 ventricle filling 即将开始。

Left ventricle P-V loop 比较形象地描绘出每个 cardiac cycle 中，intraventricular pressure 与容积之间的变化规律和二者的相关性，以及心室一次收缩期间的作功量。P-V loop 包含的区域代表心脏作功量，环所包绕的面积越大，表示心脏作功量越大（参考每搏输出量的调节部分）。P-V loop 是用图解方式定量分析心脏的泵血功能，对于分析和理解 left ventricle 的泵血功能以及评价 cardiac work output 的效率是十分有意义的。

二、心脏泵血功能的机制 (The mechanisms of heart pump function)

（一）心脏的泵血和瓣膜活动

在以上的心室射血和充盈过程的描述中，可以了解到，驱动血液在相应腔室之间流动的主要动力是 pressure gradient，而 ventricular contraction 和 relaxation，是导致 atrium 和 ventricle 之间以及 ventricle 与 aorta 之间产生 pressure gradient 的根本原因。在 ventricular diastole，由于心肌的弹性回位产生的室内负压，造成心房压大于心室压的压力差，房室瓣被打开，从而使心室得以快速充盈。如此形成的 pressure gradient 与 valves 活动相配合，巧妙地实现血液的单方向流动。正常心 valves 的启闭对于室内压力的变化起着重要作用，它们在防止血流返流的同时，圆满地配合心室的 systole 和 diastole 活动，从而实现 isovolumetric contraction period 和 isovolumetric relaxation period 的室内压大幅度上升和下降。显而易见，如果某一 valve 关闭不全或狭窄，势必影响血液朝着一个方向流动，妨碍心脏泵血功能的正常进行。临床上常见瓣膜病变导致的心脏泵功能障碍的病例很多，如 A-V valves 关闭不全或狭窄病症等。

（二）顺应性（Compliance）

从物理学观点上看，compliance 是弹性阻力（elastic resistance）的倒数，可用公式表示：$C=1/R$。Compliance 通常指压力与容积之间的变化关系，即单位容积的变化引起多少压力的改变。Compliance 的大小与弹性阻力直接相关，elastic resistance 小，即在外力作用下容易扩张，称其为 compliance 大；如果 elastic resistance 大，即不易扩张，称之为 compliance 小。生理学上常用 compliance 来表示心脏、血管及胸廓和肺的可扩张性（distensibility）。心脏的 compliance 是指在心脏的舒张期，心室收缩达到最大弹力限度后开始的弹性回位性扩张以及被动扩张（由于心房收缩使心室进一步充盈）的可扩张性的大小。心脏的 compliance 大，就意味着心室肌舒张时所遇到的阻力（包括心肌自身的弹性阻力和外界阻力）小。前面介绍的 P-V loop 的底边的曲线的斜率（dp/dv）小，表明随心室舒张期容积的增加，并未引起压力的很大变化，说明心室舒张时所遇到的弹性阻力（R）小。表明在正常情况下，心脏有很高的 compliance。如果心肌有病变（冠心病等）或心包积液，心脏的 compliance 就会变小。

（三）心房和心室在泵血活动中的作用（Pump function of atrium and ventricle）

1. 心动周期中心房压力的变化 每一 cardiac cycle 中，left atrium 压力曲线依次出现三个小的正向波：a 波、c 波和 v 波（Fig. 4-2）。a 波是由 atrium systole，房内压升高形成的；c 波发生在心室开始收缩时，由于心室内压升高，室内血液推顶并关闭了 A-V valve，使 A-V valve 叶片向心房腔一侧凸出，造成房内压轻度上升而形成的；v 波发生在心室收缩末期，因 A-V valve 尚关闭着，血液不能流入 ventricle，由肺静脉返回 left atrium 的血液不断增加，使房内压缓慢地升高而形成的。当心室收缩结束，A-V valve 被打开，atrium 内储存的血液迅速流入 ventricle，v 波即消失。

一个 cardiac cycle 中，atrial pressure 波动的幅度较小。成年人安静卧位的 left atrial pressure 为 0.3～1.6kPa（2～12mmHg）；right atrial pressure 为 0～0.7kPa（0～5mmHg）。

2. 心室的泵血作用 已知 ventricular-artery pressure gradient 是引起 semilunar valves 开放、推动血液由 ventricle 射入 artery 的直接动力，这种 pressure gradient 是由 ventricle 的强烈收缩造成室内压升高而形成的。同样，atrium-ventricular pressure gradient 是血液由 atrium 流入 ventricle 的动力。在 ventricular isovolumetric diastole phase，室内压大幅度下降，自开始时近于 arterial pressure 一直下降到低于 atrial pressure，A-V valves 被冲开，血液由 atria 流入 ventricles。在整个 ventricular diastole 内，腔静脉 - 心房 - 心室之间的 pressure gradient 一直存在，但在这一时期的前一段时间内（约为充盈期的前 3/4 的时间内），atrium 也处于舒张状态，这时的心房仅起着静脉血返回心室的一条通道作用，只有最后 1/4 期间心房才收缩，将心房内血液挤入心室，使心室内充盈量增加 25%。但是，在多数情况下，即使没有心房协助泵入这 25% 的血液，心脏也能完成其射血功能，因为心室通常有很大的泵血储备能力，能够把超出机体需要量的 4～5 倍的血液量泵到动脉系统，满足机体新陈代谢的需要。因此，即使 atrium 不发挥作用，当一个人不剧烈运动时，看不出这种差异。这就是为什么在发生心房纤颤时，虽然心房已不能正常工作，一般不至于严重影响心室的充盈和射血功能。而如果发生心室纤颤，心脏泵血活动将立即停止，后果十分严重，甚者可导致死亡。

尽管 ventricle 的充盈绝大部分是在 rapid filling phase 内完成的，但 atrium systole 时又挤出部分血液以增加 ventricle filling（占总充盈量的 25% 左右），使心室 end-diastolic volume 和压力都有一定程度增加，这对于心室射血功能是有利的。如果 atrium systole 缺失，将会导致房内压增加，不利于静脉回流（venous return），从而间接影响心室射血。可见，atrium systole 对于心室充盈起着初级泵（primary pumps）的作用，即对心脏射血和血液的回流是一种协助。一旦房泵作用丧失，尽管在静息状态下没有异常的表现；但处在运动和应急状态下的机体，就可能由于 cardiac output 不足而出现一些症状，如气短等，偶尔也会产生急性心力衰竭（acute heart failure）等严重情况。

Right atrium 和 right ventricle 的活动与左心活动几乎是同步的，唯一明显的差异就是 right ventricle 的压力升高水平比 left ventricle 低得多，这是由于 pulmonary arterial pressure 仅为主动脉压的 1/6，故 right ventricle 开始射血时面临的阻力很小。因此，在一个 cardiac cycle 中，right ventricle 内压变化的幅度在射血时为 3.2kPa（24mmHg），比 left ventricle 射血时达到 17.3kPa（130mmHg）小得多。

三、心脏泵血功能的评定指标
(Evaluation index of cardiac pump function)

心脏泵血功能是否正常，意味着在单位时间内心脏是否输出足够的 blood volume，以适应机体各器官组织新陈代谢的需要。当机体代谢增加而需要较多的血液供应时，心脏能够加强收缩，增加搏动频率，从而增加心输出量（cardiac output）；反之，则减少输出量。因此 cardiac output 适宜与否，乃是心脏功能是否正常的最基本的评定指标。当然，还有其他一些相关的指标和方法。以下介绍几种常用的评定指标。

（一）Cardiac output

1. Stroke volume 和 minute volume 一次心跳一侧心室射出的血液量，称每搏输出量（stroke volume），简称搏出量。搏出量 = 心室舒张末期容积 − 心室收缩末期容积 [stroke volume = ventricle end-diastolic volume（VEDV）− ventricle end-systolic volume（VESV）]。通常，左、右两心室的 stroke volume 大致相等。每分钟射出的血液量，称每分输出量（minute volume），简称 cardiac output，等于心率与搏出量的乘积，即：

$$\text{cardiac output} = \text{stroke volum} \times \text{heart rate}$$

左、右两心室的 cardiac output 基本相等。

Cardiac output 与机体新陈代谢水平相适应，可因性别、年龄及其他生理情况而不同。健康成年人静息状态下，heart rate 平均每分钟 75 次，stroke volume 约为 70ml，cardiac output 约 5L/min（4.5～6.0L/min）。女性比男性的 cardiac output 约低 10%，青年时期的 cardiac output 高于老年时期。剧烈运动时的 cardiac output 可高达 25～35L/min，而在麻醉状态下则可下降到 2.5L/min。

2. 心指数（Cardiac index） Cardiac output 是以个体为单位计算的。身体矮小的人与高大的人，其新陈代谢总量并不相等，因此，用 cardiac output 的绝对值作为指标对不同个体之间的心功能作比较是不够全面的。调查资料表明，人体静息时的 cardiac output 和基础代谢率一样，不与体重成正比，而是与体表面积（body surface area）成正比的。因此提出一个常用的心功能评定指标——心指数（cardiac index）。以单位体表面积（m^2）计算的cardiac output，称为 cardiac index。用公式表示如下：

$$\text{Cardiac index}\ [\text{L}/(\text{min}\cdot \text{m}^2)] = \frac{\text{cardiac output (L/min)}}{\text{body surface area } (\text{m}^2)}$$

中等身材的成年人的 body surface area 约为1.6～1.7m^2，安静空腹情况下cardiac output约为5～6L/min，故 cardiac index 约为 3.0～3.5L/(min·m^2)。通常将安静空腹状态下的 cardiac index，称之为静息心指数（resting cardiac index），这是分析比较不同个体心功能时常用的评定指标。不同年龄，resting cardiac index 不同。年龄在 10 岁左右时，resting cardiac index 最大，可达 4L/(min·m^2) 以上。以后随年龄增长而逐渐下降。肌肉运动时、妊娠等生理条件下均有不同程度增高。

（二）射血分数（Ejection fraction）

在上述 stroke volume 的叙述中已知，心室舒张末期充盈量最大，心室 end-diastolic volume 与 end-systolic volume 之差即为搏出量（stroke volume），可写成：stroke volume = VEDV － VESV。在正常成人，left ventricle end-diastolic volume 约为 145ml，end-systolic volume 约 75ml，stroke volume 为 70ml。可见，每一次心跳，心室内血液并未全部射出，stroke volume 占心室舒张末期容积（ventricular end-diastolic volume）的百分比，称为 射血分数（ejection fraction）。健康成人 stroke volume 较大时，ejection fraction 为 55%～65%。正常情况下，stroke volume 始终与 ventricular end-diastolic volume 成正比例，即当 ventricular end-diastolic volume 增加时，stroke volume 也相应增加，ejection fraction 基本不变。但是，在心室异常扩大，心功能减退的情况下，stroke volume 可能与正常人没有明显区别，而与已经增大了的心室舒张末期容积不相适应，ejection fraction 明显下降。因此，单纯用 stroke volume 作指标评定心脏泵功能而不考虑 ventricular end-diastolic volume 是不全面的。

（三）心脏作功量（Cardiac work output）

血液在血管内流动过程中所消耗的能量是心脏作功提供的。换句话说，心脏收缩将血液射入动脉时，是通过心脏作功把释放的能量转化为压强能和血流的动能，以驱动血液循环流动。心室一次收缩所作的功，称搏功（stroke work）。其中压强能的大部分用于维持 blood pressure，即维持血液能从低压的静脉流回心脏，又由心脏射入压力较高的动脉。心脏射出的血液所具有的动能在整个搏功中所占比例很小，可以忽略不计。搏出血液的压强能一般可用平均动脉压（mean arterial pressure，Pm）表示。写成公式为：

$$Pm = Pd + [(Ps - Pd) \times 1/3]$$

（Pd = diastolic pressure，Ps = systolic pressure，Ps － Pd = pulse pressure，PP，脉压）。

由于 ventricular filling pressure 是由静脉和心房返回心室的血液造成的充盈压（是心室舒张形成的被动张力），这样，计算心室收缩释放的能量时不应将充盈压计算在内。Filling pressure 可用左室舒张末期压或平均左房压（LAPm）表示，约为 0.8kPa（6mmHg）。Stroke work 近似等于 mean arterial pressure（Pm）和 stroke volume 的乘积。若假定 mean arterial pressure 为 13.3kPa（100mmHg），stroke volume 假定为 70ml，搏功单位为 g·m，stroke work 乘以 heart rate 即为每分功，单位为 kg·m/min。若用公式表示，左室作功如下：

$$\text{stroke work (g.m)} = \text{stroke volume } (cm^3) * (1/1000) * (Pm - LAPm)(mmHg) * (13.6g/cm^3);$$

$$\text{左室每分功 (kg·m/min)} = \text{stroke work (g.m)} * \text{heart rate} * (1/1000)。$$

若设 stroke volume 为 70ml，systolic pressure 为 120mmHg，diastolic pressure 为 80mmHg， mean left atrium 为 6mmHg，heart rate 为 75次/分，代入上式，则得出左心室搏功为 83.1g·m；每分功为 6.23kg·m/min。

Right ventricle 的 stroke volume 与 left ventricle 的相等，但由于 pulmonary arterial pressure 仅为 aortic pressure 的 1/6 左右，故 right ventricle 的作功量也只有 left ventricle 的 1/6。

四、心输出量的调节（Regulation of cardiac output）

人在静息状态下，cardiac output 仅为 4～6L/min。在激烈运动时，心脏可能完成 4～7 倍于静息时的泵血量，以满足机体代谢的需要。说明心脏能够适应机体活动的需要而增加 cardiac output。这就是心脏泵血功能的调节。这种调节是在复杂的 nervous-humoral mechanism 参与下实现的。已知 cardiac output 的大小取决于 heart rate 和 stroke volume，机体通过对 heart rate 和 stroke volume 这两个方面的调节以及对血管活动的综合调节来改变 cardiac output。这里主要从心脏自身调节（整体调节机制将后述）来讨论控制 cardiac output 的因素和作用机制。

（一）Stroke volume 的调节

前面第二章已讨论过骨骼肌的收缩 preload、tension 及 afterload 的影响。心脏的 stroke volume 也受这三种因素的影响。但心脏的 preload 即心肌的初长度，可用 ventricular end-diastolic volume 来表示，aortic pressure 相当于心室的 afterload。那么，当 heart rate 相对恒定的情况下，ventricle 每次收缩的作功量就取决于心肌纤维短缩的程度和速度（参考骨骼肌的力学分析），即决定了心肌收缩产生张力（张力表现为心室内血液的压力）的大小和速度。而 stroke volume 的调节正是通过改变心肌收缩的强度和速度来完成的。

在组织形态学已学习了心肌细胞和骨骼肌细胞一样，都是横纹肌，其收缩反应是由肌膜的兴奋通过兴奋-收缩耦联（excitation-contraction coupling）触发引起的。在骨骼肌，一个细胞产生的 excitation不能扩布到另一个肌细胞，只有在支配一个肌细胞的神经纤维发放神经冲动时，才会出现收缩效应；若发放冲动的神经纤维数目增加，则可引起更多的肌细胞 excitation 和 contraction，整块肌肉的收缩增强。因此，如果骨骼肌作单收缩，其收缩强度的改变可以来自两个方面：一是由于单个肌细胞收缩强度的改变，另一个原因是参与收缩活动的肌细胞数目发生变化。而在这一点上，心肌却不同于骨骼肌。原因在于相邻的心肌细胞之间由闰盘（intercalated discs）连接着，intercalated discs 使心肌细胞相互分开又相互连接在一起。在组织形态学中也了解到，intercalated discs 是心肌细胞的连接结构，intercalated discs 部位相邻的心肌细胞各伸出许多突起，镶嵌连接在一起，使细胞膜紧密相贴；其切面上呈阶梯状，增大了相互接触面积。其横向部分的连接方式是中间连接和桥粒，起牢固的结合作用；纵位部分是缝隙连接（gap junction），gap junction 的间隙仅有 2～3nm，冷冻蚀刻法证明，相邻两个细胞膜间有许多对应的等距离的连接点，连接点是由细胞膜内 6 个亚单位蛋白质颗粒围成直径 1.5nm 的小管。两侧小管互相沟通，成为细胞间的交通管道。Gap junction 可供细胞相互交换某些小分子物质和离子，使心肌细胞间能够传递化学信息，并且由于 gap junction 处也是低电阻区，有利于细胞间传递电冲动。由于 intercalated discs 区的电阻抗很低，仅为其余部位细胞膜的 1/400，几乎能允许所有的离子自由通过。因此，当兴奋（action potential）通过 intercalated discs 由一个心肌细胞传播到另一个心肌细胞时，几乎毫无障碍地迅速传播到所有心肌细胞，引起整个心房或心室几乎同步收缩。这样的特殊结构，使许多心肌细胞在机能上形成一个功能合胞体（functional syncytium）。

心脏实际上是由两个功能合胞体组成：左右心房、左右心室分别构成一个功能合胞体。心肌的这一特征，对完成心脏泵血功能具有重要意义。正是由于心肌细胞这一特殊结构决定了心肌的收缩是全或无（all or none）的。就是说，心肌的收缩要么不产生，一旦产生则全部心肌细胞都参与收缩。既然心肌收缩不像骨骼肌那样受参加活动的肌细胞数目的影响，那么，各个心肌细胞收缩强度的改变就是整个心房或心室肌收缩强度发生变化的唯一原因。故 stroke volume 的调节可以从单个心肌细胞收缩功能调控的角度加以讨论。

1. Starling心脏机制——心脏泵功能的自身调节 20世纪初，英国生理学家 Starling 在前人工作基础上，用哺乳动物离体心肺标本模型（Fig. 4-4A）研究心脏每搏输出量的影响因素时发现，改变 venous return、 arterial pressure 和 heart rate 是影响 cardiac output 的三个重要因素。关于 venous return 的作用，他们在实验中逐步改变静脉槽中的液体流向心脏的输入量（通过调节钮），以改变 end-diastolic volume（initial length或 preload），并测量心室 stroke volume，最后将测得的 stroke volume 数据对应 end-diastolic volume 绘制成坐标图，称为心室功能曲线（ventricular functional curve），也称 Starling curve（Fig. 4-4B）。从 Fig. 4-4 可见，stroke volume 随 end-diastolic volume 的增加而增多。换句话说，stroke volume 的多少是由 venous return 的多少来决定的。即通过调节 Fig. 4-4A 中静脉槽流入的液量（即输入

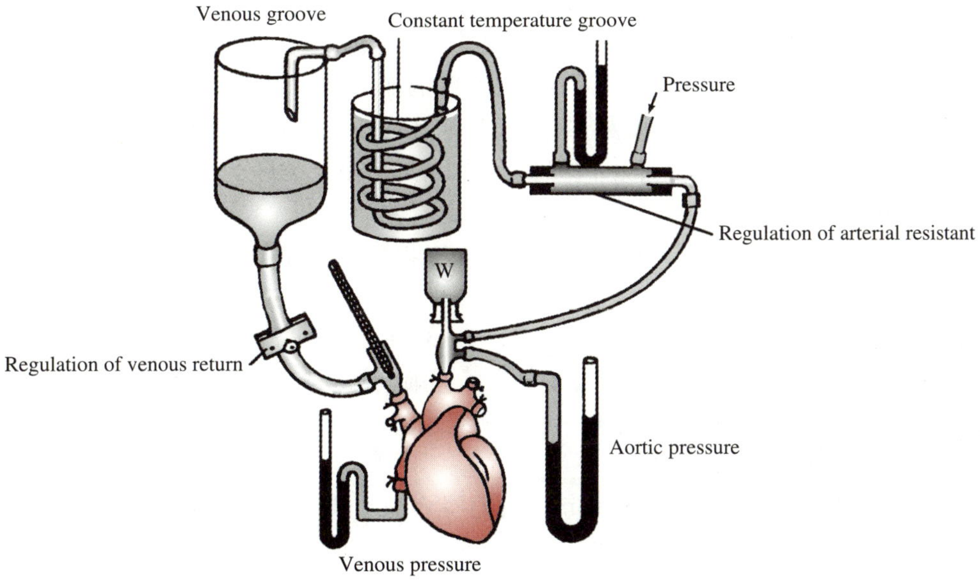

Fig. 4-4A Heart-lung preparation.

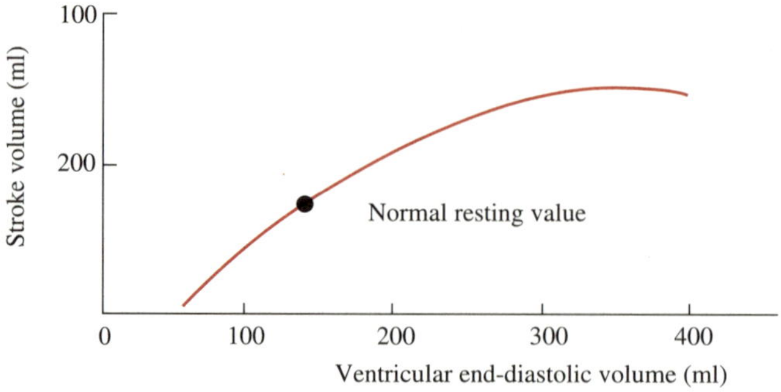

Fig. 4-4B Relationship between ventricular end-diastolic volume and stroke volume (Starling's law of the heart).

量）的同时，测量 stroke volume。从曲线的斜率上看，end-diastolic volume 自开始（约 70ml）增加到 250ml 之间的曲线斜率较大，说明在此范围内，stroke volume 随 end-diastolic volume 的增加而增多。即输入量与输出量保持着动态平衡。但 end-diastolic volume 自 250ml 增加到 310ml 左右时，曲线逐渐变平坦，表明 end-diastolic volume（或 preload）继续增加并没有使心脏的 stroke volume 进一步增多。说明心脏自身有一种自动调节能力，而且这种调节能力不是无限的。换言之，在生理范围内，回心血量增加愈多，end-diastolic volume充盈量（容积）就愈大，心肌因此受被动牵拉的程度愈大（相当于骨骼肌的 initial length 或 preload 增加），则心室收缩力量因而增强，故射入主动脉的血量就愈多，Starling 称此现象为"心的定律"。一般称施他林心脏机制（Starling's law of the heart），也称 Frank-Starling 心脏机制。

Starling 通过制作狗的心肺标本实验发现了心室舒张时的心肌长度可调节其收缩张力。在上图中省略了肺和肺循环部分。用人工循环回路取代体循环系统，能够对心脏射血的阻力（主动脉压）和静脉回心血量进行调节，便于观察血压和静脉回心血量对搏出量的影响。用此装置中的静脉槽下方的调节钮能够调节流入心脏的血流量，即静脉回心血量。W 表示空气槽，相当于主动脉的弹性，用以缓冲脉压，有防止血压急剧变化的作用。

这是用上述的心肺标本做的实验，即进行性地增加心室充盈量而获得的数据作成曲线，称 Starling's curve 或心室功能曲线。

横轴能表示"肌小节长度"，纵轴可代表"心室收缩力"。换句话说，这是一个长度-张力曲线。

Fig. 4-5A 表示心室压力-容积环，图中 1，2，3，4 分别代表心动周期中的各相关时相的压力-容积变化关系（参考 Fig. 4-3）；B 显示了逐渐增加前负荷而记录心室收缩时的压力等容峰值（1，2，3箭头所示）对应同一个 P-V 线上的 3个点（3个压力水平）。可见stroke volume 随 preload 的增加而增多。

为了更好地理解 Starling mechanism，我们将心室 end-diastolic volume 用 preload 或 initial length 表示作进一步的讨论。

正常情况下，ventricle 是在功能曲线的升支段工作，即心室肌的 preload 或 initial length 尚未达到其最适水平。说明 ventricle 具有较大程度的 initial length 贮备（即心室肌有较大

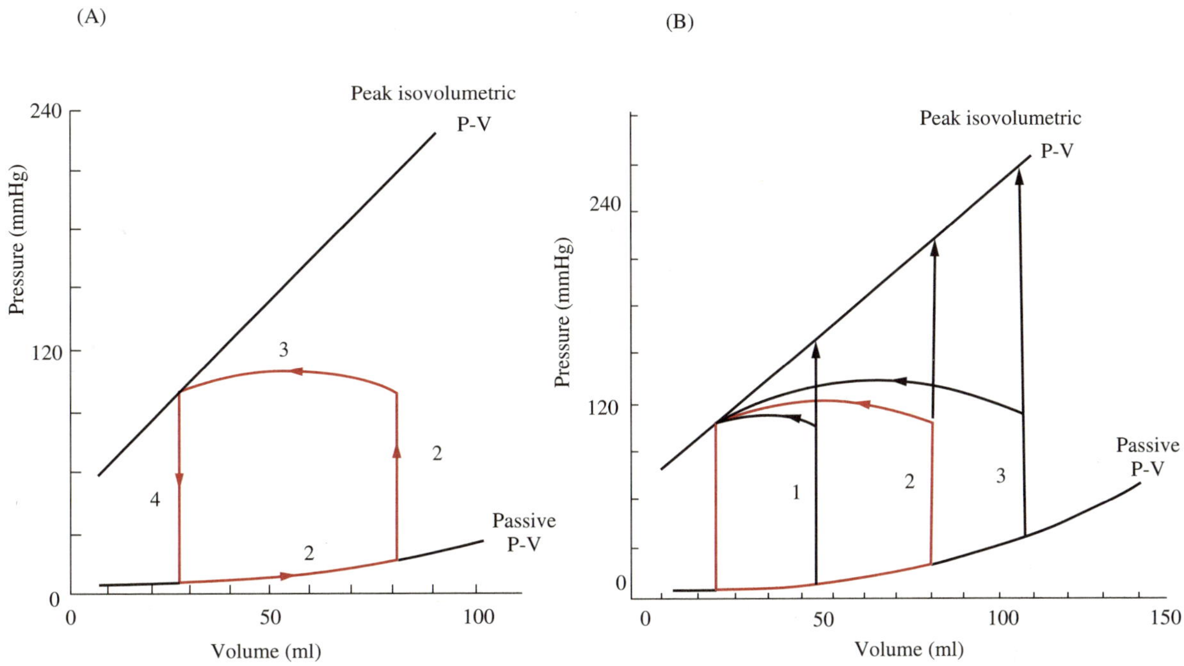

Fig. 4-5 Left ventricular pressure-volume loops from an animal (dog). (A) Segments of P-V loop correspond to events of the cardiac cycle; (B) A series of beats contracting from increasing preload to the same peak isovolumetric P-V line. Note the progressive increase in stroke volume with increasing preload.

的可扩展性)。Ventricle 通过 preload 或 initial length 的增加，加强心肌收缩力量，从而增加 stroke volume 和作功量。随后的曲线呈平坦状，或轻度下倾，但不出现骨骼肌那样的明显的降支。这一点明显不同于骨骼肌，说明正常 ventricle 的 end-diastolic volume（或 filling pressure）即使超过一定范围，stroke volume 亦不变或仅轻度减少（这是由心肌的结构特点决定的)。在离体实验中发现，即使心室舒张末期室内压明显升高（超过 50mmHg)，而肌小节的长度也不会超过 2.6μm。心肌这种抗伸展的结构特性，使心功能曲线不出现降支。这对于心脏泵血功能具有重要生理意义，即使心脏在前负荷明显增加时不至于发生 stroke volume 和作功量（stroke work）的减少。但在发生严重病理改变的心室，功能曲线可能出现降支。

研究表明，心肌的长度-张力关系与骨骼肌相似。在心室最适前负荷（optimal preload）或心室肌最适初长度（optimal initial length）时，肌小节（sarcomere）initial length 为2.0～2.2μm，这正是 sarcomere 的 optimal initial length，即在此长度时，粗、细肌丝（filament）处于最佳重叠状态，在这种情况下，sarcomere 等长收缩产生的张力最大。在达到最适水平之前，随着 preload 或 sarcomere 的 initial length 的增加，粗、细 filament 有效重叠的程度增加，激活时可能形成的活化横桥（cross-bridge）连接的数目相应增加，sarcomere以至整个 ventricle 的收缩强度增大，结果使 stroke volume 和 stroke work 增加。由此可见，ventricular function curve 的升支，正是 sarcomere initial length 与主动张力（关系）曲线的升支在整个心室功能上的一种反映。Starling 曾指出："心肌收缩产生的能量与心肌纤维初长成比例"，即在生理范围内，心室舒张末期容积越大，心肌纤维被牵拉的越长，心肌收缩产生的张力（或能量）就越大，stroke volume 越多。对心脏而言，肌纤维的 initial length（即 preload）与 ventricular end-diastolic volume 成比例。如果用压力 - 容积环（P-V loops）来表示 stroke volume 随 end-diastolic volume（或 preload）改变而变化的量变关系，可以更清楚地看出随 preload 增加，P-V loop 的面积也逐步增加（Fig. 4-5B，3>2>1），即心脏 stroke work 随 preload 的增加而增加。图中的 isovolumetric P-V 斜线，表示在心室等容收缩相至射血相末（end-ejection phase）这段时程中，对应心室容积变化而产生的心室内压力变化关系，即单位心室容积变化所引起的室内压力改变的变化率（d*p*/d*v*）。Peak isovolumetric P-V则表示在等容收缩相内，心室容积变化引起心室内压力的最大改变（peak 值）。Fig. 4-5 中的三个（1、2、3）箭头分别表示三个不同的 end-diastolic volume，出现了三个不同的 P-V 环和三个等容压力-容积比的峰值（peak isovolumetric P-V）。将 1，2，3 箭头所指的三点连接成线，即为 peak isovolumetric P-V line。实际上，相当于心肌的"长度-张力关系曲线"。随着肌纤维长度（由于心室充盈量增多）被拉大，等容收缩期产生的张力（压力）相应增大（图中 3 的箭头部位对应的压力最大，约为 240mmHg）。虽然等容相压力变化的峰值很大，但压力-容积环的顶边（射血相）对应的压力并不像斜线所示的那么高，这是由于等容收缩期末，心室压力增加到大于主动脉压时，主动脉瓣被推开，心室血液快速流入动脉，心室容积和压力都减小之故。

心脏通过改变 end-diastolic volume（即 initial length 或 preload）大小调节心肌收缩时产生张力的大小，从而改变 stroke volume 的这种自身调节，是心脏搏出量的内因性调节。心脏这种调节能力正适应于回心血量的变化。当额外的血量流入 ventricle 时，即 venous return 增加使 ventricular end-diastolic volume 增大时，心室肌纤维被拉长的程度增大，initial length 更长，心室收缩产生的张力（或能量）越大，stroke volume 就越多，心室作功量也就越大（Fig. 4-5B，3>2>1），所以 P-V 环面积最大。但由于 end-diastolic volume 大小不同仅仅是改变了心肌长度并未改变心肌收缩能力（myocardial contractility）（下面将要讨论），因此 P-V 线（相当于收缩张力曲线）的斜率（slope）不变，故不出现左上或右下移位，仅沿同一条 P-V 线向右上方移动。

既然 preload 是调节 stroke volume 的主要因素，那么，在体情况下有哪些因素可以影响心室 preload 或 initial length？在心室肌的 compliance 及其他条件不变的情况下，ventricular preload 是由心室 end-diastole 充盈的血量所决定的，filling volume 大，end-diastolic volume 也较大。因此可以认为，凡是影响心室 filling volume 的因素，都可能通过 Starling mechanism 调节 stroke volume。不言而喻，心室 filling volume 在很大程度上取决于 venous return，而 venous return 将直接影响 ventricular end-diastolic volume 或 preload。心室 filling volume 等于心室射血后剩余血量与 venous return 之和。前面已提及 venous return 是影响 cardiac output 三个重要因素之一，而 venous return 又受多种因素影响（Tab. 4-1）。

从表中不难看出，那些影响 venous return 的因素也正是影响 end-diastolic volume 的因素，或者就是影响心肌纤维 initial length 或 preload 的因素。

综合 Tab. 4-1 中影响 venous return 的诸因素，基本上是影响 venous return 的速度。在充盈持续时间不变的情况下，venous return 速度取决于外周静脉压与心房压和心室压之差。外周静脉压增高（如循环血量增加、外周静脉管壁张力增高等）和（或）心房心室压力降低时，可促进 venous return。此外，venous return 还受心室舒张充盈期持续时间的影响。例如 heart rate 增快时，充盈期缩短，ventricle filling 不完全，充盈压（filling pressure）降

Tab. 4-1 Factors that normally increase or decrease the venous return

Increase venous return：
增加总血液量（Increased total blood volume）
增加静脉张力（Increased venous tone）
增加骨骼肌泵效应（Increased pumping action of skeletal muscle）
增加胸内负压（Increased negative intrathoracic pressure）
Decrease venous return：
充血性心力衰竭（Congestive heart failure）（decreasing venous-atrial pressure gradient）
站立（Standing）
心包内压增加 （Increased intrapericardial pressure）
心室顺应性减小（Decreased ventricular compliance）

低，搏出量（stroke volume）减少。Ventricle每次射血后的剩余血量，虽也影响ventricular filling volume，但这种影响是多方面的。如果venous return不变，心室剩余血量增加又会导致总filling volume增加，filling pressure增高，stroke volume随之增加；不过，心室剩余血量增加又会导致venous return减少，总filling volume不一定增加。总之，在心室射血功能不变的情况下，心室剩余血量的增减对stroke volume有何影响，取决于心室总filling volume是否改变。Starling mechanism的主要作用是对stroke volume进行比较精细的调节。例如，体位的改变及左右心室stroke volume不平衡等情况下所出现的filling volume的微小变化，通过Starling mechanism来改变stroke volume使之与filling volume达到动态平衡。

由于心肌梗死（myocardial infarction）等疾病及其他异常导致的心包积液，使心包内压（intrapericardial pressure）增高，将限制心室可充盈的范围，导致心室顺应性（ventricular compliance）或可扩张性减小，在这种情况下，Starling mechanism的作用将不能很好发挥。因此，对于持续的、剧烈的循环功能变化，stroke volume大量且持久增高时，Starling mechanism的作用不大，主要靠改变myocardial（or cardiac）contractility来调节。

心脏对stroke volume的调节的基本方式大致有两种：一种是心脏内在性机制（intrinsic mechanism）或称为Starling心脏机制（如上述）；另一种为外因性机制（extrinsic mechanism）即依赖神经-体液等因素（nervous-humoral factor）改变myocardial contractility和收缩速度，以实现对心脏泵功能的调节。这种外因性调节对于适应特殊环境和心脏病的药物治疗更具有实际意义。

2. 心肌收缩能力的改变对 stroke volume 的调节 人们在进行剧烈运动或强体力劳动时，stroke volume和stroke work可成倍增加，而此时的心室舒张末期容积（end-diastolic volume）或动脉血压并不明显增大，即此时心脏收缩强度和速度的增大并不依赖于前、后负荷的改变。另一方面，在心力衰竭病人，心脏容积扩大而其作功能力反而降低。由此推测，心脏的泵血功能，除前述的Starling mechanism外，还有另一种与myocardial initial length无关的调节机制存在。

（1）心肌收缩能力（cardiac contractility）的表现方式：精确的实验结果表明，将离体心肌保持在最适initial length情况下，去甲肾上腺素（norepinephrine）等药物可使心肌等长收缩产生的最大张力和张力上升速率都明显增加，等张收缩的幅度增大，短缩速度加快（Fig. 4-6B）（曲线上升支的幅度和斜率增大）。也就是使长度-张力曲线（Starling curve）向左上方移位（Fig. 4-6A）。

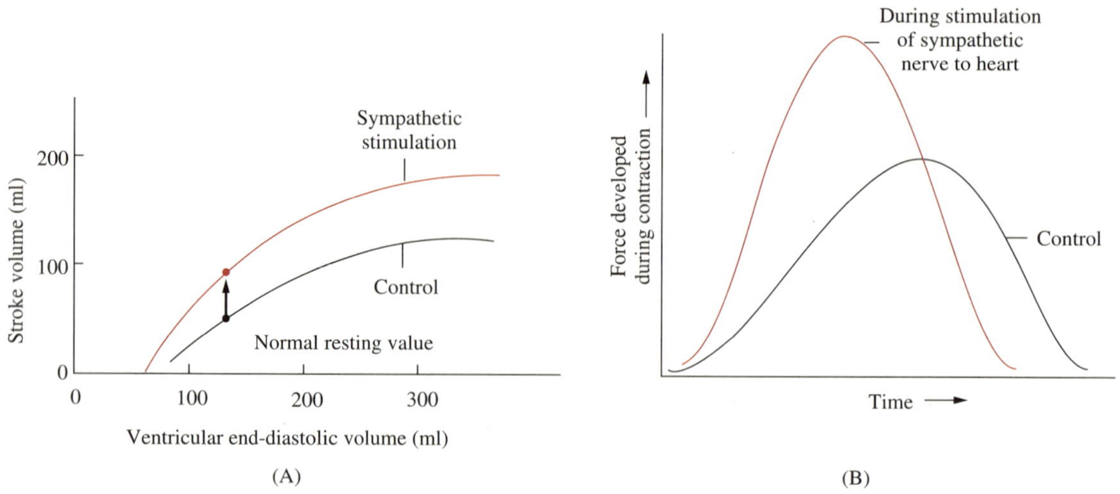

Fig. 4-6 Effects of stimulating. The sympathetic nerves on stroke volume (A) and on ventricular contraction (B).

改用压力-容积环（pressure-volume loop）图解法来分析更易理解。Fig. 4-7B 显示了正常和施加某种药物使 cardiac contractility 发生改变所获得的 P-V loop 以及相对应的三种心肌变力状态（inotropic state）下的等容（isovolumetric）P-V 关系线。图中可见，3 条 P-V 线都是在等容心室 end-diastolic volume 不变的条件下（容积均为 100ml），分别在 3 个 P-V loops 左上角引出的 3 条斜率不同的等容 P-V 线，即射血末期对应点（end ejection points）与等容收缩期室内压达到峰值点这两点的连线。图中的粗黑实线（baseline）为正常对照；baseline 左上方点状斜线为给予 norepinephrine 所得的 isovolumetric P-V 关系线，与中间的实线相比，其斜率增大（左上移），表明心肌 contractility 增强，收缩速度增快；表现出正性肌力药物（positive inotropic drug）的作用；右下方破折线为给予乙酰胆碱（acetylcholine，ACh）的P-V 线，其斜率比对照组 baseline 的减小（右下移），说明心肌 contractility 降低，短缩速度减慢，显示外加负性肌力药物（negative inotropic drug）的作用。P-V 关系线反映出 myocardial contractility 在三种状态下的差别。可见，在 3 种不同的 inotropic state 下，即使 end-diastolic volume 都相同（100ml），而所得 isovolumetric P-V 线的斜率却不同（Fig. 4-7A，3>1>2），表明单位时间内等容心室内压力变化的最大速率（d*p*/d*t*）不同，即 peak 值不同。换句话说，是心肌收缩能力和短缩速度不同，故心室作功量亦不同（三个 P-V loop 的面积不同，3>1>2）。显而易见，引起上述的心肌收缩能力和心脏泵血功能改变的原因，不是心肌初长度（initial length）或 preload，而是与初长无关的另外一种内在特性起作用。将心肌的这种特性，称为 cardiac contractility 或 inotropic state。换言之，cardiac contractility 是指心肌不依赖于 preload 和 afterload 而能改变其自身力学活动的一种内在特性。Fig. 4-6 和 Fig. 4-7 均显示，在某些因素作用下（如给予肾上腺素或刺激交感神经），使心肌变力状态（inotropic state）发生变化，从而调节心脏 stroke volume 和 stroke work。这种靠改变 inotropic state 来实现的调节，又称为心脏泵功能的外因性调节或外因性机制（extrinsic mechanism）。外因性因素主要是指心脏神经及血液中的儿茶酚胺（catecholamine）等激素及离子（特别是Ca^{2+}、K^{+}）浓度等。它们通过改变 myocardial contractility 而发挥调节作用。

图中的peak isovolumetric P-V线，是表示等容收缩期末的心室压力-容积关系，它的斜率是由心肌收缩力水平决定的。如果心肌收缩力增强，则此斜线向左上方移位（斜率增大）；反之，则向右下移位。

Fig. 4-7A 所示，在等容心室 end-diastolic volume 不变的条件下，可见图中点线所包绕的 P-V 1oop（3）的面积最大，既表示 stroke work 最大，也显示射血期末（end-ejection）心室收缩末期容积（end-systolic volume）变得最小，约 12ml（比正常对照的 25ml 还少 1 倍多）。如果按射血分数（ejection fraction）的概念来分析，变力状态（inotropic state）(3) 的 ejection fraction 最大。这是在外在因素作用下（不依赖于 preload 改变），myocardial contractility 发生的改变。这种靠外来因素改变心肌 inotropic state 的调节方式，不仅在生理范围内有很大的适应能力，而且也为某些心脏病的治疗提供了选择药物的先决条件。例如治疗心衰时，可采用洋地黄苷（digitalis）等具有正性肌力作用的药物；而在另一些情况下，为了减轻心脏负担选用钙离子通道阻断剂来降低心肌收缩力等，因此心脏的外因性调节具有重要的生理意义。

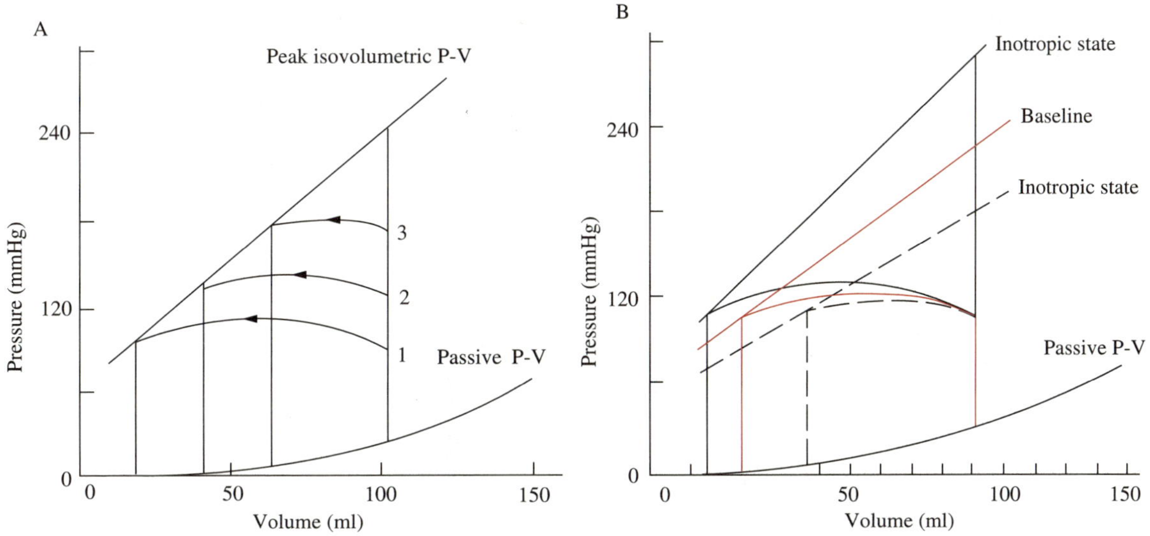

Fig. 4-7 Pressure-volume curve (Loop) from variably afterloads and different inotropic states.
A. As afterload increases. B. Different inotropic states.

据文献报告，关于洋地黄苷等正变力药物的作用机制，是由于它们抑制心肌的 Na^+-K^+ ATPase，引起细胞内的 Na^+ 增加，细胞内 Na^+ 增加又可通过 Na^+-Ca^{2+} 交换促进 Ca^{2+} 的有效利用。高碳酸血症、缺氧、酸中毒及奎尼丁、巴比妥酸盐等使心肌收缩力减弱。又有文献提出胰高血糖素（glucagon）能促进cAMP生成，有正性变力作用，已被推荐用于某些心脏病的治疗。

(2) Myocardial contractility 改变的内在机制：以下从分析影响 myocardial contractility 的因素入手作一讨论。

心肌变力状态（inotropic state）受多种因素影响，如兴奋时胞浆内 Ca^{2+} 的浓度，横桥循环中各步骤的速率，肌凝蛋白横桥与肌纤蛋白联合体或活化横桥数量，ATP 酶活性等。其影响机制主要与肌小节活动水平的理化过程相关。或者说，主要是由影响兴奋-收缩耦联的因素起作用。其中活化横桥数和肌凝蛋白-ATP 酶活性是控制 inotropic state 的重要因素。已知肌凝蛋白或粗肌丝（myosin filament）上的横桥（cross-bridge），只有与细肌丝（actin filament）结合形成 cross-bridge 联合体（rigor complex）并活化，才能引起粗-细肌丝（actin-myosin filament）滑行并产生收缩力。在一定 initial length 的条件下，actin-myosin filament 的重叠区可以形成 cross-bridge 的数最大。当然，不是所有 cross-bridge 都会形成活化 cross-bridge。活化横桥与最大 cross-bridge 数的比例，取决于兴奋后胞浆 Ca^{2+} 浓度升高的程度和肌钙蛋白（troponin）对 Ca^{2+} 的亲和力。前面已提到了去甲肾上腺素（norepinephrine）或刺激交感神经（sympathetic nerves）对心脏产生的正性变力作用（positive inotropic effect），就是使 myocardial contractility 增强的调节因素之一。现就 norepinephrine 影响心肌 contractility 的机制作一说明。Fig. 4-8 中表现了 Ca^{2+} 在影响心肌 contractility 方面所起的关键作用。当 norepinephrine 作用于心肌细胞浆膜时，激活β-肾上腺素受体（beta-adrenergic receptors），该受体又激活 G 蛋白（G protein）。这种激活的 G protein 具有两种不同作用：其一是直接打开浆膜上的慢钙通道（slow calcium channels），使 Ca^{2+} 内流；其二是活化肌浆膜内侧的腺苷酸环化酶（adenylyl cyclase），使胞浆 cAMP 浓度增加，cAMP 又激活 cAMP 依赖蛋白激酶（cAMP-dependent protein kinase），然后经过磷酸化并依次激活①肌浆膜蛋白

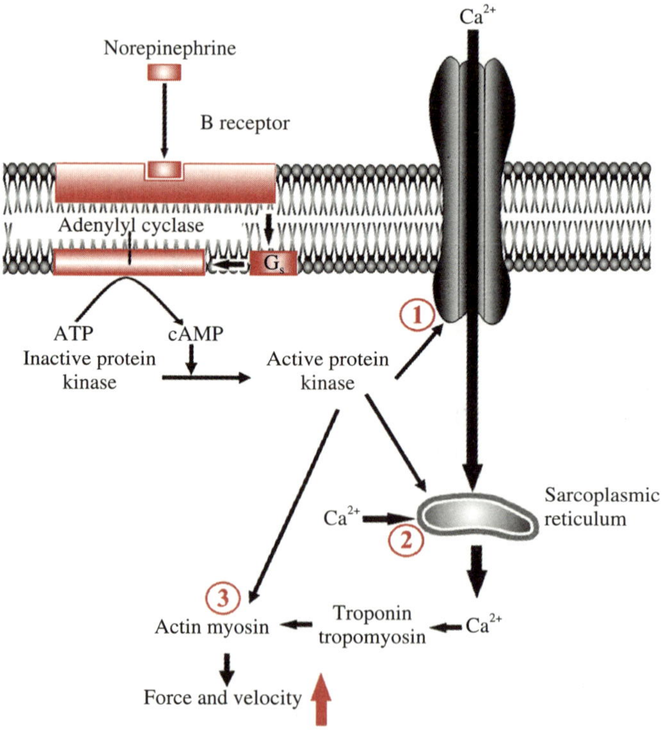

Fig. 4-8 Mechanisms by which norepinephrine and epinephrine alter cardiac contractility and relaxation.

(plasma-membrane protein)，②肌浆网蛋白（sarcoplasmic reticular protein）和③肌球蛋白(myosin)。首先使肌浆膜 Ca^{2+} channels 开放率增加，Ca^{2+} 内流增加；胞内 Ca^{2+} 增加，进一步诱发肌浆网内 Ca^{2+} 的释放，导致心肌（myocardium）兴奋后胞浆内 Ca^{2+} 浓度迅速升高，结果使活化 cross-bridge 数增加。一旦 cross-bridge 与 actin 结合形成活化 cross-bridge，myosin 的 ATP 酶被激活，它分解 ATP 提供肌丝滑行的能量，使心肌收缩力增大。如咖啡因（caffeine）、茶碱（theophylline）等，能够抑制 cAMP 的破坏，增加肌钙蛋白（troponin）对 Ca^{2+} 的亲和力，从而使胞浆 Ca^{2+} 的利用率提高，产生心肌收缩力增加的正变力作用。甲状腺激素（thyroid hormone）和体育锻炼能够提高 myosin-ATP 酶活性，促使 myocardial contractility 增强。相反，老年人和甲状腺机能减退患者的心脏，由于心肌肌球蛋白（myosin）分子结构发生改变，其ATP酶的活性较低，收缩能力减弱。从上述讨论中我们可以了解到，myocardial contractility 是通过某些外来因素（药物等），使心肌内产生一系列的生物化学和生物物理变化，从而改变心肌的力学特性（inotropic state），即改变心肌的 contractility 和收缩速率以实现对搏出量（stroke volume）的调节 。

心肌收缩能力的评定（Assessment of cardiac contractility）

心脏泵血功能反映的是 ventricular preload、afterload（arterial pressure）（见后文的动脉血压部分）和 myocardial contractility 以及 heart rate 等变数的综合效果，而 myocardial contractility 直接反映心肌本身的功能状态，因而，contractility 的改变具有重要的生理和病理意义。所以，理论研究和临床实践中都需要对 myocardial contractility 进行定量检测和评定，以了解收缩能力的水平和变化。由于这并不是某种可测量的单一变数，因此，对其具体测量是比较困难的。衡量心脏泵血功能的指标（如 stroke volume, stroke work 等）受 preload 和 afterload 的影响，不能直接反映 contractility 的水平，只有根据心肌长度 - 张力曲线或 ventricular function curve 的移位以及 pressure-volume loop 面积的估测等来判断 contractility 的变化，但这些评定方法具有操作繁杂，敏感性较低等缺点。目前，常用的方法是采用一系列速度指标来定量评定 myocardial contractility。这些方法之一就是测定单位时间内等容心室内压力最大变化率（或变化速率），用 d*p*/d*t* 表示。

d*p*/d*t* 是指 ventricular pressure 的时间变化率。其计测的方法是通过电子计算机技术的微分处理，同时记录一个心室压力波（ventricular pressure wave）和一个与 ventricular pressure wave 相对应的 d*p*/d*t* 曲线（Fig. 4-9）。图上部（A）为正常心室搏动压力的时间变化曲线和 d*p*/d*t* 曲线。下部分（B）是给予异丙肾上腺素（isoproterenol）时记录的 ventricular pressure 的时间变化曲线以及与此相对应的 d*p*/d*t* 变化曲线。图中 A 的两条曲线表示，当心室压力增加达到最大时，与此同时记录的 d*p*/d*t* 也达到峰值；当心室压力下降到最低时，d*p*/ d*t* 记录的曲线也达到最低水平；而在心室压力不升不降时，d*p*/ d*t* 记录曲线处在零线水平。

实验研究表明，通常等容心室压力上升速率（d*p*/d*t*）与心室收缩的力量恰好呈正相关。这个结论是以比较 d*p*/d*t* 记录而确定的。两组对比（Fig. 4-9A 与 B），可见 B 组的 d*p*/d*t* 峰值比 A 组的较高。说明异丙肾上腺素（isoproterenol）使 cardiac contractility 增强。这样，d*p*/d*t* 峰值常用来作为比较不同功能状态下的 cardiac contractility。实际上，利用 d*p*/d*t* 峰值定量分析 cardiac contractility 也会受到与心脏收缩力无关的一些因素的影响。例如，增加左心室 end-diastolic pressure 以及心室射血时要对抗的 arterial pressure（afterload）的增加，

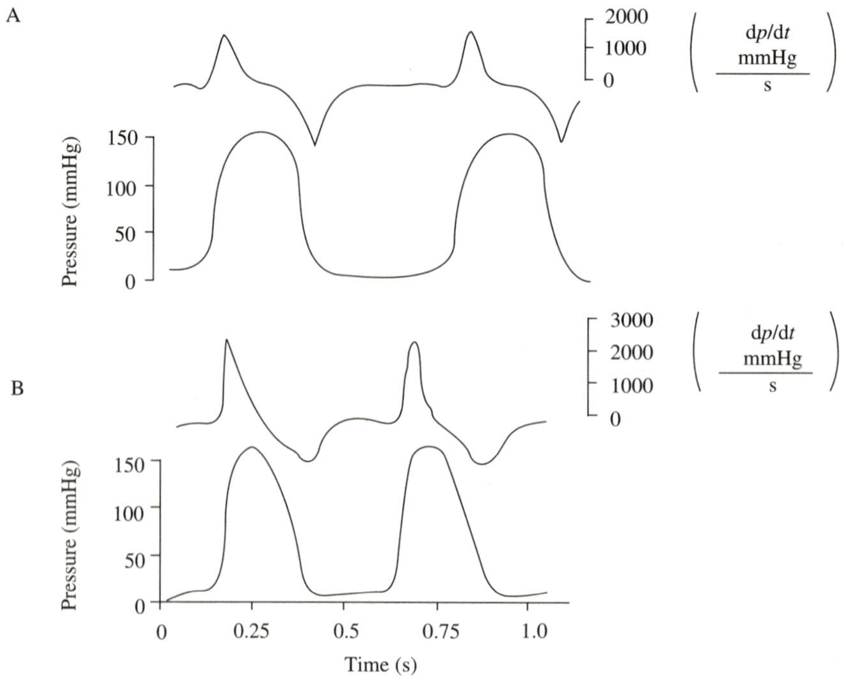

Fig. 4-9 Ventricular pressure wave and dp/dt wave. A shows results from a normal heart, and B shows results from a heart stimulated by isoproterenol.

都会使 dp/dt 峰值增加，因此，用 dp/dt 作指标比较不同个体之间的心肌 contractility 往往是比较困难的，因为这些因素之一可能是不一致的 。因此，又应用了其他的几种定量分析来评定心肌 contractility。其中之一是用心室的某一瞬时压力（instantaneous pressure）除以 dp/dt，或用（dp/dt)/p 表示。当然还有其他一些速度指标，如射血相心室容积变化速率（dv/dt）等。由于速度指标受负荷改变的影响较小，对收缩能力的变化比较敏感，正在被心脏学研究工作者广泛采用。

3. 后负荷（afterload）对 stroke volume 的影响　离体肌肉的 afterload 对其收缩过程有一定影响（参考第二章骨骼肌部分）。对在体的完整心室而言，arterial pressure 起着 afterload 的作用。Preload（或 end-diastolic pressure）对心室收缩的影响作用已在前面讨论过，当心室收缩射血时，室壁产生张力（是前负荷产生的被动张力与心肌收缩产生的主动张力的综合张力）必须对抗所遇到的 arterial pressure 的阻力，并克服或超过该阻力后，才能使心室血液冲开 semilunar valves 进入大动脉。故 arterial pressure 大小势必影响心室肌收缩过程，影响 stroke volume。在 heart rate、心肌 initial length（preload）和 contractility 相对不变的情况下，仅 arterial pressure（或 afterload）增高，即心室射血遇到的动脉阻力增大，isovolumetric contraction phase 室内压峰值必然也增高，left ventricle 射血速度减慢，致使 stroke volume 减少（Fig. 4-7A）。Fig. 4-7A 是以 pressure-volume curves（loops）的图解分析法说明 afterload 对 stroke volume 和 stroke work 的影响。图中三个 P-V loop 的面积的大小顺序是（1)>(2)>(3)，而 afterload 增加的顺序是（3>2>1），表明随 afterload 增加，stroke volume 随之减小的反变关系。三个 P-V loop 的右边都在同一直线上，即 preload 相同，但

P-V loop 的左边线却在三个不同位置，表明三种不同 afterload 条件下，心室射血期末的 ventricle volume（或室内剩余血量）不同，即 ejection fraction 不同。向左移位最大的（1），即射血后 ventricle volume 变得最小，意味着其 stroke volume 最多，作功量也最大。反之，向左移位最小的（3），其 stroke volume 最少。可见，P-V loop 量化地描述出 afterload 对 stroke work 的影响。Afterload 增加时，使 isovolumetric contraction phase 延长，而 ejection phase 缩短，因此 ejection phase 心室肌纤维短缩的程度和速度均减小，致使射血速度减慢，stroke volume 因此而减少，stroke work 也相应降低。要注意的是，afterload 对 myocardium 收缩活动的上述影响是一种单纯的机械效应，并非启动某种功能调节机制进行调节的结果。从心脏作功的角度来看，如果 intraventricular pressure 升高，表示 myocardium 产生张力消耗的能量相对增加，用于 myocardial fibers 短缩的能量将相对减少。如果肌肉作等长收缩，释放的能量几乎全部用于产生张力（对抗动脉阻力），而心肌纤维短缩的程度减小，势必导致 stroke volume 减少，结果心室内剩余血量增加，使 filling volume 增加，然后继发地起动 Starling 心脏机制的调节，stroke volume 又可以恢复正常水平。就是说，通过 Starling 心脏机制可以使 arterial pressure 增高所导致的 stroke volume 减少的现象得到纠正。但这些调节往往是综合 preload 和 myocardial contractility 以及 afterload 的相互作用而产生效应的，从而使机体得以在 arterial pressure 增高的情况下，能够维持适当的 cardiac output。这种调节对于机体有重要生理意义。但同时也应指出，此时 stroke volume 的维持，是心肌（myocardium）加强收缩的结果，如果 arterial pressure 持续增高，ventricular muscles 因长期处于收缩加强状态而逐渐肥厚，最终出现病理性改变，导致心脏泵血功能减退。

4. Heart rate 对 cardiac output 的影响 通常，每分心跳次数（heart rate）越多，cardiac output 越多，但这有一定限度。健康成年人安静状态下，heart rate 为 75次/分，并且 60～100 次/分都属于正常范围。不同生理条件下，heart rate 有很大变动。最低到 40～50 次/分，最高可达 200 次/分。已知 cardiac output 等于 heart rate 与 stroke volume 的乘积，故 heart rate 增加，cardiac output 也随之增加。但如果 heart rate 增加过快，超过 170～180 次/分时，由于 ventricle filling 时间明显缩短，必将导致 filling volume 减少，stroke volume 可减少到仅有正常时间的一半左右，因而 cardiac output 也开始下降。在生理条件下，只要 heart rate 增快不超出限定范围，尽管心室充盈时间有所缩短，但由于 venous return 的绝大部分是在 rapid filling phase 内进入 ventricle，因此 ventricular filling volume 以及 stroke volume 不至于减少或过分减少；相反却会由于 heart rate 的增加，使每分钟的输出量增加。反之，如 heart rate 太慢，低于 40次/分时，cardiac output 也减少。这是由于 ventricular diastole 过长，ventricle filling 早已达到限度，再延长心舒时间也不能相应增加 filling volume 和 stroke volume。可见心搏频率最适宜时，cardiac output 最大；heart rate 过快或过慢，cardiac output 都会减少。正常情况下，heart rate 是由窦房结（sino-atrial node）本身的自律性（automaticity）所决定，并受自主神经系统（autonomic nervous system）活动的调控，即受心交感神经（cardiac sympathetic nerve）和心迷走神经（cardiac vagus）双重调节。Sympathetic nerve 活动增强时，heart rate 增快；而 cardiac vagus nerve 活动增强时，则 heart rate 减慢。正常成人的 heart rate 保持在 75 次/分左右，这是由于 cardiac vagus nerve 对 heart rate 的调节作用大于 cardiac sympathetic nerve 所致。此外 heart rate 还受体温的影响，体温每升高 1℃ 时，heart rate 将增加 12～18 次。

5. 临床上常见的低 cardiac output 和高 cardiac output 在正常人，cardiac output 是随

人体的代谢需求不断变动的。前已述及，cardiac output 主要指的是 minute cardiac output。Minute cardiac output 是 heart rate 和 stroke volume 的乘积。因此，heart rate 和 stroke volume 这两个因素直接影响 minute cardiac output。此外，minute cardiac output 是指每分钟流经血管的血流量。血管内血液的流动实际上是遵循物理学中的流体力学规律进行的。血液在血管内由主动脉流向腔静脉，血流量与主动脉压和腔静脉压之差成正比；和整个血管内的阻力成反比。因此从流体力学上看，血管内的阻力增大，可以减少血管内的血流量，即降低 minute cardiac output；降低血管内的阻力可以提高 minute cardiac output。下面分别讨论在临床上常见的 cardiac output 降低或升高。

（1）高 cardiac output：在临床上，cardiac output 升高最主要由血管内的阻力即外周阻力减小造成。临床上有四种疾病常常引起 cardiac output 升高，它们是脚气病、先天性动静脉短路、甲状腺机能亢进、贫血。

脚气病是由维生素 B_1 缺乏造成的。由于维生素 B_1 的缺乏，细胞利用营养物质的能力降低，由于局部血流量的调节作用，引起流经组织和细胞的微血管扩张，外周阻力降低。又因微血管扩张，微血管内的血压上升，造成静脉回心血量增加，心脏舒张容积加大，引起 cardiac output 增加。严重脚气病病人，外周阻力可以降低 50%，cardiac output 可增加一倍。

先天性动静脉短路。通常这种短路发生在大动脉和大静脉之间。因此有大量的血液直接由动脉流向静脉，血管的阻力大大降低。此时回心的静脉血量增加，造成 cardiac output 的升高。

甲状腺机能亢进。甲状腺分泌的激素可以使体内细胞的代谢率升高，机体利用氧的能力明显升高，由细胞产生的代谢产物也明显增加，这些代谢产物可刺激组织中的血管扩张。血管扩张造成血流的阻力降低，回心的静脉血量增加，引起 cardiac output 增加。严重时 cardiac output 可升高 80%。

贫血。贫血时血中的血红蛋白含量降低，携氧能力下降。由于红细胞的数量降低，血液的粘滞度降低，造成血液流经血管时的阻力降低。由于细胞组织缺氧，会产生一些能使血管扩张的化学物质，引起血管扩张，从而降低血管的外周阻力。这些都可以使回心的静脉血量增加，引起 cardiac output 增加。

以上这些疾病引起的 cardiac output 增加，都不是原发性心脏功能的加强。

（2）低 cardiac output：临床上常见的低 cardiac output 可以分成两大类：心脏的泵出能力降低和静脉回心血量降低。

a）心脏泵出能力降低。任何原因造成的心肌受损，都可降低心肌的泵血功能，因而引起 cardiac output 降低。常见的疾病有：严重的心肌梗死、严重的心瓣膜病、严重的心肌炎、心包挤压等等。

b）静脉回心血量降低。静脉回心血量降低，使心脏舒张期的容积减少，心肌的 preload 减小，造成 stroke volume 减少，致使 cardiac output 降低。常见的原因有：

血容量的降低。最常见的血容量的降低是由出血引起的。由于血容量的减少，降低了血液对血管的张力，血压随之降低。外周静脉的压力降低造成静脉血不容易流进右心房，致使静脉回心血量减少，故 cardiac output 降低。

急性静脉扩张。临床上这种情况的出现，常常来自于 sympathetic nervous system 的紧张性突然降低，血管扩张，血管容量增大，特别是小静脉容量增加，此时全血量虽然没有降低，但和增加的血管容量相比，对血管产生的压力（血压）减小，回心血量减少，cardiac output 降低。

大静脉的阻塞。这是临床很少见的一种疾病。由于回心的大静脉阻塞，静脉回心血量减少，导致 cardiac output 减少。

（二）心脏泵功能的贮备（Cardiac reserve of pump function）

心脏的泵血功能能够广泛适应机体不同生理条件下的代谢需要，主要表现为 cardiac output 可随机体代谢率（metabolic rate）的增加而增多。健康成人静息状态下 heart rate 为 75 次/分，stroke volume 约 70ml，cardiac output 为 5L 左右。而在强体力劳动时，heart rate 可达 180～200次/分，stroke volume 可增加到 150ml 左右，cardiac output 可达到 25～30L，为静息时的 5～6 倍。心脏每分钟能射出的最大血量，称为最大输出量（maximal output）。在平时，cardiac output 不是最大的，但在需要时能够成倍增加，表明健康人心脏泵血功能有较大的贮备能力。Cardiac output 随机体代谢需要而增加的能力，称为泵功能贮备，或心力贮备（cardiac reserve）。Cardiac reserve 可分为心率贮备（heart rate reserve），收缩期贮备（systolic reserve）及舒张期贮备（diastolic reserve）。通常 heart rate 的最大变化约为静息时 heart rate 的 2 倍，充分动用 heart rate reserve，可以使 cardiac output 增加 2～2.5 倍。Stroke volume 是心室 end-diastolic volume 和 end-systolic volume 之差，每搏输出量贮备又可分为舒张期贮备和收缩期贮备。一般说来，舒张期贮备比收缩期贮备小得多。静息状态下，舒张末期容量约 145ml，由于心肌细胞外间质含有大量胶原纤维，心肌的伸展性有一定限度，故心室不能过分扩大，一般只能达 160ml 左右，即舒张期贮备仅有 15ml 左右。Left ventricle end-systolic volume 通常约为 75ml，当心肌收缩能力增强时，能射出更多的血液，使心室剩余血量不足 20ml，即心室 end-systolic volume 减小。健康人通过动用 systolic reserve，可使 stroke volume 增加 55～60ml，远比舒张期贮备的大。较轻的心脏病患者，其静息时 cardiac output 与健康人没有明显差别，基本上能够满足静息状态下代谢的需要。但在代谢活动增强时，cardiac output 却不能相应增加，maximal output 较正常人为低，常表现为胸闷、气促及心悸；而训练有素的运动员，心脏的 maximal output 比一般人为高，可达 35L 以上，为静息时的 8 倍左右。说明经常进行体育锻炼可以增进心脏健康，提高 cardiac reserve。

五、心音和心音图（Heart sound and phonocardiogram）

在 cardiac cycle 中，myocardial contraction，valves 启闭，血流速度改变，对心血管壁的加压和减压作用以及形成的涡流等因素引起的机械振动，可通过周围组织传到胸壁。如将听诊器（stethoscope）放在胸壁某些部位，即可听到由上述的机械振动所产生的声音，通常把这种声音，称为 heart sound。若用换能器将这些机械振动转变成电信号记录下来，便得到 phonocardiogram（PCG）（Fig. 4-2 最下一行曲线）。

Heart sound 发生在 cardiac cycle 的某些特定时期，其音调和持续时间也有一定的特点和规律。通常情况下，只能听到两个 heart sound，即 first heart sound 和 second heart sound。First heart sound 发生在 ventricle systole 开始时，是由 A-V valves 关闭以及相伴随的心室壁振动而产生的。音调低，持续时间相对较长，在心尖搏动处（左第五肋间隙与锁骨中线相交处）听得最清楚。这是 ventricular systole 开始的标志。Second heart sound 发生在 ventricle diastole 开始时，音调高，持续时间较短。通常情况下，first heart sound 到 second heart sound 之间隔比second heart sound 到first heart sound 之间隔短。Second heart sound 主要与semilunar valves（aortic valve 和 pulmonary valve）关闭有关，故可用来标志 ventricular diastole 开始。有些时候可听到第三心音（third heart sound），它发生在 end-rapid filling phase，是一种低频，低振幅的心音，考虑是血液流入几乎充盈满的心室，血流充盈减慢，流速突然改变而形成一种力，使心室壁和 valves 发生振动产生的。偶尔还可听到第四心音（fourth heart sound），也称心房音（atrial sound），认为与atrial contraction有关。正常atrial contraction，听不到声音；但在异常有力的 atrial contraction 和左室壁变硬情况下，atrial contraction 使心室充盈的血量增加，ventricle进一步扩张，引起左室肌和A-V valve及血液的振动，则可产生 fourth heart sound。

超声心动描记术（Echocardiography）

这是一种无损伤的心功能检查方法，通常由一个换能器（transducer）发射出频率为 2.25MHz 的超声波，换能器也作为一个接受器（receiver）用来探测由心脏各部分反射回来的反射波。反射波发生的部位，反映声阻抗变化，以及与时间相对应的回声显示在示波器上并可记录下来。这种方法将可获得在一个 cardiac cycle 中，valves、中隔（或隔膜）以及心室壁的活动情况的记录。如能与多普勒（Doppler）技术相结合，echocardiographic waves 可用于测量通过心瓣膜的血流量和血流速度。尤其对心瓣膜损伤的临床诊断和治疗计划的制定，以及治疗效果的评价是很有意义的。

Echocardiography 与 Doppler 结合也可用于测定 cardiac output，这是一种无损伤的检测方法，将会被临床广泛采用。

第二节　心脏的电活动
Electrical Activity of the Heart

前面已经提到，由于各心肌细胞之间有闰盘（intercalated discs）相连，构成电流传导的低阻抗区，有利于兴奋的传递。当其中一部分细胞受到兴奋性刺激时，就能产生 action potential，并借AP的传播而引起两个心房或两个心室的所有细胞发生同步兴奋和收缩。但由于组成心脏的心肌细胞并非是同一类型的，可根据它们的区别，粗略地分为两大类型：一类是具有收缩功能的心房肌和心室肌细胞，含有丰富的肌原纤维，称为工作细胞（working cell）。它们具有兴奋性（excitability）、传导性（conductivity）和收缩性（contractility），但不具有自律性（automaticity）。另一类是一些特殊分化了的心肌细胞，组成心脏的特殊传导系统（specific conduction system），它们无 contractility，但具有自动产生节律性兴奋并能传导兴奋的特殊功能，称为自律细胞（autorhythmic cell）。显而易见，心脏的电活动是有别于其他内脏器官的。其特点是：①自动产生节律性兴奋并引起心肌的节律性收缩；②迅速将兴奋传导至整个心脏，但在房室交界（A-V junction）有短暂的延迟（delay）。功能正常时，心房提前心室 1/6 秒收缩，使心室获得血液充盈的时间；冲动迅速传导到整个心脏的重要作用是使心室几乎同时收缩，这是产生有效的心室内压所必需的。

心脏特殊传导系统（specific conduction system），包括窦房结（sino-atrial node， S-A node)，房室结或房室交界（A-V node or A-V junction）、房室束（A-V bundle）或希氏束（bundle of His）和浦肯野纤维系统（Purkinje fibers system）（Fig. 4-10，4-11）。这些部位的心肌纤维具有自动兴奋的能力，即能产生自动节律去极并引发心肌收缩的过程，这是心脏specific conduction system所特有的，其中sino-atrial node的自律性最高，所以通常情况下，它控制着整个心脏跳动的速率，后面将详述这个问题。

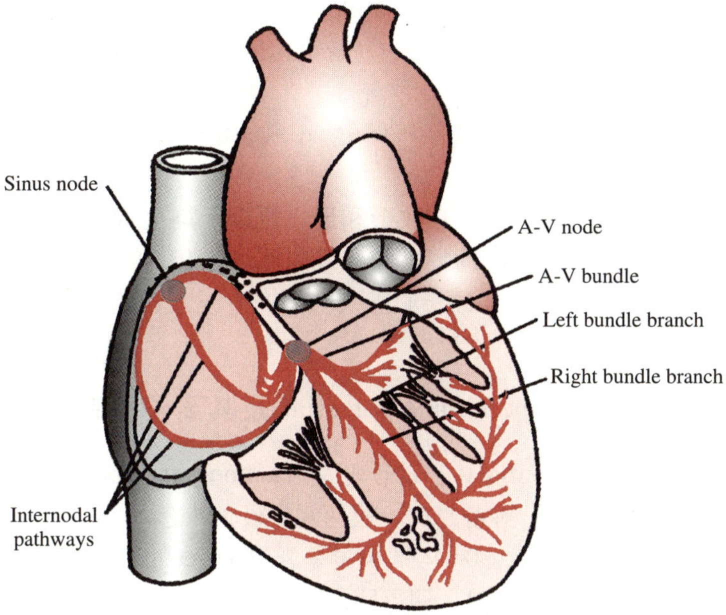

Fig. 4-10 Specific conduction system. Sinus node and Purkinje system of the heart, showing also the A-V node, atrial internodal pathways, and ventricular bundle branches.

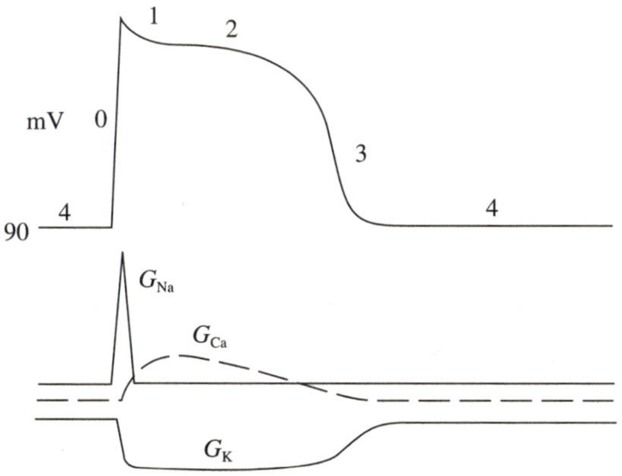

Fig. 4-11 Changes in the conductance of Na^+ (G_{Na}), Ca^{2+} (G_{Ca}), and K^+ (G_K) during the various phases of the action potential of a fast -response cardiac cell. The conductance diagram shows directional changes only action potential at working cell.

S-A node：它是产生节律性兴奋的部位，位于上腔静脉入口与右心房连接处。S-A node 肌纤维内没有可以收缩的肌丝，故无收缩性。由于心房周围的肌纤维直径约为S-A node 纤维的 3 倍（10～15 μm），S-A node 肌纤维与心房肌纤维直接相连，因此开始于 S-A node 的任何动作电位都能立刻传到心房肌壁中。S-A node 中主要含有P细胞（pacemaker cell，P cell）和过渡细胞（transitional cell）。P cell 是 autorhythmic cell，位于S-A node的中心部分；transitional cell位于周边部分，不具有 automaticity，但可将P cell 自动产生的兴奋向外传播到心房肌。

A-V node：又称 A-V junction 区，实际包括三个小区域，自上而下分别称为房结区、结区和结希区。除结区无自律性（automaticity）外，均具有 conductivity 和 automaticity。

A-V bundle 及其分支：A-V bundle 走行于室间隔内，在室间隔部开始分左、右两束支，右束支较细，沿途分支少，分布于 right ventricle；左束支呈带状，分支较早，分支也多，分布于 left ventricle。A-V bundle 主要含 Purkinje cell。

Purkinje system：是左右束支的最后分支，由于分支很多，形成网状，分布于两心室的心内膜下，并垂直向心外膜侧伸延。由于 Purkinje fiber 的传导速度快，A-V bundle 及其末梢 Purkinje fibers 的作用，是将心房传来的兴奋迅速传播到整个心室。

一、心肌细胞的生物电现象 (Myocardial bioelectric phenomena)

心肌细胞的 membrane potential 在波形和形成机制上均比骨骼肌复杂，而且不同类型心肌细胞，其 membrane potential 的幅度和持续时间各不相同，跨膜电位的波形和形成的离子基础也有一定的差别。正因如此，心脏兴奋的产生以及向整个心脏传播过程均表现出特殊规律。

（一）Working cell 的 membrane potential 及其离子基础

1. 静息电位（resting potential）和动作电位（action potential） 心肌细胞同其他可兴奋组织（如骨骼肌）细胞一样，在静息时，膜两侧呈极化状态，心室肌细胞膜内电位比膜外电位约低 90mV，即膜内外有约 90mV 的电位差，称为 resting potential。如将微电极插入静息心室肌细胞内（膜外电极接地），测得膜内电位约为 -90mV。心肌细胞 resting potential 的形成与第二章中介绍的神经纤维和骨骼肌的一样，主要由 K^+ 的平衡电位（equilibrium potential for K^+）所决定。但心肌的 action potential 的时程与骨骼肌有显著区别。骨骼肌细胞的 action potential 的时程很短，仅持续几个毫秒，复极速度与除极速度几乎相等，记录曲线的升支和降支呈基本对称的尖峰状。心室肌细胞 action potential 的主要特征是复极过程比较复杂，降支与升支明显不对称，且持续时间很长。心室肌细胞 action potential 和 resting potential 的各个时相通常用 0、1、2、3、4 五个数字分别表示（Fig. 4-11）。但不同部位的心肌细胞由于各自功能的不同，其 action potential 的波形亦不相同（Fig. 4-12）。

以下将分别叙述心室肌细胞 action potential 和各个时相的变化及其形成的离子基础。

（1）0 期（action potential 的快速去极化，即快速上升过程——upstroke）：当心室肌细胞在适宜刺激作用下发生兴奋时，膜内电位由静息状态的 -90mV 迅速上升到 +30mV 左右，即肌膜两侧原有的极化状态被消除并呈极化倒转，构成 action potential 的升支，即去极相（depolarization phase），又称 0期（upstroke）。Depolarization phase 很短暂，仅占 1～2ms，而去极幅度（depolarization amplitude）很大，为 120mV；上升速度（upstroke velocity）很快，membrane potential 的最大上升速度可达 800～1000V/s。紧跟其后的是以复极 1 期开始的复极过程。

（2）1 期复极（快速复极初期）：当心室肌细胞 depolarization 达到顶峰之后，立即开始复极（repolarization），膜内电位由 +30mV 迅速下降到 0mV 左右，占时约 10ms。因此 1 期又称为快速复极初期。0 期 upstroke 和 1 期复极这两个时相的 membrane potential 变化速度都很快，记录图形上表现为锋状，故习惯上将心肌细胞 action potential 的这两部分合

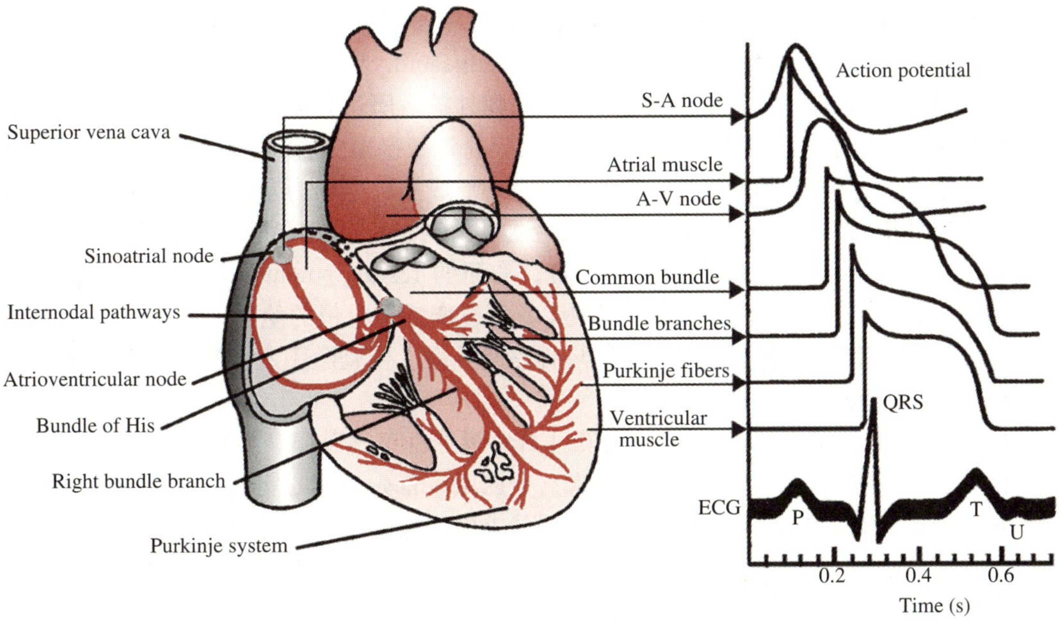

Fig. 4-12 The typical action potential recording from a S-A node, atrial cell, atrio-ventricular (A-V) node cell, ventricular cell and a Purkinje fiber.

称为锋电位（spike）。

（3）2期（平台期，plateau）：当1期复极膜内电位达到0mV左右时，repolarization过程变得非常缓慢，膜电位基本上停滞于0mV左右，记录波形比较平坦（时相2），故复极2相又称为平台期（plateau），持续约300ms。这是心肌细胞整个action potential持续时间长的主要原因，也是心室肌细胞的action potential区别于骨骼肌和神经纤维的主要特征。

（4）3期（快速复极末期）：2期repolarization过程后期，随着时间的进展，膜内电位以较慢的速度由0mV逐渐下降，并延续为3期repolarization。此时，细胞膜repolarization velocity加快，膜内电位由0mV左右较快地下降到-90mV（时相3），完成repolarization过程，3期又称为快速复极末期，占时约100～150ms。

（5）4期（静息期）：是3期膜复极完毕，membrane potential恢复至静息电位水平的时期。心室肌细胞或其他非自律细胞4期内membrane potential稳定于resting potential水平，因此，4期又称为静息期。但在自律性细胞（房室结或浦肯野细胞），4期呈自动除极而无静息电位。

2. Resting potential 和 action potential 各时相的离子基础 与骨骼肌一样，离子在细胞膜两侧不均匀分布所形成的浓度差（浓度梯度）以驱动相应离子经过当时开放的细胞膜上特殊离子通道（ion channels）的跨膜扩散，是心肌细胞membrane potential形成的主要原因。但在心肌membrane potential形成机制中涉及的离子流比骨骼肌要复杂得多。在电生理学中，电流的方向是以正离子在膜两侧的流动方向来命名的，正离子外流或负离子内流称外向电流；正离子内流或负离子外流称内向电流。外向电流导致膜内电位向负电性转化，促使膜repolarization；内向电流导致膜内电位向正电性转化，促使膜depolarization。除离子跨膜扩散之外，由细胞膜上离子泵所实现的离子主动转运和离子交换，在心肌细胞电活动中也占有重要地位。

（1）心室肌细胞 resting potential 的形成：心室肌细胞 resting potential 的形成机制与骨骼肌相同，静息状态下肌膜对 K^+的通透性（permeability）较高，而对其他离子的 permeability 很低，因此，K^+ 顺其浓度梯度由膜内向膜外扩散所达到的平衡电位，是心肌 resting potential 的主要来源。由于膜内有许多带负电荷的分子和蛋白质等不能随 K^+ 扩散到膜外，造成膜内带负电，膜外带正电，于是在膜内、外形成一种电场力阻止 K^+ 外流。当由 K^+ 浓度差引起向外扩散的力与阻止 K^+ 外流的电场力相等时，K^+ 进出膜的净流量为0，此时的膜电位即为 equilibrium potential for K^+ 。因此，心肌的 resting potential 就相当于 equilibrium potential for K^+。改变细胞内、外的 K^+ 浓度就可改变静息电位的绝对值。

（2）心室肌细胞动作电位的形成：与骨骼肌一样，当刺激引起膜静息电位去极到阈电位就产生 action potential。

1）0 期（upstroke）：是由于心肌膜对 Na^+ 通透性突然升高，导致 Na^+ 内流的结果。在动作电位形成过程中，局部电流刺激未兴奋区域，首先引起心室肌膜上部分电压门控式 Na^+ channel 的开放和少量 Na^+ 内流，使膜部分去极，当膜电位由静息水平（膜内 -90mV）去极到阈电位水平（-70mV）时，膜上 Na^+ 电导和 Na^+ channel 开放概率明显增加，受膜两侧浓度梯度及电位梯度的驱动致使 Na^+ 快速内流，形成 Na^+ 的内向电流。这是形成心室肌细胞动作电位 upstroke 的主要原因。由于膜上不同的 Na^+ channel 开放的阈电位不同，因此，随着 Na^+ 内流的增加，膜内电位的负值越来越小，Na^+ channel 的开放也越来越多，进一步促进 Na^+ 内流，Na^+ 内流又进一步加速 depolarization，如此不断进行，即出现再生性 Na^+ 内流，Na^+ 顺其浓度梯度及电位梯度由膜外快速进入膜内，进一步使膜去极，致使膜电位向正电性转化（Fig. 4-13）。决定 upstroke 的 Na^+ channel 是一种快通道，而且是电压依从性 channel，它不但激活、开放的速度很快，而且激活后又很快失活。当膜 depolarization 到一定程度（0mV 左右）时，Na^+ channel 就开始失活而关闭，最后终止 Na^+ 的继续内流。因此将这种 Na^+ channel 称为 fast Na^+ channel。它可被河豚毒素（tetrodotoxin, TTX）所阻断。由于 Na^+ channel 激活速度非常快，又有再生性循环特性，造成了心室肌细胞 upstroke 速度很快，故 action potential 升支非常陡峭。依据电生理学特性，尤其是根据 upstroke 的上升速率，将心室肌细胞以及具有同样特征的心肌细胞称为快反应细胞（fast response cells），其 action potential 称为快反应电位（fast response potential），以区别于后面将要介绍的慢反应细胞（slow response cells）和慢反应电位（slow response potential）。

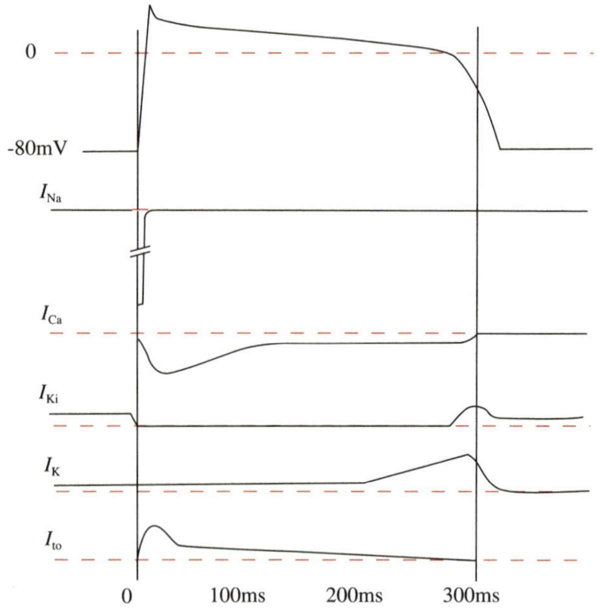

Fig. 4-13 A summary of the time course of ionic currents that elicit normal ventricular cardiac action potential.

目前认为，fast（rapid）response cell 的 action potential 0 期的快速

Na^+ 内流形成的理由有：①快反应心肌纤维膜上有相当丰富的快 Na^+ 通道，而且细胞膜对 Na^+ 的通透性即 Na^+ 电导（G_{Na}）明显增大；②细胞内充满负电性即静电吸引 Na^+ 进入细胞内；③细胞外 Na^+ 浓度远远超出细胞内 Na^+ 浓度，这种净离子扩散力正好驱动 Na^+ 快速内流。因此认为，心肌 rapid response cell 的 action potential 的 upstroke 即 0 期除极几乎全部由内流 Na^+ 负载的 。在了解到 action potential 的 0 期 Na^+ 快速涌入心肌细胞内的理由之后，不禁要问，为什么细胞兴奋后，Na^+ 得以快速进入细胞后又很快（1～2ms）停止内流呢? 基本原因有两点：①随着 Na^+ 快速流入细胞内，膜电位负电性变小，接近于Nernst Na^+ equilibrium potential，即 Na^+ 内流的静电吸引力进行性减小，而当膜电位变正时又倾向于排斥 Na^+ 内流；更重要的是 ② Na^+ 通道开放后又迅速关闭（即 Na^+ 通道失活特别快）。由于 Na^+ 通道是电压门控性通道，随膜电位向正电性转变又使膜的 Na^+ 电导（G_{Na}）迅速降低到激活前的水平。

2）复极 1 期：也称快速复极相（rapid repolarization phase），是在 upstroke 之后出现的快速而短暂的复极期，主要反映出快 Na^+ 通道已经失活，同时激活一种一过性的外向电流（I_{to}）。根据该电流可被四乙基铵（TEA）和 4- 氨基吡啶等 K^+ channel 阻断剂所阻断的研究资料认为，I_{to} 的主要离子成分是 K^+，即由 K^+ 负载的一过性外向电流是心室肌等细胞 action potential 初期快速复极的主要原因。此通道（I_{to}）在 action potential 产生过程中，伴随 depolarization 快速开启又快速失活，在膜迅速复极到 plateau 水平（0～20mV）开始失活。

最新资料认为，fast response cell 的 action potential 复极 1 期形成的离子基础有两个方面：①快 Na^+ 通道开始失活；②瞬时 K^+ 通道激活，出现短暂开放，引起一过性 K^+ 外流（I_{to}），故在平台期开始前产生复极 1 期（Fig. 4-13 最下面的 I_{to} 变化曲线）。

3）Plateau： plateau 之初，membrane potential 轻度变正并继续稳定于这一水平约 300ms，随后才缓慢地转入 repolarization。Membrane potential 的这种相对稳定性表明，此期内同时存在一内向正离子流和一外向正离子流，且内、外向正离子流达到电的平衡状态。随着时间推移，内向电流逐渐减弱，外向电流逐渐增强，总和的结果便出现一种随时间推移而逐渐增强的、微弱的外向电流，导致 membrane potential 缓慢地向膜内负电性转化。应用电压钳（voltage clamp）技术研究的结果表明，在心室肌等 rapid response cell 的 plateau 的外向离子流是由 K^+ 携带的（称 I_K），内向离子流主要是由 Ca^{2+}（I_{Ca}）负载的。

在0期除极过程中，膜对 K^+ 的通透性（permeability）或 K^+ 电导（G_K）显著下降（约减小 5 倍），K^+ 外流大大减少；除极相结束时，K^+ 的通透性并不是立即恢复到静息状态下的那种高水平，而是极其缓慢地、部分地恢复，因此，K^+ 外流也就由初期的低水平而缓慢增加（Fig. 4-13）。平台期内膜电位偏正时，G_K 变得更小，即 G_K 依赖于膜的极性。由于平台期的膜电位稍偏正，细胞内的化学力和电场力都起着驱逐 K^+ 外流的作用；而膜对 K^+ 通透性（即 K^+ 电导）的减少正是避免细胞失去过多的 K^+ 的一种保护作用。平台期（plateau）的内向离子流主要是由 Ca^{2+} 负载的，Ca^{2+} 内流与 K^+ 外流相平衡。已经证明，心肌细胞膜上有一种电压门控式的慢 Ca^{2+} channel，当膜 depolarization 到 -40mV 时被激活，Ca^{2+} 顺其浓度梯度向膜内缓慢扩散从而倾向于使膜 depolarization，与此同时，上述微弱的 K^+ 外流倾向于使膜 repolarization。这样一来，在平台早期，Ca^{2+} 的内流和 K^+ 的外流所负载的跨膜正电荷量近于相等，故membrane potential稳定于1期复极后所达到的电位水平。在实验研究中，用输入脉冲电流测量 action potential 各时相的阻抗，证明在整个平台期的膜阻抗是最高的（即电导最小）。在平台晚期，内向Ca^{2+}电流（I_{Ca}）逐渐减弱，外向K^+电流（I_K）逐渐增强，随着时间的推进，Ca^{2+}通道逐渐失活，I_K逐渐增加，结果使出膜的净正电荷量逐渐增加，膜内电位逐渐下降，形成plateau晚期。此后，Ca^{2+}通道完全失活，外向I_K进一步增强，plateau 移行于复极 3 期，membrane potential 较快地完成 repolarization 过程。

心肌膜上有Ca^{2+}通道，是心室肌细胞和其他心肌细胞的重要特征。研究表明，Ca^{2+}通道（I_{Ca}）的激活、失活以及再复活所需时间均比快 Na^+ channel 的长，经 Ca^{2+} channel 内流的 I_{Ca} 起始慢，持续时间也较长，因此，称之为 slow channels 和慢内向离子流。I_{Ca} 激活的阈电位（threshold potential）水平（-40～-35mV）高于快 Na^+ channel 的阈电位（-70～-55mV）。I_{Ca} 可被 Mn^{2+}、Co^{2+} 和多种 Ca^{2+} channel 阻断剂（如异搏定、心痛定等）所阻断，而对河豚毒（tetrodotoxin, TTX）以及细胞膜的持续低极化状态（膜内电位-50mV左右）却不敏感。各种心肌细胞的肌膜上都具有这种慢 Ca^{2+} channel，由此形成的离子流，是决定心肌细胞电活动以及心室等快反应细胞 AP 平台期的重要的内向离子流之一。另一方面，这种 Ca^{2+} 内流对心肌的兴奋-收缩耦联（excitation-contraction coupling）过程有重要作用。

平台期末，随着膜复极的逐渐增强，膜上Ca^{2+} channel失活，Ca^{2+}内流停止，转入快速复极末期（3期）。此时，K^+外流出现随时间而递增的现象，导致膜的repolarization加快，直至 repolarization 完成，又重新达到 resting potential 水平（4 期）。3 期 repolarization 表明外向 K^+ 电流大于并远远超过内向 Ca^{2+} 电流，打破了平台期内、外向两种正离子电流的平衡。目前认为，心肌细胞膜上可能有 3 种不同类型的特异性 K^+ 通道与复极过程中的 G_K 改变有关。

在 4 期，心室肌细胞的 membrane potential 基本上稳定于 resting potential 水平。由于在 action potential 的 0 期——平台期间，Na^+ 和 Ca^{2+} 顺着浓度梯度进入细胞内而 K^+ 流出细胞外，因此，在此期间有一个离子跨膜转运的活跃过程，即通过肌膜上 Na^+-K^+ 泵的作用，从细胞内排出多余的Na^+和Ca^{2+}，并把膜外的K^+摄回细胞内以恢复细胞内外离子的正常浓度梯度，保持心肌细胞的正常 excitability。这种离子转运是逆着浓度梯度进行的主动转运（active transport）过程。像骨骼肌一样，通过肌膜上 Na^+-K^+ 泵的作用，实现 Na^+ 和 K^+ 的主动转运。关于 Ca^{2+} 的转运机制，目前认为，Ca^{2+} 的逆浓度的外运是与 Na^+ 顺浓度梯度的内流相耦合进行的，即形成 Na^+-Ca^{2+} 交换。带正电性质的 Na^+ 顺其浓度梯度向细胞膜内流动的同时，促进了 Ca^{2+} 的外流，而进入细胞膜内的 Na^+ 最终是依靠 Na^+-K^+ 泵提供的能量流到细胞膜外，因此Ca^{2+}主动转运的能量也是由Na^+-K^+泵提供的。4 期开始后，膜的主动转运功能增强，细胞内外离子浓度梯度得以恢复。这时转运过程引起跨膜交换的电荷量基本相等，因此，membrane potential 能够维持稳定。

（二）Autorhythmic cell 的 membrane potential 及其形成机制

特殊传导系统（specialized conductive system）中的 S-A node 以及房室交界（A-V junction）中的细胞属于慢反应细胞（slow response cell），由于它们有自动节律性（autorhythmicity），又命名为 autorhythmic cell。

前面介绍的 working cell 是在外来刺激作用下产生 action potential（AP），没有外来刺激时，working cell 不能产生兴奋（AP），从膜电位看，两次 AP 之间的膜电位是稳定不变的，即每次 AP 复极后可达到 resting membrane potential 水平。而在 autorhythmic cell，当 AP 复极至 3 期末达到最大值，称之为最大复极电位（maximum repolarizing potential）或最大舒张期电位（maximun diastolic potential）之后，4 期的 membrane potential 并不稳定于这一水平（或无静息期），而是又立即开始自动缓慢除极，除极达到 threshold potential 后引起兴奋，产生另一个 action potential。这种现象周而复始，action potential 就不断地自动产生。这种 4 期自动除极的过程，具有随时间而递增的特点，其除极速度远较快反应 AP 的 0 期 depolarization（upstroke）缓慢。不同类型的 autorhythmic cell 4 期除极速度参差不一，但同类 autorhythmic cell 4 期除极速度比较恒定。这种 4 期自动缓慢除极（spontaneous gradual depolarization），是 autorhythmic cell 产生 autorhythmicity or automaticity 兴奋的基础。因此将 slow response potential 的 4 期 spontaneous gradual depolarization 称为起搏电位（pacemaker potential）。正是这种 pacemaker potential 造成了 S-A node 细胞的 autorhythmicity。Pacemaker potential 的 0 期除极上升相的斜率（slope）较 fast response potential 为小，呈缓坡上升，不出现明显的极化倒转（Fig. 4-14）。

根据细胞膜除极的跨膜电流的基本规律分析 autorhythmic cell 4 期的自动除极（spontaneous depolarization）的形成机制，认为 autorhythmic cell 由于净外向电流使膜复极（3 期）达到 maximum repolarizing potential 后，在 4 期中又出现一种逐渐增强的净内向电流，从而使膜内正电位逐渐增加，膜便逐渐 depolarization。可见，4 期 spontaneous depolarization 是由进行性净内向电流所引起的。但不同类型的 autorhythmic cell，其净内向电流的离子本质和离子流的方向并不完全相同。

1. S-A node cell 的 membrane potential 和离子基础　S-A node autorhythmic cell 的动作电位幅值小，由 0 期、3 期和 4 期组成，一般没有超射，0 期除极幅值约 70mV，没有 1 期与 2 期。4 期有明显的 spontaneous depolarization（Fig. 4-14）。它是一种 slow response autorhythmic cell，其 membrane potential 有别于心室肌及浦氏快反应细胞。其特征是：①S-A node细胞的maximum repolarizing potential为-70mV，threshold potential 为 -40mV，均高于 Purkinje cell（-100mV，-60mV）；②0期除极结束时，膜内电位为0mV左右，不出现明显的极化倒转；③其除极幅度（70mV）小于 Purkinje cell（120mV），而0期除极时程（7ms左右）比 Purkinje cell 的（1～2ms）长几倍。因此，其 action potential 升支不像心室肌和 Purkinje cell 的那么陡峭；④ 4 期自动除极速度（spontaneous depolarization velocity）约0.1V/s，比Purkinje cell的（约0.02V/s）要快得多，记录曲线上 S-A node 细胞 4 期膜电位变化的斜率大于 Purkinje cell（Fig. 4-14）。

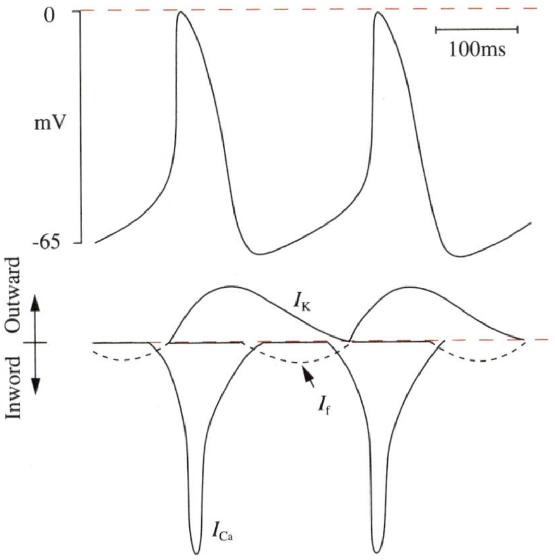

Fig. 4-14 The transmembrane potential changes (*top half*) that occur in SA node cells are produced by three principal currents (*bottom Half*) : (1) an inward Ca^{2+}, I_{Ca} ; (2) a hyperpolarization-induced inward current, I_f; and (3) an outward K^+ current, I_K .

有人认为，引起 S-A node 细胞 action potential 0 期除极（或自我兴奋）的内向电流是由一种低阈值的（约 -40mV）Ca^{2+} 流负载的。这种电流在给予去甲肾上腺素时增加，而施加乙酰胆碱（acetylcholine）时减小。这一电流不受细胞外 Na^+ 浓度影响，对 TTX 不敏感。相反，受细胞外 Ca^{2+} 浓度的明显影响，而且可被 Mn^{2+}、异搏定等钙通道阻断剂所阻断。因此认为，引起 S-A node 细胞动作电位 0 期去极的内向电流是由 Ca^{2+} 携带的。S-A node 动作电位的形成过程是：当膜电位达到最大复极电位时即开始 depolarizing，depolarization 达 threshold potential（约 -40mV）水平时，激活膜上 Ca^{2+} 通道，引起 Ca^{2+} 内向电流（I_{Ca}），导致 0 期除极。随后，Ca^{2+} 通道逐渐失活，Ca^{2+} 内流减少。另一方面，在复极初期，有一种时间依赖性 K^+ 通道被激活，出现外向 K^+ 电流（I_K），但由于 S-A node 的 P 细胞在接近静息电位时的 K^+ 电导（G_K）变得很小，I_K 逐渐衰减，直到 3 期复极末达到最大复极电位时，即进入 4 期，但此时膜电位并不向静息电位发展，而是负电位的绝对值逐渐减小，形成 4 期 spontaneous depolarization。此时仅允许一种小的内向的 I_{Ca} 内流，所以 S-A node cell 动作电位 0 期除极过程是比较缓慢的。当除极到 0mV 左右时，Ca^{2+} 通道逐渐失活，K^+ 电导（G_K）逐步增大，即形成 Ca^{2+} 内流的逐渐减少和 K^+ 外流的逐渐增加的趋势，使膜逐渐复极。概括起来说，K^+ 通道（I_K）的逐渐失活，造成 K^+ 外流进行性减少，是窦房结细胞 4 期 spontaneous depolarization 的重要离子基础。而由慢 Ca^{2+} 通道所控制的 Ca^{2+} 内流是 S-A node cell 0 期去极的主要离子流，引起缓慢的 0 期去极，因而构成 S-A node cell 动作电位的主要特征。与心室肌细胞动作电位相比较，窦房结细胞的 action potential 的 depolarization 和 repolarization 都是较慢的。故将窦房结细胞及其产生的动作电位称为慢反应细胞（slow response cell）和慢反应电位（slow response potential），以区别于心室肌等快反应细胞及其快反应电位。

有文献表明，S-A node cell 动作电位 4 期还有一种进行性增强的内向离子流 I_f（主要为 Na^+ 流），I_f 不同于心室肌 0 期去极的快钠电流，而是细胞膜向复极化或超极化方向激活的离子流，可被铯（Cs）所阻断。膜电位在 3 期向复极化方向转化是造成该通道逐步激活和 4 期开放的条件。这可能与上述的 K^+ 外流进行性减少，形成 4 期自动去极是密切相关的。有人认为，I_f 在 S-A node cell 起搏活动中不如 I_K 衰减起的作用大。

近年的资料提出，由于 S-A node cell 外液中有大量的 Na^+，以及细胞内液中有大量的负电荷，造成了 Na^+ 进入细胞内的电位差；并且“静息”状态下的 S-A node cell 膜上有一定数量的通道允许 Na^+ 进入细胞内，称为“自然漏 Na^+”。这也是 S-A node cell 的“静息”电位负性较低，动作电位幅值小的原因之一。因此，在两次心跳间期由于 Na^+ 内流使膜电位形成一个缓慢上升的“静息”电位。当电位上升到-40mV时，即激活膜上的慢 Na^+-Ca^{2+} 通道，Ca^{2+} 和 Na^+ 快速内流，从而形成动作电位 0 期。这种“静息期”允许 Na^+ 内流是 S-A node cell 固有的内在特性，有人认为这种“静息”漏 Na^+ 是它们产生自动兴奋性的根本原因。换言之，S-A node 细胞“静息期”对 Na^+ 的通透性是其产生自动兴奋性的基础。这与前面提到的 K^+ 外流进行性减少，是窦房结细胞 4 期 spontaneous depolarization 的重要离子基础的提法是不矛盾的。K^+ 外流进行性减少，和允许 Ca^{2+} 和 Na^+ 内流的快速增加，二者相互依存而又统一，共同实现 S-A node cell 4 期的缓慢去极并产生动作电位。

另一方面，为什么 S-A node cell 并不保持在持续的去极化状态呢？这是由于在动作电位发生过程中产生两个相关事项防止着继续去极化。其一是在 Ca^{2+} 通道（或 Na^+ - Ca^{2+} 通道）开放后 100～150ms 时，I_{Ca}（或 $I_{Na\text{-}Ca}$）已经失活，防止继续 depolarization。其二，与此同时，随着 Ca^{2+} 和 Na^{+} 内流减少，膜的 G_K 增大，即大量 K^{+} 通道逐渐开放，K^{+} 外流增加而终止膜 depolarization，使膜电位恢复，动作电位结束。并且，在内向正离子流结束后，K^{+} 外流继续了约 0.1 秒，增加了膜电位的负电性，当 repolarization 达到最大复极电位（-70mV）时，膜的 G_K 又变小，越来越多的 K^{+} 通道（I_K）关闭，K^{+} 外流又逐渐减少，I_{Ca}（或 $I_{Na\text{-}Ca}$）又重新缓慢内流，"静息"电位又向上偏移，又开始 spontaneous depolarization，产生 action potential，然后 repolarization 等，重复上述过程。如此循环往复，形成了 S-A node cell 的 autorhythmicity or automaticity（Fig. 4-14）。这一过程在人的整个生命历程中不停地往返重复。

> * 有资料表明，S-A node 细胞上的 Ca^{2+} 通道有两类：一类是 L 型 Ca^{2+} 通道（$I_{Ca\text{-}L}$），（L = long lasting），另一类是 T 型 Ca^{2+} 通道（$I_{Ca\text{-}T}$）（T = transient）。L 型 Ca^{2+} 通道即上述的 I_{Ca} 慢通道，也是形成心肌细胞动作电位 plateau 的 I_{Ca} 通道，其 threshold potential 在 -40mV 左右，儿茶酚胺对其有调控作用。T 型 Ca^{2+} 通道的 threshold potential 在-50～-60mV，比 L 型的低，对一般的 Ca^{2+} 通道阻断剂不敏感，也不受儿茶酚胺的调控，但可被镍阻断。
>
> ** 上述关于慢 Na^{+}-Ca^{2+} 通道（$I_{Na\text{-}Ca}$），认为它可能是 S-A node cell 4 期中存在的一种非特异性的缓慢内向电流，在不同文献中也有不同的提法，如有的文献将慢 I_{Ca} 直接用慢 $I_{Na\text{-}Ca}$ 来说明。另有文献认为，这种缓慢内向电流可能是产生生电性 Na^{+}-Ca^{2+} 交换的结果。在 Na^{+}-Ca^{2+} 交换时，心肌细胞排出一个 Ca^{2+}，摄入 3 个 Na^{+}，出入细胞正电荷之比为 2∶3，故形成内向电流。

显然，引起 S-A node cell 4 期 spontaneous depolarization 有多种离子流参与，这几种离子流称为起搏电流（pacemaker current），但对各自作用的大小尚存在着不同看法。不论是 K^{+} 外流进行性减少，还是内向电流 $I_{Na\text{-}Ca}$ 或 I_{Ca} 的逐渐增加，或 I_f 增强，都是 S-A node 细胞 4 期 spontaneous depolarization 的离子基础。多种离子参与恰好增加了 S-A node cell 起搏活动的安全性。

2. Purkinje cell 是一种快反应自律细胞（autorhythmic cell）。它的 action potential 的形态与心室肌细胞相似，产生的离子基础也基本相同。不同之处在于 4 期有缓慢的 spontaneous depolarization 过程（Fig. 4-12）。

Purkinje fibers 4 期 spontaneous depolarization 的离子基础与 S-A node cell 的不同，其 4 期内向电流的主要离子成分为 Na^{+}，但也有 K^{+} 参与。即随着膜的 repolarization，导致膜 repolarization 的外向 K^{+} 电流逐渐衰减，与此同时，在 4 期有一种随时间推移而逐渐增强的内向电流（I_f），使膜去极，其 threshold potential 约 -100mV，远比 S-A node cell（-40mV）的低，因此其自律性较 S-A node cell 为低。

心肌细胞的跨膜离子流　细胞膜上多种特异性或非特异性 ion channel 以及经离子交换转运而形成的跨膜离子运动，是心肌细胞跨膜电位形成的基础。目前已发现心肌跨膜离子流的种类众多，性质也很复杂，随着研究深入，近年又取得新进展。由于在研究中对这些离子流和离子通道的命名比较混乱，甚至有矛盾，暂将目前几种离子流和通道的名称，以及存在部位和作用介绍如下：

1. 内向离子流

（1）I_{Na}：称快 Na^+ 电流（fast Na^+ current），存在于 fast response cell，是形成快反应细胞 0 期除极（upstroke）的内向电流（亦称第一内向电流）。

（2）I_{si}：称缓慢内向电流（slow inward current），也称为第二内向电流。过去认为它是一种由慢通道控制的缓慢 Ca^{2+} 流，故标志为 I_{Ca}，其功能是构成快反应细胞的平台期和慢反应细胞的除极期。目前一些新的研究结果在很大程度上修正了对 I_{Ca} 的认识。首先认为，第二内向电流并不是单一的 Ca^{2+} 流，而是由特性各异的三个组分所构成：第一组分称 $I_{Ca\cdot f}$，二、三组分别称 $I_{si\cdot 2}$ 和 $I_{Ca\cdot s}$。其中① $I_{Ca\cdot f}$ 是一种快速 Ca^{2+} 流，其通道激活和失活的速度比以往所认为的要快得多。认为 $I_{Ca\cdot f}$ 融合于快反应细胞 Na^+ 内流的最后部分，共同形成 action potential 升支的上段，而对平台期的形成作用很小。但它是 slow response cell 除极的离子基础。对工作细胞而言，肌浆网 Ca^{2+} 再生性释放是由细胞外 Ca^{2+} 进入胞浆触发的，既然 $I_{Ca\cdot f}$ 的激活十分迅速，那么 Ca^{2+} 释放的触发以及 excitation-contraction coupling 的启动速度都比以往认为的要快得多；② $I_{si\cdot 2}$ 也称第二内向电流第二组分，目前认为可能是 Na^+-Ca^{2+} 交换的生电电流，故也称为 $I_{Na\text{-}Ca}$，不仅在 fast response 细胞的平台期起作用，而且参与形成 slow response autorhythmic cell 4 期自动除极后期的内向离子流；③ $I_{Ca\cdot s}$，是一种较 $I_{Ca\cdot f}$ 微弱而缓慢的 Ca^{2+} 流，主要作用是维持 fast response 细胞的平台期（plateau）。

（3）I_f：超极化激活的非特异性内向离子流，主要由 Na^+ 负载，存在于自律细胞 4 期。如前所述，在 S-A node 自律细胞起搏活动中起作用，不如 I_K 衰减起的作用大。但 I_f 是决定 Purkinje fast response 自律细胞起搏活动的主要离子流。

2. 外向离子流

（1）I_{K1}：存在于 fast response cell，是决定快反应工作细胞 resting potential 的离子流，并在平台期和复极 3 期中起作用；I_{K1} 伴随除极而失活。

（2）I_K：是一种主要由 K^+ 携带的外向电流，但也有 Na^+ 参加，不是单纯的 K^+ 流，故又称 I_x，在 fast response cells 复极 3 期起重要作用，也称为复极电流，认为它是决定着 Purkinje 细胞的 maximum repolarizing potential；I_x 也存在于 slow response autorhythmic cell，促使膜复极，4 期内呈进行性衰减，是形成 4 期除极的主要离子流。

（3）I_{to}：是形成 fast response cell 1 期复极的离子流，主要成分为 K^+，也有 Na^+ 参与。

3. 化学门控离子通道 近年研究证实，在心肌细胞膜上，除了电压门控通道外，还存在化学门控离子通道；这些通道的作用并不在于维持和形成正常跨膜电位（resting potential 和 action potential），但对于心肌细胞活动的调节以及异常电活动的发生有着特别重要的意义。

重要的化学门控离子通道有以下三种：

（1）乙酰胆碱（Acetylcholine, ACh）控制的 K^+ 通道（$I_{K\text{-}ACh}$）：过去曾认为 ACh 激活的是 I_{K1}，近年发现是通过 G 蛋白激活的另一种 K^+ 通道，它与已知的 K^+ 通道在生物物理学特性和生理学特性上均不相同，是否与新近文献中提到 ACh 激活特异性正离子通道相似，尚有待证明。

（2）ATP 依从性 K^+ 通道（$I_{K\text{-}ATP}$）：ATP 的作用并不是分解供能激活此通道，而是维持此通道在正常情况下处于关闭状态。当心肌细胞内 ATP 浓度降到临界水平以下时（如心肌缺血时），此种特殊的 K^+ 通道开放。大量 K^+ 外漏，以致缺血心肌局部高钾而引起除极，诱发心律失常。硫脲类药物可阻断此通道。

（3）$I_{Na\cdot K\text{-}Ca^{2+}}$ 通道：是细胞内 Ca^{2+} 增高时激活的一种非特异性正离子通道，载流离子是 Na^+ 和 K^+ 形成一过性内向离子流（I_{ti}）。某些情况下，Purkinje 细胞在 AP 复极后可产生一种短暂的除极电位（延迟后除极电位），当其达到 threshold potential 时就可诱发另一个新的 action potential，形成异位搏动。I_{ti} 可能是延迟后除极电位的离子基础。洋地黄（digitalis）中毒，细胞外低 K^+ 或低 Na^+，以及咖啡因（caffeine）、儿茶酚胺（catecholamine）等可引起细胞内 Ca^{2+} 超负荷，均可诱发或加强 I_{ti} 和延迟后除极电位。

二、心肌的生理特性 (Myocardial properties)

心肌组织具有 excitability、automaticity、conductivity 和 contractility 四种生理特性。Contractility是心肌的一种机械特性，它是以收缩蛋白之间的生物化学和生物物理反应为基础的（参考第二章）。Excitability、automaticity 和 conductivity 是以肌膜的生物电活动为基础的，所以，又称为电生理特性。心肌组织的上述生理特性共同决定着心脏的活动。

（一）Myocardial excitability

所有心肌细胞都具有 excitability。衡量心肌的 excitability，同样可以采用刺激阈值（threshold）作指标，threshold 小，表示 excitability 高，threshold 大，则表示 excitability 低。

1. 决定和影响 excitability 的因素

（1）Resting potential 水平：最早的研究已发现 resting potential 水平的高低对心肌的 action potential 0 期除极（upstroke）幅度有影响。用增加膜外 K^+ 浓度（$[K^+]o$）或升高膜内 K^+ 浓度两种方法，可减小 K^+ 的平衡电位（E_K），使膜 depolarization，结果导致 action potential 0 期除极幅度减小。当 membrane potential 绝对值减少到 60～50mV 时，心室肌、心房肌和 Purkinje cell 均不产生 action potential。相反，如果膜电位处于超极化状态（hyperpolarization），超出正常的 resting potential 水平（如降低膜外 K^+ 浓度或降低膜内的负电位），由于与阈电位的差距加大，引起兴奋所需阈值增大，故 excitability 降低。

（2）Threshold potential 水平：如果 threshold potential 水平上移，则与 resting potential 之间的差距增大，引起兴奋所需的刺激阈值增大，excitability 降低。反之亦然。但在心脏，以 resting potential 水平改变为多见的原因。

（3）Na^+ channel 的性状：不同部位心肌细胞所记录的 action potential 的波形的多样性（Fig. 4-11），反映了细胞膜电压依从性离子通道（ion channel）的数量和类型的不同。心室、心房和浦肯野细胞的 action potential 的上升支（0 期）是由快 Na^+ 电流产生的。已知在兴奋产生时，都是以 Na^+ channel 激活为基础，而 Na^+ channel 处于什么状态取决于当时的 membrane potential 水平以及相关的时间进程。

近年的文献表明，快 Na^+ 通道以三种状态存在于细胞膜（Fig. 4-15A、B-D 和 E），即“备用状态”（A）、“激活状态”（B-D）和“失活状态”（E）。根据某些实验结果推测，每个 Na^+ channel 有两道控制闸门（m，h）控制着 Na^+ 的通过。心肌细胞膜上 Na^+ channels 的两道门的位置随着膜电位的变化而改变（Fig. 4-15 m 和 h）。m-gate 位于细胞膜外侧，当膜电位（*Vm*）负性变小时倾向于开放，因此称为激活门（activation gate）；另一个 h-gate 为失活门（inactivation gate），位于细胞膜内侧，当 *Vm* 负性变小时趋向关闭。如果两道门都开启，则允许 Na^+ 进入细胞内；若有一道门关闭，通道不允许 Na^+ 通过。Na^+ channel 状态之间的转换是电压依从性（Fig. 4-15 A-E）和时间依从性的。当 membrane potential 处于正常 resting potential 水平（-90mV）时，Na^+ channel 处于备用状态（resting state），无 Na^+ 进入细胞（Fig. 4-15 A）。这种状态下，尽管 Na^+ 在膜内外的浓度差有利于 Na^+ 内流，但因 Na^+ 通道的激活门（m-gate）关闭着，即使失活门（h-gate）开着，Na^+ 也不能进入细胞内。当 *Vm* 由静息水平（-90mV）去极化到阈电位水平（膜内为 -65mV）时，m-gate 被激活，

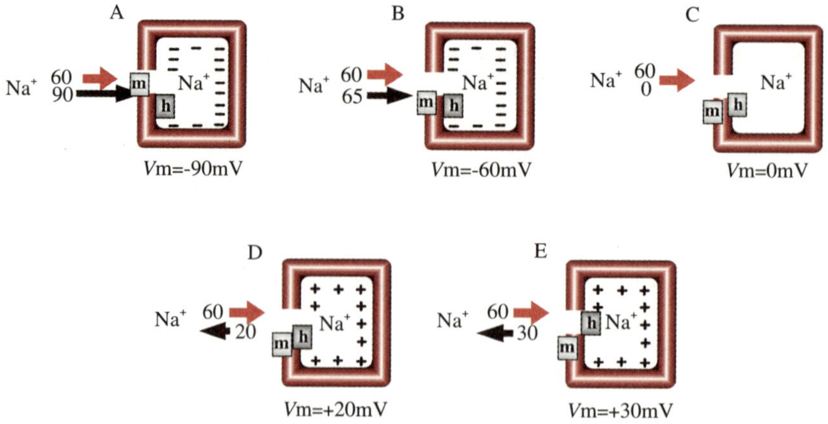

Fig. 4-15 Three kinds of state in fast sodium channel. The gating of a Na^+ channel in a cardiac cell membrane during phase 4 (panel A) and during various stages of phase 0, when the transmembrane potential (*V*m) had attained values of -65mV (panel B), 0mV (panel C), 20mV (panel D), and 30mV (panel E). The positions of the m and h gates in the fast Na^+ channels are shown at the various levels of *V*m. The electrostatic forces are represented by the black arrows, and the chemical (diffusional) forces by the red arrows.

Na^+ 通道的激活门迅速打开（Fig. 4-15 B），Na^+ 得以快速内流，直到 *V*m 去极到 0mV，又逆转为 +20mV ～ +30mV（Fig. 4-15 C-D）。与此同时，原来在静息状态下开启的 h-gate 开始关闭，即 Na^+ channel 失活，Na^+ 内流迅速终止（Fig. 4-15E）。图中的黑色箭头表示静电场力（膜内外电位差），红色箭头表示化学力（基于细胞内外的 Na^+ 浓度差）。那么，在静息状态下，细胞总的电化学力为 150mV（90+60）（Fig. 4-15A），这对 Na^+ 内向移动很有利。静息时 Na^+ channel 的 m-gate 关闭着，说明细胞静息膜对 Na^+ 的电导是很低的，实际上无 Na^+ 进入细胞内；或者说，内向 Na^+ 电流很小，可以忽略。任何一个使膜电位减少负电性的过程都倾向于打开 m-gate，从而激活快 Na^+ channel。因此，快 Na^+ channel 激活被称为电压依从现象（voltage-dependent phenomenon）。当 *V*m 负性进行性减小达到 threshold potential时，m-gate 开放，Na^+ 借助于化学力和静电场力进入细胞（Fig. 4-15B）。带正电荷的 Na^+ 进入细胞内可中和一些细胞内的负电荷，因而进一步减小膜电位。结果使 *V*m 依次减小，使m-gate 更多开放，进一步增加Na^+ 内流，此过程称再生过程（regenerative process）。当 *V*m 接近 threshold potential（约 -65mV）时，一些尚未打开的 m-gate 快速开放，直到潜伏的所有的 m-gate 都打开（Fig. 4-15B）。当 *V*m 变成 0（Fig. 4-15C），不再有电场力牵拉 Na^+ 进入细胞内。但由于细胞内外仍然存在很大的 Na^+ 浓度梯度，Na^+ 将继续沿着开放的 Na^+ channel 进入细胞，使细胞内 *V*m 向正电性转化（Fig. 4-15D-E）。这种 membrane potential 极性转换，称为超射（overshoot）。此时的静电场梯度又倾向于排斥 Na^+ 内流，内流速率将减小；当 depolarization 使 *V*m 极化倒转至 +30mV 时，Na^+ channel 的 h-gate 关闭，Na^+ 内流停止（Fig. 4-15E）。不难看出，在 *V*m 负性变小时，m-gate 倾向于开放，而 h-gate 倾向于关闭。Fast Na^+ channel 的 m-gate 的快速开放过程，既来势迅猛又很突然，从而造成 Na^+ 电导（G_{Na}）大量而急剧增加，形成 action potential 的 0 期陡峭的 upstroke。 Na^+ channel 的 activation 和 inactivation 过程都是比较快；前者在 1ms 内，后者约在 10ms 内即可完成。处于失活状态的 Na^+ channel，细胞内充满正电荷（Fig. 4-15E），不仅限制了 Na^+

的跨膜扩散，并且在短时间内不能被再次激活。只有在膜电位恢复到 resting potential 水平时，Na^+ channel才重新恢复到resting state，这个过程称为复活（recovery）。可见，Na^+ channel 是否处于 resting state，是该心肌细胞当时是否具有 excitability 的前提；而正常 resting potential 水平又是决定 Na^+ channel 能否处于或能否复活到 resting state 的关键。Na^+ channel 的上述性状是解释有关心肌细胞 excitability 的一些现象的基础。例如，当膜电位由正常的 resting potential 水平（-90mV）去极化到 threshold potential 水平（-70mV）时，Na^+ channel 被激活，产生 action potential；如果静息状态下膜电位为 -50mV 左右，即肌膜处于持续低极化状态时，Na^+ channel 不能被激活，表现为 excitability 的丧失。详细的机制尚未彻底阐明。

2. 心肌 excitability 的周期性变化

（1）心肌细胞的不应性（refractoriness）：心肌 action potential 有一个持续时间较长的 plateau，表明心肌细胞每产生一次兴奋，其 membrane potential 将发生一系列有规律的变化，其中有一个一次兴奋后不能立即再产生第二次兴奋的特性，称为心肌的 refractoriness。Refractoriness 表现为可逆的、短暂的 excitability 缺失或极度下降。Refractoriness 的实质就是由于 membrane potential 绝对值太小，Na^+ channel 完全失活或刚刚开始复活，远远没有恢复到可被激活的 resting state 。

（2）不应期（refractory period）：心室肌细胞一次兴奋过程中，伴随着 membrane potential 的变化，Na^+ channel 经历 activation、inactivation 和 recovery 等状态的转变，其 excitability 也随之发生相应的周期性变化，可分以下几个时期（Fig. 4-16）。

①绝对不应期（Absolute refractory period，ARP）：从 action potential 的去极相（0 期）开始到 membrane potential 复极到 -55mV 左右这段间期内，任何强大的刺激都不能引起 action potential，称此段间期为 absolute refractory period。

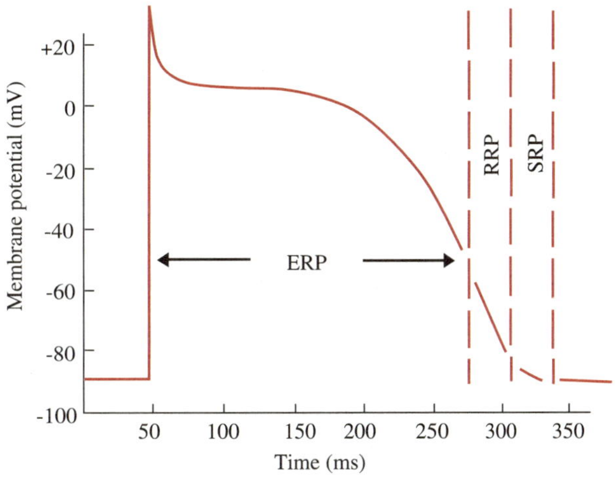

Fig. 4-16 The action potential and the change in excitability.

②有效不应期（Effective refractory period，ERP）：自 action potential 的去极相开始到膜内电位恢复到 -60mV 这一段（包括 absolute refractory period 在内）时间内，为心肌不能再产生action potential的effective refractory period 。虽然 membrane potential 自 -55mV 恢复到 -60mV 这段间期内，如给予足够强的刺激，肌膜可产生局部反应，但只是部分 depolarization，并不能引起扩布性兴奋（action potential）。

③相对不应期（Relative refractory period，RRP）：自 ERP 完毕（膜内电位约 -60mV）到 repolarization 基本完成（约 -80mV）的这段期间，为 RRP。这一时期内，给心肌细胞以高于正常阈值的强刺激，可以引起扩布性兴奋。出现相对不应期的原因是：此期 membrane potential 绝对值大于有效不应期末时的 membrane potential，仍小于 resting potential；这时

Na^+ channels 已接近恢复，但仍低于正常；引起兴奋所需的刺激阈值高于正常，所产生的 action potential（也称期前兴奋，premature excitation）的 0 期（upstroke）幅度和速度都比正常为小，兴奋传导也较慢。此外，此期处于前一个 action potential 的 3 期，尚有 K^+ 迅速外流的趋势，因此，在此期内新产生的 action potential，其时程较短（K^+ 外流可使平台期缩短），不应期也缩短。

④超常期（Supernormal period）：心肌细胞继续复极，membrane potential 自 -80mV 恢复到 -90mV 这一段时期内，如给以略低于正常发生兴奋所需的刺激，便能引起一个 action potential，表明此期 excitability 高于正常，称为 supernormal period。原因可能是由于膜电位已经基本恢复，但绝对值尚低于 resting potential，与 threshold potential 水平的差距较小，用以引起该细胞发生兴奋所需的刺激阈值比正常要低，表明 excitability 高于正常，故称为 supernormal period。另一方面，此期的 Na^+ channel 也基本上恢复到可被激活的 resting state，但开放能力仍未恢复到正常备用状态，故产生的 action potential 的 upstroke 幅度和速度，以及兴奋传导的速度均低于正常。

3. 心肌 excitability 的周期性变化与收缩活动的关系 细胞在发生一次兴奋过程中，excitability发生周期性变化，这是所有神经和肌组织共同的特性，但心肌细胞的 effective refractory period 特别长，一直延续到机械反应的舒张期（diastole）开始之后，excitability 变化进入 relative refractory period，才有可能在受到刺激作用时发生兴奋和收缩（Fig. 4-17）。从收缩开始到舒张早期之间，心肌细胞不会产生第二个兴奋和收缩。这个特点使得心肌不会像骨骼肌那样产生完全强直收缩，而始终作收缩和舒张相交替的活动，使心脏有血液回心充盈的时间，从而才有可能实现其泵血功能。

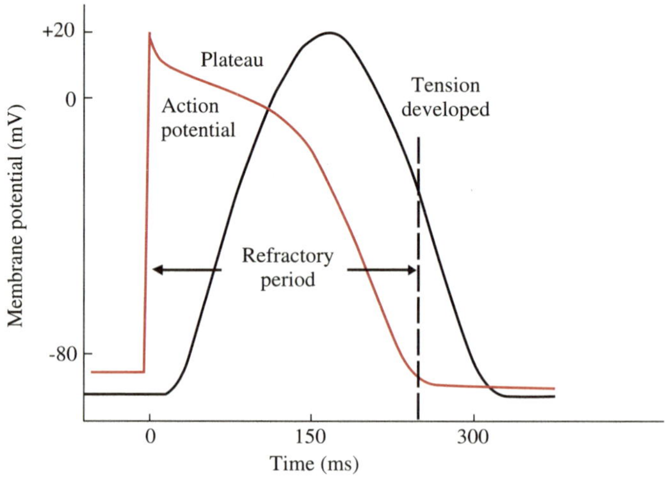

Fig. 4-17 Relationship between membrane potential changes and contraction in a ventricular muscle cell.

正常情况下，S-A node 产生的每一次兴奋传播到心房或心室的时间都是在它们前一次兴奋的不应期终结之后，因此，整个心脏能够按照 S-A node 的节律而兴奋。但在某些情况下，如果心室在 effective refractory period 之后受到人工的或 S-A node 之外的异常刺激，则可产生一次期前兴奋（premature excitation），引起 premature systole 或额外收缩（extrasystole）。Premature excitation 也有它自己的 effective refractory period，当在 premature excitation 之后的一次 S-A node 兴奋传到心室时，常常恰好落在 premature excitation 的 effective refractory period 内，因此不能引起心室兴奋和收缩，形成"脱失"，必须等到下次 S-A node 的兴奋传到心室时才能引起心室收缩。这样，在一次 premature systole 之后，往往出现一段较长的心室 diastole，称为代偿性间歇（compensatory pause）（Fig. 4-18）。随后，才恢复窦性节律。

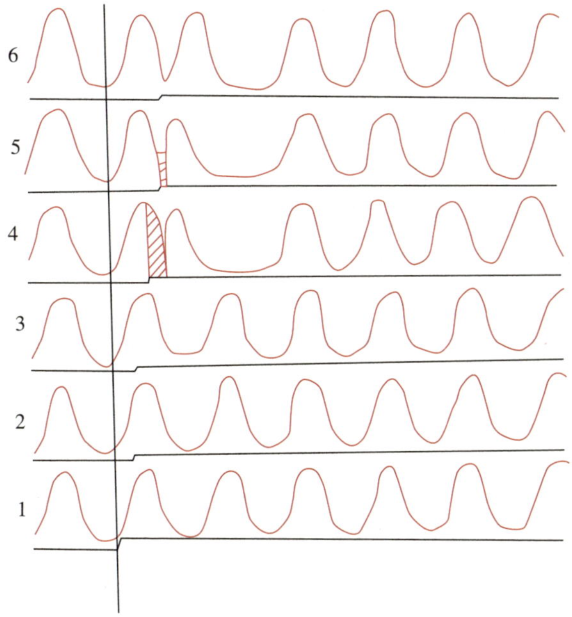

Fig. 4-18 Extrasystole and compensatory pause. Dashed lines represent stimuli.

（二）心肌的自律性（Myocardial autorhythmicity or automaticity）

1. 正常心肌的 automaticity 组织细胞能够在没有外来刺激的条件下，自动地发生节律性兴奋的特性，称为 autorhythmicity，简称 automaticity。心肌具有 automaticity，但并不是所有心肌细胞都具有此特性，只是心脏 specific conduction system 内某些 autorhythmic cell 才具有 automaticity。Specific conduction system 各个部位中（结区除外）的 automaticity 高低不一，其中 S-A node 细胞的 automaticity 频率最高，约为100 次/分， A-V node 约 50 次/分，Purkinje fiber 的 automaticity 频率为 15～40 次/分。可见，S-A node的automaticity 最高，成为主导正常心脏活动的正常起搏点（normal pacemaker）。其他部位自律组织受 S-A node 控制，在正常情况下不表现其自身的 automaticity，只起兴奋传导作用，称之为潜在起搏点（latent pacemaker）。以 S-A node 为 pacemaker 的心脏节律活动，称为窦性心律，S-A node 以外的部位为 pacemaker 的心脏活动，则称为异位心律。S-A node 为 pacemaker 主宰整个心脏活动具有极其重要的生理意义。由于 S-A node 的 automaticity 最高，它自动产生的兴奋向外扩布，依次激动心房肌、A-V node、A-V bundle、心室内传导组织和心室肌，引起整个心脏兴奋和收缩。

正常情况下，S-A node 对于 latent pacemaker 的控制，可能通过两种方式实现：①“抢先占领”（preoccupation）：S-A node 的 automaticity 高于其他 latent pacemaker，如A-V junction 和 Purkinje fiber，在其他 latent pacemaker 4 期自动去极尚未达到 threshold potential 之前，它们已经受到 S-A node 发出并依次传布而来的兴奋激动作用而去极并产生了 action potential。其自身的 automaticity 便不可能出现。换言之，S-A node 总是在其他 latent pacemaker 自己兴奋之前使它们 depolarization 产生 excitation，此过程周而复始，S-A node 始终处于领先兴奋，并控制其他 latent pacemaker 的地位。② 超速驱动压抑（overdrive suppression）：在正常情况下，latent pacemaker 始终处在 automaticity 很高的窦房结的兴奋驱动下，“被动”产生兴奋；这种“被动”兴奋的频率远远超出它们本身的 automaticity 频率。而 latent pacemaker 长时间的“超速”兴奋的结果，造成了抑制效应；如果来自 S-A node 的驱动作用中断，latent pacemaker 需要一定的时间才能从被压抑的状态中恢复其自身的 automaticity。这种 automaticity 由于超速驱动而受到压抑的现象称为 overdrive suppression。Overdrive suppression 的程度与两个 pacemaker 自动兴奋频率差别呈平行关系，频率差别愈大，受压抑的程度愈强，超速驱动作用一旦中断，其 automaticity 的恢复所需时间愈长，即停搏的时间也愈长。Overdrive suppression 的机制比较复杂，有人认为 latent pacemaker 在超速驱动下，单位时间内产生的 action potential 数量增加，细胞内 Na^+ 增多，K^+ 外流也增多，于是钠 - 钾泵活动相应加强。由于钠 - 钾泵是生电性泵，使膜电位趋于超极化，故在去极时膜电位不易达到 threshold potential，而表现为超速驱动压抑现象。因此，在应用人工起搏器时，如因故需暂停起搏器时，应在中断之前逐步减慢其驱动频率，以免发生心搏暂停。

2. 决定和影响 automaticity 的因素 Autorhythmic cell 的自动兴奋性的高低受 4 期膜 spontaneous depolarization 的速度、最大复极电位（maximum repolarizing potential）或 maximum diastolic potential 以及 threshold potential 水平的影响（Fig. 4-19）。

（1）4 期 spontaneous depolarization 的速度：depolarization 速度快，到达 threshold potential 的时间就缩短，单位时间内发生的动作电位次数增加，automaticity 就高。反之亦然。从 Fig. 4-19 中可见，4 期 spontaneous depolarizing velocity加快，表现为 pacemaker potential的斜率大（Fig. 4-19 A-a），那么 maximum repolarizing potential 到达 threshold potential 所需时间缩短，单位时间内发放兴奋的次数增多，automaticity 增高，使 heart rate 增快。反之 automaticity 降低，则 heart rate 减慢（Fig. 4-19）。

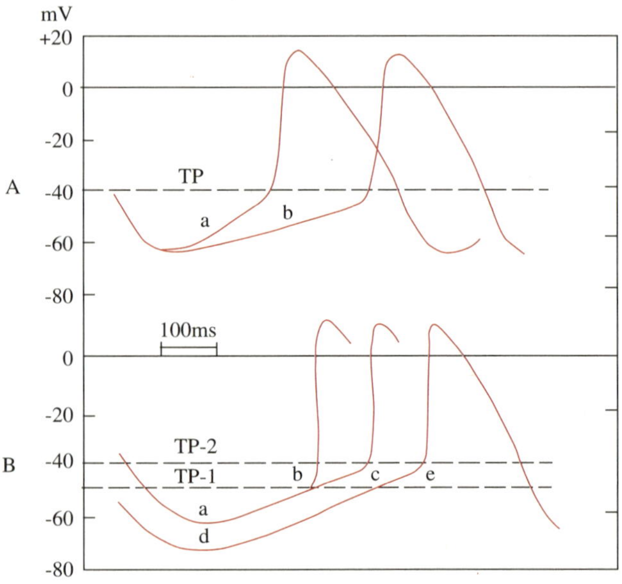

Fig. 4-19 Changes of frequency of pacemaker firing. A: a reduction in the slope of the pacemaker potential from a to b will reduce the frequency. B: an increase in the threshold (from TP-1 to TP-2 or an increase in the magnitude of the maximum diastolic potential (from a to d) will also reduce the frequency.

（2）Maximum repolarizing potential 的水平：在 threshold potential 水平不变的条件下，maximum repolarizing potential 绝对值减小，与 threshold potential 之间的距离就减小，spontaneous depolarization 达到 threshold potential 所需时间缩短，起搏电位频率增加，automaticity 增高；反之，maximum repolarizing potential 绝对值增大，则 automaticity 降低。

（3）Threshold potential 水平：在 maximum repolarizing potential 不变时，如果 threshold potential 下移，由 maximum repolarizing potential 到达 threshold potential 的距离缩小，automaticity 增高；反之，threshold potential 上移，则 automaticity 降低。

S-A node action potential 4 期 spontaneous depolarization 的速度或发放冲动的频率是受自主神经调节的。如刺激交感神经（sympathetic nerve），heart rate 加快，是由于 sympathetic nerve 末梢释放 norepinephrine 作用于 S-A node 细胞，使其 pacemaker potential 的斜率增大，发放冲动的频率增加所致。而刺激 cardiac vagus nerve 时，其末梢释放 acetylcholine，action potential 的 3 期内 K^+ 外流增加，maximum repolarizing potential 绝对值增大，使 pacemaker potential 的斜率减小（Fig. 4-19），最终导致 heart rate 减慢。

（三）心肌的传导性（Myocardial conductivity）

心肌在功能上是一种合胞体，心肌细胞膜的任何部位产生的兴奋不但可以沿整个细胞膜传播，并且可能通过 intercalated discs 传递到另一个心肌细胞，从而引起整块心肌的兴奋和收缩。Action potential 沿细胞膜传播的速度可作为衡量 conductivity 的指标。

关于兴奋如何由 S-A node 到达 A-V node 的问题，有文献提出，通过电子显微镜和心脏电生理学的深入研究，并得到连续组织学切片证实，自 S-A node 到 A-V node 之间，有三束特殊传导纤维，构成三条特殊的传导途径，分别称为前、中、后结间通路（anterior, middle and posterior internodal pathways）（Fig. 4-20）。其中，anterio internodal pathway 在自S-A node 的前缘发出后，沿上腔静脉前缘走行并分成两支，一支深入房间肌前缘进入左心房，称为房间通路（interatrial pathway）或 Bachmann 束；另一支在房间隔内斜行向下，向后，进入 A-V node 顶部，称为下降支。在三条结间通路中，anterio internodal pathway 最短，也最重要。在正常情况下，S-A node 激动主要是通过这条传导束传向左心房及 A-V node 的。

各 internodal pathways 主要由一般心肌细胞和大量的 Purkinje fibers 所构成，二者交错相连，其中尚含有多数神经末梢和神经节。

1. 心脏内兴奋传播的途径和特点 正常情况下，S-A node 发生的兴奋通过心房肌传播到整个 right atrium 和 left atrium（左心房远离 S-A node，心肌的兴奋主要由 interatrial pathway 传导）。由 S-A node 向 A-V node 或 A-V junction 的传导主要由 internodal pathway 传导。到达 A-V junction 后再经房室束（A-V bundle）和左、右束支传到 Purkinje fibers，引起心室肌兴奋。由于 Purkinje fiber 主要分布于心室肌内膜下，所以心肌的兴奋过程是由内膜侧传播到外膜，引起整个心室兴奋。因此，兴奋由 S-A node 产生后传播到全心脏既需要 specific conduction system，也需要心房和心室肌本身。

由于各种心肌细胞的结构特点而决定的 conductivity 高低不等，兴奋在心脏各个部分传播的速度是不相同的（Fig. 4-21）。在心房，一般的心房肌的传导速度约为 0.3～0.6m/s，而在 internodal pathways 的传导速度较快，约为1m/s。有人将 internodal pathways 和房间通路（interatrial pathways）称之为“优势传导路”（preferential conduction pathway）。文献认为，这些 interatrial pathway 和 internodal pathways 传导速度较

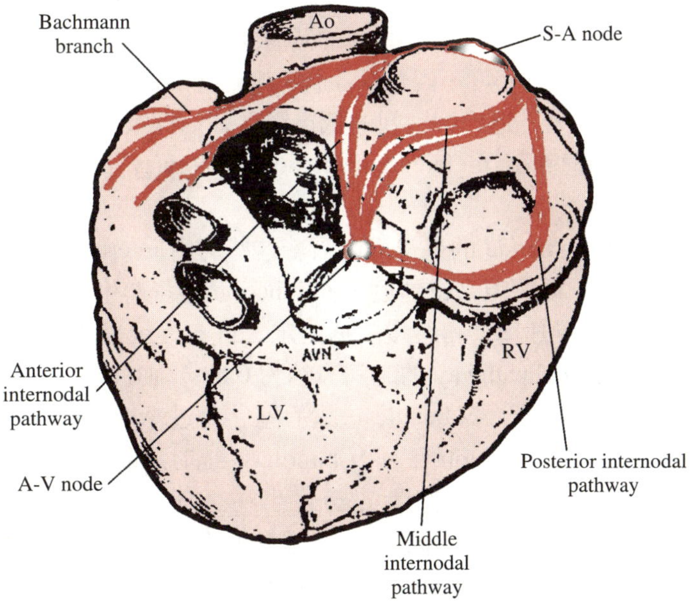

Fig. 4-20 Internodal pathways.

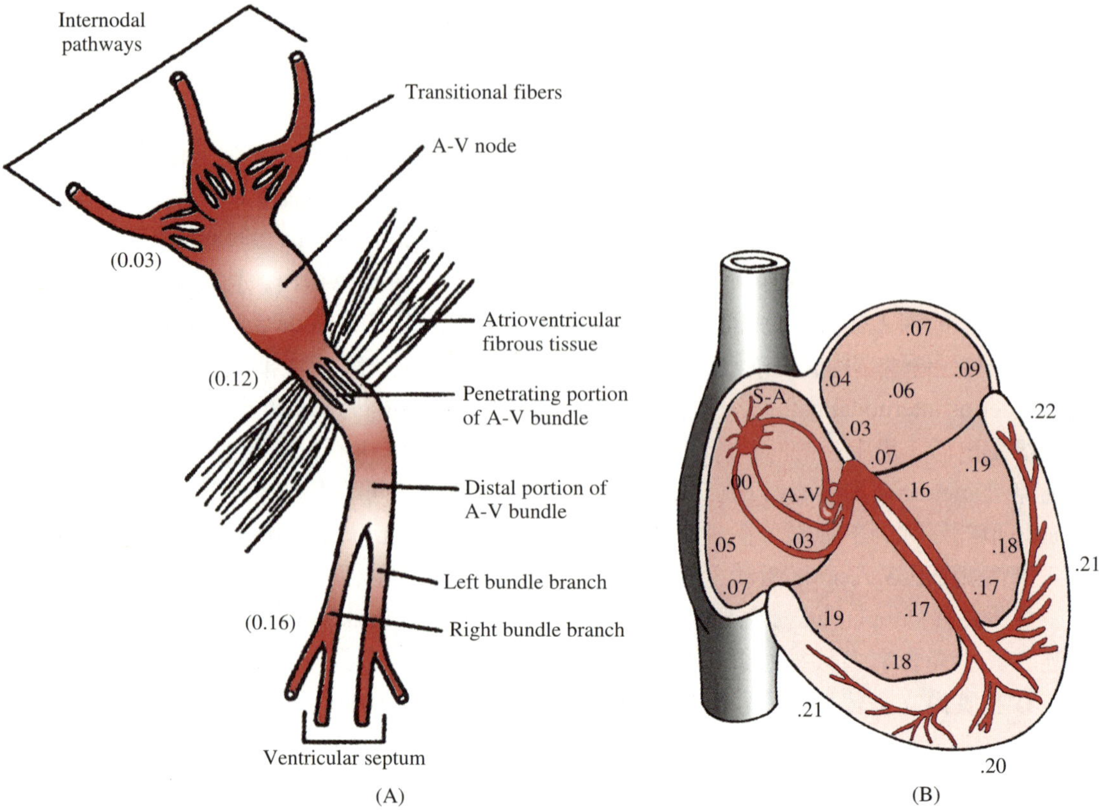

Fig. 4-21 Transmission of the cardiac impulse through the heart (A) including A-V node, (B) showing the time of appearance in different parts of the heart.

快的原因之一，是由于许多的特殊传导纤维与心房肌纤维混合在一起，而且这些特殊纤维内含有较多类似于Purkinje fibers的具有快速传导性质的细胞。原因之二是由于这些特殊纤维的走行及排列的密度不同，以及肌纤维走行的横竖方向不同而形成交叉接触，使肌纤维间的接触面积增大，造成细胞间的低电阻区，因此其传导速度较其他心房肌快，构成功能上的“优势传导通路”（preferential conduction pathway）。但有关“优势传导路”的详细机制还不十分清楚。

虽然 S-A node 的兴奋可以沿着这些房内 internodal pathways 快速传播到房室交界（A-V junction）区，但兴奋到达 A-V junction 区将产生一个延迟（delay），即冲动在 A-V junction 区的传导速度变得缓慢。据测定，自 S-A node 传导到 A-V junction 的时间（即通过心房内 internodal pathway 的时间）约为 0.03s。而冲动在 A-V junction 内的传导约有 0.09s 的延迟，然后穿过 A-V bundle 进入心室。通过 A-V bundle 时又有 0.04s 的 delay。这样，冲动在通过 A-V junction 和 A-V bundle 系统时总的延迟约为 0.13s（称为房 - 室延搁，atrioventricular delay），其中大部分发生在 A-V junction 中的结区。结区中有一些过渡纤维（transitional fibers）。由于过渡纤维最细小，膜阻抗大；而且其 resting potential 的绝对值与正常心肌纤维的resting potential相比又小得多，使兴奋的传导速度变慢；此外，这些结区细胞之间几乎没有gap junction，从而造成结区纤维之间兴奋传导的高阻抗，故传导速度变得缓慢。A-V junction 区细胞的 conductivity 很低，其中尤以结区最低，传导速度仅为

0.02m/s。在整个 A-V junction 内的传导速度最快才 0.05m/s（仅为正常心肌的 1/8）。心房中的 internodal pathway 正是通过 A-V junction 中的 transitional fibers 与心室相连。正常情况下，A-V junction 是兴奋由 atria 传入 ventricles 的唯一通道，兴奋通过 A-V junction 时经过延迟（约 0.13s）后才传入 ventricles，从而使 ventricles 能在 atria 收缩完毕之后才开始收缩。心室肌的传导速度约为 1m/s，而心室内特殊传导组织—— Purkinje fibers 的传导速度可高达 4m/s。Purkinje fibers 呈网状分布于心室壁，由 A-V junction 传入心室的兴奋沿着 Purkinje fibers 网迅速而广泛地向左右两心室壁传导。显然，这种心室内多方位的快速传导对保证心室的同步收缩是十分重要的。由于心脏不同部位兴奋传导速度不同，各部位传导的时间也有差异（Fig. 4-21）。这种传导时间不同既具有生理意义，也成为某些心脏疾病（如房室传导阻滞）发生的潜在因素。

这里应该强调的是 A-V junction 构成心房-心室之间仅有的起电传导作用的结构，而无其他功能。这种解剖学特点使来自 S-A node 的兴奋仅通过 A-V junction 这一狭窄通路传播到两心室。正是由于这个原因，用药或因病变导致的A-V junction 功能失常（mal-function），可发生部分或完全的房室传导阻滞（A-V conduction block）。一旦发生完全的 A-V conduction block，位于 A-V bundle（bundle of His）的自律细胞不再受来自 S-A node 的兴奋所驱动，而是以它们自己固有的起搏频率开始兴奋，变成心室的异位起搏点（ectopic pacemaker）。这些 ectopic pacemaker 的自动兴奋频率相当慢，通常为 25～40 次/分，而心房收缩仍继续以S-A node 的正常频率进行，因而与心房收缩完全不同步。在这种状态下，心房作为初级泵的作用完全失去。幸运的是，我们已了解到 atria 的泵作用对心脏泵血功能并不像 ventricles 那么重要（除非是激烈运动等相对特殊的情况下）。目前，对严重的房室传导紊乱（A-V conduction disorder）的治疗手段是采取外科手术安装永久性的心脏起搏器，用来刺激心室肌细胞按正常频率兴奋。

关于 Purkinje（fibers）system 传导速度快的机制大致有如下解释。从功能上看，Purkinje system 不同于 A-V node fibers，Purkinje fibers 的直径粗大，比正常心室肌纤维大得多。而更为主要的原因是这些纤维之间由 intercalated discs 形成的 gap junction 结构造成低阻抗区（即高电导区），离子 permeability很高，故兴奋通过浦肯野纤维的传导速度很快。值得一提的是，在 Purkinje fibers 中几乎没有肌纤维混入，因而在兴奋传递过程中几乎不伴有收缩。此外应当强调的是，由于 A-V bundle 的特殊结构，正常情况下，除 A-V bundle 各部位之外，心房肌与心室肌之间由结缔组织相隔，形成兴奋传导的屏障，起着绝缘作用，从而能防止心室冲动折返播散到心房，以确保 A-V bundle 这个房室传导的唯一通道的作用。只有在极罕见的异常情况下，冲动未经过 A-V bundle 而是意外地穿透纤维屏障中的异常肌肉桥由 ventricle 进入 atrium，从而导致严重的心律失常（abnormal rhythmicity of heart）。

不难看出，心脏内特殊兴奋传导系统控制着心脏的活动，使其呈节律性收缩。正常心脏的传导途径是：S-A node 产生一个正常的节律性兴奋→ internodal pathways of atria → A-V junction → A-V bundle → ventricles 内的 Purkinje fibers → ventricles 的所有部分。正常情况下，atrium 收缩先于 ventricle 收缩约 1/6s，使心室在射血之前有一个额外的充盈；另一方面，由于 Purkinje fibers 网的高速度传导功能，使心室的所有部分几乎同步收缩，这对于产生心室内有效压力，实现心脏的泵血功能具有重要的意义。应该注意的是，心内传导系统对于心脏病等损伤十分敏感，尤其由冠状动脉供血不足引起的心肌缺血等心脏疾病最容易影响到心内传导系统，其结果是经常导致心律失常，甚至严重影响心脏泵血功能。例如，由于冠心病，心肌炎等使正常S-A node的节律性兴奋不能顺利地传播到整个心脏，而在某一部位发生停滞，称为传导阻滞（conduction block）。最常见的是发生在A-V junction 处的房室传导阻滞（A-V conduction block），其次为左、右束支的 conduction block。

2. 决定和影响 conductivity 的因素 如上所述，心肌的 conductivity 取决于心肌的某些结构特点和电生理特性。

（1）结构因素：细胞直径与细胞内电阻成反变关系，直径小的细胞电阻大，产生的局部电流小于直径大的细胞，兴奋传导速度也较后者慢。S-A node 细胞直径很小（约5～10μm），传导速度较慢；而结区细胞直径更小，传导速度最慢；Purkinje fibers 的直径最大，所以其兴奋传导速度最快。Atria、ventricles 肌的细胞直径介于中间，所以其传导速度也介于前两者之间。可见心脏内兴奋传导速度（各部位的 conductivity）是不一致的。

（2）生理因素：心肌细胞的电生理特性是决定和影响心肌 conductivity 的主要因素，同其他可兴奋细胞一样，心肌细胞兴奋的传播也是通过形成局部电流而实现的。因此，从局部电流的形成和邻近未兴奋部位膜的 excitability 两个方面都能影响 conductivity。

1）Action potential upstroke 的速度和幅度：局部电流是由兴奋部位膜 upstroke（0 期除极）引起的 upstroke 的速度愈快，局部电流的形成也愈大，形成的局部电流愈强，兴奋传导速度也愈快。而各种心肌细胞 upstroke 速度和幅度的差别，主要由膜上 ion channel 在0 期的固有性质所决定。前面在叙述心肌 excitability 时已经提到，快 Na^+ channel 的性状，即 active、inactivated 和 recovery 三种状态是决定 excitability 高低的主要因素。这里要讨论的是，Na^+ channel 的性状还决定着膜除极达 threshold potential 水平后通道开放的速度和数量，从而决定膜 upstroke 的速度和幅度。Na^+ channel 开放速度和数量这种性状，称为 Na^+ channel的效率。实验证明，Na^+ channel的效率也是电压依从性的，它依从于受刺激前的膜 resting potential 水平。正常 resting potential（-90mV）情况下，膜受刺激去极达 threshold potential 水平后，Na^+ channel 快速开放，upstroke 最大速度可达 800V/s 。如膜 resting potential 绝对值降低，去极速度下降。若 resting potential 水平降为 -60～-55m 时，去极速度几乎为 0，即 Na^+ channel 已失活而不能开放。这种现象称为 Na^+ channel 效率的电压依从性下降。Fig. 4-22 的实验结果显示 Purkinje fibers 膜 resting potential 改变对传导速度的影响。用改变细胞外 K^+ 浓度（$[K^+]o$）的方法改变resting potential；用微电极插入细胞内记录膜电位（*V*m），在记录电极的另一端用电极刺激 Purkinje fibers 组织，刺激记号（St）是双相的，在0期去极前，从刺激记号到0期之间的距离代表传导速度，它与传导速度成反比，即距离越长，传导速度越慢。当 $[K^+]o$ 为 3mmol/L 时，*V*m 为 82mV（Fig. 4-22A 和 F），upstroke（0 期去极）陡峻，去极速度很快，去极幅度达 112mV；当 $[K^+]o$ 逐渐升高到16 mmol/L（Fig. 4-22）时，*V*m 的绝对值逐渐减小，与此同时，动作电位 upstroke（0 期去极）的幅度和速度也逐渐下降，传导速度也进行性减慢。上述结果说明，resting potential 决定了动作电位 upstroke（0 期去极）的幅度和速度。在 $[K^+]o$ 为 14mmol/L 和 16mmol/L 时，resting potential 绝对值太低，不足于使 Na^+channel 开放，动作电位变成“慢反应电位”（Fig. 4-22 D-E）。

除了 resting potential 之外，Na^+ channel 开放的速度还受某些药物的影响。如苯妥英钠可使 Na^+ channel 开放速度增高；而奎尼丁却使之开放速度降低，说明在某些药物的作用下，心肌细胞本身的生理性质发生变化。虽然 resting potential 水平相同，但 upstroke 最大速度的数值并不相同。

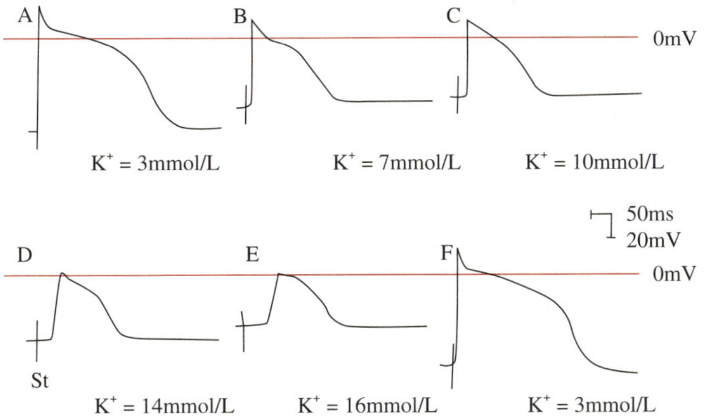

Fig. 4-22 Effect on action potential of the Purkinje fiber when changing $[K^+]o$.

2）邻近未兴奋部位膜的excitability：兴奋的传导是细胞膜依次兴奋的过程，因此，膜的 excitability 必然影响兴奋的传导。前述影响兴奋性三个因素，resting potential 水平，threshold potential 水平及 Na^+ channel 性状都会通过影响膜的 excitability 而影响 conductivity。

三、自主神经对心脏活动的影响 (Effects of autonomic nerve on heart activities)

心脏受心交感神经（cardiac sympathetic nerve）和心迷走神经（cardiac vagus nerve）双重支配（Fig. 4-23）。这两类神经及其递质对心肌生物电活动和电生理特性的影响，主要是通过调节离子通道的开放而实现的。而对心肌收缩功能的调节机制则比较复杂，收缩功能的改变，除了生物电改变的继发效应外，还可受其他机制影响（见心泵血功能调节）。

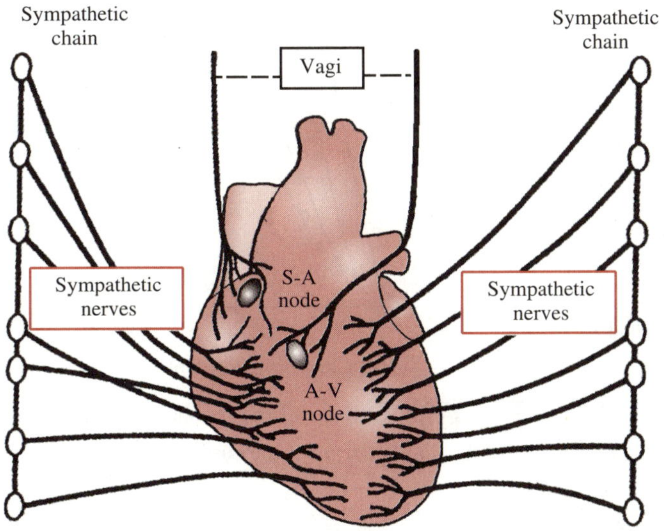

Fig. 4-23 Cardiac nerves. (The vagus nerves to the heart are parasympathetic nerves.)

（一）Cardiac sympathetic nerve 的作用

Cardiac sympathetic nerve 活动增强时，使成年人的心率从 75 次/分增加到 180～200 次/分，有的甚至可达 250 次/分；同时也可增强心肌收缩力，以增加射血时的心室压力和泵血量（前面已经介绍过），通常可使 cardiac output 增加 2～3 倍甚至更多（Fig. 4-24）。相反，交感神经系统受到抑制时，

heart rate 和 cardiac output 都会降低，cardiac output 要比正常情况下降低 30% 左右。Cardiac sympathetic nerve 主要支配 S-A node、atria、A-V junction、A-V bundle，以及心室内传导系统，在心室肌广泛分布。自 sympathetic nerve 节后纤维末梢释放去甲肾上腺素（norepinephrine），与心肌细胞膜 β 肾上腺素能受体相结合，使通道蛋白磷酸化，从而改变膜上 ion channel 的开放速度和其他亚细胞结构的功能。产生正性变力（positive inotropic）、正性变时（positive chronotropic）和正性变传导（positive dromotropic）效应。儿茶酚胺（catecholamine）（包括 norepinephrine 和 epinephrine）的作用比 acetylcholine 的作用复杂，其主要作用除了能明显增加 Ca^{2+} channel 的开放概率之外，还通过其他机制调节心肌的电生理特性和收缩功能，大致可归纳为四个方面：①加快 autorhythmic cell 4 期自动除极速度，使 automaticity 增高；②增加慢反应细胞的 Ca^{2+} channel 开放概率，使 0 期 Ca^{2+} 内流加速，其 action potential 上升速度和幅度均增加，房室交界区兴奋速度加快；③能使复极相 K^+ 外流增快，使 S-A node 兴奋发放频率增加，heart rate 增快；④加强 myocardial contractility，从而加强加速心肌的收缩，增加心输出量（Fig. 4-24），并且能加速心肌的舒张。主要机制可能是 catecholamine 提高肌质网 Ca^{2+} channel 开放的概率，从而导致细胞内 Ca^{2+} 浓度增高，提供了促使 myocardial contractility 增强的条件；另一方面 catecholamine 又促使肌钙蛋白（troponin）对 Ca^{2+} 亲和力下降，从而减弱 myocardial contractility。但由于前一种增强作用大于后者，表现出来的最终效果仍然是强有力的正性变力效应（positive inotropic action）。在 catecholamine 作用下，心肌舒张速度快，这也是 catecholamine 很具有特征的一种效应。产生此种效应的机制比较复杂，可能是在 catecholamine 作用下，由于被激活的肌浆网蛋白又激活细胞器内 ATP 依赖性 Ca^{2+} 回收泵，使 Ca^{2+} 主动运转进入肌浆网（sarcoplasmic reticulum）内，使舒张期胞浆 Ca^{2+} 浓度下降速度增快。这种在收缩结束后 Ca^{2+} 重新泵回肌浆网内比率增加的机制，可能与 sympathetic nerve 兴奋时也促进心肌舒张有关。另一方面，又促使肌钙蛋白（troponin）很快与 Ca^{2+} 解离，这些作用有利于肌原纤维中粗、细肌丝的解离，心肌因而以较快的速度完成舒张过程。

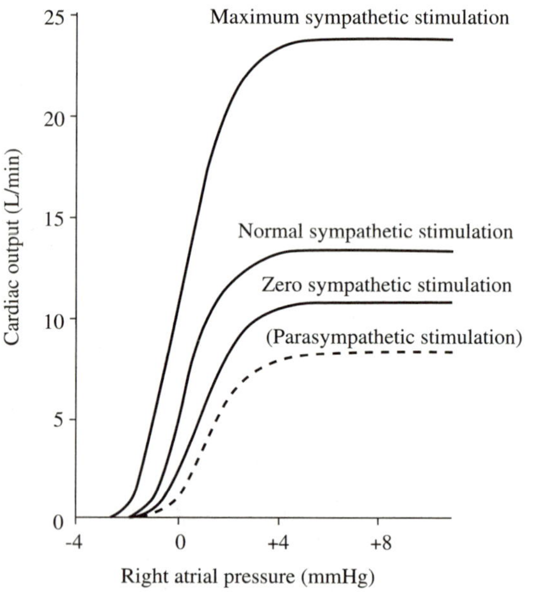

Fig. 4-24 The effects of the cardiac sympathetic nerve and the vagus nerve on the cardiac output.

总之，cardiac sympathetic nerve 和 catecholamine 对心肌的作用是多方面的，又是比较复杂的，但这些效应是相互统一而协调的。例如，由于 myocardial contractility 增强，心脏射血量不至于因 systole 的缩短而减少；再加上兴奋传导速度加快，心房肌和心室肌收缩的同步性也有所加强，使 atria 和 ventricles 的收缩效率增加，有利于维持 cardiac output（参考心肌收缩能力和Fig. 4-24）。

（二）Vagus nerve 的作用

支配心脏的 parasympathetic nerves 节前纤维行走于迷走神经（vagus nerve）干中。Vagus nerve 的节后纤维主要支配 S-A node、atrial muscle、A-V junction，A-V bundle，但心室肌上很少（Fig. 4-23）。这种分布显然有着重要生理意义。Vagus nerve 兴奋时，节后纤维释放乙酰胆碱（acetylcholine, ACh），激动心肌细胞膜上的 M 型胆碱能受体，产生 negative inotropic（主要表现在心房肌）、negative chronotropic 和 negative dromotropic 等效应。研究表明，ACh 能提高 K^+ 通道的开放率，促进 K^+ 外流，从而影响心肌细胞生物电活动的多个环节：①静息状态下 K^+ 外流的增加，将导致 resting potential 的绝对值增大。因此，resting potential 与 threshold potential 的差距扩大，心肌的 excitability 有所降低；②在 S-A node 细胞，复极过程中，K^+ 外流增加的结果导致 maximum repolarizing potential 绝对值增大，由正常"静息"膜电位的 -55～-60mV 增到 -65～-75mV，被称为"超极化（hyperpolarization）"，并使 4 期 I_K 衰减过程减弱，4 期自动除极速度减慢，最终导致 S-A node automaticity 降低，heart rate 减慢。如果迷走神经刺激达到充分强度，有可能停止 S-A node 的自动节律性兴奋（automatic rhythmical excitation），使心跳停止数秒钟后，经过代偿间歇方式才逐渐恢复缓慢心跳，仅相当于正常心跳的40%，这是很危险的；③复极过程中，K^+ 外流的增加导致复极加速，action potential 时程缩短。近年研究还发现，ACh 有直接抑制 Ca^{2+} 通道的作用。由于进入细胞内 Ca^{2+} 量减少，myocardial contractility 相应降低，表现出负性变力效应（negative inotropic action），导致心输出量减少。强烈的迷走神经兴奋，可使 myocardial contractility 降低 20%～30%（Fig. 4-24）。Fig. 4-23 中显示，vagus nerve 在 atria 的分布多于ventricles，而ventricles是heart进行有力收缩的部位，由此可以解释为什么vagus nerve 的主要效应是降低 heart rate 而不是降低 myocardial contractility。但从综合起来的结果看，heart rate 的大大降低与较低程度的 myocardial contractility 的减弱也可使心脏泵血功能降低50%左右，尤其是心脏在较重的负荷下进行工作时，发挥迷走神经的调节作用也是很重要的。刺激迷走和交感神经对心率的作用见 Fig. 4-25。

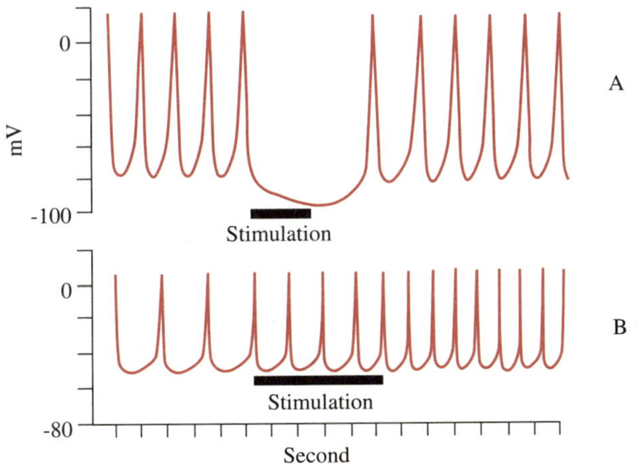

Fig. 4-25 The effects of acetylcholine (A) and norepinephrine (B) on the rate of firing of pacemaker cells from frog heart. In A, the vagus nerve was stimulated at the time indicated (interruption in line) ; this produced pronounced hyperpolarization and slowing of the firing rate. In B, sympathetic stimulation (during the time indicated by the calibration) increased the rate of firing.

据临床统计，有不少冠心病患者多在夜间发生心脏骤停，这可能与迷走神经兴奋性增强有关，应引起重视。

（汤　浩）

第三节　正常心电图的形成原理
Formation of Normal Electrocardiogram

心电图（electrocardiogram，ECG）是指在人体表面的一定部位，以电极记录到的心脏生物电活动。在每一 cardiac cycle 中，心脏的兴奋都是由窦房结开始，按一定的先后顺序最后引起整个心脏兴奋。前面已经讨论了一条心肌纤维在兴奋时膜电位的变化，即 action potential 的产生和恢复（depolarization 和 repolarization）。在 cardiac cycle 的每一个瞬间，都有很多很多心肌细胞同时兴奋，它们都会有 depolarization 和 repolarization，即产生各自的 action potential。这些 action potential 的大小和传导方向是不相同的，有的可能是完全相反的。因此，在每一瞬间都有各种方向不同、大小不同的 action potential 产生。这些电位变化也会反映到人体表面。在人体表面将这些电位记录下来，就是 ECG。因此，ECG 与心肌细胞 action potential 是不相同的。心肌细胞的动作电位是以微电极记录一个心肌细胞内膜电位的变化，而 ECG 是心肌细胞的 action potential 的综合效应在体表的反映。ECG 的基础是心肌细胞膜电位的变化；没有心肌细胞的 action potential 当然不会有 ECG。因此它们之间是有区别的，但也是紧密相连的。下面主要讨论心肌细胞产生的动作电位如何综合、如何运动、如何反映到人体表面形成 ECG。

一、正常心电图的各个波形（Waves of normal ECG）

每一个 cardiac cycle 中产生的 ECG 在波形上都基本相同，可以分为五个波（Fig. 4-26）：P、Q、R、S、T 波。这些波的命名是人为的，但都有明确的定义。P波是指心房兴奋产生的波。Q 波是指 P 波后面的第一个向下的波。这一定义包含两层意思，一是它是 P 波后面的第一个波，二是向下的。因此没有向上的 Q 波。R 波是 P 波后面第一个向上的波。因此，没有向下的 R 波。S 波是 R 波后面第一个向下的波（也没有向上的 S 波）。ORS 波（群）是心室 depolarization 产生的。T 波是心室 repolarization 产生的波。P波和T波都可以向上也可以向下，或表现平坦，决定于记录电极的部位和心脏的位置等（详见下述）。

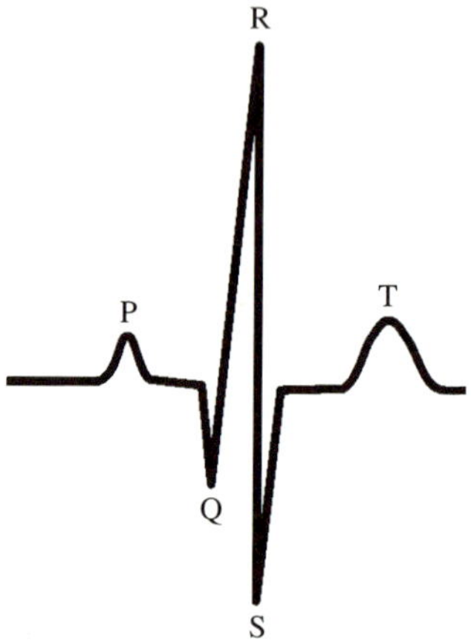

Fig. 4-26 Normal ECG.

二、容积导体、电偶和向量
(Volume conductor, electrical dipole and vector)

(一) Volume conductor 和 electrical dipole

Volume conductor 实际上是物理学的一个概念。这里对其中与我们有关的几点作一简单的复习，以便理解正常 ECG 形成的原理。

如果有一对电极放在一杯 NaCl 溶液之中，正极和负极之间就会有电流通过（Fig. 4-27A）。这一杯盐水就是一 volume conductor。Volume conductor 的不同部位所带电位是不相同的。Volume conductor 中任何一点的电位高低和方向决定于通过这一点电力线的密度和方向。两个电极的中点其电位等于 0。以这一点所作的垂直于两个电极联线的垂直线上的任何一点的电位均为零，称为零电位线（Fig. 4-27A）。以这一点为中心垂直于两电极连线的平面上的任何一点的电位也都为0，称为零电位面。以零电位面为界，可以将这一 volume conductor 分成两部分。靠近正电极的这一半每一点都是正电位，但各点的电位大小是不相同的。越靠近正极的部分其正电位值越高。靠近负极的这一半每一点都是负电位，越靠近负极的部分其负值越大。因此，在一 volume conductor 中不同的部位带有不同的电位。它们的方向和大小在同一个 volume conductor 中决定于两个因素，一是这一对电极的电位差，二是这一点在 volume conductor 中的位置。Fig. 4-27B 中的的曲线表示等电位线（isopotential line）。

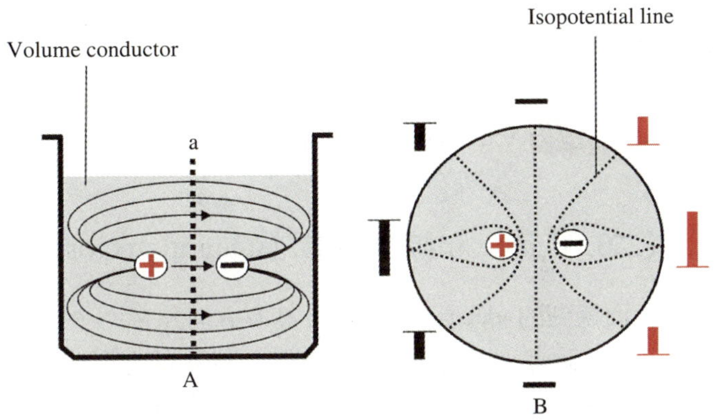

Fig. 4-27 Volume conductor and isopotential line.

上述 volume conductor 中的这一对电极，可以称为 electrical dipole。下面将用 electrical dipole 这一概念解释正常 ECG 形成的原理。

人体的主要组成是水，约占体重的70%以上，而且这些水分中含有大量的各种离子。因此人体本身就是一个 volume conductor。心脏的位置可以认为它是在人体的中心。前面已经学过，安静时心肌细胞膜表面带正电，而膜内则带负电，称之为 polarization。心肌细胞兴奋时可产生 action potential，包括 depolarization 和 repolarization。在讨论心肌的 action potential 时，往往以膜的内侧面为代表进行分析和讨论。但在讨论 ECG 时则注意细胞膜的外表面。细胞膜的外表面，当兴奋时由带正电转变为相对带负电。此时邻近的安静部位带正电。这两点之间会有电流产生，称为 local current。兴奋部位和邻近的安静部位之间由于其所带电位不同，可以认为它们构成了一 electrical dipole（Fig. 4-28）。这一 electrical dipole 又存在于 volume conductor 之中。因此，按照上面提到的概念，这一 electrical dipole 的电位会反映到人体的任何一个部位。在人体的表面可以记录到一定的电位。其电位的大小和方向同样可以按照上面提到的概念，在这一 electrical dipole 的中点作一垂直于两电极间连线的平面，将身体分成两部分：一部分带正电，另一部分带负电（Fig. 4-29）。

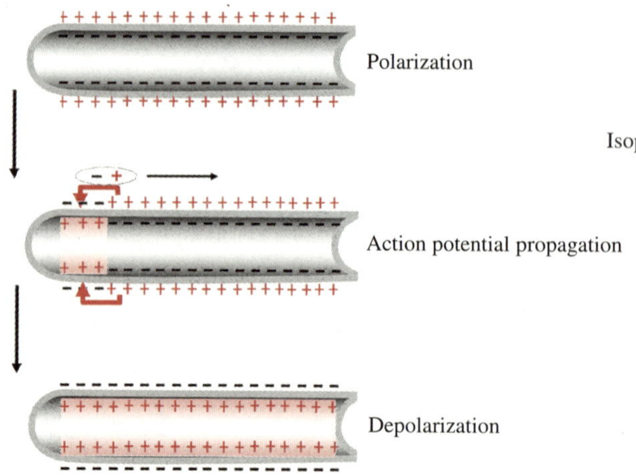

Fig. 4-28 Action potential propagation.

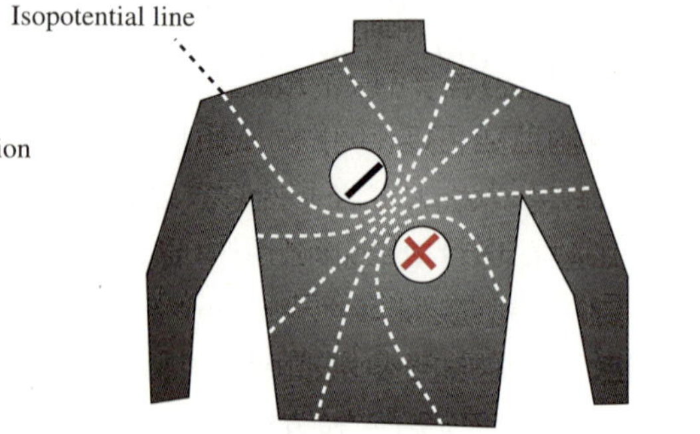

Fig. 4-29 Isopotential line at human body.

（二）Vector 和综合向量（integral vector）

上面谈到的 electrical dipole，具有方向和量两个物理特性，因此实际上是一个 vector。任何一个 vector 都可以用一个箭头表示，箭头的方向代表 vector 的方向，箭头的长短代表 vector 的大小。如果用一 vector（箭头）表示上述 electrical dipole 的方向和量，可以在两个电极的中点（0点）划一个箭头。箭头以正极为指向，箭头的长短表示其电位的大小。因此，箭头的方向是正极的方向，也是兴奋传导的方向。箭头的长短代表它的“量”，即表示 electrical dipole 正负极间的电位差（Fig. 4-30A）。Vector 的概念十分重要，理解这一概念有利于我们对 ECG 作进一步的分析和讨论。

如果在同一 volume conductor 中同时有两个 vector 存在，它们相互之间的距离又很近，我们可以根据力学中分力和合力的原理，将这两个 vector 综合成为一个 vector，称之为 integral vector。Fig. 4-30B 中两个方向完全相同的 vector 可以相加形成一 integral vector A。两个 vector 的方向完全相反可以相减。两个方向不完全相同的 vector 则可以根据平行四边形的法则进行综合。Fig. 4-30B 中的 a、b 和 c 都是两个 vector 综合后的 integral vector。Vector 可以综合，vector 也可以根据平行四边形法则分解成为两个不同的 vector。图中 vector c 可以分解成为 d 和 e 两个 vector。

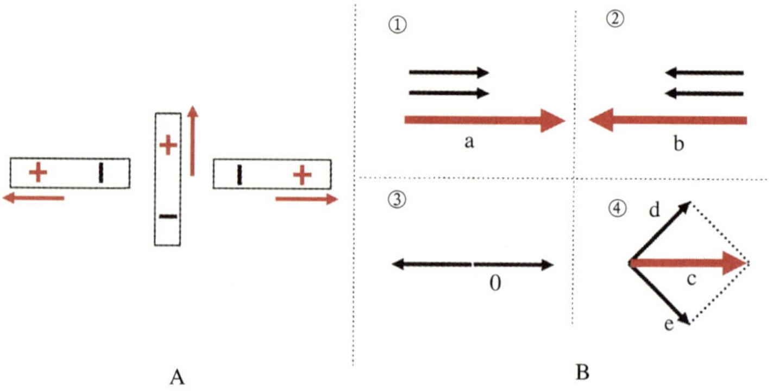

Fig. 4-30 Electrical dipole and vector.

如果两个 vector 可以综合形成一个 integral vector，多个 vector 同样也可以综合。方法是先将任意两个 vector 综合，然后再将这一 integral vector 和另一个 vector 进行综合，经综合后的 integral vector 再和另外一个 vector 综合。两两不断综合，最终不论有多少 vector 都可以用一个 integral vector 表示。这里要注意的是，两个 vector 综合的前提是，这两个 vector 必须是在同一瞬间产生的，即同时产生的。否则它们是不能综合的。正如力的综合一样，只有两个力同时作用于一个物体时才能产生综合效应。例如我们在一条沟的两岸用两根绳索提起一个吊桶，只有两根绳索同时用力时吊桶才能向上运动。否则吊桶只能两边摆动。

前面谈到心脏在活动时，兴奋部位和安静部位之间有电位差，可以看成是一 electrical dipole。如果将 electrical dipole 以 vector 表示，将成为一个箭头，箭头的方向是指正极的朝向。在一条心肌纤维上正极相当于安静部位，负极相当于兴奋部位。因此箭头的朝向实际上是兴奋的传导方向。心脏是由很多很多心肌纤维组成的。而心肌纤维的排列方向是不相同的。因此当心脏兴奋时，由于心肌纤维的排列方向不同，兴奋传导的方向也不同，产生的 vector 的方向不同。在某一个瞬间，这些不同方向、不同大小的 vector 可以综合起来成为一个 integral vector。例如，正常心脏的起步点在窦房结，当窦房结兴奋时，兴奋由窦房结通过心房肌向各个方向传导，形成很多小的 vector。在每一个瞬间都可以将这些小的 vector 综合成为一个 integral vector（Fig. 4-31）。

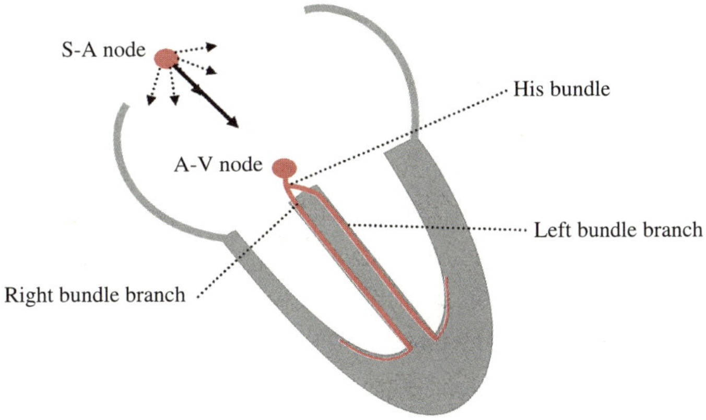

Fig. 4-31 Integral vector in right atrium.

从心脏的位置上看，可以将心脏看成是在身体的中心。从心脏的体积和全身的体积相比，可以把心脏看成是一个点，不考虑 action potential 在心脏中传导的距离。这样，从 vector 的角度看，心脏活动时，无非是一个 integral vector，它的方向和大小在不断的变化。这一概念对我们理解正常 ECG 十分重要，也是 ECG 产生的基础。

（三）Volume conductor 中不同部位的电位和 vector 的关系

前面讨论 electrical dipole 时，我们解释了在一 volume conductor 中，如果有一 electrical dipole，可以在 electrical dipole 的两个电极中点（0 电位）作一垂直于两个电极连线的垂直面（0 电位面），将这一 volume conductor 分成两部分。靠近正电极的部分每一点都是正电位，靠近负极的部分每一点都是负电位；越靠近正极的部分其正电位值越高，越靠近负极的部分其负值越大。Fig. 4-32 用 vector A 分析了 volume conductor 中不同部位的电位大小。电极 1 在正极的一侧，可以记录到一个正电位。电极 2 也可以记录到一个正电位，它的电位一定小于电极 1。其定量可以用“投影”的方法予以测定。其方法是，首先将电极和 vector 的 0 点作一连线，再在 0 点上作一垂直于连线的垂直线（c）。根据平行四边形法则可以将 vector A 分解为 a 和 b 两个互相垂直的小 vector。先看 vector a。电极 2 的位置正好在 a 的 0 电位线或 0 电位面上。对 vector a，电极 2 只能记录到一个 0 电位。因此，a 这一 vector 对电极 2 是无效的。再看 vector b。电极 2 的位置正好对准了 vector b，可以记录到一个正电位。这一电位的大小由 A 在电极 2 上的投影决定。因此记录到的正电位会比电极 1 所记录到的电位小。用同样的分析方法分析电极 8，也可以记录到一个正向电位，它们的大小同样可以用上述划垂直线的方法加以分析。电极 4、电极 5 和电极 6 都可以用同样的分析方法进行分析。所不同的是，vector 的方向完全相反，所记录到的电位是负电位。从投影的角度看，这些有效 vector 的投影都投在记录电极和 vector 的连线的延长线上。因此记录到的是负电位。例如 vector A 对电极 6 的投影是 b，它是 A 在电极 6 延长线上的投影，因此得到的是一个负电位。依此类推，volume conductor 中任何一点的电位都可以用这一方法分析出来。它的规律是，凡 vector 投影在记录电极和 vector 的连线上，可以记录到一个正电位，而投影在它的延长线上则记录到的是负电位。电位的大小由投影决定。这一规律对理解 ECG 的形成是十分重要的。最后要指出的是，如果 vector 消失，volume conductor 中任何一点的电位都将是 0。

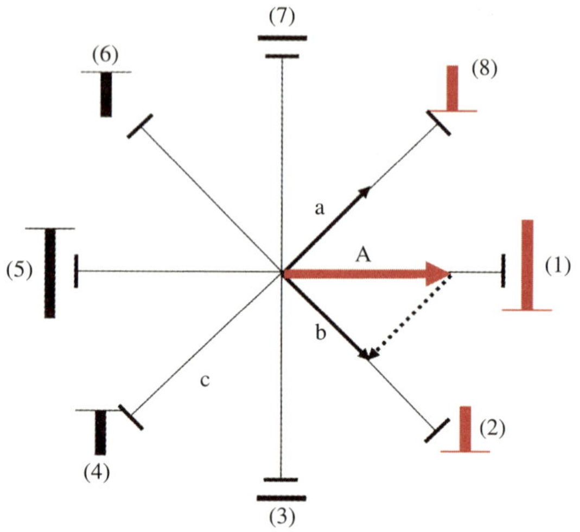

Fig. 4-32 Various electrical potentials recording from different electrodes in a volume conductor.

总结上述内容，可以得出如下四条规律：①如果 vector 投影在电极和 0 电位的连接线上，可以记录到一正电位；②如果投影在这一连接线的延长线上，可以记录到一负电位；③电位的大小决定于投影的长短；④如果 vector 消失，在容积导体中的任何位置都记录不到电位。

三、心脏兴奋时的向量和心电图 (Vector and ECG during heart excitation)

前面谈到，在每一 cardiac cycle 中，心脏兴奋由窦房结开始，按一定的先后顺序最后引起整个心脏兴奋。为了便于理解，下面我们从一个 cardiac cycle 中取出 4 个瞬间进行分析。第一个瞬间是前面谈到的心房开始兴奋时的一个瞬间（Fig. 4-33）。由窦房结传出的兴奋可以经由心房肌呈放射状传导。从 vector 的角度分析，可以认为在这一瞬间产生了很多小的 vector，最后综合成为一个 integral vector，它的方向是由右上向左下（Fig. 4-33A, 1）。兴奋由窦房结经结间束传向房室结。由于房室结中的纤维数目很少，产生的 vector 很小，从体表无法记录。当兴奋传导到左右束支时，在左束支上有小的分支到心室中隔的心肌上。这时心室中隔由左上方开始兴奋，通过心肌向右下方传导。在这一瞬间，又可以将很多小 vector 综合成为第二个 integral vector（Fig. 4-33A, 2）。当兴奋传导到左右束支时，在靠近心尖处，左右束支都有分支，都可以引起心室肌的兴奋，因此左右心室在此时是同时兴奋的。由于浦肯野纤维只分布在心室的内膜下面，因此兴奋是由内向外传导的。又由于左心室的肌肉远比右心室厚，由左心室产生的 vector 要比右心室的多。因此，在这一瞬间（第三个瞬间）产生的 integral vector 是由右上向左下的（Fig. 4-33A, 3）。也是由于左心室的肌肉比右心室厚，在右心室兴奋完了，左心室的左上方还存在有一很小的部分。这一部分的兴奋传导方向是由右下向左上传导。因此在这一瞬间（第四个瞬间）可以综合出一个由右下向左上的 integral vector（Fig. 4-33A, 4）。

前面谈到，从心脏的位置上看，可以将心脏看成是在身体的中心。从心脏的体积和全身的体积相比，可以把心脏看成是一个点。这样就可以将上述 4 个瞬间的 vector 画在一起如 Fig. 4-33B。图中标出了Ⅰ、Ⅱ和Ⅲ三个记录电极。首先分析电极Ⅰ（Fig. 4-33B, Ⅰ）所记录的电位。按照前述的法则，先将电极与 vector 的中点（0 点）连接起来，再作一条垂直线并划出这一瞬间 vector 在电极与 vector 0 点连接线上的投影。第一、第二和第三个瞬间的 vector 都投影在延长线上，因此都是负电位。第四个瞬间的 vector 投影在它的连接线上，记录到一正向电位。因此是三负一正 4 个电位。第一个瞬间的电位是由心房产生的，应当是 P 波。第二、第三和第四瞬间的 vector 都发生在心室兴奋时，因此属于 QRS complex。根据同样的原理可以分析出电极Ⅱ和Ⅲ上的电位（Fig. 4-33B, Ⅱ, Ⅲ）。

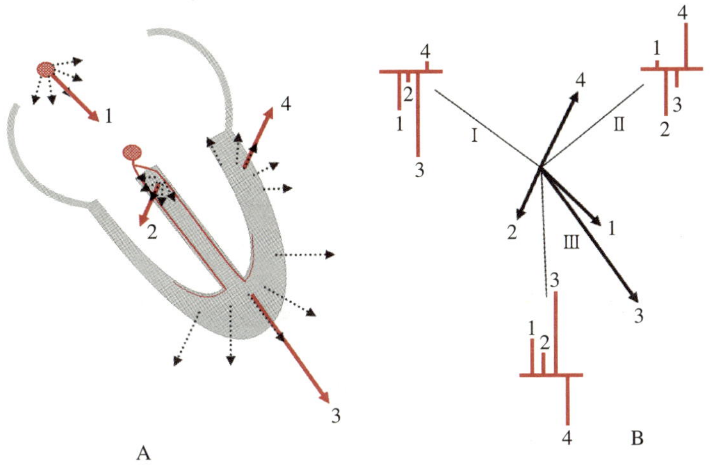

Fig. 4-33 Four moments in a cardiac cycle and their electrical potential.

选择 4 个瞬间进行分析的目的是再一次运用上述法则理解 vector 和 ECG 之间的关系。应当指出的是，由于只选择了 4 个瞬间，并没有记录心房和心室 vector 变化的全过程，是不能画出一个完整的、连贯的波。后面讲 vector loop 时就可以完成全过程的分析。

四、心肌的复极和 T 波 (Repolarization of myocardium and T wave)

心肌细胞的 repolarization 从膜电位的角度看，膜的内侧面是由正电位转变为负电位，最后达到 resting potential 水平，即安静时的 polarization（膜内负膜外正）。此时已经 repolarization 的部位和尚未 repolarization 的部位之间又形成了电位差，成为一个 electrical dipole。这一 electrical dipole 当然也可以用 vector 表示。从一般规律看，细胞先兴奋的部位应当先恢复，即先 repolarization；后兴奋的部位后 repolarization，并且逐渐向前推进。这样，将形成一负极在前，正极在后的一个 electrical dipole。对于同一记录电极，应当记录到一个与兴奋时完全相反的电位。

在心脏，心房的 repolarization 电位一般很难记录到，原因可能是 repolarization 产生的电位很小并融合到心室兴奋时产生的电位之中；也有可能是在心房的 repolarization 时产生的 vector 相互抵消。总之，一般情况下心房的 repolarization 很难记录到。心室的肌肉很厚，它的 repolarization 电位是可以记录到的，称为 T 波。前面提到，浦肯野纤维只分布在心室的内膜下面，因此心室的兴奋是由内向外传导的。心室的 repolarization 在先后顺序上是独特的：它的 repolarization 过程不是开始于先兴奋的部位（心内膜），而是开始于后兴奋的部位（心外膜）。产生这一现象的原因有不同的解释。例如有人认为，在心脏收缩时心室内膜一侧受到的压力较大，因此恢复的速度减慢。也有人认为可能是心室内的温度由于有血液的流动因此散热较好，温度较低，从而兴奋恢复开始的时间延长，造成心外膜先开始恢复。不论如何解释，事实是心外膜下的心肌先开始恢复，逐渐向内移动。这样由恢复部位（带正电）和安静部位（带负电）间造成的 electrical dipole 则和兴奋时的 electrical dipole 方向是相同的（读者可以比较 Fig. 4-28 和 Fig. 4-34）。因此可以记录到一个在方向上和兴奋时产生的电位相同的电位（T 波）。在很多 ECG 的书中往往有这样的描述："正常 ECG 中 T 波的方向与 QRS 波的主波方向一致"。这一描述的实质是指心室恢复时是由心外膜先开始，形成的electrical dipole在方向上与兴奋时产生的electrical dipole 是一致的。

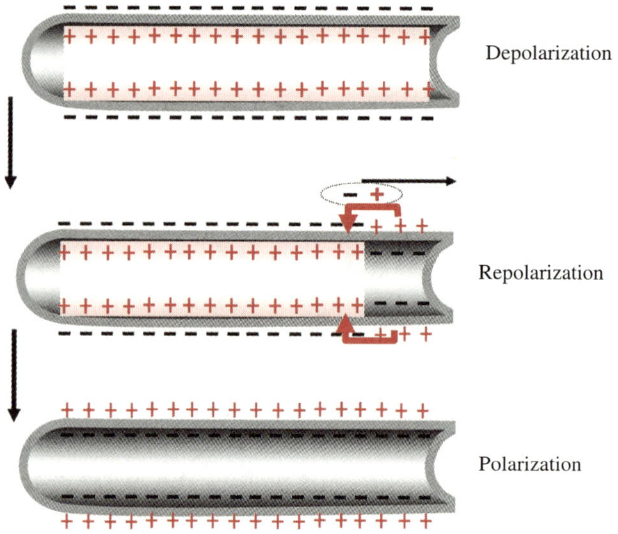

Fig. 4-34 Repolarization and the vector.

五、向量环和正常心电图 (Vector loop and normal ECG)

前面着重介绍了有关 vector 的概念，并以心脏兴奋的 4 个瞬间和心肌的 repolarization 为例，运用 vector 的理论分析了正常 ECG 的形成原理。但并没有对正常 ECG 的全过程进行分析。要进行这种分析还必须了解 vector loop 的概念。

心脏的兴奋是由窦房结开始的。在心房内兴奋主要由心房肌肉传导。当兴奋传至房室结时有一停顿，再由房室结将兴奋传至心室。在心室内是以心室中隔最先开始兴奋，然后是左右心室同时兴奋，再后是左室底部的兴奋，最后是心室的恢复。这是一个连续进行的过程，这一过程中的每一个瞬间都可以综合成为一个 integral vector，并可以用一个箭头表示。为了叙述方便，首先分析心室的兴奋。Fig. 4-35 中用了 11 个箭头，表示心室兴奋时 11 个瞬时 vector。实际上在一个 cardiac cycle 中心室兴奋有无数个瞬时 vector。如果将这些瞬时 vector 的顶端都连接起来，就形成了一个 loop，这就是 vector loop（QRS loop）（Fig. 4-35）。由于这一 vector loop 是一动态过程，它的运动是有方向的。图中 vector loop 上的箭头指的是 vector 的运动方向，即由 0 电位开始逆时针运动。这一方向是实际存在的方向，不是人为任意画出来的。因此任何一个 vector loop 必然有一个指示 vector loop 上 vector 运动方向的箭头，根据这样一个箭头，我们才能将一个 vector loop 转换成一幅 ECG。

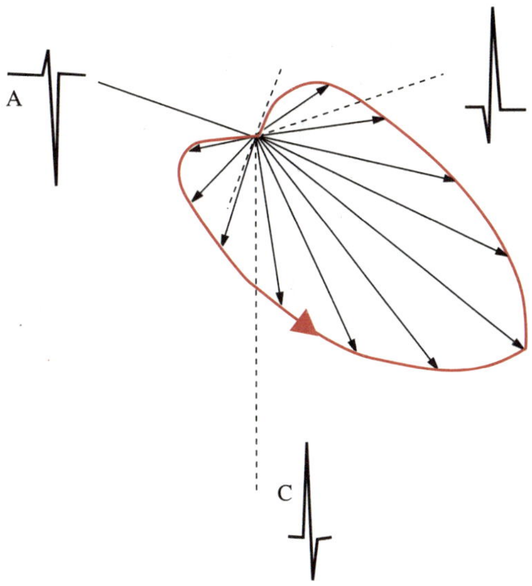

Fig. 4-35 QRS vector loop.

人们可以将 cardiac cycle 中每一个瞬时 vector 的顶端连接起来形成一个 loop。反过来，也可以将 loop 上任何一点（瞬间）的 vector 辨认出来。方法是将这一点与 vector loop 的 0 点连接起来画成一个箭头，这一箭头就是在这一瞬间的 vector（Fig. 4-35）。由于 vector loop 上的点是无限多的，因此 vector loop 可以反映 cardiac cycle 中每一个瞬间（或无限多）的 vector 变化。和上述选择 4 个瞬时 vector 相比，vector loop 能更全面反映 cardiac cycle 中 vector 的变化全过程。使用示波器可以真实的将 vector loop 记录下来，称为向量心电图（vectorcardiogram）。因此，vector loop 是实际存在的一种现象。

有了 vector loop 的概念，再来理解 ECG 的形成将会十分容易。ECG 与 vector loop 的关系可以总结为：某一导联（lead）上的 ECG 是 vector loop 上的各瞬间 vector 在这一 lead 上的投影。

为了便于分析 vector loop 和 ECG 之间的关系，首先分析电极 A 上的 ECG。将记录电极 A 与 vector loop（QRS loop）的 0 电位点作一连线，再在 0 点作一垂直于这一连线的垂直线（Fig. 4-35A）。根据前面叙述的原理，任何一个 vector 如果投影在这一连接线上，电极将记录到一个正向电位，它的大小就是它投影的大小。如果投影在它的延长线则是一个负电位。图上画出了 11 个瞬间 vector，读者可以自行画出这些 vector 在上述连线上的投影。按照它的逆时针运转方向，可以将这11个投影按先后顺序连接起来就基本形成了一个小的 R 波和一个大的 S 波的雏形。如果再多选择一些瞬时 vector，上述各个波的波形将会更圆滑。小 R 大 S（rS 型）的 ECG 就是这一 QRS vector 在这一 lead 上的投影。根据同样的原则，可以在电极 B 和 C 上描绘出相应的 ECG。比较这三幅 ECG，可以看到，同一个 vector loop，反映在不同的电极或 lead 上，其 ECG 的图形有很大的差别。这也说明心脏和记录电极的相对位置对 ECG 的图形有十分重要的作用。

心室兴奋可以形成一个 QRS loop。同理，心房兴奋也可以形成一个 vector loop 称为 P loop。心室恢复时同样可以形成一个 vector loop，称为 T loop。这三个 vector loop（P、QRS 和 T loop）（Fig. 4-36）反映了整个心脏兴奋和恢复时 vector 变化的全过程。

Fig. 4-36 显示了 P、QRS 和 T 三个 loop。根据上述原理，读者可以自行分析 P loop、QRS loop 和 T loop 在不同 lead 上的投影，从而画出相应的 ECG（Fig. 4-36）。

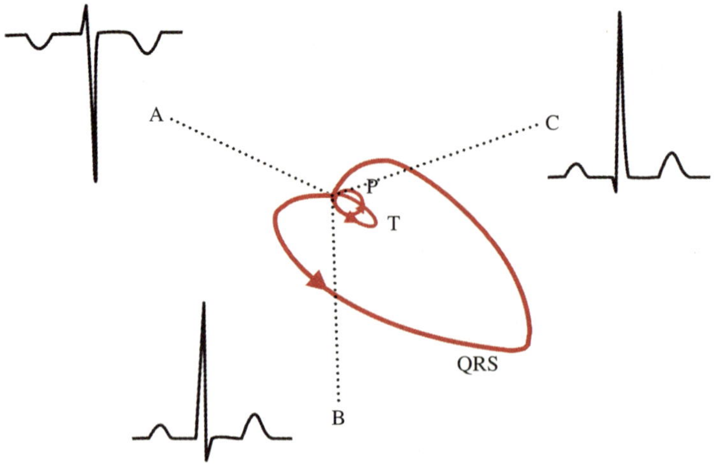

Fig. 4-36 P，QRS and T vector loop, and their waves in ECG.

需要指出的是，图上 vector loop 并不包含时间这一参数。因此无法从上述图中看到 cardiac cycle 和 cardiac cycle 之间的关系，因此不能分析心率的变化；也无法看到各个 vector loop（P、QRS、T）之间在时间上的关系，从而反映兴奋在心脏中的传导过程。ECG则有这方面的优势。因此 ECG 仍然是目前临床上广泛采用的简单易行的检查方法。

心脏是一个立体的器官。在每一 cardiac cycle 中 vector 是在一个三围立体空间中运动。因此，vector loop 实际上是一个立体的 vector loop。人体是一个 volume conductor，也是立体的。立体的 vector loop 可以在人体三个垂直面上任何一个侧面投影，从而形成不同侧面上的投影，包括矢状面、冠状面和横断面上的投影。上面谈到的 vector loop 实际上是立体 vector loop 在某一侧面上的投影。而任何一幅ECG则是平面vector loop在某一lead上的投影。因此，ECG的本质可以认为是立体 vector loop 投影的投影（两次投影）。Fig. 4-37 以 QRS loop 为例说明立体 vector loop 和平面 vector loop 之间的关系。

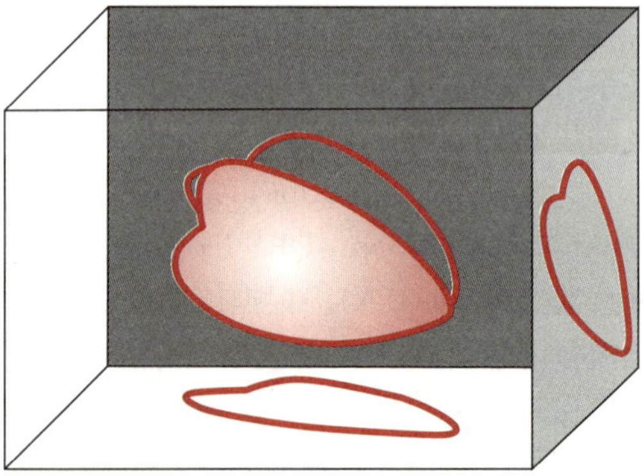

Fig. 4-37 Three dimentional QRS vector loop.

六、心电图的导联（Leads of ECG）

前面谈到，心脏和记录电极的相对位置是决定 ECG 图形的重要因素。同一个 vector loop，反映在不同位置的电极或lead上，其ECG的图形有很大的差别。为了比较不同 ECG

的异同，记录电极在体表的位置必须统一，否则不同次和不同人的ECG无法相互比较。这就是 ECG 的通用 lead（Fig. 4-38）。目前临床上有三套连接方式。一种是左手、右手和左腿的连接方式，它们可以记录到三幅ECG，分别为Ⅰ、Ⅱ和Ⅲ，称为标准导联。在这基础上又发展了一套记录方法，也可以记录出三幅ECG，分别为aVL、aVR和aVF，称为加压肢体联导（augmented lead）。这两种 lead 都是从肢体引导的，因此称为肢体导联（limb leads）。从立体（三维空间）看，这些 leads 的位置都是立体 vector loop 反映在矢状面上的 ECG。临床上的第三种 lead 是胸导联（chest leads）。它围绕心脏放置电极，共有6个电极，可以记录到6幅ECG，分别为 V_1、V_2、V_3、V_4、V_5 和 V_6。从它们的位置看，这一组电极可以记录到横断面上 vector loop 的 ECG。

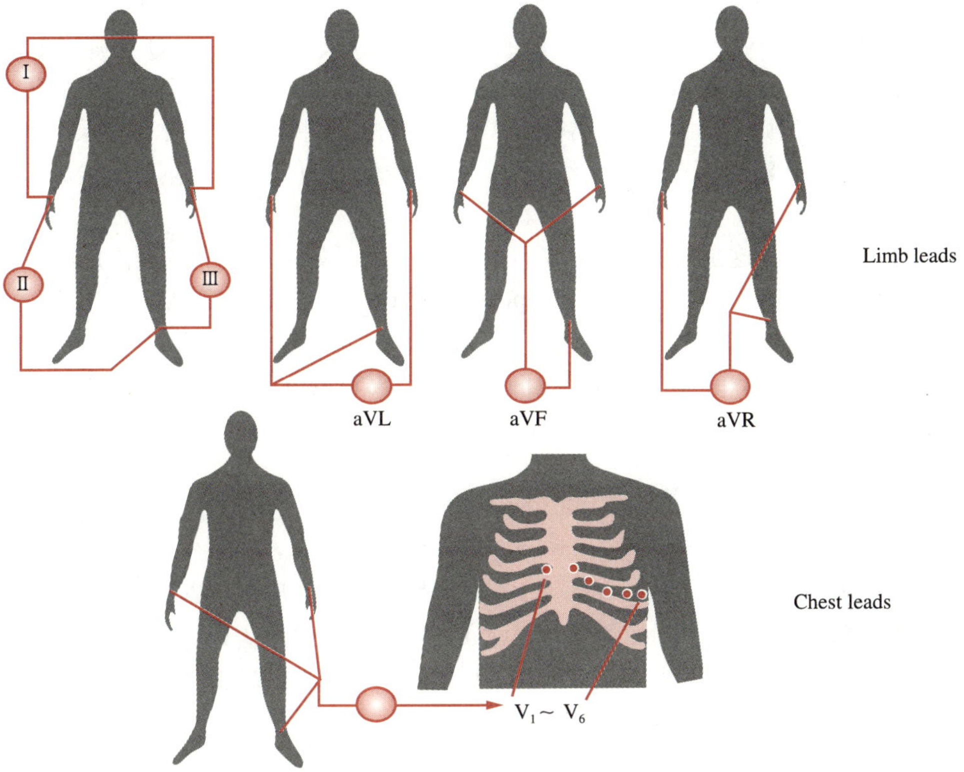

Fig. 4-38 ECG leads.

标准导联（standard lead）记录的是两个电极间的电位差，又称为双极导联（bipolar lead）。Augmented lead 的“加压（augmented）”是与过去使用的一种 lead 比较而言的。过去曾使用一种 lead 的连接方式是将左右手和左腿这三点相连成为一点，由于这一点在 cardiac cycle 中它的电位基本不变，因此将其作为无关电极。另一电极则放在左手或右手或左腿，分别称为 VL、VR 和 VF，并称为单极肢体导联（因为有一个无关电极）。后来发现，如果将其中一个电极去除（Fig. 4-38），此时所记录到的ECG图形与前述的 VL、VR 和 VF 完全相同，但幅度增加50%。因此大家都使用这一连接方式，并冠以“augmented”一词称为 augmented leads。在 chest leads 的连接方式中左侧表示的是将左手、右手和左腿连接起来作为一无关电极。右侧表示另一记录电极在胸前的位置。电极的放置和连接方法将在临床 ECG 中详细讨论。这里不作详述。

七、正常心电图的某些重要参数 (Important parameters of normal ECG)

1. P wave　反映心房兴奋时 vector 的变化。不同 lead 记录到的 P 波，它们的大小和方向可以有很大的差别。

2. QRS wave　反映心室兴奋时 vector 的变化。它们在不同 lead 上的波形有很大的差别。这一波群的时间约为 0.04s。如果增大，说明兴奋在心室中传导的时间加大。有可能是兴奋没有按最短和最快的路程传导。例如在心室内传导束被阻断的条件下，兴奋改由心室肌肉传导，它的传导速度慢，所消耗的时间延长。

3. PQ（R） interval　这是指从 P 波的开始点到 Q 波（如果没有 Q 波则以 R 波计算）开始点之间的时间。正常 ECG 中这一间期不大于 0.2s。由于兴奋在房室结中的传导十分缓慢，产生了一个停顿。又由于房室结很小，兴奋在房室结中的传导在体表记录不到它们的电位变化，因此在 P 波后面有一条平线。这一条平线又称为 PQ 段。在房室传导阻滞的病人这一间期明显延长。

4. ST segment　这是指由 QRS 波的结束到 T 波开始前的这一间隔。此时兴奋已经传布到了整个心室，心室的表面都处于 depolarization 状态，表面全都带有负电位，已经没有任何 electrical dipole 存在，也就没有任何 vector，因此表现为 0 电位。

5. T wave　心室 repolarization 产生的一波。通常它的方向与 QRS 波的主波是一致的。其原因前面已有叙述。

八、异常心电图举例 (Examples of abnormal ECG)

下面举出的几幅异常 ECG（Fig. 4-39），目的不是讲解异常 ECG 形成的原理，而是想利用这几幅 ECG 从另一个侧面加深对正常 ECG 形成原理的认识。

1. 心房纤颤　图中主要是缺乏 P 波，只能看到一些锯齿状的不规则小波。说明兴奋在心房中不是由正常的起步点窦房结开始，而是在心房中存在很多起步点，从而形成很多锯齿状的不规则小波，不能形成一个P波。由于在同一瞬间有的心房肌兴奋产生收缩，有的不兴奋而舒张，心房不可能产生有效的收缩推动血液前进。此时由于心室的工作基本正常，因此病人的血液循环还能得到维持。

2. 心室纤颤　图中已经看不到正常的 QRS 波，只能看到一些锯齿状的不规则大波。此时心室已经不能正常工作。如不及时抢救病人将立即死亡。

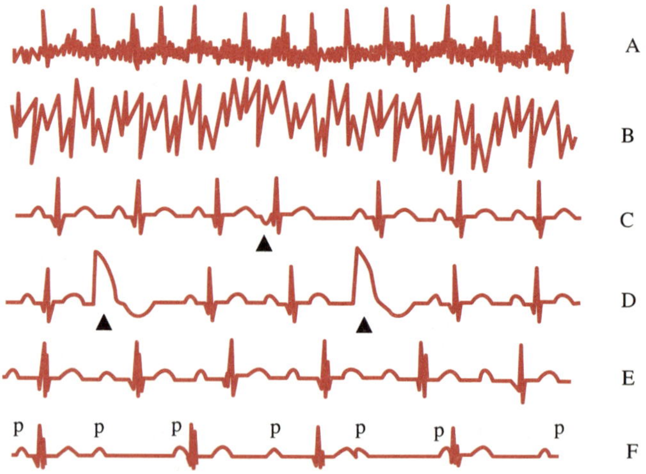

Fig. 4-39 Examples of abnormal ECG.

3. 房性期前收缩 图中箭头所指的是一个期前收缩。它的QRS波和T波与其他的ECG相同，但P波在形状和方向上都与其他的P波不同。说明这是一个由窦房结以外的起步点开始的兴奋，并且这一兴奋可以传导到房室结引起心室产生兴奋。由于期前收缩的开始部位在心房，故称之为房性期前收缩。

4. 室性期前收缩 图中箭头所指的是期前收缩。期前收缩的前面没有P波，它的波形与正常QRS波完全不同，而且持续的时间也较正常的QRS波长。说明这一起步点发生在心室。由于它在心室的传导不是按正常途径，而是靠心室肌传导，因此所耗时间长，形状也也与正常QRS波有很大的差别。还可以注意的一点是，期前收缩后面的一个负波。这是期前收缩的repolarization波。由于期前收缩的兴奋不是按正常途径传导，因此它的repolarization过程也不会是先兴奋的部位后恢复，后兴奋的部位先恢复。而是先兴奋的部位先恢复，后兴奋的部位后恢复。这样，repolarization产生的vector的方向正好和兴奋传导的方向相反，在图上则是一个负波。如果期前收缩产生的主波是一负波，repolarization产生的波则是正向波。

5. 房室传导阻滞 这幅ECG唯一的问题是PQ间期延长（大于0.2s），而且是PQ段延长。说明兴奋主要是在房室结中停留时间过长。但兴奋还可以传导到心室。因此属于较轻的一种（一期）。

6. 完全性房室传导阻滞 它的特点是心房兴奋产生的P波和心室兴奋产生的QRS波完全分离，互相之间没有任何关系。由于窦房结产生的自动节律要比房室结或心室的自动节律快，因此P波的频率比QRS波高。

临床举例

病人张某某，检查发现她的heart rate快而不规律；由听诊器听到的heart rate比由触到的脉率要高；从ECG看，没有明确的P波，其QRS波形是正常的，但有节律不规整。病人的诊断为心房纤维性颤动（atrial fibrillation），即心房肌不能同步收缩，心房的兴奋不能全部传到心室。请解释以下临床表现：

1. 病人的heart rate为什么快而不规律？
2. 病人的cardiac output是否严重减少？为什么？
3. 病人的脉率为什么比心率慢？
4. 病人是否可以进行剧烈的体力活动？为什么？
5. ECG中QRS波形正常可说明什么问题？

参考答案

1. 病人的atrial fibrillation的特点是心房有很多快速、无规律、无协调的depolarization，这种depolarization到达A-V node后，只要不在其refractory period中，将能传至心室引起心室的兴奋。因此在心室造成心率快而不规律的兴奋。

2. 由于在安静时心房的收缩对血液流入心室的贡献不大，因此只要心室的频率不致太快，在安静时 atrial fibrillation 对 cardiac output 影响不大。

3. 由于病人的 heart rate 而不规律，有时两个心室兴奋相隔很近，造成第二个心室的舒张期过短，进入心室血液过少，此时心室收缩的搏出量（stroke volume）很小，无法有效扩张主动脉，因此无法产生向下传导的波动（pulse）。此时由听诊器听到的 heart rate 和由触摸动脉测到的 pulse 不相同（pulse 慢）。

4. 病人在安静时 cardiac output 和机体的需要量可以平衡，但在体力活动时，机体的需求量增加，此时心房的收缩对心室的充盈则有很重要的作用，而 atrial fibrillation 病人的 atria 已经无法有效工作，因此在体力活动时病人则有心跳、气短等症状。

5. ECG 中 QRS 波正常，说明病人的心室在兴奋传导和心肌收缩等方面并未受到影响。

第四节 血管生理
Physiology of Blood Vessels

一、各类血管的功能（Function of blood vessels）

由心室射出的血液流经由动脉（arteries）、毛细血管（capillaries）和静脉（veins）相串联构成的血管（blood vessels）系统，再返回心房（atria）(Fig. 4-40)。在体循环中，供应各器官的血管相互间又呈并联关系。由于血管所处部位及其结构，尤其是中膜结构的不同，血管功能有很大差异。根据生理功能将血管主要分为以下几类：

（一）弹性贮器血管（Windkessel vessel）

指主动脉、肺动脉主干及其发出的最大的分支。这类血管的管壁坚厚，富含弹性纤维，有明显的可扩张性和弹性。左心室射血时，主动脉压升高，一方面推动动脉内的血液向前流动，另一方面使主动脉扩张，容积增大。因此，左心室射出的血液在射血期只有一部分进入外周，而另一部分血液贮存在大动脉内，当 semilunar valves 关闭时被扩张的大动脉壁发生弹性回缩，将管内贮存的血液推动前进。大动脉的这种功能称为 Windkessel 作用。

（二）分配血管（Distribution vessel）

从 Windkessel vessel 以后至分支为小动脉（small artery）前的动脉管道即中动脉，其功能是将血液输送到各器官组织，故称为 distribution vessel。

（三）阻力血管（Resistance vessel）

Small artery、微动脉（arteriole）和微静脉（venule）的管径小，对血流的阻力大，称为 resistance vessel。前二者管壁富含平滑肌，它们的舒缩活动可引起血管口径的明显变化，从而改变对血流的resistance和所在器官、组织的血流量。又称毛细血管前阻力血管（precapillary resistance vessel）。

Venule的舒缩可以影响capillary 前阻力与 capillary 后阻力的比值，从而改变capillary 血压和体液在血管内和组织间的分布，又称毛细血管后阻力血管（postcapillary resistance vessel）。

在真 capillary 的起始部常有平滑肌环绕，称为毛细血管前括约肌（precapillary sphincters）。其收缩或舒张可以控制 capillary 的关闭或开放，因此可决定某一时间内 capillary 开放的数量。

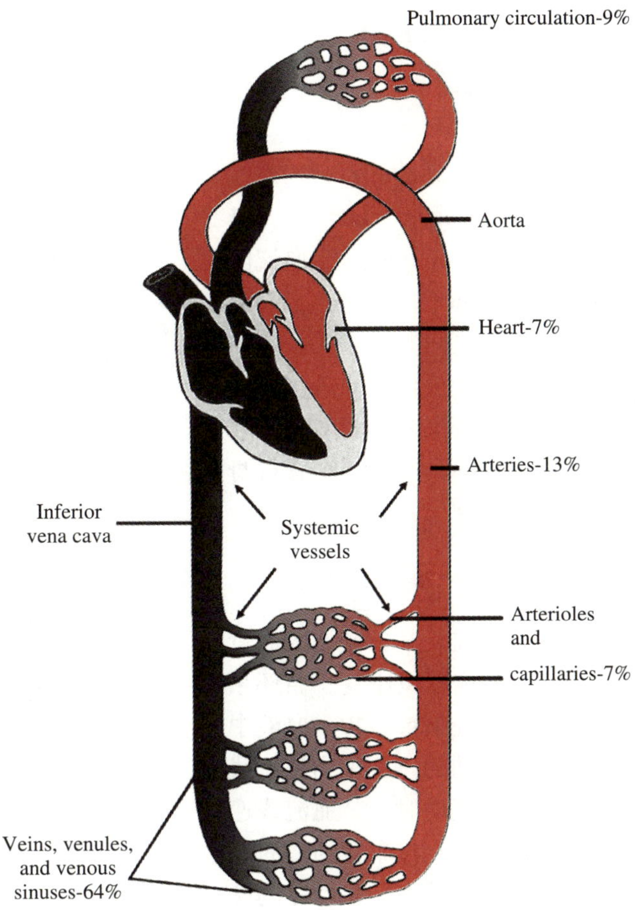

Fig. 4-40 Distribution of blood (in percentage of total blood) in the different parts of the circulatory system.

（四）交换血管（Exchange vessel）

True capillary 管壁仅由单层内皮细胞构成，基膜又很薄，因此通透性很高，加之数量多、分布广，成为血液与组织液进行物质交换的场所。

（五）容量血管（Capacitance vessel）

静脉血管比相应的动脉血管的口径大、管壁薄、数量多，具有扩张性，故容量较大，易受管外压力变化的影响引起容量的较大变化。在安静状态下，有60%～70%的循环血量容纳在静脉中，起到贮血库作用，故而得名。

（六）短路血管（Shunt vessel）

指小动脉和小静脉之间的吻合支。在皮肤，包括手指、足趾、耳廓等处的皮肤中多见。它们使 small artery 内的血液不经过 capillary 而直接流入小静脉，当这类血管开放时，皮肤血流量增多，皮肤温度升高，散热增多。短路血管关闭时，则减少皮肤散热量。因此这类血管在功能上与体温调节有密切关系。

二、血流量、血流阻力和血压 (Blood flow volume, blood flow resistance and blood pressure)

血液在心血管内流动的一系列物理学问题称为血流动力学（hemodynamics），其基本问题是血流量（blood flow）、血流阻力（blood flow resistance）和血压（blood pressure），以及它们之间的相互关系。由于血液是含有血细胞及胶体物质等多种成分的液体，心血管系统又具有管道结构和功能特点，因此其 hemodynamics 有自身的特点。

（一）Blood flow 和血流速度

单位时间内流过血管某一截面的血量称为 blood flow，又称容积速度。循环系统各部分血流量分布见 Fig. 4-40。血液中一个质点在血管内移动的速度称为血流线速度。血液在血管内流动时，其血流线速度与 blood flow 成正比，与血管的截面积成反比。在整个血管系统中，主动脉的截面积最小（4.5cm^2），而 capillary 的截面积最大（4500cm^2）。因此，血流线速度在主动脉最快（33cm/s），在 capillary 最慢（0.03cm/s）（Fig. 4-41）。

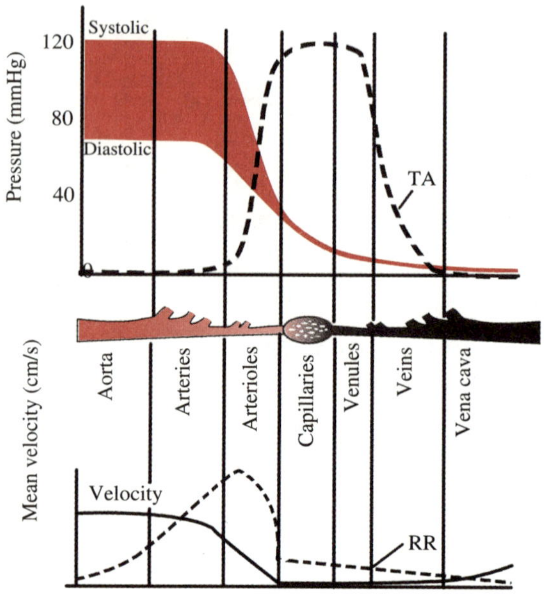

Fig. 4-41 Diagram of the changes in pressure and velocity as blood flows through the systemic circulation.
TA, total cross-sectional area of the vessel, which increases from 4.5cm^2 in the aorta to 4500 cm^2 in the capillaries. RR, relative resistance, which is highest in the arterioles.

1. 泊肃叶定律（**Poiseuille's law**）
液体在单位时间内流量（Q）与管道两端的压力差（$P_1 - P_2$）以及管道内半径（r）的4次方成正比，与管长（l）成反比。这些关系可用下式表示：

$$Q = k\frac{r^4}{l}(P_1 - P_2)$$

式中
k 为常数；
η 是液体的粘滞度（viscosity）。
因此 Poiseuille's law 又可写成：

$$Q = \frac{\pi(P_1 - P_2)r^4}{8\eta L}$$

2. 层流和湍流（**Laminar flow and turbulent flow**） 血管内血流的方式分为 laminar

flow 和 turbulent flow 两类。前者是液体每个质点流动方向都一致并与血管的长轴平行，但各质点流速不同，在血管轴心最快，越靠近管壁越慢。泊肃叶定律适用于 laminar flow 的情况。当血流速度增大到一定程度后，血液各个质点流动方向不再一致则出现漩涡，即 turbulent flow，又称涡流。此时泊肃叶定律不再适用。关于 turbulent flow 的形成条件，Reynolds 提出一个经验公式：

$$Re = \frac{vD\rho}{\eta}$$

式中 v 为血液平均流速，D 为管腔直径，ρ 为血液密度，η 为 viscosity，Re 为 Reynolds 数，一般当 Re 数超过 2000 时，就发生 turbulent flow。由上式可知，当血流速度快，血管口径大，血液 viscosity 低的情况下，容易产生 turbulent flow。

（二）Blood flow resistance

血液在血管内流动时所遇到的阻力称为 blood flow resistance。Resistance 来源于血液成分之间的内摩擦和血液与管壁的摩擦。这种摩擦必然消耗能量，一般表现为热能逐渐散失。因此，血液在血管内流动时压力逐渐降低。Turbulent flow 时消耗的能量比 laminar flow 时更多，故 blood flow resistance 就更大。

Blood flow resistance 一般不能直接测得，需计算得出。血液在血管中的流动与电荷在导体中的流动有相似之处。根据欧姆定律，电流强度与导体两端的电压差成正比，与导体的电阻成反比。这一关系也适用于血流，即 blood flow（Q）与血管两端的压力差（P_1-P_2）成正比，与 blood flow resistance（R）成反比，可用下式表示：

$$Q = \frac{P_1 - P_2}{R}$$

在一个血管系统中，若测得血管两端的压力差和 blood flow，就可以根据上式计算出 blood flow resistance。如果比较上式和 Poiseuille’s law 的方程式，则可写出计算 blood flow resistance 的方程式，即：

$$R = \frac{8\eta L}{\pi r^4}$$

这一公式表示，blood flow resistance 与血管的长度和血液 viscosity 成正比，与血管半径的 4 次方成反比。通常血管的长度几乎不变，因此，blood flow resistance 主要取决于血管口径和血液 viscosity。对某一器官而言，如果血液 viscosity 不变，则器官 blood flow 主要取决于该器官的 resistance vesse 的口径。Resistance vessel 的口径缩小，blood flow resistance 增大，blood flow 就减少；反之，resistance vessel 的口径增大时，则该器官 blood flow 就增多。机体对循环功能的调节主要是通过控制各器官 resistance vessel 的口径来调节各器官之间的血流分配。例如某器官的代谢增加，机体可以通过加大血管的口径，从而使血液流经该器官的血流量增加，使血流量与其代谢水平相适应。活动时血流量可增加至安静时的 20～30 倍。

血液 viscosity 是影响 resistance 的另一因素。Viscosity 表示在液体流动时，液体中分子间的摩擦。它与红细胞比容有密切的关系，在一定程度上，是决定血液 viscosity 的最重要因素。红细胞比容越大，viscosity 越高。温度对 viscosity 也有影响。随温度降低血液 viscosity 升高。人体的体表温度比深部温度低，因此，如果长久在寒冷环境中，血液流经露出的体表部分时，可因 viscosity 的升高而导致局部循环障碍。

（三）Blood pressure

Blood pressure 是指血管内流动的血液对单位面积血管壁的侧压力（即压强）。计算单位是帕（Pa）即牛 / 米 ^{2}（N/m^2）。帕的单位较小，blood pressure 通常用千帕（kPa）来表示，由于人们长期以来用水银检压计测量血压，因此习惯上用水银柱的高度即 mmHg 来表示血压数值（1mmHg 等于 133Pa 或 0.133kPa）。

Blood pressure 的形成，首先是心血管系统内有血液充盈，它用循环系统平均充盈压（mean circulatory filling pressure）来表示。这一数值的高低取决于循环血量与血管容量之间的相对关系。若血量增多或血管容量减小，mean circulatory filling pressure 就增高；反之则降低。用巴比妥麻醉的狗，mean circulatory filling pressure 大约 7mmHg（0.93kPa）。人的 mean circulatory filling pressure 估计接近这一数值。

形成 blood pressure 的另一基本因素是心脏射血。心室肌收缩所释放的能量一部分用于推动血液流动，是血流的动能；另一部分则形成对血管壁的侧压力，成为使管壁扩张的压强能即势能。在 ventricles diastole 时大动脉发生弹性回缩，又将这部分势能转变为推动血液继续流动的动能。由于心室射血是间断的，因此在 cardiac cycle 中，动脉 blood pressure 出现周期性变化。另外，由于血流从大动脉回到心房的过程中能量不断消耗，故 blood pressure 逐渐降低。其降低的幅度通常与该处血管对血流的阻力成正变关系。

三、动脉血压和动脉脉搏（Arterial blood pressure and arterial pulse）

（一）动脉血压（arterial blood pressure）和原发性高血压（primary hypertension）

1. Arterial pressure 的形成　如前所述，足够的血液充盈是形成 arterial pressure 的前提条件，心脏射血和血管系统的阻力，即外周阻力（peripheral resistance）是形成 blood pressure 的基本因素。心脏的射血量（心输出量，cardiac output）直接影响 arterial pressure 高低，心输出量大，arterial pressure 高；心输出量小 arterial pressure 低。外周阻力是决定 arterial pressure 的另一因素。外周阻力大，arterial pressure 高，外周阻力小 arterial pressure 低。外周阻力主要来自 small artery 和 arteriole。如果没有 peripheral resistance，心室射出的血液将全部流至外周，即心室收缩释放的能量全部作为血流的动能，对血管壁的侧压力不会增加。

按照 hemodynamics 规律，流体在管道中流动，两点之间的压力差（$P_1 - P_2$）与其间的阻力（R）及流量（Q）成正比，可用下列公式表示：

$$P_1 - P_2 = Q \cdot R$$

人体的血管系统可以看成是由主动脉开始到腔静脉结束的一个管道系统。因此，血管系统中的压力、流量及阻力之间的关系，可用下列公式表示：

$$P_a - P_v = Q \cdot R$$

式中 P_a 为主动脉平均压，P_v 为腔静脉平均压，Q 为单位时间内的血流量（可用 minute volume 表示），R 为血管系统中 total peripheral resistance。由于 P_v 约为 0，因此上式可写成：

$$P_a = Q \cdot R$$

由此可见，cardiac output 和 peripheral resistance 决定了 arterial pressure 高低。这一公式也说明，能够影响 arterial pressure 的任何因素，最终都是通过对这两个因素（或对其中之一）产生影响而实现的。例如血液中的红细胞数量增多，血液比容加大，可以增加 blood viscosity，最终是增加 peripheral resistance 引起 arterial pressure 升高。再例如由于静脉的回心血量减少，心脏舒张期的容积减小，心脏的 preload 减小，导致心收缩力减小，最终引起 cardiac output 减小，导致 arterial pressure 降低。

需要指出的是，P_a 指的是平均动脉压（mean arterial pressure）。实际上，arterial pressure 有收缩压（systolic pressure）和舒张压（diastolic pressure）两个数据。它们的形成与大动脉的弹性有关。以左心室为例，每次收缩大约射向主动脉 60～ 80ml 血液，由于有 peripheral resistance 及大动脉管壁较大的可扩张性，使射血量约 1/3 流向外周，其余 2/3 暂存在主动脉和大动脉内，这样心室收缩时释放的能量有一部分以势能形式贮存在 Windkessel vessel 的管壁中。当舒张时，Windkessel vessel 发生弹性回缩，推动血液继续流动，也使动脉维持一定的 diastolic pressure 水平。可见 Windkessel vessel 的作用不但使心室的间断射血变成动脉内连续血流，而且对维持一定的 systolic pressure 和 diastolic pressure 起重要的作用。

2. Arterial pressure 的正常值 心室收缩时 arterial pressure 急剧升高达到的最高值称为 systolic pressure。心室舒张时，arterial pressure 降低，其最低值称为 diastolic pressure。Systolic pressure 和 diastolic pressure 之差称为脉压（pulse pressure）。一个 cardiac cycle 中各瞬间 arterial pressure 的平均值，称为平均动脉压（mean arterial pressure），它约等于 diastolic pressure ＋ 1/3 pulse pressure（Fig. 4-42）。

一般所说的 arterial pressure 是指主动脉压。通常测肱动脉压代表主动脉压。我国健康青年安静时 systolic pressure 为 100～120mmHg（13.3～16.0kPa），diastolic pressure 60～80mmHg（8.0～10.6kPa），pulse pressure 为 30～40mmHg（4.0～5.3kPa），mean arterial pressure 为 100mmHg（13.3kPa）左右。

健康人在安静状态时的 arterial pressure 是较稳定的，但有个体、性别和年龄的差异。一般是同龄男性略高于女性。Arterial pressure 随年龄的增长而逐渐升高，systolic pressure 的升高比 diastolic pressure 的升高更为显著（Fig. 4-43）。此外，在不同

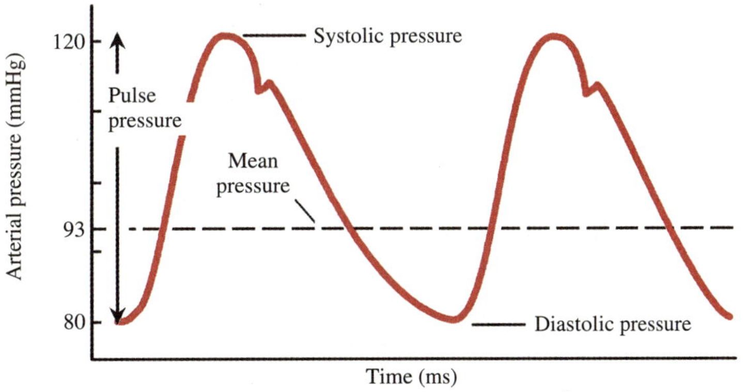

Fig. 4-42 Arterial blood pressure.

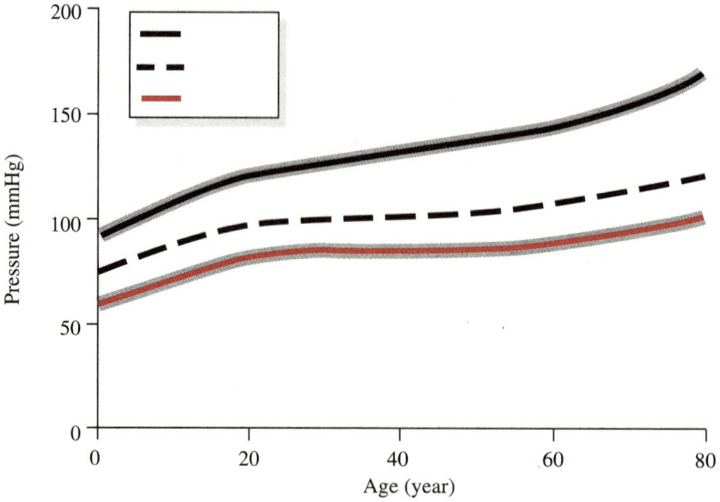

Fig. 4-43 Changes in systolic, diastolic, and mean arterial pressure with age.

的生理情况下，arterial pressure 也有变化。如肌肉运动或情绪激动时，arterial pressure 可暂时升高，安静睡眠时可降低。

血液从主动脉流向外周的过程中，由于不断地克服血管对血流的阻力而消耗能量，blood pressure 会逐渐降低（Fig. 4-44）。在各段血管中，血压降落的幅度与该段血管对 blood flow resistance 的大小成正比。在主动脉和大动脉段，血压降落较小。如主动脉的平均压为 100mmHg（13.3kPa），到直径为 3mm 的动脉处，平均压仍在 95mmHg（12.6kPa）左右。到 small artery 时，blood flow resistance 加大，血压降落的幅度也变大。在体循环中，arteriole 段的 blood flow resistance 最大，blood pressure 降落也最显著。如 arteriole 起始端的血压为 85mmHg（11.3kPa），而 capillary 起始端，blood pressure 仅为 30mmHg（4.0 kPa），提示血液流经 arteriole 后压力降落了 55mmHg（7.3kPa）。

3. 影响 arterial pressure 的因素 前已述及，mean arterial pressure 决定于 cardiac output 和 peripheral resistance。换句话说，只有这两个因素能影响 mean blood pressure。Car-

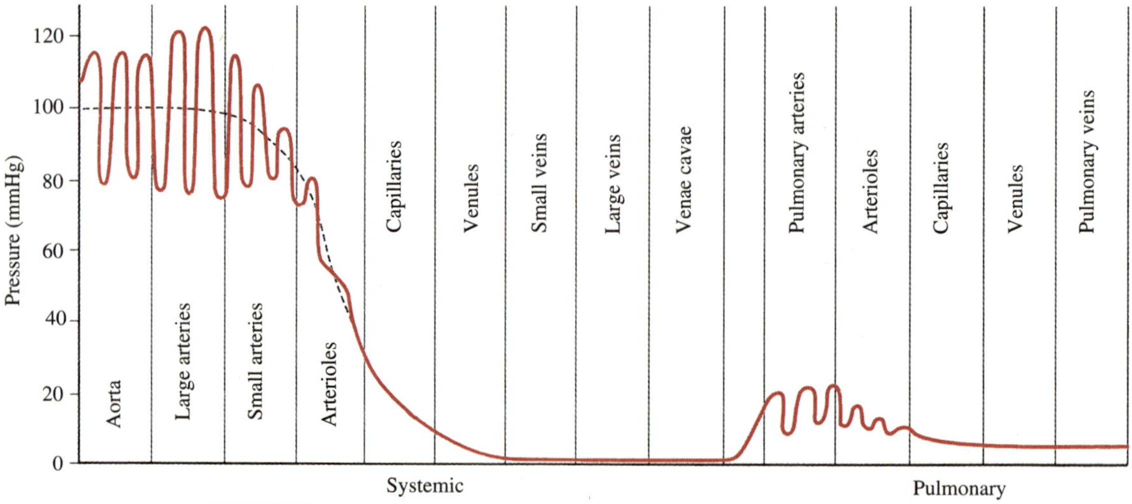

Fig. 4-44 Blood pressure in the different portions of the circulatory system.

diac output 决定于 heart rate 和 stroke volume。前已述及，peripheral resistance 则决定于：$R = 8\eta L/\pi r^4$。从此公式看，"L"是血管的长度，它在体内是不会有很大变化的。能够变化的是小动脉的口径（arteriolar radius）r 和 blood viscosity η。此外，我们平时测到的是 systolic pressure 和 diastolic pressure。前面已经提到，主动脉和大动脉（aorta 和 large artery）的 Windkessel 作用是在心脏舒张时保持血液流动的主要动力，即形成舒张压的主要因素。因此，下面将分别从 stroke volume、heart rate、arteriolar radius、blood viscosity 以及 aorta 和 large artery 的 Windkessel 作用五方面讨论影响 arterial blood pressure 的因素。

（1）Stroke volume：如果 stroke volume 增多，从 $P_a = QR$ 公式看，mean blood pressure 升高。从 systolic pressure 和 diastolic pressure 看，stroke volume 的升高，首先引起 systolic pressure 增高。由于 systolic pressure 增高，血流速度加快，在其他因素不变时，舒张期末大动脉内存留的血量与 stroke volume 增加之前相比也有一定程度的增加，因此 diastolic pressure 也有升高，但升高幅度不如 systolic pressure 升高明显，故 pulse pressure 增大。反之，当 stroke volume 减少时，主要使 systolic pressure 降低，pulse pressure 减小。

（2）Heart rate：Heart rate 升高使 cardiac output 增加，从而使 mean blood pressure 升高。从 systolic pressure 和 diastolic pressure 看，heart rate 升高主要缩短了 diastole，diastole 流向外周的血量减少，diastole 末 aorta 内存留的血量增多，使 diastolic pressure 升高。在 systole，由于 arterial blood pressure 升高，使血流速度加快，有较多的血液从主动脉流向外周，所以 systolic pressure 也升高。从 systolic 和 diastolic pressure 的升高幅度看，diastolic pressure升高较为明显，此时pulse pressure减小。相反，如果heart rate变慢，diastolic pressure 降低比 systolic pressure 降低幅度大， pulse pressure 增大。

（3）Arteriolar radius：从 peripheral resistance 看，在体内，经常发生变化的主要是 arteriolar radius。这也是机体调节 arterial pressure 和组织血流量的主要手段。当 arteriolar radius 变小时，peripheral resistance 变大。从前述 $R = 8\eta L/\pi r^4$ 这一公式看， resistance 与 radius 的 4 次方成反比，说明血管口径对 resistance 有很明显的作用。在体内，神经和体液对 arteriolar radius 有十分明显的调节作用，是机体对 arterial blood pressure 调节的主要手段之一。临床上很多治疗高血压的药物，也是通过增加 arteriolar radius 达到降血压的目的。

（4）Viscosity：Viscosity 加大也可增加peripheral resistance。在体内，影响 viscosity的主要因素是红细胞的数目。临床上红细胞增多症的病人，血压可能升高，原因是病人的blood viscosity 升高。

从 peripheral blood resistance 对 arterial blood pressure 的影响看，如果 heart rate 和 stroke volume 不变，而 peripheral resistance 加大，diastole 血流速度变慢，diastole 末存留在主动脉内血量增多，故 diastolic pressure 升高。而 systole，由于动脉 blood pressure 升高使血流加快，则 systolic pressure 也会升高，但不如 diastolic pressure 的升高明显，结果是 pulse pressure 减小。反之，当 peripheral resistance 减小时，diastole pressure 降低比 systolic pressure 的降低明显，故 pulse pressure 加大。由此可见，diastolic pressure 的高低从一个侧面看，可以反映 peripheral resistance 的大小。

（5）Aorta 和 large artery 的 Windkessel 作用：如前所述，由于主动脉和大动脉有 Windkessel作用，arterial pressure的波动幅度明显小于心室内压的波动幅度，使血液在心脏舒张时能够继续向前流动。Aorta 和 large artery 的回缩作用，主要决定于动脉管壁的回缩性能。老年人的动脉壁硬化，弹性减小，或称之为顺应性变小。此时它的回缩作用，或

Windkessel 作用减弱。当心脏收缩时，动脉管壁不能相应的扩张到一定的程度，储备适当的能量。因此在心脏舒张时，不能有力的回缩，释放所储备的能量，推动血液前进。此时表现为收缩压升高，而舒张压减低，故 pulse pressure 增大。

文献中常常提到循环血量和血管系统容量的比例的问题。循环血量与血管容量相适应，才能使血管系统足够地充盈，产生一定的 mean circulatory filling pressure。Mean circulatory filling pressure 对 arterial pressure 的影响主要是通过 cardiac output 实现的。正常情况下，循环血量与血管容量二者是相适应的。临床上，常常见到失血后 arterial pressure 降低，其直接原因是循环血量减少，mean circulatory filling pressure 下降，此时回心血量减少，cardiac output 降低，使 arterial pressure 降低。临床上也可以见到由于毒素或药物等原因引起血管系统容量增大，循环血量虽然不变，会导致 arterial pressure 的下降。相反，血容量增加也是一些高血压病的原因之一。因此，在治疗高血压病时，降低病人的血容量，也是降压的手段之一。

以上讨论的影响 arterial pressure 的各种因素，都是在假设其他因素不变的前提下，分析某一因素发生变化时，对 arterial pressure 可能发生的影响。实际上，在各种不同的生理情况下，上述各种因素经常同时发生改变。因此，在某种生理情况下 arterial pressure 的变化，往往是各种因素相互作用的综合结果。动脉血压是推动血流的动力，它既要达到一定高度，又要保持相对稳定，才能保证各个器官有充足的血液供给，保证各器官代谢和功能活动的正常进行。如果血压太低，使组织血流量不足，尤其是高于心脏的头部，血流量减少将导致脑组织缺血、乏氧，甚至造成严重后果。如果血压过高，有两方面的影响：一方面可以造成心脏的负担加重，长时间的心脏负担加重，可以导致心肌的肥厚。例如慢性高血压病人有左心室代偿性肥大，肺动脉高压病人常伴有右心室代偿性肥大，最终可致心脏扩大和心力衰竭。另一方面，血压过高还会损伤血管壁，造成血管破裂，例如脑血管受损，发生脑出血。

4. 原发性高血压 高血压是最常见的心血管疾病，其中 95% 以上病因不明称为原发性高血压（primary hypertension）；其余约 5% 患者的血压升高是某些疾病的一种临床表现，病因明确，称为继发性高血压。

原发性高血压，又称高血压病。目前，我国采用国际上统一的标准，收缩压≥140mmHg 和（或）舒张压≥ 90mmHg 即诊断为高血压。原发性高血压的病因尚未明确。目前认为是在一定的遗传背景下，多种后天因素使正常血压调节机制紊乱所致。其中包括某些因素引起体内肾素-血管紧张素系统被激活、遗传性钠运转缺陷人群的高钠盐摄入、精神神经因素、血管内皮功能异常等等。该病早期仅出现心输出量增加和全身小动脉张力增加，继续发展会导致重要靶器官如心、脑、肾的缺血损伤，并可促进动脉粥样硬化的形成，累及中、大动脉。对该病治疗目标应是使血压降至正常范围，以防止和减少并发症。治疗包括非药物及药物治疗两大类。

（二）动脉脉搏（Arterial pulse）

在每个 cardiac cycle 中，动脉内的 pressure 发生周期性的波动。这种周期性的 pressure 变化引起动脉管壁发生的搏动称为 arterial pulse，简称 pulse。用手指可摸到身体浅表部位（常选用桡动脉）的 arterial pulse。

1. Arterial pulse 的波形 用脉搏描记仪记录浅表 arterial pulse 的波形图称脉搏图。因描记方法和部位不同，arterial pulse 的波形有差异。一般由上升支和下降支组成（Fig. 4-45）。

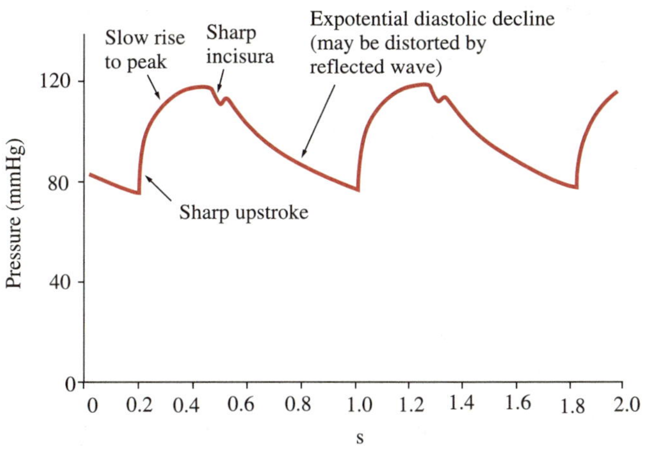

Fig. 4-45 Pressure pulse contour recorded from the ascending aorta.

（1）上升支（Dscending limb）：在心室快速射血期，arterial pressure 迅速上升，管壁被扩张形成脉搏波形中的上升支。上升支的斜率和幅度受射血速度、stroke volume 以及射血时所遇到的 resistance 的影响。射血遇到的 resistance 大、stroke volume 少，射血速度慢，则上升支的斜率小，幅度也低；反之，射血遇到的阻力小，stroke volume 大，射血速度快，则上升支较陡，幅度较大。大动脉的弹性减少时，Windkessel 作用减弱，arterial pressure 的波动幅度增大，脉搏波上升支的斜率和幅度也加大。主动脉瓣狭窄时，射血阻力大，脉搏波上升支的斜率和幅度都较小。

（2）下降支（Descending limb）：心室射血后期，射血速度变慢，进入主动脉的血量比主动脉流向外周的血量少，因此被扩张的大动脉开始回缩，arterial pressure 逐渐降低，形成脉搏波形中下降支的前段。接着心室舒张，arterial pressure 继续下降，形成下降支的后段。在主动脉记录脉搏图时，其下降支上有一切迹，称为降中峡。降中峡发生在主动脉瓣关闭的瞬间。由于心室舒张引起室内压下降，主动脉内的血液向心室方向返流。这一返流使主动脉瓣很快关闭。返流的血液使主动脉根部的容积增大，并且受到闭合的主动脉瓣的阻挡，发生一个折返波，因此在降中峡的后面形成一个短暂向上的小波，称之为降中波。动脉脉搏波形中，下降支的形状能大致反映 peripheral resistance 的大小。当 peripheral resistance 高时，下降支下降速度慢，切迹位置较高。主动脉瓣关闭不全时下降支变陡，降中波不明显或消失（Fig. 4-46）。

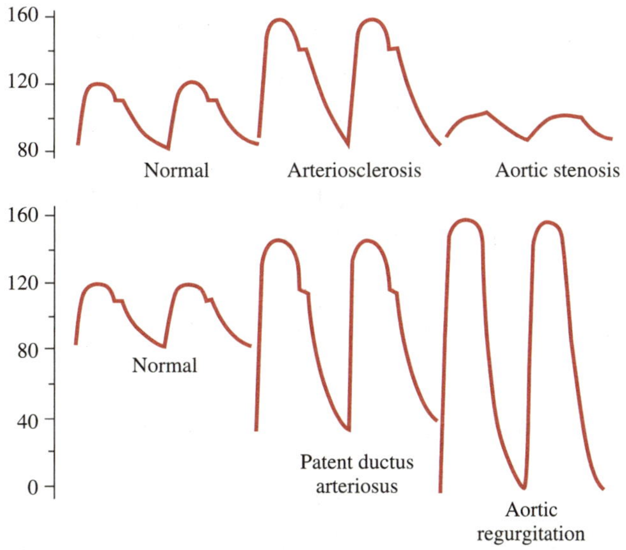

Fig. 4-46 Aortic pressure pulse contours in arteriosclerosis, aortic stenosis, patent doctus arteriosus, and aortic regurgitation.

2. Arterial pulse波的传播速

度 我们触摸到的 arterial pulse 实际上是有大动脉向下传递的波动，不是血液本身的流动。就像池塘中的水波，可以由一处传向另一处，并不是水本身的流动。Arterial pulse 波传播速度远比血流速度快。Arterial pulse 的传播速度决定于动脉管壁的弹性。动脉管壁弹性愈大，其传播速度愈慢。Arterial pulse 传播速度最慢约 3～5m/s。老年人因主动脉硬化，其弹性减小，传播速度可增大到 10m/s。

四、静脉血压和静脉回心血量（Venous pressure and venous return）

Veins 不仅是血液回流心脏的通道，而且静脉（特别是小静脉）容量大，起着血液贮存库（血库）的作用。由于 veins 易扩张又能收缩，因此还能有效地调节回心血量从而影响 cardiac output，进而调节 arterial pressure，使循环机能适应机体不同情况的需要。

（一）静脉血压（Venous pressure）

从左心室射出的血液，经动脉和 capillary 网不断克服 resistance 消耗能量，到微静脉时，blood pressure 下降至 15～20mmHg（2.0～2.7kPa）。至体循环终点右心房 blood pressure 最低，接近于零。

通常将右心房和胸腔内大静脉的 blood pressure 称为中心静脉压（central venous pressure）。它的高低取决于心脏射血能力和 venous return 之间的关系。如果心脏射血能力较强，能及时地将回流入心脏的血液射入动脉，则 central venous pressure 较低。反之，当心脏射血能力减弱（例如心肌损伤、心力衰竭），右心房和腔静脉淤血时，central venous pressure 就升高。因此，central venous pressure 能从一个侧面反映心脏的射血功能。当 central venous pressure 升高时，说明心脏的射血功能降低。Central venous pressure 的正常变动范围为 4～12cmH_2O（0.4～1.2kPa）。临床上治疗休克（arterial pressure 降低）输液时，除必须观察 arterial pressure 变化外，也要观察 central venous pressure 的变化。如果 central venous pressure 高于正常并有进行性升高趋势，则提示心脏射血功能不好，应当立即降低输液速度，否则会出现严重的心力衰竭。如果 central venous pressure 不高，说明心脏射血功能正常，输液速度合适，如果需要还可以增加输液速度。

各器官静脉的 blood pressure 称为外周静脉压（peripheral venous pressure），当心脏射血功能减弱而使 central venous pressure 升高时，venous return 将减慢，血液将滞留在外周静脉内，故引起 peripheral venous pressure 升高。

Arterial pulse 波传至 capillary 处已消失，因此外周静脉没有脉搏波动。但是在心动周期中右心房的血压波动可逆传至心房相连的大静脉，引起这些大静脉周期性的压力变化和容积变化，形成静脉脉搏。常态下，静脉脉搏不太明显。在心力衰竭时，静脉压升高，右心房的压力波动容易传至大静脉。因此，心衰病人的颈部常见到明显的静脉脉搏。

（二）重力对 venous pressure 的影响

机体各部分血管的 blood pressure 的形成除由于心脏作功以外，还要加上该部分血管处的静水压。静水压是血管内的血液受地球重力场的影响而产生的。各部分血管的静水压高低取决于人体所取的体位。在平卧时，身体各部分血管的位置与心脏位置处在大致相同的水平，因此，静水压也大致相同。但当人体由平卧转为直立时，足部血管内的血压比卧位时高。其增高的部分相当于从足部至心脏这样一段血柱高度形成的静水压，约90mmHg（12kPa）(Fig. 4-47)。而在心脏水平以上血管内的压力较平卧时为低，例如颅顶脑膜矢状窦内压可降至-10mmHg（-1.33kPa）。重力形成的静水压的高低，对于处在同一水平上的动脉和静脉是相同的，但是它对静脉功能的影响远比对动脉功能的影响大。因为静脉有一明显的特点，静脉管壁较薄而柔软，容易扩张。其充盈程度受跨壁压（transmural pressure）的影响较大。Transmural pressure 指血管壁内、外的压力差。一定的 transmural pressure 是维持血管充盈的必要条件。当其减少到一定程度时，血管就不能保持膨胀状态，即发生塌陷。静脉管壁中弹性纤维和平滑肌都较少，因此当跨壁压降低时容易发生塌陷，静脉的容积也减少。当 transmural pressure 增大时，静脉就充盈，容积也增大。人在直立时，足部的静脉充盈饱满 venous pressure 升高，而颈部的静脉则塌陷 venous pressure 降低。静脉的这一特性在人类尤为突出。因为当人在直立时，体内大部分容量血管均处于心脏水平以下，由于身体低垂部分静脉充盈扩张，可比卧位时多容纳 400～600ml 血液，这部分血液主要来自胸腔内的血管。这样就造成机体各部分血量的重新分布，并可导致暂时回心血量减少。许多动物由于四肢着地，重力对 venous pressure 的影响不像人类那么明显。

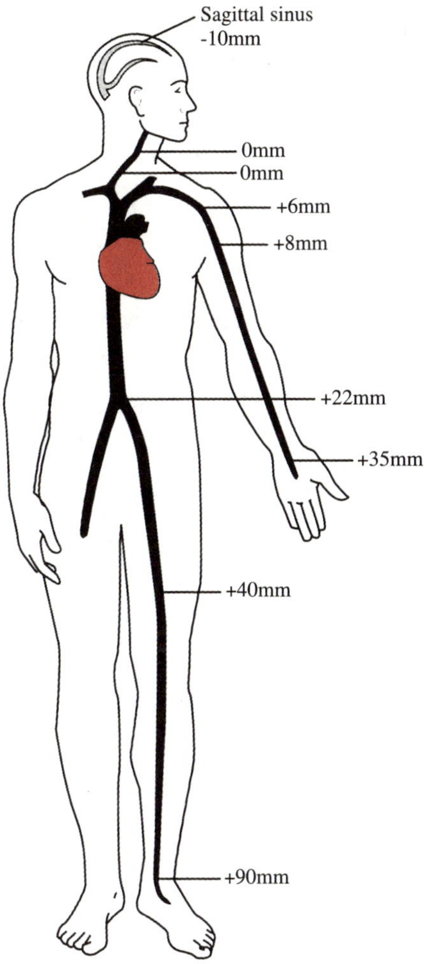

Fig. 4-47 Effects of gravitational pressure on the venous pressure.

（三）Venous blood flow

1. 静脉对血流的阻力 血液在血管中循环流动时，单位时间（每分钟）内从 vein 回流到心脏的血量，与由心脏射出的血量（cardiac output）相等，即单位时间（每分钟）内静脉回心血量等于 cardiac output。由微静脉至右心房压力差是推动血液流向心脏的动力，正常条件下仅为 15mmHg（2kPa）左右，可见静脉对血流的阻力很小，约占整个体循环总阻力的15%。静脉在血液循环中是将血液从组织引流回心脏的通道，并起到血液贮存库的作用。静脉的血流阻力小，与其功能是相适应的。

微静脉在功能上可以调节 capillary pressure，从而影响 capillary 与周围组织的物质交换，影响组织液（interstitial fluid）的生成。当微静脉收缩时，使 capillary pressure 升高，interstitial fluid 生成增多。相反，如果微静脉舒张，可以使 capillary pressure 降低，有利于 interstitial fluid 进入 capillary，增加循环血容量。因此，机体可通过对微静脉收缩状态的调节来控制血液与 interstitial fluid 之间的液体交换，并调节循环血量。

另外，静脉对血液的阻力虽然很小，但当静脉管壁塌陷时，静脉的口径减小，可增加对血流的阻力。静脉的扩张状态受 transmural pressure 的影响，transmural pressure 增加，对静脉管壁的压力加大，减小静脉的口径，加大静脉对血流的阻力。例如颈部的静脉可以受到大气的压力而塌陷。腹腔内的静脉可以受到腹腔脏器和腹内压的压迫而部分塌陷，从而对血流造成一定的阻力。胸腔内的大静脉因受胸膜腔内负压的作用，一般不会塌陷。颅腔、脊柱、骨和肝、脾等器官内的静脉，因受到血管周围结缔组织的支持，也不会塌陷。

2. Venous return 及其影响因素 Venous return 主要取决于 peripheral venous pressure 与 central venous pressure 之差。因此凡影响 peripheral venous pressure 与 central venous pressure 的因素，都能影响 venous return。

（1）Mean circulatory filling pressure：血管内血液的充盈程度对 venous return 有直接的影响。血管的充盈程度又取决于循环血量和血管的容量。因此血容量和血管（特别是容量血管）的收缩程度对 venous return 有很大的影响。实验证明，血管内血液充盈程度愈高，venous return 愈多。当血量增多或容量血管收缩，mean circulatory filling pressure 升高，venous return 增多；反之，则减少。

（2）心脏收缩力：心脏收缩力是 venous return 的原动力。如果心脏收缩力强，射血时心室排空较完全。舒张时心室内余血量少，室内压较低，对心房和大静脉内血液的抽吸力量较大，所以 venous return 增多。反之则减少。因此，左心衰竭时，由于左心室在舒张期的血液量增加，压力加大，不利于肺循环中的血液回流，会出现肺淤血和肺水肿；右心衰竭时，则出现 central venous pressure 上升，大循环中的 venous return 受阻，造成颈外静脉怒张、肝充血肿大及下肢浮肿等体征。

（3）体位改变：前已述及，当人体从卧位转变为立位时，由于重力的作用，身体低垂部分静脉扩张，因此 venous return 减少，从而导致 cardiac output 减少。长期卧床的病人，静脉壁的紧张性较低，加之腹壁及下肢肌肉收缩力减弱，如突然由卧位变成立位，由于动脉血压降低，身体上部的脑血供不足，可引起头晕甚至昏厥。体位改变对 venous return 的影响，在高温环境中更为明显。因为在高温环境中，皮肤血管舒张，皮肤血管中容纳的血量增多。引起 venous return 明显减少，cardiac output 降低和脑供血不足。因此，如果人在高温环境长时间站立不动，可引起头晕甚至昏厥。

（4）骨骼肌的挤压作用：人体在立位的情况下，下肢肌肉是否进行运动，venous return 是不一样的。这种影响是有以下两方面的因素造成的：一方面，当肌肉收缩时，在肌肉内和肌肉间的静脉受到挤压，使 venous blood flow 加快；另一方面，由于静脉血管内有静脉瓣，使静脉血只能流向心房不能逆流。这样，骨骼肌的收缩和静脉瓣一起，对 venous return 起着“泵”的作用，称为静脉泵或肌肉泵。下肢肌肉进行节律性舒缩活动，例如步行时，肌肉收缩，可将静脉内的血液挤向心脏，肌肉舒张时，静脉内压力降低，有利于 capillary 内和微静脉内血液流入静脉，使静脉充盈，肌肉泵的作用能很好地发挥。这种作用对于立位时降低下肢静脉压和减少血液在下肢静脉内潴留有重要的生理意义。在跑步时，两下肢肌肉泵每分钟挤出的血液可达数升。在这种情况下，下肢肌肉泵的作用加速了全身的 blood circulation，对心脏的泵血起辅助作用。但是，如果肌肉只是维持在紧张性收缩状态，并不作节律性舒缩，则静脉持续受压，venous return 反而减少。

（5）呼吸运动：呼吸运动也能影响 venous return。胸膜腔内压始终低于大气压，称为胸膜腔负压。呼吸时胸膜腔内压随胸腔张缩而改变。吸气时，胸内压降低即负压增大，使胸内大静脉和右心房被扩张，其内压下降，因此加大了 peripheral venous pressure 与 central venous pressure 的压差，有利于 venous return；呼气时则相反，venous return 会相应减少。

可见，呼吸运动对 venous return 也起着“泵”的作用。需要指出，呼吸运动对肺循环静脉回流的影响和对体循环静脉回流的影响不同。吸气时，由于肺扩张，使肺部的血管容积显著增大，贮留的血液增多，故由肺静脉回流至左心房的血量减少，左心室的 stroke volume 也相应减少。呼气时情况则相反。

五、微循环 (Microcirculation)

Microcirculation 是指微动脉与微静脉之间的 blood circulation。其功能主要是进行血液与组织液之间的物质交换。

(一) Microcirculation 的组成

各器官、组织的结构和功能不同，microcirculation 的结构也不同。人手指甲皱皮肤的 microcirculation 形态比较简单，微动脉和微静脉之间仅由呈袢状的 capillary 相连。骨骼肌和肠系膜的 microcirculation 形态则比较复杂。典型的 microcirculation 由 arteriole、后微动脉（metarteriole）、前毛细血管括约肌（precapillary sphincter）、真毛细血管（true capillary）、通血毛细血管（或称直捷通路，thoroughfare channel）、动-静脉吻合支（arteriovenous shunt）和微静脉（venule）等部分组成。

如 Fig. 4-48 所示：① arteriole，是小动脉的终末部分，它的管壁有环行的平滑肌，其收缩和舒张可控制微血管的血流量；②metarteriole，是微动脉的分支，管壁只有单层平滑肌细胞；③ true capillary 由 metarteriole 以直角方向分出，是物质交换的场所；④ precapillary sphincter，在 true capillary 起始端通常有 1～2 个平滑肌细胞形成的一个环，该括约肌的舒缩状态决定着进入 true capillary 的血量；⑤ thoroughfare channel，是直接连接后微动脉和微静脉的口径较粗的 capillary；⑥ arteriovenous shunt，是存在于微动脉和微静脉之间的吻合支，管壁结构与微动脉相似；⑦venule，是收集来自capillary网血流的血管，较大的venule 管壁有平滑肌，在功能上是毛细血管后阻力血管。Venule 的舒缩状态可以影响 capillary pressure，从而影响capillary的液体交换和venous return。血液从arteriole经过metarteriole、precapillary sphincter 和 true capillary，然后汇集到 venule 的通路称为迂回通路（又称营养通路），是血液和组织液之间进行物质交换的场所。另外，arteriole 与 venule 之间还可通过 thoroughfare channel 和 arteriovenous shunt 发生沟通。

Thoroughfare channel 是指血液从 arteriole 经 metarteriole 通向 venule 的通路。Thoroughfare channel 是 metarteriole 直接延伸，其管壁平滑肌逐渐稀少以至消失。Thoroughfare channel 血流速度快，常处于开放状态。其主要功能不是物质交换，而是使一部分血液迅速通过微循环流回心脏。Thoroughfare channel 在骨骼肌组织中较多见。

Arteriovenous shunt 是指血液从 arteriole 经 arteriovenous anastomosis 直接流向 venule 的通路。其中吻合支管壁厚，有完整的平滑肌层。这条通路在人体某些部位的皮肤和皮下组织，尤其是手指、足趾、耳廓等处较多。其功能不是进行物质交换，而是在调节体温中发挥作用。当气温升高时， arteriovenous shunt 大量开放，皮肤血流量增多，皮肤温度升高有利于机体散热。相反，气温下降时，皮肤散热减少。 Arteriovenous shunt 开放，会相对地减少组织对氧的摄取。临床上感染性和中毒性休克时，arteriovenous shunt 大量开放，可加重组织的缺氧状况。

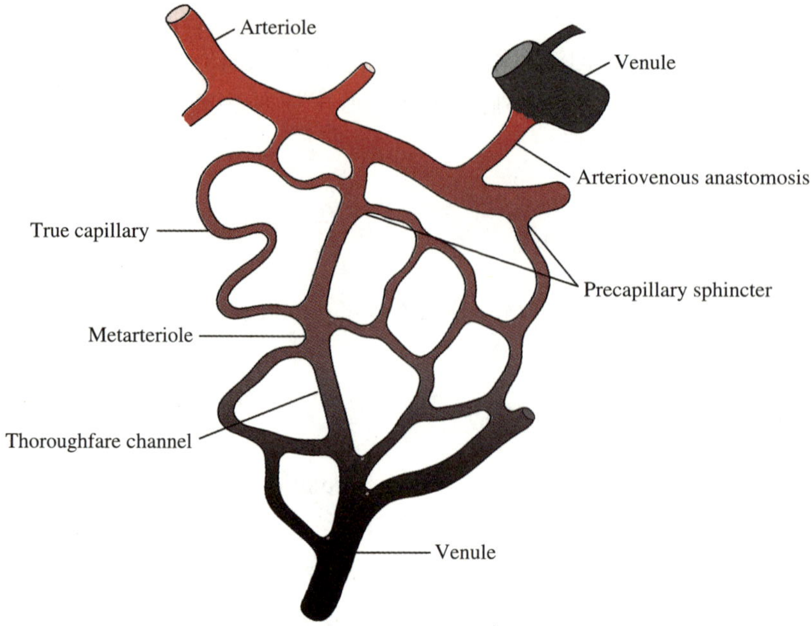

Fig. 4-48 The microcirculation.

（二）Microcirculation 的 hemodynamics

Microcirculation 中的血流在流经血管网时，blood pressure 逐渐下降。Capillary pressure 的高低取决于毛细血管前阻力和毛细血管后阻力的比值。一般说来，当这一比值为 5∶1 时，capillary 血压平均为 20mmHg（2.7kPa）。某一组织中 microcirculation 的 blood flow 与 arteriole 和 venule 之间的压力差成正比，与 microcirculation 中总的血流阻力成反比。由于在总的血流阻力中 arteriole 处的阻力占较大比例，故 arteriole 的阻力对 blood flow 的控制起主要作用。

一个器官在一定时间内的 blood flow 常常是稳定的。但在显微镜下观察时可见在同一时间内不同微血管中的血流速度和同一血管内不同时间内血流速度均有很大差异。其原因是由于 metarteriole 和 precapillary sphincter 不断发生的交替性收缩和舒张（5～10 次/分），称为血管舒缩活动。Metarteriole 和 precapillary sphincter 收缩，其后的 true capillary 网则关闭；前二者舒张则 true capillary 网开放。在安静状态下，骨骼肌组织在同一时间内只有 20%～35%的 true capillary 处于开放状态。血管舒缩活动主要与局部组织的代谢活动有关。当 capillary 关闭时，其周围组织代谢产物积聚，氧分压降低，这些结果均可导致 metarteriole 和 precapillary sphincter 舒张及 true capillary 开放，于是局部积聚的代谢产物被血流清除，metarteriole 和 precapillary sphincter 又收缩，使 true capillary 关闭，如此周而复始。当组织代谢活动加强时，将有更多的 arteriole 和 precapillary sphincter 肌舒张，使更多的 true capillary 开放，从而扩大交换的面积和缩短交换的距离。因此，microcirculation 的 blood flow 和组织的代谢活动水平是相适应的。

（三）血液与组织液（Interstitial fluid）之间的物质交换

组织细胞之间的空间称为组织间隙，被 interstitial fluid 所充满。组织细胞和血液之间的物质交换是以 interstitial fluid 为中介的。这种交换方式主要有以下几种：

1. 扩散（Diffusion） 指液体中溶质分子的热运动，是血液与 interstitial fluid 之间进行物质交换的主要方式。Capillary 内外液体中的分子，只要其直径小于 capillary 壁上孔隙，就能通过管壁进出 capillary。某种物质扩散的驱动力是该物质在管壁两侧的浓度差，即从高浓度一侧向低浓度一侧发生净移动。溶质分子在单位时间扩散的速率与该物质在管壁两侧浓度差、管壁对该物质的通透性、管壁有效交换面积等因素成正比，与 capillary 壁厚度成反比，还与物质的理化性质有关。脂溶性物质如 CO_2 等扩散速度明显大于非脂溶性物质。

2. 滤过（filtration） 和重吸收（reabsorption） 当 capillary 管壁两侧的静水压不等时，水分子会从压力高的一侧向压力低的一侧移动。水中的溶质，如果其分子直径小于 capillary 壁的孔隙，也能随水分子一起移动。另外，当 capillary 壁两侧的渗透压不等时，可以导致水分子从渗透压低的一侧向渗透压高的一侧移动。血浆胶体渗透压是一些不容易通过血管壁的大分子形成。因此，血浆胶体渗透压高可限制血浆的水分子向 capillary 外移动，而 interstitial fluid 中的胶体渗透压则限制水分子向 capillary 内移动。由于管壁两侧静水压和胶体渗透压的差异引起的液体由 capillary 内向外的移动称为 filtration。而将液体反方向的移动称为 reabsorption。血液与 interstitial fluid 之间通过 filtration 和 reabsorption 方式进行的物质交换，仅占总的物质交换的一小部分，但在 interstitial fluid 的生成中起重要的作用。机体不同器官的 capillary 功能也有差异。例如肾小球 capillary 只有滤过，没有重吸收功能。而小肠粘膜处的 capillary 只有吸收、分泌和排泄作用，而无滤过功能。

3. 入胞（endocytosis）和出胞（exocytosis） 前者是指在 capillary 内皮细胞一侧的液体可被内皮细胞膜包围并吞饮入细胞内，形成吞饮囊泡。后者是指囊泡被运送至细胞的另一侧，并排至细胞外。一般认为，较大分子如血浆蛋白等能以这种方式通过 capillary 壁进行交换。

六、组织液的生成（Formation of interstitial fluid）

正常成人体重的 60% 是体液。其中 5/8 为细胞内液，3/8 为细胞外液。细胞外液中，存在于组织细胞间隙的液体，称为 interstitial fluid。除大分子蛋白质外，interstitial fluid 成分基本与血浆相同。其中绝大部分呈胶冻状，不易自由流动，但也有极少一部分呈液态，可以自由流动。

（一）Interstitial fluid 的生成

Interstitial fluid 是血浆经 capillary 壁滤过生成的。如前所述，液体通过 capillary 壁的滤过和重吸收取决于 4 个因素，即 capillary pressure（P_c）、interstitial fluid 静水压（P_{if}）、plasma colloid osmotic pressure（π_p）和 interstitial fluid colloid osmotic pressure（π_{if}）。其中P_c 和 π_{if} 是促进液体从 capillary 向外滤出的力量，而 π_p 和 P_{if} 是将液体从 capillary 外重吸收入血管内的力量。滤过的力量（$P_c + \pi_{if}$）和重吸收的力量（$\pi_p + P_{if}$）之差，称为有效滤过压（effective filtration pressure）（Fig. 4-49）。单位时间内液体通过 capillary 壁滤出的量（V）等于 effective filtration pressure 与滤过系数 k_f 的乘积，即：

$$V = k_f[(P_c + \pi_{if}) - (\pi_p + P_{if})]$$

k_f 的大小取决于 capillary 壁的通透性和滤过面积。不同组织中 capillary 血压是有差异的，capillary 动脉端的血压比静脉端高，在动脉端大约为 30mmHg，在静脉端大约为

10mmHg。组织液的静水压很低，在不同的组织静水压也不相同。在有致密包膜的器官，如脑、肾脏、肌肉、眼睛等处，组织液静水压为正值，例如脑组织液静水压为4～6mmHg，肾脏组织液静水压 13mmHg；而在比较疏松的组织如皮下组织、胸膜腔、硬膜外等，组织液的静水压低于大气压为负值，即负压，一般平均 -3mmHg，则成为组织液生成的动力。血浆的胶体渗透压一般为 25mmHg。血浆蛋白中很少部分也能渗过 capillary 壁进入组织，其中的一部分可被淋巴带走，余下的形成组织液的胶体渗透压。组织液的胶体渗透压比血浆的低，一般为 8mmHg。如果按组织液的静水压为负压计算，在 capillary 动脉端的 effective filtration pressure 为 13mmHg，液体滤出成为组织液。而在 capillary 的静脉端的 effective filtration pressure 是 -7mmHg 为负值，故组织液被重吸收。虽然 capillary 静脉端重吸收的动力比动脉端生成组织液的动力小，但是在静脉端 capillary 的通透性比动脉端大，因此仍会有较多的组织液被重吸收。从 capillary 动脉端向静脉端滤过量逐渐减少，而重吸收的量则逐渐增多。

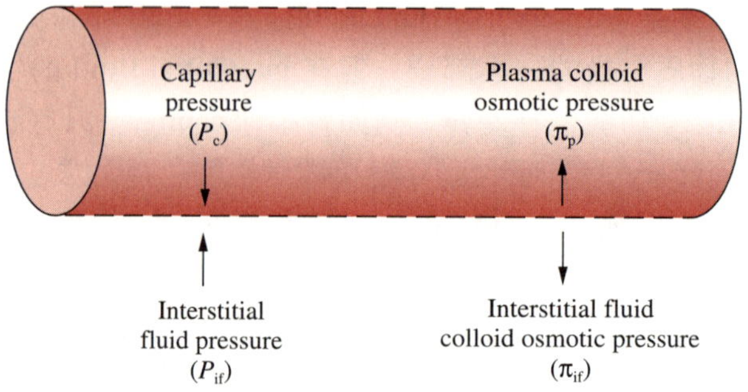

Fig. 4-49 Formation and return of interstitial fluid.

总的来说，流经 capillary 的血浆中约有 0.5%～2% 在 capillary 的动脉端滤出成为 interstitial fluid。这其中的 90% 在静脉端被重吸收回血，余下 10% 进入毛细淋巴管，成为淋巴液（lymph）。

（一）影响 interstitial fluid 生成的因素

在正常情况下，interstitial fluid 的生成与重吸收保持动态平衡，故保证了血量和 interstitial fluid 量的相对稳定。一旦这种动态平衡遭到破坏，interstitial fluid 生成过多或重吸收减少，均可引起组织间隙有过多的液体潴留，形成组织水肿。上述决定 effective filtration pressure 的因素，如 P_c 升高和 π_p 降低时，会使 interstitial fluid 生成增多，甚至引起水肿。Venous return 受阻和淋巴回流受阻时，interstitial fluid 重吸收减少也可导致水肿。此外，某些病理情况下，capillary 壁通透性增高，一部分血浆蛋白滤出，进入 interstitial fluid 使 π_{if} 升高，而 π_p 降低，也会出现水肿。

七、淋巴循环 (Lymphatic circulation)

淋巴系统是 interstitial fluid 向血液回流的一个重要辅助系统。全身的 lymph 经淋巴管收集，最后由右淋巴导管和胸导管流入静脉。

（一）Lymph 的生成

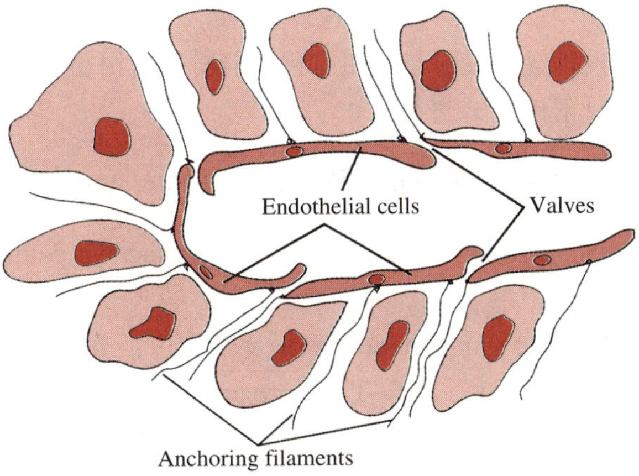

Fig. 4-50 Special structure of the lymphatic capillaries.

Interstitial fluid 进入淋巴管，即成为 lymph。每天生成量约为 2～4L，来自某一组织的 lymph 的成分和该组织的 interstitial fluid 成分非常接近。因此不同组织的 lymph，在成分上并不完全相同。在毛细淋巴管起始端，内皮细胞的边缘像瓦片般互相覆盖，形成向管腔内开启的单向活瓣（Fig. 4-50）。另外 interstitial fluid 积聚在组织间隙时，组织中的胶原纤维和毛细淋巴管之间的胶原细丝可以将互相重叠的内皮细胞边缘拉开，使内皮细胞之间出现较大的缝隙。因此，interstitial fluid 包括其中的蛋白质分子可以自由地进入毛细淋巴管。Interstitial fluid 与毛细淋巴管内 lymph 的压力差是 lymph 生成的动力。Interstitial fluid 压力升高时，加速 lymph 生成。

（二）淋巴回流（Lymphatic return）及其影响因素

毛细淋巴管汇合形成集合淋巴管，后者管壁中不单有瓣膜，以防止 lymph 倒流，还有平滑肌，其收缩活动与瓣膜共同构成“淋巴管泵”，以推动淋巴流动。周围组织对淋巴管的压迫，例如肌肉的收缩、相邻动脉的搏动、外部物体对身体组织的压迫和按摩等也能推动淋巴流动。凡能增加淋巴生成的因素均可增加 lymphatic return。

Lymphatic return 的生理作用，主要是将 interstitial fluid 中蛋白质分子带回血液中，并能清除组织中的 capillary 不能吸收的红细胞、细菌及分子较大的物质等。小肠绒毛的毛细淋巴管对营养物质特别是脂肪的吸收起重要的作用。由肠道吸收的脂肪中 80%～90% 是经淋巴管送入血液的，因此来自小肠的 lymph 呈乳糜状。Lymphatic return 的速度虽然较缓慢，但它是组织液向血液回流的一个重要辅助系统。故 lymphatic return 在 interstitial fluid 生成和重吸收的平衡中起着一定的作用。

第五节 心血管活动的调节
Regulation of Cardiovascular Activity

人体在不同的生理状态下，各器官组织的代谢水平不同，对 blood flow 的需要也不同，机体内的神经和体液机制可对心脏和血管的活动进行调节，以适应各器官和组织对 blood flow 的需要，协调地进行各器官之间的 blood flow 分配。

一、神经调节 (Nervous regulation)

自主性神经通过对心肌和血管平滑肌的作用，调节心血管的活动。这种调节的方式，大多以神经反射的方式进行。

(一) 心脏和血管的神经支配 (Innervation)

1. 心脏的 innervation 心脏接受 cardiac sympathetic nerve 和 cardiac vagus nerve 的双重支配。

(1) Cardiac sympathetic nerve 及其作用：支配心脏的 cardiac sympathetic nerve 节前神经元位于脊髓的胸段（$T_1 \sim T_5$），preganglionic fiber 在星状神经节或颈交感神经节更换神经元，换元后的postganglionic fiber组成心脏神经丛，支配心脏各个部分，包括 sinoatrial（S-A）node、atrioventricular（A-V）junction、atrioventricular bundle、atrial muscle 和 ventricular muscle。动物实验中看到，两侧 cardiac sympathetic nerve 对心脏的支配有侧重，右侧的主要支配 sinoatrial node，其效应是引起心率加快；左侧的主要支配 atrioventricular junction，其效应是加强心肌的收缩能力。

Cardiac sympathetic nerve 加强心脏的兴奋性作用是通过其节后纤维末梢释放的递质 norepinephrine 实现的。Norepinephrine 与心肌细胞膜上的 β- 肾上腺素能 receptor（β-adrenergic receptor）结合，引起 heart rate 加快、心肌收缩力（contractility）增强和 A-V junction 传导加快。这些效应分别称为正性变时作用（positive chronotropic action）、正性变力作用（positive inotropic action）和正性变传导作用（positive dromotropic action）。刺激 cardiac sympathetic nerve 可使 cardiac systole 缩短，室内压上升的速率加大，室内压峰值增高，舒张早期室内压下降速率加大。这些变化也有利于 ventricular diastole 的充盈。Cardiac sympathetic nerve 末梢释放的 norepinephrine 和循环血液中的儿茶酚胺（catecholamine）都能作用于心肌细胞膜的 β-adrenergic receptor，从而激活腺苷酸环化酶，使细胞内的 cAMP 浓度升高，继而激活蛋白激酶和细胞内蛋白质的磷酸化过程，使细胞膜上的 Ca^{2+} channel 激活，心肌动作电位平台期的 Ca^{2+} 内流增加，细胞内肌浆网释放的 Ca^{2+} 也增加，最终效应是心肌 contractility 增强，每搏作功增加。Sympathetic nerve 兴奋引起的 positive dromotropic action 可使心室各部分肌纤维的收缩更趋同步化，这也有利于心肌收缩力的加强。

(2) Cardiac vagus nerve 及其作用：支配心脏的 vagus nerve 的 preganglionic neuron 位于延髓的迷走神经背核和疑核，在不同的动物中有种间差异。在胸腔内，cardiac vagus nerve 和 cardiac sympathetic nerve 共同组成心脏神经丛并与 cardiac sympathetic 纤维伴行走入心脏，在心内神经节换元，换元后的 postganglionic fiber 支配 sinoatrial node、atrial muscle、atrioventricular bundle及其分支。心室肌也有vagus nerve支配，但数量远比心房肌中的少。两侧 cardiac vagus nerve 对心脏的支配也有差别，但不像 cardiac sympathetic nerve 差别显著。右侧 cardiac vagus nerve 主要影响 sinoatrial node，左侧 cardiac vagus nerve 对 atrioventricular junction 的影响较明显。

Cardiac vagus nerve 对心脏有抑制作用。其作用是通过其节后纤维末梢释放的递质 ACh 来实现的。ACh 与心肌细胞膜上的 M 型胆碱能 receptor 结合，引起 heart rate 减慢、心房肌收缩力减弱、不应期缩短，房室传导速度减慢，即 negative chronotropic、dromotropic 和

inotropic action。动物实验中刺激cardiac vagus nerve发现，cardiac vagus 对心房的作用大于对心室的作用。这种差别的原因可能是 cardiac vagus 对心房发出的 nerve fiber 要多于心室。尽管有这种差别，但 cardiac vagus nerve 通过对心脏 heart rate 和心肌收缩力的联合作用，仍然能够明显抑制心脏的活动。例如通过 cardiac vagus nerve 的作用可使 cardiac output 减少 50% 以上。

总之，cardiac vagus nerve 通过减慢 heart rate、延长心房和心室间的 conduction 、降低心房和心室的 contractility 等使心脏的活动减弱。这些作用可以看成是机体处于安静条件下的一种反应。相反，cardiac sympathetic nerve 通过加速 heart rate、降低心房和心室间的传导时间、加速兴奋在心房和心室中的 conduction、增加心房和心室的 contractility 等，使心脏的泵血功能加强。这些作用可以看成是在机体活动加强，对血液供求增加时的一种反应。

Cardiac vagus nerve 与 cardiac sympathetic nerve 作用是相对抗的。在多数情况下，cardiac vagus nerve 的作用比 cardiac sympathetic nerve 的作用占较大优势。例如在动物实验中如果同时刺激 vagus nerve 和 cardiac sympathetic nerve，常出现 heart rate 减慢效应。在正常情况下，sympathetic nerve 和 cardiac vagus 对心脏都有紧张性作用，即在安静条件下它们都有神经冲动发放到心脏。两者相比，cardiac vagus nerve 的作用要大于 sympathetic nerve 的作用。例如同时切断或阻断动物的 sympathetic 和 vagus nerve，动物的 heart rate 会加快，由大约 70 次/分增加到 100 次/分，即达到 S-A node 的自然频率。

（3）支配心脏的肽能神经元：用免疫细胞化学方法证明，心脏内有多种肽类神经纤维存在，如神经肽 Y（neuropeptide Y，NPY）、血管活性肠肽（vasoactive intestinal polypeptide，VIP）、降钙素基因相关肽（CGRP）、阿片肽（opioid peptide）等。这一事实说明这些肽类递质可能参与对心肌和冠状血管活动的调节。例如 VIP 对心肌有 positive inotropic 作用和舒张冠状血管的作用，CGRP 有加快 heart rate 的作用等。现在已知一些肽类递质可与其他递质，如单胺和 ACh 在同一神经元内共存，并共同释放，但目前对分布在心脏内的肽能神经元的生理功能尚不完全清楚。

2. 血管的 innervation 除 true capillary 外，血管壁均分布有平滑肌。不同的血管平滑肌的生理特性有所不同，有些血管平滑肌有自发的肌源性活动，而另一些血管平滑肌则肌源性活动很少。但绝大多数血管平滑肌都受 autonomic nervous system 的支配，它们的活动是受神经调节的。Precapillary sphincters上已没有神经纤维分布，其舒缩活动主要受局部代谢产物影响。

支配血管平滑肌的神经纤维可分为缩血管神经纤维（vasoconstrictor fiber）和舒血管神经纤维（vasodilator fiber）两大类，二者统称为血管运动神经纤维。

（1）Vasoconstrictor fiber：都属于sympathetic nerve，故又称 sympathetic vasoconstrictor fiber。其 preganglionic neuron 位于脊髓胸、腰段的中间外侧柱内，为胆碱能神经元（cholinergic neuron）。Postganglionic neuron 位于椎旁和椎前神经节内，其末梢释放的递质是 norepinephrine。血管平滑肌细胞有 α 和 β 两类肾上腺素能 receptor（adrenergic receptor）。Norepinephrine 与 α adrenergic receptor 结合，可导致血管平滑肌收缩；与 β adrenergic receptor 结合，则导致血管平滑肌舒张。Norepinephrine 与 α receptor 结合的能力比与 β receptor 结合的能力强，故 vasoconstrictor fiber 兴奋时引起缩血管效应。

人体内几乎所有的血管都受 sympathetic vasoconstrictor fiber 的支配，但不同部位的血管中，其分布密度不同。皮肤中的最密，骨骼肌和内脏中的次之，冠脉及脑血管较少。在同一器官，微动脉中密度最高，precapillary sphincter 中无这种纤维分布。Aorta 和 large artery 中这种纤维较少，这与 large artery 的功能相适应（Fig. 4-51）。

人体内多数血管只接受 sympathetic vasoconstrictor fiber 的单一支配。安静状态下，该纤维持续发放 1～3 次/秒的低频冲动，称为交感缩血管紧张。这种紧张性活动（tonic activity）使血管平滑肌保持一定程度的收缩状态。当这种 tonic activity 增强时，血管平滑肌进一步收缩；这种 tonic activity 减弱时，血管平滑肌收缩程度减弱，血管舒张。由于有 tonic activity，因此，引起血管收缩的 sympathetic nerve 既可以收缩血管（tonic activity 加强），也可以舒张血管（tonic activity 减弱）。在不同的生理状态下，sympathetic vasoconstrictor fiber 放电频率在每秒少于 1 次至每秒 10 次的范围内变动，从而调节不同器官的 blood flow resistance 和 blood flow。当某一器官的 sympathetic vasoconstrictor fiber 兴奋时，可引起该器官血管床的 blood flow resistance 增高，blood flow 减少；同时该器官 capillary 前阻力和 capillary 后阻力的比值增大，使 capillary pressure 降低，interstitial fluid 的生成减少，有利于水分进入血管的重吸收；此外，该器官血管床的容量血管收缩，器官内的血容量减少。

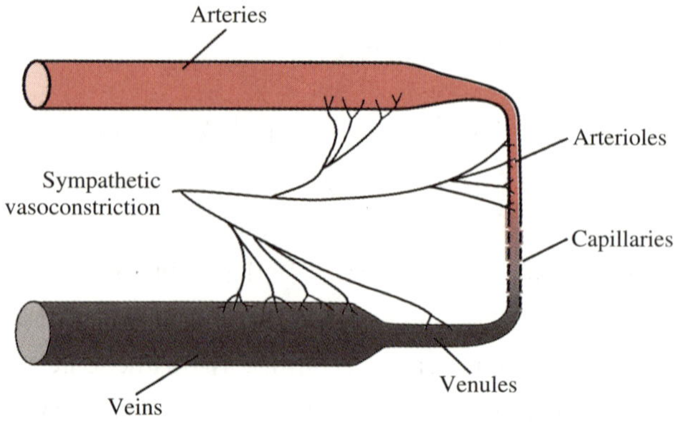

Fig. 4-51 Sympathetic innervation of the systemic circulation.

（2）Vasodilator fiber：体内有一部分血管既接受 vasoconstrictor fiber 支配，又接受 vasodilator fiber 支配，vasodilator fiber 主要有以下几种：

1）Sympathetic vasodilator fiber：有些动物如狗和猫，支配骨骼肌微动脉的 sympathetic nerve 中，既有 vasoconstrictor fiber 又有 vasodilator fiber。后者末梢递质是 ACh，atropine 是其 receptor 阻断剂。只有当动物情绪激动和发生防御反应时，sympathetic vasodilator fiber 才发放冲动使骨骼肌血管扩张，blood flow 增多，平时没有紧张性活动。在人体内可能也有这类纤维存在。

2）Parasympathetic vasodilator fiber：有少数器官如脑膜、唾液腺、胃肠外分泌腺和外生殖器等，其血管平滑肌既接受 sympathetic vasoconstrictor fiber 支配，又接受 parasympathetic vasodilator fiber 支配。例如面神经中支配软脑膜血管的 parasympathetic nerve fiber，vagus nerve 中支配肝脏血管的 parasympathetic fiber，盆神经中支配盆腔器官和外生殖器血管的纤维等等，这些纤维末梢释放的递质均为ACh，它与血管平滑肌的 M 型胆碱能 receptor 结合，引起血管舒张。这类纤维的活动只对器官组织局部血流起调节作用，对循环系统总的外周阻力的影响很小。

3）脊髓背根舒血管纤维：皮肤感觉传入纤维在外周末梢处可有分支。当皮肤受到伤害性刺激时，感觉冲动一方面传入中枢，另一方面在末梢分叉处沿其分支到达受刺激局部的 arteriole，引起 arteriole 舒张；局部皮肤出现红晕。这种仅通过轴突部位完成的反应，称为轴突反射。这种神经纤维称为背根舒血管纤维，其释放的 neurotransmitter 尚不清楚，可能是 P 物质（substance P）、组胺（histamine）、ATP、CGRP 等。CGRP 有强烈舒血管效应，很可能是这种纤维的 neurotransmitter。

4）VIP：有些 autonomic nervous neuron 有 VIP 和 ACh 共存。例如支配汗腺的 sympathetic neuron 和支配颌下腺的 parasympathetic neuron 等。这些 neuron 兴奋时，其末梢既释放 ACh 引起腺细胞分泌；又释放 VIP 引起血管舒张，增加局部组织的 blood flow。

（二）心血管中枢（Cardiovascular center）

神经系统对心血管活动的调节是通过各种神经反射来实现的。在生理学中，将与心血管活动有关的神经元集中的部位称为 cardiovascular center。它们不只是集中在中枢神经系统的某一个部分，而是分布在中枢神经系统自脊髓到大脑皮质的各个水平，各自具有不同的功能，又相互联系，使心血管活动协调并适应整个机体活动的需要。

1. 延髓 cardiovascular center 早在 19 世纪 70 年代，通过动物实验观察到，在延髓上缘横断脑干后，动物的 blood pressure 无明显改变，刺激坐骨神经引起的升压反射还存在，但如果将横断水平逐步移向脑干尾端，则 arterial pressure 逐渐降低，刺激坐骨神经引起的升压反射效应也逐渐减弱。当横断水平下移至延髓闩部时，blood pressure 降至大约 40mmHg（5.3kPa）。上述实验结果说明，正常的心血管 tonic activity 不是起源于脊髓，而是起源于延髓。只要保留延髓及其以下中枢部分的完整，就可以基本维持安静时心血管正常的 tonic activity，并完成一定的 cardiovascular reflex 活动。因此认为，延髓是 cardiovascular activity 的基本中枢。

延髓 cardiovascular center 的神经元包括 cardiac vagus neuron 和控制 cardiac sympathetic nerve 及 sympathetic vasoconstrictor fiber 活动的 neuron。平时这些神经元都有 tonic activity，安静状态下表现为相应神经纤维的持续的低频放电，分别称为心迷走紧张（cardiac vagus tone）和心交感紧张（cardiac sympathetic tone）。

一般认为，延髓 cardiovascular center 至少包括以下 4 个部位的神经元：

（1）缩血管区（Vasoconstrictor area）：心血管神经元位于延髓头端的腹外侧部，称为 C1 区。这些神经元内含有 epinephrine，它们的轴突下行至脊髓的中间外侧柱。神经元兴奋时能引起 cardiac sympathetic nerve 和 sympathetic vasoconstrictor fiber 的紧张性活动。

（2）舒血管区（Vasodilator area）：位于延髓尾端腹外侧部A1区（即在C1区的尾端）的神经元。它们兴奋后可抑制 C1 区神经元活动，导致交感缩血管紧张性降低，血管舒张。

（3）传入神经接替站（Relay station of afferent nerve）：延髓孤束核的神经元接受颈动脉窦、主动脉弓和心脏感受器经舌咽神经和迷走神经的传入信息，并发出冲动至延髓和中枢神经系统的其他部位，以影响心血管活动。

（4）心抑制区（Cardioinhibitory area）：心迷走神经元的胞体位于延髓的迷走神经背核和疑核。

2. 延髓以上的 cardiovascular centers 在延髓以上的脑干部分以及大脑和小脑中，都存在与心血管活动有关的 neuron。它们的调节功能更高级，表现为对心血管活动与机体其他功能之间的复杂的整合作用。

下丘脑（hypothalamus）是一个很重要的整合部位，在体温调节、摄食、水平衡以及发怒、恐惧等情绪反应的整合中，均起重要作用。其中包含着相应的心血管活动的变化。动物实验中看到，电刺激 hypothalamus 的 “防御反应区”，动物可立即出现警觉状态，骨骼肌肌紧张加强，表现出防御姿势等。同时出现 heart rate 加快、心肌 contractility 加强、cardiac output 增加、皮肤和内脏血管收缩、骨骼肌血管收缩、blood pressure 稍升高等一系列心血管活动的改变。这些显然与机体状态相协调，保证骨骼肌充足的血液供应，适应当时行为的需要。

大脑的一些部位，特别是边缘系统的结构，如颞极、额叶的眶回、扣带回的前部、杏仁核、隔、海马等，能影响 hypothalamus 和脑干其他部位的心血管神经元的活动，并和机体各种行为的改变相协调。大脑新皮层的运动区兴奋时，不仅引起相应的骨骼肌的收缩，还引起该骨骼肌的血管舒张。刺激小脑的一些部位也可引起心血管活动的反应。例如刺激小脑顶核可引起 blood pressure 升高，heart rate 加快。这种效应可能与姿势和体位改变时伴随的心血管活动变化有关。

（三）心血管反射（Cardiovascular reflex）

中枢对心血管活动的调节是通过反射来实现的。当机体处于不同的生理状态如运动、睡眠、变换姿势等，或当机体的内、外环境发生变化时，可引起各种 cardiovascular reflex 导致 cardiac output 和各器官的 blood flow 发生相应的改变，arterial pressure 也能发生变化，以适应当时机体所处的状态或环境的变化。

1. 颈动脉窦和主动脉弓压力感受性反射（Carotid sinus-aortic arch baroreceptor reflex） 当 arterial pressure 升高时，可引起压力感受性反射，导致 heart rate 减慢、peripheral resistance 下降、venous return 减少， blood pressure 降低。这一反射又称减压反射（depressor reflex）。

（1）动脉压力感受器（Baroreceptor 或 Pressorreceptor）：这一反射的 baroreceptor 在颈动脉窦（carotid sinus）和主动脉弓（arch of aorta）血管外膜下的感觉神经末梢，称为 arterial baroreceptor（Fig. 4-52）。正常情况下，baroreceptor of carotid sinus 的敏感性比baroreceptor of aortic arch 更强。Baroreceptor 不是直接感受 blood pressure 的变化，而是受血管壁的机械牵张程度改变的影响。当 arterial pressure 升高时，血管壁牵张程度升高，baroreceptor 受到刺激发放传入冲动增多。在一定范围内 baroreceptor 传入冲动频率随动脉壁扩张程度增加而增多。由 Fig. 4-53 可见，在一个 cardiac cycle 中，随着 arterial pressure 波动，来自 carotid sinus baroreceptor 的传入神经元的放电频率也发生相应的变化。

（2）传入神经（afferent fiber）和中枢（center）的联系：Carotid sinus baroreceptor 的传入纤维组成窦神经，它加入舌咽神经（glossopharyngeal nerve），进入延髓，与孤束核的神经元构成突触。主动脉弓 aortic arch baroreceptor 的 afferent fiber 混合在 vagus nerve 干内进入延髓，到达孤束核。兔的 aortic arch baroreceptor 的 afferent fiber 自成一束，与 vagus 伴行，称为主动脉神经或减压神经。

Baroreceptor 的传入神经冲动到达孤束核后，可通过延髓内的神经通路使延髓的 Cl 区血管运动神经元抑制，使 sympathetic nerve 的紧张性活动减弱；孤束核神经元还与延髓内其他神经核团以及脑干其他部位如脑桥、下丘脑等的一些神经核团发生联系，其效应也是使 sympathetic nerve 的 tonic activity 减弱。另外， baroreceptor 的传入冲动到孤束核后还与迷走神经背核和疑核发生联系，使 vagus nerve 的活动加强。孤束核神经元还可抑制下丘脑视上核和室旁核释放血管升压素（vasopressin），使血管舒张、外周阻力下降，血压降低。

（3）反射效应：当 arterial pressure 突然升高时，baroreceptor 的 afferent fiber 传入冲动增多，通过上述的中枢机制，使 cardiac vagus fiber 的 tonic activity 加强，cardiac sympa-

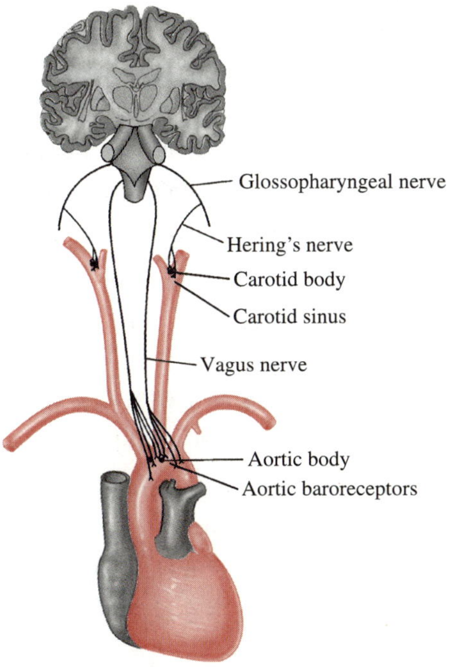

Fig. 4-52 The baroreceptor system for controlling arterial pressure.

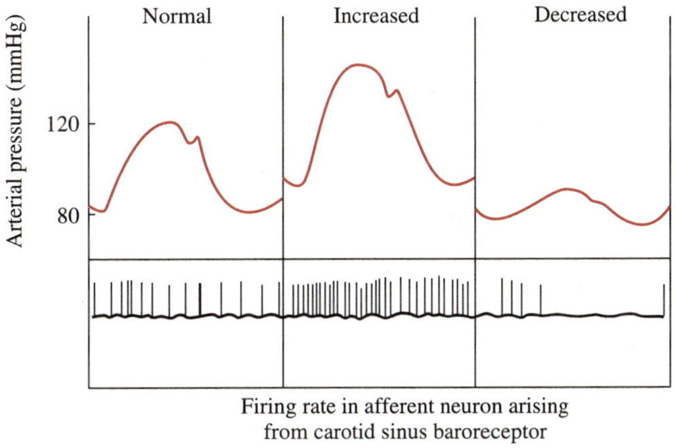

Fig. 4-53 Firing rate in the afferent neurons from the carotid sinus baroreceptor in relation to the magnitude of mean arterial pressure.

thetic nerve 和 vaso-sympathetic fiber 的 tonic activity 减弱。其效应是 heart rate 减慢，cardiac output 减少，peripheral resistance 下降，故 arterial pressure 下降。在安静条件下，正常血压对 baroreceptor 也有刺激作用，即通过 afferent fiber 不断有 impulse 向中枢传导，有一定的 tonic activity，baroreceptor reflex 一直在工作，产生一定的降压作用。正是由于 baroreceptor reflex 在正常血压的条件下也在起作用，因此，当 arterial blood pressure 低于正常时，对 baroreceptor 的刺激减弱，baroreceptor 传入冲动减少，使这一反射减弱，即 vagus tonic activity 减弱，sympathetic tonic activity 加强，导致 arterial pressure 升高。

Fig. 4-54 显示，动脉血压与窦神经放电频率之间的关系。曲线的中间部分较陡，两端趋于平坦。这说明在正常平均 arterial pressure 水平 [约 100mmHg（13.3kPa）] 上下变动时，baroreceptor 传入冲动变化最明显，即 baroreceptor reflex 最敏感，纠正偏离正常水平的 blood pressure 的能力最强。Arterial pressure 偏离正常水平愈远，baroreceptor reflex 纠正异常 blood pressure 的能力愈差。

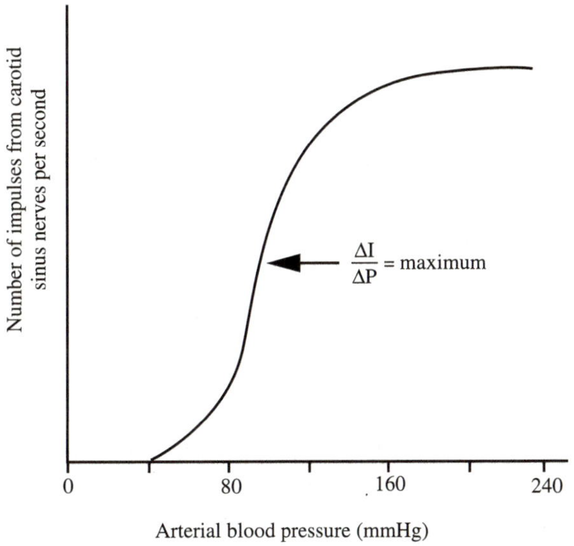

Fig. 4-54 Response of the baroreceptors at different levels of arterial pressure.

（4）Baroreceptor reflex 的生理学意义：Baroreceptor reflex 在 cardiac output、peripheral resistance、blood flow 等发生突然改变时，对 blood pressure 的快速调节起重要作用，使 arterial pressure 不致发生明显的波动。因此其 afferent fiber又称为缓冲神经。实验中观察到，正常狗 24h 内 arterial pressure 的变化范围一般在平均 arterial pressure ［约 100mmHg（13.3kPa）］上下约 10～15mmHg（1.3～2.0kPa）以内；而在切除双侧缓冲神经的狗，blood pressure 常出现很大的波动，其变动范围可超过平均 arterial pressure 上下各 50mmHg（6.7kPa）。但这样的动物，一天中 blood pressure 的平均值并不明显高于正常。因此认为 baroreceptor reflex 在 arterial pressure 快速反应中起重要作用，而在长期调节中可能并不起重要作用。

在慢性高血压或实验性高血压动物中，这种 baroreceptor reflex 是否也有作用？实验结果表明，此时 baroreceptor reflex 也在起作用，只是 baroreceptor reflex 的工作范围发生改变。在正常动物 baroreceptor reflex 的最敏感区域在 100mmHg 左右，使 arterial blood pressure 在 100mmHg 左右波动。而在实验性高血压动物中，baroreceptor reflex 的敏感区不在 100mmHg 左右，而在更高的区域，例如 160mmHg 或更高。即在高的 blood pressure 水平上工作，使 arterial pressure 维持在较高的水平，这种现象称为 baroreceptor ref1ex 的重调定（resetting）。其机制比较复杂。Resetting 可发生在感受器水平，也可能发生在反射的中枢部分。

2. 心肺感受器（Cardiopulmonary receptor）引起的心血管反射 在 atria、ventricles 及肺循环（pulmonary circulation）中的大血管壁上存在着许多感受器，总称为 cardiopulmonary receptor。其传入神经纤维走行于 vagus nerve 内。它们的适宜刺激有两类。一类是血管壁的机械牵张，例如当 atria、ventricles 或 pulmonary circulation 中大血管中压力升高或血容量增多，使心脏或血管壁受到牵张时，这类感受器发生兴奋。与 carotid sinus 和 aortic arch 中的baroreceptor 比较，cardiopulmonary receptor 对循环系统压力较低时比较敏感，故常称之为低压力感受器，而动脉压力感受器则称为高压力感受器。在生理情况下，心房壁的牵张主要是因为 blood volume 增多所致，因此，心房壁的牵张感受器又称为容量感受器。另一类适宜刺激是某些化学物质，如前列腺素（prostaglandin，PG）、缓激肽（bradykinin）等。

大多数心肺感受器受到刺激时引起的效应是 cardiac vagus tone 加强，cardiac sympathetic tone 降低，导致 heart rate 变慢，cardiac output 减少，peripheral resistance 降低，blood pressure 下降。在多种动物实验中观察到，cardiopulmonary receptor 兴奋还伴有肾 sympathetic nerve 活动的明显抑制，引起肾 blood flow 增多，肾排水排钠量增多。因此 cardiopulmonary receptor 引起的反射，在调节 blood flow、体液量及其成分中有重要意义。

3. 颈动脉体（carotid body）和主动脉体（aortic body）化学感受性反射（chemoreceptor reflex） 在颈总动脉分叉处和主动脉弓区域有特殊感受装置 carotid body 和 aortic body。当血液中化学成分改变时，如缺氧、CO_2 分压升高、H^+ 浓度升高等，这些感受器兴奋，故称为 chemoreceptor。这些感受器兴奋沿窦神经和 vagus nerve 传至延髓孤束核，引起延髓内呼吸神经元和心血管活动神经元活动的改变。其效应主要是呼吸加深加快（详见呼吸章）。动物实验中观察到如果人为地维持呼吸频率和深度不变，则 chemoreceptor 传入冲动对心血管的直接效应是 heart rate 减慢，cardiac output 减少，冠脉舒张，骨骼肌和内脏血管收缩。由于 peripheral resistance 增大的作用超过 cardiac output 减少的作用，故 blood pressure 升高。如果动物保持自然呼吸状态，chemoreceptor 受刺激引起的呼吸加深加快可间接地引起 heart rate 加快，cardiac output 增多，外周血管 resistance 增大，blood pressure 升高。

Chemoreceptor reflex平时对心血管活动调节作用并不明显。只有在缺氧、窒息、失血、blood pressure 过低和酸中毒等情况下才起作用。

（四）Cardiovascular reflex 的整合（integration）

前面分别讨论了 innervation of heart and vessels、cardiac and vascular reflex、cardiovascular center 等问题。实际上，机体作为一个整体，对外界环境变化的反应，是高度统一和协调的，是各种功能活动高度 integration 的结果。下面以骨骼肌运动为例，分析对 cardiovascular regulation 和 integration。

机体骨骼肌运动时cardiovascular system有很多反应。这些反应的生理学意义是动员全身的血液循环机能，保证骨骼肌运动的需要。心脏功能的变化有：increase in heart rate，end diastolic volume 稍有增加，increase in stroke volume，从而使 cardiac output 明显增加。循环系统的 total peripheral resistance 明显减小，mean arterial blood pressure 稍有增加。骨骼肌的 blood flow 明显增加（Fig. 4-55）。

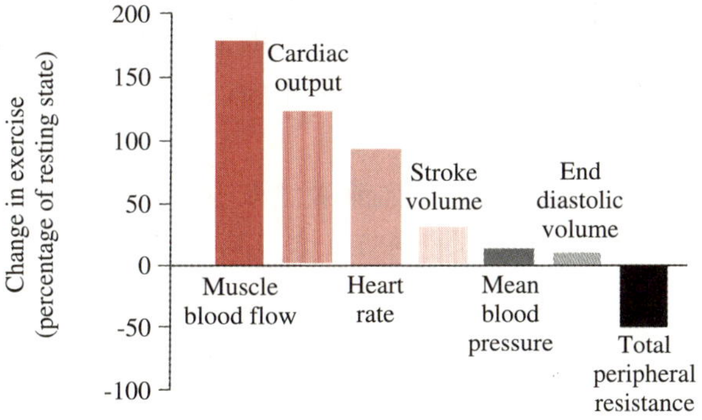

Fig. 4-55 Effect of exercise on circulation functions.

运动时，皮肤和骨骼肌中的血管是扩张的，而其他器官，包括腹腔脏器等的血管是收缩的。Total peripheral resistance 略有减少。此时 mean blood pressure 有轻度的升高。Arterial pressure 的升高主要来自 cardiac output 的增加。由图可见，heart rate 增加和 stroke volume 增加使 cardiac output 明显增加。Stroke volume 的增加，主要来自 contractility 的增加，这是由于 cardiac sympathetic nerve 兴奋和血液中 epinephrine 升高的结果。End diastolic volume 也有轻度的增加，因此通过增加 preload（Starling's law）也可以增加心脏的收缩，但与前者相比其作用甚微。

骨骼肌的运动是一种随意运动，直接受到大脑皮质的控制。大脑皮质发动骨骼肌运动的同时，与中枢边缘系统一起，有冲动直接到达 sympathetic 和 parasympathetic neuron，使 cardiac sympathetic nerve 兴奋，cardiac vagus 抑制。引起 heart rate 加快和 contractility 加强。同时也使支配消化道血管的 sympathetic nerve 兴奋，产生 vasoconstriction，有利于增加骨骼肌的 blood flow（血液的重新分配）。此时支配皮肤血管的 sympathetic nerve 受到抑制，产生 vasodilation，有利于皮肤的散热。在骨骼肌继续运动时，可以通过肌肉内部的机械和化学感受器（代谢产物）的刺激，通过 afferent nerve 到达延髓，加强上述 sympathetic nerve 的兴奋作用。

骨骼肌和心肌中 blood flow 的增加，在很大程度上是由于肌肉代谢的增加，局部代谢产物刺激血管产生扩血管作用所引起。此外，骨骼肌运动时肌肉的收缩和舒张以及呼吸运动的加强都可以促进 venous return，这对加强循环系统的功能也有重要的作用。

由此可见，在骨骼肌运动时心血管所产生的反应，是通过 nervous system、endocrine

system、local tissue 和 organs 等不同层次的统一协调和整合完成的。从心血管系统看，上述 integration，从以下三方面保证了机体的需要：①增加活动肌肉和心肌的氧气和营养物质的供应；②减少不活动组织和器官的氧气和营养物质的供应，从而保持一定的储备；③增加皮肤血流量有利于机体的散热和维持体温恒定。

二、体液调节（Humoral regulation）

Blood 和 interstitial fluid 中某些化学物质对心肌和血管平滑肌活动的调节称为心血管活动的 humoral regulation。其中包括激素（hormone）在组织中形成的一些化学物质等，前者主要是通过 blood circulation，广泛作用于 cardiovascular system，后者主要作用于局部血管，对局部组织的 blood flow 起调节作用。

（一）肾素-血管紧张素系统（Renin-angiotensin system）

肾近球细胞合成和分泌一种蛋白酶称肾素（renin）。血浆的血管紧张素原（angiotensinogen）在 renin 作用下分解，产生 angiotensin Ⅰ（十肽）。后者在血浆和组织中尤其是肺血管内的血管紧张素转换酶作用下水解，产生 angiotensin Ⅱ（八肽）。Angiotensin Ⅱ在血浆和组织中的氨基肽酶作用下水解，成为 angiotensin Ⅲ（七肽）。上述过程如 Fig. 4-56 所示。

当各种原因引起肾血流灌注减少，或血浆中 Na^+ 浓度降低时，renin 分泌会增加。Renin 分泌受神经和体液调节（详见第八章）。

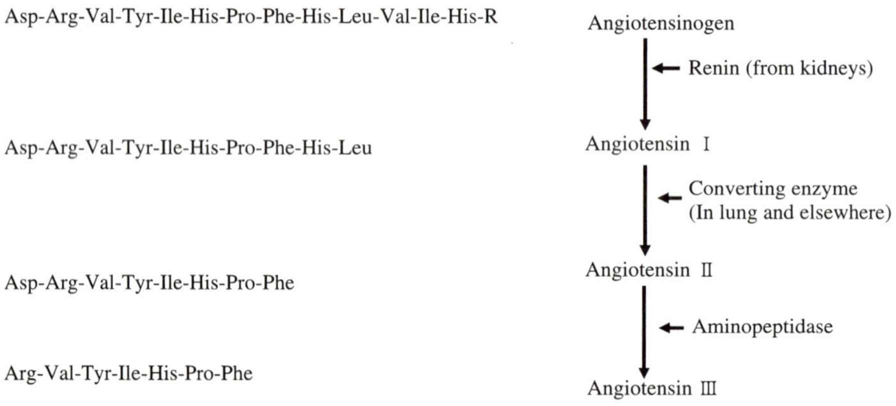

Fig. 4-56 Structure and formation of angiotensin.

对体内多数组织细胞而言，angiotensin Ⅰ不具有生理活性。而 angiotensin Ⅱ作用最重要：①直接使全身 arteriole 收缩，blood pressure 升高；也使静脉收缩，venous return 增加；②作用于 sympathetic vasoconstrictor fiber 末梢的 angiotensin receptor，使其释放 norepinephrine；③作用于中枢神经系统某些神经元的 angiotensin receptor，使交感缩血管紧张加强。因此 angiotensin Ⅱ通过中枢和外周机制，使 peripheral resistance 增大，blood pressure 升高。④刺激肾上腺皮质合成和释放醛固酮（aldosterone），后者可促进肾小管对 Na^+ 的重吸收，从而增加细胞外液量。还可引起或增强渴感，导致饮水行为。Angiotensin Ⅲ的缩血管效应仅为 angiotensin Ⅱ的 10%～20%，但刺激肾上腺皮质合成和释放 aldosterone 的作用较强。

在某些病理情况下，例如失血时，renin-angiotensin system 的活动增强，并对循环系统的功能起重要调节作用。

（二）肾上腺素（epinephrine 或 adrenaline）和去甲肾上腺素（norepinephrine 或 noradrenaline）

Epinephrine 和 norepinephrine 化学结构均属于儿茶酚胺。血液中上述二者主要来自肾上腺髓质，其中epinephrine占80%，norepinephrine占20%左右。肾上腺素能（adrenergic）神经末梢释放的 norepinephrine 也有一小部分入血。

Epinephrine 和 norepinephrine 对心血管的作用有许多共同点，但由于他们与 adrenergic receptor 结合的能力不同，因此作用不完全相同。

Epinephrine 可与 α 和 β receptor 结合，在心脏与 β_1 receptor 结合，产生 positive chronotropic 和 inotropic 作用，使 cardiac output 增加。在血管其作用取决于血管平滑肌上 α 和 β receptor 的分布情况。在皮肤、胃肠、肾血管平滑肌以 α receptor 占优势，其作用是使这些器官血管收缩；在骨骼肌和肝的血管以 β receptor 占优势，小剂量时引起 β receptor 兴奋使血管舒张，大剂量时，α receptor 也兴奋引起血管收缩。临床上常用作强心剂。

Norepinephrine 主要与血管的 α receptor 和心脏 β_1 receptor 结合，对血管平滑肌上 β_2 receptor 的结合能力弱。静脉注入 norepinephrine 可引起全身血管广泛收缩，arterial pressure 升高；blood pressure 升高使动脉 baroreceptor reflex 加强，产生降低 heart rate 的作用，从而抵消了 norepinephrine 对心脏的直接效应，导致 heart rate 变慢。

由于 norepinephrine 有很强的缩血管作用，临床上常用作升压药。但是皮下注射时可引起注射部位血管强烈收缩，导致组织缺血坏死。因此临床上皮下注射 norepinephrine 是禁用的。

（三）血管升压素（Vasopressin）

Vasopressin 是 hypothalamus 视上核和室旁核一部分神经元合成的，并沿轴浆运输到神经垂体贮存并释放入血。因此 vasopressin 的合成和释放过程又称为神经分泌。

Vasopressin 可促进肾的远曲小管和集合管对水的重吸收，故又称为抗利尿激素（antidiuretic hormone, ADH）（见第八章）。Vasopressin 作用于血管平滑肌的相应 receptor，引起血管平滑肌收缩，是已知的最强的缩血管物质之一。在正常情况下，血浆中其浓度升高，首先出现抗利尿效应；只有当其血浆浓度明显高出正常时，才引起 arterial blood pressure 升高。在禁水、失血、失水时，vasopressin 释放增加，故对保留体内液体量和维持 arterial pressure 均起重要作用。

（四）血管内皮生成的血管活性物质

近年已证实，血管内皮细胞能生成和释放若干种血管活性物质。

1. Vasodilator 物质 血管内皮生成的 vasodilator 物质有多种，其中重要的是内皮舒张因子（endothelium-derived relaxing factor, EDRF）。多数人认为可能是一氧化氮（NO），其前体是 L- 精氨酸。NO 可引起血管舒张。快速 blood flow 作用于血管内皮或低氧均可引起 NO 的释放。另外内皮细胞表面存在的一些 receptor，如 substance P receptor、5-HT receptor、ATP receptor、M cholinergic receptor 等，被激活后可引起NO 释放。有些 vasoconstrictor 物

质如 norepinephrine、vasopressin、angiotensin Ⅱ等也能引起 NO 释放。

另外，血管内皮细胞内的前列环素合成酶可以合成前列环素（又称前列腺素 I_2，即 PGI_2）。血管内的搏动性血流对血管内皮的作用可使内皮释放 PGI_2，后者使血管舒张。

2. Vasoconstrictor 物质 血管内皮细胞产生的多种 vasoconstrictor 物质总称为内皮缩血管因子（endothelium-derived vasoconstrictor factor，EDCF）。近年来对内皮素（endothelin）研究较深入，它是由 21 个氨基酸构成的多肽，是已知的最强的 vasoconstrictor 物质之一。血流对血管内皮的作用可使血管内皮细胞合成和释放 endothelin。给动物注射 endothelin 可以引起较长时间的升压效应。但在升压之前常先出现一个短暂的降压过程。有人认为这是因为 endothelin 可引起 EDRF 释放所致。

（五）激肽释放酶-激肽（kinin）系统

激肽释放酶是一类蛋白酶。它分为血浆激肽释放酶和组织激肽释放酶或腺体激肽释放酶。其作用是将激肽原分解为 kinin。Kinin 具有舒血管作用，它参与对血压和局部组织血流的调节。

激肽原是存在于血浆中的一些蛋白质，分为高分子量激肽原和低分子量激肽原。在血浆中，血浆激肽释放酶分解高分子量激肽原，产生一种九肽缓激肽（bradykinin）。在肾、唾液腺、胰腺、汗腺及胃肠粘膜等组织中，腺体激肽释放酶可分解血浆中的低分子量激肽原，产生一种十肽为赖氨酰缓激肽，又称胰激肽或血管舒张素（vasodilatin）。后者在氨基肽酶作用下生成 bradykinin。在激肽酶作用下 bradykinin 水解失活。

Kinin 可使血管平滑肌舒张和 capillary 通透性增高；但对其他平滑肌的作用则是引起收缩。Bradykinin 和 vasodilatin 是已知最强的舒血管物质。在循环血液中，它们参与对 arterial pressure 的调节，使 blood pressure 降低。在腺器官生成的 kinin 可使器官局部血管舒张，增加 blood flow。

（六）心房钠尿肽（Atrial natriuretic peptide，ANP）

由心房肌细胞合成和释放的一类多肽又称为心钠素（cardionatrin）。人体中最主要的 ANP 是由 28 个氨基酸构成的多肽。ANP 可使血管舒张，peripheral resistance 下降；也可使 stroke volume 减少，heart rate 减慢，因此 cardiac output 减少。ANP 主要作用于肾脏，可以引起肾排水和排钠增多，故而得名。此外，它还抑制 renin、aldosterone、vasopressin 的释放。上述作用均导致细胞外液量的减少。

当心房壁受牵拉时可引起 ANP 的释放。在生理情况下，血容量增多，取头低足高体位、身体浸入水中（头露出水面）时，血浆ANP浓度升高。引起利尿和尿钠排出增多等效应。因此 ANP 是体内调节水盐代谢的一种重要体液因素。另外，内皮素和 vasopressin 也刺激它的释放。ANP 和另外一些体液因素在 blood pressure 和水盐代谢的调节中还起相互制约的作用。

（七）前列腺素（Prostaglandin，PG）

Prostaglandin 是一族二十碳不饱和脂肪酸，其前体是花生四烯酸或其他二十碳不饱和脂肪酸，全身各部的组织细胞几乎都含有生成PG的前体和酶，因此都能产生PG。由于分子结构的差异，PG 分为多种类型。各种 PG 对血管平滑肌的作用是不同的。例如 PGE_2 和前列环素（PGI_2）均有强烈的 vasodilator 作用，而 $PGF_{2\alpha}$ 则使静脉收缩。

Prostaglandin 对 sympathetic vasoconstrictor fiber 末梢的递质释放过程起调解作用。Norepinephrine 和 angiotensin Ⅱ等不仅引起血管平滑肌收缩，同时也使血管平滑肌生成 PGE_2 和 PGI_2。后两者可使血管平滑肌对 norepinephrine 和 angiotensin 的敏感性降低。另外，它们还作用于神经肌肉接头前膜的相应 receptor，使 sympathetic nerve 末梢释放递质量减少。可见 PG 在 sympathetic nerve 血管平滑肌接头处起局部负反馈调节作用。

（八）阿片肽（Opiate peptide）

体内有多种阿片肽，如脑啡肽、内啡肽、强啡肽等等。垂体释放的β-内啡肽和促肾上腺皮质激素来自同一个前体，在应激等情况下二者被一起释放入血。β-内啡肽可使 blood pressure 降低。血中的β-内啡肽进入脑内作用于与心血管活动有关的神经核团，使 sympathetic nerve 活动抑制，cardiac vagus nerve 活动加强。因此其 depressor 作用主要是中枢性的。在有内毒素、失血等强烈刺激时可引起β-内啡肽的释放，它可能是引起循环休克的原因之一。

除中枢作用外，阿片肽也可作用于外周血管壁的阿片 receptor，引起血管平滑肌舒张。另外它还能作用于 sympathetic vasoconstrictor fibers 末梢的突触前膜阿片 receptor，使 sympathetic nerve 纤维末梢递质释放量减少。

（九）组胺（Histamine）

组氨酸在脱羧酶作用下产生 histamine。许多组织尤其是皮肤、肺及肠粘膜的肥大细胞中富含 histamine。当组织受到损伤或发生炎症和过敏反应时，均可释放 histamine。它具有强烈的 vasodilator 作用，并引起 capillary 和 venule 的管壁通透性增加，血浆漏入细胞间隙，导致局部组织水肿。

（十）肾上腺髓质素（Adrenomedullin）

Adrenomedullin 是一种由 52 个氨基酸残基组成的多肽。最初是从人的肾上腺嗜铬细胞提取物中分离出来的。现已知体内几乎所有的组织均有它的分布，血管内皮可能是其合成和分泌的主要部位，在肾上腺、肺和心房等组织中较多。它的特异 receptor 分布在心脏、肺、肝、脾、骨骼肌及许多血管内皮和平滑肌细胞上。Adrenomedullin 的生物学作用是使血管舒张、血压下降，并促进肾脏的排水排钠，与心房钠尿肽的作用相似。此外，adrenomedullin 还能促使血管内皮细胞合成和释放 NO，还能与降钙素基因相关肽（CGRP）的 receptor 结合，后两者均能产生血管舒张效应。

三、局部血流调节（Regulation of local blood flow）

机体内各器官的 blood flow 主要取决于器官组织的代谢活动。代谢活动愈强，耗氧量愈多，blood flow 愈多。这种器官 blood flow 的调节主要是通过调节该器官阻力血管的口径实现的。除了神经调节和体液调节机制外，还有组织内的调节机制。不同器官的血管，上述三种调节机制所起作用的相互关系是不同的。此外，不同器官的 blood flow 变化范围差别也较大。功能活动变动较大的器官，如骨骼肌、胃肠、肝、皮肤等，blood flow 变动范围较大；而脑、肾等器官 blood flow 则比较稳定，在一定的 blood pressure 变动范围内，器官 blood flow 可保持稳定。

关于组织内的调节，实验证明，如果将调节血管活动的神经和体液因素去除，在一定的 blood pressure 变动范围内，器官、组织的 blood flow 仍能通过局部血管舒缩活动得以适当的调节，这种调节机制存在于器官、组织本身，故称自身调节（autoregulation）机制。心脏泵功能的 autoregulation 本章已有叙述。关于血管功能的 autoregulation 机制，主要有以下两类。

（一）代谢性 autoregulation 机制

组织细胞代谢需要氧，并产生多种代谢产物。当组织代谢活动增强时，局部组织氧分压降低，代谢产物积聚增加，如 CO_2、H^+、ATP、K^+ 等等，这些产物都能引起局部 arteriole 和 precapillary sphincter 舒张。因此，组织代谢活动加强（如肌肉运动），局部 blood flow 增多，为组织提供更多的氧，并带走代谢产物。

此外，前面提到的 kinin、prostaglandin 和 histamine 等体液因素，在组织代谢增强时，也可在组织中形成，对局部 blood flow 起调节作用。

（二）肌源性 autoregulation 机制

许多血管平滑肌本身能经常保持一定的紧张性收缩，称为肌源性活动。当供应某一器官的血管的 filling pressure 突然升高时，血管两侧的压力差加大，即 transmural pressure 增大，血管平滑肌因受牵张刺激而使肌源性紧张性收缩活动增强。这种现象在 capillary 前阻力血管段特别明显。结果，该器官血流 resistance 增大，器官 blood flow 不致因 filling pressure 升高而过度增多，因此器官 blood flow 可保持相对稳定。当器官的 filling pressure 突然降低时，则发生相反的变化，即肌源性的紧张性活动减小，使血管口径不致过度减小，从而保持一个相对稳定的血流量。这种调节现象在肾血管特别明显，在脑、心、肝、肠系膜及骨骼肌血管也能看到。在用罂粟碱、水合氯醛或氰化钠等药物抑制平滑肌的活动后，肌源性 autoregulation 的现象消失。

四、动脉血压的长期调节
(Long-term regulation of arterial blood pressure)

Arterial pressure 的神经调节主要是在短时间内 blood pressure 发生变化时起调节作用的。当 arterial pressure 在较长时间内（数小时、数天、数月或更长时间）发生变化时，神经反射的调节效应常不足以将 blood pressure 调至正常水平。Arterial pressure 的 long-term regulation 主要是通过肾脏调节细胞外液的量来实现的。这种机制又称肾 - 体液控制系统。此系统活动过程是：当细胞外液量增加，使总血量增多，血量与循环系统容量的关系发生改变，引起 arterial pressure 升高时，通过各种调节机制导致肾排水、排钠增加，排出过多的体液，使 blood pressure 恢复正常水平。当细胞外液量减少时，则发生相反的过程，即肾排水、排钠减少，使体液量和 arterial pressure 恢复。

实验证明，blood pressure 只要发生很小的变化，就可导致肾排尿量的明显改变。Blood pressure 从正常水平 100mmHg（13.3kPa）升高 10mmHg（1.3kPa），肾的排尿量可增加数倍，从而使细胞外液量减少，arterial pressure 降低。反之，当 arterial pressure 降低时，肾排尿量明显减少，使细胞外液量增多，blood pressure 回升。

这一系统的活动也受若干因素的影响。尤其是前述的 vasopressin 和 renin-angiotensin-aldosterone 系统。Vasopressin 可使肾集合管增加对水的重吸收。当血量增加时，vasopressin 释放减少，使肾排水增加。而 angiotensin 能促进 aldosterone 的分泌，后者促进肾小管重吸收 Na^+ 和水，分泌 K^+ 和 H^+，引起细胞外液量和体内 Na^+ 增多， blood pressure 升高。

还需指出，血压的长期调节，需要体液因素和交感神经系统的共同作用。例如当循环血液中 angiotensin Ⅱ水平长期升高时，可使交感神经活动持续增强，还会引起渴觉、饮水及 vasopressin 的释放，因此血压升高。这是因为 angiotensin Ⅱ可以与脑内相应 receptor 结合，而使 hypothalamus 室旁核一些神经元的活动增强所致。

总之，blood pressure 的调节是一个复杂的、多种机制参与的过程。每一种机制只能在某个方面起作用。Nervous regulation 一般是快速的、短期的调节，主要是通过对心脏活动和阻力血管口径的调节实现对 arterial blood pressure 的调节；long-term regulation 则主要是通过肾脏对细胞外液的调节来实现的。

第六节 器官循环
Regional Circulation

某器官的 blood flow 取决于以下两个因素：①灌注这一器官的 artery 与 vein 之间压力差；②血流的 resistance。由于各器官的结构和功能各异，其内部血管分布各有特征。因此其 blood flow 的调节既服从已述的一般规律，又有其本身的特点。在此仅讨论心、脑、肺几个主要器官的 blood circulation 特征。

一、冠脉循环 (Coronary circulation)

（一）Coronary circulation 的解剖特点

心肌的血液供给来自左、右冠状动脉。在大多数人，左冠状动脉主要供应左心室的前部，右冠状动脉主要供应左心室的后部和右心室。左冠状动脉的血液流经 capillary 和 vein 后，主要经由冠状窦回流入右心房，而右冠状动脉的血液则主要经较细的心前静脉直接回流入右心房。另外还有一小部分冠脉血流可通过心最小静脉直接流入左、右心房和心室腔内。但左、右冠状动脉及其分支的走行可有多种变异。

冠状动脉的主干行走于心脏的表面，其小分支常以垂直心脏表面的方向穿入心肌，并在心内膜下层分支成网。这种分支方式使冠脉血管容易在心肌收缩时受到压迫。

心肌的 capillary 网分布极为丰富。Capillary 和心肌纤维数的比例为 1∶1。在心肌横截面上，每平方毫米面积内约有 2500～3000 根 capillary。因此心肌与冠脉血液之间的物质交换可迅速进行。冠状动脉之间有侧支互相吻合。在人类，这种吻合支在心内膜下比较多。正常心脏冠脉侧支较细小，blood flow 很少。所以，当冠脉突然阻塞时，侧支循环难以很快建立，常导致心肌梗死。但如果阻塞是缓慢形成的，则侧支可逐渐扩张，并可建立新的侧支循环起代偿作用。

（二）Coronary blood flow 的特点

由于冠状血管开口于主动脉根部，血液经全部 coronary circulation 回流至右心房仅需几秒钟，因此 coronary circulation 压力高、途径短、流速快。

心脏仅占体重约 0.5%，安静状态下，中等体重的人，总的 coronary blood flow 为 225ml/min，占安静时 cardiac output 的 4%～5%，coronary blood flow 很大。Coronary blood flow 的多少主要取决于心肌的活动，故左心室单位克重心肌 blood flow 大于右心室。心肌活动加强时，每百克心肌每分钟的 coronary blood flow 会由安静时的 60～80ml 增加到 300～400ml。

由于冠脉血管的大部分分支深埋在心肌内，心脏在每次收缩时对埋在其内的血管产生压迫，因而影响 coronary blood flow，左冠状动脉尤为明显。Fig. 4-57 示狗的左、右冠状动脉血流在一个心动周期中的变化。在左心室 isovolumetric contraction 时，受心肌收缩的强烈压迫，左 coronary blood flow 急剧减少，甚至倒流。在 ejection phase，由于 arterial pressure 升高，冠状动脉血压也随之升高，其 blood flow 增加，到 slow ejection phase，其 blood flow 又下降。当心室开始舒张时，冠脉血管的压迫解除，故冠脉血流的 resistance 减少，其 blood flow 增加。在等容舒张期，冠脉 blood flow 突然增加，在舒张早期达到最高峰，然后逐渐回降。心肌收缩对左心室深层冠脉血流的影响最为明显。左心房收缩时对冠脉血流也可产生一定的影响，但并不显著。

一般说来，左心室 systole 的 blood flow 大约只有 diastole 的 20%～30%。心肌收缩加强所占比例更小。可见冠脉主要在 diastole 供血，coronary blood flow 多少取决于 diastolic pressure 的高低和 diastole 的长短。当心率加快时，心动周期缩短，主要是心舒期缩短，故冠脉血流减少。体循环 peripheral resistance 增大时，动脉 diastolic pressure 升高，冠脉 blood flow 增多。右心室肌肉比左心室的肌肉薄弱，收缩时对血流的影响不明显。安静状态下，右心室收缩期和舒张期的 blood flow 相差不多，甚至前者多于后者。

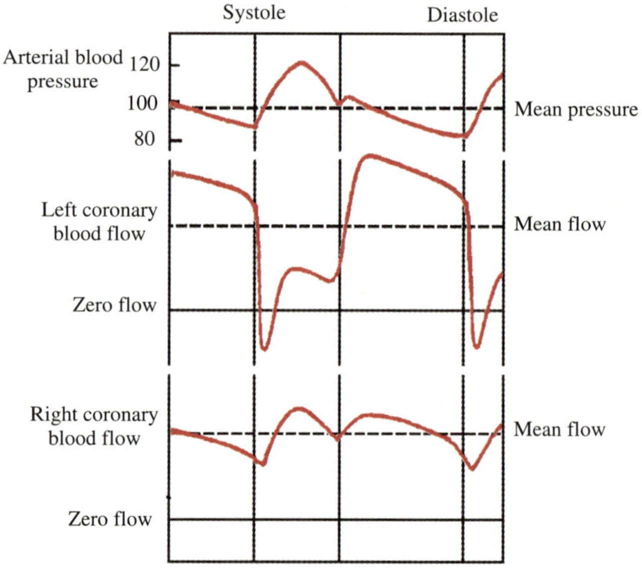

Fig. 4-57 Relationship between arterial blood pressure and coronary blood flow during systole and diastole.

（三）Regulation of coronary blood flow

调节 coronary blood flow 最重要的因素是心肌本身的代谢水平，自主性神经的调节作用是次要的。

1. 心肌代谢水平 心肌连续不断地舒缩，耗氧量较大，人体在安静状态下，动脉血流经心脏后，其中 65%～75% 的氧被心肌摄取。这是因为心肌收缩的能量来源几乎百分之百地依靠有氧代谢。因此心脏的动脉血和静脉血的含氧量差别很大，也就是说，心肌提高从单位血液中摄取氧的潜力较小。在肌肉运动、精神紧张等情况下，心肌本身代谢活动增强，耗氧量也增加。此时，机体主要通过冠脉血管舒张，即冠脉 blood flow 增加来满足心肌对氧的需求。实验证明，冠脉 blood flow 与心肌代谢水平成正比。在没有神经支配和激素等作用时，这种关系仍然存在。目前认为，心肌代谢增强时引起冠脉血管舒张，其原因不是低氧本身，而是某些心肌代谢产物的增加，其中起最重要作用的是腺苷（adenosine）。当心肌代谢增强而局部组织中氧分压降低时，心肌细胞中的 ATP 分解成 ADP 和 AMP。在冠脉血管周围的间质细胞中的 5'- 核苷酸酶可使 AMP 分解产生 adenosine。Adenosine 有强烈的舒张小动脉的作用，因其生成后几秒钟内即破坏，因此不影响其他器官的血管。心肌代谢其他产物如 H^+、CO_2、乳酸等也能使冠脉舒张，但作用较弱。此外 bradykinin 和 PGE 等体液因素也能使冠脉舒张。

2. Nervous regulation 冠状动脉受 vagus nerve 和 sympathetic nerve 支配。Vagus nerve 兴奋对冠脉的直接作用是舒张，但它又能引起 heart rate 减慢、心肌代谢率降低，这些作用抵消了 vagus nerve 对冠状动脉直接的舒张作用。动物实验中，如果保持 heart rate 不变，刺激 vagus nerve 则引起冠脉舒张。刺激 cardiac sympathetic nerve 可激活冠脉平滑肌的 α 肾上腺素能 receptor，使冠脉血管收缩。同时也激活了心肌细胞膜上的 β 肾上腺素能 receptor，引起 heart rate 加快，心肌收缩加强，耗氧量增加，因而冠脉舒张。如果给予 β 肾上腺素能 receptor 拮抗剂，刺激 sympathetic nerve 只表现出直接的冠脉收缩效应。Sympathetic nerve 兴奋也能激活冠脉平滑肌上 β receptor，引起血管舒张，但作用不明显。异丙肾上腺素等药物对 β 肾上腺素能 receptor 的作用较明显。

总之，在整体条件下，神经因素对冠脉 blood flow 的影响在很短时间内就被心肌代谢改变引起的 blood flow 变化所掩盖。冠脉 blood flow 主要靠心肌本身的代谢水平来调节。

3. Humoral regulation Epinephrine 和 norepinephrine 可通过增强心肌代谢和耗氧量使 coronary blood flow 增加；也可直接作用于冠脉血管上的肾上腺素能 receptor，引起冠脉收缩或舒张。甲状腺素增多时，心肌代谢增强，耗氧量增多，coronary blood flow 增加。大剂量的 vasopressin 和 angiotensin Ⅱ均能使冠脉收缩，coronary blood flow 减少。

（四）冠心病（Coronary heart disease）

冠心病又称缺血性心脏病，它是冠状动脉性心脏病的简称。冠心病是由于冠状动脉粥样硬化使血管阻塞，导致心肌缺血、缺氧引起的冠状动脉粥样硬化性心脏病和由于冠状动脉功能性改变（痉挛）引起的心脏病的总称。

该病由于冠脉循环障碍引起的心肌供血不足，持续下去可导致心肌萎缩、变性、纤维组织增生、心脏扩大。如果冠状动脉内粥样斑块表面破损、斑块破裂，继而出血和血栓形成或冠状动脉持续痉挛，将引起冠状动脉不完全或完全阻塞，均可引起心肌急性缺血、损伤、坏死，导致心绞痛、心肌梗死甚至猝死。冠状动脉的其他病变如梅毒、炎症、栓塞、结缔组织病、创伤，先天性畸形等也可引起冠心病，但比较少见。

心电图运动试验对冠心病的诊断有辅助作用。ST 段下移 1mm 冠心病可能性 90% 以上，如果正发生心绞痛症状，ST 段下移 2mm 可以确诊冠心病。此时，心功能通过 Starling 机制及增加心肌收缩力来调节搏出量均受到限制，因为心肌顺应性变小，即心肌可扩张能力和收缩能力均减弱，心脏前负荷减少，收缩力降低，搏出量因此降低。此时主要应解除冠脉痉挛，增加心肌供血，改善心室肌的舒张功能。

二、肺循环 (Pulmonary circulation)

Pulmonary circulation 的功能是使血液在流经肺泡时与肺泡气之间进行气体交换。供应呼吸性小支气管以上呼吸道组织营养物质的是体循环的支气管动脉，因 pulmonary circulation 血管和支气管血管的末梢间有吻合支沟通，因此一部分支气管静脉血可以进入肺静脉和左心房，使主动脉血液中掺入 1%～2% 的静脉血。

（一）Pulmonary circulation 的生理特点

右心室的 cardiac output 与左心室的基本相同。但肺动脉及其分支都较粗，管壁比主动脉及其分支薄。Pulmonary circulation 全部血管都在胸腔内，而胸膜腔内的压力低于大气压，即胸膜腔负压。这些因素使肺循环具有与体循环不同的特点。

1. Blood flow resistance 和 blood pressure 肺动脉管壁的结构特点决定了它的可扩张性较高，对血流的 resistance 较小。肺循环的动脉部分和静脉部分的总阻力大致相等，因此血流在动脉部分的压力降落与在静脉部分的压力降落相等。其 capillary pressure 大致在右心室压和左心房压数值的中点。尽管左、右心室的 cardiac output 相等，但由于肺循环对血流的 resistance 小，所以肺动脉压远比主动脉压低。用插入导管的方法可以直接测量右心室压和肺动脉压。正常人，右心室的systolic pressure平均约 22mmHg（2.9kPa），diastolic pressure 为 0～1mmHg（0～0.13kPa）。肺动脉的 systolic pressure 和右心室 systolic pressure 相同，平均约 22mmHg（2.9kPa），diastolic pressure 为 8mmHg（1.1kPa），平均压约 13mmHg（1.7kPa）。用间接法测得肺循环 capillary pressure 为 7mmHg（0.9kPa）。肺静脉和右心房内压为 1～4mmHg（0.13～0.53kPa），平均为 2mmHg（0.27kPa）。

2. 肺的血容量 肺的血容量约为450ml。约占全身血量的9%。由于肺组织和肺血管可扩张性大，故肺部血容量变动范围较大。在深吸气时可增至约1000ml；而在用力呼气时可减至约 200ml。因此肺循环血管起着贮血库的作用。当机体失血时，肺循环的一部分血液转移到体循环，起代偿作用。在每一呼吸周期中，肺的血容量也发生周期性变化，并对左心室 cardiac output 和 arterial pressure 产生影响。吸气时腔静脉回流入右心房血量增多，右心室射血量增多。由于肺扩张时可使肺循环血容量增大，而由肺静脉回流入左心房的血液则减少。但在几次心搏后，扩张的肺循环血管已被充盈，因此，肺静脉回流入左心房的血量逐渐增多。在呼气时，发生相反的过程。因此，吸气开始时 arterial pressure 下降，到吸气相后半期降至最低点，以后逐渐回升，到呼气相后半期达到最高点。在呼吸周期中出现的这种 blood pressrue 波动，称为 arterial pressure 的呼吸波。

3. 肺循环 capillary 处的液体交换 如前所述，pulmonary circulation 的 capillary pressure 平均约 7mmHg（0.9kPa），而血浆胶体渗透压约为 25mmHg（3.3kPa），故吸收组织中的液体进入 capillary 的力量大。目前认为肺部 interstitial fluid 压力为负压。此负压使肺泡膜与 capillary 紧密相贴，既有利于肺泡与血液之间的气体交换，又有利于吸收肺泡内的液体，避免肺泡内液体积聚。而在病理状态下，如左心衰竭肺静脉高压时，则可出现肺水肿。

（二）Regulation of pulmonary blood flow

1. 肺泡气的氧分压 肺泡气的氧分压对肺部血管的舒缩活动有明显的影响。急性或慢性的低氧均能使肺部血管收缩，peripheral resistance 增大。引起血管收缩的原因不是血液的氧张力低，而是肺泡气的氧分压低。当一部分肺泡内气体的氧分压低时，这些肺泡周围的微动脉收缩。在肺泡气 CO_2 分压升高时，其 vasoconstrictor 反应更明显。可见 pulmonary circulation 血管对局部低氧的反应与体循环血管不同，其机制尚不完全清楚。此反应具有一定生理意义。它使更多的血液流经通气充足、肺泡气氧分压高的肺泡，避免血液氧合不充分，而造成的对体循环血的含氧量的影响。久居高海拔地区的人，常因肺动脉高压，而致右心室肥厚，原因也在于此。

2. Nervous regulation 肺循环血管受 sympathetic nerve 和 vagus nerve 支配。刺激 sympathetic nerve 对肺血管的直接作用是引起收缩。但在整体，sympathetic nerve 兴奋时体循环血管收缩，将一部分血液挤入 pulmonary circulation，使肺的血容量增加。循环血中儿茶酚胺（catecholamine）也起同样的作用。刺激 vagus nerve 可使肺血管舒张，ACh 有同样作用，但在流经肺部后即分解失活。

3. Humoral regulation Epinephrine、norepinephrine、angiotensin Ⅱ、血栓素 A 和 $PGF_{2\alpha}$ 等均使 pulmonary circulation 的微动脉收缩。Histamine、5-羟色胺（serotonin）则使 pulmonary circulation 的微静脉收缩，但在流经肺部后即分解失活。

三、脑循环（Cerebral circulation）

脑组织的代谢水平高，blood flow 丰富。虽然脑的重量仅占体重的2%左右，但在安静状态下，每百克脑组织的 blood f1ow 为50～60ml/min，整个脑的 blood flow 约750ml/min，占 cardiac output 的 15% 左右，可见脑血流量（cerebral blood flow）较多。脑组织的耗氧量也较大，安静时每百克脑组织耗氧量为 3～ 3.5ml/min，整个脑的耗氧量约占全身耗氧量的 20%。

（一）Cerebral circulation 的特点

脑位于骨性的颅腔内，因颅腔容积是固定的，脑组织又是不可压缩的，故脑血管舒缩程度受到相当的限制，其 blood flow 变化也小。

Cerebral circulation 的 capillary 壁内皮细胞互相接触紧密，并有一定重叠，管壁上无小孔。另外 capillary 与神经元之间有神经胶质细胞隔开。这一结构特点对血液在脑组织间的扩散起屏障作用，称为血脑屏障（blood-brain barriers）。

（二）Cerebral blood flow 的调节

1. Autoregulation Mean arterial pressure 在 60～140mmHg（8.0～18.6kPa）的范围内变动时，脑血管可通过 autoregulation 机制，使 cerebral blood flow 保持恒定。当血压低于其下限时，cerebral blood flow 显著减少，引起脑功能障碍；反之，超过上限时，cerebral blood flow 会明显增加。脑 blood flow 取决于脑动、静脉的压力差和脑血管的 blood flow resistance。正常状态下，颈内静脉压接近于右心房压，并且变化不大。因此，影响脑的 blood flow 的主要因素是颈动脉压。正常情况下脑循环的灌注压为 80～100mmHg（10.6～13.3kPa）。平均动脉压降低或颅内压升高均可使脑的灌注压降低，脑 blood flow 减少。

2. CO_2 分压和 O_2 分压 血液 CO_2 分压升高时，脑血管舒张。CO_2 过多时通过细胞外液

H^+浓度升高而使脑血管舒张。过度通气时，CO_2呼出过多，动脉血CO_2分压过低，cerebral blood flow 减少，可引起头晕等症状。血液 O_2 分压降低，也使脑血管舒张。

3. 脑的代谢 脑的各部分 blood flow 与该部分脑组织代谢活动程度有关。当脑的某一部分活动加强时，该部分的blood flow就增多。例如在握拳时，对侧大脑皮质运动区blood flow 增加。阅读时皮层枕叶和颞叶与语言功能有关部分的 blood flow 明显增加。其机制可能是通过代谢产物如 H^+、K^+、adenosine 及 O_2 分压降低，引起脑血管舒张的。

4. NO 血管内皮细胞可以合成和释放NO，它有舒血管作用。血液中的一些活性物质如ACh、bradykinin、histamine、ATP等，可以通过血管内皮产生NO而引起脑血管舒张。

5. Nervous regulation 脑血管也接受 sympathetic vasoconstrictor fibers 和 parasympathetic vasodilator fibers 的支配，还有血管活性肠肽等神经肽纤维分布。神经对脑血管活动的调节作用很小。刺激或切除支配脑血管的 sympathetic nerve 或 parasympathetic nerve，cerebral blood flow 无明显变化。在各种心血管反射中，cerebral blood flow 一般变化很小。

（三）脑脊液（Cerebrospinal fluid，CSF）

CSF存在于脑室系统、脑池和蛛网膜下腔内，可视为脑和脊髓的interstitial fluid和lymph fluid。成人 CSF 总量 150ml，每天生成量 800ml。

CSF 主要是由脑室的脉络丛分泌的，一小部分来自 capillary 滤出液和室管膜细胞的分泌。

CSF 主要功能是在脑、脊髓和颅腔、椎管之间起缓冲作用，有保护意义，并作为脑与血液之间物质交换的中介。

CSF主要通过蛛网膜绒毛被吸收入静脉窦的血液内。蛛网膜绒毛有活瓣状的细微管道，此管道开闭取决于两侧的压力差。当蛛网膜下腔的压力高于静脉窦的压力时，这些管道就开放。这时CSF（包括其中含的蛋白质分子甚至小的颗粒如红细胞等）可进入静脉窦血中。当蛛网膜下腔的压力低于静脉窦压力时，管道关闭，液体不能由静脉窦向蛛网膜下腔倒流。CSF 压力的高低取决于其生成与吸收之间的平衡。正常人卧位时，CSF 压力平均约为10mmHg（1.3kPa）。当 CSF 吸收受阻时，CSF 压力将升高，并影响脑的 blood flow 和脑的功能。

（四）血-脑脊液屏障（Blood-CSF barrier）和血脑屏障（Blood-brain barriers）

CSF 的成分不同于血浆，其蛋白质含量极少，葡萄糖含量比血浆的少，但 Na^+、Mg^{2+}浓度比血浆高，K^+、HCO_3^-和Ca^{2+}的浓度比血浆低。可见血液与CSF之间的物质交换是主动转运过程，二者之间存在的屏障称为blood-CSF barrier。此屏障的结构基础是无孔的capillary 壁和脉络丛细胞中运输各种物质的特殊载体系统。

在血液与脑组织之间也存在着类似的屏障称为血脑屏障（blood-brain barrier）。脂溶性物质如O_2和CO_2，某些麻醉药以及乙醇等容易通过它，而水溶性物质通透性与其分子量大小不相关。葡萄糖和氨基酸容易通过，而甘露醇、蔗糖和许多离子不易通过，甚至不能通过。可见脑内的 capillary 与其他部位的 capillary 的物质交换是不同的。电镜下发现脑内大多数 capillary 被星状胶质细胞的突起所包围。因此推测，capillary 内皮、基膜和星状细胞的血管周足等是 blood-brain barrier 的结构基础，capillary 壁对各种物质特殊的通透性也起重要的屏障作用。

Blood-brain barrier 的存在，对保持脑组织周围稳定的化学环境和防止血液中的有害物质侵入脑内及对临床用药均有重要的意义。

临床举例

一男性 35 岁病人，体重 60kg，一小时前由于外伤出血约 700~800ml。体检发现 arterial blood pressure 为 110/80mmHg， heart rate 为 120 次/分，面色苍白。请问：

1. 病人的 arterial blood pressure 有何特点？为什么？病人有 heart rate 快和面色苍白，为什么？

2. 此时病人体内可能动员哪些调节机制调节心血管活动？

参考答案

病人为急性失血，失血量约占全血量的 15% 左右（以体重的 8% 估计）。

1. 病人失血后由于血量减少，blood return 降低，心脏的 preload 减小，contractility 减小，造成 stroke volume 减小，cardiac output 减小和 arterial blood pressure 降低。Arterial blood pressure 的降低，通过 carotid sinus-aortic arch baroreceptor reflex 和 cardiopulmonary receptor（心肺感受器，低压力感受器）的反射作用，引起心交感神经和血管交感神经兴奋，心迷走神经抑制。Cardiac sympathetic nerve 的兴奋可以使 heart rate 加快，contractility 加大；血管交感神经兴奋可引起 arteriole 收缩，peripheral resistance 加大。静脉系统，特别是小静脉的收缩，可以增加 venous return。以上这些代偿性的调节作用，使 mean arterial blood pressure 不致明显降低。其中外周阻力加大和心率加快的代偿作用，使 diastolic pressure 降低不明显，造成 pulse pressure 减小。病人面色苍白是由于外周小动脉收缩，特别是皮肤小动脉收缩，流经皮肤的血流减少，造成皮肤苍白。

2. 病人体内可能动员以下调节机制：

（1）在动脉血压降低时，可动员 baroreceptor reflex 和 cardiopulmonary receptor 反射活动（前述）。

（2）在动脉血压降低时，血管肌源性的自动调节作用。当血管中的血压突然降低时，血管平滑肌的紧张性会增加，血管平滑肌收缩，血管容量减小，特别是小静脉收缩，可增加 venous return，部分代偿了失血的血量减少。

（3）由于 arteriole 的收缩，流经 capillary 的血压降低，有利于组织液的回流，起代偿血量丢失的作用。肾脏血流的减少使由肾排出的水分减小，尿量减少（见肾脏生理一章）。

（4）激素调节：失血时体内有很多 hormones 被动员出来参加调节，其中重要的有 ADH、angiotensin Ⅱ和 catecholamine（儿茶酚胺，包括 epinephrine 和 norepinephrine）。

ADH 和 angiotensin Ⅱ在失血血压降低时，分泌增加，可引起 arteriole 收缩，peripheral resistance 增加。也可以作用于肾脏，引起排尿减少（见前述）。由肾上腺髓质分泌的 epinephrine 和 norepinephrine 在出血时分泌增加。这是由于在动脉血压降低时，通过 baroreceptor reflex 作用，sympathetic nerve 的紧张性加强，受交感神经节前纤维支配的肾上腺髓质的分泌也同时增加，有助于加速 heart rate 和加强 contractility，促进 arteriole 收缩增加 peripheral resistance。

（范书铎）

第五章

呼吸

RESPIRATION

生命活动的能量，来源于体内营养物质的氧化，因而人体必须不断的从外界摄取O_2，排出CO_2。机体与外界之间气体交换（gas exchange）的过程，称为 respiration。Respiration 的停止意味着生命将终止。

人体 respiration 的全过程由三个相互连接的环节组成（Fig. 5-1）。我们所熟知的吸气和呼气只不过是 respiration 全过程中第一环节的第一步，即 respiration 的第一环节为外呼吸（external respiration），它又可分为肺通气（气体进出肺）和肺换气（肺泡与肺泡毛细血管之间的 gas exchange）。Respiration 的第二环节为气体在 blood 中的运输（transport）。Respiration 的第三环节为内呼吸（internal respiration），即 tissue respiration，其又可分为组织换气（组织毛细血管与组织细胞之间的 gas exchange）和细胞内氧化（属生物化学范畴）。

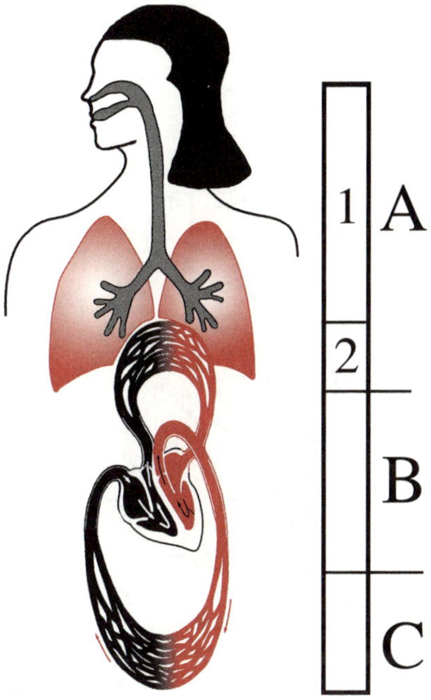

Fig. 5-1 Respiratory processes.
A. external respiration; 1. pulmonary ventilation;
2. gas exchange; A = 1+2
B. gas transport; C. internal respiration

第一节　肺通气
Pulmonary Ventilation

Pulmonary ventilation 是指气体进出肺的过程。实现 pulmonary ventilation 的结构包括呼吸道（airway），肺泡（alveolus）和胸廓（thorax）等。Airway 除了是气体进出的通道外，还具有对气体加温、加湿、过滤和调控气流阻力的作用。Airway 也能通过 reflex 和免疫来发挥其防御功能；alveolus 是肺部 gas exchange 的场所；thorax 的呼吸运动（respiratory movement）是实现 pulmonary ventilation 的动力。

一、肺通气的原理 (Mechanisms of pulmonary ventilation)

气体的流动取决于两方面因素：压力差和阻抗（resistance）。大气压（atmospheric pressure）是相对稳定的，因而气体进出肺则取决于肺内压（intrapulmonary pressure）的变化。Intrapulmonary pressure 的变化源于 respiratory movement，所以 respiratory movement 是pulmonary ventilation的动力，动力克服了阻力才能实现肺的通气过程。

（一）Pulmonary ventilation 的动力

1. 呼吸运动 Respiratory movement 是指附着在 thorax 上的肌肉的收缩与舒张，进而牵动胸廓扩大与缩小。Respiratory movement又可分为吸气运动和呼气运动（Fig. 5-2，5-3）。

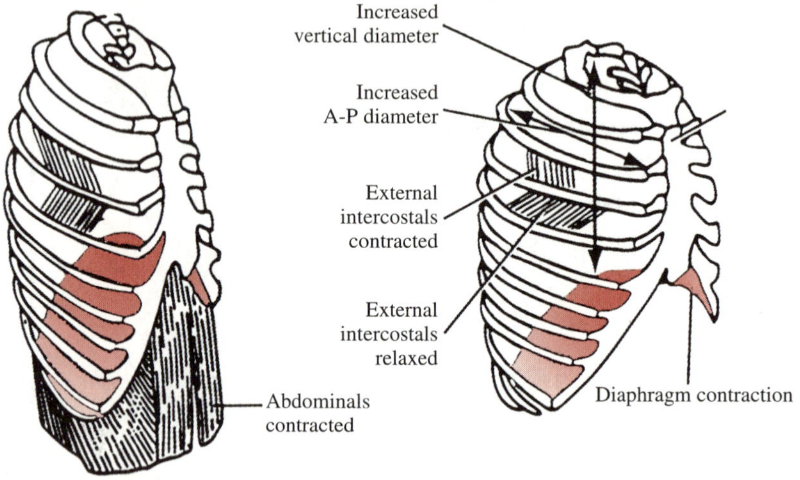

Fig. 5-2 Contraction and expansion of the thoracic cage during expiration and inspiration.

（1）吸气（Inspiration）：人体平静呼吸时，吸气运动主要由肋间外肌和膈肌收缩引起。因肋间外肌起自上一肋下缘，斜向前下止于下一肋上缘，所以当肋间外肌收缩时，斜垂的肋骨会上移；同时肋骨下缘向外侧偏转，这样使 thorax 的前后径和左右径增大。膈肌位于胸、腹腔之间，圆隆向上构成 thorax 的底。当膈肌收缩时，其顶部将下移，这样使 thorax 的上下径增大。以上两方面都能使 thorax 和 lung 的容积增大，引起 intrapulmonary pressure 降低并且低于 atmospheric pressure，气体顺压差进入 lung，即形成 inspiration。

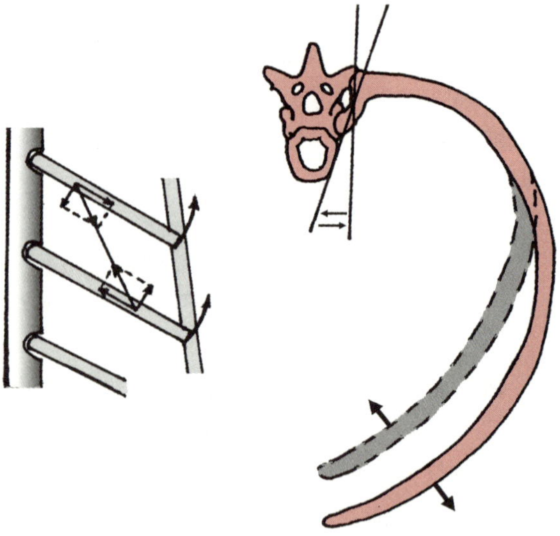

Fig. 5-3 Contraction of the intercostals and elevation of the rib.

（2）呼气（Expiration）：呼气时，肋间外肌和膈肌舒张，肋骨依重力下移；膈肌因腹内压和脏器回位而被推向上移，这样使 thorax 和 lung 的容积减小，intrapulmonary pressure 升高并且高于 atmospheric pressure，形成 expiration。

(3) 平静呼吸和用力呼吸（Eupnea and forced respiration）：正常人体静息状态下的 respiratory movement 称为平静呼吸（eupnea）。其特点是呼吸较平稳均匀，频率约每分钟12~18次。另外，从以上我们谈到的机制，eupnea 吸气时需要肌肉收缩，而呼气时不需要肌肉收缩。所以说 eupnea 的另一特点是 inspiration 为主动过程，而expiration为被动过程。当人体加强呼吸即用力呼吸（forced respiration），又称为深呼吸时，为了吸入或呼出更多气体，在 eupnea 时不参与收缩的一些肌肉，此时也参与了 respiratory movement。这些肌肉称为辅助呼吸肌，比如在 forced respiration 时，肋间内肌（与肋间外肌走行方向相反）收缩，使肋骨下移得更多；腹肌收缩使腹内压升高，把膈推得更高，这样可以呼出更多的气体（Fig.5-4）。所以，与 eupnea 不同，forced respiration 时，inspiration 和 expiration 都需要肌肉收缩，即 inspiration 和 expiration 都为主动过程。

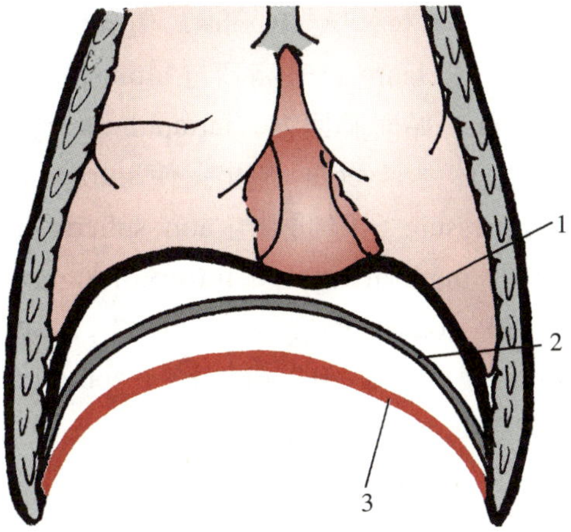

Fig. 5-4 Position of diaphragm.
1. forced expiration 2. eupnea
3. forced inspiration

由于生理和病理的原因，如 forced respiration 也不能满足机体对 O_2 摄入和 CO_2 排出的需求，就会出现临床上的呼吸困难（dyspnea），以及机体缺 O_2 和 CO_2 潴留的表现。

(4) 胸式呼吸和腹式呼吸（Thoracic breathing and abdominal breathing）：膈肌和肋间外肌是参与eupnea的肌肉，但两者造成的respiratory movement又有明显的不同。肋间外肌收缩造成 thorax 前后径和左右径变化，表现为胸部起伏，称为 thoracic breathing；而膈肌收缩造成 thorax 上下径变化，胸部不起伏。但由于膈的移动引起腹内压的变化，会表现为腹部起伏，称为 abdominal breathing。正常人 thoracic breathing and abdominal breathing 都有，称为混合式呼吸。但因为肋骨移动远小于膈的移动，膈移动造成的通气量占整个通气量的4/5，因而正常人都是以 abdominal breathing 为主。在这个前提下，女性的 thoracic breathing 比男性较多（Fig.5-5）。

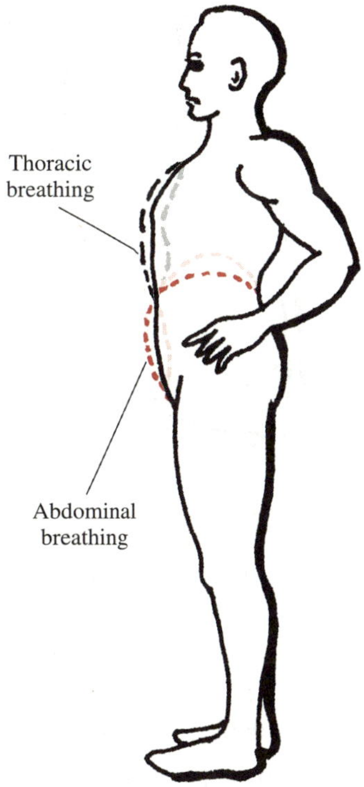

Fig. 5-5 Thoracic breathing and abdominal breathing.

Thoracic breathing and abdominal breathing 在临床诊断中还有一定的意义，如：腹腔有病变（腹膜炎的板状腹，肿瘤和腹水等）的病人

abdominal breathing 减少而 thoracic breathing 增加；相反，胸部有病变（胸膜炎，胸腔积液，胸壁疾病等）的病人 thoracic breathing 减少而 abdominal breathing 增加。

2. 肺内压（**Intrapulmonary pressure**） Inspiration 和 expiration 取决于 intrapulmonary pressure 的变化。Intrapulmonary pressure 是指 alveolus 内的 pressure。在 respiration 暂时停止、airway 通畅并声门开放时，intrapulmonary pressure 与 atmospheric pressure 相等。当 inspiration 开始时肺扩张，intrapulmonary pressure 下降低于 atmospheric pressure，在压差推动下气体流入 alveolus，使 intrapulmonary pressure 又回升。在 inspiration 末，intrapulmonary pressure 已升高到与 atmospheric pressure 相等，气流则停止，inspiration 结束。Expiration 开始时肺回缩，intrapulmonary pressure 上升高于 atmospheric pressure，在压差的推动下气体由 alveolus 流出，使 intrapulmonary pressure 又下降，在 expiration 末 intrapulmonary pressure 已降低到与 atmospheric pressure 相等，气流则停止，expiration 结束。在 eupnea 的 inspiration 时，intrapulmonary pressure 约低于 atmospheric pressure 1～2mmHg（0.133～0.266kPa）；expiration 时，intrapulmonary pressure 约高于 atmospheric pressure 1～2mmHg（0.133～0.266kPa）。Inspiration 末与 expiration 末，intrapulmonary pressure 相等，都等于 atmospheric pressure（Fig. 5-6）。

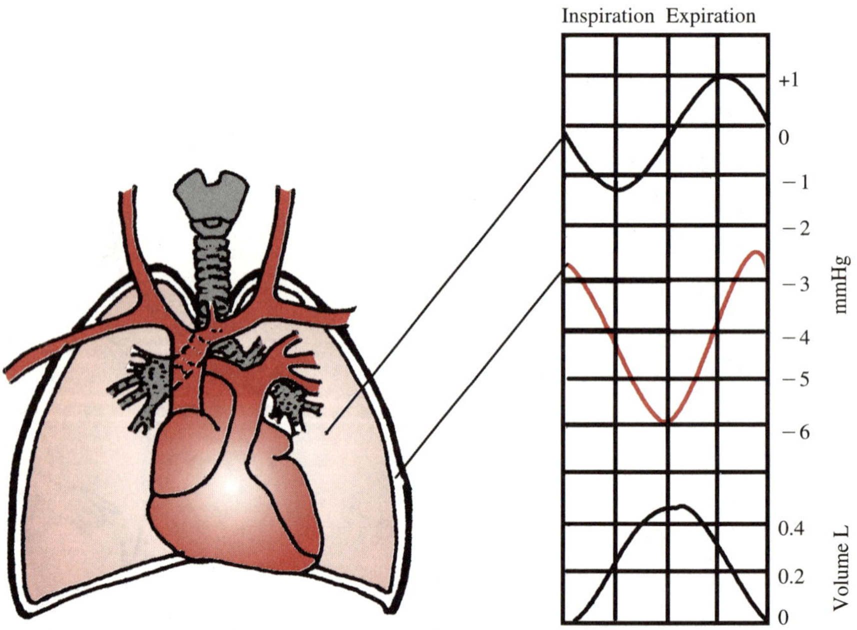

Fig. 5-6 Changes in intrapleural and intrapulmonary pressure relative to atmospheric pressure during inspiration and expiration.

Respiration 过程中 intrapulmonary pressure 变化的幅度大小，取决于 breathing 的缓急、深度和 airways 的通畅情况。Breathing 急、深，airway 阻塞都能使 intrapulmonary pressure 变化幅度增大。当堵住 airway 又强力呼吸时（如吹唢呐），intrapulmonary pressure 可高达 60～140mmHg（7.98～18.62kPa），即超过动脉压并阻断血液循环，因而表现出“脸红脖子粗”。

Intrapulmonary pressure 的变化是推动气体进出肺的原动力。根据这一原理，在临床病人发生 respiration 停止时，我们就可以用人工的方法改变病人的 intrapulmonary pressure，维持 pulmonary ventilation 来挽救病人的生命。这种方法称为人工呼吸（artificial respiration）。常用简便又有效的方法有：节律性压胸、压臂法和口对口呼吸法。临床应用人工呼吸机和“铁肺”可较长时间维持病人的呼吸（Fig. 5-7）。

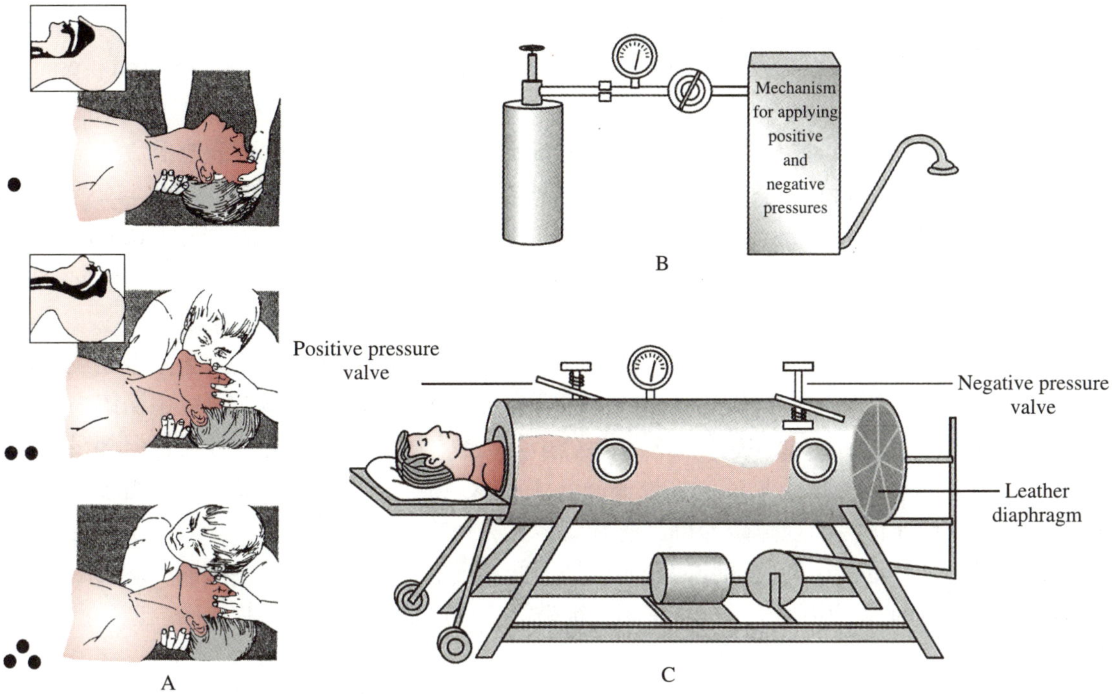

Fig. 5-7 Artificial respiration.
A. mouth-mouth resuscitation B. resuscitator C. tank respirator

3. 胸内压（intrapleural pressure）与气胸（pneumothorax） 从解剖学知道 lung 与 thorax 是各自游离的，没有组织间的联系。那么肌肉牵动 thorax 时，lung 为什么随之扩张呢？这只能在 thorax 与 lung 之间的胸膜腔（pleural cavity）来找答案。Pleural cavity 实质只是个潜在的腔，并不存有气体，只有少量起润滑作用的液体。然而这少量液体，更重要的作用却不是润滑。正如在两块玻璃板间放少量水而不留气体，这时两块玻璃板虽可平行滑动，却不能掀开，由于液体的表面张力的作用，使它们紧紧地贴在一起。Thorax 与 lung 之间也具有同样的物理作用。

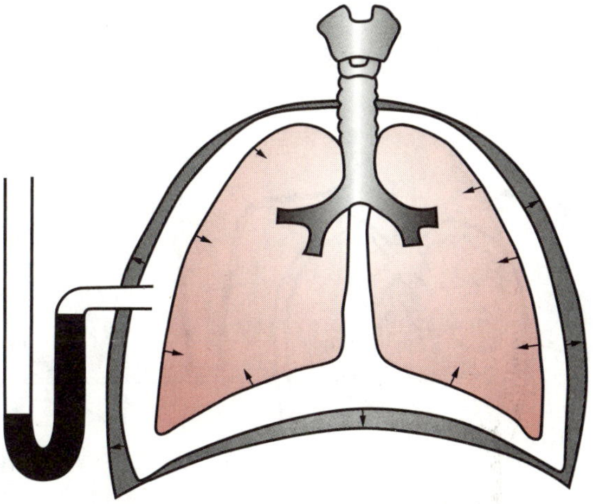

Fig. 5-8 Formation of intrapleural pressure.

当我们在临床测定 intrapleural pressure 时，发现其 pressure 低于 atmospheric pressure，即称为胸内负压（Fig. 5-8）。因食管壁软薄，其内压可间接代表胸内压（pleural pressure）。胸内负压形成的原因是在发育时，thorax 生长速度比 lung 快。这样 thorax 的自然容积较大而 lung 的自然容积较小，而两者又不能分开。因而在平静呼气末时，thorax 总有向外扩张的力，而 lung 总有向内回缩的力。这样一来，thorax 和 lung 之间的 intrapleural pressure 将变为负值。又因胸壁比较坚实而 lung 很柔弱，总的结果是 lung 被扩张起来。Lung 是弹性体，被扩张起来就会产生回缩力。从胸内压和肺的回缩力的绝对值看，它们是相等的，力的方向是相反的，即胸内压 = －肺回缩力。肺的回缩力（elastic recoil of the lung）越大，pleural pressure 将越负，即 intrapleural pressure 取决于肺回缩力的大小。从 Fig. 5-6 中胸内压变化曲线看出，intrapleural pressure 在正常呼吸时，无论 inspiration 还是 expiration 都处于负压（小于大气压），只是 inspiration 时比 expiration 时更负。

胸内负压的生理意义是：①因为有胸内负压，lung 才被扩张起来，才能随 thorax 进行 respiration；②腔静脉及大淋巴管穿过负压的 pleural cavity，因而促进了静脉与淋巴向心脏的回流。

如果一旦有气体进入 pleural cavity 将会发生气胸（pneumothorax）。如胸壁贯通伤时，pleural cavity 与大气相通，气体进入 pleural cavity，thorax 与 lung 分离，lung 由回缩力而缩小，临床称为肺萎陷。Lung 也不再随 thorax 运动，病人虽然仍在努力地呼吸，但却没有气体进入 lung，这就是临床所见的创伤性 pneumothorax。病人不但 dyspnea，而且由于纵隔移向健侧，循环功能也会出现障碍，可迅速导致休克和死亡。因而 pneumothorax 是临床急症。

由此可见，在呼吸运动中胸腔的密闭性是十分重要的，只有胸腔是密闭的，胸廓的运动才能有效的扩张肺，产生吸气。一旦密闭性被破坏，胸廓的运动将无法扩张肺，产生严重的呼吸困难。

临床最常见的是自发性 pneumothorax，常因肺部疾患（肺气肿、肺大泡破裂、肺结核等）气体通过 alveolus 破口进入 pleural cavity，造成 pneumothorax。如破口小，发病常较缓慢，症状较轻，进入 pleural cavity 的少量气体可被慢慢自行吸收。但破口大或形成活瓣则发病急，dyspnea 重，甚而导致休克，应积极给予抢救。对有可能发生 pneumothorax（如肺气肿、肺大泡破裂、肺结核）的病人，应教会病人预防 pneumothorax 的方法。

有些 pneumothorax 是医生在治疗时造成的，称为医源性 pneumothorax。如不规范的胸腔穿刺、胸背部针灸可能误给病人造成 pneumothorax。医务人员一定要加强责任心，防止这类医疗事故的发生。也有医生故意让病人发生 pneumothorax 用于治疗的目的，如为了治疗结核空洞而采用一定量的人工气胸和气腹疗法，有利于空洞的闭合（Fig. 5-9）。

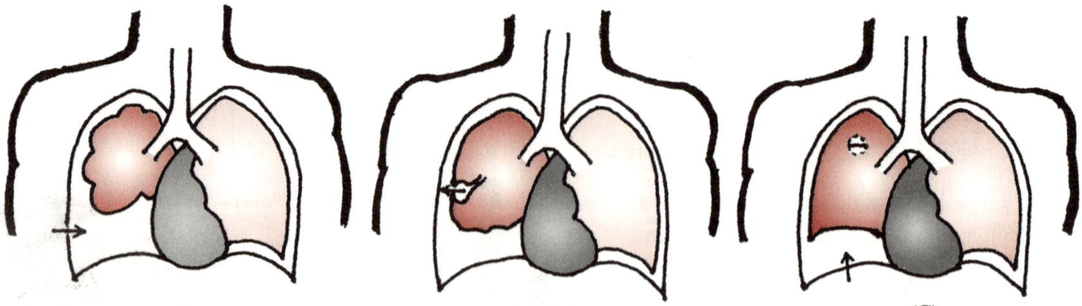

(A) (B) (C)

Fig. 5-9 Pneumothorax.

A. pneumothorax by opening B. pneumothorax by oneself C. pneumothorax by artificialis

（二）肺通气的阻力

呼吸阻力是指 pulmonary ventilation 过程中所遇到的 resistance。它包括弹性阻力（elastic resistance）和非弹性阻力（non-elastic resistance）两方面。

1. Elastic resistance 外力在使弹性体变形的同时也遇到 resistance，这个 resistance 就是弹性体的 elastic resistance。Lung 和 thorax 都是弹性体，在 respiration 过程中要改变 lung 和 thorax 的形状，就自然要克服 lung 和 thorax 的弹性阻力。因为在 eupnea 时，每一个呼吸周期中，当 inspiration 时，lung 和 thorax 被扩张，这种扩张要克服来自 lung 和 thorax 的 elastic resistance。这个 resistance 在气流停止时仍然存在，故为静态 resistance。

（1）顺应性（Compliance）：弹性体的 elastic resistance 越小，在外力作用下越容易变形；反之，elastic resistance 越大，越难以变形。物理学用 compliance 来表示弹性体在外力作用下变形的难易程度，从而观察肺和胸廓的可扩张性（distensibility）。Compliance 与 elastic resistance 之间是密切相关的。Elastic resistance 越大，说明物体越不容易变形，它的 compliance 越小；反之，elastic resistance 越小，说明物体越容易变形，它的 compliance 也越大。它们之间的的关系是，compliance（C）与 elastic resistance（R）呈反比，即：$C=1/R$。

对于 lung 和 thorax 这样的中空弹性体，受外力作用时，其变形表现为容积（扩张程度）的变化，即单位 pressure 变化（P）所引起的 volume 变化（V）。又因其处于低压系统中，所以 pressure 单位采用 cmH_2O，volume 单位采用升（L）。

$$C = \Delta V/\Delta P \ (L/cm\ H_2O)$$

测定 lung 的静态 compliance，可采用分步吸气（或注气）和分步呼气（或抽气）的方法。每步吸气和呼气后，除测定肺容积的变化，还要在屏气情况下测 intrapleural pressure。由此绘制出压力 - 容积曲线（pressure-volume curve）（Fig. 5-10），即肺的静态 compliance 曲线。曲线斜率大，表示以较小的外力作用可以引起肺容积较大的变化，说明 compliance 大。曲线斜率小，说明在外力作用下肺容积不容易变化，compliance 小。

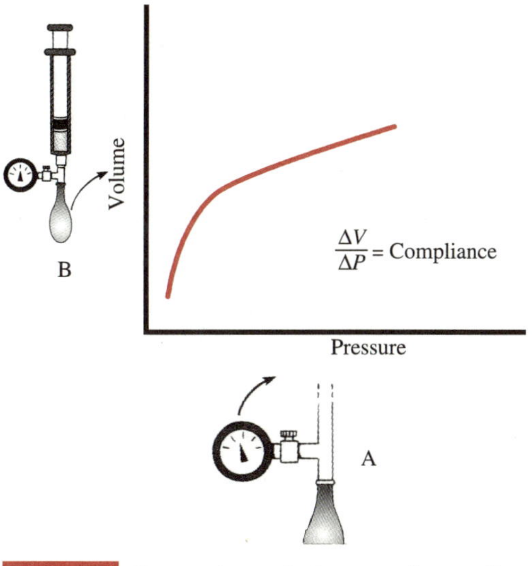

Fig. 5-10 Comparison of the compliance diagrams of saline-filled and air-filled lungs.
A. air-filled B. saline-filled

正常成人 eupnea 时，肺 compliance 约为 $0.2L/cmH_2O$，位于斜率最大的曲线中段，这表明 eupnea 时肺的 elastic resistance 小，呼吸运动省力。在高肺容积时，曲线斜率变小，表示肺 compliance 变小，肺 elastic resistance 变大，呼吸运动费力。

生理及临床影响 lung 和 thorax 的 compliance 因素很多，主要有以下几方面：

1）肺容积的大小：从肺 compliance 曲线斜率变化规律可以看出，即便在相同的跨肺压下，过小、过大容积的肺，compliance 都变小（Fig. 5-11）。如小儿比成人以及肺叶切除的病人比正常人，肺的 compliance 都小。因此，为了排除肺容积对 compliance 的影响，提出了比顺应性（specific compliance，Csp）的概念。Specific compliance 是指单位肺容积的 compliance。Csp = 肺顺应性（C）/ 肺总容量（L），单位为（L/cmH_2O）。这样便于对比不同容积肺的 compliance。

2）体位：卧位与立位比，肺 compliance下降。原因是卧位时纵隔和腹腔脏器对肺构成压迫，肺扩张受限。

3）临床疾病：许多肺部疾病都可导致肺 compliance 下降，如肺充血，肺不张，肺纤维化，肺部炎症和肺泡表面活性物质减少等。肺气肿的病人，因 alveolus 过度膨胀和融合，alveolus 弹性纤维被破坏，弹性阻力增大；此外，肺气肿病人肺的容量增大，处于高肺容量的 compliance 曲线阶段，其斜率变小，compliance 减小。

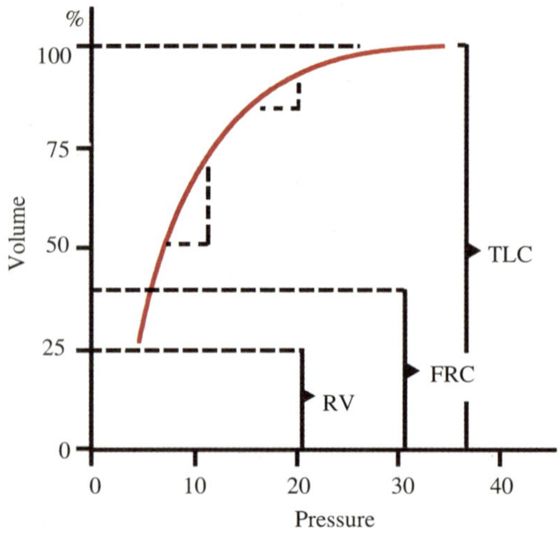

Fig. 5-11 Relationship between lung volume and compliance.

TLC: total lung capacity; FRC: functional residual capacity; RV: residual volume.

（2）肺的弹性阻力（elastic resistance）、肺泡的表面张力（surface tension）和肺表面活性物质（surfactant）：肺组织中的 alveolus 周围，有丰富的弹力纤维。那么肺的 elastic resistance 是否就是由它构成的呢？当我们用弹性蛋白酶处理肺造成弹性纤维溶解后，结果表明肺的弹性回缩力只减少 1/3。显然弹力纤维不是构成肺 elastic resistance 的主要部分。那么另外 2/3 是如何形成的呢？在肺 compliance 测定的实验中，如果用生理盐水代替空气注入肺，肺的 compliance 增加了 3 倍，即它们的 elastic resistance 明显减小。原因是向肺泡内注入生理盐水，使原有的液-气交界面消失，表面张力（surface tension，T）消失，造成 elastic resistance 大大减小。液体表面的分子之间的相互吸引力，是产生 surface tension 的原因。这种 surface tension 在一球形的气泡中产生的合力是一种缩小气泡体积的力量。如果将 alveolus 看成一球形，alveolus 内液 - 气界面所产生的 surface tension，则是一种使 alveolus 缩小的力量，其结果是使 alveolus 不容易扩张，形成 alveolus 的 elastic resistance。这就是为什么向 alveolus 中注入生理盐水后，elastic resistance 大大减小的原因。

在正常人，测定 alveolus 的 surface tension 时发现，其 surface tension 只有水的 1/7。后来发现，alveolus 内存在有能降低 surface tension 的物质，称为表面活性物质（surfactant）。Surfactant 是由Ⅱ型肺泡上皮细胞（type Ⅱ alveolar epithelial cells）合成并分泌，为脂质和蛋白质等组成的复杂混合物，起作用的主要成分是二棕榈酰卵磷脂（dipalmitoyl phosphatidyl choline，DPPC）。其分子为双嗜分子，亲水端朝向 alveolus 液体层，疏水端朝向肺泡气。Surfactant 垂直排列在 alveolus 的液 - 气界面上，并将它隔绝。这种排列降低了 alveolus 的 surface tension（Fig. 5-12）。

Surfactant 具有降低 alveolus 的 surface tension 的作用，因此 surfactant 具有重要的生理功能：①降低 elastic resistance；由于 surfactant 降低了 alveolus 的 surface tension，降低了肺的 elastic resistance，降低了肺回缩力，进而增大肺的 compliance，使 alveolus 更容易扩张。②保持 alveolus 的“干燥”：正常时，alveolus 壁极薄又与毛细血管壁紧贴。由于

alveolus 内 surface tension 的作用使 alveolus 回缩，降低了组织间的压力，使毛细血管内的液体容易进入组织间隙进而进入 alveolus，引起 alveolus 中的液体增多，严重时造成肺水肿，影响气体的交换。但在正常人，surfactant 大大地降低了 surface tension，防止了肺水肿的发生，从而保持 alveolus 的“干燥”，保证了 alveolus 的气体交换（Fig. 5-13）。③维持alveolus稳定：根据 Laplace 公式：$P = 2T/r$（P 为肺泡中的回缩压力，T 为 surface tension，r 为 alveolus 的半径）。由此公式可见，surface tension 造成肺泡回缩压力的大小与肺泡半径成反比。由此推测，小 alveolus 内，r 小气压大，而大 alveolus 内 r 大气压小。人体 alveolus 的体积大小，不可能是相等

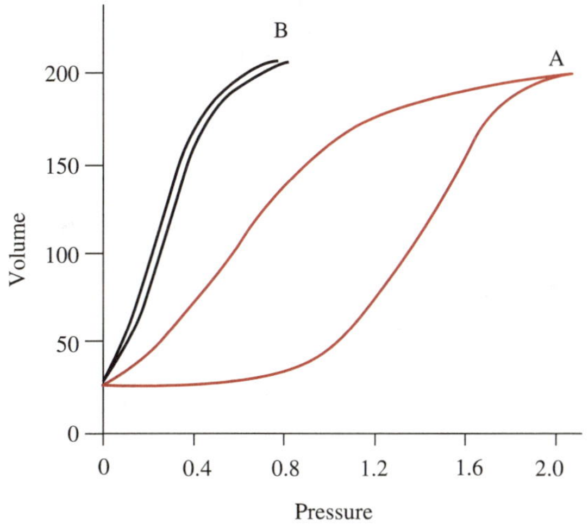

Fig. 5-12 Comparison of compliance diagrams of saline-filled and air-filled; lungs. A. air-filled; B. saline-filled

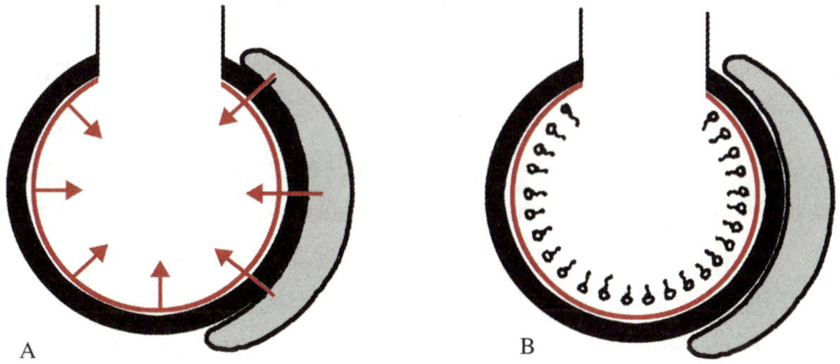

Fig. 5-13 Effect of surface tension (A) and surfactant (B).

的。大小不同的 alveolus 又都以终末细支气管相通，这些相互连通的 alveolus 中的压力又不相等，就会发生小 alveolus 气体流入大 alveolus，导致小 alveolus 萎缩，大 alveolus 扩张。实际上这种情况并没有发生。这是由于 surfactant 的存在，它降低 surface tension 作用的大小与其在液体表面的密度成正相关。这样小的 alveolus 虽然 r 小，surface tension 较大，但因面积较小其 surfactant 的密度相对大，降低 surface tension 的能力也较大。结果是小的 alveolus 中的 surface tension 反而变小，回缩力小，压力低。而大 alveolus 虽然 r 大，surface tension 较小，但其 surfactant 密度相对较低，降低 surface tension 的能力也较小。这样可造成大的 alveolus 中的气体流向小的 alveolus。因此，surfactant 具有维持不同大小 alveolus 回缩压平衡，防止 alveolus 过度缩小和扩张，维持 alveolus 稳定性的作用（Fig. 5-14）。④调节 alveolus 在呼吸运动中的回缩力：surfactant 在 alveolus 上的密度可随 alveolus 扩大和缩小，在不断地变化。吸气时，alveolus 的体积增大，surfactant 密度减小，降低 surface tension 的作用也减小，使 surface tension 的作用相对增大，回缩力增大，对抗了由

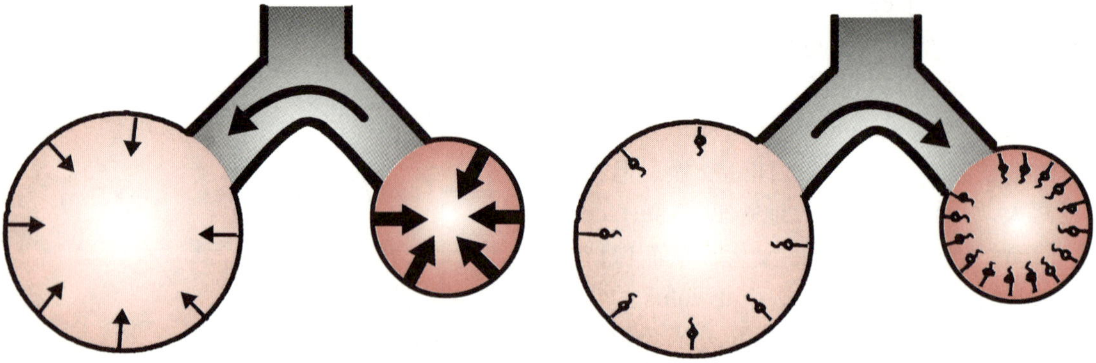

Fig. 5-14 The effect of surfactant on surface tension and showing pressure relations and air flow in tow alveoli of different size.

于 alveolus 体积增大，半径（r）增大，降低 surface tension，降低 alveolus 回缩力的作用，有利于在吸气结束后，呼气时 alveolus 的回缩，将气体排出。在呼气时的作用相反，由于 alveolus 体积的减小，alveolus 表面 surfactant 的密度增加，降低 surface tension 的作用加大，从而对抗了由于 alveolus 半径减小而增加的回缩力，有利于在呼气结束后，吸气时 alveolus的扩大。这些周期性的调节作用，使alveolus在呼气时不至于萎缩，在吸气时不至于膨胀破裂。

Surfactant 也有重要的临床意义。前述 surfactant 有对抗肺水肿的作用。除此而外，肺炎、肺充血、肺血栓等疾病可导致 surfactant 减少，成为肺不张的原因之一。在胎儿，由于在妊娠 30 周左右才有 surfactant 分泌，早产儿可因缺乏 surfactant 而出现呼吸困难而造成死亡，称为新生儿呼吸窘迫综合征（neonata respiratory distress syndrome, NRDS）。死亡原因可能为肺不张、肺水肿，血浆中的液体和蛋白质进入 alveolus，并形成透明膜阻碍 alveolus 的气体交换，导致缺氧而致死，因而又称为透明膜病。目前已可以做到事前抽取羊水检测 surfactant 含量，协助诊断和预防，并可采取延长妊娠或使用激素增加 surfactant 的生成。近期发现 surfactant 结合蛋白，它在 surfactant 的分泌、清除、再利用等过程中起着重要作用。

（3）呼吸系统的总顺应性（entire compliance）：Lung 和 thorax 是串联在一起的，所以呼吸器官的 entire elastic resistance （R_{RS}） 是 lung resistance（R_L）和 thorax elastic resistance（R_{chw}）之和，即：

$$R_{RS} = R_L + R_{chw}$$

因为 compliance 是 elastic resistance 的倒数，因此呼吸系统的 entire compliance（C_{RS}）可表示为：

$$1/C_{RS} = 1/C_L + 1/C_{chw}$$

正常情况下，C_L 约为 0.2L/cmH$_2$O；C_{chw} 也约为 0.2L/cmH$_2$O。根据上式计算，lung 和 thorax 的 total compliance 为 0.1L/cmH$_2$O。

胸廓 compliance 可因肥胖、胸廓畸形、胸膜增厚、胸肌及骨关节疾病、腹腔占位性病变等降低。肺的 compliance 可因充血、肺不张、surfactant 减少、肺纤维化和感染等原因降低。Compliance 降低后，病人的肺不易扩张，必须加大呼吸的作功才能达到适量的通气，因此可能出现呼吸困难。

2. 非弹性阻力（Non-elastic resistance） Non-elastic resistance 主要包括组织 resistance 和气道 resistance。粘滞 resistance 是由呼吸时组织移动相互摩擦产生的，一般比较小，可以忽略不计。气道 resistance 是指气体流经呼吸道时，气体分子相互碰撞，摩擦，以及气体与呼吸道的摩擦所产生的 resistance。

（1）气道阻力（Airway resistance）：Airway resistance 是 non-elastic resistance 的主要部分，约占80%～90%。在肺内的分布见Fig. 5-15，其大小随流速增加而增加，因而是动态 resistance。Airway resistance 可以用维持单位时间内气流量所需压力差来表示：airway resistance = 大气压－肺内压（cmH_2O/气流量（L/s)。因为在不同肺容量时 airway resistance 也不同，所以一般以功能余气量时为标准。常人 eupnea 时约为 1～3cmH_2O/(L·s)(Fig. 5-15)。

（2）影响 airway resistance 的因素：影响 airway resistance 的生理及临床因素很多，分述如下：

1）气流形式：Airway 内气流有层流（laminar flow）和湍流（turbulent flow）两种形式，因而 resistance 也分为 laminar flow resistance 和 turbulent flow resistance。在管壁光滑，气流平缓，方向不变时常为 laminar flow，如小气道。在大气道，气流速度快，加之管径变化，壁不平，多分枝易出现 turbulent flow。气体密度小可使 turbulent flow 转变为 laminar flow，因而，临床上用密度低的氦气代替密度高的氮气，可减小 airway resistance，改善呼吸功能。但这对本来就是 laminar flow 的小气道无效（Fig. 5-16）。

2）Airway 口径：Airway 口径是影响 airway resistance 最重要的因素。Airway 口径大，resistance 小，airway 口径小，resistance 大。Resistance（R）与airway 的口径（r）的 4 次方成反比：

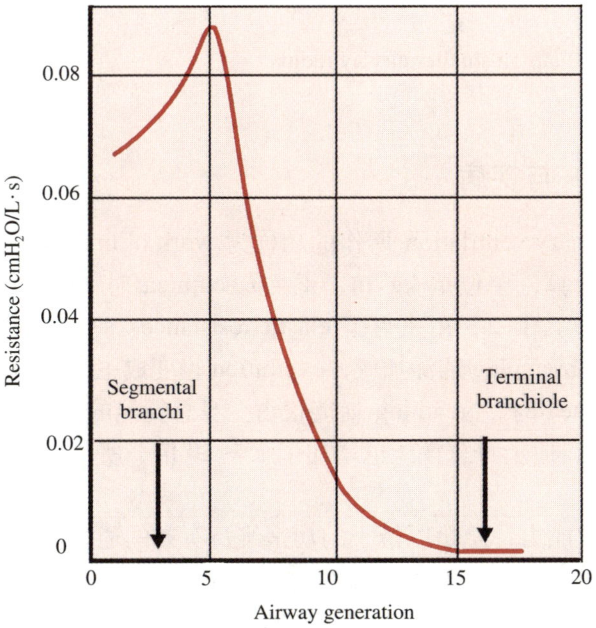

Fig. 5-15 Distribution of airway resistance.

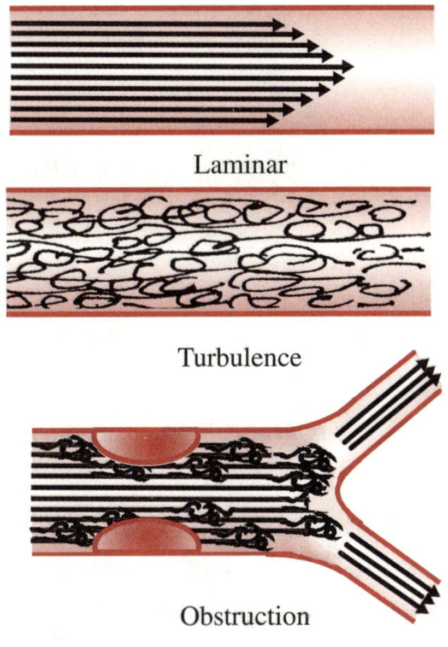

Fig. 5-16 Types of air flow.

$$R \propto 1/r^4$$

在 laminar flow 时，airway resistance 与 airway 半径的 4 次方成反比。而在 turbulent flow 时，airway resistance 与 airway 半径的 5 次方成反比。即在 laminar flow 时，airway 半径减半，airway resistance 增加 16 倍。说明 airway 的口径对 airway resistance 有很大的影响。临床上，病人常因气管内分泌物、异物、水肿和肿瘤等导致 dyspnea。

影响 airway 口径的生理因素也很多，主要是：①跨壁压：指 airway 内外的压差。内大于外时，airway 扩张，resistance 减少，反之则增大。 ②肺容积：Inspiration 时肺扩张，通过弹力纤维牵引 airway 壁使其扩张，airway resistance 减小。反之，expiration 时 airway 收缩，resistance 增大。所以临床上常出现呼气性呼吸困难（expiratory dyspnea）(Fig. 5-17)，即病人在呼气时感到呼吸困难。③呼吸道平滑肌：神经和体液因素可以影响平滑肌的舒缩。交感神经及儿茶酚胺可使呼吸道平滑肌舒张；副交感神经及乙酰胆碱、内皮素、组胺可使呼吸道平滑肌收缩，这些都与支气管哮喘发病有密切关系。

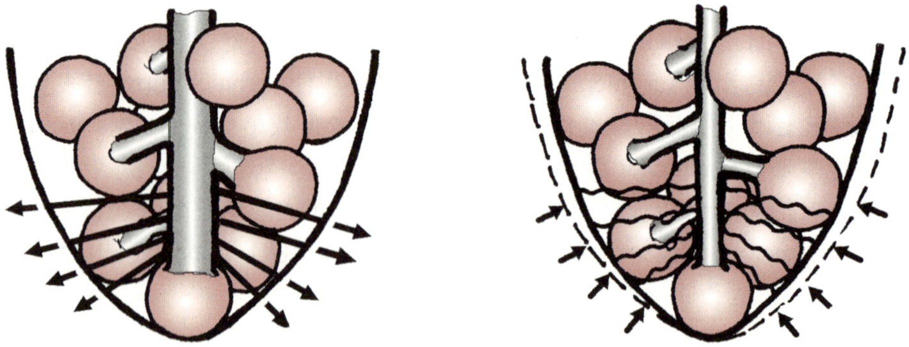

(A) Inspiration (B) Expiration

Fig. 5-17 Effect of breath on smaller airway radius.

（三）呼吸功（work of breathing）与疾病

呼吸肌为克服 resistance 实现 pulmonary ventilation 所作的功称为 work of breathing，以单位时间内压力变化乘以容积变化来计算，单位是 kg·m。正常人 eupnea 时，work of breathing 不大，约每分钟 0.3～0.6kg·m，其中 2/3 用来克服 elastic resistance；1/3 用来克服 airway resistance。人在劳动和运动时，breathing 加深加快，expiration 也变成主动过程，work of breathing 可增加至 10kg·m。Eupnea 时，breathing 耗能仅占全身总耗能的 3%。剧烈运动时，尽管 breathing 耗能增加 25 倍，但全身总耗能也增加了 15～20 倍，所以 breathing 耗能仍只占全身总耗能的 3%～4%。

人体对 work of breathing 有自动调节能力，总是以最小的功来维持有效的通气量。如临床发现支气管哮喘病人呈深慢呼吸，原因是使支气管哮喘病人产生 dyspnea 的主要原因是 airway resistance 增加，深慢呼吸可以节省 airway resistance 增加所作的功。而肺炎，肺纤维化的病人呈浅快呼吸，原因是为了尽量节省 elastic resistance 增加所作的功。

二、肺容量和肺通气量 (Pulmonary capacities and pulmonary ventilation)

(一) 静态肺容量 (Static lung volume)

Static lung volume 是不考虑时间因素或在静态的情况下测量的肺容量 (pulmonary capacities), 常分为以下几部分 (Fig. 5-18):

1. 潮气量 (Tidal volume, VT) 是指 eupnea 时，每次吸入或呼出的气体量。正常值为 400～500ml。VT 生理变异比较大，因此单独测定 VT 常常不能全面反映肺功能。

2. 补吸气量 (inspiratory reserve volume, IRV) 和深吸气量 (inspiratory capacity,

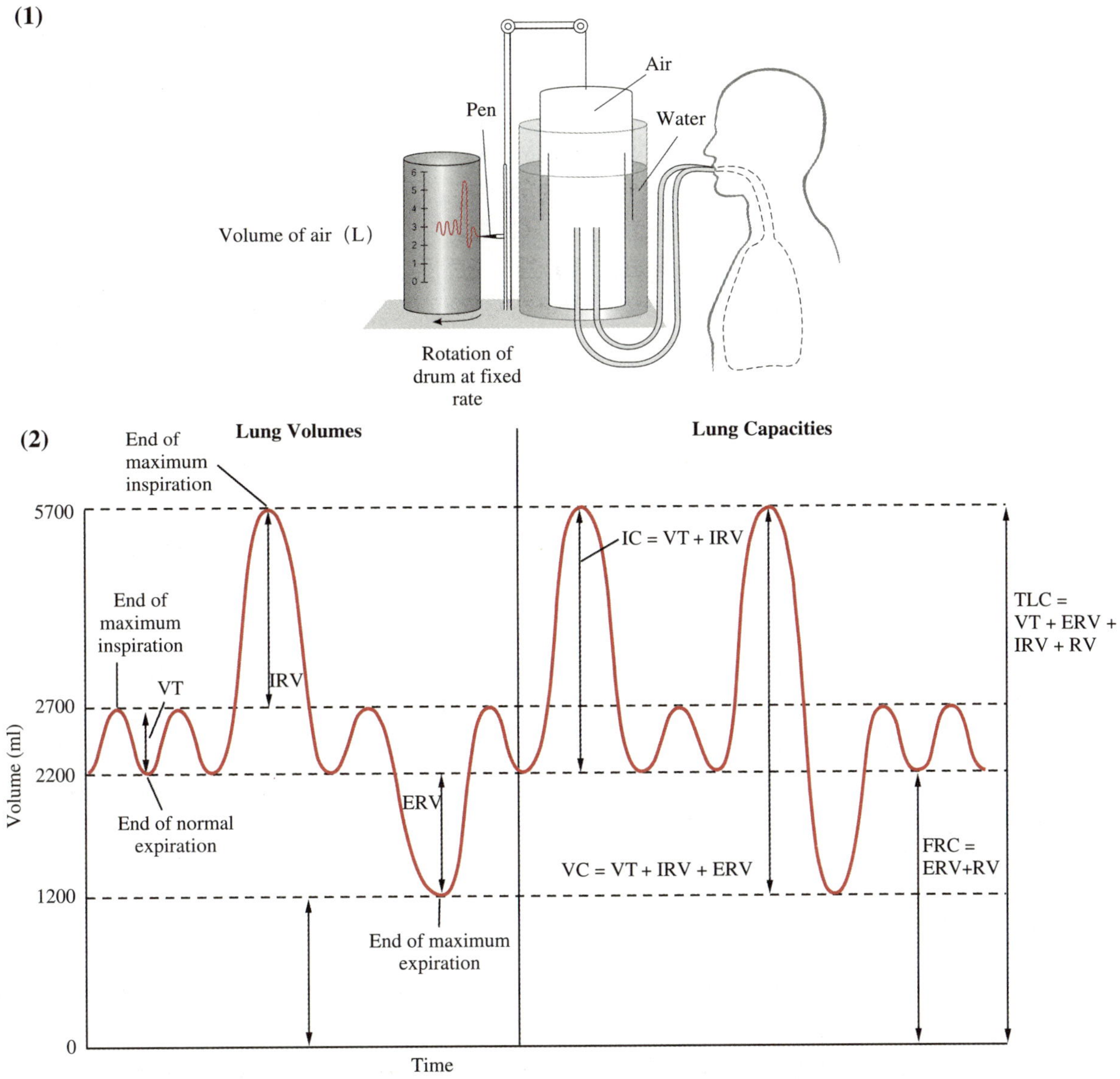

Fig. 5-18 Normal lung volumes and capacities for a healthy 70kg male.
(1) measured by spirometry; (2) Diagram of standard lung volumes and capacities

IC） IRV 是指在平静吸气末，再尽力 inspiration 所能吸入的最大气量。正常值为 1500～2000ml。IC 是指在平静 expiration 末，再尽力 inspiration 所能吸入的最大气量。IC ＝ VT ＋ IRV。IC 常与肺活量相平行，可作为评价肺功能的一个指标。

3. 补呼气量（Expiratory reserve volume，ERV） ERV 是指在平静 expiration 末，再尽力 expiration 所能呼出的最大气量。正常值为 900～1200ml。它反映呼气贮备能力，但易受姿势的影响。

4. 余气量（residual volume，RV）和功能余气量（functional residual capacity，FRC） RV 是指最大 expiration 末仍残留在 lung 内的气体量。正常值成人男性为 1500ml，女性为 1000ml。目前认为，RV 是由于最大 expiration 末细支气管关闭，加之 thorax 向外的弹性回位力使 lung 不能继续回缩所致。RV 不能直接测定，可通过 FRC － ERV 算出。Functional residual capacity 是指在平静 expiration 末存留在 lung 内的气体量。为lung弹性回缩力与 thorax 向外弹性回位力平衡时的 pulmonary capacities，FRC 值增大时，临床上常为肺气肿、支气管哮喘等疾病。FRC 值减小时常为肺纤维化、surfactant 减少、thorax 畸形等疾病。

5. 肺活量（Vital capacity，VC） 是指在最大 inspiration 后，再尽力 expiration 所能呼出的最大气量。VC ＝ IRV ＋ VT ＋ ERV，VC 的大小反映一次 breathing 时，肺所能达到的最大通气功能。VC正常值成人男性为3500ml，女性为2500ml。VC测定方法简便，可重复性好。但个体差别大，一般适合作自身比较。

6. 肺总容量（Total lung capacity，TLC） 是指尽力做最大 inspiration 时肺内容纳的气体量。TLC = IRV + VT + ERV + RV，TLC 正常值成人男性为 5000ml，女性为 3500ml。TLC 是临床判断限制性肺功能障碍程度的指标。

（二）动态肺容量（Dynamic lung volume）

Dynamic lung volume 是在气体流动情况下的肺容量变化，它可以反映气流力学状态。

1. 用力肺活量（Forced vital capacity，FVC） Forced vital capacity 是指尽力 inspiration 后，用力以最快速度 expiration 所能呼出的最大气量。在临床 airway 轻度阻塞病人，因不限制 expiration 速度，VC 可能正常，但 FVC 明显小于 VC。原因是其 airway 较狭窄，expiration 过程中小气道提前塌陷，故 FVC 减小。

2. 用力呼气量（Forced expiratory volume，FEV） 在测定 FVC 的基础上，再分别测定 expiration 的第 1 秒、第 2 秒、第 3 秒内呼出的气体量（FEV_1、FEV_2、FEV_3）。常以它们各占 FVC 的百分数来表示。正常成人 FEV_1 为 83%，FEV_2 为 96%，FEV_3 为 99%。FEV_1 的百分数如低于 65% 表示有一定程度的 airway 阻塞。另外，FEV 和 FEV_1 在临床对鉴别阻塞性和限制性肺疾患意义最重要，阻塞性者 FEV 和 FEV_1 均降低，而限制性者 FEV_1 降低，但 FEV_1/FVC %正常或升高（Fig. 5-19）。

（三）Pulmonary ventilation

1. 每分肺通气量（Minute ventilation volume，VE） 是指 eupnea 时，每分钟进或出肺的气体总量。因此，VE = VT × 呼吸频率。正常成人在eupnea时，呼吸频率约为 12～18 次/分。即 VE = 500ml × 12 或 18 次/ 分 = 6～9L/min。VE 受性别、年龄、身材等多因素的影响，一般应在基础状态下测定单位体表面积的VE。

2. 最大通气量（Maximal voluntary ventilation，MV） 是指以最快速度，最大幅度

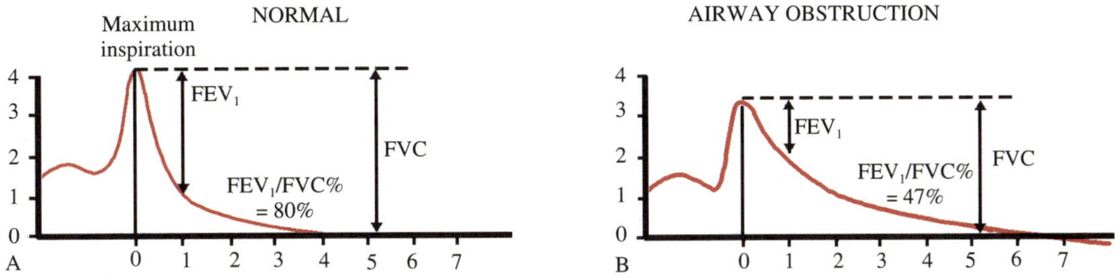

Fig. 5-19 Recordings during the forced vital capacity maneuver.
A. healthy person B. airway obstruction person.

呼吸 1min 所能达到的 pulmonary ventilation。一般测定 10s 或 15s，再乘以 6 或 4，即为 MV。MV 反映的是 ventilation 所涉及的诸多因素，如呼吸肌、胸、肺、气道以及神经等方面机制的整合结果。它反映了在连续 ventilation 状态下肺的最大 ventilation 能力和贮备能力，常作为判断能胜任何种劳动和运动的指标。正常值变异范围较大，为 70～120L。临床常以 (MV−VE)/MV×100% 表示，称为通气贮量百分比。正常值应大于 93%。

3. 肺泡通气量（Alveolar ventilation，VA） 呼吸的气体只有达到 alveolus 才能进行气体交换，呼吸过程中停留在 airway 中的气体并不参与气体交换，这部分空间称为解剖无效腔（anatomical dead space）。正常成人约为 150ml。进入 alveolus 的气体也可因血流在肺内分布不均而未能都进行气体交换，这部分称为肺泡无效腔（alveolar dead space）。Alveolar dead space 与 anatomical dead space 之和称为生理无效腔（physiological dead space，Vd）。正常人平卧时，physiological dead space 与 anatomical dead space基本相等（Fig. 5-20）。

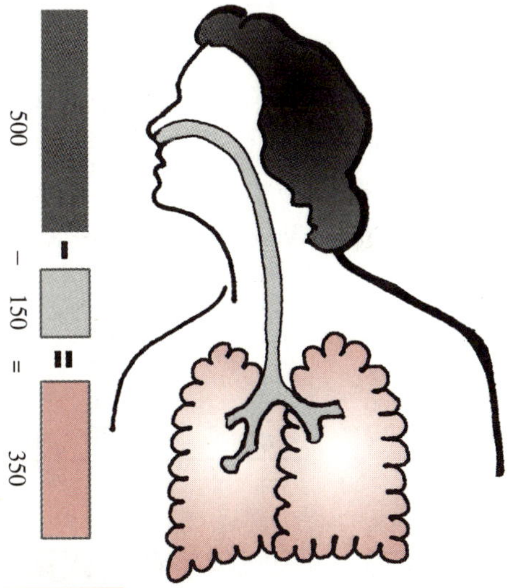

Fig. 5-20 Dead space and alveolar ventilation.

由此看到，计算与气体交换有关的通气量，应以 alveolar ventilation（VA，又称为有效通气量）为准。VA=（VT − Vd）×呼吸频率 =（500 − 150）ml × 12/min = 4.2 L/min。由以上数字可见，每次吸入的新鲜空气只有350ml真正到达 alveolus，并进入 2500ml 的 functional residual capacity 中。换言之，每次呼吸仅使 alveolus 气更新了 1/7 左右，所以必须不断的呼吸才能满足人体对气体的需求。但从另一角度看，低更新率却具有使人肺泡气成分在呼与吸的时相中仍能保持相对稳态的重要意义。Dead space 与 tidal volume 的比值（Vd / VT）称为无效腔效应，它能反映 ventilation 的效率。浅而快的呼吸，Vd / VT 值增大，ventilation 效率下降；深而慢的呼吸，Vd / VT 值减小，ventilation 效率上升。

第二节 气体交换
Gas Exchange

与 ventilation 不同，gas exchange 是指 O_2 和 CO_2 按一定方向运动。在肺部 O_2 由 alveolar 进入 blood，CO_2 由 blood 进入 alveolus；在组织则 O_2 由 blood 进入 tissues，CO_2 由 tissues 进入 blood。然而却不会反方向进出，为什么？这就是 gas exchange 原理要阐述的问题。

一、气体交换的原理（Principles of gas exchange）

（一）气体的扩散（diffusion）

在气体和液体中的分子由高浓度向低浓度方向的运动称为扩散（diffusion）。在混合气体中，气体的压力是由各种不同气体成分共同作用形成的。每种气体在混合气体中所占容积的百分比与该气体的分压（partial pressure）相同，即：

某气体分压 = 混合气总压力 × 该气体的容积百分比

如空气总压力为 760mmHg（101.33kPa），其中 O_2 的容积百分比为 21%，这样 O_2 的分压（PO_2）= 101.33kPa × 21% = 21.28kPa（159mmHg）。因此，在混合气体中，气体分子的 diffusion 是顺分压差（difference of partial pressure）扩散。呼吸的组分及 partial pressure 见 Tab. 5-1。

Tab. 5-1 Partial pressures of respiratory gases in arterial blood, venous blood and tissue (mmHg)

Site	PO_2	PCO_2	PN_2	PH_2O	Total
Atmosphere (dry)	159	0.3	601	0	760
Atmosphere (water vapor present)	158	0.3	596	5.7	760
Inspired gas (saturated)	149	0.3	564	47	760
Expired gas (saturated)	116	28	569	47	760
Alveolar gas (saturated)	100	40	573	47	760
Arterial blood	95	40	573	47	755
Venous blood	40	46	573	47	706
Tissues	30	50	573	47	700

（二）影响气体扩散的因素（Factors affecting gas diffusion）

单位时间内气体 diffusion 的 volume 为气体扩散速率（rate of diffusion，D）。它受很多因素的影响：

$$D \propto \frac{\Delta P \cdot T \cdot A \cdot S}{d \cdot \sqrt{MW}}$$

式中 D：气体扩散速率（rate of diffusion）

ΔP：分压差（partial pressure difference）

T：绝对温度（absolute temperature）

A：扩散面积（area of diffusion）
S：溶解度（solubility）
d：扩散距离（distance of diffusion）
MW：分子质量（molecular mass）

据此，D受以下因素影响：

1. ΔP 是 diffusion 的动力，ΔP 越大，diffusion 越快。

2. D 与 MW 的平方根成反比。O_2 分子量为 32，CO_2 分子量为 44，因而 O_2 从分子量的角度看为 CO_2 扩散的 1.17 倍。如果气体 diffusion 发生在气相与液相之间，D 还与气体在溶液中的溶解度（solubility, S）成正比。在 1 个大气压下、38℃时，100ml 水溶解 CO_2 为 51.5 ml，而 O_2 为 2.14ml。从溶解度的角度，CO_2 为 O_2 扩散的 24 倍。如果将 S 与 MW 结合考虑，$S/\sqrt{MW}$ 称为扩散系数。从扩散系数看，CO_2 为 O_2 扩散的 20 倍。这在临床上有特别重要的意义，这就是在发生 dyspnea 时，病人同时有缺 O_2 和 CO_2 潴留，两者相比，常常缺 O_2 比 CO_2 潴留严重的原因。

3. D 与 A 成正比，与 d 成反比。

4. 气体分子运动随 T 升高而加速，因此 D 与 T 成正比。但人的体温相对恒定，T 的影响可以忽略。

二、气体交换的过程 (Processes of gas exchange)

（一）呼吸气和 alveolar air 的成分和 partial pressure

空气的主要成分有 N_2（78.62%），O_2（20.84%）和 CO_2（0.04%）。其中各种气体的多少又因地域不同而不同，partial pressure 是随总 atmospheric pressure 变化而变化。另外，人吸入的空气在 airway 内被水蒸气饱和，所以吸入气已不同于大气，各种气体的 partial pressure 也已改变。呼出气为无效腔气（吸入气）与alveolar air的混合气（Tab. 5-1）。

（二）Gas exchange in the lung

根据气体分子顺分压差 diffusion 的原理，从 Fig. 5-21 可以看出，alveolar air 的 PO_2 为 104mmHg（13.83kPa），PCO_2 为 40mmHg（5.32kPa），流经肺毛细血管的混合 venous blood PO_2 为 40mmHg（5.32kPa），PCO_2 为 46mmHg（6.12kPa）。因此，O_2 便由 alveolus 进入 blood，而 CO_2 则由 blood 进入 alveolus，使得 blood 的 PO_2 和 PCO_2 接近 alveolar air 的水平。这样，venous blood 流经 alveolus 就变成了含 O_2 量高的 arterial blood，这一过程非常迅速，约 0.3s 即达平衡。通常 blood 流经肺毛细血管历时约 0.7s，所以当 blood 流经肺毛

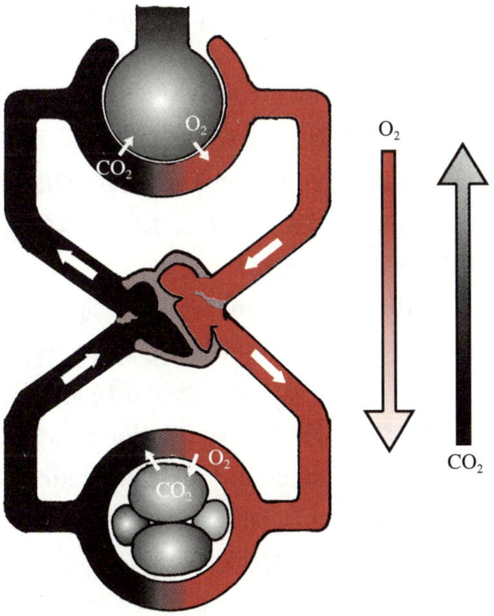

Fig. 5-21 Exchange of gas in lung and tissues.

细血管的前 1/3 段时，已基本完成肺 gas exchange 过程。

（三）Gas exchange in tissues

由于细胞代谢会产生 CO_2 和消耗 O_2。血液流经 tissues 时，O_2 会从 partial pressure 比较高的 capillary blood 经 diffusion 进入组织，而 CO_2 会从组织中进入 capillary blood。这样 arterial blood 流经组织后变成了 venous blood（PO_2 下降，PCO_2 升高）。

三、影响气体交换的因素 (Factors affecting gas exchange)

1. 肺内气体的 partial pressure difference 肺泡内气体与血液气体之间的 partial pressure difference 越大，越有利于 gas exchange。影响肺内 partial pressure difference 的因素有：

（1）Alveolar ventilation：Alveolar ventilation 越大，alveolar air 成分越接近吸入气，其 PO_2 越高 PCO_2 越低，越有利于 gas exchange。在临床发生通气功能障碍时，往往因为通气不足，使 alveolar air 中的 PO_2 降低，而 PCO_2 升高，不利于气体的交换而导致 dyspnea。

（2）肺血流量（perfusion）：Perfusion 增加时，增加了 O_2 和 CO_2 的交换量。在临床，肺血流障碍同样可导致 dyspnea。

（3）化学反应的速度：由 alveolus 进入 blood 的 O_2 很快被血红蛋白（Hb）带走，O_2 与 Hb 结合速度很快。Blood 释放 CO_2 的速度相对较慢（需要红细胞内碳酸酐酶）。在临床上，有时 CO_2 的 diffusion 比 O_2 困难，造成病人发生严重的 CO_2 潴留。

2. 呼吸膜（respiratory membrane）的厚度 肺 gas exchange 实际可分为 alveolus 内 gas diffusion；穿越 respiratory membrane 的液相 diffusion 以及 blood 中的气体化学结合。Alveolus 平均直径只有 100nm，气体可在极短时间内完成 alveolus 内的 gas diffusion (0.002s)。Respiratory membrane 是指 gas exchange 必须穿过的肺泡 - 毛细血管膜。O_2 通过 respiratory membrane 是一种 simple diffusion。目前有证据表明，肺泡上皮细胞内质网的细胞色素 P450 对 O_2 有易化 diffusion 的作用。因此，这种 gas diffusion 不完全是一种 simple diffusion。气体扩散速率与 respiratory membrane 厚度成反比。Respiratory membrane 由 6 层结构组成（Fig. 5-22），但各层都非常薄，总厚度还不到 1nm，对 gas diffusion 阻隔作用极小。另外，由于 respiratory membrane 面积极大，所以 blood 层也非常薄，气体几乎直接与红细胞接触，gas exchange 速度非常快。

临床上，肺炎、肺间质水肿、肺纤维化等都使 respiratory membrane 变厚，gas diffusion 受阻，导致 dyspnea。

3. Respiratory membrane 的面积 正常成人约有 3 亿左右 alveoli，全部面积可达 $70m^2$。安静时仅需 $40m^2$ 的 respiratory membrane 扩散面积，因此人肺有相当大的贮备面积。临床上，在必要时可以切除病人部分肺叶，而不会影响安静状态的呼吸功能。

4. 通气血流比值（ventilation / perfusion ratio，V_A/Q）

（1）肺 ventilation / perfusion ratio：实现肺正常的 gas exchange，除了要有足够的 alveolar ventilation 和 perfusion，还要求两者有恰当的比值。每分钟肺泡通气量（V_A）与每分钟肺血流量（Q）的比值（V_A/Q）称为 ventilation / perfusion ratio。正常成人安静时 V_A 约为 4.2L，Q 约为 5.0L，V_A/Q 约为 0.84，即正常人 4.2L 的肺泡通气恰好使 5.0L 的 venous blood 达到动脉化，或者说 0.84 是恰当的比值。Ventilation / perfusion ratio 可以升高（大

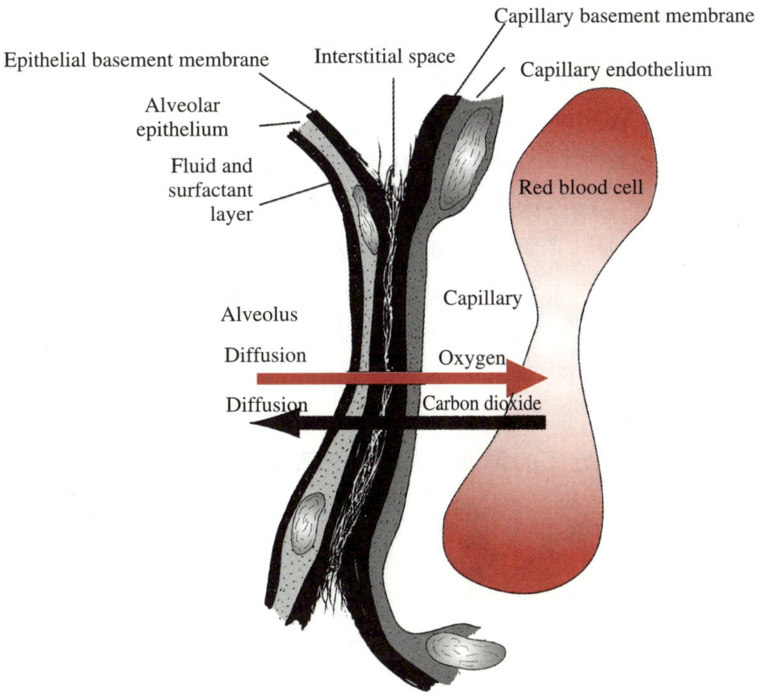

Fig. 5-22 Ultrastructure of the alveolar respiratory membrane.

于 0.84)，也可以减小（小于 0.84)。临床上，常见的 ventilation / perfusion ratio 增加是由于 perfusion 的减少。此时 ventilation 相对过多，即有部分气体没有和 blood 进行交换，这部分过多的气体量成了死腔（dead space)。当然这里改变的不是解剖 dead space，而是生理 dead space。因此 $V_A/Q > 0.84$ 时，称为生理无效腔（physiologic dead space）增大。临床上常见的 ventilation / perfusion ratio 减小是由于 ventilation 减小。此时，ventilation 相对不足，blood flow 相对过多，即有部分 venous blood 没有完成 gas exchange，没有被动脉化。这部分血液相当于通过动静脉短路（A-V shunt)，回到左心。当然也只是功能性动静脉短路（functional A-V shunt）(Fig. 5-23)。

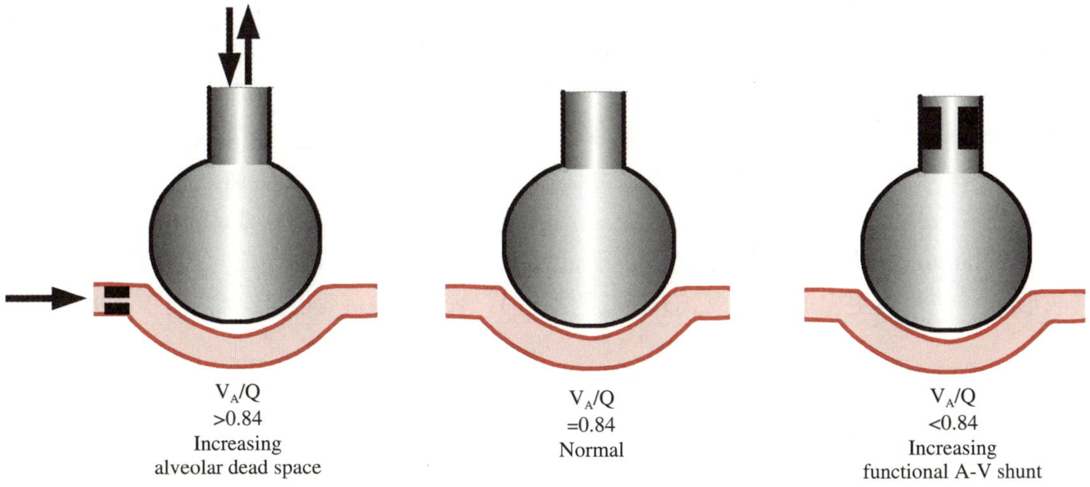

Fig. 5-23 Effect of altering the V_A/Q in a lung unit and clinical abnormalities in V_A/Q.

（2）V_A/Q 的区域性差异：即使在正常人肺内的不同部位，ventilation 和 blood flow 分布也是不均等的。人在直立位时，由肺底部到肺顶部，V_A 和 Q 都逐渐减少。但由于重力对 perfusion 的影响比对 ventilation 的影响大，因此 V_A/Q 由肺底到肺顶逐渐增大。肺顶部可高达 3.3，肺底可为 0.63。0.84 是全肺的平均值，约相当于第 3 肋水平（Fig. 5-24）。人肺 V_A/Q 区域性差异的生理原因有：① thorax 下部肋骨活动度比上部大，膈肌移动也对肺下叶扩张作用大，所以由肺顶到肺底 alveolar ventilation 逐渐增大。②直立位时，重力使肺的上部 alveolus 容积较大。根据肺 pressure-volume curve（Fig. 5-11），基础容积大的肺上部 compliance 较小。因此 inspiration 时，进入肺上部的气体比较少；而肺中下部 compliance 较大，进入的气体较多。③同一水平，inspiration 时肺外周部比中心部扩张大。④肺循环是低压、低阻力系统，血管壁薄，血流大。重力与压力都会明显影响肺内血流分布。⑤左右肺动脉从肺总动脉上分支的角度有差别，使左肺血流量大于右肺（Fig. 5-24）。

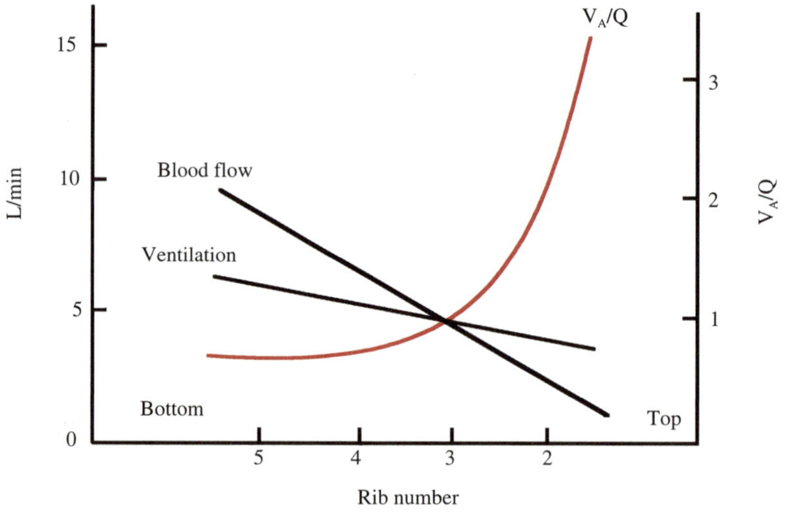

Fig. 5-24 Distribution of lung ventilation and blood flow down the up right lung.

（3）肺对 V_A/Q 的 autoregulation：正常人的肺，无论 V_A 或 Q 单独变化引起 V_A/Q 偏离 0.84 时，都会通过 autoregulation 使 V_A/Q 恢复正常，从而维持较高效率的肺 gas exchange。估计正常人肺 gas exchange 效率可达最大理论值的 97%～98%。当肺某区域 ventilation 减少或肺 perfusion 增加时，V_A/Q 减小。但由于 alveolus 内的 O_2 被过多摄取，以致 alveolar air 的 PO_2 下降。这会引起这一区域的肺血管收缩，perfusion 随之减少（血液更多的流向通气良好的肺区），使 V_A/Q 恢复正常。反之，当肺某区域 ventilation 增加或肺 perfusion 减少时，alveolar air 的 CO_2 被过多呼出，以致 alveolar air 的 PCO_2 下降。这会引起这一区域支气管收缩（使气体更多的通向 V_A/Q 较低的肺区），ventilation 随之减少，使 V_A/Q 恢复正常。

临床上许多疾病都能影响 V_A/Q，使肺 gas exchange 效率减低，导致 dyspnea，如阻塞性通气功能障碍、肺不张、肺气肿、肺梗死等。

四、肺扩散容量（Pulmonary diffusing capacity）

在 1mmHg（0.13kPa）的分压差（partial pressure difference）下，每分钟通过 respiratory membrane diffusion 的气体量（ml）称为 pulmonary diffusing capacity（D_L）。即：

$$D_L=\frac{V}{P_A-P_C}$$

V 为每分钟通过 respiratory membrane 的气体容积（ml/min），P_A 为 alveolar air 中该气体的平均 partial pressure，P_C 为肺毛细血管内该气体的平均 partial pressure。

D_L 是测定气体通过 respiratory membrane 的能力的一种指标。正常人安静时 O_2 的 D_L 约为 20ml / min，CO_2 的 D_L 约为 O_2 的 20 倍。成人的 D_L 大于老年人和儿童，男性大于女性，平卧大于直立，运动大于安静。D_L 也与身高、体重、体表面积有关。卧位时，肺血流量增加，分布变得较均匀，V_A/Q 较好，有利于 gas diffusion。运动时 D_L 可增加 25%～35%，原因是 alveolar ventilation 和 perfusion 都增加，从而改善 V_A/Q 的比值，有利于 gas diffusion。临床上 D_L 减少有两方面原因：①肺有效扩散面积减少，如肺叶切除、肺不张、肺气肿、肺梗死等；② gas diffusion 距离增大，如肺水肿、肺炎等。

第三节 气体在血液中的运输
Gas Transport in the Blood

一、气体在血液中运输的方式 (Forms of gas transport in the blood)

O_2 在肺内进入 blood 后，必须通过血液的运输才能到达 tissues。CO_2 在 tissues 中进入 blood 后，也必须通过血液的运输到达肺，再排出体外。O_2 和 CO_2 在 blood 中有两种存在方式：物理溶解（dissolved state）和化学结合（combination）。当 venous blood 中 PCO_2 为 46mmHg（6.12kPa）和 arterial blood 中 PO_2 为 100mmHg（13.3kPa）时，每 100ml blood 中以 dissolved state 形式存在的 CO_2 和 O_2 的量分别为 2.91ml 和 0.31ml。这个量分别只占 CO_2 运输总量（52.91ml）的 6% 和 O_2 运输总量（20.31ml）的 1.5%。因此，以 dissolved state 方式进行 gas transport 的量是很少的，根本无法满足机体对气体的需求。Blood 中 94% 的 CO_2 和 98.5% 的 O_2 都是以 combination 的方式来运输的（Tab. 5-2）。Dissolved state 的

Tab. 5-2 Contents of O_2 and CO_2 in the blood

	Arterial blood			Venous blood		
	Physically dissolved	Chemically combined	Total	Physically dissolved	Chemically combined	Total
O_2	0.31	20.0	20.31	0.11	15.2	15.31
CO_2	2.53	46.4	48.93	2.91	50.0	52.91

量虽然很少，但它作为combination的必经途径也有着重要意义。气体必须先经过dissolved state 形式进入 blood，此时 partial pressure 升高，第二步才能形成 combination。这两种形式始终处于动态平衡。

二、氧的运输（Oxygen transport）

Oxygen transport 有 dissolved state 和 combination 两种方式。前已述及，dissolved state 的量非常少，绝大部分 O_2 是以与血红蛋白结合形式（combination）运输。

（一）血红蛋白（Hemoglobin，Hb）分子结构

Hb 的分子是以一个具有 4 个多肽链的珠蛋白为基础，每个多肽链与一个血红素（heme，亚铁原卟啉）结合，即Hb是由4个亚单位构成的多聚体。Heme 的中心是一个 Fe^{2+} 原子，即与 O_2 结合的部位（Fig. 5-25），Hb 的 4 个亚单位之间和亚单位内部由盐键连接。当 Hb 与 O_2 结合或解离时，都能影响盐键的形成和断裂，使 Hb 表现出变构效应。当前认为 Hb 有两种构型：去氧 Hb 为紧密型（tense form，T 型）和氧合 Hb 为疏松型（relaxed form，R 型）。Hb 由 T 型转变为 R 型过程中盐键逐渐断裂，Hb 与 O_2 的亲和力也随之增加。R 型比 T 型对 O_2 的亲和力高数百倍，因而 Hb 的 4 个亚单位之间无论在结合 O_2 还是解离 O_2，相互间都有协同效应，即 1 个亚单位与 O_2 结合（或解离）使下一个亚单位更容易与 O_2 结合（或解离）。这就是氧解离曲线呈 S 形和波尔效应的基础。

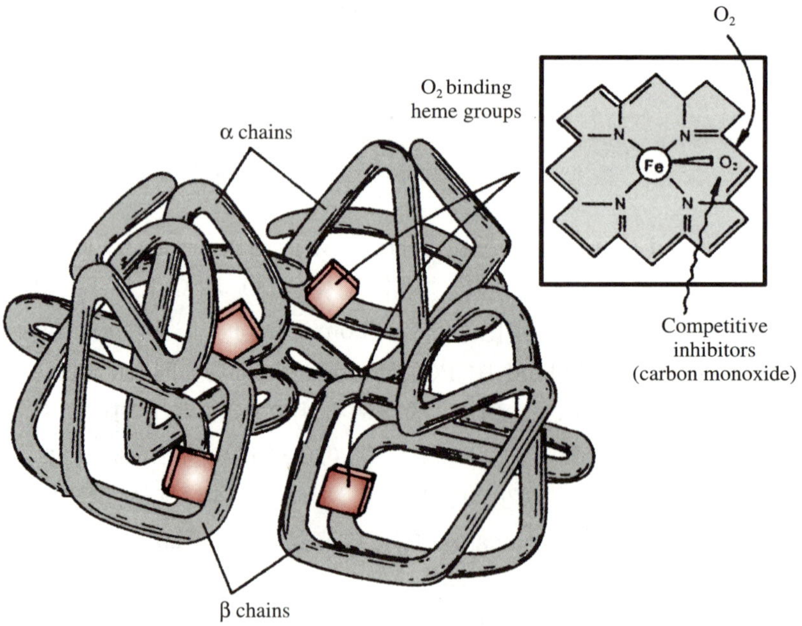

Fig. 5-25 The molecular structure of hemoglobin.

另外，成人 Hb 的 4 个多肽链为 2 个 α 和 2 个 β 链（Hb 为 HbA 型）；而胎儿的 Hb 则为 2 个 α 和 2 个 γ 链（Hb 为 HbF 型）。HbF 型比 HbA 型对 O_2 的亲和力高。这对胎儿在子宫中低 PO_2 条件下 O_2 的 transport 有利。

（二）O_2 与 Hb 化学结合的特点

1. Hb与O_2结合为不需要酶的可逆反应，反应方向取决于PO_2，反应速度快。当blood流经 O_2 较高的 alveoli 时，Hb 与 O_2 结合形成氧合 Hb（HbO_2）；当 blood 流经 PO_2 较低的 tissues 时，Hb 与 O_2 解离形成氧离 Hb：

$$Hb + O_2 \rightleftharpoons HbO_2$$

2. O_2 与 Hb 的 Fe 结合时，Fe 仍保持为 Fe^{2+}，没有离子价的变化，称为氧合（oxygenation），而不是氧化（oxidation）。而且只有Fe^{2+}与多肽链的组氨酸结合后，作用点才起作用，游离的 heme 不能运输 O_2。

3. 根据 Hb 的分子结构，1 个分子的 Hb 最多能结合 4 个分子的 O_2。因而我们能推算出 100ml 血液中 Hb 能结合 O_2 的最大量，称为 Hb 的氧容量（oxygen capacity）。Hb 实际结合 O_2 的量称为 Hb 的氧含量（oxygen content）。Hb 的 oxygen content 与 oxygen capacity 的百分比称为 Hb 氧饱和度（oxyhemoglobin saturation）。显然 Hb 的 oxygen content 越高，oxyhemoglobin saturation 越高，即 HbO_2 较多，如 arterial blood。而 venous blood 则 oxygen content 较低，氧离 Hb 较多。HbO_2 吸收蓝光的能力强于吸收红光，因此红光易于透过使 arterial blood 呈现鲜红色；反之含氧离 Hb 较多的 venous blood 呈现青紫色。当病人乏氧时，氧离Hb如果超过50g/L，则可出现肉眼所见的发绀（cyanosis）。临床上常以病人的cyanosis程度推断乏氧程度。Cyanosis一般是HbO_2减少，氧离Hb增加所致。因此，cyanosis一般是缺氧的标志。值得注意的是，有些严重贫血的病人，虽然存在缺氧，但由于Hb 总量太少，以致毛细血管床血液中氧离 Hb 达不到 50g/L 故不出现 cyanosis；相反，有些患高原性红细胞增多症的人，虽然不存在缺氧，但因为Hb总量很多，以致毛细血管床血液中氧离 Hb 可达 50g/L 以上，而出现 cyanosis。正常人 cyanosis 不一定表示乏氧，如当人在低温环境中停留时，皮肤血流减少变慢，这使皮肤血管中blood的还原Hb增加导致皮肤cyanosis，但并不存在人体内乏氧。另外，CO 与 Hb 的亲和力比 O_2 高 250 倍。因此，CO在很低浓度时就能占据 Hb 上 O_2 的结合点。并且 CO 与 Hb 的 1 个亚单位结合后会妨碍其余亚单位对 O_2 的释放，这会造成病人高度乏氧，甚至死亡。CO 中毒又易造成误诊，因为CO与Hb结合时，Hb呈樱红色。病人虽高度乏氧却不表现cyanosis，这尤其要引起临床医生的注意。

（三）氧解离曲线（Oxygen-hemoglobin dissociation curve）

Oxyhemoglobin saturation 与 PO_2 有密切关系，PO_2 越高，oxyhemoglobin saturation 越高。两者的关系曲线称为 oxygen-hemoglobin dissociation curve，它表示在不同 PO_2 下，O_2 与 Hb 结合或解离的情况。由于 O_2 与 Hb 结合时 Hb 分子具有变构效应，使 oxygen-hemoglobin dissociation curve 呈 S 形，这种 S 形 curve 具有重要的生理意义（Fig. 5-26）。

1. Oxygen-hemoglobin dissociation curve 的上段　这段 curve 较平坦，表示在 PO_2 较高水平（60～100mmHg 即 7.98～13.3kPa）的情况下，PO_2 的变化对 oxyhemoglobin saturation 影响不大。因此在高空、高原或临床某些呼吸系统疾病时，只要 PO_2 不低于 60mmHg（7.98kPa），oxyhemoglobin saturation 仍能保持在 90% 以上，blood 仍可携带足够的 O_2，不至于发生低氧血症。

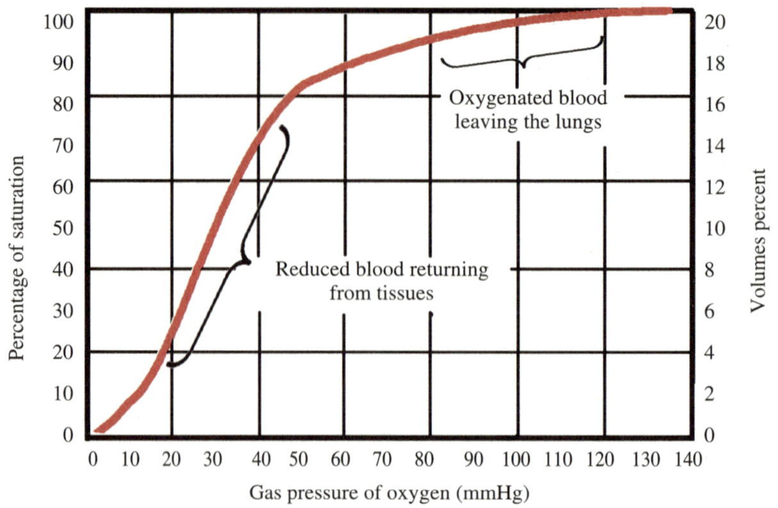

Fig. 5-26 Oxyhemoglobin dissociation curve.

2. Oxygen-hemoglobin dissociation curve 的中段 这段 curve 变陡，表示 PO_2 在 60～40mmHg（7.98～5.32kPa）之间下降时，oxyhemoglobin saturation下降更明显。Arterial blood 的 PO_2 为 100mmHg（13.3kPa），其 oxyhemoglobin saturation 为 97.4%，oxygen content 为 19.4 ml。Tissue 的 PO_2 为 40mmHg（5.32kPa），其 oxyhemoglobin saturation 为 75%，oxygen content 为 14.4ml，即 100ml 血液流过 tissues 时释放了 5ml 的 O_2。这一段的特点是，在血液流经组织时有利于 O_2 的释放。血液流经 tissue 时释放出的 O_2 容积占 arterial blood O_2 含量的百分数称为 O_2 的利用系数，安静时约为 25%。如 cardiac output 为 5L/min，人体耗氧量为 250 ml/min。

3. Oxygen-hemoglobin dissociation curve 的下段 这段是 curve 中最陡的部分，表示 PO_2 在 40～15mmHg（5.32～2kPa）间下降时，oxyhemoglobin saturation 会大大下降。当 tissues PO_2 降到 15mmHg（2kPa），oxygen content 仅为 4.4ml，即 HbO_2 可进一步解离。这样每 100ml 血液能给 tissues 提供 15ml 的 O_2，O_2 的利用系数提高到 75%，是安静时的 3 倍。这段 curve 代表 O_2 的贮备。当机体进行剧烈的体力活动时，组织对 O_2 的需求大增，组织中的 PO_2 可降到 15mmHg。从 oxygen-hemoglobin dissociation curve 看，这一段对保证更多的 O_2 供应是极为有利的。

4. Hb 的氧缓冲功能 由于 oxygen-hemoglobin dissociation curve 的 S 形特点，使高 PO_2 下，PO_2 的变化对 oxyhemoglobin saturation 影响较小。当 tissues 代谢增强，耗氧量增加的情况下，HbO_2 对 O_2 的释放也增加，保持 tissues PO_2 相对稳定。Hb 的这种功能称为 Hb 的 O_2 缓冲功能。

（四）影响 oxygen-hemoglobin dissociation curve 的因素

许多因素可以影响 O_2 与 Hb 的亲和力，进而使 oxygen-hemoglobin dissociation curve 偏移（Fig. 5-27）。从定量的角度研究这种亲和力的变化，可以以 oxyhemoglobin saturation 达到 50% 时的 PO_2（P_{50}）作为指标，观察这一数值的变化。正常时为 26.5mmHg（3.52kPa），即在 PO_2 为 26.5mmHg 时，oxyhemoglobin saturation 可达到 50% 。P_{50} 增大表示 oxygen-hemoglobin dissociation curve 右移，即需要更高的 PO_2 才能达到 50% 的 oxyhemoglobin saturation，说明对 O_2 的亲和力降低。同理，oxygen-hemoglobin dissociation curve 左移，说明亲和力降低（Fig. 5-27）。

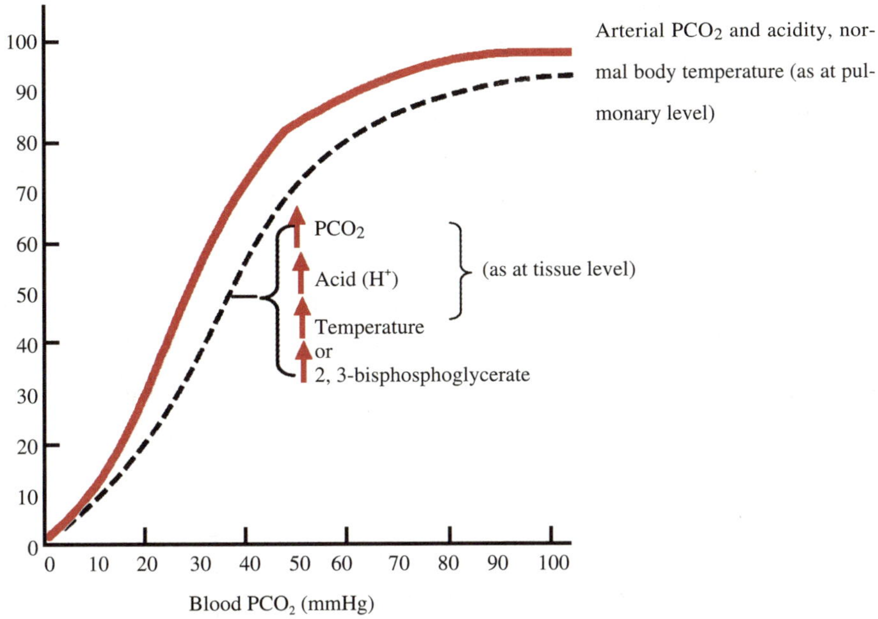

Fig. 5-27 Shift of the oxyhemoglobin dissociation curve to the right.

1. pH 和 PCO_2 的影响 pH 降低或 PCO_2 升高时，曲线右移，P_{50} 增大。pH 对 O_2 与 Hb 亲和力的影响称为波尔效应（Bohr effect）。其机制是当 H^+ 增加时，H^+ 与 Hb 多肽链某些氨基酸残基结合，促进盐键形成，使 Hb 分子构型变为 T 型，O_2 与 Hb 的亲和力下降。PCO_2 变化对 P_{50} 的影响，主要是通过 PCO_2 的变化间接引起 H^+ 的变化实现的。Bohr effect 的生理意义十分重要，当 blood 流过 tissues 时，CO_2 由 tissues 进入 blood，blood 的 PCO_2 升高，pH 下降，曲线右移。O_2 对 Hb 的亲和力下降，O_2 与 Hb 解离，blood 向 tissue 释放更多的 O_2。反之，当 blood 流经 alveoli 时，CO_2 由 blood 进入 alveoli，blood PCO_2 下降，pH 升高，曲线左移。O_2 对 Hb 的亲和力增加，使 blood 能够携带更多的 O_2 。

2. 温度的影响 温度升高时，oxygen-hemoglobin dissociation curve 右移，促进 O_2 的释放。温度对 oxygen-hemoglobin dissociation curve 的影响，可能与温度改变了 H^+ 的活度有关。温度升高时，H^+ 的活度增加，降低了 Hb 和 O_2 的亲和力。组织代谢增强时，局部温度升高，CO_2 和酸性代谢产物增加，这也都有利于 HbO_2 解离，这样可使活动着的 tissue 获得更多的 O_2。

3. 2,3- 二磷酸甘油酸 红细胞内的 2,3- 二磷酸甘油酸（2,3-diphosphoglyceric acid，2, 3-DPG）增加时，oxygen-hemoglobin dissociation curve 右移。2,3-DPG 可能与 Hb 的 β 多肽链形成盐键，使 Hb 变构为 T 型，降低 O_2 与 Hb 的亲和力。2,3-DPG 是红细胞无氧糖酵解的产物，缺氧时，2,3-DPG 增加，oxygen-hemoglobin dissociation curve 右移，有利于 O_2 的释放，这可能是人对低氧的适应机制之一。

三、二氧化碳的运输（Carbon dioxide transport）

在安静状态下，人体代谢产生的 CO_2 量约为 200ml/min。这些 CO_2 经 blood transport 通过肺排出体外。CO_2 在 blood 中运输的形式也有 dissolved state（占 6%）和 combination（占 94%）两种方式。CO_2 的 combination 方式主要有以下两种形式：

（一）碳酸氢盐（HCO_3^-）

$$CO_2 + H_2O \rightleftharpoons H_2CO_3 \rightleftharpoons HCO_3^- + H^+$$

$CO_2 + H_2O \rightleftharpoons H_2CO_3$ 的反应缓慢，CO_2 进入红细胞（RBC）后，在 RBC 内的碳酸酐酶催化下，反应速度提高 5000 倍，不到 1s 即达到平衡。因为这个反应实际是在 RBC 内进行的，反应产生的 HCO_3^- 可与 RBC 内的 K^+ 结合。但因 RBC 的容量十分有限，大量的 HCO_3^- 进入血浆与 Na^+ 结合。$NaHCO_3$ 有很大的溶解度，从而携带了大量的 CO_2，以 HCO_3^- 运输 CO_2 占血液 CO_2 运输的 87%。HCO_3^- 带有负电荷，RBC 膜不允许带正电荷离子自由通过。然而 RBC 膜上有转运 HCO_3^- 和 Cl^- 的特异载体，可将血浆中的 Cl^- 转运进入 RBC，以维持电平衡。这一现象称为氯离子转移（chloride shift）。此外也有 H_2O 进入 RBC 以维持渗透压平衡，因此使 venous blood 中 RBC 有轻度“肿胀”，导致 venous blood 的 RBC 比容大于 arterial blood。上述反应产生的 H^+，大部分与 Hb 结合，说明 Hb 也具有缓冲功能。另外，上述反应是可逆反应，反应方向取决于 PCO_2。在肺部反应向左进行，HCO_3^- 又进入 RBC，而 Cl^- 由 RBC 释出，称为氯离子反相转移（Fig. 5-28）。

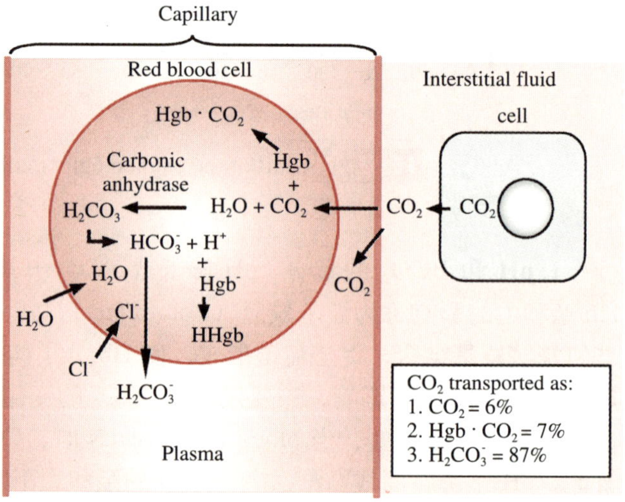

Fig. 5-28 Transport of carbon dioxide in the blood.

（二）氨基甲酸血红蛋白（HbNHCOOH）

进入 RBC 的 CO_2 一部分也可与 Hb 上的氨基结合生成氨基甲酸血红蛋白（carbaminohemoglobin），这个反应不需要酶，反应迅速，可逆。

$$HbNH_2 + CO_2 \rightleftharpoons HbNHCOOH \rightleftharpoons HbNHCOO^- + H^+$$

Blood 以 $HbNHCOO^-$ 方式运输 CO_2 只占 CO_2 运输量的 7%，但肺排泄的 CO_2 却有 17.5% 是由 $HbNHCOO^-$ 释放的，说明这种运输方式效率较高。

（三）二氧化碳解离曲线（CO_2 dissociation curve）和 O_2 与 CO_2 运输的相互关系

血液 PCO_2 与 CO_2 含量的关系曲线称为 CO_2 dissociation curve。从 Fig. 5-29 看到两者呈线性关系，不呈 S 形。但也有特点，即有两条曲线。上方的一条是 venous blood 的 CO_2 解离曲线，下方的一条是 aterial blood 的 CO_2 解离曲线。即在相同的 CO_2 下，venous blood 能结合 CO_2 的量比 aterial blood 多。原因是，当 Hb 与 O_2 结合生成 HbO_2 时，Hb 能释放出 H^+。这个反应与 CO_2 运输的反应都是发生在 RBC 中的可逆反应。我们把两个反应列在一起（Fig. 5-30）。

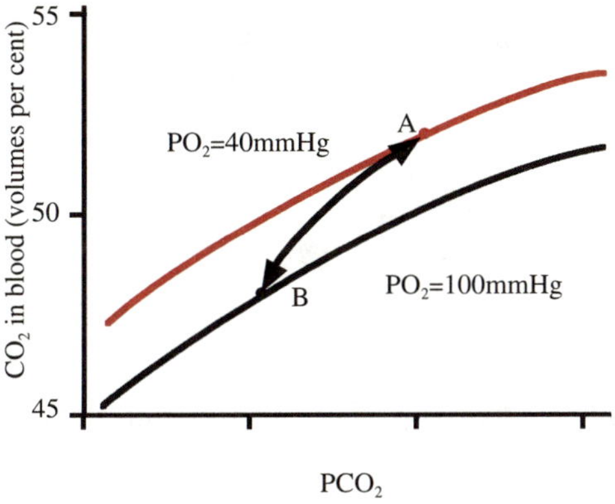

Fig. 5-29 Carbon dioxide dissociation curve.

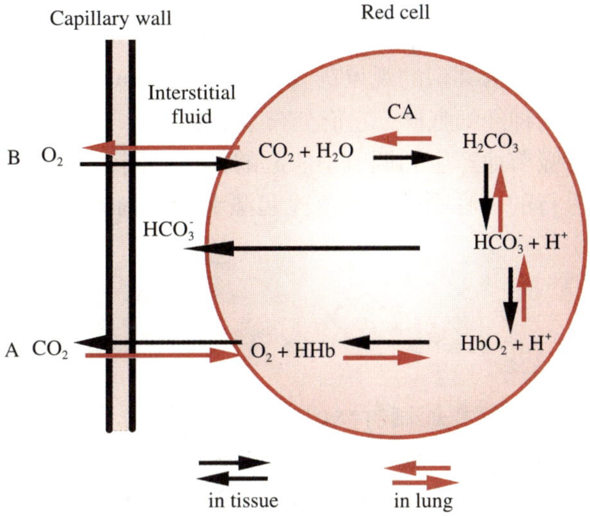

Fig. 5-30 Scheme of the uptake and liberation of CO_2 and O_2 in pulmonary and tissue capillaries.

当 blood 流经 alveoli 时（反应 A），Hb 与 O_2 结合使 RBC 中 H^+ 增加。RBC 中 H^+ 的增加可推动反应 B 向左进行，即当 blood 与 O_2 结合时促进了 CO_2 的释放；反之，当 blood 流经组织时（反应 B），Hb 与 CO_2 结合使 RBC 中 H^+ 增加。RBC 中 H^+ 的增加可推动反应 A 向左进行，即当 blood 与 CO_2 结合时，促进了 O_2 的释放。O_2 与 CO_2 运输之间的这种相互促进关系称为何尔登效应（Haldane effect）。由于 Haldane effect 的作用，arterial blood 结合 O_2 较多时，促进 CO_2 的释放即能与 CO_2 结合的量（CO_2 含量）降低；反之，venous blood 能结合 CO_2 的量（CO_2 含量）较高。

（梁 强）

第四节 呼吸运动的调节
Respiratory Regulation

呼吸系统（respiratory system）的主要功能是使血液内的 PO_2 和 PCO_2 以及 H^+ 浓度维持在一个正常的生命活动所需的范围之内，也称之为呼吸系统的稳态功能（homeostatic function）。Respiratory system 是靠调节肺通气量来实现 homeostatic function 的，也就是保证机体代谢所需要的 O_2 和排出体内产生的 CO_2。呼吸器官还有一些非稳态功能（non-homeostatic function)，如讲话、歌唱、吞咽、咳嗽、喷嚏等，也称为行为功能，这些功能在清醒时发生更频繁。由此可见，呼吸器官的活动很复杂，必须在中枢神经系统的精确调节下才可完成。

Respiratory system 的 homeostatic function 和行为功能都是在呼吸中枢（respiratory center）的调节下进行的。Respiratory center 的结构包括呼吸节律发生器（respiratory rhythmogenesis）和中枢呼吸模式发生器（central pattern generator）。由此产生的自主呼吸节律（automatic respiratory rhythm）是呼吸系统稳态功能的基础。大约 2 个世纪以前（Legallois，1812）就已确立了呼吸的基本节律发生于低位脑干。然而直到今天，延桥区的呼吸中枢（respiratory center in the pontomedullary area）的精确组织学定位仍存在很多问题。较为共识的观点认为 respiratory center 是指中枢神经系统内产生呼吸节律和调节呼吸运动的神经细胞群，它们分布于大脑皮质、间脑、脑桥、延髓和脊髓等部位。脑的各级部位在呼吸节律产生和调节中所起的作用不同。正常呼吸是在各级 respiratory center 的相互配合下进行的，呼吸的基本节律起源于低位脑干（指脑桥和延髓）的呼吸相关神经细胞群。

一、呼吸调节系统的功能结构 (Functional anatomy of respiratory regulation system)

调节和控制 respiration 的功能成分包括三大部分：感受器（sensors）、控制器（controllers）和效应器（effectors）。这三大部分构成了控制和调节系统。其中 controllers 属于 respiratory centers 的部分（Fig. 5-31）。

（一）Controllers（respiratory centers）

Controllers 是指在 respiratory centers 范围内的各个组成部分。因为目前对 respiratory centers 的结构和定位尚未完全清楚，所以在这里只能放弃解剖结构的叙述，而从生理角度指出 respiratory centers 应该完成的任务。Controllers 的重要功能至少应包括以下五个方面：① respiratory rhythmogenesis 和 central pattern generators；② central automatic respiratory rhythm 的神经冲动产生后，经传出通路支配运动神经元，例如脊髓颈段的膈神经运动神经元（phrenic motor neuron）和胸段的肋间肌运动神经元；③为适应代谢强度改变所需的中枢呼吸节律调节装置，用以改变 respiration 的节律和强度，也称为 respiratory center 的 homeostatic function；④为适应行为或随意运动所需的呼吸变化的中枢呼吸节律调节装置，也称为 respiratory center 的 non-homeostatic function；⑤保证 respiratory system 能使用最少的能量高效完成各种功能的 controllers。

（二）Sensors

呼吸调节系统的 sensors 存在于许多不同的部位，也具有许多不同的功能。它们察觉多种不同的信息变化。例如 PCO_2 的变化、PO_2 的变化、$[H^+]$ 的变化以及肺扩张程度的改变等，并把这些变化以增强的或减弱的神经冲动的形式传递给 controllers。信息在中枢经过整合作用，使 controllers 的活动发生变化，并把这些改变以神经冲动的形式传递给各种不同的 effectors。与呼吸调节有关的 sensors 有些位于脑内，有些位于脑外，可归类如下：

位于脑内的 sensors：①中枢化学感受器（central chemoreceptor）；②下丘脑温度感受

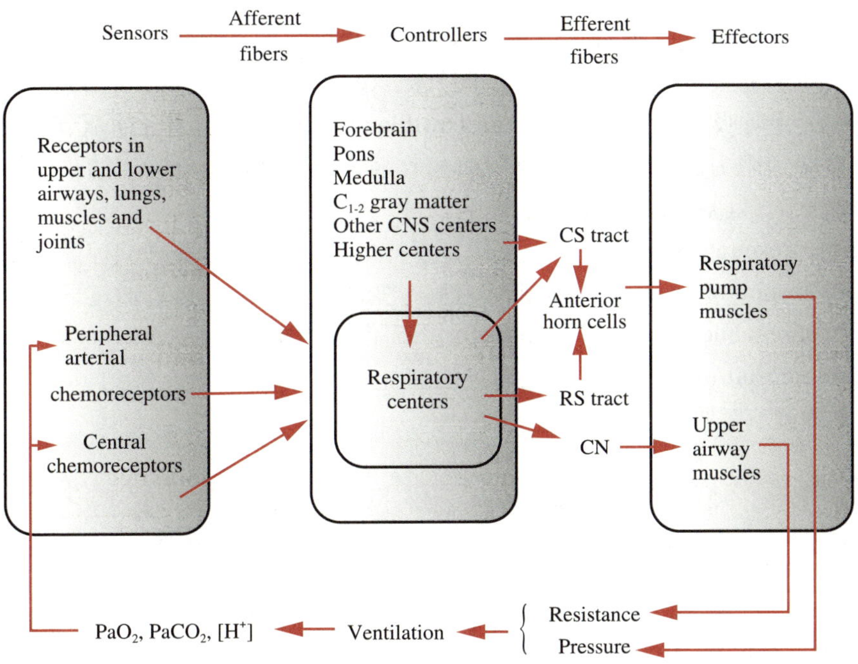

Fig. 5-31 The components of the respiratory system that control breathing. In a broad sense, these include sensors, controllers, and effectors. "The respiratory centers receive afferent information from multiple sites (sensors)." Axons from the medullary respiratory neurons decussate below the obex of the medulla oblongata and descend in the reticulospinal (RS) tracts in the ventrolateral spinal cord to synapse with spinal motor neurons of the phrenic and intercostal nerves that innervate the thoracic inspiratory and expiratory pump muscles. The voluntary breathing system, which originates in the cerebral cortex, descends via the corticospinal (CS) tract to the spinal motor neurons innervating the respiratory pump muscles and via the corticobulbar tract innervating the upper airway respiratory muscles by way of the cranial nerves (CN). In this diagram, ventilation is determined by the balance between upper airway resistance (determined by state of activation of muscles of upper airways) and the pressure generated by the pump muscles. Arterial blood partial pressure of O_2 (PaO_2), $PaCO_2$ and the H^+ concentration ($[H^+]$) are the controlled variables and influence the activity of the chemoreceptors.

器（hypothalamic thermoreceptor）；③前脑中枢随意活动功能（forebrain centers voluntary function）。

位于脑外的 sensors：①外周化学感受器（peripheral arterial chemoreceptor），这类 sensors 中以颈动脉体（carotid body）最重要；②上呼吸道感受器（upper airway receptor），这类 sensors 广泛存在于鼻腔、咽、喉和气管支气管的粘膜上，如喷嚏反射，咳嗽反射都是因不同部位的 sensors 受刺激所引起的；③肺内感受器（pulmonary receptor），包括肺内的三种 sensors 即肺牵张感受器（stretch receptor）、肺内激惹性感受器（irritant receptor）和肺内 C 纤维（C fiber）；④呼吸肌感受器（respiratory muscle receptor）；⑤肋椎关节感受器（costovertebral joint receptor）。

（三）Effectors

最基本的 effectors 是呼吸肌，包括胸廓上作为吸气泵的各组肌群和上呼吸道的肌肉。最主要的吸气肌是膈肌（diaphragm）和肋间外肌（external intercostal muscle）。最主要的上呼吸道呼吸肌是上呼吸道扩张肌（upper airway dilator），这些肌肉的舒缩调节上呼吸道的横截面积和上呼吸道阻力。这些肌肉在吸气时相收缩，可以维持上呼吸道的扩张，防止其塌陷，以对抗吸气时膈肌收缩造成的低压影响。

综上所述，respiratory centers 可以从广泛多样的 sensors 通过多种的神经通路获得大量的信息。经过 respiratory centers 的分析综合后，变成输出信息。信息通过三条途径：一是通过膈神经（phrenic nerve）传到 diaphragm；二是通过肋间神经（intercostal nerve）传到肋间肌群（intercostal muscles）；三是通过颅神经（cranial nerves）传到 muscles of upper airway，以发挥调节呼吸的作用。

二、呼吸节律的神经起源和呼吸节律的神经控制 (Neural generation and control of rhythmical breathing)

（一）两种不同的调节机制

机体有两个不同的神经机制调节着呼吸：一是行为功能的随意呼吸控制系统，另一个是自发节律呼吸功能的自动节律控制系统。随意呼吸控制系统的中枢位于大脑皮质，它的传出冲动通过皮层脊髓束到达脊髓前角的呼吸运动神经元，可由意识随意控制 respiration movement，如讲话，歌唱，吹奏乐器等。自发性节律呼吸的控制系统的中枢位于延髓和脑桥。在延髓和脑桥内的呼吸相关神经元经过复杂的相互作用后，产生自动呼吸节律性的神经冲动，这些冲动通过位于脊髓白质内走行的皮层脊髓外侧束和腹侧束之间的传出纤维到达脊髓前角呼吸运动神经元，造成呼吸肌的自动节律性收缩。如果在脊髓颈段膈神经起源处上缘横切脊髓，呼吸将立即停止。

控制吸气的膈神经运动神经元（phrenic motor neuron）位于脊髓颈段（$C_3 \sim C_5$）的前角内。控制吸气的肋间外肌运动神经元（external intercostal motor neuron）位于脊髓整个胸段的前角内。控制呼气运动的肋间内肌运动神经元（internal intercostal motor neuron）也位于脊髓整个胸段的前角。当支配吸气肌的运动神经元处于兴奋状态时，支配呼气肌的运动神经元则处于抑制状态，反之亦然。控制自动节律性呼吸的神经冲动的频率和强弱是随动脉血内的 PO_2、PCO_2 和 H^+ 浓度的改变而变化的。这属于呼吸的化学调节部分，在后文中还要详细讨论。应注意的是，呼吸的这种化学调节也会受大量的非化学因素的影响。

（二）延髓的作用

延髓和脑桥的呼吸相关神经元的自发性节律性放电，是产生自主呼吸的起因和动力。Lumsden 在 1923 年做了 4 个平面（断面）的脑干横切（brain stem transections at level 1 to 4）的著名实验，首次证实了自动呼吸节律起源于延髓和脑桥（Fig. 5-32，Fig. 5-33）。在延髓下缘的 D 线水平横切脑干，导致呼吸停止。在脑桥上缘的 A 线水平横切脑干对正常的呼吸没有影响，证明基本 respiratory center 位于延桥部位（pontomedullary area）。

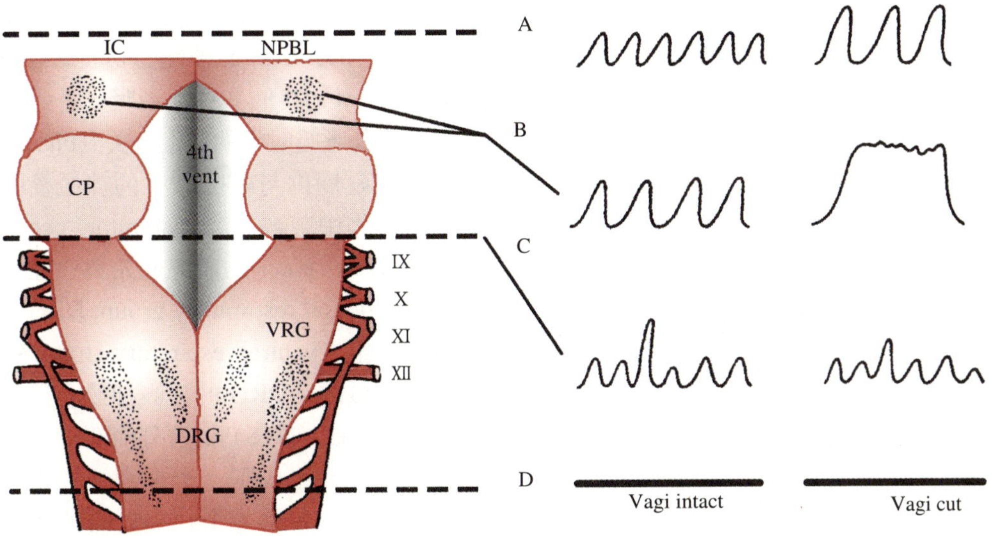

Fig. 5-32 Respiratory neurons in the brain stem. Dorsal view of brain stem; cerebellum removed. The effects of various lesions and brain stem transections are also shown. The spirometer tracings at the right indicate the depth and rate of breathing. DRG, dorsal group of respiratory neurons; VRG, ventral group of respiratory neurons; NPBL, nucleus parabrachialis (pneumotaxic center) ; 4th vent, fourth ventricle; IC, inferior colliculus; CP, middle cerebellar peduncle. The roman numerals identify cranial nerves.

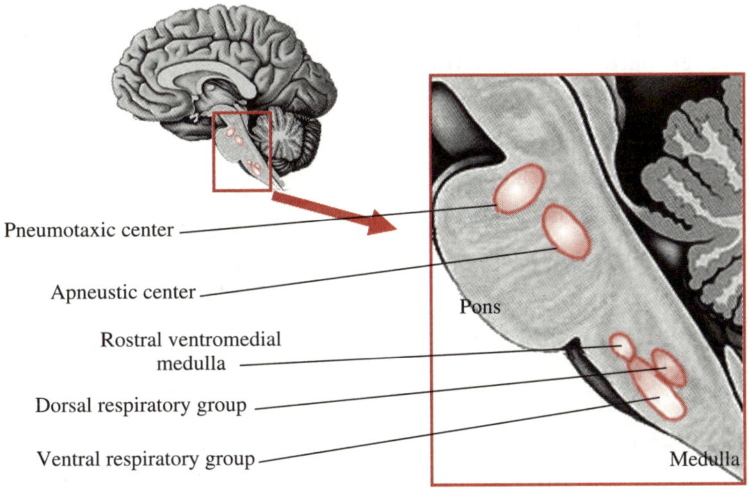

Fig. 5-33 Respiratory control centers in the brain stem.

脑干的呼吸神经元基本上分为两大类：与吸气相同步放电的神经元称为吸气神经元（I neurons），与呼气相同步放电的神经元称为呼气神经元（E neurons）。其中 I neurons 又可根据其放电时程与吸气时相的关系细分为 5 类：①吸气前期放电神经元（pre I）；②吸气早期放电神经元（early I）；③吸气晚期放电神经元（late I）；④吸气后期放电神经元（post I）；⑤吸气期递增型放电神经元（I aug）。而 E neurons 都是呼气期递增型放电神经元（E

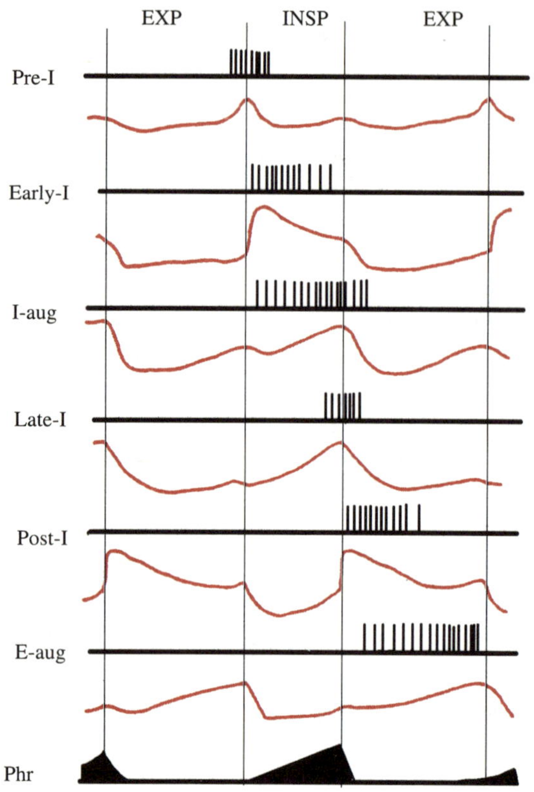

Fig. 5-34 Schematic representation of respiratory neuronal discharge patterns (upper traces, respectively) and postsynaptic membrane potential trajectories (lower traces, respectively) in medullary respiratory neurons of different subtypes. EXP: expiratory phase; INSP: inspiratory phase; Phr: phrenic discharge.

垂直下行到达脊髓颈段与 phrenic motor neuron 形成单突触联系。DRG 的 I neuron 可能也接受来自颈动脉体和主动脉体的传入冲动以及呼吸道的传入冲动。VRG 中有 I neuron 也有 E neuron。它的尾侧（caudal VRG）主要是 E neuron。VRG 的中段（intermediate VRG）则是以 I neuron 为主。VRG 的头端 （rostral VRG） 又是以 E neuron 为主。VRG 中部分 neuron 发出纤维直接投射到呼吸运动神经元（respiratory motor neuron）。位于 VRG 头端的 E neuron 在呼气时相中有抑制 I neuron 兴奋性的作用。

aug）。I au'g 神经元负责 inspiration movement，E aug 神经元负责 expiration movement。其他各种类型吸气神经元的放电可能与呼吸时相的转换有关（Fig. 5-34）。

在延髓内与呼吸相关的神经核团在经典的著作中曾被称为 respiratory center。对 respiratory center 的研究开始集中在背侧呼吸组（dorsal respiratory group, DRG）和腹侧呼吸组（ventral respiratory group, VRG）两个区域内。DRG 的呼吸神经元位于延髓背侧孤束核（NTS）的腹外侧部分。VRG 的呼吸神经元组成了一个神经细胞相对密集的长柱体，包括数个相邻近的神经核及其周围区。它位于延髓腹侧，从前至后分别是包氏复合体（Böttzinger complex），前包氏复合体（pre Böttzinger complex, Pre Böt C），疑核（NA），旁疑核（NPA），后疑核（NRA），甚至包括脊髓颈段 C_1、C_2 的部分灰质（Fig. 5-35）。

从 I neuron 和 E neuron 的分布看，DRG 内主要是 I neuron。部分 I neuron 轴突

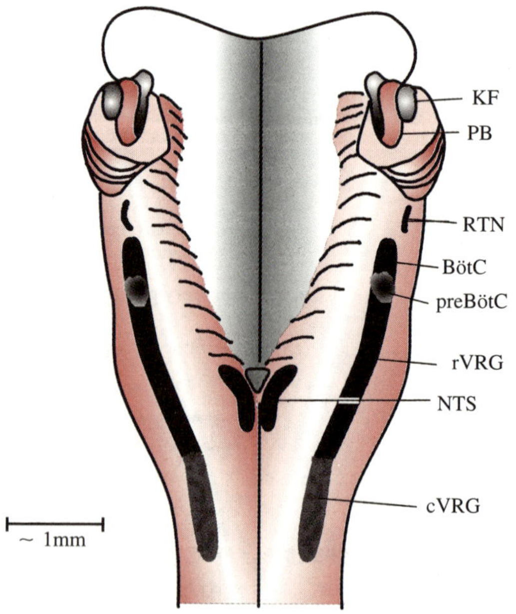

Fig. 5-35 Dorsal view of brainstem (without cerebellum) showing brainstem regions involved in control of breathing.

自主节律性呼吸的中枢节律发源地称为控制呼吸模式发生器（respiratory control pattern generator, RCPG），著名的脑干横切实验已证明 RCPG 位于延髓（Fig. 5-32）。在脑桥的下缘横切脑干（Fig. 5-32，C 线切面）以后，自主呼吸仍然可以继续，尽管有点不规则，或是有时呈现喘息样呼吸模式。这一结论吸引了大量的科研力量集中研究在延髓内自动节律性呼吸可能发生的各种机制，但至今仍未能完全解决这一问题。这些研究开始集中在 DRG 和 VRG，其中最重要的实验是应用微细损毁法逐渐破坏 DRG 和 VRG 的各个部分（VRG 当时只包括疑核、旁疑核和后疑核），其结果是 phrenic nerve 的呼吸放电幅度虽然逐渐降低了，但是呼吸节律仍然存在且基本保持不变，这一实验说明 DRG 和 VRG 是呼吸节律的被动参与者，而不是呼吸节律的始发者（Fig. 5-36）。

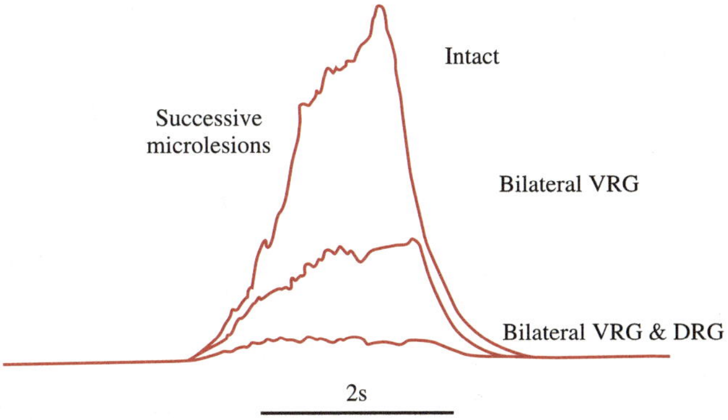

Fig. 5-36 Observation of successive microlesions to VRG and DRG. Experimental tracings indicate the integrated phrenic nerve activities.

另一个重要的实验是在胚胎鼠脑薄片实验中，记录到节律性放电（Fig. 5-37），该实验发现，在 pre Böttzinger complex 有一组起搏神经元。Pre BötC 位于疑核和外侧网状核之间，这些起搏神经元具有自动节律性放电，而且当切断 pre BötC 和 phrenic motor neurons之间的神经联系后，phrenic motor neurons 的节律性放电就消失了。由此说明，pre Böttzinger complex 内的这一组具有自动起搏性质的神经元可能是自主呼吸节律发生器的神经元。

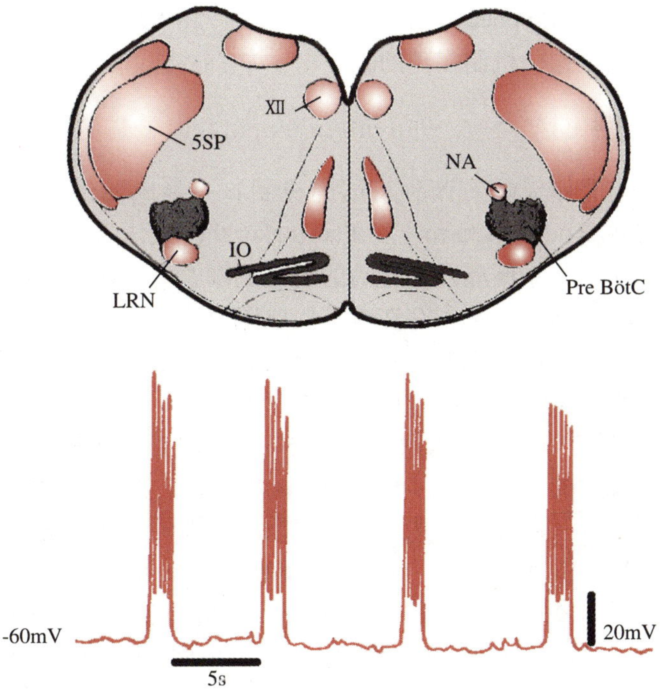

Fig. 5-37 Rhythmic discharge (tracing below) of neurons in the pre Böttzinger complex (shaded area, pre BötC) in a brain slice from a neonatal rat. IO, inferior olive; LRN, lateral reticular nucleus; NA, nucleus ambiguus; XII, nucleus of 12th cranial nerve; 5SP, spinal nucleus of trigeminal nerve.

（三）脑桥和迷走神经在呼吸调节中的作用

虽然自主节律性呼吸起源于上述的延髓的神经核团，但它仍需要两方面的神经调节才能使基本的节律变成正常的呼吸节律，一是脑桥的呼吸相关神经核团的调节作用，二是迷走神经的传入冲动的调节作用。

脑桥的呼吸相关核团也称脑桥呼吸组（pontine respiratory group, PRG）。PRG 位于脑桥背侧前端，被命名为呼吸调整中枢（pneumotaxic center），它包括脑桥前端的 2 对神经核团，即臂旁内侧核（nucleus parabrachialis medialis, NPBM）和相邻的 Kolliker-Fuse 核，这两个核团相连在一起合称 PBKF 复合体。在 PBKF 复合体中含有多种放电形式的 respiration-related neurons，既有 I neurons，也有 E neurons，还有在吸气时相和呼气时相都放电的跨时相呼吸神经元（spinning phase respiratory-related neuron）。在麻醉动物，如果把这些核团损毁，呼吸节律将变慢，且潮气量会增大。如果同时再把双侧迷走神经切断，将会出现痉挛的吸气活动，称为长吸呼吸（apneusis）（Fig. 5-32，B 线横切），故称脑桥的这群呼吸神经核团为 pneumotaxic center。它们的作用虽还没有最终证实，但很可能与中枢切断机制（off-switch mechanism）有关。Off-switch mechanism 认为，在中枢神经系统内，要产生时相转换的功能，就需要有一个神经回路发挥开关（switch）的作用。当这个回路以负反馈活动关闭开关（off-switch）时，前一个时相就停止活动而向下一个时相转换。在中枢的呼吸时相活动中，停止吸气的神经活动叫做吸气切断机制（inspiratory off-switch mechanism, IO-S）。脑桥的呼吸调整中枢的作用很可能是发出神经冲动加强延髓的吸气切断机制，起着吸气相向呼气相转换的作用。

迷走神经的传入冲动也可以加强 IO-S 机制的活动。迷走神经传入的是肺牵张感受器和呼吸道的传入冲动。当吸气时，肺被扩张，肺牵张感受器被兴奋，通过迷走神经传入的冲动可以使吸气终止，转入呼气。

关于 IO-S 的功能结构和组织学结构，仍未确定。已知 IO-S 机制也可因体温升高或下丘脑的刺激而加强，从而引发呼吸急促（tachypnea）。某些动物（如犬）在天气炎热时，常通过加强呼吸而排出热量，可能也是通过这一机制实现的。

（四）自动呼吸节律形成的机制

在中枢神经系统内形成自动呼吸节律无非有两种可能的机制：一是起博细胞学说（pacemaker theory），一是神经网络学说（network theory）。Pacemaker theory 认为，在延髓内有一群具有自动除极特性的 pacemaker neuron 能产生自动的吸气节律放电。新生动物离体脑薄片制备的研究表明，pre-Böttzinger complex 中存在着类似电压依赖性的自动节律放电的 pacemaker neuron（Fig. 5-37）。但这种起搏细胞，只在新出生的动物中发现，在成年动物很难找到。随着动物长大，这种起搏细胞的放电又很快转换成了以神经网络震荡为基础的节律放电。Network theory 认为，呼吸节律的产生依赖于延髓内各种不同类型放电形式的呼吸神经元之间的相互作用，形成有规律的网络震荡（network oscillation）。在此模型中，前文提到的 6 种呼吸神经元被分为两类：一类是产生吸气或呼气活动的神经元并在它们之间以正反馈形式不断加强放电的中枢吸气活动发生器（central inspiratory activity generation, CIAG），前文提到的 I aug 和 E aug 属于此类。另一类是以负反馈形式切断 CIAG 放电的呼吸神经元，称为吸气切断机制（IO-S mechanism, inspiratory off-switch mechanism）的神经元。前文提到的 late I, post I, pre I, early I 几种吸气神经元顺序放电产生的负反馈抑制作用，可能起着 IO-S neuron 的作用（Fig. 5-38）。

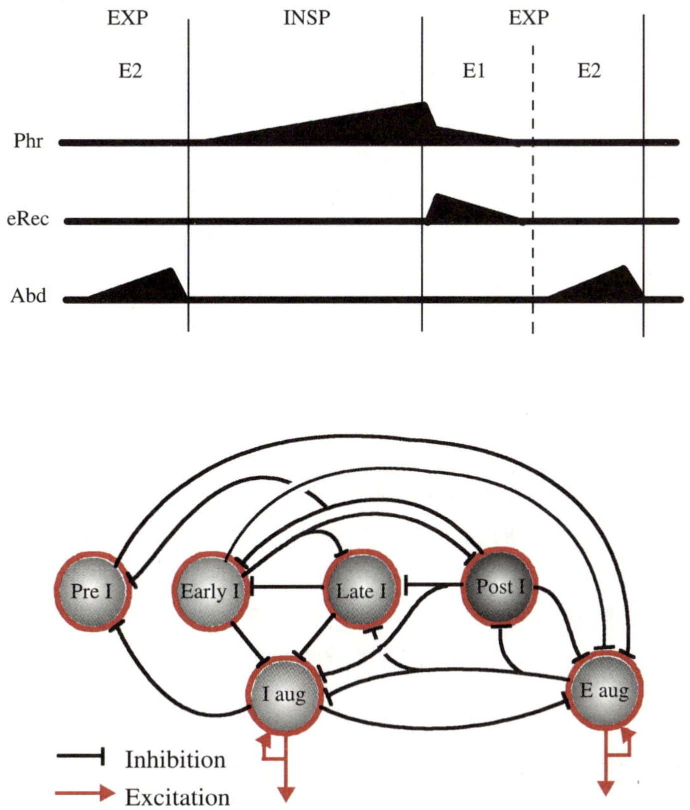

Fig. 5-38 Schematic representation of discharge patterns of various nerves innervating different respiratory muscles and connections of medullary respiratory neurons constituting respiratory central pattern generator. eRec: expiratory recurrent laryngeal nerve activity; Abd: abdominal nerve activity; Phr: phrenic nerve activity.

有大量的实验研究证明了 network theory 的存在。目前认为，用以上两种理论同时解释自主呼吸节律的产生可能更准确，即在新生动物自主呼吸节律需要一个 pacemaker neurons 的启动，但随着动物长大，中枢神经系统迅速发育完善，network neurons 的活动就成为更主要的节律来源，并发挥着更强大的、更稳定的节律发生器的作用。

（五）上位脑对随意呼吸和行为呼吸活动的控制

在慢波睡眠状态和麻醉状态，呼吸活动提供了机体的基本代谢需要，以维持内环境的平衡或稳态（homeostasis）。但在清醒时，呼吸器官提供 homeostasis 和 non-homeostasis 双重功能。Non-homeostatic function 也称随意和行为功能（voluntary and behavioral function）。在清醒状态，这两种功能发生矛盾时，non-homeostasis 往往占据优势地位，强行执行，当然会受一定时间的限制。执行 non-homeostasis 包括吸吮、吞咽、排便、哭泣、歌唱、吹奏、发笑、发音、讲话、咳嗽、控制特殊体位和姿势、屏气、过度呼吸等等。人们用控制吸气和呼气的时间以及气流的速率来保证以上随意功能的完成。在这些 voluntary and behavioral function 的活动中，血液中的 PO_2、PCO_2 和 [H^+] 都会发生变化，从而引起呼吸控制系统的一系列变化。当然，在一定范围内这些变化是允许的，因为呼吸控制系统会很快将其调节为正常。

大脑皮质对 respiration 的调节是通过随意呼吸调节系统，下位脑干的呼吸调节系统是通过不随意的自主节律呼吸系统。这两个系统的下行通路是分开的。随意调节系统的冲动是从皮层通过皮层脊髓束（锥体束）把信息直接传给呼吸运动神经元，也可通过颅神经传给上呼吸道的阻力肌。临床上有时可以观察到脊髓前外侧索下行的自主呼吸通路受损后，自主节律呼吸受损甚至停止，但病人仍可以进行随意呼吸，患者靠随意呼吸或人工呼吸装置（artificial respiration）来维持肺通气。此时一旦病人入睡，如未能及时进行 artificial respiration，病人可以因为呼吸停止而窒息死亡 。

三、呼吸的反射性调节（Reflex regulation of respiration）

Respiration 的基本节律产生于中枢神经系统，是中枢神经系统自我产生和发展的节律性活动，但其活动又受内、外环境各种刺激的影响。如冷刺激、伤害刺激、血压波动等都可使 respiration 发生改变，这些改变是通过神经反射形成的。在此介绍较为重要的感受器及其相关的反射活动和意义。

在小气道的气管壁和肺组织中，至少有三种感受器可影响呼吸运动的模式，它们是肺牵张感受器（pulmonary stretch receptor）、快适应激惹感受器（rapidly adapting irritant receptor）和 C 纤维（C fiber）。

（一）肺牵张感受器和肺牵张反射（Pulmonary stretch receptor and pulmonary stretch reflex）

Pulmonary stretch receptor 位于气管和支气管的平滑肌内，是一种牵张感受器。它的阈值低，适应慢，称为慢适应感受器（slowly adapting receptor），其传入纤维是通过迷走神经粗纤维进入延髓。它所引起的神经反射称为 pulmonary stretch reflex，该反射有两种成分：肺扩张反射（inflation reflex）和肺缩小反射（deflation reflex）。Inflation reflex 是肺充气或扩张时抑制吸气的反射，当肺扩张牵拉呼吸道，使之扩张时，感受器兴奋，冲动经迷走神经传入延髓后，在延髓内通过一定的神经联系加强了 IO-S 机制的活动，切断和终止 inspiration，转入 expiration。这样便加速了 inspiration 和 expiration 的交替，使呼吸频率增加。所以切断迷走神经后，inspiration 延长、加深，respiration 变得深而慢。有人比较了 8 种动物的 pulmonary stretch reflex，发现有种属差异，兔的作用最强，人的作用最弱。在人类，平静呼吸（eupnea）时，pulmonary stretch reflex 不参与人的呼吸调节，但在初生的婴儿存在这一反射，大约在其出生后 4～5天，反射就显著减弱。病理情况下，如果肺扩张时使气道扩张较大，刺激较强，可以引起该反射，使 respiration 变浅变快。

（二） Rapidly adapting irritant receptor

在较粗的气道上皮细胞内广泛存在的神经末梢称为 rapidly adapting irritant receptor。它们接受管腔内的机械刺激和化学刺激，如香烟激惹，也可接受炎性介质的刺激如组胺、前列腺素等。这些神经末梢将感受到的刺激经过迷走神经传入到脑干，其反射弧的传出纤维仍然是迷走神经内的运动纤维，效应是引起呼吸道平滑肌的收缩，造成支气管痉挛(bronchospasm)。它们的特征是对刺激适应快，在兴奋后其活性很快恢复到基础水平。这个反射在支气管哮喘（asthma）时起重要作用。咳嗽反射（cough reflex）也是通过这种感受器引起的。该反射是一种清除激惹物，避免其进入肺泡的防御性呼吸反射。Cough reflex 触发一系列的反射效应。首先是短促的深吸气，接着声门紧闭，呼气肌强烈收缩，肺内压和胸内压急速上升，然后声门突然打开，由于气压差极大，气体便以极高的速度从肺内冲出，将呼吸道内异物或分泌物排出。

（三） C纤维和毛细血管旁感受器（C fiber and juxtacapillary receptor）

C fiber 和 juxtacapillary（J）receptor 在肺的实质组织和气管内都存在，在肺实质内称为 pulmonary C fiber or J receptor，在气管内称为 bronchial C fiber。J receptor 位于肺泡壁毛细血管的组织间隙内，它可能是接受组织间隙膨胀作用的刺激，如在肺组织间隙内出现水肿(edema）和 fibrosis 时。它的反射弧可能类似于 pulmonary stretch reflex。在很多心肺疾病中，如肺炎、肺水肿、肺栓塞和肺纤维化时，可能会因为刺激了 J receptor 而引起呼吸急促(tachypnea)。

四、化学因素对呼吸的调节 (Respiratory regulation by chemical factors)

化学因素是指动脉血或脑脊液中的O_2、CO_2和H^+。机体通过 respiration 调节血液中的O_2、CO_2 和 H^+ 的水平，动脉血中的 O_2、CO_2 和 H^+ 的变化又通过 chemoreceptors 调节着 respiration，维持着内环境 O_2、CO_2 和 H^+ 的平衡。

（一） 外周化学感受器（Peripheral chemoreceptor）

Peripheral chemoreceptor 主要是指 carotid body 和 aortic body（Fig. 5-39）。这些 receptors

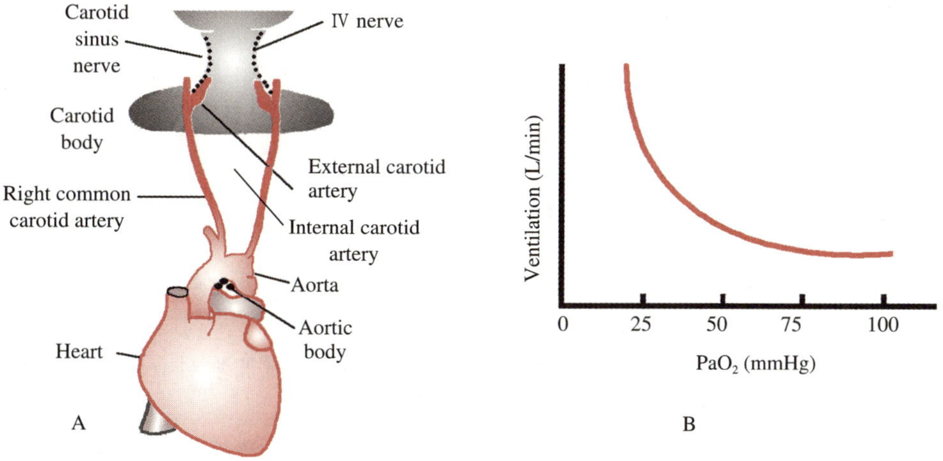

Fig. 5-39 (A) The carotid body and (B) the related hyperbolic hypoxic ventilatory response. The arterial O_2 tension (PaO_2) must decrease considerably before notable changes in ventilation occur; however, any further decrease in PaO_2 results in progressively increasing ventilation.

可以感受动脉血 PO_2 降低、PCO_2 升高或 [H^+] 升高时的刺激，反射性地使 respiration 加深加快，血液循环也会反射性的发生相应的变化。虽然 carotid and aortic bodies 两者都参与呼吸和循环的调节，但是 carotid body 主要调节呼吸，aortic body 在调节循环方面较为重要。

实验证明，carotid body的 chemoreceptor 所感受的刺激是 PO_2，而不是动脉血氧含量，当 PO_2 下降，PCO_2 或 [H^+] 升高时，传入冲动都增加。而且三种刺激对 chemoreceptor 的刺激有相互增强的作用。两种刺激同时作用时比单一刺激效应强。这种协同作用有重要的意义，因为机体发生循环或呼吸衰竭时，总是 PO_2 降低和 PCO_2 升高同时存在，它们的协同作用加强了对 chemoreceptor 的刺激，从而增强了代偿性呼吸加强反应。

（二）中枢化学感受器（Central chemoreceptor）

Central chemoreceptor 位于延髓腹外侧表面下约 0.2mm 的部位，可分为嘴侧（R）和尾侧（C）两部分，左右对称（Fig.5-40）。

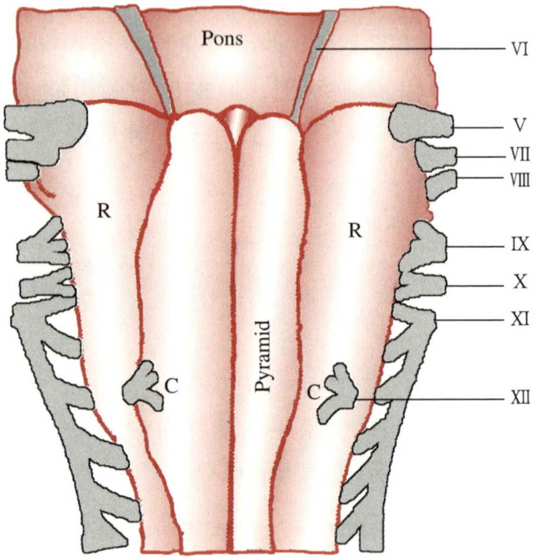

Fig. 5-40 Rostral (R) and caudal (C) chemosensitive areas on the ventral surface of the medulla.

近来也有实验证明，在延髓的深部也可能还存在着一些 chemoreceptors。实验证明，central chemoreceptor 的生理刺激是脑脊液或化学感受器周围液体内的 [H^+]。虽然有血脑屏障的作用，但血液中的 CO_2 能迅速通过血脑屏障，在脑脊液中碳酸酐酶的作用下，CO_2 与 H_2O发生水合反应，使 chemoreceptor 周围液体中的 [H^+] 升高，从而刺激 chemoreceptor，引起其兴奋。因脑脊液中碳酸酐酶含量很少，所以 CO_2 和 H_2O 的水合反应很慢，因此对 CO_2 的反应有一定的时间延迟。Central chemoreceptor 与 peripheral chemoreceptor 不同，它不感受缺氧的刺激，但对 CO_2 的敏感性比外周的高，反应潜伏期较长。Central chemoreceptor 的作用可能是调节脑脊液的 [H^+]，使中枢神经系统有一稳定的 pH 环境，而 peripheral chemoreceptor 的作用主要是在机体低氧时，维持对呼吸的驱动。

（三）CO_2 对 respiration 的调节

早已知道，在麻醉的动物或人，动脉血液的 PCO_2 降得很低时可以发生呼吸暂停。因此，一定水平的 PCO_2 对维持呼吸中枢的兴奋性是必要的。CO_2 是调节 respiration 的最重要的生理性体液因子。在一定范围内动脉血 PCO_2 的升高，可以加强对 respiration 的刺激作用，但超过一定限度则有抑制和麻醉效应。

CO_2 是如何刺激 respiration 的？现已知道是通过两条途径实现的：一是通过刺激 central chemoreceptor 再兴奋呼吸中枢；二是刺激 peripheral chemoreceptor，冲动经传入神经到延髓的有关呼吸核团，反射性地使 respiration 加深、加快，增加肺通气。这两条途径中前者是主要的，后者可能在引起快速呼吸反应中起重要作用。

（四）[H^+] 对 respiration 的调节

动脉血 [H^+] 增加，respiration 加深加快，肺通气增加；[H^+] 降低，respiration 受到抑制。[H^+] 对 respiration 的调节也是通过 peripheral chemoreceptors 和 central chemoreceptors 两条途径实现的。Central chemoreceptor 对 [H^+] 变化更为敏感，约为 peripheral chemoreceptor 的 25 倍。但是，[H^+] 通过血脑屏障的速度慢，限制了它对 central chemoreceptors 的作用。脑脊液中的 [H^+] 才是 central chemoreceptor 的最有效刺激。

（五）O_2 对 respiration 的调节

吸入气 PO_2 降低时，肺泡气、动脉血 PO_2 都随之降低，respiration 加深加快，肺通气增加。一般在动脉血PO_2下降到80mmHg（10.67kPa）以下时，肺通气才出现可觉察的增加(Fig. 5-39，B)。由此可见动脉血 PO_2 对正常呼吸的调节作用不大，仅在特殊情况下低氧刺激才有重要意义。如严重肺气肿、肺心病患者，肺换气障碍，导致低氧和 CO_2 潴留。长期 CO_2 潴留使 central chemoreceptor 对 CO_2 的刺激作用产生了适应，而 peripheral chemoreceptor 对低氧的刺激适应较慢，这时低 O_2 对 peripheral chemoreceptor 的刺激成为驱动 respiration 的主要刺激。低氧对中枢的直接作用是抑制，但是低氧可以通过对 peripheral chemoreceptor 的刺激而兴奋呼吸中枢，这样在一定程度上可以对抗低氧对中枢的直接抑制作用。不过在严重低氧时，peripheral chemoreceptor 的反射活动已不足以克服低氧对中枢的抑制作用，终将导致 respiration 障碍。

（六）PCO_2、[H^+] 和 PO_2 在调节 respiration 中的相互作用

以上只讨论了单因素对 respiration 的影响，但实际情况不可能仅是单因素的改变而其他因素不变。往往是一种因素的改变会引起其余一两种因素相继改变或存在几种因素同时改变，三者间相互影响、相互作用，既可因相互总和而加大，也可因相互抵消而减弱 。所以在定量探讨呼吸控制时，应作全面的动态观察和分析，才能得出正确的结论。

五、运动时呼吸的变化和调节
(Control of ventilation during exercise)

运动时机体代谢增强，循环和呼吸系统都将发生一系列变化以适应机体代谢的需要。呼吸加深加快，肺通气量增加，增加的程度随运动量而异。潮气量可从安静时的 500ml 上升到 2000ml，呼吸频率可从 12～18 次/分上升到 50 次/分，每分通气量可从 6L 上升到 100L 以上，O_2 的摄取量和 CO_2 排出量都相应增加。运动时肺通气量的增加有一个过程。运动开始时，通气量先突然升高，进而再缓慢升高，随后达到一平稳水平。运动停止时，也是通气量先骤降，继之缓慢下降到运动前的水平。

运动时呼吸变化的机制至今仍未完全阐明。多因素假说（multiple hypothesis）是当前较流行的认识。

（一）神经因素

1. 大脑皮层和高位中枢神经驱动（neurogenic drives）学说 一般认为运动开始时通

气骤升与条件反射有关，是在运动锻炼过程中形成的。因为只给予运动暗示，并未开始运动，也可出现通气量增大，而且与运动者过去的经验、精神状态、实验条件等有关。此外，大脑皮层在发出冲动使肌肉收缩的同时，也发出冲动到达脑干的 respiratory centers，引起呼吸反应。这些可能是运动之初和运动刚停止时快速呼吸反应的机制之一。除大脑皮层外，其他高位中枢也可能参与。例如刺激第三脑室旁下丘脑“运动区”，在诱发肢体运动的同时，也见到出现动脉血压升高，呼吸增强。但对麻醉的动物，电刺激下丘脑 “运动区”，在不引起肌肉收缩的情况下，仍可使 phrenic nerve 的传出活动增强，提示下丘脑的 respiration 效应不是继发于肌肉收缩引起的肌感受器传入冲动所致，而是下丘脑本身的效应。

2. 运动肢体反射学说 此学说认为，肌肉运动时刺激了肢体的本体感受器（proprioceptor）和肌梭（muscle spindle），其传入冲动可反射地引起呼吸加强。主要依据是：仅被动活动肢体，就可以引起快速通气反应；阻断活动肢体的传入神经，反应消失。近年来神经组化研究证明，肌肉传入的神经末梢在延髓孤束核周围有较稠密的聚集，这可能是运动初期快速通气反应的运动肢体反射学说的解剖学基础。

（二）体液因素（Humoral factors）

Humoral factors 主要是指动脉血中 PCO_2、pH 和 PO_2 的变化。虽然在中度运动时血中的 PO_2、PCO_2和［H^+］都可保持在正常水平，但人们仍然认为运动时通气逐渐缓慢的增加和体液刺激有关。因为动脉血 PO_2、PCO_2 和［H^+］均值虽然保持不变，但它们都随 respiration 而呈周期性波动。运动时这种波动的幅度和变化率增大，可能在运动通气反应中起重要的作用。Humoral factors 的作用是通过 peripheral chemoreceptors 和 central chemoreceptors 的刺激实现的。运动停止后，通气未立即恢复到安静水平。这是因为运动时，氧供小于氧耗欠下了“氧债”，所以运动停止后，一段时间内氧耗仍大于安静时，以偿还氧债，待氧债偿还后，通气才恢复。这时维持通气增强的刺激主要是［H^+］。

临床举例

李某某是一位长期吸烟者，患有严重的肺气肿（emphysema）。病人的主要病理特点是，小的 respiratory airway和肺泡壁 （alveolar wall）塌陷和破坏，严重时病人的 alveolar wall 有 50%～80% 受到破坏。由于 respiratory airway 和 alveolar wall 的破坏，肺内 capillary 的总数也明显减少。除此而外，病人细支气管有炎症，气管内分泌物增加，支气管上皮有炎症性水肿。这些病理学变化的结果，造成病人慢性细支气管阻塞，airway resistance 加大。上述肺内的损害各个部位并不是均衡的，有的部位重，有的部位轻 。

请问：

1. 病人产生呼吸困难的原因是什么？
2. 病人的呼吸困难为什么呼气比吸气更困难？
3. 病人肺循环可能会有什么障碍？

4. 此时给病人吸氧治疗要注意什么问题?

参考答案

1. 病人的呼吸困难是由于 arterial blood 中 PCO_2 升高和 PO_2 降低，其原因有：①由于病人的 alveolar wall 受到严重破坏，气体交换面积明显减少，使体内的 CO_2 不易排出，O_2 不易进入血液，造成病人的高 CO_2 和低 O_2。②病人肺损伤，有的部分比较严重，有的部分比较轻。这种不均衡性，往往造成 ventilation/perfusion ratio 的不正常。有的部分升高，造成生理死腔增加，有的部分降低造成生理性血管短路。这些都加重了肺内气体交换的困难。

2. 病人的呼吸困难表现为呼气比吸气更困难。这是由于呼气时对胸腔的压力不仅增加了 alveoli 中的压力，而且这种压力也压迫到细支气管。病人的细支气管已经受到损伤，在这种压力下很容易被压扁，使呼气的阻力增加，加大了病人的 airway resistance。

3. 由于病人 alveolar wall 受到严重的损害，其中的 capillary 也受到损害，通过肺的 capillary 数目明显减少，阻力增加，从而增加右心的负担，严重时可造成右心衰竭。

（4）给病人吸氧治疗时，有可能产生呼吸抑制。这是由于病人长期缺氧，对呼吸中枢产生了抑制，此时 arterial blood 中的低氧成为刺激呼吸的一种动力，突然增加血中的 PO_2 反而会对呼吸造成抑制。

（张 衡　宋 刚）

第六章

消化和吸收

DIGESTION AND ABSORPTION

第一节　概　述

Introduction

机体进行新陈代谢必须不断从体外摄取各种营养物质，如糖、脂肪和蛋白质等。这些大分子物质不能被机体直接 digestion 和利用，必须经消化器官（digestive organ）转化成小分子形式，才能被机体 digestion 和利用。消化器官由消化道（digestive tract）和各种消化腺（digestive gland）组成（Fig. 6-1）。人的 digestive tract 长约 8～10m，依次为口腔（oral cavity）、咽（pharynx）、食管（esophagus）、胃（stomach）、小肠（small intestine）、结肠（colon）和肛门（anus）。Digestive gland 有孤立存在的大分泌腺，如肝脏（liver）、胰腺（pancreas）和唾液腺（salivary gland），还有散在分布于 digestive tract 粘膜的小分泌腺，如胃腺（gastric gland），肠腺（intestinal gland）等。此外，在消化道粘膜上散在分布着无数的内分泌细胞（endocrine cell）和大量的淋巴细胞（lymphocyte）。因此，消化系统除具有 digestion 和 absorption 功能外，还具有内分泌功能和免疫功能。

食物在 digestive tract 内被分解为小分子的过程称为消化（digestion）。食物经过 digestion 后，透过 digestive tract 粘膜，进入血液和淋巴循环的过程，称为吸收（absorption）。Digestion and absorption 是两个相辅相成、紧密联系的过程。不能被 digestion 和 absorption 的食物残渣最后以粪便的形式排出体外。Digestion过程可分为机械性消化（mechanic digestion）和化学性消化（chemical digestion）。Mechanic digestion 指通过 digestive tract 平滑肌的舒缩活动将食物磨碎，同时与 digestive juice 充分混合，并向 digestive tract 远端推送。Chemical digestion 指通过 digestive gland 分泌的 digestive juice 来完成的 digestion 过程。Digestive juice 中含有各种 digestive enzyme，可分别将蛋白质、脂肪和糖类等物质酶解成小分子物质。正常情况下，mechanic digestion 和 chemical digestion 两种方式同时进行，互相配合。Mechanic digestion 只是初步的 digestion，而经 digestive juice 作用后才能完成 digestion。但是，mechanic digestion 对于食物的 chemical digestion 以及 absorption 也是非常重要的。Digestive tract 的运动使 digestive juice 与食物充分混合，使 digestive enzyme 发挥有效的作用。

一、消化道平滑肌的特性（Characteristics of gut smooth muscle）

在整个 digestive tract 中，除 oral cavity、pharynx、esophagus 上端和肛门外括约肌是

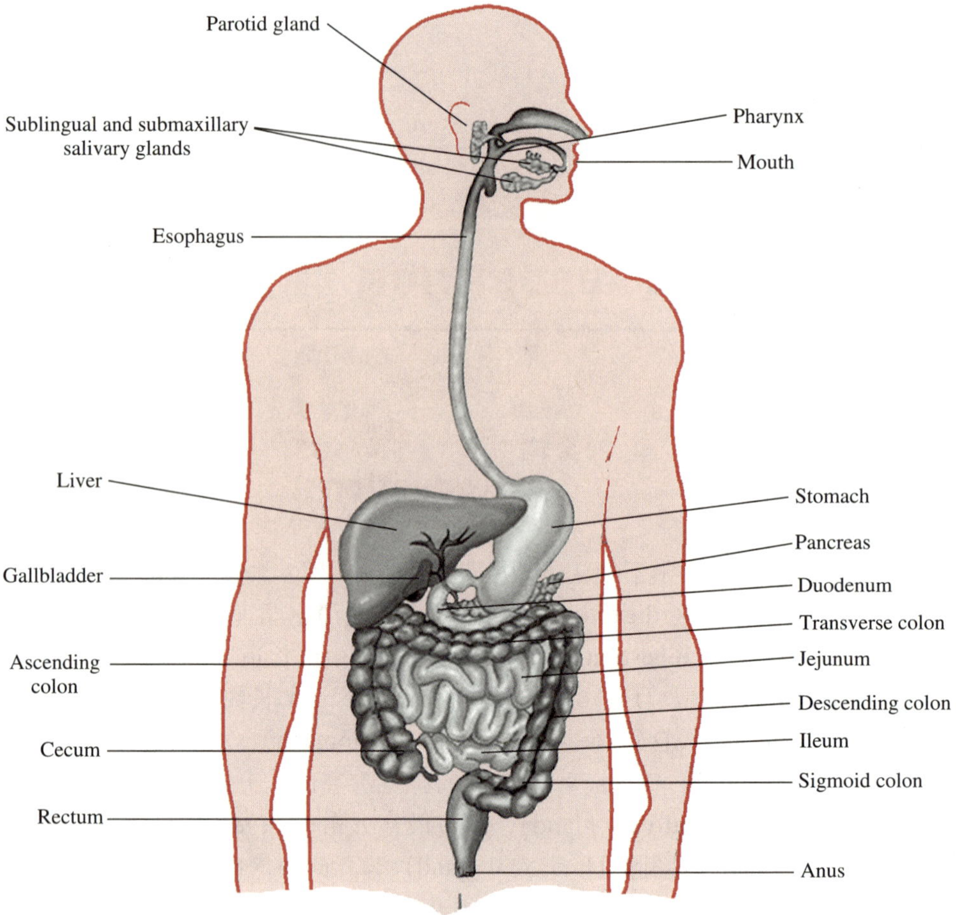

Fig. 6-1 Digestive organs.

骨骼肌外，其余部分都由平滑肌（smooth muscle）组成。

（一）消化道 smooth muscle 的一般特性

消化道 smooth muscle 具有肌肉组织的一些共同特性，如兴奋性、自动节律性、传导性和收缩性等。

1. 兴奋性（Excitability） 消化道 smooth muscle 的兴奋性较骨骼肌低。收缩的潜伏期、收缩期和舒张期所占的时间都比骨骼肌长得多，而且变异较大。

2. 节律性（Automaticity） 消化道 smooth muscle 具有良好的节律性运动，但其收缩频率慢，节律性远不如心肌规则。

3. 紧张性（Tensity） 消化道 smooth muscle 具有一定的紧张性，经常保持在一种微弱的持续收缩状态。Smooth muscle 的紧张性有利于消化道各部分保持一定的形状和位置，也有利于 digestive tract 管腔内保持一定的基础压力，是消化道 smooth muscle 各种收缩活动的基础。

4. 伸展性（Extensibility） 消化道 smooth muscle 具有很大的伸展性。它使 digestive tract 有可能容纳好几倍于自己原初体积的食物。

5. 敏感性（Sensitivity） 消化道 smooth muscle 对于牵张、温度和化学刺激特别敏感，轻微的刺激常可引起强烈的收缩。这类刺激是引起内容物推进或排空的自然刺激因素。相反，消化道 smooth muscle 对电刺激不敏感。

（二）消化道 smooth muscle 的生物电活动和收缩特性

消化道 smooth muscle 细胞的电活动变化可大致分为三类，即静息电位（resting potential）、慢波电位（slow wave）和动作电位（action potential）。

1. Resting potential 将微电极插入胃肠 smooth muscle 细胞内可记录到消化道 smooth muscle 的 resting potential。其实测值为－50～－60mV。Resting potential 主要由 K^+ 的平衡电位形成，但 Na^+、Cl^-、Ca^{2+} 以及生电性钠泵活动也参与了 resting potential 的产生。消化道 smooth muscle 的 resting potential 不稳定，波动性较大。在 resting potential 基础上还可记录到 slow wave 和 action potential。

2. Slow wave 为一种在 resting potential 基础上自发产生的去极化和复极化节律性电位波动。因其频率较慢而被称为 slow wave，也称为基本电节律（basic electric rhythm, BER）。Slow wave 的频率因部位不同而异，人胃的慢波频率为 3次/分，十二指肠为 12 次/分，回肠末端为 8～9 次/分。Slow wave 的波幅约为 10～15mV，持续时间为数秒至十几秒。去除神经体液因素后，smooth muscle 仍可出现 BER，说明其产生原因是肌源性的。目前认为，它的产生可能与细胞膜上生电性钠泵的活动具有波动性有关，当钠泵的活动暂时受抑制时，膜便发生去极化；当钠泵活动恢复时，膜的极化加强，膜电位便又回到原来的水平。实验证明，用抑制钠泵的药物哇巴因后，胃肠 smooth muscle 的慢波电位便消失。Slow wave 本身不引起肌肉收缩，但它可使膜电位接近于或达到阈电位，后者可产生 action potential。

3. Action potential 也称为快波电位，当慢波电位自动去极化达到阈电位时，会在慢波电位基础上产生一个至数个 action potential。快波电位的产生机制与 smooth muscle 细胞膜上的 calcium channel 开放有关，细胞外的钙经 calcium channel 进入细胞内并引起 action potential，随后出现 smooth muscle 收缩。Smooth muscle 收缩的机制与心肌和骨骼肌类似。

Smooth muscle 的 action potential 与神经和骨骼肌的 action potential 有明显的区别，表现在以下几方面：①锋电位上升慢，持续时间长；② smooth muscle 的 action potential 的产生主要依赖 Ca^{2+} 的内流，而不是 Na^+。因为 Ca^{2+} 通道阻断剂可阻断之，而钠通道阻断剂则不能阻断；③ smooth muscle 的 action potential 的复极化与骨骼肌相同，都是通过 K^+ 的外流。不同的是，平滑肌 K^+ 的外向电流与 Ca^{2+} 的内向电流在时程上几乎相同，因而锋电位大小不等，幅度也低。

由于 smooth muscle 的 action potential 是 Ca^{2+} 内流引起的，因此 Ca^{2+} 内流速度本身已足可引起 smooth muscle 收缩。这样，锋电位与收缩之间存在很好的相关性，每个 slow wave 上所出现锋电位的数目的多少，可作为收缩力大小的指标。Slow wave 本身虽不能引起 smooth muscle 的收缩，但却被认为是 smooth muscle 的起步电位，或者说是 smooth muscle 收缩节律的控制波，它决定蠕动的方向、节律和速度。Action potential 在 slow wave 去极化的基础上发生，而 smooth muscle 的收缩是继 action potential 之后产生（Fig. 6-2）。

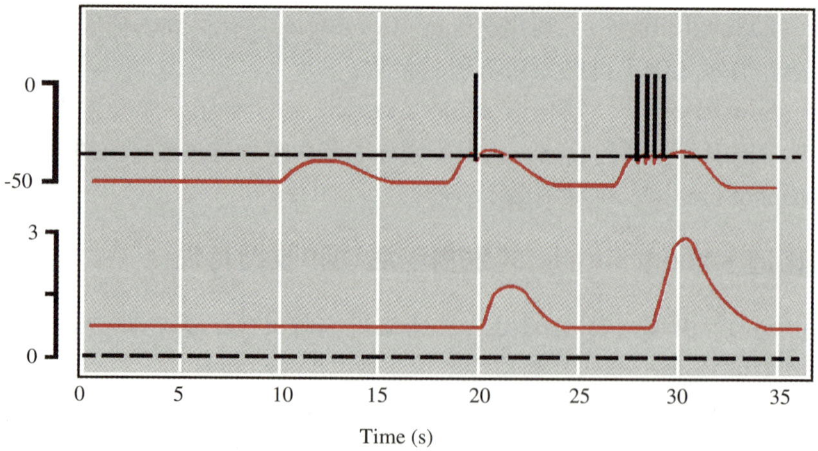

Fig. 6-2 Relations between slow waves, action potentials and muscle contraction in intestinal smooth muscle. The slow waves occur at regular intervals, last several seconds, and do not necessarily produce a phasic contraction (bottom trace), if excitatory stimuli are present (e.g. acetylcholine released from nerve fibers), the slow wave depolarizes the muscle membrane sufficiently to exceed the threshold potential and brief action potentials are produced. The higher the number of action potentials, the greater the force produced by muscle contraction.

二、消化系统的神经支配及其作用 (Innervation of digestive system and its effects)

神经系统对胃肠功能的调节较为复杂。有外来神经（extrinsic nerve）和内在神经（intrinsic nerve）两个神经系统参与调节。Extrinsic nerve system 是指自主神经系统（autonomic nervous system），包括 sympathetic nervous system 和 parasympathetic nervous system。Intrinsic nervous system 是指肠神经系统（enteric nervous system）。两个系统相互协调完成对胃肠道活动的调节。

（一）Extrinsic nerve

前已述及 extrinsic nerve 是指支配胃肠的自主神经，包括 sympathetic nerve 和 parasympathetic nerve（Fig. 6-3）。Sympathetic nerve 从脊髓胸腰段侧角发出，经过腹腔神经节、肠系膜神经节或腹下神经节，更换神经元后，节后纤维分布到胃、小肠及结肠等部分的胃肠 smooth muscle、血管 smooth muscle、gland 以及内在神经元上。其节后纤维末梢释放的递质为 norepinephrine。一般情况下，sympathetic nerve 兴奋时可抑制胃肠 smooth muscle 的活动和 gland 的分泌。部分交感肾上腺素能纤维终止于 enteric neuron 上，通过释放 norepinephrine 作用于 enteric neuron，引起后者的抑制。因而，由 sympathetic nerve 发放的冲动，也可抑制由 enteric nervous system 或 vagus 传递的反射活动。

Parasympathetic nerve 通过 vagus 和 pelvic nerve 支配胃肠。到达胃肠的纤维属于节前纤维，它们与器官内的神经元发生突触联系。其节后纤维支配 gland cell、epithelial cell 和 smooth muscle cell。多数副交感纤维是兴奋性胆碱能纤维，少数是抑制性纤维；而在这些抑制性纤维中，多数既不是胆碱能纤维，也不是肾上腺素能纤维，它们的末梢释放的递质可能是肽类物质，因而被称为肽能神经，如血管活性肠肽（VIP）、substance P、脑啡肽（enkephalin）和生长抑素（somatostatin）等。目前认为，胃的容受性舒张、机械刺激引起的小肠充血等，均为神经兴奋释放 VIP 所致，VIP 能神经的作用主要是舒张 smooth muscle、舒张血管和加强小肠、胰腺的分泌。胃肠道也存在许多以 VIP 为递质的内在神经元，参与上述功能的调节。另外，vagus 中约有 75% 的神经纤维为传入纤维，可将胃肠感受器信息传给高位中枢，引起反射活动，如 vago-vagal reflex。

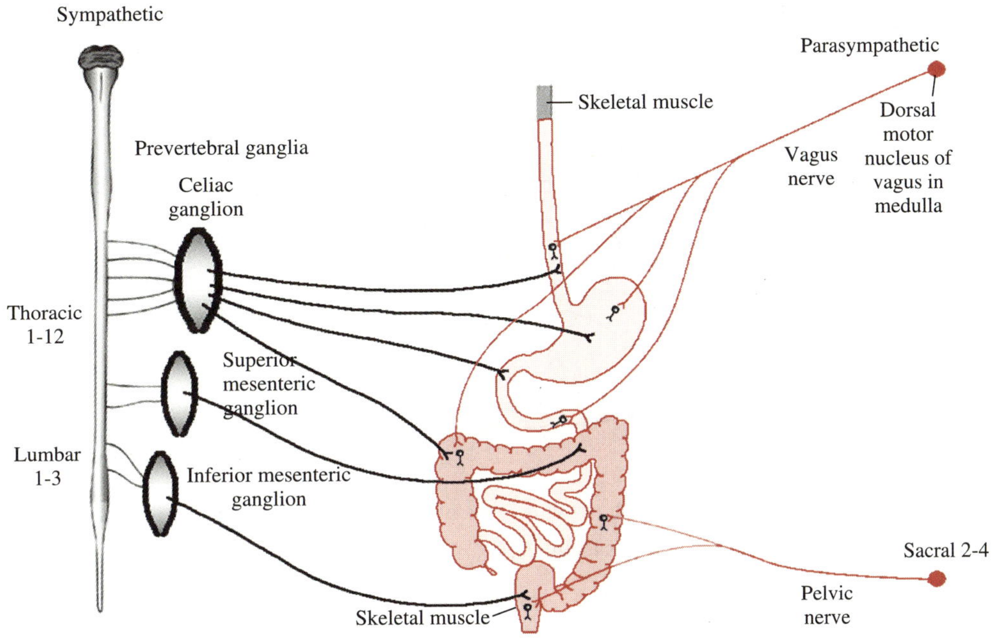

Fig. 6-3 Innervation of the digestive tract. Sympathetic preganglionic nerve fibers arise from the thoracolumber region of the spinal cord and synapse in prevertebral ganglia. Parasympathetic fibers in the vagus nerves supply most of the digestive tract (up to the transverse colon). More distal parts of the colon are innervated by parasympathetic fibers in the pelvic nerves. Skeletal muscle in the upper esophagus and external anal sphincter is innervated by the somatic motor system.

（二）Eenteric nervous system

Enteric nervous system 由存在于 esophagus 至 anus 的 digestive tract 壁内的两类神经丛组成。一种是位于胃肠壁粘膜下层的粘膜下神经丛（submucosal plexus 或称为 Meissner plexus）。另一种是位于环行肌与纵行肌层之间的肌间神经丛（myenteric plexus 或称 Auerbach plexus）。每个神经丛都包含无数的神经元和神经纤维，据估计，内在神经中约有 10^8 个神经元，包括感觉神经元、中间神经元和运动神经元。运动神经元释放 acetylcholine（ACh）和血管活性肠肽（vasoactive intestinal polypeptide,VIP），主要调节腺细胞和上皮细胞功能，也支配粘膜下血管。Myenteric plexus 中有以 ACh 和 substance P（SP）为递质的兴奋性神经元，也有以VIP和一氧化氮（NO）为递质的抑制性神经元。Myenteric plexus的运动神经元主要支配平滑肌细胞（Fig. 6-4）。

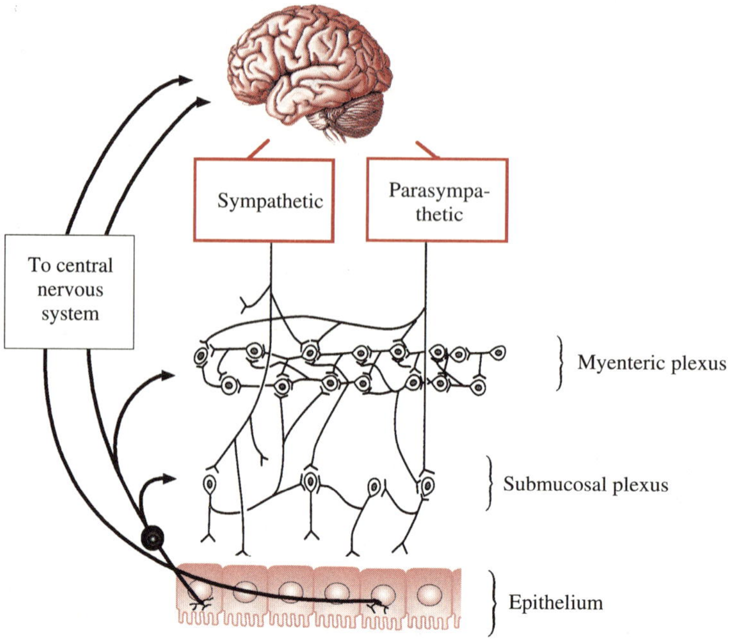

Fig. 6-4 Neural control of the gut wall, showing the myenteric and submucosal plexuses. Also showing the sympathetic and parasympathetic nervous systems.

内在神经丛的神经纤维（包括进入消化管壁的 sympathetic nervous fibers 和 parasympathetic nervous fibers）把胃肠壁的各种感受器及效应细胞与神经元互相连接，起着传递感觉信息、调节运动神经元的活动和启动、维持或抑制效应系统的作用。目前认为，消化道壁内的内在神经丛构成了一个完整的、相对独立的整合系统，在胃肠活动的调节中具有十分重要的作用，有肠脑（gut brain）之称。

三、消化腺的功能（Function of digestive glands）

Digestive glands 的主要功能是分泌 digestive juice，如胃腺分泌的胃液、胰腺分泌的胰液、肠腺分泌的肠液。人每日 digestive juice 总量可达 6～8L。消化腺外分泌腺细胞存在着多种受体，当不同刺激物与相应的受体结合后，启动细胞的合成和分泌过程，包括从血液中摄取原料，在细胞内合成分泌物，以及将分泌物由细胞内排出等一连串的复杂活动。不同消化腺分泌的 digestive juice 成分及作用不同（Tab. 6-1）。

Tab. 6-1 Daily secretion of digestive juice

	Daily volume (ml)	pH
Saliva	1000	6.0~7.0
Gastric secretion	1500	1.0~3.5
Pancreatic secretion	1000	8.0~8.3
Bile	1000	7.8
Small intestine seretion	1800	7.5~8.0
Brunner's gland secretion	200	8.0~8.9
Large intestinal secretion	200	7.5~8.0
Total	6700	

四、消化道的内分泌功能 (Endocrine function of gastrointestinal tract)

在胃肠的粘膜层内存在有 40 多种 endocrine cells，这些细胞分泌的 hormone 统称为胃肠激素（gastrointestinal hormone）。Gastrointestinal hormone 在化学结构上都是由 amino acid 残基组成的肽类，分子量大多数在 5000 以内。

（一）胃肠 endocrine cell

胃肠 endocrine cell 分散地分布在胃和肠粘膜层内的非 endocrine cell 之间。由于胃肠粘膜的面积巨大，胃肠 endocrine cell 总数远远超过体内全部内分泌腺中 endocrine cell 的总和，因此，digestive tract 不仅是 digestive organ，也是体内最大最复杂的 endocrine organ（Tab. 6-2）。

胃肠道内的 endocrine cell 属于基底颗粒细胞，细胞内的分泌颗粒均分布在核和基底之间。不同的 endocrine cell 的分泌颗粒大小、形状和密度不同。胃肠道内的 endocrine cell 可分为两大类，一类细胞呈锥形，其顶端有微绒毛突起，伸入胃肠腔内，微绒毛可直接感

Tab. 6-2 Secretion cell, location and hormones

Cell name	Secretive products	Location
A cell	glucagon	pancreas islet
B cell	insulin	pancreas islet
D cell	SS	pancreas islet, stomach, small bowel, colon
G cell	gastrin	gastric antrum, duodenum
I cell	CCK	upper small bowel
K cell	GIP	upper small bowel
Mo cell	motilin	small bowel
N cell	neurotensin	ileum
PP cell	PP	pancreas islet, stomach, small bowel and large bowel
S cell	secretin	upper small bowel
A/X cell	ghrelin	stomach

PP: pancreatic polypeptide; SS: somatostatin; GIP: gastric inhibitory peptide; CCK: cholecystokinin

受胃肠腔内食物成分和 pH 的刺激而引起细胞的分泌活动。这类细胞占多数，又称为开放型内分泌细胞。另一类细胞无微绒毛，它们与胃肠腔无直接接触，它们的分泌可由神经兴奋或局部内环境的变化而引起，而与胃肠腔内的食物成分无关。这类细胞数量只占少数，又称为闭合型内分泌细胞。如分泌 gastrin 的 G 细胞为开放型 endocrine cell，顶端有微绒毛样突起伸入胃腔，可以直接感受胃腔内化学物质。

从代谢方面分析，胃肠 endocrine cell 都具有摄取胺前体（amine precursor）进行脱羧而产生肽类或活性胺的能力。具有这种能力的细胞统称为 APUD（amine precursor uptake and decarboxylation）细胞。除胃肠和胰腺的 endocrine cell 外，神经系统、甲状腺、肾上腺髓质、垂体等组织中也含有 APUD 细胞。

（二）胃肠激素的作用

Gastrointestinal hormone 与 nervous system 一起，共同调节消化器官的 motility、secretion 和 absorption。此外，gastrointestinal hormone 对体内其他器官的活动也具有广泛的影响。其作用主要有三个方面。

1. 调节消化腺的分泌和消化道的运动 主要表现为对唾液腺、胃腺、胰腺、肠腺、肝细胞、gastroesophageal sphincter、胃肠平滑肌及胆囊等的促进或抑制作用。五种主要 gastrointestinal hormones 及其调节作用见 Tab. 6-3。

Tab. 6-3 The effects of five gastrointestinal hormones on digestive organs

Name	Gastric acid	Pancreatic juice	Bile	Small bowel juice	Stomach motility	Small bowel motility	Gallbladder contraction	Gastro-esophageal sphincter
Gastrin	++	+	+	+	+	+	+	+
Secretin	−	++	+	+	−	−	+	−
CCK	+	++	+	+	+	+	++	−
SS	−	−	?	−	−	−	−	?
VIP	−	+	?	++	−	−	−	?

+ = excitation, increased secretion or motility　　− = inhibition: decreased secretion or motility　　? = unknown

2. 调节其他激素的释放 Somatostatin、胰多肽（pancreatic polypeptide, PP）、vasoactive intestinal polypeptide（VIP）等对生长激素（growth hormone）、胰岛素（insulin）、胰高血糖素（glucagon）、促胃液素（gastrin）等的释放均有调节作用。如从胃肠释放的抑胃肽（gastric inhibitory polypeptide, GIP）有很强的刺激insulin分泌的作用。因此，口服glucose 与静脉注射相同剂量的 glucose 引起的 insulin 分泌效应不同。进餐时，除因 glucose 经血行作用于胰岛 β 细胞外，还可通过 GIP 引起 insulin 较早分泌。

3. 营养作用（Trophic action） 许多 gastrointestinal hormones 具有刺激消化道组织的代谢和促进其生长的作用，统称为 trophic action。如胃窦切除的病人，血清 gastrin 水平下降，逐渐可发生胃粘膜萎缩；而患有胃泌素瘤（gastrinoma）的病人，血清 gastrin 水平很高，多伴有胃粘膜增生和肥厚。动物实验证明，gastrin 能刺激胃泌酸部位粘膜和 duodenum 粘膜的 protein、 RNA 和 DNA 的合成，从而促进其生长。给动物长期注射五肽 gastrin（一种人工合成的 gastrin，含有 gastrin 活性的最小片段——羧基端的 5 个氨基酸片段），可引起壁细胞增生。CCK 可能引起胰腺内 DNA、RNA 和 protein 的合成增加，促进胰腺外分泌组织的生长。

由胃肠 endocrine cell 释放的 hormone 主要是通过 blood circulation 运送到 target cell 起作用的，这些出现在 blood 的 hormone，可用放射免疫方法从 blood 中测定出来。但有一些 gastrointestinal hormone释放后并不进入 blood circulation，而是通过细胞外液弥散至邻近的target cell，这种传递局部信息的方式称为旁分泌(paracrine)。由胃窦部或胰岛内的 D 细胞释放的somatostatin，很可能是以这种方式抑制邻近的 G 细胞（gastrin cell）或胰岛 β 细胞（Fig.6-5）。

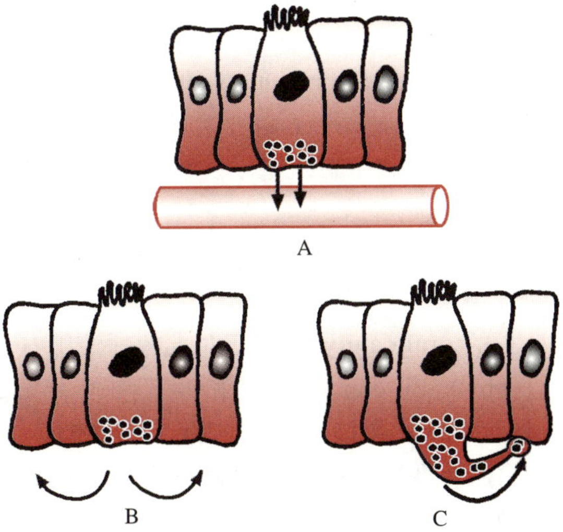

Fig. 6-5 Diagram illustrating major tow pathways by which peptides released from their cells of origin can influence other cells. A: classical endocrine secretion; B and C: paracrine secretion.

4. 细胞保护作用 许多 gastrointestinal hormone具有细胞保护作用，通过阻止或减轻有害因素对消化器官的损伤而发挥其细胞保护作用。如给大鼠脑室注射神经降压素（neurotensin）或蛙皮素(bombesin)，均可明显降低应激引起的大鼠胃溃疡发病率。Somatostatin、neurotensin 等对实验性肝细胞损伤、胰岛 β 细胞损伤具有保护作用。Somatostatin、降钙素基因相关肽（calcitonin gene related peptide, CGRP）等对 stomach 和 duodenum 粘膜损伤也具有明显保护作用。

（三）脑-肠肽的概念

一些胃肠道细胞产生的肽类激素，不仅存在于胃肠道，也存在于 central nervous system 内；而原来认为只存在于 central nervous system 的神经肽，也在 digestive tract 中发现。这些双重分布的肽被统称为脑-肠肽（ brain-gut peptide）。已知的brain-gut peptide有gastrin、substance P、CCK、somatostatin、neurotensin 等 20 余种。随着研究的进展，新的 brain-gut peptide 不断被发现。最近从胃组织中提取出一种具有促进生长素分泌、增加摄食和食欲等作用的新脑 - 肠肽，命名为 ghrelin。Ghrelin 含 28 个 amino acid，分子量为 3300。现已知 ghrelin 不仅存在于胃组织中，也存在于下丘脑等组织中，其生物学作用及生理学意义正在深入研究中。最近报道，从大肠粘膜分离出活性肽 PYY，由 36 个氨基酸组成，具有抑制食欲和减少摄食的作用。进一步研究发现 PYY 也存在于中枢神经系统。

这些肽类双重分布的生理意义已引起人们的重视。例如，CCK 在外周对胰酶分泌和胆汁排放的促进作用及其在中枢对摄食的抑制作用，提示脑内及胃肠内的 CCK 在 digestion 和 absorption 中具有协调作用。

第二节　口腔内消化
Digestion in Oral Cavity

消化过程是从 oral cavity 开始的。食物在 oral cavity 内停留的时间很短，一般是 15～20s。食物在 oral cavity 内被咀嚼（mastication），被唾液湿润而便于吞咽（deglutition）。唾液中含有唾液淀粉酶，使食物中的淀粉在 oral cavity 内发生初步的化学变化。

一、唾液分泌（Salivary secretion）

人的 oral cavity 内有三对大的唾液腺（salivary gland）：腮腺（parotid gland）、颌下腺（submandibular gland）和舌下腺（sublingual gland），还有无数散在的小唾液腺。Parotid gland 是由浆液细胞组成的，分泌稀的 saliva；submandibular gland 和 sublingual gland 是混合腺，即腺泡由浆液细胞和粘液细胞组成。唾液就是由这些大小 salivary gland 分泌的混合液。

（一）Saliva 的性质和成分

Saliva 的 pH 近于中性（pH 6.6～7.1），无色无味，为低渗液体。Saliva 中水分约占 99%。有机物主要为粘蛋白，还有球蛋白、氨基酸、尿素、尿酸、唾液淀粉酶和溶菌酶等。Saliva 中的无机物有钠、钾、钙、硫氰酸盐、氯、氨等。

（二）Saliva 的作用

1. 湿润与溶解食物　有利于引起味觉并易于 deglutition。

2. 清洁和保护口腔　Saliva 可清除 oral cavity 中的残余食物；它可冲淡、中和进入口腔中的有害物质，并将它们从 oral cavity 粘膜上洗掉。

3. 杀菌作用　Saliva 中的溶菌酶和免疫球蛋白具有杀菌作用。

4. 唾液淀粉酶　在人和少数哺乳动物如兔、鼠等的 saliva 中，含有唾液淀粉酶（狗、猫、马等的 saliva 中无此酶），它可使淀粉分解为麦芽糖（maltose）。唾液淀粉酶发挥作用的最适 pH 是在中性范围内。Saliva 中的氯和硫氰酸盐对此酶有激活作用。食物进入胃后，唾液淀粉酶还可继续作用一段时间，直至胃内容物的 pH 变为 4.5 左右的酸性状态为止。

（三）Saliva 分泌的调节

Saliva 分泌的调节完全是神经反射性的，包括非条件反射和条件反射两种。

食物对 oral cavity 机械的、化学的和温度的刺激可引起 oral cavity 粘膜和舌的神经末梢（感受器）发生兴奋，冲动沿传入神经纤维（在舌神经、鼓索神经支、舌咽神经和迷走神经中）到达中枢，再由传出神经到 salivary gland，引起 saliva 分泌。Saliva 分泌的初级中枢在延髓，其高级中枢分布于下丘脑和大脑皮层等处。

支配 salivary gland 的传出神经以 parasympathetic nerve 为主。Parasympathetic nerve 对 salivary gland 的作用是通过其末梢释放 acetylcholine（ACh）而实现的。刺激第 9 对脑神

经（到腮腺）和第 7 对脑神经的鼓索支（到颌下腺和舌下腺）可引起量多而固体少的 saliva 分泌（Fig. 6-6）。

抗 acetylcholine 的药物如阿托品（atropine），能抑制 saliva 分泌，而用 acetylcholine 或其类似药物时，可引起大量的 saliva 分泌。Parasympathetic nerve 兴奋时，还可使 salivary gland 的血管舒张，进一步促进 saliva 的分泌。目前认为，引起 salivary gland 附近血管舒张的 parasympathetic nerve 纤维，可能是以 VIP 为神经递质的肽能纤维。

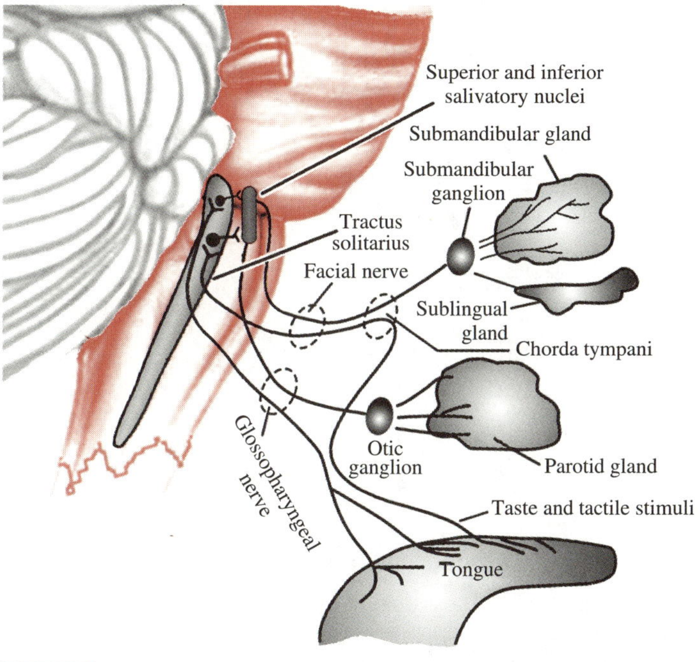

Fig. 6-6 Nervous regulation of salivary secretion. The salivary glands are controlled mainly by parasympathetic nervous signals from the superior and inferior salivatory nuclei in the brain stem system.

支配 salivary gland 的 sympathetic nerve 是从胸部脊髓发出的，在颈上神经节交换神经元后，发出节后纤维分布到 salivary gland 的血管和分泌细胞上。刺激这些神经可引起 saliva 分泌，也引起血管收缩。但其分泌作用则随不同的 salivary gland 而有不同，例如，刺激人的颈 sympathetic nerve 只引起颌下腺分泌，却不引起腮腺分泌。

人在进食时，食物的形状、颜色、气味，以及进食的环境，都能形成条件反射（conditioned reflex），引起 saliva 分泌。“望梅止渴”就是日常生活中条件反射性 saliva 分泌的一个例子。成年人的 saliva 分泌，通常都包括条件反射和非条件反射两方面因素。

二、咀嚼（Mastication）

咀嚼（mastication）是 oral cavity 各咀嚼肌有顺序地收缩所组成的复杂的反射性动作。咀嚼肌包括咬肌、翼内肌、翼外肌和颞肌等，它们的收缩可使下颌向上、向下、向左右及向前方运动，这时，上牙列与下牙列相互接触，可以产生很大的压力以磨碎食物。

Oral cavity 内消化过程除完成 oral cavity 内食物的机械性和化学性加工外，还能反射性地引起胃、胰、肝、胆囊等的活动，有利于后续的消化过程。

三、吞咽（Deglutition）

Deglutition 是一种复杂的反射性动作，它的作用是使食团从 oral cavity 进入胃内，根据食团在 deglutition 时所经过的部位，可将 deglutition 动作分为下列三期：

第一期：由 oral cavity 到 pharynx。这是在来自大脑皮层的冲动的影响下随意开始的。

开始时舌尖上举触及硬腭，然后主要由下颌舌骨肌的收缩，把食团推向软腭后方而至咽部。舌的运动对于这一期的 deglutition 动作非常重要。

第二期：由 pharynx 到 esophagus 上端。这是通过一系列急速的反射动作实现的。由于食团刺激了软腭部的感受器，引起一系列肌肉的反射性收缩，结果使软腭上升，咽后壁向前突出，封闭鼻咽通路；声带内收，喉头升高并向前紧贴会厌，封闭了咽与气管的通路，呼吸暂时停止；由于喉头前移，esophagus上口张开，食团就从咽被挤入 esophagus。这一期进行得极快，通常约需 0.1s。

第三期：沿 esophagus 下行至 stomach。这是由esophagus肌肉的顺序收缩而实现的。Esophagus 肌肉的顺序收缩又称蠕动（peristalsis），它是一种向前推进的波形运动。在食团的下端为一舒张波，上端为一收缩波，这样，食团就很自然地被推送前进（Fig. 6-7）。

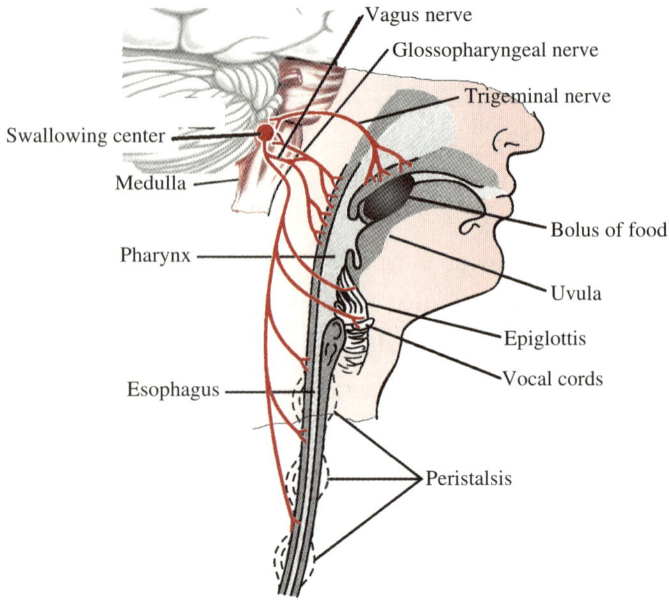

Fig. 6-7 Peristalsis in the esophagus. As the wave of peristaltic contraction sweeps down the esophagus. It pushes the bolus ahead of it toward the stomach.

Esophagus 的蠕动是一种反射动作。这是由于食团刺激了软腭、咽部和食管等处的感受器，发出传入冲动，抵达延髓中枢，再向 esophagus 发出传出冲动而引起的。

在 esophagus 和胃之间，虽然在解剖上并不存在 sphincter，但用测压法可以观察到，在 esophagus 与胃贲门连接处以上，有一段长约 4～6cm 的高压区，其内压力一般比胃高出 0.67～1.33kPa（5～10mmHg），因此是正常情况下阻止胃内容物逆流入 esophagus 的屏障，起到了类似生理性 sphincter 的作用，通常将这一段 esophagus 称为胃食管括约肌（gastroesophageal sphincter）。当食物经过 esophagus 时，刺激食管壁上的机械感受器，可反射性地引起 gastroesophageal sphincter 舒张，食物便能进入胃内。食物入胃后引起 gastrin 的释放，可加强此 sphincter 收缩，这对于防止胃内容物逆流入 esophagus 具有一定作用。

Deglutition reflex 的传入神经包括来自软腭（第 5、9 对脑神经）、咽后壁（第 9 对脑神经）、会厌（第 10 对脑神经）和 esophagus（第 10 对脑神经）等处的脑神经的传入纤维。Deglutition 的基本中枢位于延髓内，支配舌、喉、咽部肌肉动作的传出神经在第 5、9、12 对脑神经中，支配 esophagus 的传出神经是 vagus。

从 deglutition 开始至食物到达贲门所需的时间，与食物的性状及人体的体位有关。液体食物约需 3～4s，糊状食物约 5s，固体食物较慢，约需 6～8s，一般不超过 15s。

第三节 胃内消化
Digestion in Stomach

Stomach 是 digestive tract 中最膨大的部分。成人的容量一般为 1～2L，因而具有暂时贮存食物的功能。食物入胃后，则受到胃液的 chemical digestion 和胃壁肌肉运动的 mechanic digestion。

一、胃的分泌（Gastric secretion）

（一）胃的外分泌腺（exocrine gland）和内分泌细胞（endocrine cell）

胃粘膜是一个复杂的分泌器官，含有 3 种管状 exocrine glands 和多种 endocrine cell。胃液是由3种 exocrine gland cell 和胃粘膜上皮细胞的分泌物构成的（Fig. 6-8）。

1. 胃的 exocrine gland

（1）贲门腺（Cardiac gland）：Cardiac gland 分布在胃与 esophagus 连接处宽约1～4cm 的环状区内，主要分泌粘液（mucus）。

（2）泌酸腺（Oxyntic gland）：Oxyntic gland 分布在占全胃粘膜约 2/3 的胃底和胃体部。Oxyntic gland 含有 3 种细胞：壁细胞（parietal cell）分泌盐酸（HCl）和内因子（intrinsic factor）、主细胞（chief cell）分泌大量的胃蛋白酶原（pepsinogen）、粘液颈细胞（mucous neck cell）分泌 mucus，也可分泌一些 pepsinogen。

（3）幽门腺（Pyloric gland）：Pyloric gland 分布在幽门部，主要分泌碱性粘液，也能分泌一些 pepsinogen。此外，还分泌 gastrin。

2. 胃粘膜的 endocrine cell 胃粘膜内至少含有 6 种 endocrine cells，如分泌 gastrin 的 G 细胞、分泌 somatostatin 的 D 细胞和分泌组胺（histamine）的 enterochromaffin like cell 等（详见Tab. 6-2）。

（二）胃液的性质、成分和作用

纯净的胃液是一种无色而呈酸性的液体，pH 为 0.9～1.5。正常人每日分泌的胃液量约为 1.5～2.5L。胃液的成分包括无机物如盐酸、钠和钾的氯化物等，以及有机物如粘蛋白、digestive enzyme 等。与 saliva 相似，胃液的成分也随分泌的速率而变化，当分泌速率增加时，H^+ 浓度升高，Na^+ 浓度下降，但 Cl^- 和 K^+ 的浓度几乎保持恒定。

1. 盐酸（Hydrochloric acid，HCl） 胃液中的 HCl 也称胃酸（gastric acid），其含量通常以单位时间内分泌盐酸的毫摩尔量表示，称为 HCl 排出量。正常人空腹时 HCl 排出量（基础酸排出量）约为 0～5mmol/h。在食物或药物（gastrin 或 histamine）的刺激下，HCl 排出量可进一步增加。正常人的 HCl 最大排出量可达 20～25mmol/h。男性的酸分泌多于女性；50 岁以后，分泌速率即有所下降。一般认为，HCl 的排出量反映胃的分泌能力，它主要取决于 parietal cell 的数量，但也与 parietal cell 的功能状态有关。

胃液中H^+的最大浓度可达150mmol/L，比血液中H^+的浓度高三四百万倍，因此，parietal cell 分泌 H^+ 是逆着巨大的浓度梯度进行的，需要消耗大量的能量，能量来源于有氧代谢。

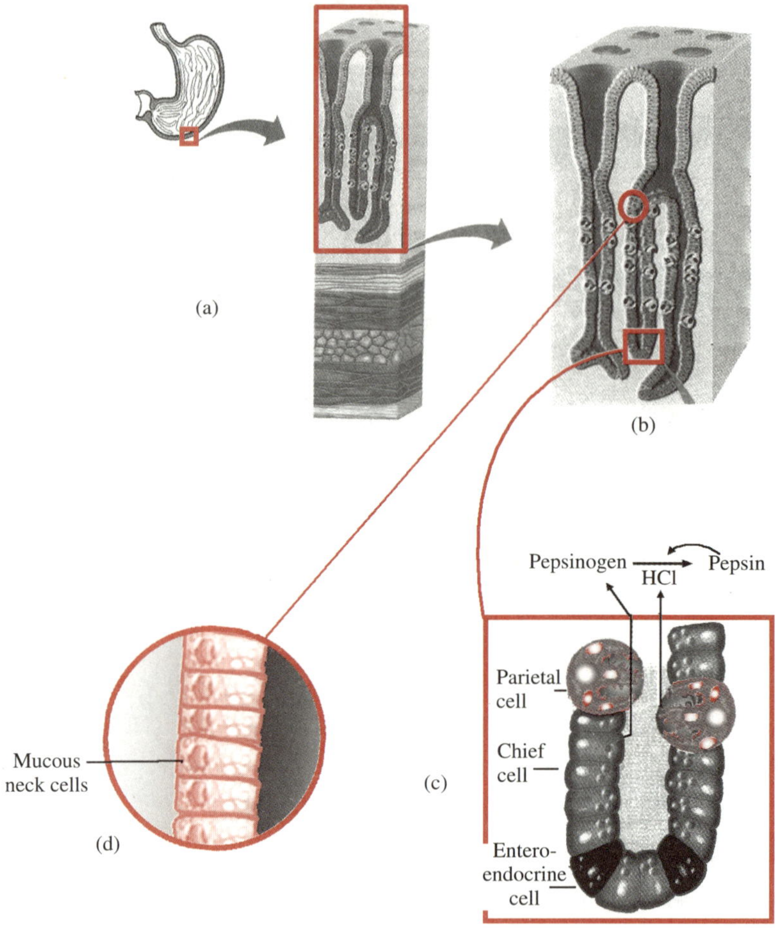

Fig. 6-8 The mucosa of the stomach body with an oxyntic gland. The oxyntic gland is composed of three types of cells: mucous neck cells, peptic cells (or chief cells) and parietal cells (or oxyntic cells). (a) Layers of stomach wall. (b) Enlarged view of gastric pits. (c) Locations of the HCl-producing parietal cells and the pepsin-secreting chief cells in the gastric pit.

泌酸所需的 H^+ 来自于 parietal cell 胞浆内的水。水解离产生 H^+ 和 OH^-，在 parietal cell 顶端分泌小管膜上的 H^+ 泵（一种 H^+, K^+-ATP 酶）的作用下，将 H^+ 主动地转运入小管腔内。H^+ 泵又称质子泵（proton pump）或称酸泵（acidic pump）。H^+-K^+ 交换是 parietal cell 质子泵区别于体内任何其他细胞上的质子泵的显著特征。H^+，K^+-ATP 酶每催化一分子的 ATP 分解为 ADP 和磷酸所释放的能量，可驱动一个 H^+ 从 parietal cell 胞浆进入分泌小管腔和一个 K^+ 从小管腔进入细胞浆，H^+ 的分泌必须在分泌小管内存在足够浓度的 K^+ 的条件下才能进行。选择性干扰 parietal cell 的 H^+ 泵的药物可有效地抑制 gastric acid 分泌，已用于消化性溃疡（peptic ulcer）的治疗。

已知 parietal cell 内含有丰富的碳酸酐酶（carbonic anhydrase），在它的催化下，由细胞代谢产生的 CO_2 和由血浆中摄取的 CO_2 可迅速地水合而形成 H_2CO_3，H_2CO_3 随即又解离为 H^+ 和 HCO_3^-。这样，在 H^+ 分泌后，留在细胞内的 OH^- 便和由 H_2CO_3 解离的 H^+ 结合而被中和，parietal cell 内将不致因 OH^- 的蓄积而使 pH 升高。由 H_2CO_3 产生的 HCO_3^- 则在 parietal cell 的底侧膜，与 Cl^- 交换而进入血液。因此，餐后在大量胃酸分泌的同时，血和尿的 pH 往往升高而出现"餐后碱潮"。与 HCO_3^- 交换而进入 parietal cell 内的 Cl^- 则通过分泌小管膜上特异性的 Cl^- 通道进入小管腔，与 H^+ 形成 HCl（Fig. 6-9）。

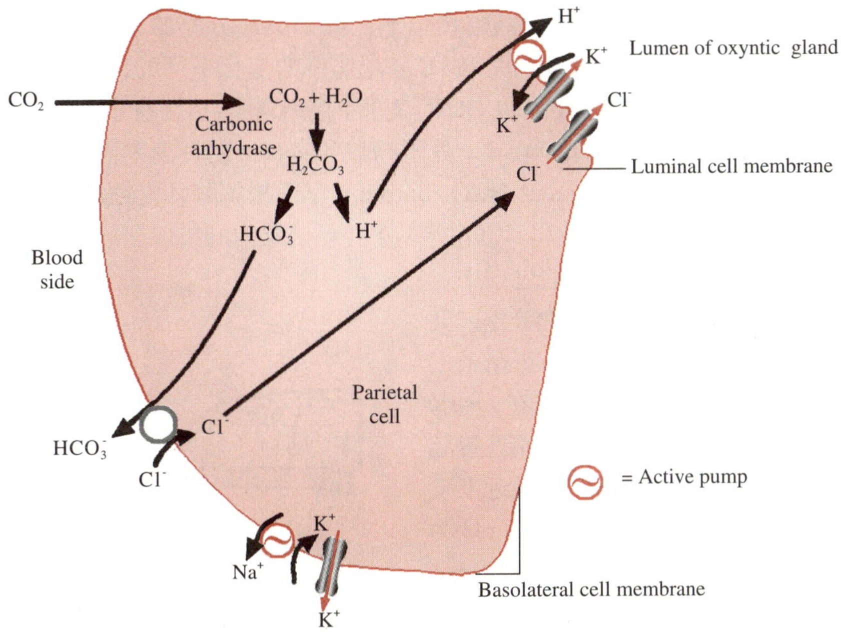

Fig. 6-9 Model for secretion of HCl by the parietal cell. An active proton pump secretes hydrogen ions into the lumen of the oxyntic gland.

HCl 可杀死随食物进入胃内的细菌，因而对维持胃和小肠内的无菌状态具有重要意义。HCl 还能激活 pepsinogen，使之转变为有活性的 pepsin，盐酸还为 pepsin 作用提供了必要的酸性环境。盐酸进入小肠后，可以引起 secretin 的释放，从而促进胰液、胆汁和小肠液的分泌。盐酸所造成的酸性环境，有助于小肠对铁和钙的 absorption。但若盐酸分泌过多，也会对人体产生不利的影响。一般认为，过高的 gastric acid 对胃和 duodenum 粘膜有侵蚀作用，因而是溃疡病（ulcer）发病的重要原因之一。

2. 胃蛋白酶原（Pepsinogen） Pepsinogen 以不具有活性的酶原颗粒形式贮存在 chief cell 内。当细胞内充满酶原颗粒时，它对新的酶原的合成可产生负反馈抑制作用。持续的刺激可使 chief cell 内的颗粒因释放而完全消失，但分泌仍继续进行，说明酶原也可以不经过颗粒的形式直接释放出来。

分泌入胃腔内的 pepsinogen 在 gastric acid 作用下或在已激活的 pepsin 作用下，脱去一个小分子的多肽，转变为具有活性的 pepsin。

Pepsin 的功能是水解食物中的 protein，它主要作用于 protein 及 polypeptide 分子中含苯丙氨酸或酪氨酸的肽键上，其主要分解产物是大分子 polypeptide，而产生的小分子 peptide 或 amino acid 较少。Pepsin 只有在酸性较强的环境中才能发挥作用，其最适 pH 为 2。随着 pH 的升高，pepsin 的活性即降低，当 pH 升至 6 以上时，此酶即发生不可逆的变性。

3. 粘液（mucus）和碳酸氢盐（bicarbonate, HCO_3^-） Gastric mucus 的主要成分为

糖蛋白。由上皮细胞、泌酸腺的粘液颈细胞、贲门腺和幽门腺共同分泌。糖蛋白具有较高的粘滞性和形成凝胶的特性。在正常人，mucus 覆盖在胃粘膜（gastric mucous membrane）的表面，形成一个厚约 500μm 的凝胶层，它具有润滑作用，可减少粗糙的食物对 gastric mucous membrane 的机械性损伤。

胃内 bicarbonate 主要是由 gastric mucous membrane 的非泌酸细胞分泌的，仅有少量的 HCO_3^- 是从组织间液渗入胃内的。基础状态下，胃 HCO_3^- 分泌的速率仅为 H^+ 分泌速率的5%。进食时其分泌速率的增加通常是与 H^+ 分泌速率的变化平行的。由于 H^+ 和 HCO_3^- 在分泌速率和浓度上的巨大差距，分泌的 HCO_3^- 对胃内 pH 显然不会有多大影响。

生理情况下，gastric mucous membrane 处于高酸和 pepsin 的环境中而本身并不被消化，目前用“粘液-碳酸氢盐屏障”（mucus-HCO_3^- barrier）学说来解释。胃粘液（gastric mucus）的粘稠度约为水的 30～260 倍，H^+ 和 HCO_3^- 等离子在粘液层内的扩散速度明显减慢，因此，在胃腔内的 H^+ 向粘液凝胶深层弥散过程中，它不断地与从粘液层下面的上皮细胞分泌并向表面扩散的 HCO_3^- 遭遇，两种离子在粘液层内发生中和。用 pH 测量电极测得，在gastric mucus 层存在一个 pH 梯度，粘液层靠近胃腔面的一侧呈酸性，pH 为 2 左右，而靠近上皮细胞表面的粘液则呈中性或稍偏碱性，pH 为 7 左右（Fig. 6-10）。因此，由 mucus 和 bicarbonate 共同构筑的“粘液-碳酸氢盐屏障”，能有效地阻挡 H^+ 的逆向弥散，保护了 gastric mucus membrane 免受 H^+ 的侵蚀；粘液深层的中性 pH 环境还使 pepsin 丧失了分解 protein 的作用。

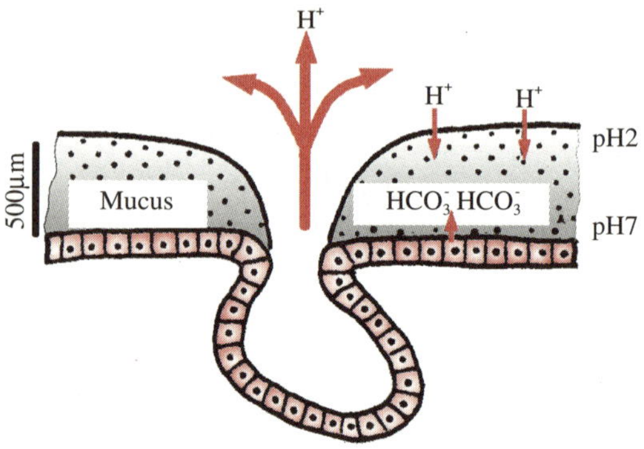

Fig. 6-10 Model for neutralizaton of acid by bicarbonate in the mucus layer at the luminal surface of the gastric epithelium.

正常情况下，gastric mucus 凝胶层邻近胃腔一侧的糖蛋白容易受到 pepsin 的作用而水解为 4 个亚单位，这样，mucus 便从凝胶状态变为溶胶状态而进入胃液。但正常情况下，水解的速度与粘膜上皮细胞分泌粘液的速度相等，这种 mucus 分泌与降解之间的动态平衡，保持了 mucus 屏障功能的完整性和连续性。在病理情况下，幽门螺旋杆菌异常活跃，它可破坏 mucus-HCO_3^- barrier，不足以阻止gastric acid和 pepsin 对 gastric mucus membrane 的破坏作用，最终导致 gastric ulcer 发生。

4. 内因子（Intrinsic factor） Intrinsic factor 也是泌酸腺的 parietal cell 分泌的糖蛋白，分子量在 50 000～60 000 之间。Intrinsic factor 的功能是与进入胃内的维生素 B_{12} 结合形成复合物，保护维生素 B_{12} 不被破坏，并促进其在肠的 absorption。

（三）胃液分泌的调节

进食是胃液分泌的自然刺激物，进食可通过神经（交感和副交感）和体液因素（acetylcholine、gastrin、histamine）来调节胃液的分泌。空腹时胃液分泌很少。许多体内外因素均可影响胃液的分泌。

1. 刺激胃酸分泌的内源性物质

（1）Acetylcholine（ACh）：大部分支配胃的 parasympathetic nerve 节后纤维末梢释放

acetylcholine。Acetylcholine 直接作用于 parietal cell 膜上的胆碱能受体（M_3 受体），引起盐酸分泌增加。Acetylcholine 的作用可被胆碱能受体阻断剂（如阿托品，atropine）阻断。

（2）促胃液素（Gastrin）：Gastrin主要由胃窦粘膜内的G细胞分泌。Duodenum和jejunum上段粘膜内也有少量 G 细胞。Gastrin 释放后主要通过血液循环作用于 parietal cell，刺激其分泌盐酸。

Gastrin 以多种分子形式存在于体内，其主要的分子形式有两种：large gastrin（G-34）和 small gastrin（G-17）。胃窦粘膜内的 gastrin 主要是 G-17，duodenum 粘膜中 G-17 和 G-34 约各占一半。从生物效应来看，G-17 刺激胃分泌的作用要比 G-34 强 5～6 倍，但 G-34 在体内被清除的速度较慢，它的半衰期约为 50min，而 G-17 通常只有 6min。研究表明，人的 small gastrin 的氨基酸序列 C 端的 4 个氨基酸是 gastrin 的最小活性片段。因此人工合成四肽促胃液素或五肽促胃液素具有天然 gastrin 的全部作用。

（3）组胺（Histamine）：胃的泌酸区粘膜内含有大量的 histamine。产生 histamine 的细胞是存在于固有膜中的 chromaffin cells。正常情况下，胃粘膜恒定地释放少量 histamine，通过局部弥散到达邻近的 parietal cell，通过 parietal cell 上Ⅱ型 histamine 受体（H_2 受体），引起 histamine 分泌。用甲氰咪呱（cimetidine）及其相类似的药物可以阻断 histamine 与 parietal cell 的结合，从而减少胃酸分泌。

上述三种内源性促分泌物，一方面可通过各自在 parietal cell 上的特异性受体，独立地发挥刺激胃酸分泌的作用（Fig. 6-11）；另一方面，三者又相互影响，表现为当以上三个因素中的两个因素同时作用时，胃酸的分泌反应往往比这两个因素单独作用的总和要大，这种现象在生理学上称为加强作用（potentiation）。在整体内，促分泌物之间的相互加强作用是经常存在的，因此，用任何一种促分泌物的阻断剂，如用 cimetidine 时，它不仅抑制了 parietal cell 对 histamine 的反应，同时也会由于去除了 histamine 作用的背景，使 parietal cell 对 gastrin 和 acetylcholine 的反应也有所降低。

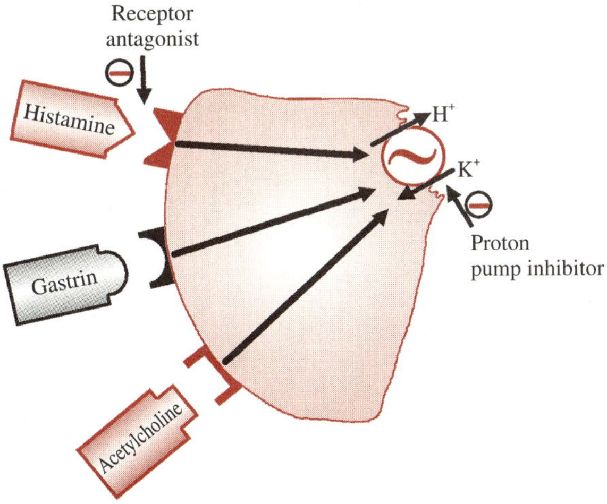

Fig. 6-11 The three major stimuli that promote secretion by gastric parietal cells.

2. 消化期的胃液分泌 一般按接受食物刺激的部位，将进食后 gastric juice 分泌的机制，分成三个时期来分析，即头期（cephalic phase）、胃期（gastric phase）和肠期（intestinal phase）。但必须注意，三个时期的划分是人为的，只是为了便于叙述，实际上，这三个时期几乎是同时开始、互相重叠的。

（1）Cephalic phase：Cephalic phase 的胃液分泌是由进食动作引起的，因其传入冲动均来自头部感受器（眼、耳、鼻、口腔、咽、食管等），因而称为 cephalic phase。

Cephalic phase 胃液分泌的机制曾用慢性实验方法作了较详细的分析，即用事先施行过 esophagus 切断术并具有胃瘘的狗进行假饲（sham feeding）；当食物经过 oral cavity 进入

esophagus 后，随即从 esophagus 的切口流出体外，food 并未进入胃内，但却引起胃液分泌。进一步分析确定，由进食动作所引起的胃液分泌，包括条件反射性和非条件反射性。前者是由食物相关的形象、气味、声音等刺激了视、嗅、听等感受器而引起；后者则是当 mastication 和 deglutition 时，food 刺激了 oral cavity 和咽喉等处的 chemical receptor 和 mechanic receptor 而引起。这些反射的传入途径和进食引起的 saliva 分泌的传入途径相同，反射中枢包括延髓、下丘脑、边缘叶和大脑皮层等。Vagus 是这些反射共同的传出神经，当切断支配胃的 vagus 后，假饲就不再引起 gastric juice secretion。

Cephalic phase 的胃液分泌并不是纯神经反射性，而是一种 nervous-humoral regulation。Vagus 兴奋除通过其末梢释放 acetylcholine，直接引起腺体细胞分泌外，vagus 冲动还可引起胃窦粘膜内的 G cells 释放 gastrin，后者经过血液循环刺激 gastric gland 分泌。因此，cephalic phase 的胃液分泌是一种 nervous-humoral regulation（Fig. 6-12）。

引起 gastrin 释放的 vagus fiber 被认为是非胆碱能的，因为使用 atropine 不仅不能阻断之，反而能增加由假饲引起的 gastrin 释放反应。目前对这一现象的解释是，vagus 中既存在兴奋 gastrin 释放的纤维，也存在抑制 gastrin 释放的纤维，前者的中介物可能是一种肽类物质，而抑制性纤维则是通过 acetylcholine 起作用的。由于 atropine 阻断了抑制性纤维的

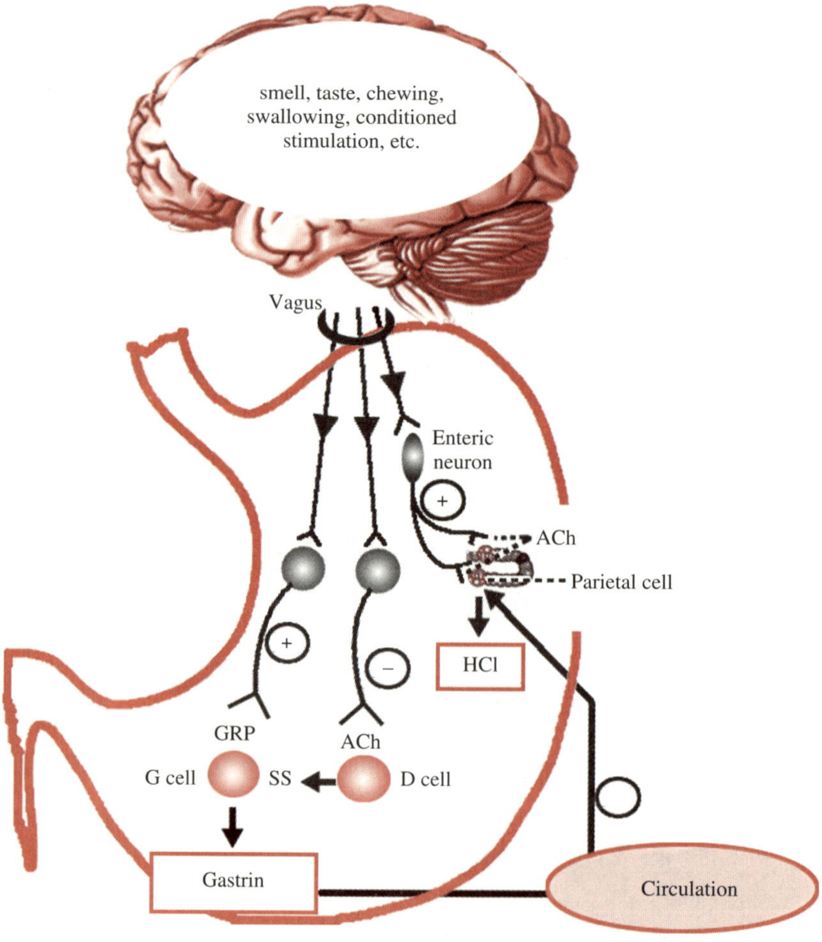

Fig. 6-12 The cephalic phase of gastric secretion. GRP = gastrin-releasing peptide

作用，因而使 gastrin 的释放有所增加。

Cephalic phase 胃液分泌的特点：分泌量占总量的 20%。酸度很高，而 pepsin 的含量尤其高。在人体观察的资料表明，头期胃液分泌量的大小与食欲有很大关系。

（2）Gastric phase：指 food 入 stomach 后引起的 gastric secretion，其主要途径为：①扩张刺激胃底、胃体部的 receptor，通过 vago-vagal 长反射和壁内神经丛的短反射，引起 gastric secretion；②扩张刺激胃幽门部，通过壁内神经丛，作用于 G cells，引起 gastrin 的释放；③ food 的化学成分，如蛋白质消化产物和 amino acid，直接作用于 G cells，也引起 gastrin 的释放（Fig. 6-13）。咖啡，茶等也对胃酸分泌有较强的刺激作用。

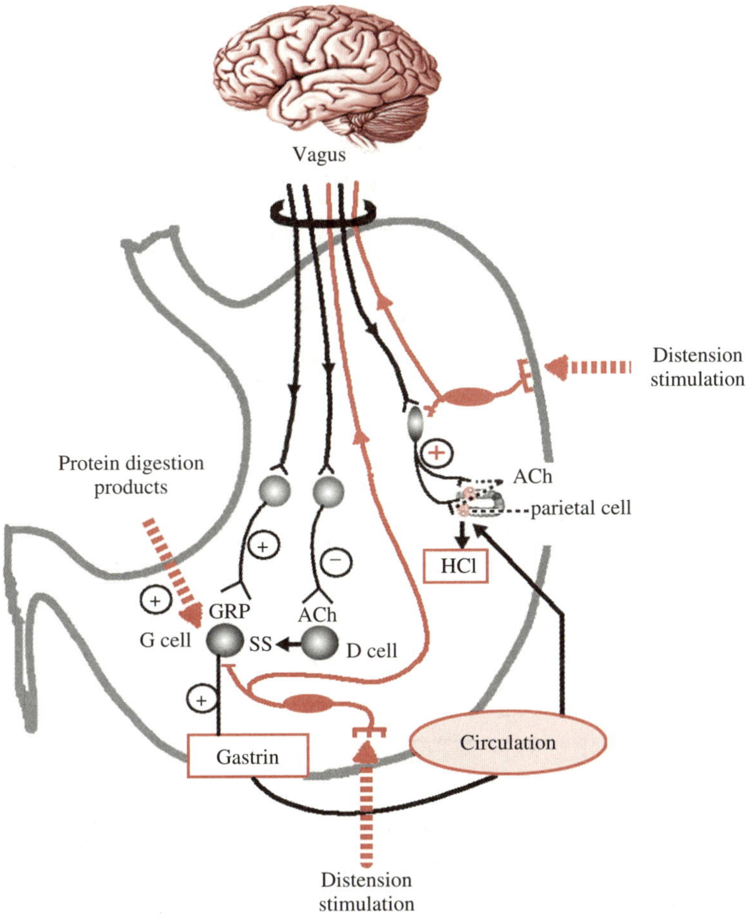

Fig. 6-13 The gastric phase of gastric secretion.

G cells 为开放型 endocrine cell，顶端有微绒毛样突起伸入胃腔，可以直接感受胃腔内化学物质的作用。刺激 G cells 释放 gastrin 的主要食物成分是 protein 的消化产物，其中包括 peptide 和 amino acid。用放射免疫方法测定血浆中 gastrin 浓度，正常人空腹时约为 30～120pg/ml，在进食 protein 后，血浆 gastrin 可升高到 50～200pg/ml，在食后 2～3 小时逐渐恢复至进食前水平。糖类和脂肪类食物不是 gastrin 释放的强刺激物。

Gastric phase 分泌的特点：分泌量占总量的 70%，胃液酸度很高，pepsin 含量也很高，但不如 cephalic phase 分泌的高。

（3）Intestinal phase：Food 离开胃进入小肠后，还有继续刺激 gastric juice 分泌的作用，称为 intestinal phase 胃液分泌。实验证明，将 chyme、肉的提取液、蛋白胨液由瘘管直接注入 duodenum 内，也可引起胃液分泌的轻度增加。直接机械扩张游离的空肠袢，也有引起胃液分泌作用。

Intestinal phase 胃液分泌的机制主要通过体液调节，而神经反射的作用不大。因为在切断支配胃的外来神经后，food 作用于小肠仍可引起 gastric juice 分泌。当 food 接触小肠粘膜时，小肠粘膜可释放一种或几种激素，通过血液循环作用于 stomach。已知人的 duodenum 粘膜中含有较多的 gastrin；用放射免疫方法测得，在切除了胃窦的病人，进食后血浆 gastrin 的浓度仍有升高，说明进食后可引起 duodenum 释放 gastrin，它可能是 intestinal phase 胃液分泌的体液因素之一。有人认为，在 chyme 作用下，小肠粘膜还可能释放肠泌酸素（enterooxyntin），刺激 gastric acid 分泌。此外，由小肠吸收的 amino acid 也可能参与 intestinal phase 的 gastric juice 分泌，因为静脉注射混合 amino acid 也可引起 gastric juice 分泌。

Intestinal phase 胃液分泌的特点：分泌量不大，大约占进食后 gastric juice 分泌总量的 1/10，这可能与食物在 intestine 内同时还产生许多对 gastric juice 分泌起 inhibitory effect 的调节机制（见后文）有关。

3. 胃液分泌的抑制性调节 正常消化期的 gastric juice 分泌还受到各种 inhibitory factors 的调节（Tab. 6-4），实际的 gastric juice 分泌是兴奋和抑制性两类因素共同作用的结果。在消化期内，抑制 gastric juice 分泌的因素除精神、情绪因素外，主要有 HCl、fat 和高张溶液（hypertonic solution）。

Tab. 6-4 Inhibition of gastric secretion

Region	Stimuli	Inhibitory mechanism for reducing gastric secretion
Body and antrum	Removal of protein and distention as the stomach empties	− Intrinsic nerves; − Vagus; − Pyloric gland area → ↓ Gastrin → ↓ Gastrin
Antrum	Accumulation of acid	− Pyloric gland area → ↓ Gastrin → ↓ Gastrin
Duodenum Inhibitory intestinal phase of gastric secretion	Fat Acid Hypertonicity Distention	+ Enterogastric reflex; ↑ Enterogastrone; CCK, secretin, GIP → ↓ Gastric secretion

（1）HCl：HCl 本身对胃腺的活动具有抑制性作用，因此 gastric acid 分泌的调节是一种 negative feedback 调节。

胃腺分泌 HCl 使胃内 pH 降低，当胃窦的 pH 降到 1.2～1.5 时，便可对 gastric juice 分泌产生抑制作用。这种抑制作用的机制可能是 HCl 直接抑制了胃窦粘膜中的 G 细胞，减少 gastrin 释放的结果。恶性贫血的病人 HCl 分泌很低，他们血浆中 gastrin 的浓度却比正常人高 2～30 倍，如向病人胃内注入 HCl，使胃内酸化，血浆 gastrin 的浓度即下降，表明胃内容物的酸度对 gastrin 的释放以及胃液分泌具有重要作用。

近年来一些实验资料提示，HCl在胃内还可能通过引起胃粘膜释放 somatostatin，后者抑制 gastrin 和 gastric juice 的分泌。

当 duodenum 内的 pH 降到 2.5 以下时，对胃酸分泌也有抑制作用，其作用机制目前尚未完全阐明。已知盐酸作用于小肠粘膜可引起 secretin 释放，后者对 gastrin 引起的盐酸分泌具有明显的抑制作用，因此，secretin 很可能是 duodenum 酸化抑制胃分泌的一种抑制物。

（2）Fat：Fat 及其消化产物抑制胃分泌的作用发生在 fat 进入 duodenum 后，而不是在胃中。早在 20 世纪 30 年代，我国生理学家林可胜发现，从小肠粘膜中可提取出一种物质，静脉注射后可使胃液分泌的量、酸度和消化力减低，并抑制胃运动。该物质被认为是 fat 在小肠内抑制胃分泌的体液因素，命名为肠抑胃素。但肠抑胃素至今尚未被提纯。目前认为，它可能不是一个独立的激素，而可能是几种具有此种作用的激素的总称。小肠粘膜中存在的 GIP、CCK、secretin 等多种激素，都具有类似肠抑胃素的特性。

（3）Hypertonic solution：Duodenum 内 hypertonic solution 对胃分泌有抑制作用，其抑制途径可有两条：一是激活小肠内渗透压感受器，通过肠 - 胃反射引起 gastric acid 分泌的抑制；二是通过刺激小肠粘膜释放一种或几种抑制性 hormone 而抑制胃液分泌，但这一机制尚未被阐明。

（4）前列腺素（prostaglandin）：胃的粘膜和肌层中，都存在大量的 prostaglandin。Vagus 兴奋和 gastrin 都可引起 prostaglandin 释放。Prostaglandin 对进食、histamine 和 gastrin 等因素引起的胃液分泌有明显的 inhibitory effect，它可能是 gastric juice 分泌的 negative feedback 抑制物。此外，prostaglandin 还能减少胃粘膜血流，但它抑制 gastric juice 分泌的作用并不是继发于血流的改变。

二、胃的运动（Gastric motility）

胃既有贮存食物的功能，又有泵的功能。胃底和胃体的前部（也称头区）运动较弱，其主要功能是贮存食物；胃体的远端和胃窦（也称尾区）则有较明显的运动，其主要功能是磨碎食物、使食物与胃液充分混合，以形成 chyme，以及逐步地将 chyme 排至 duodenum。

（一）Gastric motility 的主要形式

1. 胃的容受性舒张（Gastric receptive relaxation） 当 mastication 和 deglutition 时，食物对 pharynx 和 esophagus 等处感受器的刺激，可通过 vagus 反射性地引起胃底和胃体肌肉的舒张。胃壁肌肉的这种活动，被称为 gastric receptive relaxation。Gastric receptive relaxation 使胃腔容量由空腹时的 50ml，增加到进食后的 1.5L，它适应于大量食物的涌入，而胃内压力变化并不大，从而使胃更好地完成容受和贮存食物的功能，其生理意义是明显的。

Gastric receptive relaxation 是通过 vagus 的传入和传出通路反射地实现的，切断人和动物的双侧 vagus，gastric receptive relaxation 即不再出现。在这个反射中，vagus 的传出通路是抑制性纤维，其末梢释放的递质既非 acetylcholine，也非 norepinephrine，而可能是某种肽类物质。

2. 胃的蠕动（Gastric peristalsis） Gastric peristalsis 出现在食物入胃后约 5min。Gastric peristalsis 是从胃的中部开始，有节律地向幽门方向进行。人胃蠕动波的频率约每分钟 3 次，并需 1min 左右到达幽门。因此，通常是一波未平，一波又起。

Gastric peristalsis wave 在初起时较弱，在向幽门传播过程中，波的幅度和速度都逐步增加，当接近幽门时，明显加强，每次可将部分 chyme（约1～2ml）排入 duodenum，因此有幽门泵之称。胃的 gastric peristalsis 是受胃 smooth muscle 的基本电节律控制的。胃的基本电节律起源于胃大弯上部，沿纵行肌向幽门方向传播，每分钟约 3 次。胃肌的收缩通常出现在基本电节律波后 6～9s，action potential 后 1～2s。并不是每一个 gastric peristalsis wave 都到达幽门，有些 gastric peristalsis wave 到胃窦后即行消失。一旦收缩波超越胃内容物，并到达胃窦终末时，由于胃窦终末部的有力收缩，胃内容物部分将被反向地推回到近侧胃窦和胃体部，chyme 的这种后退，非常有利于食物和 digestive juice 的混合，还可机械地磨碎块状固体食物（Fig. 6-14）。Gastric peristalsis 主要的生理意义在于使食物与 gastric juice 充分混合，以利于 gastric juice 发挥作用；gastric peristalsis 还可搅拌和粉碎食物，并推进胃内容物通过幽门向 duodenum 移行。

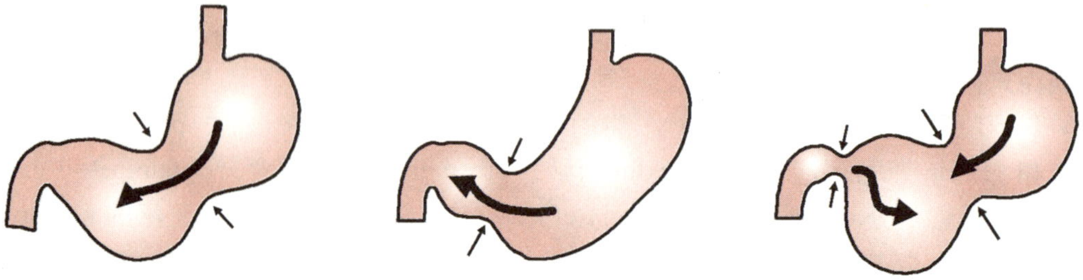

Fig. 6-14 Peristaltic movement in the stomach. Peristaltic waves initiated in the body of the stomach progress toward the pylorus. The more fluid portion of the chyme is pushed toward the pylorus, whereas the more solid center of the chyme squeezes back toward the body.

（二）Gastric motility 的调节

神经和体液因素可通过影响胃的基本电节律（BER）和 action potential 来调节 gastric peristalsis wave。Vagus 冲动、gastrin 和 motilin 均可使胃的 BER 和 action potential 出现的频率增加，而增加胃的收缩频率和强度；sympathetic nerve 兴奋、secretin、GIP 和 CCK 则作用相反。

（三）gastric emptying 及其控制

Food 由 stomach 排入 duodenum 的过程称为胃的排空（gastric emptying）。一般在 food 入胃后 5min 左右开始排空。Gastric emptying 的速度与 food 的物理性状和化学组成有很大关系。稀的、流体食物比稠的或固体食物排空快；切碎的、颗粒小的食物比大块的食物排空快；等渗液体比非等渗液体快。在三种主要食物中，carbohydrate 的排空最快，protein 次之，而 fat 排空最慢。混合食物从胃完全排空通常需要 4～6 小时。

Gastric emptying 受来自胃和 duodenum 两方面因素的控制：一般而言，来自胃内的因素促进 gastric emptying，而来自 duodenum 的因素则抑制 gastric emptying。

1. 胃内因素促进 gastric emptying

（1）胃内食物的量对 gastric emptying 的促进：胃的内容物作为扩张胃的机械刺激，通过壁内神经反射或 vago-vagal reflex，引起胃运动的加强。一般来讲，食物由胃排空的速率和留在胃内食物量的平方根成正比。

（2）Gastrin 对 gastric emptying 的促进：扩张性刺激以及食物的某些成分，特别是 protein 消化产物，可引起胃窦粘膜释放 gastrin。Gastrin 除了引起胃酸分泌外，对胃的运动也有轻至中等程度的刺激作用，它可提高幽门泵的活动，但使幽门舒张，因而对 gastric emptying 有促进作用。

2. 十二指肠因素抑制 gastric emptying

（1）肠-胃反射（Enterogastric reflex）：Enterogastric reflex 对胃运动具有抑制效应。Acid、fat、osmotic pressure 及机械扩张可刺激 duodenum 壁上的多种感受器，反射性地抑制胃运动，并使 gastric emptying 减慢。这种反射称为 enterogastric reflex，其传出冲动可通过 vagus、壁内神经，甚至还可能通过 sympathetic nerve 等几条途径传到胃。Enterogastric reflex 对酸的刺激特别敏感，当 pH 降到 3.5～4.0 时，反射即可引起，它抑制幽门泵的活动，从而阻止酸性 chyme 进入 duodenum。

（2）肠抑胃素（Enterogastrone）：当过量的 chyme，特别是 acid 或 fat 由胃进入 duodenum 后，可引起小肠粘膜释放几种不同的激素，抑制胃的运动，延缓 gastric emptying。Secretin、GIP、CCK 等都具有这种作用，统称为 enterogastrone。

上述在 duodenum 内具有抑制胃运动的各项因素并不是经常存在的，随着 HCl 在肠内被中和，以及食物消化产物的被 absorption，它们对 stomach 的抑制性影响便渐渐消失，gastric motility 便又逐渐增强，因而又推送另一部分 chyme 进入 duodenum；如此重复，使 gastric emptying 较好地适应 duodenum 内 digestion 和 absorption 的速度。

第四节 小肠内消化
Digestion in Small Intestine

Chyme 由 stomach 进入 duodenum 后，即开始了小肠内的 digestion。小肠内 digestion 是整个 digestion 过程中最重要的阶段。在小肠里，chyme 受到 pancreatic juice、bile 和 small intestinal secretion 的化学性 digestion 以及小肠运动的机械性 digestion。许多营养物质也都在这一部位被吸收入机体。因此，食物通过小肠后，digestion 过程基本完成。未被 digestion 的食物残渣，从小肠进入大肠。食物在小肠内停留的时间，随食物的性质而有不同，一般为 3～8h。

一、胰液的分泌（Pancreatic secretion）

Pancreas 是兼有 exocrine 和 endocrine 功能的腺体。Pancreas 的 endocrine 功能主要与糖代谢的调节有关（见内分泌章）。Pancreas 的 exocrine 功能是 pancreatic secretion。Pancreatic juice 由胰腺的腺泡细胞和小导管管壁细胞所分泌，具有很强的 digestion 能力。

（一）Pancreatic juice的成分和作用

Pancreatic juice 是无色无臭的碱性液体，pH 约为 7.8～8.4，渗透压约与血浆相等。人每日分泌的 pancreatic juice 量约为1～2L。含有无机物（水、碳酸氢盐和电解质）和有机物（各种 digestive enzyme）。

1. 无机物

（1）碳酸氢盐（Carbonate）：由胰腺内小导管细胞分泌。机制是小导管细胞内含有较高浓度的碳酸酐酶（carbonic anhydrase），可催化二氧化碳和水产生碳酸，后者经过解离而产生碳酸氢根（HCO_3^-）。Pancreatic juice 中 carbonate 含量很高，人 pancreatic juice 中 HCO_3^- 的最高浓度为 140mmol/L，其浓度随分泌速度的增加而增加。HCO_3^- 的主要作用是中和进入 duodenum 的 gastric acid，使肠粘膜免受强酸的侵蚀；同时也提供了小肠内多种 digestive enzyme 活动的最适宜的 pH 环境（pH 7～8）。

（2）电解质（Electrolyte）：主要负离子是 Cl^-。Cl^- 的浓度随 HCO_3^- 浓度的变化而有变化，当 HCO_3^- 浓度升高时，Cl^- 的浓度就下降。Pancreatic juice 中的正离子有 Na^+、K^+、Ca^{2+} 等，它们在 pancreatic juice 中的浓度与血浆中的浓度非常接近，不依赖于分泌的速度。

2. 有机物

Pancreatic juice 中的有机物主要是 protein，含量由 0.1%～10% 不等，随分泌的速度不同而有不同。Pancreatic juice 中的 protein 主要由多种消化酶（digestive enzyme）组成，它们是由腺泡细胞分泌的。主要的 digestive enzyme 有：

（1）胰淀粉酶（Pancreatic amylase）：Pancreatic amylase 是一种 α 淀粉酶，它对生淀粉和熟淀粉都有很高的水解效率，其水解产物为糊精（dextrine）、麦芽糖（maltose）及麦芽寡糖。Amylase 作用的最适 pH 为 6.7～7.0。

（2）脂类水解酶：主要有四种：①胰脂肪酶（pancreatic lipase）：pancreatic lipase 主要消化 fat，它可分解甘油三酯为脂肪酸、甘油一酯和甘油。它的最适 pH 为 7.5～8.5。Pancreatic lipase 的活性需辅脂酶的存在才能较好发挥作用。② 辅脂酶（colipase）：colipase 是胰脂肪酶的辅助因子，对胆盐微胶粒有较强的亲和性。Colipase 与 pancreatic lipase 在甘油三酯的表面形成一种高亲和度的复合物，并牢固地附着在脂肪颗粒表面，防止胆盐把脂肪酶从脂肪表面置换下来。③磷脂酶A_2（phospholipase A_2，PLA_2）：PLA_2 以酶原形式存在，在胰蛋白酶作用下被激活。它可水解卵磷脂为溶血卵磷脂。急性胰腺炎患者血清中 PLA_2 水平增高。④酯酶（esterase）：esterase 可水解胆固醇（cholesterol）。

（3）胰蛋白酶（trypsin）和糜蛋白酶（chymotrypsin）：Trypsin 和 chymotrypsin 都以无活性的酶原形式存在于胰液中的，分别称为胰蛋白酶原（trypsinogen）和糜蛋白酶原（chymotrypsinogen）。肠液中的肠致活酶可以激活 trypsinogen，使之变为具有活性的 trypsin。此外，acid 和 trypsin 以及组织液也能使 trypsinogen 活化。Chymotrypsinogen 在 trypsin 作用下可转化为有活性的 chymotrypsin。

Trypsin 和 chymotrypsin 的作用极相似，能分解 protein 成大分子 peptide，如两者同时作用于 protein 时，则将 protein 消化为小分子的 peptide 和 amino acid。

（4）其他酶：胰液中还含有羧基肽酶（carboxypolypeptidase）、核糖核酸酶（ribonuclease）、脱氧核糖核酸酶（deoxyribonuclease）等水解酶。Carboxypolypeptidase 可作用于多肽末端的肽键，释放出具有自由羧基的氨基酸。而 ribonuclease 和 deoxyribonuclease 则可使相应的核酸部分水解为单核苷酸。

（二）胰液分泌的调节

在非消化期，pancreatic juice 几乎不分泌或很少分泌。进食开始后，pancreatic juice 开始分泌。因此，食物是兴奋胰腺的自然因素。Pancreatic juice 的分泌受神经和体液双重调控，但以体液调节为主。

1. Nervous regulation 内脏大神经中的胆碱能纤维可增加 pancreatic secretion，但其肾上腺素能纤维则因使胰腺血管收缩，对胰液分泌产生抑制作用。但总体上，内脏大神经对胰液分泌的影响不明显。食物的形象、气味，食物对 oral cavity、esophagus、stomach 和 small intestine 的刺激，都可通过 nervous reflex（包括条件反射和非条件反射）引起 pancreatic secretion。反射的传出神经主要是 vagus。切断 vagus，或注射阿托品阻断 vagus 的作用，都可显著地减少 pancreatic secretion。Vagus 可通过其末梢释放 acetylcholine 直接作用于 pancreas，也可通过引起 gastrin 的释放，间接地引起 pancreatic secretion。Vagus 主要作用于胰腺的腺泡细胞，对导管细胞的作用较弱，因此，vagus 兴奋引起的 pancreatic secretion 的特点是：水分和碳酸氢盐含量很少，而酶的含量却很丰富。

2. Humoral regulation 调节 pancreatic secretion 的体液因素主要有 secretin 和 CCK 两种：

（1）Secretin：小肠上段粘膜含 secretin 较多，距幽门越远，含量越少。产生 secretin 的细胞为 S 细胞。当酸性 chyme 进入小肠后，可刺激小肠粘膜释放 secretin。王志均等用具有移植胰的狗研究引起 secretin 释放的因素，结果表明，HCl 是最强的刺激因素，其次为 protein 分解产物和脂酸钠，糖类几乎没有作用。小肠内 secretin 释放的 pH 阈值为 4.5。Vagus 兴奋不引起 secretin 的释放；切除小肠的外来神经，HCl 在小肠内仍能引起 pancreatic secretion，说明 secretin 的释放不依赖于肠外来神经。Secretin 主要作用于胰腺小导管上皮细胞，使其分泌大量的水分和碳酸氢盐。Secretin 引起的 pancreatic secretion 的特点是分泌量大（水分和碳酸氢盐），酶的含量很低。

（2）CCK（Cholecystokinin）：这是小肠（主要是空肠）粘膜细胞释放的一种肽类激素，引起 CCK 释放的因素（由强至弱）为：protein 分解产物、脂酸钠、盐酸、脂肪，而糖类没有作用。CCK 是促进 pancreatic juice 中各种酶分泌的一个重要作用，因而也称促胰酶素；它的另一重要作用是促进胆囊强烈收缩，排出 bile。CCK 对胰腺组织还有营养作用，它促进胰腺组织 protein 和核糖核酸的合成。

（3）Gastrin 和 VIP：胃窦分泌的 gastrin 和小肠分泌的 VIP 等也可促进 pancreatic secretion。

Secretin 和 CCK 促进 pancreatic secretion 的机制不同，前者以 cAMP 为第二信使，后者则通过磷脂酰肌醇系统，在 Ca^{2+} 介导下起作用（Fig. 6-15）。Secretin 和 CCK 之间具

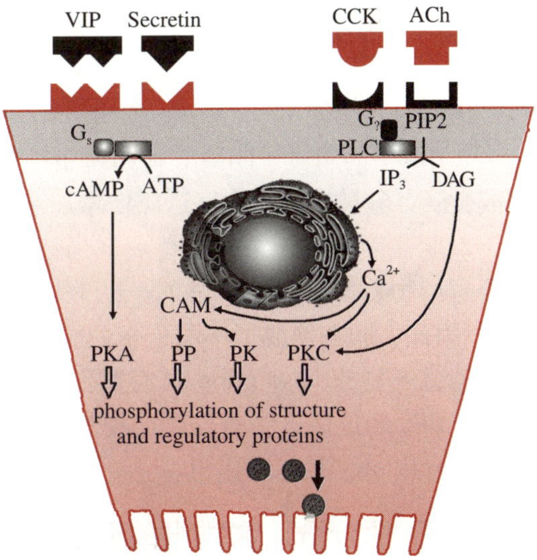

Fig. 6-15 Schematic diagram of stimulus-secretion coupling of pancreatic acinar cell protein secretion.

有协同作用，即一个激素可以加强另一个激素的作用。此外，vagus 对 secretin 也有加强作用。阻断 vagus 后，secretin 引起的 pancreatic secretion 将大大减少。

二、胆汁的分泌与排出（Secretion and excretion of the bile）

胆汁（bile）由 hepatic cell 不断生成，生成后由肝管流出，经胆总管而至 duodenum，或由肝管转入胆囊管而贮存于 bile bladder，当 digestion 时再由 bile bladder 排出至 duodenum。Bile 和 pancreatic juice、intestinal juice，均参与小肠内 chyme 的 chemical digestion。

（一）胆汁的性质和成分

成年人每日分泌 bile 约 800～1000ml。Bile 的生成量和 protein 的摄入量有密切关系，高蛋白食物促进 bile 的生成。

Bile 是一种具有苦味的有色液汁。人的肝 bile（由肝直接分泌的 bile）呈金黄色或橘棕色，而胆囊胆汁（在 bile bladder 中贮存过的胆汁）则因浓缩而颜色变深。肝胆汁呈弱碱性（pH 7.4），胆囊胆汁则因碳酸氢盐在 bile bladder 中被吸收而呈弱酸性（pH 6.8）。Bile 的成分很复杂，除水分和钠、钾、钙、碳酸氢盐等无机成分外，其有机成分有胆盐、胆色素、脂肪酸，胆固醇、卵磷脂和粘蛋白等。Bile 中没有 digestive enzyme。

胆盐是肝细胞分泌的胆汁酸与甘氨酸或牛磺酸结合形成的钠盐或钾盐，它是 bile 参与 digestion 和吸收的主要成分。Bile 中的胆色素是血红蛋白的分解产物，包括胆红素和它的氧化物——胆绿质，胆色素的种类和浓度决定了 bile 的颜色。

在正常情况下，维持胆固醇的溶解状态需要 bile 中的胆盐（或胆汁酸）、胆固醇和卵磷脂的适当比例。当胆固醇分泌过多，或胆盐、卵磷脂合成减少时，胆固醇就容易沉积下来，这是形成胆石的原因之一。

（二）胆汁的作用

Bile 对于脂肪的 digestion 和 absorption 具有重要意义。

1. Bile中的胆盐、胆固醇和卵磷脂等都可作为乳化剂，减低脂肪的表面张力，使脂肪乳化成微滴，分散在肠腔内，这样便增加了胰脂肪酶的作用面积，使其分解脂肪的作用加速。

2. 胆盐因其分子结构的特点，当达到一定浓度后，可聚合而形成微胶粒。肠腔中脂肪的分解产物，如脂肪酸、甘油一酯等均可掺入到微胶粒中，形成水溶性复合物（混合微胶粒）。因此，胆盐便成了不溶于水的脂肪分解产物到达肠粘膜表面所必需的运载工具，对于脂肪消化产物的 absorption 具有重要意义。

3. Bile 通过促进脂肪分解产物的 absorption，对脂溶性维生素（维生素 A、D、E、K）的 absorption 也有促进作用。

（三）胆汁分泌和排出的调节

Bile 由肝细胞不断的分泌，在非消化期间，胆汁流入 bile bladder 内贮存。Bile bladder 可以吸收 bile 中的水分和无机盐，使肝胆汁浓缩 4～10 倍，从而增加了贮存的效能。在消化期，bile 可直接由肝以及由 bile bladder 中大量排出至 duodenum。因此，食物在 digestive tract 内是引起 bile 分泌和排出的自然刺激物。高蛋白食物（蛋黄、肉）引起 bile 流出最多，高脂肪或混合食物的作用次之，而糖类食物的作用最小。在 bile 排出过程中，bile bladder 和 Oddi's sphincter 的活动通常表现出协调的相互关系，即胆囊收缩时，Oddi's sphincter 舒张；相反，胆囊舒张时，Oddi's sphincter 则收缩。

1. Neural control 神经对 bile 分泌和 bile bladder 收缩的作用均较弱。进食动作或食物对胃、小肠的刺激可通过 nervous reflex 引起 bile 分泌的少量增加。Bile bladder 收缩也轻度加强。反射的传出途径是 vagus，切断两侧 vagus，或应用胆碱能受体阻断剂，均可阻断这种反应。

Vagus 除了直接作用于肝细胞和 bile bladder 外，它还可通过引起 gastrin 释放而间接引起肝胆汁的分泌和 bile bladder 收缩。

2. Humoral control 有多种体液因素参与调节 bile 的分泌和排出。

（1）Gastrin：Gastrin对肝胆汁的分泌及胆囊smooth muscle的收缩均有一定的加强作用，它可通过血液循环作用于肝细胞和bile bladder；也可先引起胃酸分泌，后者再作用于duodenum 粘膜，引起 secretin 释放而促进肝胆汁分泌。

（2）Secretin：Secretin 主要的作用是刺激 pancreatic secretion，但它还有一定的刺激肝胆汁分泌的作用。Secretin 主要作用于胆管系统而非作用于肝细胞，它引起的 bile 分泌主要是 H_2O 和 HCO_3^- 含量的增加，胆盐的分泌并不增加。

（3）Cholecystokinin（CCK）：在 protein 分解产物、盐酸和脂肪等物质作用下，小肠上部粘膜内的 I 型细胞可释放CCK，CCK通过血液循环兴奋胆囊smooth muscle，引起bile bladder 的强烈收缩。CCK 对 Oddi's sphincter 则有降低其紧张性的作用，因此可促使胆囊胆汁的大量排放。

CCK 也能刺激胆管上皮细胞，使胆汁流量和 HCO_3^- 的分泌增加，但其作用较弱。

（4）胆盐（bile salt）：Bile 中的 bile salt 或胆汁酸排入小肠后，绝大部分（约 90% 以上）仍可由小肠（主要为回肠末端）粘膜吸收入血，通过门静脉回到肝，再组成 bile 而又分泌入肠，这一过程称为 bile salt 的肠肝循环（enterohepatic circulation）（Fig. 6-16）。Bile salt 每循环一次约损失 5%，每次进餐后约有 6～8g bile salt排出。每次进餐后可进行2～3次肠肝循环。返回到肝的 bile salt 有刺激肝bile分泌的作用，实验证明，当 bile salt通过胆瘘流失到体外后，bile 的分泌将比正常时减少数倍。Bile salt 对 bile bladder 的运动并无影响。

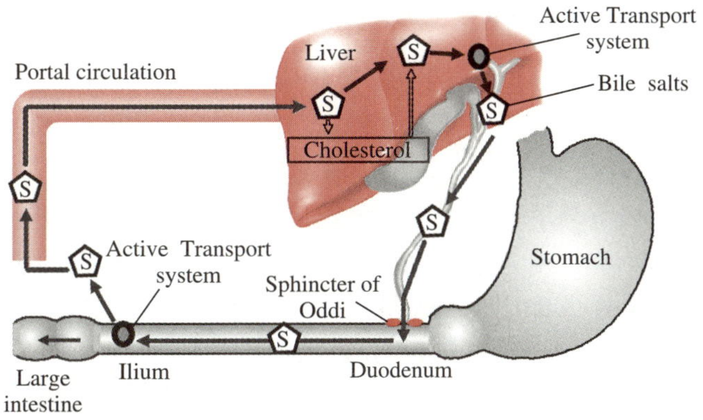

Fig. 6-16 The enterohepatic circulation of bile salts as shown by the heavy, solid arrows. The dashed arrow indicates that bile salts inhibit bile salt synthesis from cholesterol.

总之，由进食开始，到食物进入小肠内，在神经和体液因素调节下，都可引起 bile 的分泌和排出活动，尤以食物进入小肠后的作用最为明显。在这一时期中，不仅肝胆汁的分泌明显增加，而且由于 bile bladder 的强烈收缩，使贮存在 bile bladder 中的 bile 也大量排出。

三、小肠液的分泌 (Small intestinal secretion)

小肠内有两种exocrine gland：十二指肠腺（duodenal gland）和小肠腺（intestinal gland）。Duodenal gland 又称勃氏腺（Brunner's gland），分布在 duodenum 的粘膜下层中。Intestinal gland 又称李氏腺（Lieberkuhn's crypt），分布于全部小肠的粘膜层内。这两种腺体分泌大量的小肠液（intestinal juice）。

（一）小肠液的性质、成分和作用

Intestinal juice 是一种弱碱性液体，pH 约为 7.6，渗透压与血浆相等。Intestinal juice 的分泌量变动范围很大，成年人每日分泌量约 1～ 3L。Intestinal juice 的主要部分是由 intestinal gland 分泌的。而 duodenal gland 主要分泌含粘蛋白很高的碱性液体，对 duodenum 起保护作用。

Intestinal juice 的主要作用有：①大量的 intestinal juice 可以稀释消化产物，降低其渗透压，有利于 absorption；②所含的肠致活酶（enterokinase）可能激活 pancreatic juice 中的 trypsinogen，使之变为有活性的 trypsin，从而有利于 protein 的 digestion；③duodenal gland 分泌碱性液体和粘蛋白，保护 duodenum 的上皮，不被胃酸侵蚀。

Intestinal juice 分泌后又很快地被绒毛吸收，这种液体的交流为小肠内营养物质的 absorption 提供了媒介。Intestinal juice 中还常混有脱落的肠上皮细胞、白细胞，以及由肠上皮细胞分泌的免疫球蛋白。

近年来认为，虽然小肠上皮细胞内含有多种 digestive enzyme，如分解多肽的肽酶、分解双糖的蔗糖酶和麦芽糖酶等。但是，真正由小肠腺分泌的酶只有肠致活酶一种。Intestinal juice 中的其他酶只是随脱落的肠上皮细胞进入肠腔内，它们对小肠内 digestion 并不起重要作用。

（二）Intestinal juice 分泌的调节

Intestinal juice 的分泌是经常性的，但在不同条件下，分泌量的变化可以很大；chyme 对肠粘膜的局部机械刺激和化学刺激都可引起 intestinal juice 的分泌。小肠粘膜对扩张刺激最为敏感，小肠内 chyme 的量越多，分泌也越多。一般认为，这些刺激是通过肠壁内神经丛的局部反射而引起肠腺分泌的。刺激 vagus 可引起 duodenal gland 的分泌，但对其他部位的肠腺作用并不明显，有人认为，只有在切断内脏大神经（取消了抑制性影响）后，刺激 vagus 才能引起 intestinal juice 的分泌。在胃肠激素中，gastrin、secretin、CCK 和 VIP 都有刺激 intestinal juice 分泌的作用。

四、小肠的运动 (Motility of small intestine)

小肠壁的外层是纵行肌，内层是环行肌，它们执行小肠的各种运动功能。

（一）小肠的运动形式

小肠的运动形式包括：紧张性收缩（tonic contraction）、分节运动（segmentation）和蠕动（peristalsis）三种。

1. Tonic contraction 小肠 smooth muscle 具有一定的 tonus，其他运动形式是在小肠 smooth muscle 紧张性基础上进行的。当小肠 tonus 降低时，肠腔易于扩张，肠内容物的混合和转运减慢，相反，当小肠 tonus 升高时，chyme 在小肠内的混合和运转过程就加快。

2. Segmentation 这是一种以环行肌为主的节律性收缩和舒张运动。在 chyme 所在的一段肠管上，环行肌在许多点同时收缩，把 chyme 分割成许多节段；随后，原来收缩处舒张，而原来舒张处收缩，使原来的节段分为两半，而相邻的两半则合拢来形成一个新的节段；如此反复进行，chyme 得以不断地分开，又不断地混合（Fig. 6-17）。Segmentation 的主要作用是使chyme与digestive juice充分混合，便于进行chemical digestion，它还使chyme与肠壁紧密接触，为 absorption创造良好的条件。Segmentation还能挤压肠壁，有助于血液和淋巴的回流，但 segmentation 对食物推动作用较小。

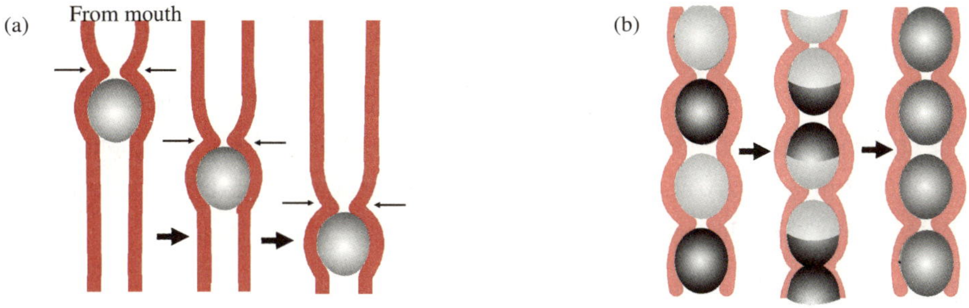

Fig. 6-17 Peristalsis and segmentation. (a) In peristalsis, adjacent segments of the intestine alternately contract and relax, which results in movement of food along the tract distally. (b) In segmentation , non-adjacent segments of the intestine alternately contract and relax. Because the active segments are separated by inactive regions, the food is moved forward and then backward. This results in mixing of the food, rather than food propulsion.

Segmentation在空腹时几乎不存在，进食后才逐渐变强起来。电生理研究指出，小肠segmentation 的梯度现象与其 smooth muscle 的基本电节律有关。小肠 smooth muscle 的基本电节律的起步点位于 duodenum 近胆管入口处的纵行肌细胞上，其频率在人约为 11 次 / 分。从 duodenum 到回肠末端，基本电节律的频率逐渐下降，在回肠末端为 8 次/分。但在完整的小肠内，上部具有较高频率的肠段可控制其下部频率较低的一段肠段。因此，实际上在小肠全长中，其内在节律形成了数个频率平台。这种活动频率梯度有利于 chyme 沿小肠从上部至下部推进。

3. Peristalsis 小肠的蠕动可发生在小肠的任何部位，其速度约为 0.5～2.0cm/s，近端小肠的 peristalsis 速度大于远端。小肠 peristalsis wave 较弱，通常只进行一段短距离（约数厘米）后即消失。Peristalsis 的意义在于使经过分节运动作用的 chyme 向前推进一步，到达一个新肠段，再开始分节运动。Chyme 在小肠内实际的推进速度只有 1cm/min，按此计算，chyme 大约需要历时 3～5 小时才能从幽门部到达回盲瓣。除基本 peristalsis 形式外，还常可见到一种进行速度很快（2～25cm/s）、传播较远的小肠 peristalsis，称为蠕动冲（peristaltic rush）。Peristaltic rush 可把 chyme 从小肠始端一直推送到末端，有时还可推送到大肠。这种运动是可能由于 deglutition 动作或 chyme 进入 duodenum 引起。在某些药物（泻剂）作用下也可产生。肠 peristalsis 时，由于肠腔内食物被推动，可产生声音，称为肠鸣音（bowel sounds），在临床上常用作判断肠运动功能的指标。肠蠕动亢进时，bowel sounds 增强，肠麻痹时，bowel sounds 减弱或消失。

（二）小肠运动的调节

1. 内在神经丛（intrinsic nervous plexus）的作用 Intrinsic nerve plexus 是位于纵行肌和环行肌之间的肌间神经丛，对小肠运动起主要调节作用。当机械和化学刺激作用于肠壁感受器时，通过局部反射可引起 smooth muscle 的 peristalsis 运动。切断小肠的外来神经，小肠的 peristalsis 仍可进行。

2. Autonomic nerve 的作用 一般来说，parasympathetic nerve 的兴奋能加强肠运动，而 sympathetic nerve 兴奋则产生抑制作用。上述影响还取决于肠肌 tonus。当肠肌的 tonus 高时，parasympathetic nerve 和 sympathetic nerve 兴奋都引起抑制；当肠肌的 tonus 低时，这两种神经兴奋能增强其活动。

3. Humoral factor 的作用 小肠壁内的 nervous plexus 和 smooth muscle 对多种化学物质敏感。除 autonomic nerve 释放的两种神经递质 acetylcholine 和 norepinephrine 外，还有一些胃肠肽类激素和胺可调节小肠平滑肌运动，如 gastrin, CCK, 5-HT 和 motilin 可加强小肠收缩；而 secretin, VIP, glucagon，GIP 等抑制小肠运动。

（三）回盲括约肌的功能

回肠（ileum）末端与盲肠（cecum）交界处的环行肌显著加厚，起着 sphincter 的作用，称为回盲括约肌（ileocecal sphincter）。Ileocecal sphincter 在平时保持轻度收缩状态，其内压力约比结肠内压力高 2.67kPa（20mmHg）。

对 cecum 粘膜的机械刺激或充胀刺激，可通过肠肌局部反射，引起 sphincter 收缩，从而阻止 ileum 内容物向 cecum 排放。进食过程中，当 food 进入 stomach 时，可通过胃-回肠反射（gastroileal reflex）引起回肠蠕动，在蠕动波到达回肠末端最后数厘米时，sphincter 便舒张，使大约 4ml 的 chyme 由 ileum 被驱入 colon。此外，胃幽门部粘膜中释放的 gastrin 也能引起 sphincter 内的压力下降。

总之，ileocecal sphincter 的主要功能是防止回肠内容物过快地进入大肠，延长 chyme 在小肠内停留的时间，因此有利于小肠内容物的完全 digestion 和 absorption。据估计，正常情况下每天约有 450～500ml chyme 进入大肠。此外，ileocecal sphincter 还具有活瓣样作用，它可阻止大肠内容物向 ileum 倒流。

小肠内容物向大肠的排放，除与 ileocecal sphincter 的活动有关外，还与 chyme 的流动性和 ileum 与 colon 之间的压力差有关：chyme 越稀，通过回盲瓣也越容易，小肠腔内压力升高，也可迫使 chyme 通过 sphincter。

第五节 大肠内消化
Digestion in Large Intestine

人类的 large intestine 没有重要的消化活动。Large intestine 的主要功能在于吸收水分，large intestine 还为 digestion 后的残余物质提供暂时贮存场所。

一、大肠液的分泌 (Large intestine secretion)

Large intestinal juice 的 pH 为 8.3～8.4，是由大肠粘膜表面的柱状上皮细胞及杯状细胞分泌的。Large intestine juice 富含 mucus 和 HCO_3^-，还可能含有少量二肽酶和淀粉酶，但它们对物质的分解作用不大。Large intestinal juice 的主要作用在于其中的粘液蛋白，它能保护肠粘膜和润滑粪便。

Large intestinal juice 的分泌主要是由食物残渣对肠壁的机械性刺激引起的。刺激 parasympathetic nerve 可使分泌增加，而刺激 sympathetic nerve 则可使正在进行着的分泌减少。尚未发现重要的 humoral regulation。

二、大肠的运动和排便 (Motility of large intestine and defecation)

Large intestine 的运动少而慢，对刺激的反应也较迟缓，这些特点有利于 large intestine 作为粪便的暂时贮存部位。

（一）Motility of large intestine

1. 袋状往返运动　这种运动形式是空腹时最多见的一种形式，由环行肌无规律地收缩所引起，它使结肠袋（haustra）中的内容物向两个方向作短距离的位移，但并不向前方推进。作用是混合内容物。

2. 分节或多袋推进运动　这是一个结肠袋或一段结肠收缩，其内容物被推移到下一段的运动，进食后这种运动增多。拟副交感药物刺激时，也使这种运动增多。

3. Peristalsis　Large intestine 的 peristalsis 是由一些稳定向前的收缩波所组成。收缩波前方的肌肉舒张，往往充有气体；收缩波的后面则保持在收缩状态，使这段肠管闭合并排空。

4. 集团蠕动（Mass peristalsis）　在大肠还有一种进行快，前进远的 peristalsis，称为 mass peristalsis。通常开始于横结肠，可将一部分大肠内容物推送至降结肠或乙状结肠。Mass peristalsis 常见于进食后，最常发生餐后 60min 之内，产生这种 peristalsis 的机制可能由于胃内容进入十二指肠后，由十二指肠-结肠反射（duodenocolic reflex）所引起。这一反射主要是通过 intrinsic nervous plexus 的传递实现的。

（二）排便（Defecation）

食物残渣在大肠内停留的时间较长，一般在10余小时以上，在这一过程中，食物残渣中的一部分水分被大肠粘膜absorption。同时，经过大肠内细菌的发酵和腐败作用，形成了粪便（feces）。Feces 中除食物残渣外，还包括脱落的肠上皮细胞和大量的细菌。此外，机体代谢后的废物，包括由肝排出的胆色素衍生物，以及由血液通过肠壁排至肠腔中的某些重金属，如钙、镁、汞等的盐类，也随 feces 排出体外。

正常人的直肠通常是空的，没有 feces 在内。当肠的 peristalsis 将 feces 推入直肠时，刺激了直肠壁内的感受器，冲动经盆神经和腹下神经传至脊髓腰骶段的初级排便中枢，同时上传到大脑皮层，引起便意和 defecation reflex。这时，通过盆神经的传出冲动，使降结肠、乙状结肠和直肠收缩，肛门内 sphincter 舒张。与此同时，阴部神经的冲动减少，肛门外

sphincter 舒张，使 feces 排出体外。此外，由于支配腹肌和膈肌的神经兴奋，腹肌和膈肌也发生收缩，腹内压增加，促进粪便的排出。正常人的直肠对 feces 的压力刺激具有一定的阈值，当达到此阈值时即可引起便意。

Defecation 是可以受意识抑制的。人们如对便意经常予以制止，就使直肠渐渐地对 feces 压力刺激失去正常的敏感性，加之粪便在大肠内停留过久，水分吸收过多而变得干硬，引起 defecation 困难，这是产生便秘的最常见的原因之一。

（三）大肠内细菌的活动

大肠内有许多细菌，据估计，feces 中死的和活的细菌总量约占 feces 固体重量的 20%～30%。细菌主要来自食物和空气，它们由 oral cavity 入胃，最后到达大肠。大肠内的酸碱度和温度对一般细菌的繁殖极为适宜，细菌便在这里大量繁殖。细菌中含有能分解食物残渣的酶。糖及脂肪的分解称为发酵，其产物有乳酸、醋酸、二氧化碳、脂肪酸、甘油、胆碱等。protein 的细菌分解称为腐败，其产物有多肽、amino acid、氨、硫化氢、组胺、吲哚等，其中有的成分由肠壁 absorption 后到肝脏由肝细胞解毒。

大肠内的细菌能利用肠内较为简单的物质合成维生素 B 复合物和维生素 K，它们由肠内 absorption 后，对人体有营养作用。

第六节　吸　收
Absorption

一、吸收过程概述 (General consideration of absorption)

Absorption 是指食物的成分或其 digestion 后的产物，通过消化道上皮细胞进入血液和淋巴的过程。Digestion 过程是 absorption 的重要前提。营养物质的 absorption 是机体新陈代谢的重要保证。Digestive tract 不同部位的 absorption 能力和 absorption 速度均取决于各部分消化道的组织结构，以及食物在各部位被 digestion 的程度和停留的时间。在 oral cavity 和 esophagus 内，食物实际上几乎是不被吸收的。胃内只能吸收酒精和少量水分。只有small intestine 才是 absorption 的主要部位，一般认为，carbohydrate、protein 和 fat 的 digestion 产物大部分是在 duodenum 和 jejunum 吸收的，而 ileum 具有主动吸收 bile salt 和维生素 B_{12} 的独特功能。大部分营养成分在到达 ileum 时，通常已基本吸收完毕，因此 ileum 部分主要是吸收功能的贮备。小肠内容物进入大肠时已经不含有多少可被吸收的物质了。Large intestine 主要吸收水分和盐类，一般认为，结肠可吸收进入其内的 80% 的水和 90% 的 Na^+ 和 Cl^-。

二、小肠吸收功能的结构基础 (Structural basis of absorption in intestine)

人的 small intestine 约 4m 长，它的粘膜具有环形皱褶，并拥有大量的绒毛（villi）。Villi 是 small intestine 粘膜的微小突出构造，其长度约 0.5～1.5mm。每一条 villus 的外面是一层柱状上皮细胞。在显微镜下观察，可见柱状上皮细胞顶端有明显的纵纹。电子显微镜下的观察进一步表明，纵纹乃是柱状细胞顶端细胞膜的突起，被称为微绒毛（microvilli）。人的 intestinal villi 上，每一柱状上皮细胞的顶端约有 1700 条 microvilli。由于环状皱褶、villi 和 microvilli 的存在，最终使小肠的 absorption 面积比同样长短的简单圆筒的面积增加约 600 倍，达到 $200m^2$ 左右（Fig. 6-18）。Small intestine 除了具有巨大的 absorption 面积外，食物在小肠内停留的时间较长（3～8h），以及食物在小肠内已被消化成适于 absorption 的小分子物质，这些都是 small intestine 发挥吸收作用的有利条件。

Small intestine 内部有毛细血管、毛细淋巴管、smooth muscle 纤维和神经纤维网等结构。动物在空腹时，villi 不活动。进食则可引起 villi 产生节律性的伸缩和摆动。这些运动可加速 villi 内血液和淋巴流动，有助于 absorption。Villi 运动受神经控制，刺激内脏神经可加强 villi 运动。Villi 活动还受小肠粘膜中释放的一种胃肠激素的刺激，称为绒毛收缩素（villikinin）。

营养物质和水可以通过两条途径进入血液或淋巴：一为跨细胞途径，即通过绒毛柱状上皮细胞的腔面膜进入细胞内，再通过细胞底-侧面膜进入血液或淋巴；另一为旁细胞途径，即物质或水通过细胞间的紧密连接，进入细胞间隙，然后再转入血液或淋巴（Fig. 6-19）。营养物质通过细胞膜的机制包括 simple diffusion、facilitated diffusion、active transport 及 pinocytosis，其详细过程参看第二章。

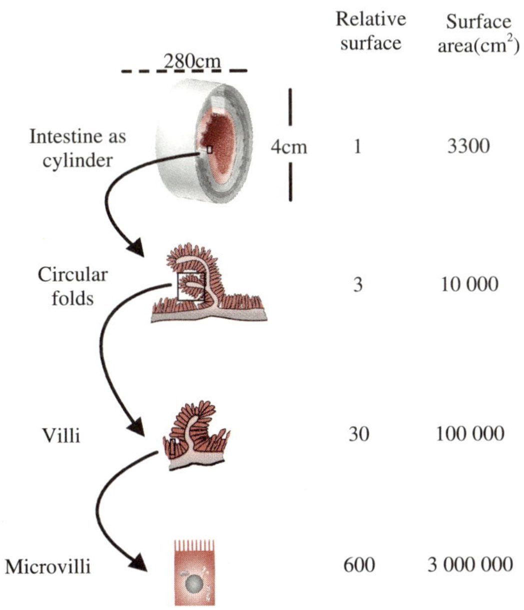

Fig. 6-18 Three ways by which the surface area of the small intestine is increased from that of a simple cylinder of the same gross dimensions as those of the small intestine (280cm in length and 4cm in diameter).

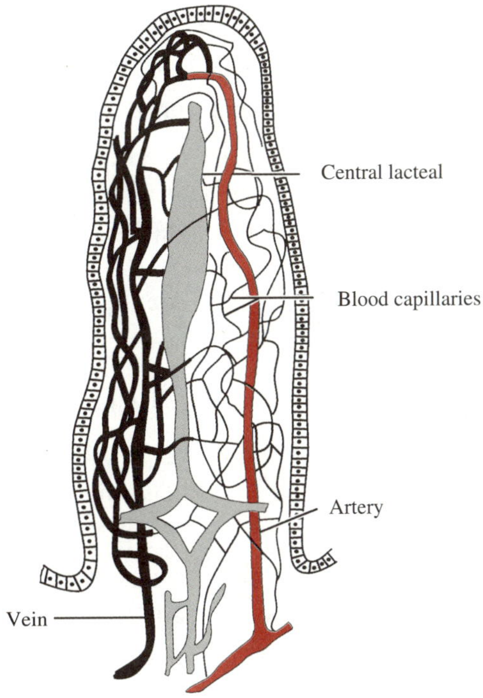

Fig. 6-19 Microvasculature of the vilus, showing a countercurrent arrangement of blood flow in the arterioles and venules.

三、小肠对营养物质的吸收
(Absorption of nutrients in small intestine)

在 small intestine 中被吸收的物质不仅有 oral cavity 摄入的物质，还有由各种消化腺分泌入消化道内的水分、无机盐和某些有机成分，大部分将在small intestine中被吸收。例如，人每日分泌入消化道内的各种 digestive juice 总量可达 6～7L，每日还从 oral cavity 摄入 1L 多的水分，然而每日由粪便中丢失的水分只有 150ml 左右。因此，吸收回体内的液体量每日可达 8L。这样大量的水分如果不被吸收，势必严重影响内环境的相对稳定而危及生命，急性呕吐和腹泻时，可在短时间内损失大量液体，使体液平衡失调，发生脱水、电解质代谢紊乱及酸碱平衡失调。

在正常情况下，small intestine 每天大约吸收几百克碳水化合物（carbohydrate），100g 或更多的 fat，约 50～100g amino acid，50～100g 离子（ions）等。实际上，small intestine 吸收的能力远远超过这个数字，因此，小肠的 absorption 具有巨大的贮备力。

（一）水的吸收（Absorption of water）

人每日由胃肠吸收回体内的液体量达 8L 之多。Water 的 absorption 是被动的，各种溶质，特别是 NaCl 的主动 absorption 所产生的 osmotic pressure 梯度是 water absorption 的主要动力。细胞膜和细胞间的紧密连接对 water 的 permeability 都很大，因此，驱使 water 的 absorption 的 osmotic pressure 不需很大，一般只有 3～5mOsm/L。

在 duodenum 和 jejunum 上部，由肠腔进入 blood 中的水量和由血液进入 gut lumen 的水量都很大，因此 gut lumen 内液体的量减少得并不多。在回肠，离开 gut lumen 的液体比进入的多，从而使肠内容量大为减少。

（二）盐的吸收（Absorption of salts）

一般说，单价碱性盐类如钠、钾、铵盐的 absorption 很快，多价碱性盐类则吸收很慢。凡能与钙结合而形成沉淀的 salts，如硫酸盐、磷酸盐、草酸盐等，则不能被 absorption。

1. 钠的吸收 成人每日摄入约 250～300mmol 的 sodium，消化腺大致分泌相同数量的 sodium，而从粪便中排出的 sodium 不到 4mmol，说明肠内容中 95%～99% 的 sodium 都被吸收了。

Na^+ 的吸收属于主动转运。肠上皮细胞内的基膜侧上存有 sodium pump，sodium pump 的活动将细胞内 sodium 不断泵出细胞，主动转运至血液中，使细胞内 sodium 浓度降低，同时，也降低了细胞内的电位，细胞内的电位较粘膜面约负 40mV，这样，肠腔中的 sodium ion 可顺电化学梯度和浓度梯度通过扩散作用进入细胞内（Fig. 6-20）。Sodium pump 是一种 Na^+-K^+ 依赖性 ATP 酶，它可使 ATP 分解产生能量，以维持 sodium ion 和 potassium ion 逆浓度梯度的转运。Sodium ion 泵出和 potassium ion 的泵入是耦联的。部分 sodium 也可从细胞旁路进入细胞，同时伴有氯的吸收。可见，sodium 从肠腔进入上皮细胞内的过程是被动的，而从上皮细胞进入血液的过程是主动的。

2. 铁的吸收 人每日吸收的铁（ferrum）约为 1mg，仅为每日膳食中含铁量的 1/10。Ferrum 的 absorption 与机体对 ferrum 的需要有关，当服用相同剂量的 ferrum 后，缺 ferrum

的患者可比正常人的 ferrum 吸收量大 1～4 倍。食物中的绝大部分是三价的高铁形式，但有机铁和高铁都不易被吸收，故须还原为亚铁后方被吸收。亚铁 absorption 的速度比相同量的高铁要快 2～5 倍。维生素 C 能将高铁还原为亚铁而促进铁的 absorption。Ferrum 在酸性环境中易溶解而便于被吸收，故胃液中的 HCl 有促进 ferrum 的 absorption 作用，胃大部切除的病人，常常会伴发缺铁性贫血。

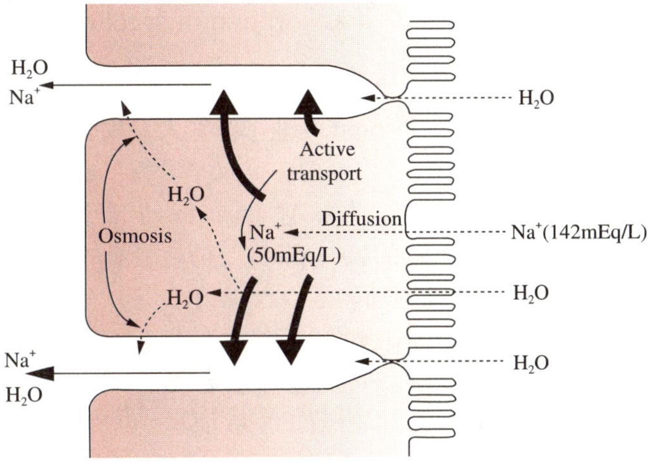

Fig. 6-20 Absorption of sodium

Ferrum 吸收的主要部位是小肠上部。肠粘膜吸收 ferrum 的能力决定于粘膜细胞内的含铁量。由肠腔吸收入粘膜细胞内的无机铁，大部分被氧化为三价铁（Fe^{3+}），并和细胞内存在的去铁铁蛋白（apoferritin）结合，形成铁蛋白（ferritin），暂时贮存在细胞内，慢慢地向血液中释放。一小部分被吸收入粘膜细胞而尚未与去铁铁蛋白结合的亚铁（Fe^{2+}），则可以主动吸收的方式转移到血浆中。当粘膜细胞刚刚吸收铁而尚未能转移至血浆中时，则暂时失去其由肠腔再吸收铁的能力。这样，存积在粘膜细胞内的 ferrum 量，就成为再吸收 ferrum 的抑制因素。

铁的跨细胞吸收过程中转铁蛋白（transferrin）发挥重要作用。Transferrin 由肠上皮细胞释放，在肠腔中与铁离子结合成复合物，通过受体介导的入胞方式进入细胞内，在细胞内，transferrin 释出与其结合的 Fe^{2+} 后，再分泌到肠腔中进入再循环。细胞内的铁则一部分经主动转运从基侧膜进入血液。另一部分与 ferritin 结合，保留在细胞内，避免铁的过量吸收。

3. 钙的吸收 Food中的钙（calcium）仅有一小部分被吸收，大部分随粪便排出。影响 calcium 吸收的主要因素是维生素 D 和机体对 calcium 的需要量。维生素 D 有促进 small intestine 对 calcium 吸收的作用。儿童和乳母对 calcium 的需求量大，calcium absorption 增多。此外，钙盐只有在水溶液状态（如氯化钙，葡萄糖酸钙溶液），而且在不被肠腔中任何其他物质沉淀的情况下，才能被 absorption。肠内容的酸度对钙的 absorption 有重要影响，在 pH 约为 3 时，钙呈离子化状态，吸收最好。肠内容中磷酸盐过多，会形成不溶解的磷酸钙，使钙不能被吸收。此外，脂肪性食物对 calcium 的 absorption 有促进作用，脂肪分解释放的 fatty acid，可与钙结合形成钙皂（calcium soap），后者可与胆汁酸（bile acid）结合，形成水溶性复合物而被吸收。

Calcium 的 absorption 主要是通过主动转运完成的。肠粘膜细胞的 microvilli 上有一种与 calcium 有高度亲和性的钙结合蛋白（calbindin），它参与 calcium 的转运而促进 calcium 的 absorption。

4. 负离子的吸收 在 small intestine 内吸收的 negative ions 主要是 Cl^- 和 HCO_3^-。由 Na^+ 泵产生的电位差可促进肠腔中 negative ions 向细胞内移动。但也有证据认为，negative ions 也可以独立地移动。详细机制有待阐明。

（三）糖的吸收（Absorption of saccharide）

糖类只有分解为单糖（monosaccharide）时才能被小肠上皮细胞所 absorption。各种 monosaccharide 的 absorption 速率有很大差别，己糖（hexose）的 absorption 很快，而戊糖（pentose）则很慢。在已糖中，又以半乳糖（galactose）和 glucose 的 absorption 为最快，果糖（fructose）次之，甘露糖（mannose）最慢。

Monosaccharide 的 absorption 是消耗能量的主动过程，它可逆着浓度差进行，能量来自钠泵，属于继发性主动转运（参见第二章）。在肠粘膜上皮细胞的纹状缘上存在着一种转运体蛋白，它能选择性地把 glucose 和 galactose 从纹状缘的肠腔面运入细胞内，然后再扩散入血。各种 monosaccharide 与转运体蛋白的亲和力不同，从而导致 absorption 的速率也不同。

转运体蛋白在转运 monosaccharide 的同时，需要钠的存在。一般认为，一个转运体蛋白可与 2 个 Na^+ 和 1 个 glucose 分子结合。由此可见，钠对 monosaccharide 的主动转运是必需的。用抑制钠泵的哇巴因，或用能与 Na^+ 竞争转运体蛋白的 K^+，均能抑制糖的主动转运（Fig. 6-21）。

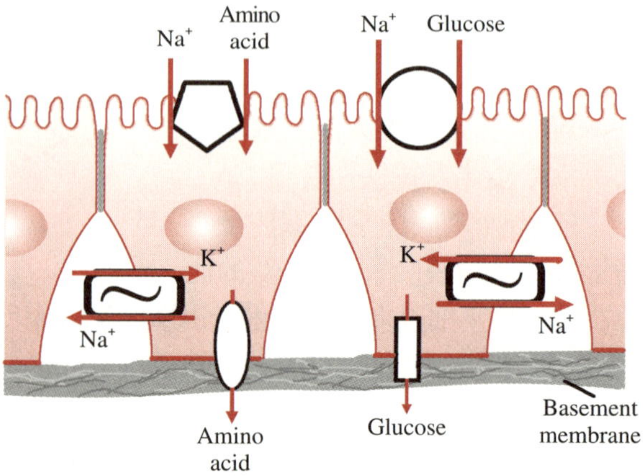

Fig. 6-21 Glucose absorption. Glucose is coupled to Na^+ transport via glucose transporter.

（四）蛋白质的吸收（Absorption of protein）

无论是食入的 protein（100g/d）或内源性 protein（25～35g/d），经 digestion 分解为 amino acid 后，几乎全部被 small intestine 吸收。经煮过的 protein 因变性而易于 digestion，在 duodenum 和近端空肠就被迅速吸收，未经煮过的 protein 和内源性 protein 较难 digestion，需进入回肠后才基本上被吸收。

Amino acid 的 absorption 是主动性的。目前在小肠壁上已确定出 3 种主要的转运 amino acid 的特殊运载系统，它们分别转运中性、酸性或碱性 amino acid。一般来讲，中性 amino acid 的转运比酸性或碱性 amino acid 速度快。与单糖的 absorption 相似，amino acid 的 absorption 也是通过与 sodium absorption 耦联的，钠泵的活动被阻断后，amino acid 的转运便不能进行。Amino acid 吸收的路径几乎完全是经血液的（Fig. 6-22），当小肠吸收 protein 后，门静脉血液中的 amino acid 含量即行增加。

曾经认为，protein 只有水解成 amino acid 后才能被吸收。但近年来的实验指出，small intestine 的纹状缘上还存在有二肽和三肽的转运系统，因此，许多二肽和三肽也可完整地被 small intestine 上皮细胞吸收，而且肽的转运系统吸收效率可能比 amino acid 的更高。二肽和三肽进入细胞后，可被细胞内的二肽酶和三肽酶进一步分解为 amino acid，再进入血液循环。

（五）脂肪的吸收（Absorption of fat）

在 small intestine 内，fat 的 digestion 产物有脂肪酸（fatty acid）、甘油一酯（mono-

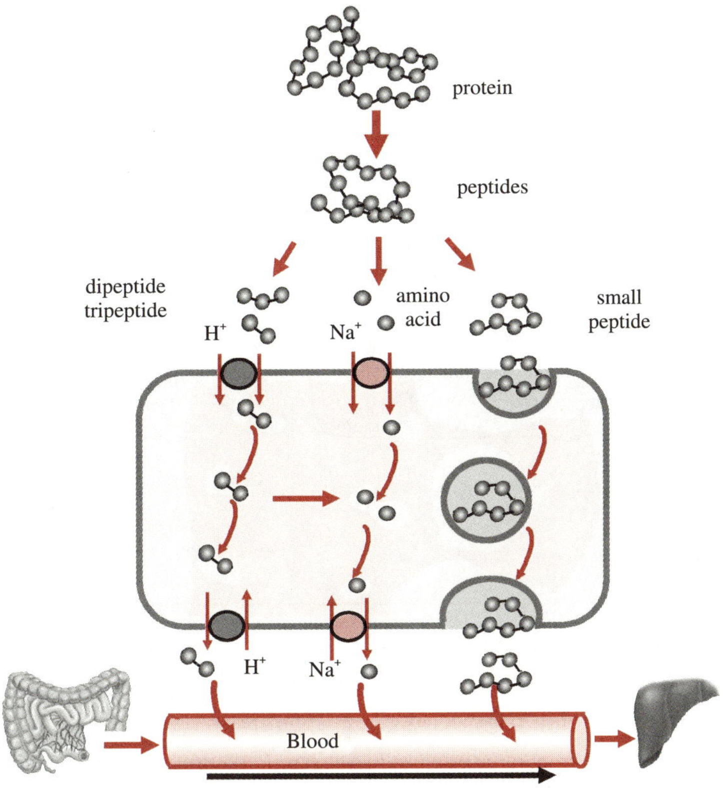

Fig. 6-22 Absorption of amino acid.

glyceride)、cholesterol 等很快与 bile 中的 bile salt 形成混合微胶粒（mixed micelle）。由于 bile salt 有亲水性，它能携带脂肪 digestion 产物通过覆盖在 small intestine villi 表面的非流动水层到达 microvilli 上。在这里，monoglyceride、fatty acid 和 cholesterol 等又逐渐地从混合微胶粒中释出，它们透过 mocrovilli 的脂蛋白膜而进入粘膜细胞（胆盐被留在肠腔内）。

长链脂肪酸及甘油酯被吸收后，在肠上皮细胞的内质网中大部分重新合成为甘油三酯（triglyceride），并与细胞中生成的载脂蛋白合成乳糜微粒（chylomicron）。Chylomicron 一旦形成即进入高尔基体中，许多 chylomicron 被包裹在一个囊泡内。囊泡移行到细胞底侧膜时，以出胞方式释出 chylomicron 进入细胞间隙，再扩散入淋巴（Fig. 6-23）。

中、短链甘油三酯水解产生的 fatty acid 和 monoglyceride，在小肠上皮细胞中不再变化，它们是水溶性的，可以直接进入门静脉而不进入淋巴。由于膳食中的动、植物油中含有 15 个以上碳原子的长链脂肪酸很多，所以脂肪的 absorption 途径乃以淋巴为主。

（六）胆固醇的吸收（Absorption of cholesterol）

肠道的 cholesterol 有两个主要来源：一是来自食物，一是由肝分泌的 bile中来。由 bile 来的 cholesterol 是游离的，而食物中的 cholesterol 部分是酯化的。酯化的 cholesterol 必须在肠腔中经 digestive juice 中的 cholesterol 酯酶的作用，水解为游离 cholesterol 后才能被吸

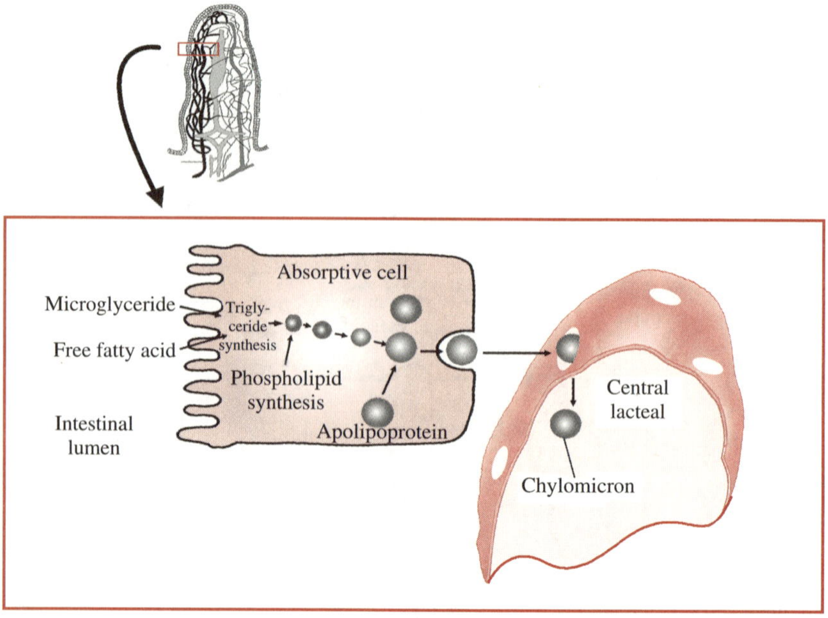

Fig. 6-23 Lipid absorption in small intestine. Free fatty acids and monoglycerides diffuse through the luminal cell membrane into the absorptive cell and are resynthesized into triglycerides. Phospholipids are also resynthesized. Droplets containing triglycerides, phospholipids, and cholesterol are produced and apolipoproteins are added to the surface to form chylomicrons. Chylomicrons are extruded from the cell by exocytosis and are removed by intestinal lymphatic vessels.

收。游离的 cholesterol 通过形成 mixed micelle，在小肠上部被吸收。被 absorption 的 cholesterol 大部分在小肠粘膜细胞中又重新酯化，生成胆固醇酯（cholesterol ester），最后与载脂蛋白一起组成乳糜微粒（chylomicron）经由淋巴系统进入血循环。

Cholesterol 的 absorption 受很多因素影响。食物中 cholesterol 含量越多，其 absorption 也越多，但两者不呈直线关系。Food 中的 fat 和 fatty acid 有提高 cholesterol 吸收的作用，相反，而各种植物固醇（如豆固醇、谷固醇）则抑制其 cholesterol 吸收。Bile salt 可与 cholesterol 形成 mixed micelle 而有助于 cholesterol 的 absorption。Food 中不能被利用的纤维素、果胶、琼脂等易与 bile salt 结合形成复合物，妨碍微胶粒的形成，从而能降低 cholesterol 的 absorption。此外，抑制肠粘膜细胞载脂蛋白（apolipoprotein）合成的物质，可因妨碍 chylomicron 的形成，减少 cholesterol 的 absorption。

第七节　摄食及其调控
Food Intake and Regulation

摄食（food intake）是人类及所有动物维持生命活动的最基本和最重要的功能之一。Food intake 过程极其复杂，其包括食物的 uptake、digestion、absorption、utilization，appetite，nervous and humoral regulaion 等复杂的生理机制。

Food intake 是机体获得营养的重要途径。Food intake 的启动主要来自生理需求。食物的色香味对感官的刺激，胃肠道的空置，血液中营养物质如葡萄糖、氨基酸、脂肪酸浓度降低，以及心理因素，精神因素等都可成为摄食的刺激信息。通过体液传递转变为饥饿和食欲信息，最终体现为摄食行为。

人们很早就通过动物实验证明，下丘脑在 food intake 的调节中起重要作用，下丘脑外侧区（LH）被认为是摄食中枢，或称为饿中枢（hungry center），刺激该区可使已饱动物继续进食，而损毁该区则使进食停止。而下丘脑腹内侧区（VMH）被认为是饱中枢（satiety center），刺激或损毁该区引起与 LH 相反的摄食行为。下丘脑 LH 和 VMH 对摄食活动的调节主要是通过 autonomic nervous system 传出，影响 gastrointestinal function、hormone release 和 energy metabolism 等活动，从而维持机体摄食活动和能量平衡。如 LH 兴奋时，出现 vagus 活动加强，sympathetic nerve 活动减弱，动物表现为 appetite 增强。同时，伴有 digestive juice 分泌增加，消化道运动增强，胰岛素分泌增加，糖原合成增加，脂肪贮存增加等。损毁 LH 出现相反的效应。

除了 LH 和 VMH 外，中枢内其他脑区也参与摄食的调节。如室旁核、腹侧盖区、杏仁核、苍白球等也参与摄食的调节。高等动物和人的摄食行为还受大脑皮层的控制。

许多 neurotransmitter 参与摄食的中枢调节，可大致分为两大类。促进摄食的有 opiate peptide、dopamine、GABA、α- adrenergic system。抑制摄食的 5-HT、β-adrenergic system。

许多 neuropeptide 也参与摄食的中枢调节（Tab. 6-5）。总之，摄食及其调节已积累了大量的研究资料，并已有了相当程度的了解，但是详细的环节尚有待深入研究。

Tab. 6-5 Neuropeptides which regulate the appetite and food intake

Promoting appetite Increasing food intake	Inhibiting appetite Decreasing food intake
NPY	CCK
Orexin A	Leptin
Endogenous opioids	GLP-1
Ghrelin	CRF
Galanin	Melanocortin
MCH	α- MSH
AgRP	Neurotensin
MCH	TRH
GHRF	CART
	Urocortin

临床举例

一名 72 岁女性患者，患有髋及手关节炎，为减轻其病痛症状从药店买来布洛芬（ibuprofen）连续服用，每天四次。服用一段时间后，虽关节疼痛有所缓解，但最近感到上腹部疼痛，尤其是在饥饿时更严重，服用抗酸剂可以减轻这种上腹部疼痛。近日来，常在早晨两点到三点被痛醒。胃镜检查显示，患有 duodenal ulcer，并且在幽门窦活检时，发现有幽门螺旋杆菌。

问题：

1. 布洛芬属于哪类药物，主要作用和副作用有哪些？

2. 幽门螺旋杆菌有何作用？

3. 此病人发生 duodenal ulcer 的机制是什么？

参考答案

Ibuprofen 为一种具有抗炎、解热、镇痛作用的非甾体抗炎药。1964 年由 Boots 公司研制，1964年在英国上市，主要用于风湿性关节炎、类风湿性关节炎和骨关节炎、神经痛及神经炎等的治疗。其消炎、镇痛、解热效果与阿司匹林、保泰松相似而优于扑热息痛。其消炎作用能使类风湿性关节炎及骨关节病人的关节肿胀、疼痛及晨起的关节强直减轻。副作用：有轻度消化不良、皮疹、头晕、耳鸣、胃肠道溃疡和出血、转氨酶升高等。非甾体类抗炎药最常见的副作用就是对胃肠道的刺激和损害，主要表现为消化不良、上腹不适、腹痛、恶心、呕吐、出血和溃疡。这类药物服后，在胃内可直接破坏胃粘膜屏障，损伤胃粘膜。

幽门螺旋杆菌可使胃粘膜屏障破坏，损伤胃粘膜。

此病人发生十二指肠溃疡主要原因是幽门螺旋杆菌的存在和服用非甾体类抗炎药。二者都可直接损伤胃十二指肠粘膜屏障，使 mucus-HCO_3^- 屏障破坏。胃酸及胃蛋白酶得以接触十二指肠粘膜最终导致溃疡发生。

恰当的治疗包括 H_2 拮抗剂，可使溃疡痊愈；同时也要使用抗生素治疗幽门螺旋杆菌以减少溃疡复发的几率。她应使用对乙酰氨基酚（扑热息痛）而不是非甾体抗炎药来缓解疼痛。如果她必须再次使用非甾体抗炎药，可口服前列腺素同类物，也许可使肠道上部免于溃疡。

（祝世功）

第七章

能量代谢和体温

ENERGY METABOLISM AND BODY TEMPERATURE

第一节 能量代谢
Energy Metabolism

新陈代谢（metabolism）是生物体生命活动的基本特征。Metabolism 表现为机体不断地从环境中摄取营养物质，合成为自身的物质（合成代谢）；同时又不断地分解自身原有的物质（分解代谢），其分解产物排出体外。在物质代谢（material metabolism）中，物质的合成需要能量（energy），因此合成代谢是吸能反应。而在物质分解过程中，营养物质中蕴藏的化学能释放出来，作为机体各种生理功能的能源，因此分解代谢是放能反应。由此可见，在 material metabolism 过程中，物质的变化与 energy 的转化是紧密相联系的。通常将生物体内 material metabolism 中所伴随着的 energy 释放、转移、贮存和利用，称为能量代谢（energy metabolism）。研究 energy metabolism 对营养学、劳动卫生学、预防医学和临床医学都是十分重要的。本节主要从整体水平叙述机体 energy 的来源与利用，energy metabolism 测定的原理与方法，影响 energy metabolism 的因素及基础代谢（basal metabolism）等问题。

一、机体能量的来源与利用
(Source and utilization of the body energy)

人体唯一能够利用的 energy，究其根底，是来源于食物中的能源物质，即糖、脂肪和蛋白质。这些能源物质分子结构中的碳氢键蕴藏着化学能，在氧化过程中碳氢键断裂，生成 CO_2 和 H_2O，同时释放蕴藏的 energy。

糖是机体的重要供能物质。中国人所摄取的食物中，糖的比例最大。一般情况下，机体所需 energy 的 70% 来源于食物中的糖，其次为脂肪，很少由蛋白质供能。糖的氧化供能途径随着机体供氧情况不同而异。在供氧充足的情况下，糖进行有氧氧化，在供氧不足时，糖进行无氧酵解。在一般情况下，大多数组织细胞的供氧充足，因此以糖的氧化供能为主。尤其是脑组织，其消耗的能源均来源于有氧氧化，故脑组织对缺氧特别敏感。脑细胞贮糖量有限，代谢消耗的糖主要由血糖来补充，因此，当发生低血糖时，可引起脑功能障碍，重者发生抽搐甚至昏迷。若低血糖反复发作，较重而又持续时间较长，脑细胞将发生不可逆的形态及功能变化。脂肪作为第二位的供能物质，是通过自身氧化过程中释放能量而实现的。脂肪氧化释放的能量约为相同重量的糖或蛋白质的 2 倍。蛋白质供能的情况平时比较少见，但当糖和脂肪供应不足时，如长期不能进食，或消耗极大等情况，则依靠组织蛋白质分解，产生氨基酸获能，以维持必要的生理活动。

各种能源物质在体内氧化时释放的 energy 中的 50% 以上迅速直接转化为热能，其余不足 50% 是可以被机体利用的自由能，并以高能磷酸键的形式贮存于体内。体内最主要的含有高能磷酸键的化合物是三磷酸腺苷（ATP）。ATP不仅是体内重要的贮能物质，也是直接的供能物质。在体内以ATP形式贮能是有限的，ATP可将其高能磷酸键转移给肌酸形成磷酸肌酸。磷酸肌酸只是贮能形式，不能直接供能，如需要时，可将其高能磷酸键再转给ADP形成ATP。机体细胞利用ATP所载荷的自由能去合成各种细胞组分和生物活性物质，以及完成各种生理功能如肌肉收缩和舒张，多种机械功，各种离子及一些物质的主动转运，腺体分泌等。总的看来，除骨骼肌收缩时作的机械外功之外，其余在体内完成的各种功最后也都转变为热能。例如心肌收缩产生的势能（动脉血压）与动能（血流流速），均由血液在血管内流动的过程中克服血流阻力而转化为热能。在人体内，热能是能量的最低级形式，它不能再转化成其他形式的能，因而也不能用来作功。人体产生的热能一部分用于维持体温（body temperature），同时通过呼出气、排泄物和体表散发等方式排出体外，其中体表散发的方式更为主要。

人体 energy 的平衡是指机体摄入的 energy 与消耗的 energy 之间的平衡。若在一段时间内体重不变，便可认为该段时间内人体摄入的化学能与消耗的 energy（热和外功）基本相等。即人体的 energy 达到了“收支”平衡。若摄入食物的 energy 少于消耗的 energy，机体则利用贮存的能源物质，因此体重减轻，即为 energy 的负平衡；反之，若机体摄入的 energy 多于消耗的能量，体内贮存的脂肪量增加，因此体重增加，即为 energy 的正平衡。一个人每天所需的 energy 依劳动强度不同而异。因此必须根据劳动强度的大小给予足够的 energy 供应，方能达到 energy 的平衡。

二、能量代谢测定的原理与方法
(Principle and methods for measuring the energy metabolism)

热力学第一定律（能量守恒定律）指出：energy 在由一种形式转化为另一种形式的过程中，既不增加也不减少。机体的 energy metabolism 也遵循这一定律，即机体在整个能量转化的过程中所利用的食物化学能与最终转化的热能和所作的外功，按能量折算应是完全相等的。如果避免作外功，则在一定时间内机体产生的热量应等于这些食物在氧化时所释放的 energy。因此测定单位时间内机体的产热量即可测出机体的能量代谢率（energy metabolism rate）。

测定整个机体在单位时间内发散的总热量通常有两类方法：直接测热法（direct calorimetry）和间接测热法（indirect calorimetry）。

（一）Direct calorimetry

Direct calorimetry 是利用一种特殊测量装置（如呼吸热量计）直接测定整个机体在单位时间内向外环境散发的总热量。此总热量就是 energy metabolism rate。Fig. 7-1 是 20 世纪初 Atwater-Benedict 所设计的呼吸热量计。它是由隔热壁密封的小室，其中设一个铜制的受试者房间。控制隔热壁与居室之间空气的温度，使之与居室内的空气温度一致，以防居室内的热量散失。这样，受试者身体所发散的大部分热量被居室内管道中流动的水吸收。根据流过管道的水量及水温差，可计算出水吸收的热量。受试者发散的热量还有一小部分含在不感蒸发（参见第二节）量中，也应考虑在内。因此，在该装置中还设有一套气泵管道系统。一方面可以定时地通过氧气筒向室内补给氧气；另一方面也可以通过系统中装有的硫酸和钠石灰来吸收水蒸气和 CO_2。机体散发的总热量可用下列公式计算。散发的总热量＝水温上升度数×水量＋水蒸气量×水的汽化热。

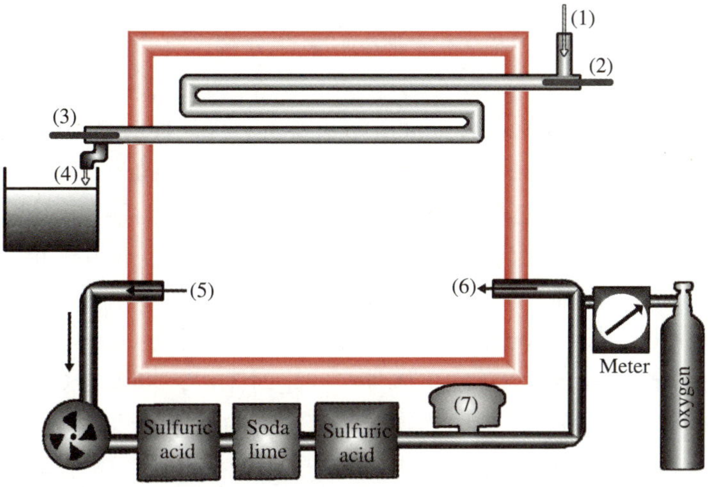

Fig. 7-1 Diagram of Atwater-Benedict respiration calorimeter. Water flows from (1) to (4) , and its temperature is measured at the inlet and the outlet. Air leaves at (5). Water is removed from it by sulfuric acid, CO_2 removed by soda lime, and O_2 is added at a measured rate. The gas mixture reenters the chamber at (6) . (2) , inlet thermometer; (7) , air cushion.

多年来，这种直接测热装置虽有很多改进，但其设备复杂，操作繁琐，应用受限，故一般采用 indirect calorimetry。

（二）Indirect calorimetry

1. Indirect calorimetry 的原理 在化学反应中，反应物的量与产物的量之间呈一定的比例关系，这称为定比定律。例如，氧化 1mol 葡萄糖，需要 6mol O_2，同时产生 6mol CO_2 和 6mol H_2O，并释放一定的热能（ΔH），其反应式如下：

$$C_6H_{12}O_6 + 6O_2 \rightarrow 6CO_2 + 6H_2O + \Delta H$$

同一种化学反应，不管中间过程及其条件有多大差异，这种定比关系不变。例如，在人体内氧化 1mol 葡萄糖，同在体外氧化燃烧 1mol 葡萄糖的反应式完全相同。这说明定比关系也适用于人体内营养物质氧化供能的反应（蛋白质的情况有些不同，见下文），因此定比定律成为 indirect calorimetry 的重要依据。

根据定比定律，只要测出一定时间内人体中氧化分解的糖、脂肪和蛋白质各有多少，就可以测算出机体在该段时间内所释放的总热量。因此，必须解决两个问题：一是每种营养物质氧化分解时产生的 energy 即食物的热价（caloric value）；二是分清三种营养物质各氧化了多少。为此应了解以下几个概念：

（1）食物的 caloric value：应用弹式热量计，在体外分别测定了一定量的糖、脂肪和蛋白质燃烧时所释放的热量，并同这三类物质在动物体内氧化形成最终产物 CO_2 和 H_2O 时所产生的热量相比较，证明了糖和脂肪在体外燃烧与在体内氧化分解所产生的热量是相等的。于是将 1g 食物氧化（或在体外燃烧）时所释放出来的 energy 称为食物的 caloric value。食物的 caloric value 通常用焦耳（J）作为计量单位（1cal ＝ 4.187J）。食物的 caloric value 分为物理热价与生物热价。前者指食物在体外燃烧时释放的热量，后者系指食物在体内经过生物氧化所产生的热量。糖、脂肪的物理热价与生物热价是相等的，而蛋白质的生物热价则小于物理热价。这是因为蛋白质在体内不能被彻底氧化分解，有一部分主要以尿素形式从尿中排泄的缘故。

（2）食物的氧热价（Thermal equivalent of oxygen）：将某种营养物质氧化时，消耗 1L O_2 所产生的热量，称为该物质的 thermal equivalent of oxygen。Thermal equivalent of oxygen 可从量上表示某种物质氧化时的氧耗量与产热量之间的关系，因而在 energy metabolism 测算方面具有重要意义。将这个概念应用于整个机体，就可以根据机体在一定时间内的氧耗量推算出它的 energy metabolic rate。

（3）呼吸商（Respiratory quotient，RQ）：机体从外界摄取 O_2，以供各种营养物质氧化的需要，同时也将代谢终产物 CO_2 呼出体外。一定时间内，机体的 CO_2 产生量与 O_2 耗量的比值称为 respiratory quotient。各种营养物质氧化时的 CO_2 产生量与 O_2 耗量的比值，称为某物质的 respiratory quotient。因为各种营养物质无论在体内或体外氧化，它们的 O_2 耗量和 CO_2 产生量都取决于其本身的化学组成，根据各营养物质氧化的化学反应式计算出来的 respiratory quotient 可看出糖、脂肪和蛋白质的 respiratory quotient 是不同的。

糖氧化：$C_6H_{12}O_6 + 6O_2 \rightarrow 6CO_2 + 6H_2O$

$RQ = 6mol\ CO_2 / 6mol\ O_2 = 1.0$ （气体也可用 ml 数表示）

脂肪氧化以甘油三酯为例：

$C_{57}H_{104}O_6 + 80O_2 = 57CO_2 + 52H_2O$

$RQ = 57mol\ CO_2 / 80mol\ O_2 = 0.71$

由上面反应式看出，脂肪分子结构中，氧的含量远较碳和氢少。因此，氧化时需消耗更多的 O_2，用于不仅氧化脂肪中的碳，而且氧化其中的氢，所以脂肪的 RQ 小于 1。

测算蛋白质的 RQ 比较困难。蛋白质在体内氧化不完全，而且氧化分解的细节尚不够明了，只能通过蛋白质分子中的碳和氢被氧化时的需 O_2 量和 CO_2 产生量，间接算出蛋白质的 RQ，其值为 0.80。

糖、脂肪和蛋白质的 caloric value、 thermal equivalent of oxygen 及 RQ 等数据列于 Tab. 7-1。

Tab. 7-1 Data of oxidizing the nutritive material

Nutrient	Releasing heat (kJ/g)		Oxygen consumption (L/g)	CO_2 production (L/g)	Thermal equivalent of oxygen (kJ/L)	RQ
	Physical caloric value	Biologic caloric value				
Carbohydrate	17.0	17.0	0.83	0.83	21.0	1.00
Protein	23.5	18.0	0.95	0.76	18.8	0.80
Fat	39.8	39.8	2.03	1.43	19.7	0.71

Tab. 7-1 的数值表明，RQ 能比较精确地反映机体三种营养物质氧化分解的比例情况。在日常生活中，人的膳食为糖、脂肪和蛋白质的混合物，RQ 变动于 0.71～ 1.00 之间。若能源物质主要是糖类，则 RQ 接近于 1.00；若主要是脂肪，则 RQ 接近于 0.71；在长期饥饿的情况下，energy 主要来自本身的蛋白质和脂肪，则 RQ 接近于 0.80。一般情况下，混合食物时，RQ 约为 0.85。

大量的以整体为对象的实验表明，根据机体 O_2 耗量和 CO_2 产生量所测算的 RQ 并不能与理论数值精确吻合，这是因为 RQ 在特殊情况下还受一些因素影响：①机体组织、细胞可使体内物质互相转变。糖在转化为脂肪时，原来糖分子中的氧有剩余，可参加机体代谢，相应摄取 O_2 量减少，则 RQ 变大，甚至超过 1.00；如脂肪转为糖，则 RQ 可能低于 0.71；②其他代谢反应。例如肌肉剧烈运动，供氧不足，糖酵解增多，大量乳酸入血，将有大量 CO_2 由肺呼出，此时 RQ 变大。肺通气过度，酸中毒等情况下，与生物氧化无关的 CO_2 大量排出，可出现 RQ 大于 1.0 的情况；相反，肺通气不足，碱中毒时，则 RQ 降低。

为测出在一定时间内机体中糖、脂肪和蛋白质三者氧化分解的比例，首先必须查清氧化了多少蛋白质。从机体在该段时间内的总 O_2 耗量和 CO_2 产生量减去氧化这些蛋白质所消耗的 O_2 量和 CO_2 产生量，算出糖和脂肪氧化分解所产生的 CO_2 量及 O_2 耗量的比值，该比值称为非蛋白呼吸商（non-protein respiratory quotient，NPRQ）。NPRQ 是估算非蛋白代谢中糖和脂肪氧化的相对数量的依据，并可查出 NPRQ 数值相对应的 thermal equivalent of oxygen（Tab. 7-2）。

2. Indirect calorimetry 的方法与测算原则

（1）O_2 耗量和 CO_2 产生量的测定方法：测定 O_2 耗量和 CO_2 产生量的方法有两种：闭合式测定法与开放式测定法。

1）闭合式测定法：令受试者呼吸一个密闭容器中的 O_2，呼出气中的 CO_2 被其中的 CO_2 吸收剂所吸收。根据容器中氧气的减少算出单位时间的 O_2 耗量；根据实验前、后 CO_2 吸收剂的重量差，算出单位时间内的 CO_2 产生量。

临床上，通常使用肺量计来测量一定时间内（一般为 6min）的 O_2 耗量。该装置的结构与原理如 Fig. 7-2 所示。

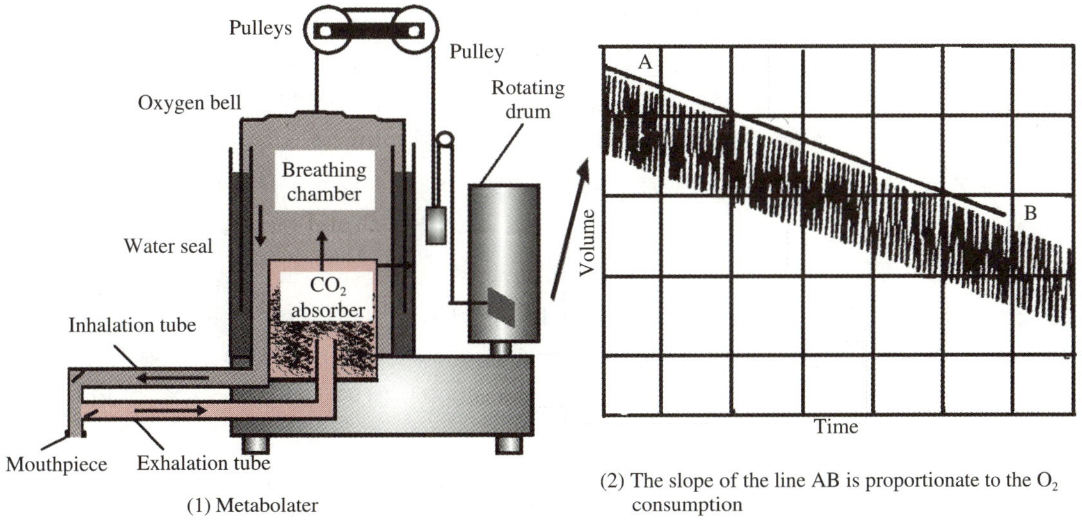

(1) Metabolater

(2) The slope of the line AB is proportionate to the O_2 consumption

Fig. 7-2 Diagram of the metabolater.

Tab. 7-2 Non-protein respiratory quotient and thermal equivalent of oxygen

Non-protein respiratory quotient	Oxidative %		Thermal equivalent of oxygen (kJ)
	Carbohydrate	Fat	
0.707	0.00	100.0	19.620
0.71	1.10	98.9	19.637
0.72	4.75	95.2	19.687
0.73	8.40	91.6	19.738
0.74	12.0	88.0	19.792
0.75	15.6	84.4	19.842
0.76	19.2	80.8	19.892
0.77	22.8	77.2	19.947
0.78	26.3	73.7	19.997
0.79	29.0	70.1	20.047
0.80	33.4	66.6	20.102
0.81	36.9	63.1	20.152
0.82	40.3	59.7	20.202
0.83	43.8	56.2	20.257
0.84	47.2	52.8	20.307
0.85	50.7	49.3	20.357
0.86	54.1	45.9	20.412
0.87	557.5	42.5	20.462
0.88	60.8	39.2	20.512
0.89	64.2	35.8	20.562
0.90	67.5	32.5	20.617
0.91	70.8	29.2	20.667
0.92	74.1	25.9	20.717
0.93	77.4	22.6	20.772
0.94	80.7	19.3	20.882
0.95	84.0	16.0	20.872
0.96	87.2	12.8	20.927
0.97	90.4	9.58	20.997
0.98	93.6	6.37	21.027
0.99	96.8	3.18	21.082
1.00	100.0	0.0	21.132

该装置的呼吸小室是密闭的，其中装满氧气，受试者通过口瓣进行呼吸，吸入呼吸小室中的氧气，呼出气则通过吸收容器（呼出气中的CO_2和水被除掉）呼出至呼吸小室中，于是，与呼吸小室上盖相连接的描笔在记录纸上上下移动。由于受试者摄取了一定量的O_2，呼出气中的CO_2又被除掉，呼吸小室中的O_2因而逐渐减少，描笔记录的曲线逐渐下降。在一定时间内（通常为6min），根据描笔的总下降高度，可推算出该时间内的O_2耗量。

2）开放式测定法（气体分析法）：这是一种令受试者在呼吸空气条件下，测量一定时间内O_2耗量和CO_2产生量的方法，故称开放法。其原理是将受试者一定时间内的呼出气收集于气袋中，通过气量计测量呼出气量，用气体分析器分析呼出气中的O_2和CO_2的容积百分比。由于吸入气是空气，其中的O_2和CO_2的容积百分比不必另测。根据吸入气和呼出气中O_2和CO_2的容积百分比的差数，便可计算出该时间内机体的O_2耗量和CO_2产生量。

（2）尿氮测定：尿中的含氮物质主要是蛋白质分解产物。因此根据尿氮量可估算被氧化分解的蛋白质量。蛋白质的平均重量组成中，氮占16%，并几乎完全随尿排出，1g尿氮相当于氧化分解6.25g蛋白质。所以测得的尿氮量乘以6.25，便相当于在体内被氧化分解的蛋白质量。

（3）Indirect calorimetry 的计算原则：实验测得的机体在一定时间内的 O_2 耗量和 CO_2 产生量以及尿氮量，根据 Tab. 7-1 和 Tab. 7-2 中相应的数据进行计算。首先根据尿氮量计算出被氧化分解的蛋白质量。用Tab. 7-1中的数据可算出此重量的蛋白质所产生的 CO_2 量、O_2 耗量和产热量。从总 O_2 耗量和 CO_2 产生量减去蛋白质的 O_2 耗量和 CO_2 产生量，计算出 NPRQ。根据此数值查 Tab. 7-2，找出与之相应的 thermal equivalent of oxygen，计算出非蛋白物质的产热量。此数值与蛋白质的产热量之和等于机体在一定时间内的总产热量，从而推算出机体在 24 小时之内的产热量。

Indirect calorimetry 计算实例：

假定受试者 1h 的 O_2 耗量为 16.5L，CO_2 产生量为 14L（已换算成标准状态下的气体容积）。另经测定 1h 尿氮量为 0.5g，根据这些数据计算此人的能量代谢率（kJ/h）。具体步骤如下：

1）蛋白质氧化量＝ 0.5 × 6.25 ＝ 3.125g

产热量＝ 18 × 3.125 ＝ 56.25kJ

O_2 耗量＝ 0.95 × 3.125 ＝ 2.97L

CO_2 产生量＝ 0.76 × 3.125 ＝ 2.38L

2）Non-protein respiratory quotient

非蛋白代谢 O_2 耗量 =16.5 － 2.97 ＝ 13.53L

非蛋白代谢 CO_2 产生量 =14 － 2.38 ＝ 11.62L

Non-protein respiratory quotient = 11.62 / 13.53 ＝ 0.86

3）根据 NPRQ 计算非蛋白代谢的产热量，查 Tab. 7-2，NPRQ 为 0.86 时，thermal equivalent of oxygen 为 20.41kJ/L，所以非蛋白代谢的产热量＝ 13.53 × 20.41 ＝ 276.15kJ。

4）计算 1h 的产热量

1h 的产热量＝ 56.25 ＋ 276.15 ＝ 332.4kJ

最后计算得出的 332.4kJ 就是该受试者的 1h 的 metabolic rate。此数值乘以 24 即得 24h 内的产热量。

上述的 indirect calorimetry 的计算步骤繁多，而且需测尿氮，操作麻烦、不便。在临床和劳动卫生的实际工作中，常采用简化方法。在一般情况下，人体内蛋白质氧化供能很少，且较稳定，可省略测定尿氮，把机体总 RQ 视为 NPRQ，这样只测定机体在一定时间内 O_2 耗量和 CO_2 产生量，即可计算机体的 energy metabolic rate。上面例子按简化方法计算，RQ 为 0.85，查 Tab. 7-2 找出相对应的 thermal equivalent of oxygen 为 20.36kJ，机体 1h 的产热量为 335.94kJ，此数值与前面计算的结果颇为近似，误差在 1%～2% 以下。

另一种更为简便的方法被广泛应用。此法是利用肺量计（或代谢测定仪）测出受试者在一定时间的 O_2 耗量。混合膳食的 NPRQ 通常为 0.82，与此 RQ 相对应的 thermal equivalent of oxygen 为 20.20kJ，因此，测得一定时间内的 O_2 耗量后，便可依下式计算：

产热量（kJ）= 20.20 × O_2耗量

（4）Energy metabolic rate 的衡量标准：判断 energy metabolic rate 是否正常，需要一个衡量的标准。很多生理学家试图以体重作为衡量标准，然而事实证明，体重相同而身材不同的个体，其 energy metabolic rate 是不同的，显然用体重作为衡量标准是不合适的。

多年的研究表明，机体某些生理活动与体表面积（body surface area）之间具有一定的比例关系，如肺活量、心输出量、肾小球滤过率等。Energy metabolic rate 也是如此。动物实验证明，小动物（如鸡）每千克体重的产热量比大动物（如马）要高得多。但若以单位 body surface area 的产热量进行比较，则无论其体积大小，每 24h 每平方米体表面积的产热量很相近。在人体测定的结果也表明了这一事实。从 Tab. 7-3 中的数据可见，体重不同，甚至相差悬殊的人，他们在 24h，每平方米体表面积的产热量很相近，这样便于比较。因此，用每平方米体表面积作为衡量 energy metabolic rate 的标准是比较合适的。

Tab. 7-3 The relationship between heat production and body surface area

No. of subject	Average of BW (kg)	Body W (kg)	kJ/(m^2 · 24h)
6	48.7	40~50	3860.4
41	53.4	50~60	3826.9
164	64.5	60~70	3881.3
24	74.7	70~80	3868.8
8	83.7	80~90	3868.8
Average			3861.2

测量受试者的 body surface area，操作繁琐，不易进行。有人对一定人群作过测定后，从体重、身长推算出 body surface area 的计算经验式，最基本的是 Meeh 的算式：

$$S = k\,W^{2/3}$$

式中，S 为体表面积（m^2），W 为体重（kg），k 为 Meeh 常数（人为 0.123，家兔为 0.125，狗为 0.107）。

计算人的体表面积有 Du Bois 的算式：

$$S = W^{0.425} \times H^{0.725} \times k$$

式中，S 为体表面积（m^2），W 为体重（kg），H 为身长（cm），k 为不同人种的常数，例如：欧美人为 0.007 184，日本人为 0.007 246。

中国人的体表面积可根据Steveson算式进行计算：

$$\text{体表面积}(m^2) = 0.0061 \times \text{身长}(cm) + 0.0128 \times \text{体重}(kg) - 0.1529$$

此外，body surface area 还可根据 Fig. 7-3 直接求出。具体做法是将受试者的身高和体重在相应两条线上的两个点连成一直线，此直线与中间的 body surface area 线相交的点，就是该人的 body surface area。

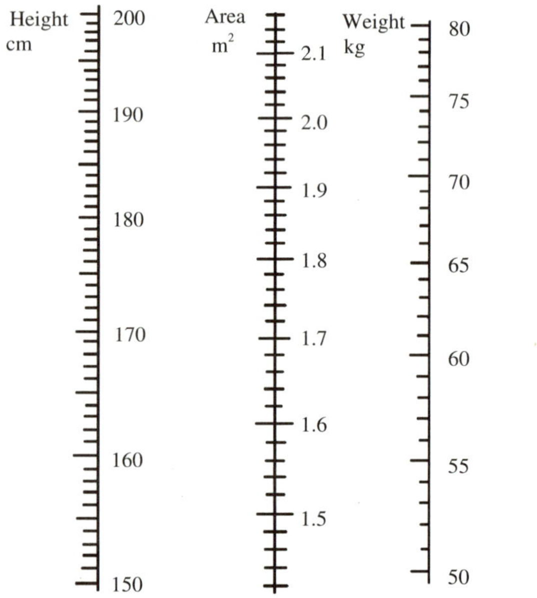

Fig. 7-3 Nomogram for calculating body surface area. A line joining the height on the left-hand scale to the nude weight on the right-hand scale cuts the centre scale at the surface area predicted by Du Bois's formula.

三、影响能量代谢的因素（Factors affecting energy metabolism）

影响 energy metabolism 的因素很多，主要有以下几个方面。

（一）肌肉活动

肌肉活动是影响 energy metabolism 最明显的因素。机体任何轻微的活动都会提高 energy metabolic rate。人在运动或劳动时 energy metabolism 和 O_2 耗量显著增加，最多可达安静时的 10～20 倍。如果进行剧烈运动，不仅在运动时 O_2 耗量增加，而且在运动后数小时因偿还氧债其 O_2 耗量仍维持较高水平。机体 O_2 耗量的增加同肌肉的活动强度成正比关系，故可将 energy metabolism 值作为评价肌肉活动强度的指标。Tab. 7-4 表示不同强度的劳动或运动时的 energy metabolic rate。

Tab. 7-4 Energy matabolic rate during different types of activity

State of the body	Heat production [kJ/(m^2·min)]
Lying	2.73
Meeting	3.40
Wiping window	8.30
Washing clothes	9.89
Sweeping	11.37
Playing volleyball	17.05
Playing basketball	24.22
Playing football	24.98

（二）环境温度（Environmental temperature）

Energy metabolism 与 environmental temperature 的关系曲线呈 U 字形。人（裸体或着薄衣）安静时的 energy metabolism 在 20～30℃的环境中最稳定。当 environmental temperature 低于 20℃时，metabolism 开始增加，在 10℃以下时明显增加。这是由于寒冷刺激反射地引起寒战（shivering）及肌肉紧张所致。当 environmental temperature 为 30～45℃时，metabolic rate 也会增加，这可能是由于体内化学反应加速的缘故。此时也有呼吸、循环功能增强等因素的作用。

（三）食物的特殊动力效应（specific dynamic effect）

人们在进食后 1h 延续到 6～7h，这段时间内虽然处于安静状态，但机体的产热量却比进食前高，即吃进的食物能使产热量增加，食物的这种作用称为食物的 specific dynamic effect。不同食物的 specific dynamic effect 大小不同。蛋白质食物能使产热量增加 30% 左右。例如，人体摄入能产生 100kJ 热量的蛋白质后，实际产热量为 13kJ，即额外产生 30kJ 的热量。这表明，进食蛋白质后，机体产热量超过了蛋白质氧化分解后产热量的 30%。而摄入糖或脂肪类食物额外增加的产热量为 4%～6%，混合食物可使产热量增加 10% 左右。这种额外产生的热量不能被机体用于作功，只能用于维持 body temperature。因此，在计算

energy 需要（如制定食谱）时，应补充此额外消耗的 energy。

食物 specific dynamic effect 的机制尚不清楚，目前认为可能来源于肝处理蛋白质分解产物时“额外”消耗的 energy。因此先后有人提出假说，认为是肝在脱氨基反应中消耗 energy 所致。

（四）精神紧张活动

脑组织的代谢水平高，氧耗量也大。据测定，在安静状态下，100g 脑组织的 O_2 耗量约为 3.5ml/min，此值接近于安静肌肉组织 O_2 耗量的 20 倍。另据测定，在睡眠中和活跃的精神活动状态下，脑中葡萄糖的代谢却几乎没有差别。由此可见，在精神活动中，中枢神经系统本身的代谢率即使有些增强，其程度也是可忽视的。

人在平静思考问题时，产热量增加一般不超过 4%，对 energy metabolism 影响不大。但在精神过度紧张如烦恼、恐惧等强烈情绪激动时，由于随之出现的无意识肌紧张以及刺激代谢的激素如肾上腺素（epinephrine）、甲状腺激素（thyroid hormone）等释放增多的原因，使产热量明显增加。因此，在测定基础代谢率（basal metabolic rate, BMR）时，受试者必须排除精神紧张的影响。

四、基础代谢（Basal metabolism）

（一）基础代谢的定义

Basal metabolism 是指人体在基础状态下的 energy metabolism。单位时间内的 basal metabolism 称为 basal metabolic rate。所谓基础状态是指人体处在清醒、安静、不受肌肉活动、environmental temperature、食物及精神紧张等因素影响时的状态。在这种状态下，各种生理功能比较稳定，因此 BMR 也比较恒定，此状态是人体清醒时最低的 energy 消耗状态，此时 energy 消耗主要用于维持心跳、呼吸等基本的生命活动。熟睡时机体的各种生理功能均减至更低水平，metabolic rate 也更低。

（二）BMR 的测定条件与方法

基于上述，测定 BMR 要遵循下列条件：

1. 清晨进食前，即食后 12～14h 进行，以排除食物的 specific dynamic effect 的影响。
2. 静卧半小时以上，全身肌肉处于松弛状态，以排除肌肉活动的影响。
3. 避免引起精神紧张的一切因素。
4. 室温保持在 20～25℃，受试者的体温（body temperature）应正常。

BMR 测定通常采用 metabolic rate 测定的简略法，即测出单位时间内氧耗量再乘以 20.20。

（三）BMR 的正常值

BMR的正常值可有两种表示方法：

1. 用实测值表示：通常以 $kJ/(m^2 \cdot h)$ 为单位。

BMR 具有性别、年龄等的差异。一般男性的 BMR 比女性高，幼年比成年高，年龄越大，metabolic rate 越低。但同一个体的 BMR 是相当稳定的。

中国人的 BMR 水平，男女各年龄组的平均值如 Tab. 7-5 所示。

Tab. 7-5 The standard value of BMR in Chinese [kJ/(m^2·h)]

Age	11~15	16~17	18~19	20~30	31~40	41~50	51 以上
Male	195.5	193.4	166.2	157.8	158.7	154.1	149.1
Female	172.5	181.7	154.1	146.5	146.4	142.4	138.6

2. 用相对数值表示：该表示方法对判定 BMR 正常与否很便捷，故临床常用此法，其公式如下：

$$\text{BMR} = \frac{(\text{实测值} - \text{正常平均值})}{\text{正常平均值}} \times 100\%$$

BMR 波动范围不超出 ±15% 均属正常。

（四）测定 BMR 的意义

一些内分泌系统疾病往往伴有 BMR 的异常变化，甲状腺疾病尤为明显。甲状腺功能亢进时，BMR 将比正常值高出 25%～80%；甲状腺功能低下时，BMR 可为 -20%～-40%（Fig. 7-4）。因此，BMR 的测定是诊断甲状腺疾病和观察其疗效的重要辅助手段。其他如肾上腺皮质和垂体机能异常时，也会影响 BMR。当人体发热时，BMR 将升高。Body temperature 每升高 1℃，BMR 将升高 13%。其他如糖尿病、红细胞增多症、白血病以及伴有呼吸困难的心脏病等，也常有 BMR 升高。当机体处于病理性饥饿时，BMR 将降低。

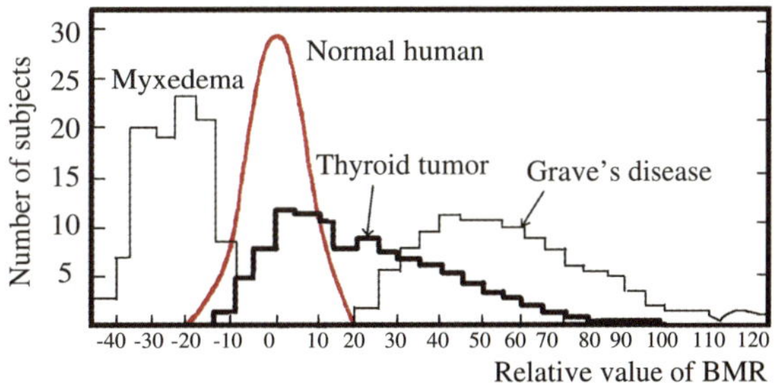

Fig. 7-4 Comparison of BMR in patient with thyroid disease and normal human.

第二节 体温及其调节
Body Temperature and Its Regulation

鸟类、哺乳类动物和人属于恒温动物（homeotherm），即 environmental temperature 虽然在一定范围内变化，但机体通过自身的体温调节机构（temperature control system）使 body temperature 维持在相对稳定的水平。Body temperature 相对恒定是保证机体 metabolism 和生命活动正常进行的必要条件。人的 body temperate 如果持续超过 41℃，将出现抽搐、惊厥等，甚至危及生命。Body temperate 如果低于 35℃，可出现 shivering、意识丧失、心律失常、心室纤颤等。爬虫类、两栖类等低等动物的 body temperature 随着 environmental temperature 的变化而变动，被称为变温动物（poikilotherm）。

一、体温（Body temperature）

（一）表层温度（shell temperature）和体核温度（core temperature）

1. Shell temperature 和皮肤温（skin temperature） 人体各部位的温度并不相同。机体表层如皮肤、皮下组织和肌肉等的温度统称为 shell temperature。机体表层的最外层，即皮肤的温度称为 skin temperature。Shell temperature 不稳定，特别是 skin temperature 可受 environmental temperature 和衣着的影响，温度波动的幅度很大，且各部位的差别也较大。在 environmental temperature 为 23℃时测定各部位的温度发现，足的 skin temperature 为 27℃，手的 skin temperature 为 30℃，躯干为 32℃，额部为 33～34℃。四肢末梢的 skin temperature 最低，越近躯干和头部，skin temperature 越高。当气温达 32℃以上时，skin temperature 的部位差别变小。在寒冷环境中，由于四肢的 skin temperature 显著降低，各部位的温差变大，但头部 skin temperature 变动相对较小。

Skin temperature 与局部血流量关系极为密切，因此凡能影响皮肤血管舒缩（vasomotion）的因素均可改变 skin temperature。在寒冷环境中，皮肤血管收缩（contract），皮肤血流量（blood flow）减少，因而 skin temperature 随之下降，防止体热散失。与此相反，在炎热环境中，皮肤血管舒张（diastole），皮肤血流量增加，skin temperature 上升，促进散热（heat loss）。人在情绪激动时，血管紧张度增加，skin temperature 降低，特别是手的 skin temperature 显著降低。此外，当出汗时，由于蒸发散热，skin temperature 也会有所波动。

由于 skin temperature 的变化与 vasomotion 的关系十分密切，所以它在一定程度上可反映血管的机能状态。因此，临床上有时测定 skin temperature 来帮助诊断外周血管的疾病。

由于不同部位的 skin temperature 差异较大，可用平均皮肤温（mean skin temperature, MST）来表示整体 skin temperature 的动态。MST 的测算一般采用体表分区测定，求其平均值。根据选定测试点的数目，有 10 点法、8 点法、6 点法、4 点法和 3 点法之分。现举出 4 点法的计算式如下：$T_{MST} = 0.2\ (T_{小腿} + T_{大腿}) + 0.3\ (T_{胸} + T_{上臂})$（式中 0.2、0.3 分别为各区占总体表面积的比例系数，$T_{小腿}$为小腿的皮肤温，余类推）。

2. 体核温度（core temperature）和平均体温（mean body temperature） 心、肺、脑和腹腔脏器等机体深部的温度称为 core temperature。Core temperature 比 shell temperature 高，且相对稳定和均匀。但由于体内各器官代谢水平不同，它们的温度也略有差异，一般不超过 1℃。在安静时，肝脏代谢旺盛，温度较高，约为 38℃。肾、胰腺和十二指肠等处的温度略低，直肠温（rectal temperature）则更低。由于血液循环，使各器官的温度经常趋于一致，因此机体深部的血液温度可代表重要器官温度的平均值。

生理学所说的 body temperature 是指 core temperature 的平均值。Core temperature 特别是血液温度很难测量，因此，临床上常用腋窝温度（axillary temperature）、口腔温度（oral temperature）和 rectal temperature 来代表 body temperature。口腔和直肠都是自然体腔的入口处，测量值接近于 core temperature。Rectal temperature 的正常值为 36.9～37.9℃；oral temperature 的正常值为 36.7～37.7℃；axillary temperature 的正常值为 36.0～37.4℃。需要注意的是，测量 axillary temperature 时，腋窝不得有汗，而且应将上臂紧贴胸廓，使腋窝形成密闭的腔，这样，深部的热量逐渐传导过来，因此测定时间至少 10min 才能达到稳定值。

此外，食管中段的温度与右心温度一致，在实验研究中，可将食管温度（esophagus temperature）作为衡量 core temperature 的一个指标。鼓膜温度（eardrum temperature）的变动与下丘脑温度（hypothalamus temperature）的变化成比例，所以 eardrum temperature 可作为衡量 hypothalamus temperature 的指标。

上述测定 core temperature 和 mean skin temperature 的方法是以某个部位的温度表示整体温度的动态，是不够确切的。下面介绍根据 core temperature 和 mean skin temperature 来计算平均体温（mean body temperature, MBT）的方法。其测算公式如下：

$$T_{MBT}= a \times Tcore + (1- a) \times T_{MST}$$

式中 Tcore 为 core temperature，通常以 rectal temperature 代表，a 为机体深部组织占全部组织的比例，(1- a) 为机体表层组织所占的比例。

在此应提出的是，a 值不是固定的，它随着 environmental temperature 的变化而变化，当流经皮下组织和皮肤的血流量发生改变时，机体深部组织与表层组织的相对比例可发生较大的变动。皮肤局部血液循环见 Fig. 7-5，在炎热环境中，skin temperature 的部位差变小，core temperature 可扩散到四肢，a 值变大。在寒冷环境中，由于四肢的 skin temperature 显著降低，各部位的温差变大，core temperature 缩小，主要集中于头部和躯干，a 值变小。经测算证明，在炎热环境中，a 的最适值为 0.8～0.9，温和环境中，a 的最适值为 0.67，寒冷环境中，a 的最适值为 0.64。

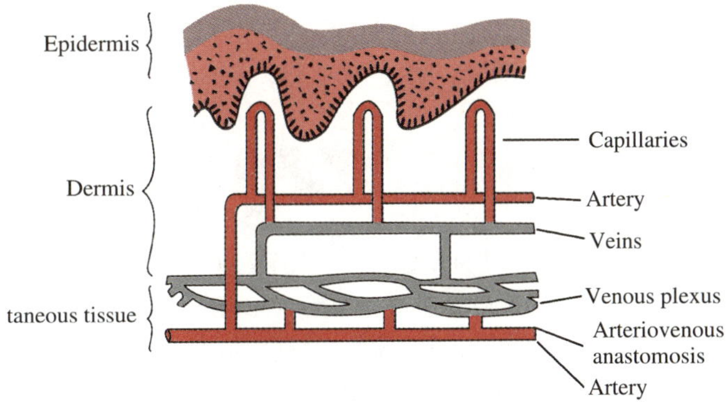

Fig. 7-5 Skin circulation.

（二）Body temperature 的正常变动

1. 昼夜波动 在一昼夜中，人体的 body temperature 呈周期性波动，即呈现日周期（circadian rhythm）变化。清晨 2～6 时 body temperature 最低，午后 1～6 时最高。波动的幅度一般不超过 1℃。Body temperature 的 circadian rhythm 与肌肉活动状态以及代谢率没有直接因果关系，而是一种内在的生物节律所决定。例如，令受试者处于不受时间、光线、声音等外在因素影响的特定环境中，body temperature 仍呈现出 circadian rhythm 波动。不过这种 circadian rhythm 要比地球自转周期（24h）稍长一些，特称之为自由运转周期。人在日常生活中，由于受外在因素的影响，自由运转周期同 24h 运转周期形成同步化。因此，人 body temperature 的 circadian rhythm 与地球自转周期是相吻合的。

2. 性别 女性的 body temperature 平均高于男性 0.3℃。此外，女性的基础体温（basal body temperature）随月经周期而变动（Fig. 7-6），在排卵（ovulation）前的卵泡期内 body temperature 较低，在排卵后的黄体期内 basal body temperature 升高约 0.2～0.3℃。黄体期 body temperature 升高的原因可能与黄体分泌的孕激素（progestogen）作用有关。

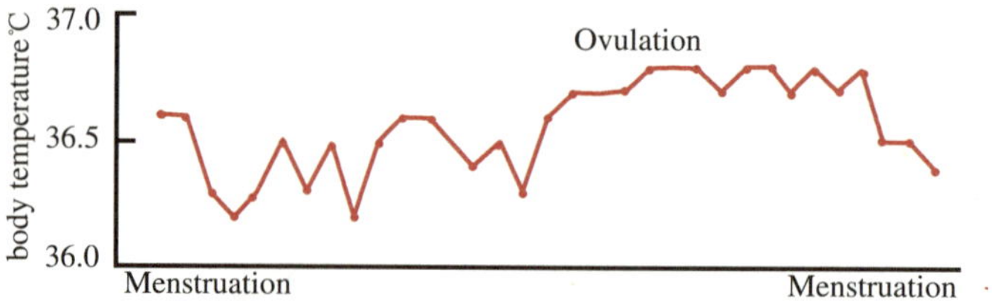

Fig. 7-6 Curve of female basal temperature.

3. 年龄 Body temperature 与年龄有关。新生儿特别是早产儿，由于 temperature control system 尚不完善，调节能力差，所以他们的 body temperature 易受环境温度的影响而变动，故对新生儿应加强护理。老年人因 BMR 低，血管运动功能较差，其 body temperature 略低于正常成人。

4. 肌肉活动 肌肉活动时，代谢增强，产热量明显升高，结果导致 body temperature 升高。所以，临床测量 body temperature 时应让受试者安静一段时间以后再进行。测定小儿 body temperature 时应避免哭闹。

此外，情绪激动、精神紧张、进食和 environmental temperature 变化等因素对 body temperature 都会有影响，在测定 body temperature 时应考虑这些情况。

二、机体的产热与散热 (Heat production and heat loss of the body)

Homeotherm 所以能维持恒定的 body temperature，是因为机体存在 temperature control system。在 temperature control system 的控制下，机体的 heat production 和 heat loss 两种生理过程处于动态平衡，即体热平衡。如果机体的产热量高于或低于散热量，将导致 body temperature 升高或降低（Fig. 7-7）。

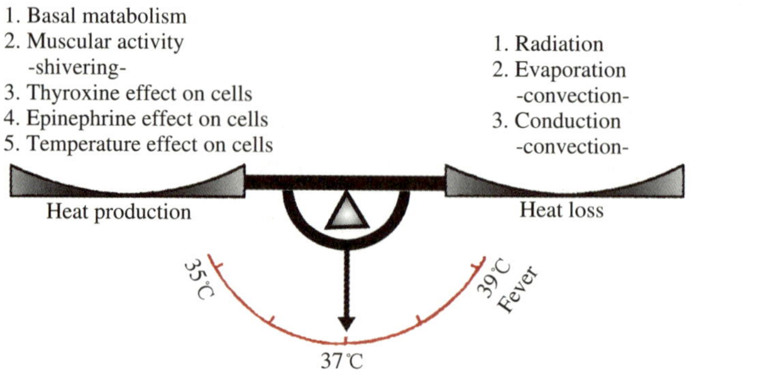

Fig. 7-7 Balance between factors increasing heat production and heat loss.

（一）Heat production 过程

机体不断地进行着代谢活动而产生热量。总产热量应包括 basal metabolism、食物 specific dynamic effect、肌肉活动产生的热量以及一些内分泌激素（如 thyroid hormone、epinephrine 等）作用的产热量等。

机体的主要产热器官是内脏器官、骨骼肌和脑等。从 Tab. 7-6 中可看出，机体在安静时主要由内脏器官产热，占总产热量的 56%，各内脏器官中肝脏是代谢旺盛的器官，故其产热量居首。当机体运动或劳动时，肌肉和皮肤成为主要产热器官，其产热量占总产热量的 90%。在寒冷环境下，机体向外界散发的热量增加，依靠 basal metabolism 的产热量已不能维持正常的 body temperature，机体需要通过 shivering 和非寒战产热补充热量。Shivering 是骨骼肌进行的节律性伸肌与屈肌同时收缩的现象，因为此时肌肉收缩基本上不作功，energy 全部转化为热量，所以产热量很高。非寒战产热是代谢性产热。动物的肩胛下区、颈部及大动脉周围的褐色脂肪组织受交感神经支配，当动物暴露于寒冷环境中时，交感神经兴奋引起褐色脂肪细胞进行非耦联性氧化磷酸化，在此过程中大量产热，以抵御寒冷，是重要的非寒战产热形式。人类的幼儿期，体内尚存在褐色脂肪组织，到了成年则几乎消失，因此，非寒战性产热对幼儿更为重要。动物在长期寒冷驯化的过程中非寒战产热能力增强，代谢量可增加 2～3 倍，使得机体在温度较低环境中不依赖寒战产热仍能维持正常 body temperature。

Tab. 7-6 Percentage of heat production of various organs during rest and exercise

	Percent of BW	Percent of heat production	
		During rest	During exercise
Brain	2	16	1
Viscera	34	56	8
Muscle and skin	56	18	90
Others	8	10	1

（二）Heat loss 过程

人体在安静时，主要产热器官在机体的深部。通过血液流动将机体深部的热量转移到皮肤，然后由皮肤散发到环境中去，因此，人体的主要散热器官是皮肤。当 environmental temperature 低于 skin temperature 时，大部分（70% 左右）体热通过皮肤的辐射（radiation）、传导（conduction）和对流（convection）放散到外界中去；一部分热量通过皮肤水分蒸发散热；仅有 3% 左右的热量随呼吸、排尿和排便散失。

1. Radiation、conduction 和 convection 散热 Radiation 散热是以热射线的形式将热量传给外界较冷的物质。Radiation 散热不需要介质，人体直接将热能传给外界环境中的物体，其散热量的多少取决于 skin temperature 与外界物体的温度差以及机体有效辐射面积等因素。温差越大，或有效辐射面积越大，则 radiation 散热量越多。机体在安静状态下以此种方式散热量较大，约占总散热量的 60%。

Conduction 散热是体热直接传给与之接触的较冷物体的一种 heat loss 方式。Conduction 散热量与其物体导热性能有关。正常情况下与身体接触的物质如衣、被等，均属于热不良导体，对于高热病人，常利用冰袋、冰帽等直接与机体接触，达到降温目的，其原理是水的导热性较大。此外，人体具有包括皮肤和皮下组织组成的隔热层，尤其是皮下脂肪组织，因其导热度低，只有其他组织的 1/2 ～1/3。这样可防止内部 core temperature 传导到体表，起到隔热的作用。因此，脂肪组织越厚，通过传导散失的体热越少。肥胖者和女性一般皮下脂肪较多，所以由深部向体表层的传导散热量就少。

Convection 散热是 conduction 散热的一种特殊形式。Convection 是指机体通过气体或液体来交换热量，以散发体热的一种形式。人体周围总是绕着一薄层同皮肤接触的空气，体热传给这一层空气，空气受热膨胀变轻而上升，冷空气来补充，造成空气流动，使体热散发至空间。Convection 散热量受风速影响极大，有报道，低速风的冷却效应与风速的平方根呈正比，即风速越大，convection 散热量越多；相反，风速越小，convection 散热量也越少。毛、棉衣服所以能御寒，就是因为毛、棉衣内含有导热性差的空气，且纤维间空气不易流动，有利于保暖。

Radiation、conduction 和convection 散热量取决于皮肤与环境之间的温度差。Skin temperature 受皮肤血流量控制。由于皮肤有丰富的血管网及皮下有大量的动静脉吻合支等结构特点，决定了皮肤的血流量有大幅度的变动。通过增减皮肤血流量可改变 skin temperature，从而使散热量适合当时情况下的体热平衡的要求。

2. 蒸发（evaporation）散热 在人的正常 body temperature 条件下，蒸发 1g 水可使机体散失 2.4kJ 热量。因此，体表水分蒸发是一种有效的 heat loss 途径。当 environmental temperature 为 21℃左右时，体热的大部分（70%）靠 radiation 、conduction 和 convection 方式散发到外界环境中，皮肤 evaporation 散热仅占体热的 27% 左右。当 environmental temperature 高于或等于 skin temperature 时，上述三种物理散热活动将归于无效，此时，evaporation 散热便成为唯一散热途径。所以当 environmental temperature 高于皮肤温时，任何妨碍 evaporation 的因素都会使 body temperature 升高。例如先天无汗腺（sweat gland）的人，能同正常人一样经受冷的刺激，但在热环境下由于不能借助汗液蒸发散热而易于中暑。

人体 evaporation 分为不感蒸发（insensible perspiration）和发汗（sweating）两种形式。

（1）Insensible perspiration：是指体液中的水分直接渗出皮肤和呼吸道粘膜等表面而被蒸发，并不被人们察觉，是持续进行的一种 heat loss 形式，故称为 insensible perspiration。其中由皮肤表面蒸发又称为不显汗，这种散热方式与 sweat gland 活动无关。人体 insensible perspiration 量约为 1000ml/d，其中，通过皮肤蒸发的约为 600～ 800ml，通过呼吸道蒸发的约为 200～ 400ml。因此，在给病人补液时，应考虑 insensible perspiration 丢失的液体量。Insensible perspiration 是一种有效的 heat loss 方式，有些动物，如狗虽有 sweat gland 结构，但在高温环境下不能分泌汗液，通过热喘呼吸（panting）由呼吸道来增加 evaporation 散热。

（2）Sweating：Sweat gland 分泌汗液的活动称为 sweating。Sweating 是可以觉察到的明显的汗液分泌，因此汗液的蒸发又称可感蒸发。当 environmental temperature 高于 skin temperature 时，sweating 是机体有效的 heat loss 途径。

汗液中水分占 99%，而固体成分不到 1%。固体成分中大部分是 NaCl，也有少量 KCl 和尿素等。与 plasma 相比，NaCl 的浓度低于 plasma，蛋白质和葡萄糖含量几乎为零，乳酸浓度高于 plasma。实验测得在 sweat gland 分泌时，分泌管腔内的压力高达 250mmHg（37.3kPa）以上。这表明汗液不是简单的 plasma 滤出液，而是 sweat gland 腺细胞主动分泌的。大量的乳酸是腺细胞进行分泌活动的产物。刚从 sweat gland 腺细胞分泌出来的汗液与 plasma 是等渗的，当流经 sweat gland 管腔时，由于钠和氯被重吸收，因此最后排出的汗液是低渗的，故大量出汗会导致血浆晶体渗透压（plasma crystal osmotic pressure）增高，临床称此现象为高渗性脱水。

人在安静状态下，当 environmental temperature 接近 30℃或达 30℃以上时，便开始

sweating。如果空气湿度大，且着衣较多时，气温达 25℃ 人体便可 sweating。人进行劳动或运动时，气温虽在 20℃ 以下，亦可出现 sweating，而且汗量往往较多。

Sweating 是反射性活动。发汗中枢分布在下自脊髓上至大脑皮层的中枢神经系统中。下丘脑发汗中枢很可能位于下丘脑的体温调节中枢（thermotaxic center）之中或近旁。在正常情况下，该中枢起主要作用。人体小汗腺（eccrine gland）受交感神经支配，其节后纤维为胆碱能纤维，因此，乙酰胆碱（acetylcholine）能促进 eccrine gland 的分泌，阿托品（atropine）可阻断 sweating。Eccrine gland 也受体液因素的调节，如 epinephrine 可加强 acetylcholine 对 sweat gland 的刺激作用，醛固酮（aldosterone）可调节汗液排出的钠量，等。

由温热性刺激引起的 sweating 称温热性发汗（thermal sweating）。引起 thermal sweating 的主要因素有：① 温热性刺激作用于皮肤的 thermoreceptor 反射性引起 sweating；② 机体运动或处于炎热环境，外周血液温度升高，被加温的血液流至下丘脑直接作用于发汗中枢，引起 sweating。Thermal sweating 见于全身，其生理意义是散发体热。

发汗量和发汗速度受劳动强度，environmental temperature，空气湿度和风速等多种因素影响。劳动强度大，产热量多，发汗量显著增加。在一定范围内，environmental temperature 越高，sweating 速度越快。在非常炎热的情况下发汗量可达 1.5L 以上。空气湿度大，汗液不易蒸发，体热因而不易散失，其结果导致大量 sweating。此外，当风速大时，汗液容易蒸发，体热散失快，结果导致汗量减少；而风速小时，则汗量可增加。由精神紧张或情绪激动而引起的 sweating 称为精神性发汗（mental sweating），主要见于掌心、跖和腋窝。Mental sweating center 可能位于大脑皮层运动区。Mental sweating 在 thermoregulation 中意义不大。

三、体温调节（Thermoregulation）

人和其他哺乳动物具有恒定的 body temperature，这是由于机体在下丘脑体温调节中枢（thermotaxic center）控制下，通过增减皮肤血流量，sweating，shivering 等生理反应，以维持 heat production 和 heat loss 过程的动态平衡。这种 thermoregulation 机制称为自主性体温调节（autonomic thermoregulation）。另一方面，机体在不同温度环境的姿势和行为，特别是为了保温或降温所采取的措施，如人们根据环境温度适当增减衣着，创设人工气候环境等行为，也应包括在 thermoregulation 范畴之中。机体的行为对 body temperature 的调节称为行为性体温调节（behavioral thermoregulation）。后者以前者为基础。对人来说 behavioral thermoregulation 是有意识的，是对 autonomic thermoregulation 反应的补充。例如，人在严寒的条件下，如果衣着不暖，在发生 shivering 的同时，还会有意识地采取拱肩、踏步等御寒行为。

Autonomic thermoregulation 是依靠生物控制系统来实现的。如 Fig. 7-8 所示，下丘脑 thermotaxic center 包括调定点（set-point）在内，属于控制系统，它的传出信息控制着产热器官及散热器官等受控系统的活动，使 core temperature 维持一个稳定的水平。而输出变量——body temperature 经常受到内、外环境因素的干扰，如机体运动或外界气温、湿度、风速等变化，此时，通过温度检测器——皮肤及深部 thermoreceptor 可将干扰信息反馈至 set-point，经过 thermotaxic center 的整合，再调整受控系统的活动，建立当时条件下的体热平衡，以维持稳定的 body temperature。

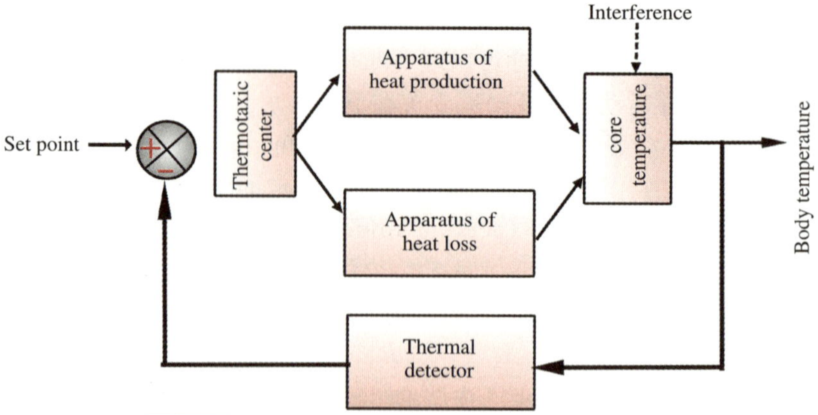

Fig. 7-8 Diagram of autonomic control of thermoregulation.

（一）温度感受器（Thermoreceptor）

Thermoreceptor 根据存在的部位可分为两类：外周温度感受器（peripheral thermoreceptor）和中枢温度感受器（central thermoreceptor）。

1. Peripheral thermoreceptor 存在于人体皮肤、粘膜和内脏中的对温度变化敏感的游离神经末梢，称为 peripheral thermoreceptor。

皮肤 thermoreceptor 有热感受器（warm receptor）和冷感受器（cold receptor）两种。在皮肤呈点状分布，cold receptor 数量较多，大约是 warm receptor 的 5～11 倍。冷热两种感受器各自对一定范围的温度敏感。例如，cold receptor 在 25℃时放电频率最高，warm receptor 在 45℃ 时放电频率达高峰，偏离该温度时放电频率均下降。此外，皮肤 thermoreceptor 对变化着的温度敏感，即它们的反应强度与皮肤温度的上升或下降的速度有关。

内脏器官也有 thermoreceptor。实验发现，用电热器放在羊的腹腔内并加温至 33～44℃，动物的呼吸频率和蒸发散热迅速增加，这说明内脏器官温度升高可引起散热反应加强。

2. Central thermoreceptor 分布在脊髓、延髓、脑干网状结构及下丘脑中的与 thermoregulation 有关的中枢性温度敏感神经元，称为 central thermoreceptor。

用改变脑组织温度的装置（变温管）对不麻醉或麻醉的兔、猫和狗等动物的下丘脑进行加温或冷却，发现在视前区-下丘脑前部（preoptic anterior hypothalamus, PO/AH）中存在热敏神经元（warm-sensitive neuron）和冷敏神经元（cold-sensitive neuron）。前者的放电频率随局部脑组织温度升高而增加，而后者的放电频率随局部脑组织温度降低而增加（Fig. 7-9）。实验证明，局部脑组织温度变动 0.1℃，

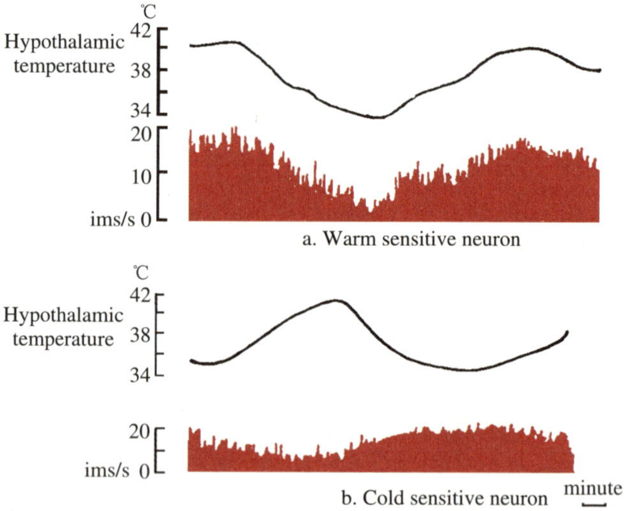

Fig. 7-9 Discharges of thermo-sensitive neuron recording from PO/AH.

温度敏感神经元的放电频率就会有改变，而且不出现适应现象。下丘脑其他部位也存在温度敏感神经元，但数量较少。

目前不仅在哺乳动物记录到温度敏感神经元，在鸟类、爬虫类和鱼类也发现了温度敏感神经元。近年来的研究证明，不同种属动物、不同脑区、不同方法测得的各类温度敏感神经元的比例有所差异。从大鼠离体下丘脑脑片引导PO/AH区温度敏感神经元单位放电，发现大鼠PO/AH区内warm-sensitive neuron占20%～40%，cold-sensitive neuron占5%～20%，其余为温度不敏感神经元，约占60%。

PO/AH中某些温度敏感神经元能对中脑、延髓、脊髓和皮肤等的温度变化发生反应，这说明外周温度信息会聚于此类神经元。此外，致热原、单胺类物质以及各种多肽都对这类神经元有直接作用。

脊髓和延髓中均有温度敏感神经元，加温或冷却脊髓可引起thermoregulation反应。另外，脊髓可将温度信息上传至PO/AH区。实验证明，给予延髓温度刺激，对自主性和行为性体温调节反应有显著影响。皮肤、脊髓及中脑的传入温度信息都会聚于延髓的温度敏感神经元，延髓与PO/AH区有双向信息传递。

脑干网状结构也有温度敏感神经元，且以cold-sensitive neuron为主，这些神经元接受来自皮肤、脊髓的温度信息，并向PO/AH输送此温度信息。

（二）Thermotaxic center

根据对多种恒温动物进行的脑的分段切除实验观察到，切除大脑皮层及皮层下结构后，只要保留下丘脑以下的神经结构完整，动物虽然在行为方面可能出现一些欠缺，但仍具有维持恒定body temperature的能力。如果破坏动物的下丘脑，则不再能维持相对恒定的body temperature，说明下丘脑是调节体温的基本中枢。用局部损毁或电刺激等实验观察到，破坏PO/AH，则散热反应（thermolytic response）消失，body temperature升高；刺激PO/AH，则引起thermolytic response，同时shivering受到抑制。通过改变下丘脑局部温度，观察到PO/AH对温度变化很敏感，温热刺激该区可引起thermolytic response，而局部冷却引起thermogenic response。

前已述及，温度敏感神经元存在于下丘脑、中脑、延髓及脊髓部位。这类神经元既感受它们所在局部组织的温度变化，又能对传入的温度信息进行不同程度的整合。因此thermoregulation的中枢整合机构是分层次的，而PO/AH是中枢整合机构的中心。

Thermoregulation的中枢整合机构接受多方输入的温度信息。其输入途径有：① 皮肤的热感受器和冷感受器的传入冲动经脊髓到达下丘脑thermotaxic center，这种输入在引起产热性体温调节反应中起重要作用；② 机体深部组织或器官的thermoreceptor的传入信息；③ 下丘脑及其以下中枢部位的温度敏感神经元感受局部组织温度的变化。这些传入信息经thermoregulation的中枢整合机构进行整合处理后，由下丘脑发出调节反应的传出信息。其传出途径有：① 通过躯体神经改变骨骼肌的活动和紧张度；② 通过交感神经调节皮肤vasomotion和sweat gland分泌；③ 通过内分泌腺（如肾上腺髓质和甲状腺）的分泌活动调节机体的代谢水平。通过上述复杂的thermoregulation过程，使机体在外界环境温度变化于一定范围内时，仍能维持body temperature的相对恒定。

调定点学说（set-point theory）关于恒温动物的体温是如何确定的，1965年Hammel提出了set-point theory，该学说认为，body temperature的调节类似于恒温器的调节，PO/AH

中有一个规定的温度数值（如37℃），如果 body temperature 偏离此数值，则由反馈系统将偏差信息传输到控制系统，然后经控制系统的调整来维持 body temperature 的恒定。关于 set-point 详细机制尚不够清楚，很多学者认为 PO/AH 中的温度敏感神经元的活动起着 set-point 的作用，如果 PO/AH 局部温度恰是 37℃，warm-sensitive neuron 和 cold-sensitive neuron 的活动是平衡的，若 PO/AH 局部温度高于 37℃时，则 cold-sensitive neuron 放电频率减少，warm-sensitive neuron 放电频率增多，其结果是 thermolytic response 加强，使 body temperature 不至于过高；反之，局部温度在 37℃ 以下时，warm-sensitive neuron 放电频率降低，而 cold-sensitive neuron 放电频率增加，导致 thermogenic response 加强，使 body temperature 回升。Set-point theory 认为，由细菌所致的发热是由于致热原作用于 PO/AH，warm-sensitive neuron 活动受抑制，同时 cold-sensitive neuron 兴奋，set-point 上移（例如，由 37℃ 上升到 39.5℃）的结果（Fig. 7-10）。因此，发热开始先出现恶寒、战栗等 thermogenic response，直到 body temperature 升高到 39.5℃ 以上才出现 thermolytic response。若致热原不消除，产热与散热两个过程继续在较高水平上保持平衡，此时 thermoregulation 机能并无障碍，只是由于 set-point 上移，使 body temperature 被调节到一个较高水平。

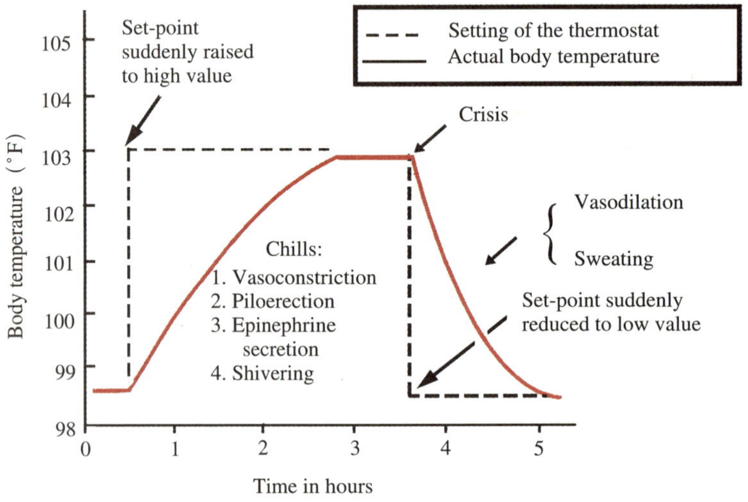

Fig. 7-10 Effects of changing the set-point of the hypothalamic temperature controller.

（三）单胺类和肽类物质对 body temperature 的调节作用

1. 单胺类对 body temperature 的调节作用 在 60 年代初人们就开始关注单胺类物质对 body temperature 的调节作用，用 5- 羟色胺灌流狗、猫和猴的侧脑室或微量注入下丘脑，动物的 body temperature 升高，同时伴有血管收缩（vasoconstriction）和 shivering。若注入去甲肾上腺素（norepinephrine）则使 body temperature 下降，并伴有血管扩张（vasodilation）。据此提出了 5- 羟色胺和 norepinephrine 两种物质在生成量上的动态平衡可维持 body temperature 相对恒定的观点。在以后的大量实验观察到，单胺类物质对 body temperature 的调节作用有明显种属差异，如给家兔、大鼠、羊等动物脑室注入 5- 羟色胺，则 body temperature 降低；注入 norepinephrine，则引起 body temperature 升高。而猫、狗等动物与此相反。目前认为这类物质只参与调整 thermotaxic center 的活动，不是维持 body temperature 恒定的决定性因素。

2. 肽类物质对 body temperature 的调节作用 近年来发现，一些肽类物质具有调节 body temperature 的作用。在动物实验中发现，肽类物质对 body temperature 的调节作用随着动物种属、environmental temperature、给药途径和剂量不同而产生不同的效应。根据目前研究资料，主要表现升高 body temperature 作用的肽类物质有：促甲状腺激素释放激素（thyrotropin-releasing hormone , TRH），生长抑素（somatostatin），血管活性肠肽（vasoactive intestinal polypeptide, VIP），β-内啡肽（β-endorphin）；主要表现降温作用的物质有：胆囊收缩素（cholecystokinin, CCK），蛙皮素（bombesin, BBS），血管加压素（vasopressin）和促黑素细胞刺激素（α-melanocyte-stimulating hormone, α-MSH）等。

近年来，有关阿片肽（opioid peptide），精氨酸加压素（arginine vasopressin, AVP）和α-MSH 对 body temperature 的作用研究较多。有报道，给猫注射甲硫脑啡肽（M-enkephalin）和β-内啡肽（β-endorphin）可使 body temperature 升高，应用阿片受体阻断剂纳洛酮（naloxone），则此作用消失。但是，单独使用 naloxone，正常动物的 body temperature 并不降低，提示 opioid peptide 在正常 thermoregulation 过程中不起主要作用，很可能参与发热等病理过程或在其他应激条件下发挥其作用。

自 20 世纪 80 年代 Glyn 和 Lipton 首先报道脑室注入α -MSH 对静脉注入内生致热原的家兔有解热作用以来，人们对α-MSH 的抗热效应进行了深入研究。现在认为该物质与 AVP 均具有较强的解热作用，属内源性解热物质。其主要功能是当发热时有热限作用，使人体在发热时通常不超过 41℃这个限度。关于这两种物质对正常 body temperature 的降温作用迄今尚无定论。

（四）Thermoregulation 反应

当机体处于过热或过冷环境中，通过增减产热量和散热量以维持体热平衡。如 Fig. 7-11所示，当脑温超过37℃，evaporation 散热急剧增加，heat production 维持在基础水平；低于 37℃ 则产热量急剧增加，heat loss 维持在很低水平。这样使 body temperature 稳定保持在 37℃水平上。这个协调的生理变化是机体在 temperature control system 控制下产生的 thermoregulation 反应的结果。

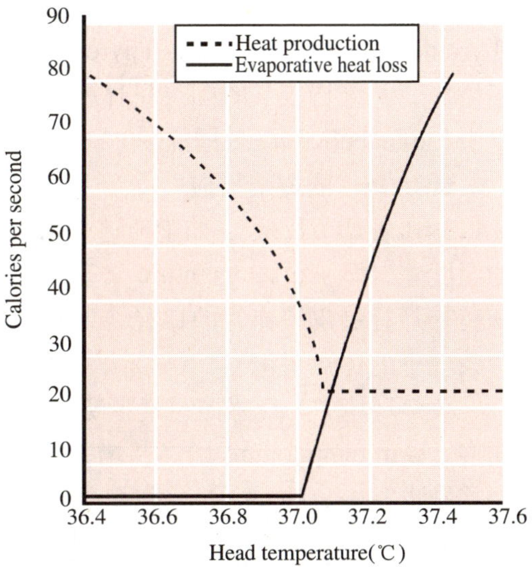

Fig. 7-11 Effect of hypothalamic temperature on evaporative heat loss from the body and on heat production caused primarily by muscle activity and shivering.

1. Heat production 的调节反应

（1）Shivering：人在寒冷环境中，主要靠 shivering 来增加产热量。前面已经提到，shivering 是骨骼肌发生的不随意的节律性收缩，其节律是 9～11 次/分。发生 shivering 的肌肉在肌电图上表现出一簇簇的高波幅群集放电，这是许多肌纤维的动作电位同步化造成的。发生 shivering 时，metabolic rate 可增加 4～ 5 倍。

有文献报道，引起 shivering 的指令信息来自下丘脑后部 shivering 中枢。在正常情况下，该中枢受PO/AH中warm-sensitive neuron的抑制。当机体接触寒冷刺激时，该中枢被激活，发出信息经传出途径，最后到达脊髓前角运动神经元，首先引起肌紧张增强，称此为寒战前肌紧张（pre-shivering tone），此时能够增加metabolic rate。当肌紧张达到临界水平以上时，在pre-shivering tone基础上出现shivering，heat production明显增多，以维持在寒冷情况下的体热平衡。值得注意的是，在不同skin temperature条件下，驱动shivering的下丘脑thermotaxic center的温度值有轻微变动（Fig. 7-12）。当skin temperature在20℃时，下丘脑温度为37.1℃就可发动shivering；skin temperature增至31℃时，引发shivering的下丘脑温度下降为36.5℃。也就是说，在寒冷环境中，skin temperature下降，而heat production增加抢先出现在体核温度下降之前，更有力地防止了body temperature降低。

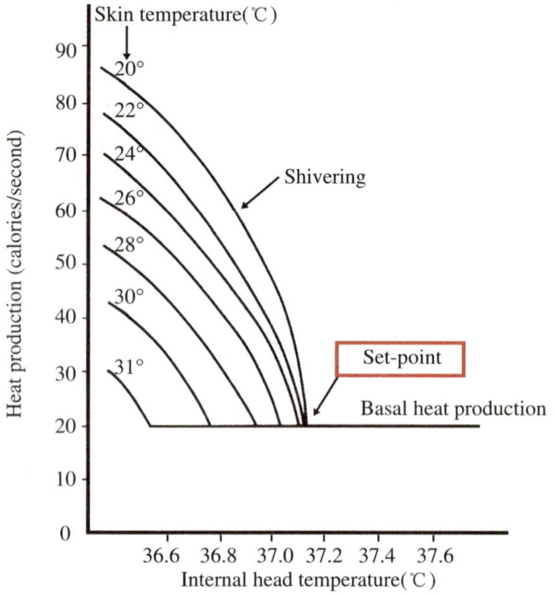

Fig. 7-12 Effect of changes in the internal head temperature on the rate of heat production by the body.

（2）交感神经兴奋：通过两个方面的作用使产热增加：①增强细胞代谢，同时也促进肾上腺髓质分泌epinephrine和norepinephrine，使产热量迅速增加；②通过褐色脂肪组织代谢增强，使产热量增加。

（3）Thyroid hormone：当机体受到寒冷刺激时，下丘脑促垂体区释放TRH增加，经垂体门脉到达腺垂体，使促甲状腺激素（thyroid stimulating hormone, TSH）分泌增加，从而thyroid hormone分泌增加。Thyroid hormone可提高全身细胞metabolic rate，使机体产热缓慢增加，并维持较长时间。机体暴露在寒冷环境数周，thyroid hormone分泌量可增加2倍以上，metabolic rate可增加20%～30%。

2. Heat loss的调节反应

（1）血管调节反应：如前所述，通过物理散热机制所散失的热量取决于皮肤和环境之间的温度差，而skin temperature又受皮肤血流量控制。机体的temperature control system通过交感神经控制皮肤血管的口径，通过增减皮肤血流量以改变skin temperature，从而维持当时条件下的体热平衡。

在炎热环境中，交感神经紧张度降低，皮肤小动脉舒张，动静脉吻合支开放，皮肤血流量增多，skin temperature增高，增强heat loss。此外，由于动静脉吻合支的开放，四肢的表层静脉也有一定的heat loss作用（Fig. 7-13）。

在寒冷环境中，交感神经紧张度增强，皮肤血管收缩，皮肤血流量剧减，此时机体表层就像一个隔热器，起到防止体热散失的作用。此外，四肢深部存在相伴走行的动、静脉。这样的解剖结构相当于一个逆流交换系统，静脉血的温度稍低于动脉血，两者之间由于存在温度差而进行热量交换，结果由动脉血流带到外周的热量的一部分又被静脉血流带回到机体深部，这样就可减少热量的散失（Fig. 7-13）。

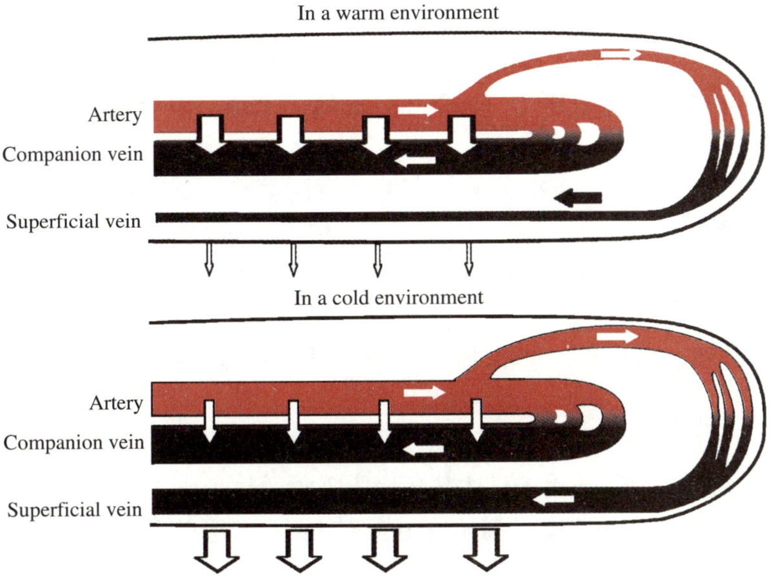

Fig. 7-13 Diagram of countercurrent exchange of heat between artery and vein of limp.

(2) Sweating：机体在炎热环境中或运动、劳动时，thermal sweating 增加，促进散热，以维持正常的body temperature。由 Fig. 7-11中的实线部分显示，当 core temperature（主要指脑温）升高达临界温度（37℃）以上时，evaporation 散热剧增。Body temperature 升高1℃，由sweating 散失的热量相当于机体基础产热率的 10 倍。在不同 skin temperature 条件下，引起 sweating 的下丘脑温度值也有微小移动，如 Fig. 7-14 所示。当 skin temperature 由33～39℃降至29℃时，则引起 sweating 的下丘脑温度由 36.7℃升至 37.4℃。即 skin temperature 越高，引起 sweating 的下丘脑温度越低。这种协同表现，使机体在炎热环境中，能通过 sweating 及时散失更多的体热，防止 body temperature 升高。

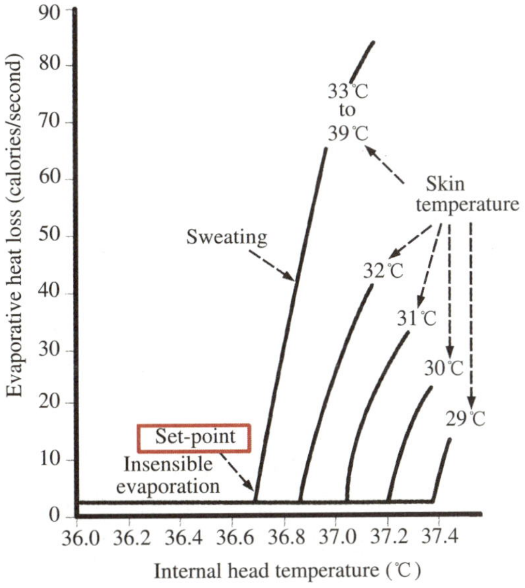

Fig. 7-14 Effect of changes in the internal head temperature on the rate of evaporative heat loss from the body.

四、体温异常 (Abnormal temperature)

（一）发热（Fever）

由于某种原因，使体温调定点上移，引起调节性体温升高的状态叫做 fever。引起 fever 的原因包括：

1. 致热原（Pyrogen）

（1）外源性致热原（Exogenous pyrogen）：来自体外的致热物质，主要包括革兰阴性杆菌菌体成分和胞壁中所含的脂多糖（lipopolysaccharide, LPS），又称内毒素；革兰阳性菌的外毒素及病毒等。

（2）内生致热原（Endogenous pyrogen）：是由机体的某些细胞在发热激活物作用下，产生和释放能引起 body temperature 升高的物质。主要包括白细胞介素-1（interleukin-1, IL-1）、肿瘤坏死因子（tumor necrosis factor, TNF）、干扰素（interferon, IFN）和白细胞介素-6（interleukin-6, IL-6）等。

2. 机械刺激 脑肿瘤、脑出血、头颅外伤等机械刺激 thermotaxic center 引起 fever。

（二）过热（Hyperthermia）

体温 set-point 未发生改变，但由于机体从环境中吸收的热量或体内的产热量大于散热量，使 body temperature 升高的状态。例如：中暑、热射病以及剧烈运动时的 body temperature 升高等。

临床举例

刘某，女，21 岁，校长跑队队员，6 月 21 日下午参加常规训练。当时更衣室内温度为21℃，湿度30%，她在更衣室换好运动服后，来到运动场。跑步前测口腔温为36.8℃，身体无任何不适感。当日室外气温 33℃，湿度 60%。来到户外以后，她的皮肤有温热感觉，并逐渐变红。随即进行匀速跑，很快在她的脸、躯干、上、下肢开始出汗。此次的运动强度与以往训练时相同，为可耐受范围。跑步结束再次测量口腔温为38.4℃，除感觉疲劳外无其他不适。请问刘某为什么皮肤变红、出汗和体温上升？

参考答案

刘某由室内来到户外，由于户外比室内温度高，且湿度大，皮肤的温度感受器感受温热刺激的同时，将信息传入体温调节中枢，使外周血管扩张，血流量增加，促进体热散失，呈现皮肤变红。运动时机体产热增加，尤其是骨骼肌舒缩活动产生大量热量，加之气温高，通过辐射、传导、对流方式散失的体热有限，因此通过外周及中枢温度感受器很快使发汗中枢兴奋，开始出现全身发汗。此时机体的产热量大于散热量，贮热增加，出现了体温升高。需要注意的是此时的体温升高与细菌感染等引起的发热不同，体内的体温调定点并未改变。

（孙丽华　曹　宇）

第八章

肾脏生理

KIDNEY PHYSIOLOGY

机体将新陈代谢过程中产生的代谢终产物、多余的水和进入体内的异物等，经血液循环运送至某些器官排出体外的过程，在生理学上称为排泄（excretion）。食物残渣（粪便）的排出不属于 excretion。

具有 excretion 机能的器官有肺、皮肤、肝、肠道和肾脏（kidney），因此，机体 excretion 的途径包括：①肺脏通过呼气排出二氧化碳、少量的水及部分可挥发的物质；②皮肤排出包括不感蒸发形式蒸发的水和汗液，汗液中除水分外还有少量的盐类及代谢的终产物如尿素（urea）；③肠道排出由肝脏代谢所产生的胆色素，以及经肠粘膜排出的一些无机盐如钙、镁、铁等；④肾脏以尿（urine）的形式排出代谢终产物和异物，如 urea、尿酸、肌酐、水及进入体内的药物等。因此，kidney 被认为是机体的主要排泄器官。它不仅 excretion 代谢终产物的种类多、数量大，而且还参与体内水、电解质和酸碱平衡的调节，以保持内环境稳态（environment homeostasis）。如果 kidney 机能发生障碍，代谢终产物将蓄积于体内，酸碱平衡、水和电解质的代谢也会发生紊乱，导致临床疾患。学习和掌握正常 kidney 机能的知识，对于疾病的认识和防治具有重要意义。

第一节　肾脏机能与生理解剖
General Function and Physiological Anatomy of the Kidney

一、肾脏的机能（General function of the kidney）

（一）排出代谢终产物（Excretion of metabolism end-product）

正常人的 urine 量 24 小时约为 1500ml（1000～2000ml）。它的比重介于 1.015～1.025 之间，其比重大小与 urine 量相关。Urine 的 pH 值在 5.0～7.0，最大变动范围为 4.5～8.0，其 pH 值受食物影响，素食者 urine 呈碱性，因为植物所含酒石酸、苹果酸、枸橼酸等在体内氧化，urine 中酸性产物减少所致；荤素杂食者 urine 呈酸性，这是由于蛋白质分解产生硫酸盐、磷酸盐均随尿排出的结果。

Urine 中水分占 95% 以上，固体物质占 3%～5%。固体物质中包括蛋白质、核酸的代谢尾产物 urea、尿酸、肌酐等；还包括部分蛋白质和脂肪代谢后产生的非挥发性酸、硫酸盐、硝酸盐、磷酸盐等；此外，每日摄入的以及体内代谢产生的多种含氮物质及各种电解质也是 urine 中的固体物质。

Kidney 通过产生 urine 的方式 excretion 机体代谢产生的终产物。正常人每昼夜产生的尿量必须平均在 1500ml 才能保证完成机体的 excretion 功能。因肾脏疾患使每昼夜尿量在 100～400ml，称为少尿；若少于100ml，则称为无尿，这种情况会造成代谢终产物在体内积聚，引起严重后果；但是，每昼夜经常保持 2500ml 以上的尿量，称为多尿，多尿的结果可造成机体脱水。

（二）维持体内水、电解质和酸碱的稳态

正常情况下，机体饮水无论过多或过少，体内水分和内环境渗透压（environment osmotic pressure）均保持稳态。大量饮水时，经肾脏的稀释作用，尿量可多达 2000ml/d 以上，排出体内多余的水；而机体缺水时，在抗利尿激素（antidiuretic hormone, ADH）作用下，经肾脏的浓缩机制，尿量可少到 400ml/d，通过减少水的排出维持体内水的 homeostasis。

Kidney 通过改变肾小球滤过（glomerular filtration）和在醛固酮（aldosterone）作用下改变肾小管的重吸收（tubular reabsorption）来调节 Na^+ 的重吸收与 K^+ 的分泌（secretion）；通过甲状旁腺素（parathyroid hormone）调节钙、磷在 tubular reabsorption 等维持体内钙、磷等的 homeostasis。

机体正常代谢每天产生的不可挥发性酸、碱，经 tubular secretion 的 H^+、NH_3 和 K^+ 的活动变化维持了体内酸碱的 homeostasis。

（三）产生多种生物活性物质

由 kidney 产生的生物活性物质有：肾素（renin）、红细胞生成素（erythropoietin）、前列腺素（PG）、血管舒张素（VIP）、激肽（kinin）以及12-羟化酶。它们的生物活性作用在相关章节叙述。

二、肾的解剖生理（Anatomical physiology of the kidney）

在 kidney 的剖面上，可看到肾皮质（renal cortex）和肾髓质（renal medulla）两部分。Renal medulla 内的锥形部分称肾锥体，其顶部又称为肾乳头。在肾单位和集合管生成的尿液，经集合管进入肾小盏，再进入肾大盏和肾盏（pelvis）。Pelvis 内的尿液经输尿管（ureter）进入膀胱（urinary bladder）。排尿时，urinary bladder 内的尿液经尿道（urethra）排出体外（Fig. 8-1）。

（一）肾单位（nephron）和集合管（collecting duct）

Nephron 是 kidney 产生尿的基本功能单位。在人类两 kidney 约有 nephron 200 万个。nephron 不能再生，因此，由于损伤、疾病以及年龄的增加，nephron 数目逐渐减少。40 岁以后，每 10 年 nephron 可减少 10%，存留的肾单位数量虽然减少，但是功能上可以代偿。

Nephron 由肾小体（corpus）及与之相连的 renal tubule 构成，而 corpus 又由肾小球（glomerulus）和肾小囊（Bowman capsule）组成。Glomerulus 是位于入球小动脉（afferent arteriole）和出球小动脉（efferent arteriole）之间的一团经分支再吻合的毛细血管网；整团毛细血管被上皮细胞包裹，形成 Bowman capsule 的脏层。肾小囊的壁层与近曲小管相连续，脏

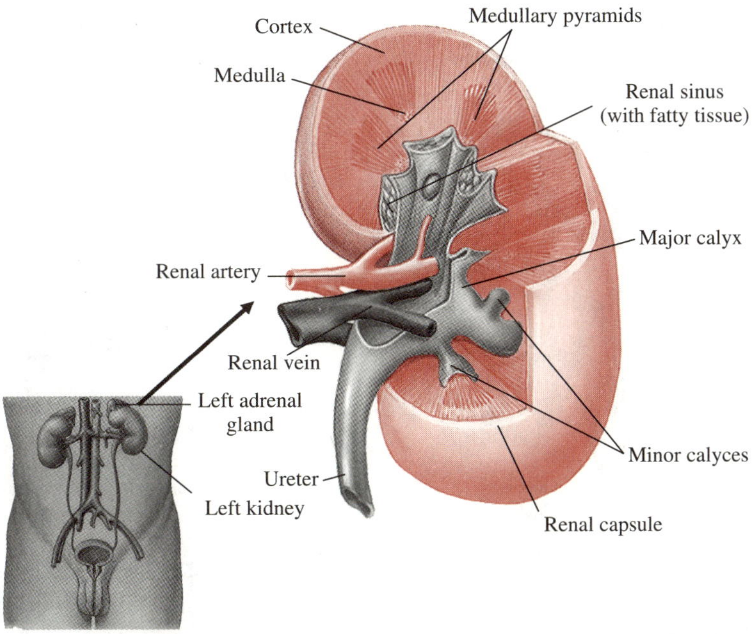

Fig. 8-1 General organization of the kidney and the urinary system.

层和壁层之间为 Bowman capsule 的囊腔。血浆在肾小球毛细血管内经滤过进入肾小囊，然后进入近端肾小管。肾小管按其部位和形态可分为近曲小管（proximal tubule）、髓袢（loop of Henle）和远曲小管（distal tubule）。髓袢按其走向又分为降支（descending limb）和升支（ascending limb）。髓袢的降支指近曲小管的直段和髓袢降支细段，髓袢的升支指升支细段和升支粗段。与髓袢升支粗段连续的是 distal tubule，它最后又与 collecting duct 相连（Fig. 8-2）。

- nephron
  - renal corpus
    - glomerulus
    - Bowman capsule
  - renal tubule
    - proximal tubule
      - proximal convoluted tubule
      - thick descending limb (loop of Henle)
    - thin segment
      - thin descending limb (loop of Henle)
      - thin ascending limb (loop of Henle)
    - distal tubule
      - thick ascending limb (loop of Henle)
      - distal convoluted tubule

Bowman capsule 的脏层由足细胞的足突构成。相邻足细胞的足突互相交错对插，在突起之间形成滤过裂隙膜紧贴在毛细血管壁上，与 glomerular capillary 内皮细胞层、基膜层共同构成肾小球滤过膜（glomerular filtration membrane）（Fig. 8-3）。

肾小球毛细血管内皮层有许多称为窗孔（fenestration）的小孔间隙，可允许水和小分子溶质（尿素、葡萄糖、各种离子以及小分子量的蛋白质）自由通过；但内皮细胞表面有荷负电的糖蛋白，因此可阻碍带负电荷的小分子蛋白质通过。同样道理，尽管基膜层上也有直径 2～8nm 的多角形网孔，但也因其基质中含有多种蛋白质，特别是一些蛋白质也荷负电，所以亦成为阻碍血浆蛋白滤过的一个重要屏障。故正常人尿中不会出现蛋白质。但是，有些肾

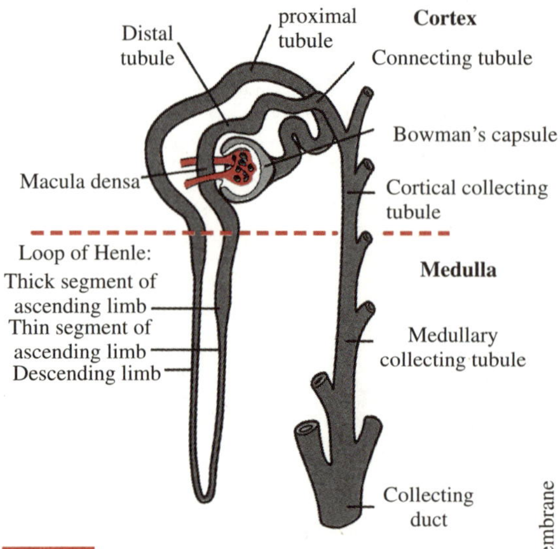

Fig. 8-2 Basic tubular segments of the nephron. The relative lengths of the different tubular segments are not drawn to scale.

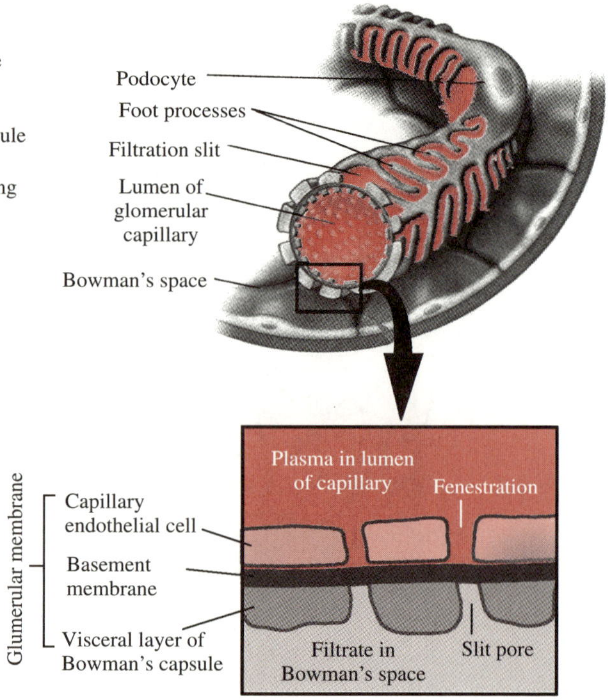

Fig. 8-3 Anatomy of the renal corpuscle. The most magnified view shows the glomerular membrane, which includes the capillary endothelial cells, the basement membrane, and the epithelial cells of Bowman's capsule. Fenestrations and slit pores favor the bulk flow of plasma.

脏疾病，可使滤过膜的通透性变大，一部分血浆蛋白可以滤过，尿液中出现蛋白质，称为蛋白尿（proteinuria）。

（二）皮质肾单位（cortical nephron）和近髓肾单位（juxtamedullary nephron）

Cortical nephron 的数量多，在人约占 85%。其肾小体位于肾皮质外层，髓袢较短，只有很短的一段进入肾髓质。它的出球小动脉分支形成肾小球周围毛细血管网，包绕在整个肾小管的外面，对肾小管上皮细胞重吸收回的物质入血十分有利。Cortical nephron 主要功能是滤过血液，排泄机体的多余代谢产物。

Juxtamedullary nephron 的数量较少，在人约占 15%。其肾小体位于肾皮质内侧靠髓质的部分，髓袢较长，深入到髓质的深部，最长的可到达肾乳头。它的出球小动脉分支除形成小管周围毛细血管网外，还形成特殊的直小血管（vasa recta）并深入到肾髓质与髓袢及集合管伴行；由于vasa recta 升支由肾髓质内向皮质方向折返流动，故可将肾髓质中多余的溶质和水带回血循环。Juxtamedullary nephron 主要功能是在尿液的浓缩和稀释中起重要作用。以上两类肾单位的结构及其功能差异见 Tab. 8-1 和 Fig. 8-4。

Tab. 8-1 Difference between a cortical and a juxtamedullary nephron

	Cortical nephron	Juxtamedullary nephron
Location	Outer part of the cortex	Inner part of the cortex next to the medulla
Glomerulus	Small	Big
Loop of Henle	Short	Long
Diameter of AA* / Diameter of EA**	2	<1
EA	To form peritubular capillaries	To form vasa recta
Sympathetic nerve innervation	Rich	Poor
Concentration of renin	High	Almost no
Ratio	85%	15%

* AA = Afferent glomerular arteriole; ** EA = Efferent glomerular arteriole

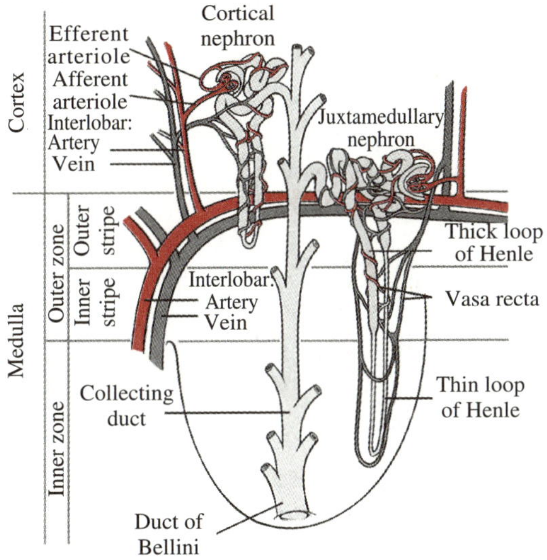

Fig. 8-4 Schematic of relations between blood vessels and tubular structures and differences between cortical and juxtamedullary nephrons.

（三）近球小体或球旁器（Juxtaglomerular apparatus）

Juxtaglomerular apparatus 主要分布在cortical nephron。由球旁细胞（juxtaglomerular cell）、球外系膜间质细胞和致密斑（macula densa）三者组成（Fig. 8-5）。

Juxtaglomerular cell 位于入球小动脉的血管壁上，由平滑肌细胞衍变生成，内含分泌颗粒，颗粒内容物为肾素（renin）。球外系膜间质细胞是一群位于入球小动脉和出球小动脉之间的功能不十分清楚的细胞，可能具有吞噬功能。Macula densa 位于 distal convoluted tubule 的起始部，此处的上皮细胞变为高柱状细胞，局部呈现斑状隆起成为致密斑名称的来由。它对小管液中 NaCl 含量变化敏感，并将信息传递至 juxtaglomerular cell，调节 renin 的释放，发挥 renin 的重要生理功能（见本章第五节）。

三、肾脏的血液供应 (Renal blood supply)

（一）Kidney 的血管分布和特点

肾动脉由腹主动脉垂直分出，经肾门进入肾内，然后依次分支成叶间动脉，弓状动脉，小叶间动脉，入球小动脉。入球小动脉分支形成肾小球毛细血管网（第一次毛细血管网）。血浆在毛细血管网经滤过进入肾小囊。肾小球毛细血管网的远端汇合成出球小动脉。出球小动脉再分支形成肾小管周围毛细血管网（第二次毛细血管网）。经肾小管上皮细胞重吸收的物质直接于此回收入血，这些毛细血管网汇入静脉。肾的静脉与相应的动脉伴行，从小叶间静脉至弓状静脉、叶间静脉，最后汇入肾静脉，由肾门出肾，汇入下腔静脉。

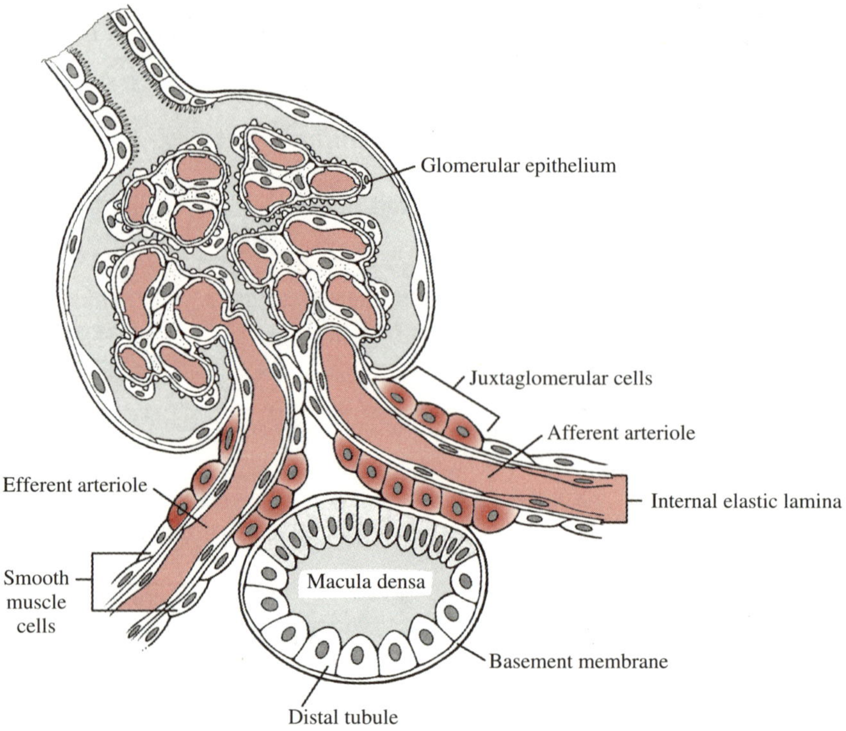

Fig. 8-5 Structure of the juxtaglomerular apparatus.

与肾脏滤过清洗血液功能相适应，肾脏的血液供应非常丰富。正常成人两肾的血流量占心输出量的 1/4，约 1200ml/min，而且其中 94% 左右的血液流向肾皮质，血液在此处经 cortical nephron 完成滤过清洗功能。

肾脏的血管形成串联的两次毛细血管网，两者之间由出球小动脉相连。肾小球的毛细血管网之后连接动脉（出球小动脉），这是体内唯一特殊存在的解剖结构。由于出球小动脉口径小于入球小动脉口径的这一解剖学特点决定了 cortical nephron 的第一次毛细血管网内血压高，经测定可达主动脉平均压的 40%～60%，这十分有利于血浆在肾小球处的滤过；这一解剖学特点又决定了 cortical nephron 的第二次毛细血管网内血压低，经测定其血压仅十几个毫米汞柱，而这恰恰十分利于由肾小管重吸收的物质回收入血。

（二）Renal blood flow（RBF）的调节

RBF 的调节包括：与泌尿功能相适应的 autoregulation，与全身血液循环调节相配合的神经和体液调节。

1. Autoregulation of RBF 动脉血压在 80～180mmHg（10.6～23.9kPa）范围内变化时，RBF 始终保持相对稳定，超过此范围 RBF 与肾小球滤过率（glomerular filtration rate, GFR）的变化如 Fig. 8-6所示。

用去神经或离体的 kidney 实验，依然可以获得上述同样曲线，表明这是一种 autoregulation 现象。Autoregulation 只限于肾皮质的血流。关于 autoregulation 的机制，支持肌原学说的实验证据较多，因而受到公认（肌原学说参阅第四章第四节）。

2. RBF 的神经和体液调节 肾神经主要从胸 12 至腰 2 脊髓段发出，进入肾皮质和外髓层。分布在 cortical nephron 的入球小动脉和 juxtamedullary nephron 的出球小动脉的神经

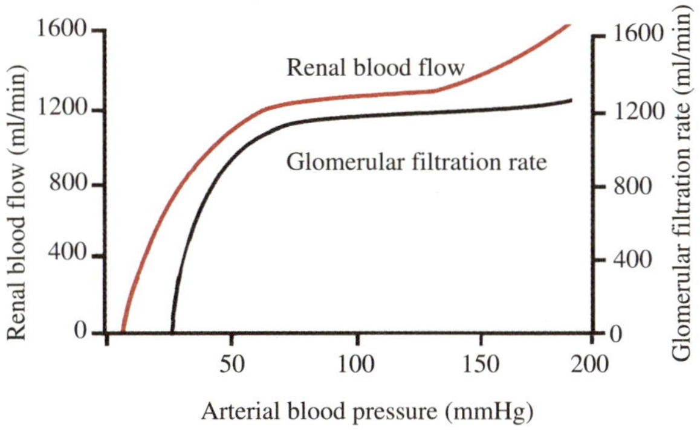

Fig. 8-6 Autoregulation of renal blood flow and glomerular filtration rate.

末梢密度较大。其主要作用可引起肾血管收缩，与 cortical nephron 的 renin 分泌也可能有关。肾神经以交感神经的缩血管活动为主。还有一些来自迷走神经的纤维进入 kidney，但对 urine 生成的作用尚未肯定。

当机体剧烈的运动或环境温度升高时，反射性引起交感神经活动增强，肾皮质血管收缩，RBF 减少，与全身血液重新分配的需要相适应。因此，让肾病患者减少运动正是调整和维持其肾皮质血流的正常供应，以完成 kidney 的正常泌尿功能。此外，大出血、中毒性休克、缺氧等情况下，正是由于交感神经兴奋，肾皮质血管收缩，RBF 减少而维持了心、脑等重要器官的血液供应。

肾上腺素和去甲肾上腺素使肾血管收缩，RBF 减少；血管升压素和血管紧张素也能收缩肾血管；前列腺素使肾血管扩张。

第二节 肾小球的滤过 Glomerular Filtration

Glomerular filtration 是指血液流经肾小球毛细血管时，plasma 中的水分和小分子物质从毛细血管进入 Bowman capsule 囊腔的过程。进入囊腔的滤液称为超滤液或原尿（initial urine）。滤液中除了没有大分子蛋白质外，其余成分、渗透压以及酸碱度均与血浆相近。

单位时间内（每分钟）两 kidney 生成的超滤液量称为 glomerular filtration rate。体表面积为 1.73m^2 中等身材的个体，GFR 值约为 125ml/min。由于 GFR 值与体表面积相关，因此上述值也可书写为 $125ml\cdot min^{-1}/1.73m^2$。由此计算，具有 1.73$m^2$ 个体的两侧 kidney 每昼夜从 glomerulus 滤出的液体总量可高达 180L，约为体重的 3 倍。

GFR与肾血浆流量（renal plasma flow）密切相关，经测定，正常中等身材成人安静时流经两侧 kidney 的 plasma flow 约为 660ml/min。

GFR 与 renal plasma flow 的比值在生理学中称为滤过分数（filtration fraction），正常值约为 $125/660\times100\%=19\%$。此值表明，安静时，肾小球滤过膜正常条件下，流经 kidney 的 plasma 约有 1/5 由 glomerulus 滤出到囊腔中。正常的肾脏滤过膜应该随着 renal plasma flow 的增减，其 GFR 也相应增减才能保持其滤过分数稳态，维持正常的泌尿功能。

一、有效滤过压（Effective filtration pressure, EFP）

在 glomerular filtration 过程中，EFP 是 glomerular filtration 的动力，它与组织液生成的 EFP 形成原理相似。由于 Bowman capsule 内的超滤液中蛋白质浓度极低，其胶体渗透压（colloid osmotic pressure）可忽略不计，因此形成原尿或超滤液（initial urine）的 EFP

的力只包括：肾小球毛细血管血压（glomerular capillary pressure）、plasma colloid osmotic pressure 和肾小囊内压（capsular pressure）三种压力的代数和，它们在glomerular filtration 中的作用关系如下式（Fig. 8-7）：

EFP = glomerular capillary pressure –（plasma colloid osmotic pressure + capsular pressure）

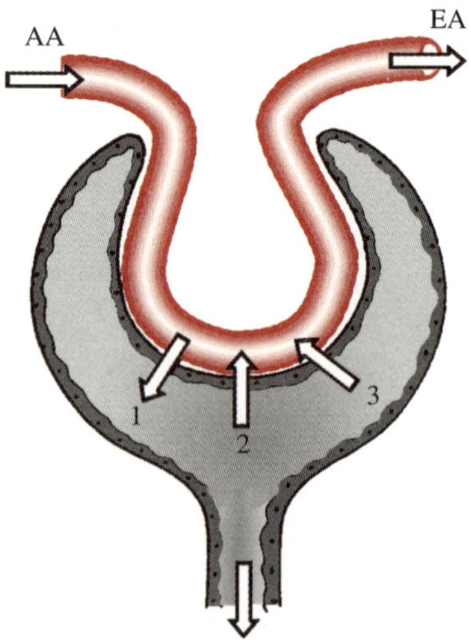

Fig. 8-7 Glomerular effective filtration pressure.

1: Glomerular capillary pressure

2: Plasma colloid osmotic pressure

3: Capsular pressure

AA, Afferent glomerular arteriole

EA, Efferent glomerular arteriole

由于皮质肾单位具有入球小动脉粗、出球小动脉细、血流阻力大的特点，因此，肾小球毛细血管血压较其他器官的毛细血管血压高。用微穿刺法测得大鼠肾小球毛细血管血压平均值为 6.0kPa（45mmHg）；由入球端到出球端，血压只下降 0.13～0.26kPa（1～2mmHg），血压下降可忽略不计；capsular pressure 与近曲小管内压力相近，平均约1.3kPa（10mmHg）；肾小球毛细血管入球端的 plasma colloid osmotic pressure 为 3.3kPa（25mmHg），因此在入球小动脉端：EFP = 6.0 –（3.3 + 1.3）= 1.4kPa 是肾小球滤过的动力。但是，肾小球毛细血管内的 plasma colloid osmotic pressure 不是固定不变的。在血液流经肾小球毛细血管时，由于不断生成超滤液，血液中血浆蛋白浓度就会逐渐增加，plasma colloid osmotic pressure 也随之升高。故 EFP 也就逐渐下降，当 EFP 下降到零时，可谓达到滤过平衡（filtration equilibrium），即滤过停止。

测得大鼠肾小球毛细血管出球端 plasma colloid osmotic pressure 为 4.7kPa（35mmHg），出球小动脉端 EFP = 6.0 –（4.7 + 1.3）= 0kPa。由此可见，不是肾小球毛细血管全段都有滤过，只有从入球小动脉端到开始出现滤过平衡这一段才有滤过。滤过平衡越靠近入球小动脉端，有效滤过的毛细血管长度就越短，肾小球滤过率就越低。反之，滤过平衡越靠近出球小动脉端，有效滤过的毛细血管长度越长，肾小球滤过率就越高。如果不出现 filtration equilibrium，全段毛细血管都会有滤过。因此，出球小动脉端毛细血管实际上是肾小球滤过面积的储备（Fig. 8-8）。

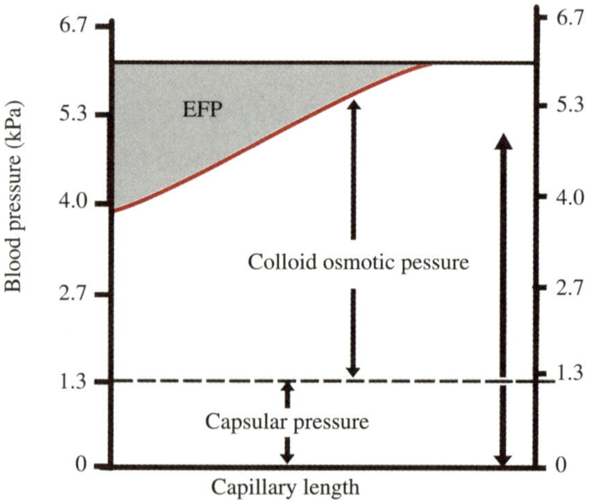

Fig. 8-8 Glomerular capillary blood pressure, plasma colloid osmotic pressure and capsular pressure affecting to glomerular effective filtration pressure.

EFP：effective filtration pressure

二、影响肾小球滤过的因素 (Factors affecting glomerular filtration)

（一）滤过膜的通透性和面积

肾小球滤过膜的通透性（permeability）可以用允许通过的物质分子量大小来衡量。在滤过膜的三层结构中，毛细血管基膜层上的空隙较小，它对大分子物质通过起机械屏障的作用。通常大分子物质指分子量为69 000的血浆白蛋白，在机械屏障作用下，白蛋白在超滤液中量极微，即白蛋白接近滤过膜可滤过分子大小的上限。此外，滤过膜的三层结构中，每一层都覆盖着带电物质，基膜层含有葡萄糖胺的硫酸基团，毛细血管上皮层和Bowman capsule的脏层含有异多糖的涎基，这些带负电的基团能阻止带相同电荷的物质通过，起着电化学屏障的作用。因此，对于电荷中性的分子来说permeability主要取决于物质分子的大小；对于带电荷的分子来说还取决于所带电荷的性质（如白蛋白荷负电）。肾小球滤过膜在正常情况下的通透性比较稳定。但在炎症、缺氧或药物中毒时，肾小球滤过膜通透性增大，原来很少滤过的白蛋白甚至是红细胞都可能进入超滤液中，出现蛋白尿、血尿现象。

肾小球滤过膜总面积的改变也可以影响滤过率。例如急性肾炎（acute nephritis）时，由于毛细血管上皮层和基膜层的肿胀等病理变化，部分肾小球丧失滤过功能，使肾小球滤过膜的总面积显著减少，可导致滤过率降低，出现少尿现象。

（二）有效滤过压 (EFP)

与 EFP 有关的三种力任何一个发生改变时，都对肾小球滤过产生影响。

1. Glomerular capillary pressure 当机体平均动脉压在10.6～23.9kPa（80～180mmHg）范围内波动时肾血流通过 autoregulation 可维持相对稳定，此时 glomerular capillary pressure 和 EFP 均维持相对稳定，从而保持肾小球滤过率稳态。当机体平均动脉血压降至 10.6kPa（80mmHg）以下时，glomerular capillary pressure 将相应下降，于是 EFP 降低，glomerular filtration rate也减少。例如临床上因各种因素导致休克的（收缩压低于80mmHg）患者，由于glomerular capillary pressure下降，EFP 接近零，患者表现无尿。高血压病（hypertension）晚期，入球小动脉由于发生器质性病变而口径缩小，glomerular capillary pressure 可明显降低，于是肾小球滤过率减少而导致少尿。

2. Plasma colloid osmotic pressure 正常情况下 plasma colloid osmotic pressure 不会发生很大变动，因此对 EFP 和 glomerular filtration rate 的影响不大。但是，当各种原因引起血浆白蛋白浓度降低时，则 plasma colloid osmotic pressure 降低，EFP 增加，肾小球滤过率也增加，urine 量增多。例如静脉输液（非白蛋白，500ml 以上）时 urine 增多，可能就是这个原因。此外，大面积烧伤引起血液浓缩，plasma colloid osmotic pressure 升高，EFP 和肾小球滤过率均降低，urine 量减少。

3. Capsular pressure 正常情况下capsular pressure是稳定的。肾盂或输尿管结石、结核引起的粘连、肿瘤压迫或其他原因引起尿路阻塞时，都能使肾盂内压显著升高，进而capsular pressure也将增高，导致EFP和肾小球滤过率降低。此外，磺胺类药物如果在体内浓度较高，可在肾小管的酸性环境中析出结晶；某些药物造成的溶血，血红蛋白可阻塞肾小管也会导致 capsular pressure 升高而影响肾小球滤过。

（三）肾血浆流量（Renal plasma flow）

当 plasma 流过肾小球毛细血管时，由于水、小分子物质的滤出，使 plasma colloid pressure 逐渐升高的同时，EFP 和 filtration 作用逐渐下降甚至停止。Plasma colloid pressure 上升的速度取决于 renal plasma flow。当流量增大时即使部分血浆内容物被滤出，肾小球毛细血管内的 plasma colloid pressure 的上升速度与 EFP 下降的速度均比较缓慢，使毛细血管的很长一段都有 filtration 作用，因而肾小球滤过率高；反之，renal plasma flow 减小时，部分血浆内容物被滤出后，肾小球毛细血管内的 plasma colloid pressure 上升速度很快，EFP 很快接近零，filtration 作用停止，这样，毛细血管只有较短一段有 filtration 作用，肾小球滤过率也随之降低。

第三节　肾小管和集合管的重吸收与分泌机能
Reabsorption and Secretion in the Renal Tubule and Collecting Duct

Renal tubule 和 collecting duct 的 reabsorption 与 secretion 功能是通过肾小管上皮细胞膜对物质的转运功能实现的。Reabsorption 意指物质分子或离子从 tubular fluid 中转运至血液中；而 secretion 意指 renal tubule 上皮细胞将本身产生的物质或血液中的物质转运至 renal tubule 腔内的过程。

一、肾小管选择性重吸收与分泌的证据
(Selective reabsorption and secretion evidence in the renal tubule)

微穿刺法是研究 renal tubule 功能的重要手段。用微穿刺可以吸取各段 renal tubule 内的 tubule fluid 进行微量分析，以便了解各段 renal tubule 的 reabsorption 和 secretion 功能（Fig. 8-9A）。

将动物 renal tubule 各段摘出来，在体外进行微灌注实验或者分离出小段 renal tubule，在培养液中研究，这些方法的成功使 renal tubule 功能的研究工作取得很大进展，并为各段肾小管选择性重吸收与分泌功能提供直接证据，对 initial urine 流经各段肾小管时被 reabsorption 的情况也有更清楚的了解（Fig. 8-9B）。

流经 glomerulus 的血浆中绝大多数成分和水进入 Bowman capsule 生成 initial urine 后，沿着 renal tubule 各段流向 collecting duct。正是由于各段 renal tubule 上皮细胞的 reabsorption 与 secretion 功能，使最后排出的终尿（urine）与 initial urine（亦称超滤液）在质和量方面都发生很大变化。例如，每天生成的 initial urine 量约 180L（125ml/min × 60min × 24），而每天排出的 urine 量约 1.5L，终尿量仅为 initial urine 量的 1% 左右。Initial urine 中含有的葡萄糖量与 plasma 中含量相同，而终尿中几乎没有葡萄糖。测得的这些数据表明，initial urine 在经过 renal tubule 时，约 99% 的水以及全部葡萄糖等均 reabsorption 回血液。

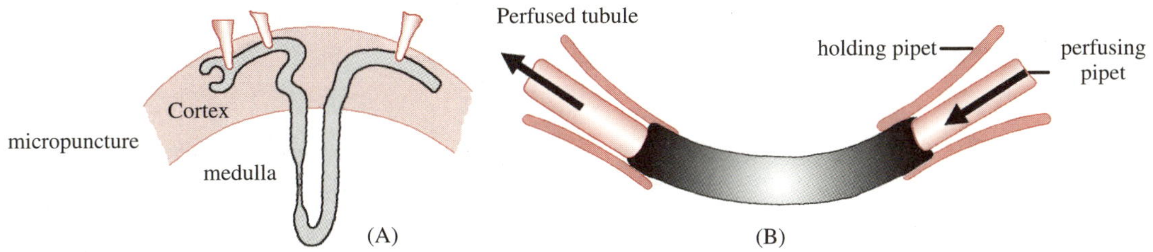

Fig. 8-9 Model figure of micropuncture and perfused tubule. A: Micropuncture of cortical nephrons with fine glass pipettes can provide nanoliter samples of fluid from Bowman's capsule, the proximal tubule, and the distal convoluted tuble. B: Pieces of tubules can be dissected from a region of the kidney and mounted between fine glass pipettes. The outer pipette holds the tubule in place; the inner pipette is for perfusion of the tubule. The isolated tubule is bathed in physiological saline solution. Changes in the composition of the perfusate as it passes through the tubule can be measured. The permeability of the tubule to water and salt are measured using chemical techniques or radioisotope markers.

二、肾小管和集合管重吸收与分泌的方式
(Type of the reabsorption and secretion in renal tubule and collecting duct)

（一）被动重吸收（Passive reabsorption）

Passive reabsorption 机制同跨细胞膜物质的 passive transport。Initial urine 中的物质分子、离子和水顺着浓度梯度与电化学梯度通过 renal tubule 上皮细胞经组织间液进入血液。渗透压差是水的转运动力，水从渗透压低的一侧经 renal tubule 上皮细胞膜流向渗透压高的一侧。对于物质分子和离子，浓度差和电位差成为 passive reabsorption 的动力。例如，当 Na^+ 被重吸收后，由于 renal tubule 内外产生了电位差，Cl^- 就可依靠电位差也被重吸收；随着 NaCl 的重吸收，在 renal tubule 内外两侧又形成渗透压差，从而促使了水的重吸收；水的重吸收使 initial urine 中 urea 浓度升高，因而部分 urea 通过单纯扩散方式也被重吸收。当然，各种物质分子和离子经 renal tubule 上皮细胞膜进行 passive reabsorption，除依靠膜两侧存在的浓度差和电位差之外，更需要上皮细胞膜对 reabsorption 的物质具有一定的 permeability。

（二）主动重吸收（Active reabsorption）

Active reabsorption 是指 initial urine 中的物质分子和离子逆着浓度差或电化学差经肾小管上皮细胞被重吸收的过程。Active reabsorption 机制同跨细胞膜的 active transport，需要消耗能量。根据 active reabsorption 过程中能量来源的不同，分为原发性主动重吸收（primary active reabsorption）和继发主动重吸收（secondary active reabsorption）。Primary active reabsorption 所需要消耗的能量直接来源于钠泵活动，由 ATP 水解供能。Secondary active reabsorption 所需的能量是间接来自钠泵，需要通过肾小管上皮细胞膜上存在的许多联合转运体（transporter）完成两种或两种以上物质的转运。如果几种物质经 transporter 向同一方向转运称同向转运（co-transport），例如 Na^+ 和葡萄糖、Na^+ 和氨基酸等的 co-transport（Fig. 8-10A）。如果不同的几种物质经 transporter 向相反方向跨膜转运则称为逆向转运（counter-transport），如 Na^+-H^+ counter-transport（Fig. 8-10B）。许多重要物质在 renal tubule

的重吸收都直接或间接与 Na^+ 的 transport 相关联，因此 Na^+ 的 transport 在肾小管上皮细胞的物质转运中起关键的作用（详见后文）。

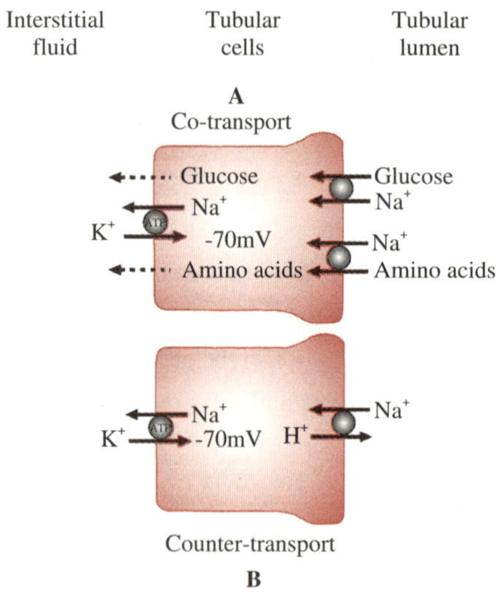

Fig. 8-10 Mechanism of secondary active transport. The upper cell shows the co-transport of glucose and amino acids along with sodium ions through the apical side of the tubular epithelial cells, followed by facilitated diffusion through the basolateral membranes. The lower cell shows the counter-transport of hydrogen ions from the interior of the cell across the apical membrane and into the tubular lumen; movement of sodium ions into the cell, down an electrochemical gradient established by the sodium-potassium pump on the basolateral membrane, provides the energy for transport of the hydrogen ions from inside the cell into the tubular lumen.

三、各段肾小管和集合管的重吸收与分泌功能 (Reabsorption and secretion along different segment of renal tubule and collecting duct)

（一）近曲小管的重吸收（Reabsorption in the proximal tubule）

Proximal tubule 能将 initial urine 中 67% 的 Na^+、Cl^-、K^+ 和水重吸收，约 85% 的 HCO_3^- 重吸收；葡萄糖和氨基酸几乎全部重吸收。而 H^+、有机酸和碱被分泌到小管中（Fig. 8-11）。

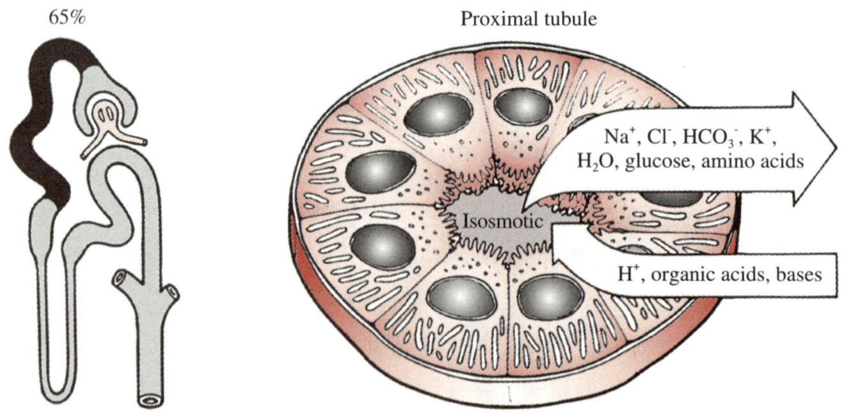

Fig. 8-11 Substance of proximal tubule reabsorption. The proximal tubules reabsorb about 65 per cent of the filtered sodium, chloride, bicarbonate, and potassium and essentially all the filtered glucose and amino acids. The proximal tubules also secrete organic acids, bases, and hydrogen ions into the tubular lumen.

上述物质的 reabsorption 的关键是 Na^+ 的 reabsorption，即 proximal tubule 细胞膜上 Na^+ 泵的作用（Fig. 8-12）。

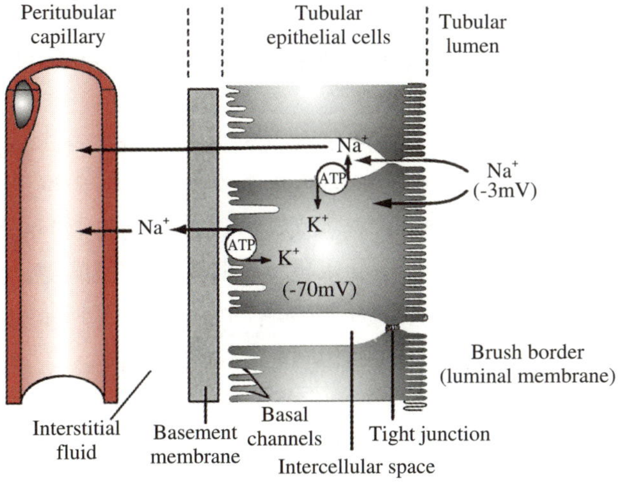

Fig. 8-12 Na^+-pump action in the proximal epithelial cell. The sodium-potassium pump transports sodium from the interior of the cell across the basolateral membrane, creating a low intracellular sodium concentration and a negative intracellular electrical potential. The low intracellular sodium concentration and the negative electrical potential cause sodium ions to diffuse from the tubular lumen into the cell through the brush border.

1. Na^+、Cl^- 和水的 reabsorption 由于 proximal tubule 上皮细胞的管腔膜具有对 Na^+ 的 permeability 较高的特点，因此当 initial urine 中含有的 Na^+ 仅轻微升高时，Na^+ 就以易化扩散的方式进入细胞内（部分 Na^+ 和葡萄糖或氨基酸共同经载体蛋白易化扩散）。但是，进入上皮细胞的 Na^+ 随即被细胞的基侧膜（basolateral membrane）的 Na^+ 泵泵出，进入组织间隙。这样一方面可降低细胞内 Na^+ 浓度，使 initial urine 中的 Na^+ 源源不断地进入细胞；另一方面又升高了细胞间隙 Na^+ 浓度，其渗透压也升高，水随之进入细胞间隙。Na^+ 和水的进入提高了细胞间隙的静水压，这一压力促进了 Na^+ 和水进入邻近的出球小动脉形成的毛细血管。当 Na^+ 被重吸收时，尚有等量的负离子（HCO_3^- 或 Cl^-）被重吸收。

部分 Na^+ 的 reabsorption 还与 H^+ 的 secretion 伴行，即通过 Na^+-H^+ 交换而主动重吸收 Na^+。小管上皮细胞基侧膜上的 Na^+ 泵，将 Na^+ 从细胞内泵入细胞间隙，从而降低了细胞内 Na^+ 的浓度，这样 initial urine 中的 Na^+ 和细胞内的 H^+ 同时借助共同的逆向载体蛋白，以相反的方向通过细胞膜转运，initial urine 中的 Na^+ 经管腔膜进入细胞，而细胞内的 H^+ 分泌到 initial urine，故也可称 Na^+-H^+ 交换。Secretion 到 initial urine 中的 H^+ 将有利于 initial urine 中的 HCO_3^- 的 reabsorption（Fig. 8-13）。

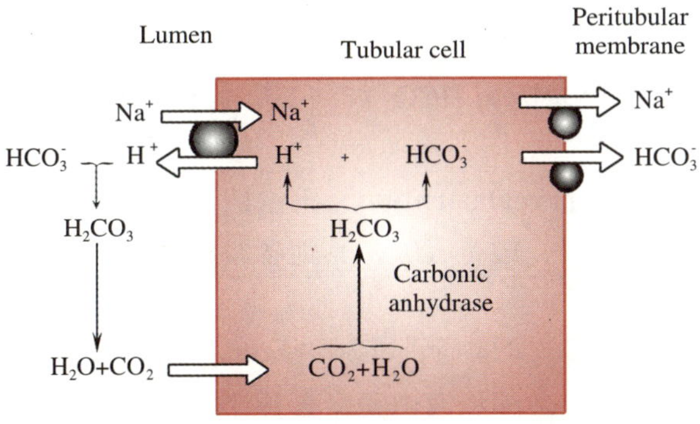

Fig. 8-13 HCO_3^- reabsorption in the proximal tubule.

在 proximal tubule 的后半段，Na^+ 和 Cl^- 一起通过细胞旁路以及跨上皮细胞两种途径 reabsorption。因为进入后半段 proximal tubule 的 initial urine 中仅含很少量的葡萄糖和氨基酸，所以在此段小管不可能以同向的与葡萄糖或氨基酸一起的跨上皮细胞 reabsorption 为主的方式。但是，在 proximal tubule 前半段由于 Na^+ active reabsorption，伴随葡萄糖、氨基酸、HCO_3^-

及其他阴离子的reabsorption，而且由于HCO_3^-的重吸收速率明显高于Cl^-(原因后述)，使后半段小管内 initial urine 中Cl^-浓度（约 140mmol/L）比前半段Cl^-浓度（105mmol/L）明显增高。因此，Cl^-顺着浓度差经细胞旁路（即通过 tight juction 进入细胞间隙）而重吸收回血。由于荷负电的Cl^- reabsorption，使 initial urine 中正离子相对增多，有利于Na^+顺着电位差通过细胞旁路被 reabsorption，故Na^+和Cl^-的reabsorption都是 passive reabsorption（Fig. 8-12)。

每日经 glomerular filtration 的 NaCl 约 25.2mol，在 proximal tubule 约 17mol reabsorption（67%）。Reabsorption 的 NaCl 2/3 是经跨上皮细胞途径，其余 1/3 是经细胞旁路。

在 proximal tubule，水的 reabsorption 与Na^+重吸收直接相关。Na^+被基侧膜上Na^+泵泵至细胞间隙，使之渗透压升高，继而促进 initial urine 中的水也不断地进入细胞间隙，由此引起细胞间隙的静水压升高；而由出球小动脉形成的管周毛细血管内压较低，其血浆胶体渗透压又较高，于是水便由细胞间隙进入毛细血管而 passive reabsorption。

2. K^+的 reabsorption 每日由肾小球滤过的钾约为 35g，而由 urine 排出约 2～4g，这表明 initial urine 中 90% 以上的K^+被重吸收回血液。经研究证明被重吸收的K^+约 67% 是在 proximal tubule 内完成的。Urine 中的K^+主要是由远曲小管和集合管所 secretion 的。实验测得 proximal tubule 前半段管腔内电位较小管周围组织间液的电位负 4mV，小管液中K^+的浓度（4mmol/L）远远低于小管上皮细胞内K^+的浓度（150mmol/L）。因此，proximal tubule 对K^+的重吸收是逆着电化学差而进行的 active reabsorption。管腔膜可能是K^+ active reabsorption 的关键部位。

3. HCO_3^-的重吸收与H^+的 secretion 血浆及 initial urine 中HCO_3^-是以钠盐（$NaHCO_3$）的形式存在，$NaHCO_3$可解离为Na^+和HCO_3^-；在 proximal tubule 的上皮细胞内，H_2CO_3可解离出H^+并分泌到 initial urine 中。分泌的H^+可与Na^+发生交换，使Na^+进入上皮细胞与细胞内的HCO_3^-结合生成$NaHCO_3$，然后$NaHCO_3$被回收入血。Initial urine 中的HCO_3^-因不易透过管腔膜而与分泌的H^+结合成H_2CO_3，H_2CO_3再分解为CO_2和H_2O。CO_2是高度脂溶性物质，可迅速通过管腔膜进入上皮细胞而被重吸收。可见，在proximal tubule，HCO_3^-的重吸收是以CO_2的形式进行的。回到血液的HCO_3^-是在上皮细胞内生成的，即进入细胞的CO_2与细胞内的H_2O在碳酸酐酶的催化下合成H_2CO_3，H_2CO_3可解离成H^+和HCO_3^-，HCO_3^-随着Na^+重吸收入血，而H^+再向小管腔分泌（Fig. 8-13)。

正常情况下，肾小管分泌大量的H^+，然后，H^+与$NaHCO_3$中的Na^+进行部分交换，交换进入细胞的Na^+全部重吸收入血；余下的HCO_3^-与分泌的H^+结合成H_2CO_3，H_2CO_3可完全分离为CO_2和H_2O，因此 urine 中一般不含$NaHCO_3$。只有当肾小球滤过的HCO_3^-超过小管上皮细胞 secretion H^+时，由于HCO_3^-不易通过管腔膜，于是过多的HCO_3^-便出现在 urine 中。前文提到的HCO_3^-优于Cl^-的重吸收，就是因为HCO_3^-能与H^+结合并生成CO_2，CO_2能迅速通过管腔膜的缘故。

4. 葡萄糖（glucose）**和氨基酸**（amino acid）**的 reabsorption** 正常情况下，由肾小球滤过的葡萄糖能全部在 proximal tubule（主要是前段）被重吸收，其他各段肾小管上皮细胞均没有重吸收葡萄糖的能力。

葡萄糖的 reabsorption 是 active reabsorption 并与Na^+的 reabsorption 关系极为密切。利用家兔 proximal tubule 微灌注实验观察到，如果微灌注液中完全去掉Na^+，则葡萄糖等有机溶质的 reabsorption 完全停止；同样，如果灌注液中去掉葡萄糖后Na^+的重吸收率也明显降低。由此认为 proximal tubule 的上皮细胞刷状缘中的载体蛋白上，一定是存在有分别能与葡萄糖和 Na^+ 结合的两个结合位点，葡萄糖、Na^+ 同时与载体蛋白结合形成复合体，复合体则迅速地将葡萄糖和 Na^+ 由上皮细胞的管腔侧转运到上皮细胞内，这种转运称为 co-transport。葡萄糖的 reabsorption 是借助于 Na^+ 的 active reabsorption 而实现的，小管细胞侧膜的 Na^+ 泵是 reabsorption 的真正动力。Na^+ 泵活动造成的胞内 Na^+ 浓度降低，形成与管腔液的浓度梯度，成为 Na^+ 由 initial urine 向上皮细胞内易化扩散的动力，同时葡萄糖也伴随进入细胞内。当细胞内葡萄糖的浓度升高后，葡萄糖又以易化扩散方式进入小管周围组织液再入血，此时相关的载体蛋白与 Na^+ 无关。将葡萄糖上述的 reabsorption 过程称为 secondary active transport（Fig. 8-10）。

肾小管对葡萄糖的 reabsorption 有一定限度，当血液中葡萄糖浓度升高超过一定数值时，initial urine 中葡萄糖的量就会超过肾小管的 reabsorption 的限度，于是葡萄糖出现在 urine 中。生理学上将 urine 中不出现葡萄糖时的最高血糖值称为肾糖阈（renal glucose threshold），正常人的 renal glucose threshold 值为 9～10.1mmol/L（160～180mg/dl）。经检测得知，当血糖浓度高于 renal glucose threshold 时，肾小球对葡萄糖的滤过量超过 200～230mg/min，部分肾小管 reabsorption 葡萄糖的能力已达到饱和，urine 中开始出现葡萄糖；如果血糖继续升高，葡萄糖的滤过量再增多时，有更多肾小管 reabsorption 葡萄糖的能力达到饱和，urine 中排出葡萄糖的量会更多。当血糖升高（300mg/dl）到使肾小球滤过的葡萄糖量与 urine 中排出的量之差是一不变值的时候，此差值就是葡萄糖的吸收极限量（transport maximum, Tm）。此时表示全部的肾小管对葡萄糖的 reabsorption 均达到极限。肾脏所以有葡萄糖 transport maximum，可能与肾小管上皮细胞膜上载体的数量有限有关，当所有载体蛋白都参加了转运时，葡萄糖转运量也就达到了极限。成人肾脏葡萄糖 transport maximum 速度，男性为 375mg/min，女性为 300mg/min。

氨基酸的 reabsorption 也几乎在 proximal tubule 的前半段，重吸收机制与葡萄糖相同。但是，转运氨基酸与转运葡萄糖是由不同的载体蛋白完成，转运方式也是 secondary active transport。

5. 其他物质的 reabsorption $H_2PO_4^-$，HPO_4^{2-}，SO_4^{2-} 的重吸收也可能与 Na^+ 同向转运。Initial urine 中微量蛋白质是通过小管上皮细胞的吞饮作用而被 reabsorption。

体内的代谢产物和进入体内的某些药物如青霉素、酚红和大多数利尿药等，由于与血浆蛋白结合而不能通过肾小球 filtration，它们均在近端肾小管被主动分泌到 initial urine 中而随 urine 排出体外。

（二）髓袢的重吸收（Reabsorption in loop of Henle）

Loop of Henle 的降支细段、升支细段和升支粗段其重吸收功能各不相同。其中细段的上皮细胞膜无刷状缘结构，细胞无线粒体，其代谢活动水平很低。细段的降支对水的通透性高，肾小球滤过的水的 20% 在降支细段重吸收（Fig. 8-14A）。

Loop of Henle 升支粗段上皮细胞代谢活动水平很高，可将滤液中约 25% 的 Na^+、Cl^- 和 K^+ 在该处 reabsorption。此外，Ca^{2+}、HCO_3^- 和 Mg^{2+} 也在该处 reabsorption。Loop of Henle 升支粗段上皮细胞还能向滤液中分泌 H^+（Fig. 8-14B）。

升支粗段对 Na^+ 的 reabsorption 比较复杂。由肾小管微灌流实验证实，该段管腔内为 2～10mV 的正电位。如果用 Na_2SO_4 或 $NaNO_3$ 替换灌流液中的 NaCl，即除掉 Cl^-，则管内

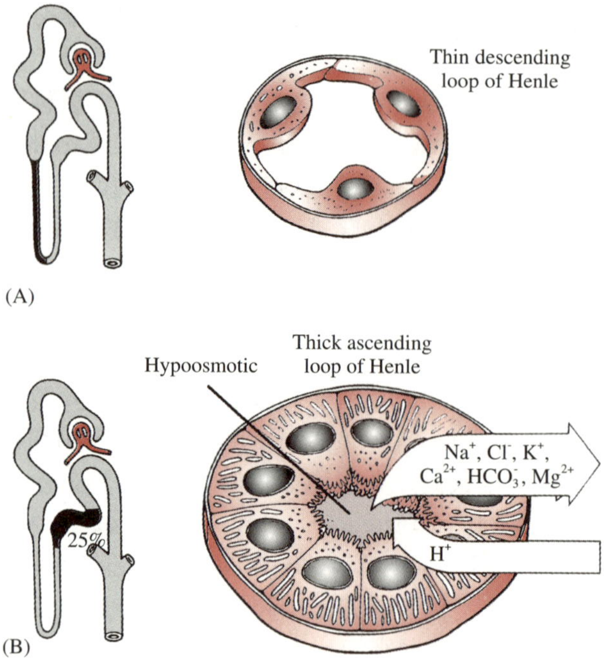

Fig. 8-14 Cellular ultrastructure and transport characteristics of the thin descending loop of Henle (A) and the thick ascending segment of the loop of Henle (B). The descending part of the thin segment of the loop of Henle is highly permeable to water and moderately permeable to most solutes but has few mitochondria and little or no active reabsorption. The thick ascending limb of the loop of Henle reabsorbs about 25 per cent of the filtered loads of sodium, chloride, and potassium, as well as large amounts of calcium, bicarbonate, and magnesium. This segment also secretes hydrogen ions into the tubular lumen.

正电位基本消失，Na^+ 的 reabsorption 也受阻碍。同样，如果除去灌流液中 K^+，则管内正电位也基本消失，并影响 Na^+ reabsorption。由此设想，在升支粗段管腔膜处，Na^+、Cl^-、K^+ 三种离子是由同一载体 cotransport 的。研究进一步证实其转运的比例为 Na^+ : $2Cl^-$: K^+，三种离子中缺少一种离子都将影响其他两种离子的转运。如果在微灌流液中加入哇巴因（Na^+ 泵抑制剂），上述离子转运受阻，表明 Na^+ 泵参与了三种离子 reabsorption 过程。

Loop of Henle 升支粗段 Na^+ 泵参与 Na^+ reabsorption 的可能机制：在升支粗段上皮细胞基侧膜上有 Na^+ 泵，它可将细胞内的 Na^+ 泵向管周的组织间液，于是细胞内 Na^+ 浓度降低，造成细胞内与管腔滤液中 Na^+ 的浓度差，使滤液中的 Na^+ 可以顺浓度差进入细胞内，但必须与 Cl^-、K^+ 一起由载体 cotransport，但进入细胞的这三种离子去向不同。Na^+ 由 Na^+ 泵泵到管周组织间液；K^+经由膜上的K^+通道重新回到小管液中，并使小管液带正电位，这一正电位又成为小管液中 Na^+、K^+、Ca^{2+} 等正离子经细胞旁途径被 reabsorption 的动力；Cl^- 则经 Cl^- 通道顺电化学梯度易化扩散进入管周组织间液。呋喃苯胺酸（turosemide，速尿）可抑制 Na^+-K^+-$2Cl^-$ 同向转运体，从而抑制 Na^+、Cl^- 的重吸收，提高了 initial urine 渗透压达到利尿作用（Fig. 8-15）。

Loop of Henle 升支的粗段和细段上皮细胞对水是不通透的，细段上皮细胞只对 Na^+ 和 urea 有通透性，Na^+ 经易化扩散被 reabsorption；urea 是由小管外组织间液进入管腔。

（三）远曲小管和集合管的重吸收和分泌（Reabsorption and secretion in distal convoluted tubule and collecting duct）

远曲小管和集合管能将 initial urine 中 12% 的 Na^+、Cl^- 和不定量的水 reabsorption，而且能分泌不定量的 K^+、H^+ 和 NH_3。水和 Na^+、Cl^- 的 reabsorption 量与 K^+、H^+ 和 NH_3 分泌的量，是依机体水、盐及酸碱平衡状况自行调节的，如体内缺水缺盐，远曲小管和集合管 reabsorption 水和盐增多，这与近球小管对水的重吸收不同，在近端肾小管水是随溶质的吸

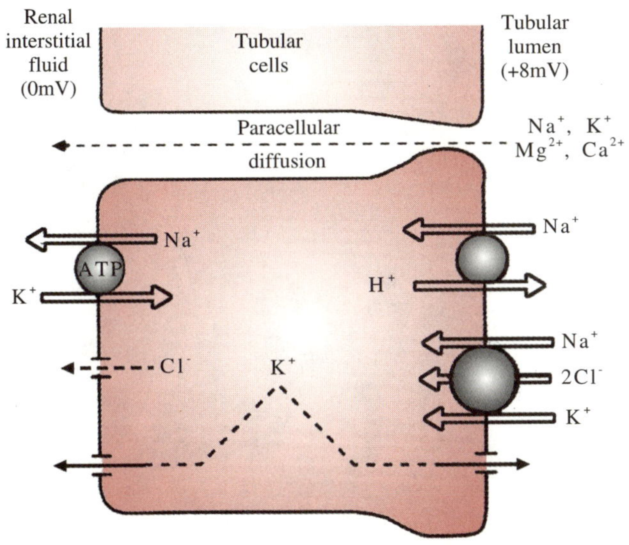

Fig. 8-15 Mechanism of sodium, chloride and potassium transport in the thick ascending loop of Henle. The sodium-potassium ATPase pump in the basolateral cell membrane maintains a low intracellular sodium concentration and a negative electrical potential in the cell. The 1-sodium, 2-chloride, 1-potassium co-transporter in the luminal membrane transports these three ions from the tubular lumen into the cells, using the potential energy released by diffusion of sodium down an electro-chemical gradient into the cells. Sodium is also transported into the tubular cell by sodium-hydrogen counter-transport. The positive charge (+80mV) of the tubular lumen relative to the interstitial fluid forces cations such as Mg^{2+} and Ca^{2+} to diffuse from the lumen to the interstitial fluid via the paracellular pathway.

收而被吸收，与体内是否缺水无关。远曲小管和集合管对水的 reabsorption 不但与机体缺水与否有关还与血浆中抗利尿激素（ADH）的浓度有关（Fig. 8-16）。

1. Na^+、Cl^- 和水的 reabsorption 远曲小管的初段（early distal tubule），管壁对水的通透性低，但仍能主动重吸收Na^+和Cl^-，使来自 loop of Henle 粗段原本低渗的 initial urine 渗透压进一步降低。而Na^+、Cl^-仍可逆着电化学梯度完成 active reabsorption。此段的 active reabsorption 可能与 Na^+ 泵的活性较高有关（Fig. 8-17）。

远曲小管的后段（late distal tubule）和集合管管壁有主细胞（principal cell）和闰细胞（intercalated cell）的结构。Principal cell 的功能是 reabsorption Na^+ 和水并且分泌K^+；intercalated cell主要分泌 H^+。Principal cell reabsorption Na^+ 主要通过管腔膜上的 Na^+ 通道。管腔内的Na^+顺电化学梯度通过管腔膜上的 Na^+ 通道进入细胞，然后由基侧膜上的Na^+泵泵至小管周围组织间液而吸收入血（Fig. 8-18）。

2. K^+ secretion 随 urine 排出 K^+ 的量与机体摄入 K^+ 量相关，高 K^+ 饮食 urine 中排出大量的 K^+，低 K^+ 饮食则尿中排出 K^+ 量减少，使机体的 K^+ 摄入量与排出量保持平衡，维持血浆 K^+ 浓度的相对稳态。

K^+ secretion 的动力包括：①在远曲小管和集合管内，随着荷正电的 Na^+ 的 active reabsorption，使管腔内变成荷负电（-10～-40mV）。该负电环境成为 K^+ 从细胞内分泌至管腔 initial urine 中的动力。② K^+ 的分泌与 Na^+ 的 reabsorption 有密切关系。因为 Na^+ 进入主细胞后，可刺激基侧膜上的 Na^+ 泵，使更多的K^+从细胞外液中泵入细胞内，提高细胞内的 K^+ 浓度，增加细胞内和小管液之间的 K^+ 浓度梯度，从而促进 K^+ 分泌（Fig. 8-18）。

3. H^+ secretion 在近曲小管H^+是通过Na^+-H^+交换而secretion。在远曲小管和集合管，闰细胞管腔膜上的 H^+ 泵逆着电化学梯度主动分泌 H^+。细胞内的 CO_2 和 H_2O 在碳酸酐酶催化作用下生成 H_2CO_3，H_2CO_3 解离成 H^+ 和 HCO_3^-，H^+ 由 H^+ 泵泵入小管液 initial urine 中，HCO_3^- 则通过基侧膜回到血液，因而 H^+ 的 secretion 和 HCO_3^- 的 reabsorption 参与了机体酸

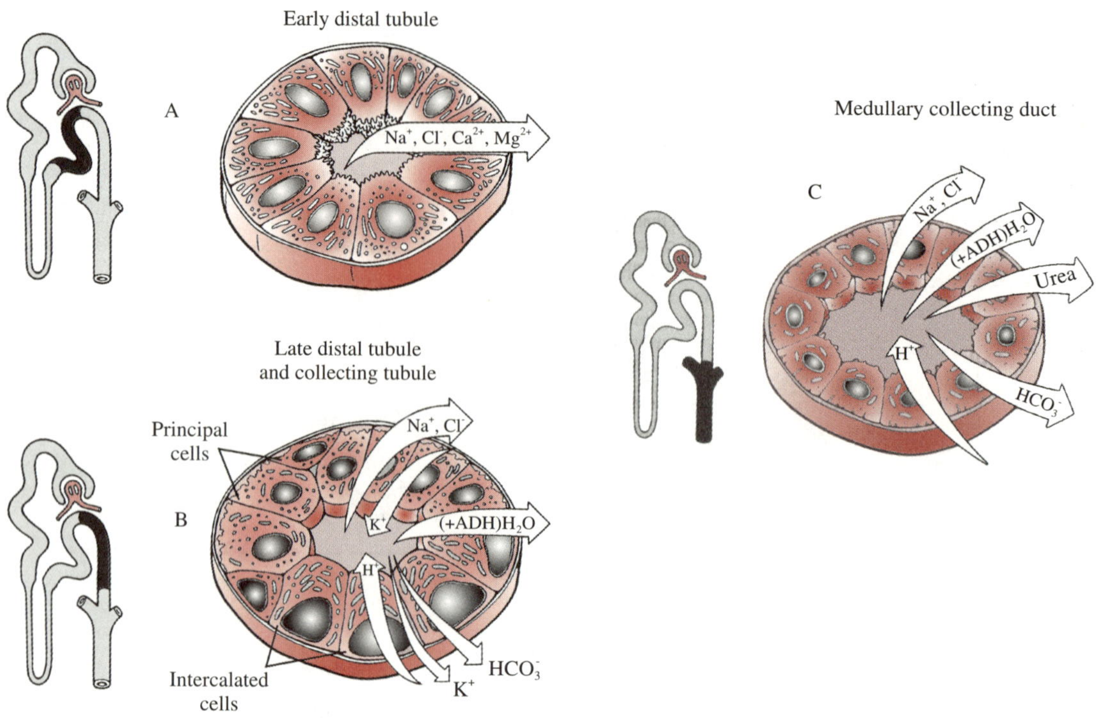

Fig. 8-16 Cellular ultrastructure and transport characteristics of the early distal tubule and the late distal tubule and collecting tubule. The early distal tubule has many of the same characteristics as the thick ascending loop of Henle and reabsorbs sodium, chloride, calcium, and magnesium but is virtually impermeable to water and urea. The late distal tubules and cortical collecting tubules are composed of two distinct cell types, the principal cells and the intercalated cells. The principal cells reabsorb sodium from the lumen and secrete potassium ions into the lumen. The intercalated cells reabsorb potassium and bicarbonate ions from the lumen and secrete hydrogen ions into the lumen. The reabsorption of water from this tubular segment is controlled by the concentration of antidiuretic hormone. A, NaCl、Ca^{2+}、Mg^{2+} reabsorption in the early distal tubule; B, NaCl、H_2O、HCO_3^-、K^+ reabsorption and K^+、H^+ secretion in the late distal tubule; C, NaCl、H_2O、urea、HCO_3^- reabsorption and H^+ secretion in the medullary collecting duct.

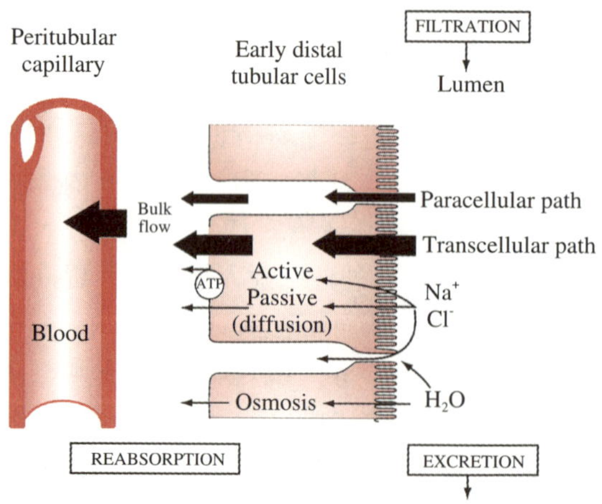

Fig. 8-17 Reabsorption of filtered Na^+、Cl^- and water. Solutes are transported through the cells (transcellular path) by passive diffusion or active transport, or between the cells (paracellular path) by diffusion. Water is transported through the cells and between the tubular cells by osmosis. Transport of water and solutes from the interstitial fluid into the peritubular capillaries occurs by ultrafiltration (bulk flow).

碱平衡的调节（Fig. 8-18）。

4. NH_3 secretion 小管上皮细胞代谢产生的 NH_3 是脂溶性的，它可通过细胞膜向小管周围组织间液或小管液的 initial urine 中自由扩散。扩散的方向和量决定于两侧液体的 pH 值。通常 initial urine 的 pH 值较低，NH_3 较易向 initial urine 中扩散。NH_3 的分泌与 H^+ 的分泌密切相关，因为分泌的 NH_3 能与 initial urine 中的 H^+ 结合生成 NH_4^+，所以立刻降低了 initial urine 中 NH_3 的浓度，有利于上皮细胞中的 NH_3 继续向小管液中扩散，H^+ 的分泌增多将促进 NH_3 分泌增多。NH_3 与 H^+ 结合成 NH_4^+ 后继之与小管液中的强酸盐（NaCl）的负离子结合，生成酸性铵盐（NH_4Cl）随尿排出。强酸盐的正离子（Na^+）则与 H^+ 交换而进入肾小管上皮细胞，然后和细胞内的 HCO_3^- 一起被转运回血液。所以，肾小管细胞分泌 NH_3，不仅由于铵盐形成而促进 H^+ 排出，同时也能促进 $NaHCO_3$ 的 reabsorption，由此也调节了机体的酸碱平衡（Fig. 8-19）。

正常情况下，NH_3 的分泌在远曲小管和集合管处进行，但在酸中毒时，近曲小管也分泌 NH_3。

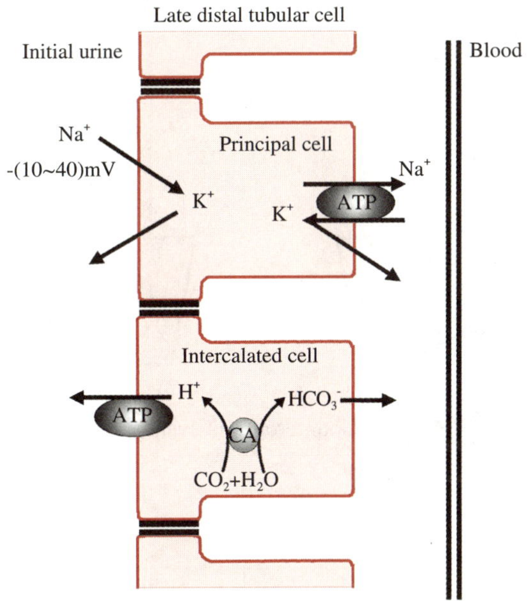

Fig. 8-18 Na^+ reabsorption and K^+、H^+ secretion in the distal tubule.

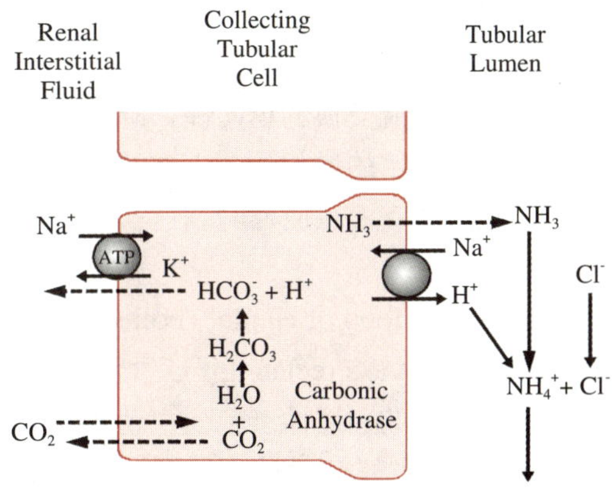

Fig. 8-19 Secretion of NH_3 in the collecting tubular cell.

第四节 尿的浓缩和稀释
Urinary Concentration and Dilution

Urinary concentration 或 urinary dilution 是根据 urine 的渗透压与血浆渗透压相对比而确定的。在机体缺水时，urine 的渗透压比血浆的高，称为高渗尿，即 urine 被浓缩；反之，在机体水过剩时，urine 的渗透压比血浆的低即 urine 被稀释。如果肾浓缩和稀释的功能严重障碍，则不论机体缺水与否，排出的 urine 的渗透压几乎和血浆的相等，称为等渗尿。因此，可根据 urine 的渗透压来了解肾脏对 urine concentration 和 urine dilution 的功能情况。肾脏对 urine 浓缩和稀释的能力，对调节机体水平衡方面具有十分重要的意义。

一、逆流倍增和逆流交换 (Countercurrent multiplication and countercurrent exchange)

Urinary concentration 和 urinary dilution 的机制与物理学中逆流倍增和逆流交换的原理相似（Fig. 8-20）。

Fig. 8-20A 所示：流经简单 U 型管的水经加温部位后，不断将热量带走。而 Fig. 8-20B 所示：U 型管的两管之间的隔膜具有导热性，允许热量在两管间进行交换，由此构成了逆流交换装置。在这个 U 型管中，如果用冷水灌流，在底部加热，降支中的冷水到达热源之前，已从升支获得热量而逐渐升温，这就是逆流交换现象。在逆流交换过程中，由于逆流交换的单向性，降支中的水温自上而下成倍的增长，升支中的水温因热量不断透入降支而相应递降，这就是逆流倍增现象。

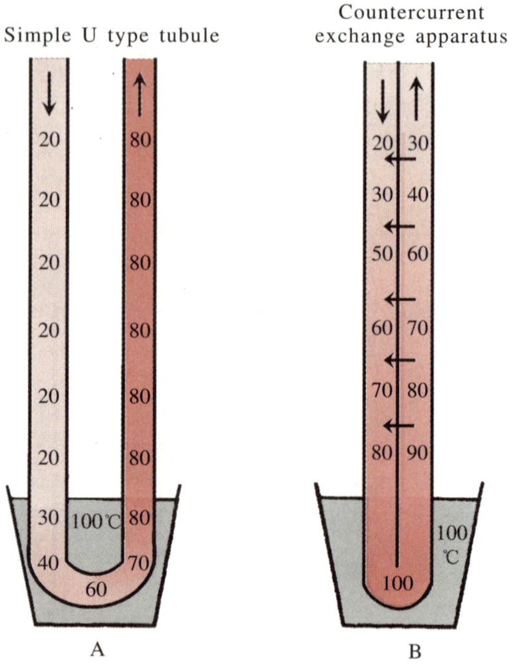

Fig. 8-20 A. Countercurrent system; B. countercurrent exchange system.

Kidney 的 loop of Henle、collecting duct 及直小血管（vasa recta）的 U 型走行和它们对水与溶质的通透性（包括主动转运与被动转运），构成复杂的逆流系统，成为 kidney 髓质渗透压梯度形成和维持的结构基础。

用冰点降低法测定鼠 kidney 分层切片的渗透压，结果是 kidney 皮质部位的渗透浓度与血浆是等渗的，kidney 髓质组织液是高渗的；而从髓质外层至乳头部，组织液渗透浓度与血浆的渗透浓度之比值成倍增加，呈现明显的渗透梯度（Fig. 8-21）。可以认为髓质渗透梯度的建立，成为尿浓缩的必要条件。

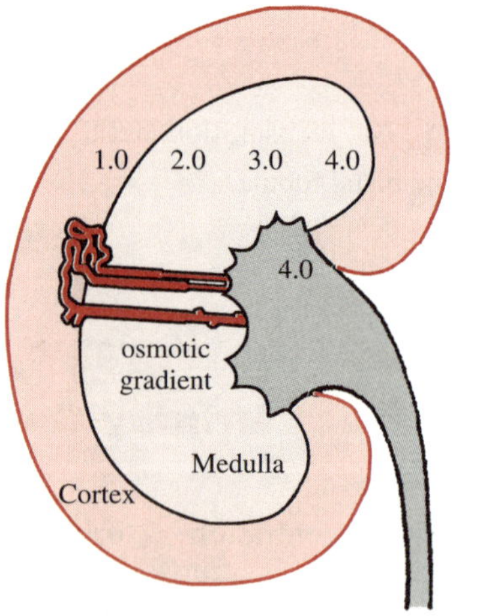

Fig. 8-21 The ratio of osmotic concentration of tissue fluid to that of plasma.

用微穿刺法测定 renal tubule 内的渗透压时，观察到从外髓到内髓，loop of Henle 内 initial urine 的渗透压逐渐升高，在不同深度上与组织液保持渗透压的平衡。因此，loop of Henle 也是形成髓质渗透压梯度的重要结构（相当于逆流交换装置）。Kidney 中近髓肾单位具有髓袢长的特点，是这类肾单位完成了 urine concentration 功能。不同种属的动物，其 loop of Henle 愈长者，浓缩尿能力就愈强。例如沙鼠的肾髓质内层特别厚，它的 kidney 能产生 20 倍于血浆渗透浓度的高渗尿。猪的 loop of Henle 较短，只能产生 1.5 倍于血浆渗透浓度的尿液。人的 loop of Henle 具有中等长度，最多能浓缩生成 4～5 倍于血浆渗透浓度的高渗尿。

二、髓质的渗透压梯度形成机制 (Mechanisms for creating osmotic gradient in the medullary interstitial fluid)

Kidney 髓质的渗透压梯度的形成与各段肾小管具有不同的通透性有关（Tab. 8-2）。

Tab. 8-2 Permeability of different segments of the renal tubule in rabbits

Segments of renal tubule	Permeability to water	Permeability to Na^+	Permeability to urea
Thick ascending limb	Almost not	Active transport of Na^+, secondary active transport of Cl^-	Almost not
Thin ascending limb	Almost not	Yes	Moderate
Thin descending limb	Yes	Almost not	Almost not
Distal convoluted tubule	Permeable under ADH action	Secretion of K^+, K^+-Na^+ exchange	Almost not
Collecting duct	Permeable under ADH action	Yes	Cortex and outer medulla almost not, inner medulla yes

（一）外髓部渗透压梯度（Outer medulla osmotic gradient）

Loop of Henle 升支粗段位于外髓部，外髓部的渗透压梯度主要是由于升支粗段 NaCl 的 active reabsorption 所形成。如前文所述，髓袢升支粗段能 active reabsorption Na^+，同时以 secondary active transport 重吸收 Cl^-、K^+。但此段小管对水不易通透。因而在升支粗段内 initial urine 向皮质方向流动时，管内 NaCl 浓度逐渐降低，其渗透压逐渐下降；而重吸收的 NaCl 在升支粗段外周组织液中，形成组织液的渗透压。外髓部渗透压愈靠近皮质部，渗透压愈低；而愈靠近内髓部，渗透压愈高。

（二）内髓部渗透压梯度（Inner medulla osmotic gradient）

内髓部的组织液渗透压梯度形成：一方面由位于内髓部的集合管向组织液扩散出 urea；另一方面由 loop of Henle 升支细段扩散出来的 NaCl 两个因素形成（Fig. 8-22A）。

内髓部渗透压梯度的形成与 urea 的再循环有关。首先是流经皮质部和外髓部的远曲小管和集合管上皮细胞对 urea 不易通透，故不被 reabsorption，而小管内的水在 ADH 的作用下不断地被 reabsorption，使小管液中 urea 的浓度逐渐升高。其次是进入内髓部的集合管上皮细胞对 urea 的通透性大增，urea 迅速从小管液向内髓组织液扩散，使内髓部组织液中 urea 浓度升高，渗透压增加，即 urea 参与了内髓部组织液渗透压梯度的形成。

Loop of Henle 降支细段上皮细胞只对水有通透性，在渗透压的作用下水不断的从降支

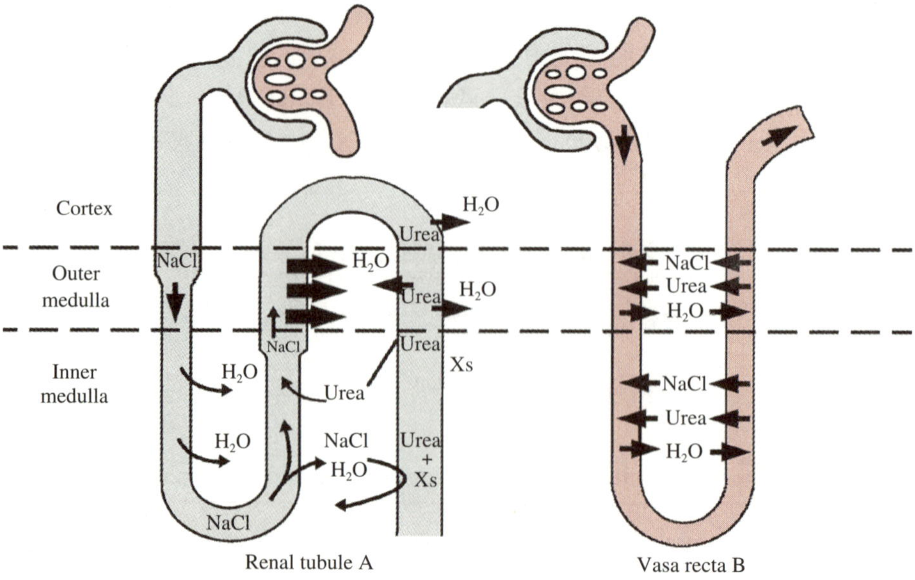

Fig. 8-22 A. Summary of exchange of water, ion and urea in the kidney; B. Countercurrent exchange in the vasa recta; Xs: substances not absorbed.

细段向内髓部组织液中扩散，而小管液中的 urea 和 NaCl 逐渐被浓缩，渗透压也逐渐升高，在 loop of Henle 顶端渗透压达最高。当 loop of Henle 折返变成升支细段时，其管壁对 Na^+ 通透性大增而对水不通透。于是升支内的 NaCl 顺着浓度差进入内髓部组织液，使内髓部组织液的渗透压升高，即 NaCl 也参与了内髓部组织液渗透压梯度的形成。

综上所述，kidney 外髓部组织液的渗透压梯度，是由 NaCl 的 active reabsorption 形成的，而内髓部组织液的渗透压梯度是由 urea 和 NaCl 的 passive reabsorption 形成的。

三、尿浓缩和稀释的过程 (Processes of concentration and dilution of urine)

如上所述，我们已经了解了肾髓质渗透压梯度的形成，也就不难理解 urine 浓缩与稀释的过程了。由于流经 loop of Henle 升支粗段及远曲小管的 initial urine 中 NaCl 被 reabsorption，而水不被吸收，所以进入集合管的 initial urine 是低渗的，而集合管周围的组织液愈近内髓深层愈为高渗。当存在有 ADH 的情况下，集合管上皮细胞对水的通透性增加，水就因渗透压作用由 initial urine 进入管周组织液，initial urine 的浓度随之升高，即 urine 得到浓缩。但是当缺乏 ADH 的情况下，集合管上皮细胞对水的通透性不增加（ADH 是激活细胞膜上水通道的激素），尽管集合管内与管周围组织也存在渗透压差，可是由于水通道关闭，水不能被 reabsorption 而留在 initial urine 中，即为 urine 的稀释过程。

四、直小血管在保持髓质高渗中的作用 (Role of vasa recta for preserving hyperosmolarity of the renal medulla)

直小血管伸入到髓质与 loop of Henle 平行，也呈 U 字型并有逆流交换作用。直小血管的降支在下降过程中，由于血管周围组织液中 Na^+ 和 urea 的浓度逐渐升高，所以 Na^+ 和 urea 向直小血管降支中扩散，而水与 Na^+ 和 urea 扩散方向相反，由直小血管降支向组织液渗透。愈向内髓部深入，降支中的 Na^+ 和 urea 的浓度愈高。当血液折返流入直小血管升支时，由于血管内 Na^+ 和 urea 的浓度比同一水平的组织液的高，Na^+ 和 urea 又逐渐扩散到组织液中，然后再扩散进入直小血管的降支。这样，Na^+ 和 urea 可以不断地在直小血管的降支和升支之间循环运行，而肾髓质的溶质不能被血浆带走。因为从组织液进入直小血管升支的水量超过降支渗出的水量，使一部分水随血流返回体循环，同时也维持了肾髓质的渗透压梯度（Fig. 8-22B）。

第五节 肾脏泌尿功能的调节
Regulation of Urine Formation in the Kidney

尿生成的基本过程包括肾小球的 filtration，肾小管和集合管的 reabsorption 和 secretion 三个主要环节。因此，对肾脏泌尿功能的调节也就是通过对 filtration，reabsorption 和 secretion 的调节来实现的。肾小球滤过的调节参阅本章第二节。本节主要论述肾小管和集合管 reabsorption 和 secretion 的调节，并从肾内自身调节与神经体液调节两方面进行论述。

一、肾内自身调节（Autoregulation in the kidney）

肾内自身调节指肾小管液溶质的浓度或原尿渗透压（initial urine osmotic pressure）以及球管平衡对尿生成的影响。

（一）小管液溶质的浓度（Solute concentration in tubular fluid）

小管液中溶质所形成的渗透压是对抗肾小管上皮细胞吸收水分的力量。因此，小管液中未被 reabsorption 的溶质愈多，表现的渗透压愈高，在小管液中保留的水也愈多，使排出的终尿量增多。生理学中将肾小管内因增加未被 reabsorption 的溶质而使 urine 增多的现象称为渗透性利尿（osmotic diuresis）。临床上经常选用 osmotic diuresis 的方式给病人使用可被肾小球 filtration 而又不被肾小管 reabsorption 的物质，如甘露醇，山梨醇等提高小管液中溶质的浓度，借以达到利尿和消除水肿的目的。糖尿病患者也是由于肾小管不能将由肾小球滤过的过多的葡萄糖完全 reabsorption 回血，使小管液中葡萄糖含量增多，渗透压升高，而产生多尿。

（二）球-管平衡（Glomerulotubular balance）

Glomerulotubular balance 是指无论GFR增、减如何，近曲小管 reabsorption 始终占GFR 的 65%～70%，该现象称为球-管平衡。即当 GFR 增加时，近曲小管对 initial urine 中 Na^+ 等溶质重吸收也会增加，同时水的 reabsorption 也相应增加。实验证明：这一现象与近曲小管对 Na^+ 的定比 reabsorption 有关，即当 GFR 改变时，近曲小管中 Na^+ 和水重吸收的量占滤过量 65%～70% 的百分比始终保持不变，说明肾小管对 Na^+ 等溶质的重吸收量与肾小球滤过量之间能保持一定的平衡关系。目前认为该平衡的维持主要与出球小动脉形成的第二次毛细血管网内血浆胶体渗透压的变化有关。例如肾血流量不变而 GFR 增加时，第二次毛细血管网内血浆胶体渗透压将升高，十分有利于近曲小管内 Na^+ 和水的重吸收，因此，当GFR

增加时，近曲小管的重吸收也增加，保持了滤过与重吸收的平衡。

Glomerulotubular balance 的生理意义是保持尿中排出的水和 Na^+ 不会因 GFR 的变化而发生大幅度变化。

Glomerulotubular balance 在某些情况下可能被打乱。例如，渗透性利尿时，近曲小管重吸收率减少，而肾小球滤过率不受影响，这时 reabsorption 百分率就会小于 65%～70%，尿量和尿中 NaCl 排出量明显增多。又如在充血性心力衰竭时，肾灌注压和血流量可明显下降；但由于出球小动脉发生代偿性收缩，所以肾小球滤过率仍保持原有水平，因此滤过分数变大。此时近曲小管旁毛细血管血压下降而血浆胶体渗透压升高，这将导致 Na^+ 和水的重吸收增加，重吸收的百分率将超过 65%～70%，于是体内钠盐潴留，细胞外液量增多而发生水肿。

二、影响尿生成的神经体液因素 (Nervous and humoral factors affecting urine formation)

（一）肾交感神经的作用

肾交感神经兴奋可通过以下作用影响尿生成：①入球小动脉和出球小动脉收缩，前者收缩更明显，因此使肾血流量减少，肾小球毛细血管血压下降，使有效滤过压下降，肾小球滤过率降低；②刺激球旁器中的球旁细胞释放肾素，导致循环血中的血管紧张素Ⅱ和醛固酮含量增多，增加肾小管对 NaCl 和水的重吸收；③增加近曲小管和 loop of Henle 上皮细胞 reabsorption Na^+、Cl^- 和水。微穿刺实验表明，低频率低强度电刺激肾交感神经，在不改变肾小球滤过率的情况下，可增加近端小管和 loop of Henle 对 Na^+、Cl^- 和水的重吸收。如果用阻断剂方法抑制肾交感神经则表现相反的作用。总之，肾交感神经兴奋引起 kidney 生成 urine 量减少。

（二）体液因素的影响

1. 抗利尿激素的作用 抗利尿激素（antidiuretic hormone, ADH）即血管升压素（vasopressin），是下丘脑视上核和室旁核（前者为主）神经元胞体合成的激素，经下丘脑-垂体束轴突运送到神经垂体，储存在轴突末梢的囊泡内。当视上核神经元兴奋时，神经冲动经下丘脑-垂体束传至末梢，使 ADH 释放。

ADH 的主要作用是提高远曲小管和集合管上皮细胞对水的通透性，从而增加水的 reabsorption 量，使 urine 浓缩，urine 量减少，发挥抗利尿作用。ADH 还能增加内髓部集合管对 urea 的通透性，并使直小血管收缩，减少髓质血流量，这些都有利于尿浓缩。

ADH 提高远曲小管和集合管对水的通透性，其机制是 ADH 首先与小管上皮细胞管周膜上 V_2 受体结合，通过兴奋性 G 蛋白激活腺苷酸环化酶，使上皮细胞内 cAMP 的生成增加，从而激活蛋白激酶 A，它可以使位于管腔膜附近的含有水通道的小泡镶嵌在管腔膜上，增加管腔膜上的水通道，从而增加水的通透性。当 ADH 缺乏时，管腔膜上的水通道返回到细胞内原来的部位，管腔膜上的水通道消失，对水就不通透。这样，通过含水通道的小泡镶嵌在管腔膜或从管腔膜进入细胞内，就可调节管腔膜对水的通透性（Fig. 8-23）。

引起ADH释放的有效刺激条件如下：①血浆晶体渗透压的改变：下丘脑视上核及其周围区域有渗透压感受器，它对血浆晶体渗透压的改变（1%～2%）非常敏感。大量出汗、严

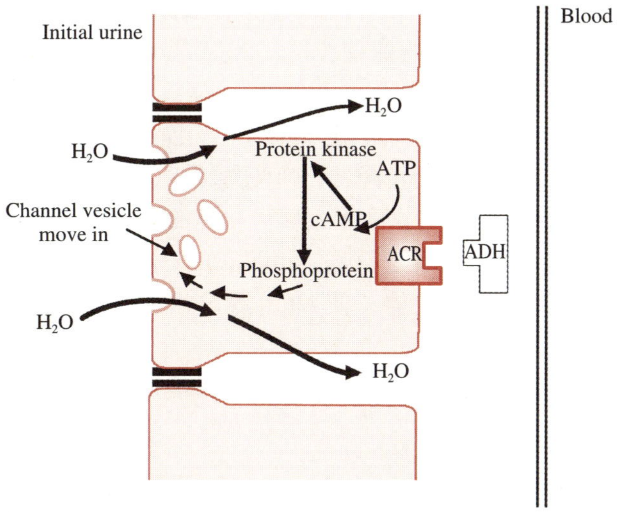

Fig. 8-23 Action mechanism of ADH.

重呕吐或腹泻等情况使机体脱水时，血浆晶体渗透压升高，对渗透压感受器刺激增强，引起 ADH 释放量增多，使远曲小管和集合管对水通透性增强，urine 因而减少，保留了体内的水分。反之，大量饮清水后，血液被稀释，血浆晶体渗透压降低，使 ADH 释放减少，导致远曲小管和集合管 reabsorption 减少，urine 量增多，从而排出体内多余的水。日常生活中大量饮用清水后 urine 量增多的现象，称为水利尿（water diuresis），其机制就是减少 ADH 释放。渗透性利尿与水利尿机制不同，它是由于增加小管液中溶质浓度，提高其渗透压，对抗小管上皮细胞对水 reabsorption，导致 urine 增多。②循环血量的改变：循环血量改变可刺激容量感受器，反射性地影响 ADH 的释放。当循环血量增多时，左心房和胸腔大静脉的容量感受器受到刺激而兴奋，兴奋沿迷走神经传入中枢，抑制了下丘脑 - 神经垂体释放 ADH，从而引起利尿，排出较多的水分，恢复了正常的循环血量。反之，发生与上述相反的过程，引起 urine 减少，也有利于血量的恢复。③其他因素：动脉血压升高时，刺激颈动脉窦的压力感受器，可反射性地抑制 ADH 的释放；痛刺激和情绪紧张可使 ADH 释放量增加；下丘脑或下丘脑 - 垂体束发生病变时，ADH 合成与释放障碍，以致出现 urine 量的显著增多（10L/d），此时病症诊断为尿崩症。

2. 醛固酮的作用 醛固酮（aldosterone）是肾上腺皮质球状带分泌的一种激素。它对肾的作用是促进远曲小管和集合管对 Na^+ 的主动重吸收，同时促进 K^+ 的排出，简称保 Na^+ 排 K^+ 作用。

Aldosterone 是固醇类激素，它发挥生理作用时，首先进入远曲小管和集合管的上皮细胞，与胞浆受体结合形成激素-胞浆受体复合物，该复合物通过细胞核膜，与核中受体再结合成激素 - 核受体复合物，此时的复合物能促进 mRNA 的合成，进而导致 aldosterone 诱导蛋白的合成。新的诱导蛋白能增强 Na^+ 泵活性，促进氧化提供 ATP，增加管腔膜对 Na^+ 的通透性等，从而加强了 Na^+ 的 active reabsorption。Na^+ 的主动重吸收造成小管腔内的负电位，促进了 Na^+-K^+ 交换和 K^+ 的分泌；同时，Na^+ reabsorption 增强的同时，Cl^- 和水 reabsorption 量也增加，导致细胞外液量的增加。

Aldosterone 的分泌主要受肾素 - 血管紧张素 - 醛固酮系统以及血 K^+、Na^+ 浓度的调节：

（1）肾素-血管紧张素-醛固酮系统（Renin-angiotensin-aldosterone system）：Renin 是由小球旁细胞分泌的一种蛋白水解酶，能水解一种由肝产生的叫做血管紧张素原的物质，使这种多肽水解成十肽称为血管紧张素 Ⅰ（angiotensin Ⅰ），angiotensin Ⅰ 在转换酶（由肺组织产生）的作用下，又变成八肽称为血管紧张素 Ⅱ（angiotensin Ⅱ）。Angiotensin Ⅱ 进一步被氨基肽酶水解为 angiotensin Ⅲ（七肽）。Angiotensin Ⅰ 能刺激肾上腺髓质释放肾上腺素。Angiotensin Ⅱ 有较强的收缩血管作用，还能刺激肾上腺皮质球状带合成与分泌 aldosterone，引起渴感及刺激 ADH 的分泌。结果使机体血压升高，钠、水潴留。Angiotensin Ⅲ主要功能也是刺激皮质球状带合成与分泌 aldosterone，也有缩血管作用，但仅为 angiotensin Ⅱ作用强度的 1/5。

Renin-angiotensin-aldosterone system 的活动水平主要决定于 renin 分泌的水平。一般当机体血压降低，循环血量减少时，肾的入球小动脉压力也降低，血流量减少，于是激活了入球小动脉处的牵张感受器，使 renin 释放量增多；同时，由于入球小动脉的压力降低和血流量的减少，肾小球滤过率也减少，滤过的 Na^+ 量也相应减少，initial urine 中 Na^+ 浓度降低能激活远曲小管起始部的致密斑（macula densa）感受器，使 renin 释放量也增多。两种感受器的作用是一致的。

此外，支配入球小动脉的交感神经兴奋、肾上腺素和去甲肾上腺素都能使球旁细胞释放 renin 量增多（Fig. 8-24）。

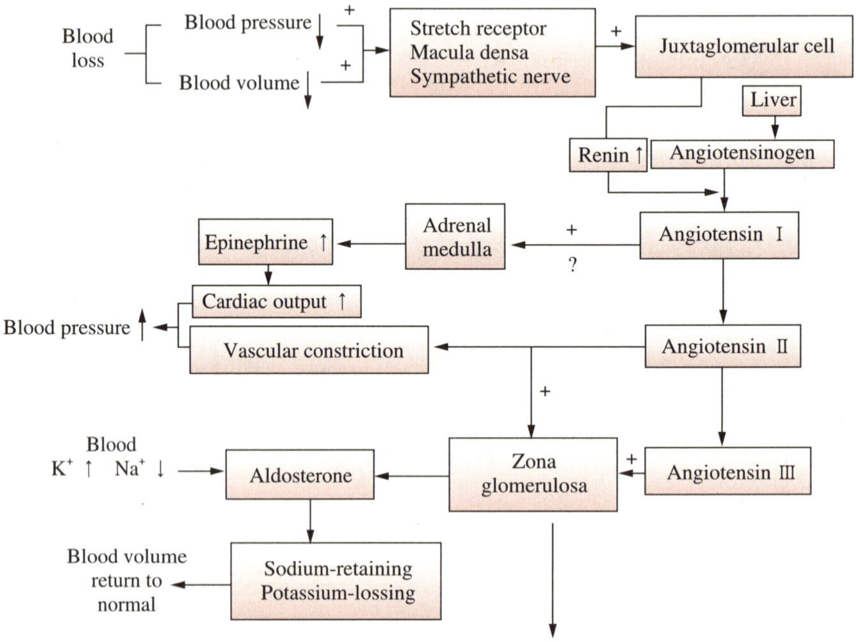

Fig. 8-24 Function of the renin-angiotensin-aldosterone system.

（2）血 K^+ 和血 Na^+ 的 concentration：血 K^+ 的浓度增高或血 Na^+ 的浓度降低，可直接刺激肾上腺皮质球状带使 aldosterone 的分泌增多，使肾小管的保 Na^+ 排 K^+ 作用增强，起到维持血 K^+ 和血 Na^+ 浓度稳态的作用；反之，当血 K^+ 浓度降低或血 Na^+ 浓度升高时，产生相反的结果。Aldosterone 的分泌对 K^+ 浓度增高比血 Na^+ 浓度的降低更敏感。

3. 甲状旁腺素的作用 甲状旁腺素（parathyroid hormone）由甲状旁腺分泌，它的主要生理作用是促进远曲小管和集合管对 Ca^{2+} 的 reabsorption，使 Ca^{2+} 排出量减少；同时抑制近曲小管对磷酸盐的 reabsorption，使磷酸盐排出量增多。此外，parathyroid hormone 还能抑制近曲小管对 Na^+、K^+、HCO_3^- 和氨基酸的 reabsorption。

4. 心钠素的作用 心钠素（cardionatrin）也称心房肽或心房利尿钠因子，是由心房肌合成的肽类激素。它在肾脏的主要功能是抑制 Na^+ 的 reabsorption 因而有较强的排 Na^+、排水的作用，使血容量减少甚至血压降低。其机制可能与 cardionatrin 可抑制 aldosterone 和

ADH的分泌有关。此外，cardionatrin还有拮抗angiotensin Ⅱ的缩血管作用和抑制近球细胞分泌 renin 的作用。

第六节 血浆清除率
Plasma Clearance

一、血浆清除率的概念（Concept of plasma clearance）

Plasma clearance（C）是指两肾在单位时间（每分钟）内能将多少毫升血浆中所含的某种物质完全清除出去，这个被完全清除了某物质的血浆毫升数就称为该物质的 plasma clearance。具体计算清除率时需要测量三个数值：尿中某物质的浓度（U, mg/dl），每分钟尿量（V, ml/min）和血浆中某物质的浓度（P, mg/dl）。因为尿中该物质来自血浆，所以，

$$U \cdot V = P \cdot C，即\ C = U \cdot V/P$$

根据上式就可以计算出各种物质的 plasma clearance。例如，Na^+ clearance 的计算方法如下：测得尿量 V 为 1ml/min，尿 Na^+ 浓度 U 为 280mmol/L，血浆 Na^+ 浓度 P 为 140mmol/L，则 Na^+ 的清除率 C_{Na^+} =（280mmol/L × 1ml/min）/140mmol/L = 2ml/min。这一计算结果表示两肾每分钟清除了 2ml 血浆中所含的全部 Na^+。各种物质的清除率各不相同。例如，正常情况下，葡萄糖的清除率为 0，因为尿中不含葡萄糖；尿素清除率为 70ml/min。通过测定清除率能够了解肾脏对不同物质的清除能力，还可以了解肾对各种物质的排泄功能，所以它是一个较好的肾功能测定方法。

需要指出的是，所谓每分钟被完全清除了某物质的血浆毫升数，仅为一个推算数值。实际中，肾不可能只将某一部分血浆中的某物质完全清除掉，肾清除该物质的量仅为相当于多少毫升血浆中所含的该物质的量。

二、测定血浆清除率的生理意义 (Physiological significance of plasma clearance test)

（一）用 clearance 方法测定肾小球的 filtration rate

有了测定清除率这一方法后，人们开始寻找一种物质，如果它们经肾小球滤过膜自由地filtration，而在肾小管中又不被 reabsorption 和分泌则这类物质的 clearance 就可以代表肾小球滤过率。一种理想的物质，也称标记物（marker）应符合以下几个条件：①不与血浆蛋白结合，在肾小球可自由 filtration；②在肾小管中既不被合成或分解，也不被 reabsorption 和 secretion；③体内不能生成，不被破坏，也无生理功能；④能准确地测定其在血浆和尿中的浓度。经实验筛选证明菊粉（inulin）符合上述各个条件，至今菊粉仍被认为是测定肾小球滤过率的金标准品（gold standard）。

测定菊粉 clearance 的方法，是静脉滴注一定量菊粉后，定时收集尿液，测定每分钟尿量（V）和尿液中菊粉的浓度（U_{In}），再抽取少量静脉血测定血浆中菊粉浓度（P_{In}），就可以计算出菊粉的 clearance 即 $C_{In} = U_{In} \times V/P_{In}$。例如测得某受试者尿量（$V$）为 1ml/min，尿中菊粉浓度（$U_{In}$）为 125mg/dl，血浆中菊粉浓度（$P_{In}$）为 1mg/dl。则 C_{In}=（125mg/dl ×

1ml/min)/1mg/dl = 125ml/min。由于 C_{In} = GFR（肾小球滤过率），所以，肾小球滤过率 125ml/min 这个值就是用测菊粉 clearance 的方法获得的。

用菊粉 clearance C_{In} 来表示 GFR 时，应注意到血浆约 8% 是由血浆蛋白质构成的，后者绝大部分不能在肾小球滤过。因此，C_{In} 的测定值略大于实际的 GFR 值。

内生肌酐清除率（endogenous creatinine clearance）的值很接近 GFR 的值，故临床亦常用它来推测 GFR。但是，因为肾小管能分泌少量肌酐，并有少量重吸收，所以肌酐并不符合前述其 clearance 能代表 GFR 的物质的条件，因此要准确测定肾小球滤过率时，不能用内生肌酐清除率的值来代替。

（二）用 clearance 的方法测定 renal blood flow

如果所选的物质静脉滴注后，在循环通过肾脏一周就能完全被清除（经滤过和分泌），即在肾动脉中该物质有一定的浓度，但在肾静脉中其浓度接近零，该物质每分钟 urine 中排出量（$U \cdot V$），应该等于每分钟通过肾脏的血浆中所含的量。设每分钟流经肾脏的血浆量为 X，血浆中该物质的浓度为 P，则 $U \cdot V = X \cdot P$， $X = U \cdot V/P$。

碘锐特（diodrast）或对氨基马尿酸（PAH）的钠盐静脉注射后，流经肾脏时，一次几乎全部被清除掉，静脉中接近零。它的 clearance 经计算得 660ml/min，表明 renal plasma flow 为 660ml/min。因为血浆占全血量的 55%，要计算 renal blood flow 尚需 660/55% = 1200ml/min。

需要注意的是，实际上肾静脉血中碘锐特的浓度并不是零：因为肾动脉的血液有一小部分是供应肾单位以外的肾组织，如肾脏被膜、肾盏、肾盂等，因此，碘锐特 clearance 的值可用来说明是有效肾血浆流量（effective renal plasma flow），即指每分钟流经两肾全部肾单位的血浆量。

（三）用 clearance 的方法推测肾小管的 reabsorption 与 secretion

通过 GFR 的测定以及其他物质 plasma clearance 的测定值，可以推算出哪些物质能由肾小管进行 reabsorption 或 secretion；或 reabsorption 多于 secretion 及 reabsorption 少于 secretion。例如，葡萄糖和 urea，它们都是通过肾小球滤过的物质，计算其 clearance 均小于125ml/min（GFR），其中葡萄糖为零，urea 为 70ml/min。这说明它们在经肾小球滤过后，葡萄糖被肾小管 100% 的 reabsorption，其 clearance 为零；urea 经肾小球滤过后，经肾小管时 reabsorption 多于 secretion，其 clearance 值小于 125ml/min。由此可以推测，测得某物质的 clearance 值小于 125ml/min，说明肾小管对该物质的 reabsorption 多于 secretion，反之，说明肾小管对该物质的 secretion 多于 reabsorption。肌酐的 clearance 为 175ml/min，它就是属于肾小管对其 secretion 多于 reabsorption 的物质。

（四）自由水清除率（Free water clearance, C_{H_2O}）

自由水清除率 C_{H_2O} 是由 clearance 方法来定量测定肾脏排水的一个指标。为了计算 C_{H_2O} 必须先算出肾脏对血浆中全部溶质的清除率。由于血浆中的溶质形成血浆渗透压，因此计算渗透单位清除率（osmolar clearance，C_{osm}）就可以反映血浆溶质的清除率。C_{osm} 可用一般的肾清除率测定方法测得，即分别测定血浆渗透压（P_{osm}）、尿液渗透压（U_{osm}）和尿量（V），用 clearance 的算式计算：$C_{osm} = U_{osm} \times V/P_{osm}$。

C_{H_2O} 等于尿量（V）与 C_{osm} 的差，即 $C_{H_2O}=V-C_{osm}$。可见，当尿液为低渗时，C_{osm} 的值很小，C_{H_2O} 为正值；反之，当尿液为高渗时，C_{H_2O} 为负值。肾脏生理学中将负值的 C_{H_2O} 称为自由水重吸收。ADH 可以促进远曲小管和集合管对水的重吸收（无溶质水），使 C_{H_2O} 的值降低，尿液为高渗。而在机体缺乏 ADH 时，C_{H_2O} 值可增大，尿液为低渗的稀释尿。

第七节　尿的排放
Micturition

血浆经过肾小球 filtration，肾小管和集合管的 reabsorption 和 secretion 作用，最后形成 urine 汇入肾乳头管，并经肾盏、肾盂、输尿管而进入膀胱贮存。Urine 在膀胱内贮存达一定量时，才能引起反射性的排尿过程，将 urine 经尿道排出体外。

一、膀胱与尿道的神经支配
(Innervation of the urinary bladder and urethra)

膀胱逼尿肌与尿道内、外括约肌受三种神经支配。盆神经：由骶髓 2～4 节发出，其传出神经属副交感神经（parasympathetic nerve）。它的兴奋使逼尿肌收缩，内括约肌松弛，促进排尿；腹下神经：由脊髓胸 12～ 腰 2 发出，其传入神经属交感神经（sympathetic nerve）。它的兴奋使逼尿肌松弛，内括约肌收缩，抑制排尿。在排尿活动中副交感神经的作用较强。阴部神经：是由骶髓发出的躯体神经，它的兴奋可使外括约肌收缩，该作用是受意识控制的，是高级中枢控制排尿的主要传出途径。

上述三种神经中也含有传入纤维，盆神经含有来自膀胱牵张感受器的传入纤维，腹下神经含有传导膀胱过度膨胀和疼痛的传入纤维，阴部神经含有传导尿道感觉的传入纤维（Fig. 8-25）。

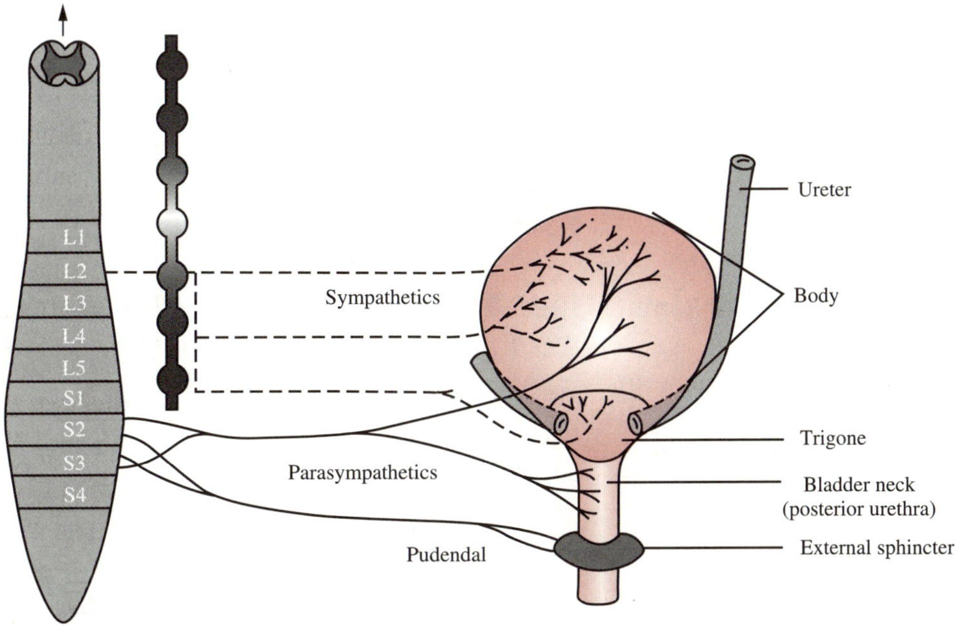

Fig. 8-25 Urinary bladder and its innervation.

二、排尿反射（Micturition reflex）

正常情况下，由于副交感神经的紧张性活动，膀胱逼尿肌经常处于轻度收缩状态，使膀胱内压维持在 0.98kPa（10cmH_2O）以下，当膀胱内 urine 量增加时，膀胱内压稍有升高，但不会超过 0.98kPa，因为膀胱平滑肌有良好的伸展性。当膀胱内 urine 量增至 400～500ml 时，膀胱内压才超过 0.98kPa 而明显上升。如果膀胱内 urine 量增至 700ml 时，内压可达 3.4 kPa（35cmH_2O），此时逼尿肌出现节律性收缩，尿意明显增强，但此时还可以有意识控制排尿。当膀胱内压继续增高达 6.9kPa (70cmH_2O) 时，会出现疼痛感，排尿活动就很难控制。

Micturition 活动是一种反射活动。当膀胱内 urine 量达 400～500ml，内压超过 0.98kPa 时，膀胱壁的牵张感受器受刺激而兴奋。兴奋沿盆神经传入到达骶髓的初级 micturition 中枢，并同时上行达脑干和大脑皮层高级 micturition 中枢而产生尿意。Micturition reflex 发生时，是中枢将兴奋沿盆神经的传出纤维达膀胱，引起逼尿肌收缩，尿道内括约肌舒张，urine 进入后尿道并刺激后尿道的感受器使其兴奋，兴奋沿盆神经再传入到脊髓初级 micturition 中枢，经正反馈机制加强中枢活动，同时反射性的抑制阴部神经的活动，使外括约肌也开放，完成 urine 排出体外的过程。Micturition 时，虽然膀胱内压急剧升高，但由于膀胱三角处强烈收缩，使输尿管开口紧闭，urine 不能返流入输尿管。

婴幼儿大脑皮层发育尚未完善，对脊髓初级 micturition 中枢控制能力较弱，所以不能控制 micturition，常有遗尿现象。

某些病理情况下，产生尿频、尿潴留和尿失禁等 micturition 异常。尿频指 micturition 次数过多，而每次尿量减少，常常是由于膀胱、尿道炎症或输尿管结石的机械刺激，引起膀胱牵张感受器兴奋而产生尿意的缘故。尿潴留是指膀胱内 urine 充盈而不能排出，大多因病损伤初级 micturition 中枢或 micturition reflex 的传入、传出通路而引起，也有因尿路周围组织的肿物压迫，男性前列腺肥大等造成尿潴留。尿失禁指主观意识不能控制 micturition。例如脊髓由于外伤受损，脊髓本身病变等，使 micturition 初级中枢与大脑皮层失去功能联系时，便失去对 micturition 的意识控制，出现尿失禁。

临床举例

李某由于食物中毒（肠道沙门菌感染），近一周多有腹泻。长时间的腹泻，由粪便中排出的液体和$NaHCO_3$增加，造成病人脱水和代谢性酸中毒。请问肾脏在机体的代偿性调节中，可能发挥哪些作用？为什么？

参考答案

病人由粪便排出的液体过多（脱水），造成血容量减少。血容量减少使动脉血压有所减低。正常时血压对压力感受器（baroreceptor）和存在于心房（特别是右心房）中的容量感受器（volume receptor）的作用，通过中枢反射性地抑制 aldosterone 的分泌。而当血容量降低或动脉血压降低时，则引起了相反的作用，通过中枢引起交感神经兴奋，交感神经可以作用于肾小球旁器（juxtaglomerular apparatus），刺激颗粒细胞分泌 renin，激活 renin-angiotensin-aldosterone system，引起 angiotensin Ⅱ分泌增加，最后引起 aldosterone 增加。Juxtaglomerular apparatus 对入球小动脉的压力也是很敏感的，当动脉血压降低时，也可以直接引起 juxtaglomerular apparatus 中的颗粒细胞分泌 renin，最终使aldosterone分泌增加。上述两条途径引起的aldosterone增加，作用于renal tubule，促进对 Na^+ 的 reabsorption，从而带动对水分的 reabsorption。

此外，上述对 baroreceptor 和 volume receptor 的作用也可以反射性地作用于下丘脑，引起 antidiuretic hormone (ADH) 的分泌。此外，renin-angiotensin-aldosterone system 激活后，angiotensin Ⅱ的增加也可以作用于脑，促进 ADH 分泌增加。这两条途径都能引起ADH分泌增加，ADH通过对distal tubule的作用，增加对水分的reabsorption。

机体主要通过上述两种hormone使肾脏产生的尿量降低，对保持体内的血容量具有十分重要的代偿作用。

体内的代谢性酸中毒，使 renal tubule 分泌 H^+ 的量增加。Renal tubule 中的 H^+ 可以和 HCO_3^- 结合形成 H_2CO_3，通过 renal tubule 对 CO_2 的 reabsorption，间接地增加 renal tubule 对 HCO_3^- 的 reabsorption，从而减少了 HCO_3^- 的排出，在机体的酸碱平衡中具有十分重要的代偿作用。

（赵书芬）

第九章

神经系统

NERVOUS SYSTEM

Nervous system 是由众多的神经细胞组成的庞大而复杂的信息网络，联络和调节机体的各系统和器官的功能，以适应内、外环境的变化。机体由不同的器官和系统组成，各器官和系统都有其特殊的功能。在整体，这些功能活动不是孤立的，而是互相影响、互相制约、互相协调联合完成各种功能活动。机体所处的外界环境在不断变化，有些变化可作用于机体，影响机体的各种机能活动。机体的内环境也在不断变化。机体必须通过自身的调节系统对内、外环境的变化迅速作出反应，恢复机体内环境的稳定，使机体得以生存。实现这一调节的系统主要是 nervous system。因此，nervous system 是控制和协调全身各种功能活动的调节系统。

从功能上看，nervous system 的功能主要是将内外环境变化的信息由传入纤维（afferent fiber）传送到脑（brain）和脊髓（spinal cord），即神经中枢（nervous center）。信息在 brain 和 spinal cord 经过复杂的处理后，转变为传出信号，经传出纤维（efferent fiber）传到全身各系统和器官，调节它们的功能活动。因此，从 nervous system 处理信息的过程看，可以将 nervous system 的功能分成传入、中枢及传出等三部分。这三个环节中，神经细胞的活动既有许多共同规律，也有不少不同特征。本章首先对 nervous system 的基本活动特点和规律概要地加以介绍，然后分别对 nervous system 的感觉传入功能、运动传出功能、脑的高级功能和自主神经系统等进行讨论。

第一节　神经系统的基本结构和功能
Basic Structure and Function of Nervous System

一、神经元（Neuron）

（一）Neuron 的结构

Neuron 是神经系统中的基本结构单位。一个典型的 neuron 由胞体（soma）和突起（cytoplasmic process）两部分组成。Soma 又包括胞核和核周围胞质两部分。Neuron 的胞核很大，从容积或表面积看，它占 soma 的大部分。而核周体虽然只占小部分，但它对维持整个 neuron 的代谢和功能起着重要的作用。Soma 是合成各种蛋白质（包括各种酶类）的中心。蛋白质首先在 soma 中合成，然后再经过运输系统运送到 cytoplasmic process 之中。

Cytoplasmic process 可以分为树突（dendrite）和轴突（axon）。Dendrite 的分支较短，由 soma 发出后逐渐变细，并不断分支。Dendrite 可以看成是 soma 的延伸部分。Axon 一般较长，由 soma 发出后一般不分支，直到 axon 的末端才形成终末侧支。也有少数 neuron 的 axon 在到达终末前分出侧索。Axon 一般都有髓鞘（myelin）包被。在 axon 与 soma 连接部以及 axon 的终末侧支失去myelin。前者称为 axon 的起始段，后者称为纤细终末。起始段的兴奋性最高，往往是形成冲动（impulse）的部位。Axon内的细胞质称为轴浆（axoplasm），内有神经细丝、微管、线粒体、囊泡（vesicle）等，但不能合成蛋白质。因此，一些合成神经递质（neurotransmitter）的酶或 peptide neurotransmitter，往往是在 soma 合成后经轴浆运输（axoplasm transport）到达 axon 的末梢（Fig. 9-1）。

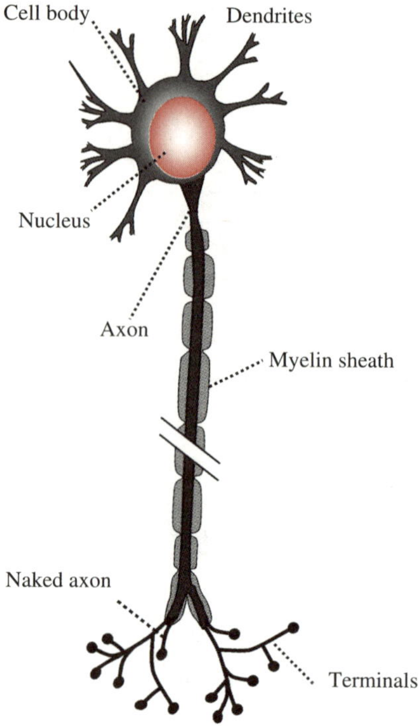

Fig. 9-1 Neuron.

（二）神经纤维（nervous fiber）的分类

由于 neuron 的 axon 很长，又称为 nervous fiber。根据 nervous fiber 的直径大小及来源，可将其分成 Ⅰ、Ⅱ、Ⅲ、Ⅳ类。也可根据 nervous fiber 上 impulse 的传导速度及电生理特性分成 A、B、C 三大类。Nervous fiber 上有的有 myelin，有的无 myelin（实际上有一层很薄的 myelin），因此又可以分成 myelinated 和 unmyelinated 两类。还可以从 nervous fiber 传导 impulse 的方向将其分成 afferent fiber 和 efferent fiber 两类。这些分类之间的关系，往往使初学者容易造成混乱。Tab. 9-1 及 Tab. 9-2 总结了不同分类法纤维的特点和它们之间的关系。

Tab. 9-1 Classification of nervous fiber

Classification	Source	Diameter (μm)	Velocity of conduction (m/s)	Classification
Ⅰ	Afferent fiber from spindle and Golgi tendon organ	12-22	70-120	A_{α}
Ⅱ	Afferent fiber from skin (touch, pressure, vibraion)	5-12	25-70	A_{β}
Ⅲ	Afferent fiber from skin (pain and heat) and muscular deep pressure	2-5	10-25	A_{δ}
Ⅳ	Unmyelinated afferent fiber (pain) and the afferent fiber from heat and mechanical sensor	0.1-1.3	1	C

Tab. 9-2 Classification of nervous fiber

Classification	A (myelinated)				B	C (unmyelinated)	
	A_α	A_β	A_γ	A_δ	(myelinated)	sC	drC
Source	Afferent fiber from spindle and efferent fiber to extra muscle spindle	Afferent fiber from skin (touch)	Efferent fiber to intraspindle muscle	Afferent fiber from skin (pain and heat)	Preganglionic fiber in autonomic nervous system	Postganglionic fiber in autonomic nervous system	Afferent fiber in dorsal root (pain)
Diameter(μm)	13-22	8-13	4-8	1-4	1-3	0.3-1.3	0.4-1.2
Velocity of conduction (m/s)	70-120	30-70	15-30	12-30	3-15	0.7-2.3	0.6-2.0
Duration of spike (ms)		0.4-0.5			1.2	2.0	
Duration of negative potential (ms)		12-20			-	50-80	-
Duration of positive potential (ms)		40-60			100-300	300-1000	75-100

（三）Impulse 在 nervous fiber 的传导

在第二章中已经学过，impulse 在 nervous fiber 上的传导，是一种局部电流（local current）的传导。Nervous fiber 兴奋部位，由于在动作电位（action potential）形成时，Na^+由膜外快速进入膜内，造成膜的外表面的电位降低。而邻近 nervous fiber 膜的外表面的电位，仍为安静时的 resting potential，其电位较高，膜的表面又都附有组织液，可以导电。因此，兴奋部位与安静部位之间形成一种 local current。其电流方向，在细胞膜的外表面是由安静部位流向兴奋部位。在 nervous fiber 内，其方向相反 (Fig. 9-2)。在膜内，这个电流可提高膜内电位。当安静部位电流的强度不断上升，达到 threshold potential 时，可打开膜的电压门控 Na^+ 通道，使安静部位产生 action potential。兴奋则由一处传到了另一处。这种传导的方式在 nervous fiber 上具有以下几个特点。

1. 结构和功能完整性 Impulse 的

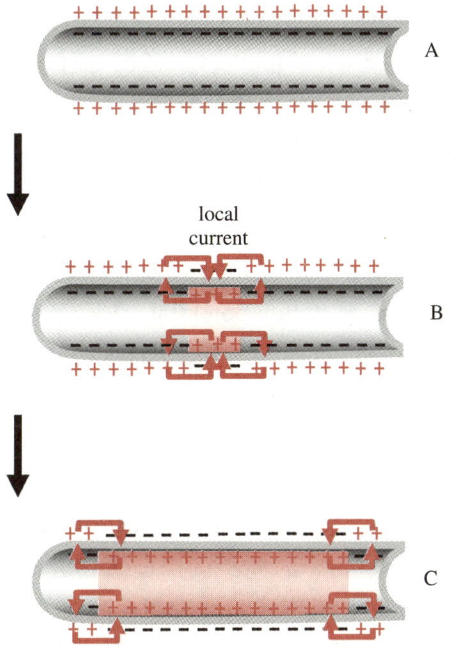

Fig. 9-2 Propagation of action potentials in both directions along an unmyelinated fiber. “A”: A normal resting nerve fiber. “B”: The midportion of a nerve fiber has been excited and depolarization occurs at this area of the membrane. The arrows illustrate a local circuit of current flow between the depolarized and the resting membrane areas. “C”: Successive portions of the membrane become depolarized.

传导必须是在一根完整的 nervous fiber 上才能进行。如果 nervous fiber 被折断，local current 则很难由断端部位向前传导。而如果 nervous fiber 的一部分由于药物或毒素使其丧失功能，不能产生 action potential，尽管在形态上是完整的，也不能传导 impulse。因此，nervous fiber 在解剖和生理上的完整性是 impulse 传导的必需条件。

2. 绝缘性 一条神经干中有很多的 nervous fiber。例如人的坐骨神经中有多达 20 多万根 nervous fibers。每条 nervous fiber 的 action potential（或 impulse）的传导是互相不干扰的，这是因为 nervous fiber 上都有一层 myelin，起着绝缘作用。

3. 传导速度 前已述及，impulse 的传导实际上是 local current 的传导，它的传导速度与 nervous fiber 的粗细、myelin 的厚薄、local current 强度等有关。Nervous fiber 越粗，传导速度越快；local current 强度越大，传导速度越快。最快的 A 类纤维，其传导速度可超过 100m/s。

在有 myelin 的 nervous fiber 中，实际上往往 myelin 并不是将 nervous fiber 全部包裹起来，而有结：郎飞结（Ranvier's node）。在结处，myelin 很薄，电阻最小。当形成local current时，结处的电流强度最大，最易引起 depolarization 产生 action potential。因此，local current 的传导，是由一个结传给另一结做跳跃式的传导，称为跳跃传导（saltatory conduction）。这种传导方式可以加快 impulse 的传导速度（Fig. 9-3）。这也是有 myelin 或有 node of Ranvier 的纤维具有较快传导速度的原因。

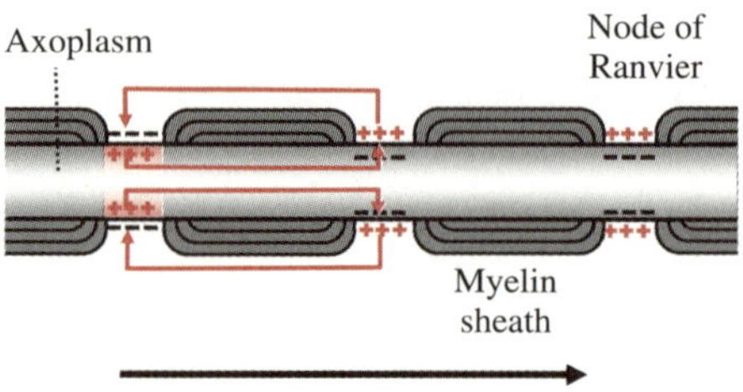

Fig. 9-3 Saltatory conduction along a myelinated axon.

髓鞘在轴突外面每隔 1～2mm 的髓鞘就有1～2μm 的无髓鞘的 Ranvier's node。由于结间髓鞘的高电阻和低电容，当某一处产生 action potential 时，local current 将主要在结区之间，只有很少电流从髓鞘漏过，因此，很容易使邻近的结去极化达到 threshold potential。而且，由于 Na^+ ion channel 群集在结处引起快速 Na^+ 内流，容易产生 action potential。结间距离对于传导 action potential 的安全系数是很大的，即结间的距离是合适的，某一结产生 action potential 后，与其相邻未兴奋的结之间的局部电流，足够使其去极化达 threshold potential，从而一定能产生 action potential。真正的情况是，在一个结产生 action potential 的早期，下一个结处已经去极化超过 threshold potential，因某一结产生action potential时，常常使不止一个相邻的结 depolarization，故 conduction velocity 很快。有髓纤维 saltatory conduction 的优点不仅仅是 conduction velocity 加快，而且由于与传导 action potential 有关的 Na^+ ion channel 的离子流只在结处进行，从能量消耗的观点看，saltatory conduction 是一种很有效的节能方式。因为 Na^+ 内流和 K^+ 外流比无髓纤维少，Na^+-K^+ pump 只需消耗较少的能量即可将它们泵出和泵回，以维持原有的离子分布。神经系统有一些疾病，例如多发性硬化（multiple sclerosis）可以出现脱髓鞘，当髓鞘破坏或缺乏时，局部电流分散，不集中，不易使邻近未兴奋部位 depolarization 达 threshold potential，将引起 conduction velocity 减慢，甚至阻滞，导致严重后果。

4. 双向传导（Bidirectional propagation） 将一根 nervous fiber 分离出来，在 nervous fiber 的中间给一个电刺激，产生兴奋，形成 action potential。这一 action potential 的形成，使膜的外表面电位较周围安静部位低（由 Na^+ 快速进入膜内造成）。因此，兴奋部位两侧的安静部位都可以与兴奋部位产生 local current。只要电流强度能使安静部位膜电位的变化达到 threshold potential，都能打开快速 Na^+ 通道（sodium channel）而形成 action potential，产生兴奋。因此，形成的 impulse 可由刺激部位向相反的两个方向传导，即 impulse 传导的 bidirectional propagation（Fig. 9-2）。在整体条件下，由于 impulse 往往都是由 dendrite 或 soma 向 axon 方向传导，而在化学性突触（chemical synapse）部位，其传导方向是单向（后述）。因此，在整体条件下一般不存在 bidirectional propagation。只是在某些特别情况下（如轴突反射）有 bidirectional propagation 的可能性（详见后述）。

5. 相对不疲劳性 前已述及，impulse 的传导实际上是通过 local current 进行的传导。Local current 形成的条件是兴奋部位表面电位降低，与周围安静部位形成电位差产生电流。这完全是一种物理现象，无需直接提供能量。兴奋部位电位降低的原因，是由于 sodium channel 打开，Na^+ 由膜外快速流入膜内。Na^+ 的流动是由高浓度的膜外流向浓度低的膜内，这一运动方式也是一种无需直接供能的扩散。因此 impulse 在神经纤维上的传导本身基本上是一种无需供能的活动，与 synapse 部位的传导相比，不易产生疲劳。

6. 不衰减性 Impulse 传导的机制是 local current 的传导，而不是电流本身的传导。兴奋部位电位的降低取决于膜上 sodium channel 的打开，形成锋电位（spike）。只要形成 spike 的条件不变，spike 的大小和形状是不会改变的。因此不会因为 nervous fiber 很长，电阻加大而降低 spike，即传导的不衰减性。

（四）轴浆运输（Axoplasm transport）

前已述及，neuron 的 soma 是合成蛋白质（包括酶）的部位。合成后的蛋白质可以通过转运系统输送到 axon 的末端。例如以释放肽类物质为其 neurotransmitter 的 neuron，这些肽类 neurotransmitter 的前体首先在 soma 合成后再转运到 axon 的远端。一些释放 classic neurotransmitter 的 neuron，这些 neurotransmitter 如 5-HT 等，虽然可以在神经末梢合成，但合成这些 neurotransmitter 的酶不能在神经末梢中合成，必须由 soma 合成后再转运到末梢。Nervous fiber 中构成微管、微丝等细胞骨架的蛋白质以及一些与之有关的蛋白质，也需要首先在 soma 合成后再运输到 nervous fiber 的末梢。

神经末梢还可吸收一些蛋白质，通过反方向的转运送到 soma。因此，在正常条件下，nervous fiber 中存在着两种方向相反的运输过程：顺向转运（anterograde transport）和逆向转运（retrograde transport）。

Axoplasm transport 的速度可快可慢，不同的物质具有不同的速度。膜蛋白、分泌蛋白、膜磷脂以及胆固醇等的转运速度较快。目前认为这类快速转运的物质不是以单分子形式转运，而是经过包装后以 vesicle 或囊泡小管形式转运。快速转运的速度可达 300～400mm/d。一些与细胞骨架有关的微管、微丝蛋白以及一些酶类的转运速度则很慢，速度只有 0.01～1.0mm/d。

Axoplasm transport 是需要 metabolism 提供能量的，例如在缺氧条件下快速转运减慢甚至中止。Axoplasm transport 也是可以调节的，例如在神经被切断后，一些与生长有关的蛋白质的转运可增加 100 倍。关于 axoplasm transport 的机制目前还不完全了解。

Retrograde transport，即由末梢向 soma 的转运。这类转运的物质包括一些可供 neuron 再利用的物质，经末梢吸收后转运至 soma。破伤风毒素及狂犬病毒由外周进入中枢也可能是利用了这种 retrograde transport 机制。辣根过氧化物酶可以由神经末梢吸收后通过 retrograde transport 机制向 soma 运输。这种酶可促进某些底物的氧化而着色，因此在某一部位注射辣根过氧化物酶后，在它的传送过程中以及最后到达 soma，可以做连续切片，从形态上追踪该酶的去向，从而看到神经纤维的走向。这一方法已被广泛应用于 nervous system 的研究。

二、神经系统活动的一般规律 (General principles for activities of nervous system)

（一）神经反射（Nervous reflex）

Nervous reflex 是指在 central nervous system 的参与下，机体对内外环境刺激所作出的规律性应答反应。因此内外环境的刺激是启动一个 reflex 的条件。而这种反应的实现必须有 central nervous system 的参与。一些没有 central nervous system 参与的反应不属于 nervous reflex。例如小刀割破皮肤，血液由血管内流出，流出的血液会自动凝固成血块。这些反应不通过 cen-tral nervous system，不能称之为 reflex。酸刺激小肠粘膜，使其产生促胰液素（secretin），通过血流作用于胰腺，使其分泌增加，这一反应不通过 central nervous system，也不是 reflex。

反射弧（reflex arc）是 reflex 活动的结构基础。它包括五个部分：感受器（sensor）、afferent fiber、center（central nervous system）、efferent fiber 和效应器（effector）。Sensor 的功能是将刺激的能量转变为 impulse，由 afferent fiber 将 impulse 传到 central nervous system。在 central nervous system 中，impulse 经过处理，再通过特定的 efferent fiber，传至 effector，由 effector 作出适当的反应，如肌肉的收缩、gland 的分泌等。

Fig. 9-4 表示了一个 reflex 所包括的五个部分。从图上可见 afferent fiber 可以与中间神经元（interneuron）发生联系，再作用于 motor neuron。一个 reflex 活动的完成可以通过很多 interneurons；而一个最简单的 reflex 可以不通过 interneuron，只需两个 neurons：传入 neuron 与传出 neuron 直接形成 synapse 完成 reflex，例如我们的膝反射（Fig. 9-5）。Reflex arc 的任何一部分受到破坏，都使 reflex 消失。例如脊髓灰质炎（小儿麻痹）损伤了脊髓的 motor neurons，其 reflex 消失。因此，reflex arc 的完整是实现反射活动的必要条件。膝反射虽然只需两个 neurons，但不等于这一 reflex 只涉及两个 neurons。传入的信息可以传播

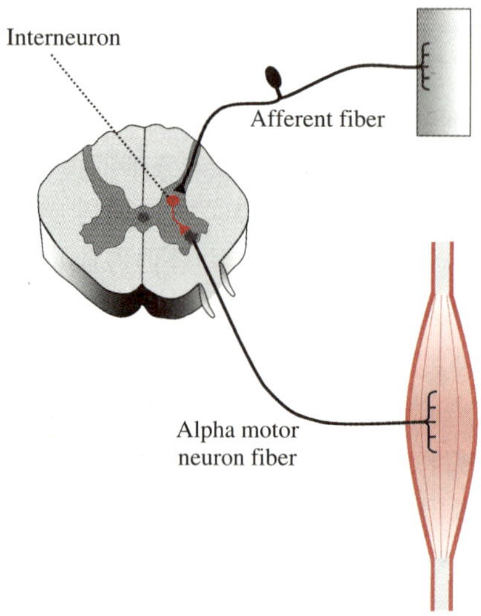

Fig. 9-4 Spinal reflex.

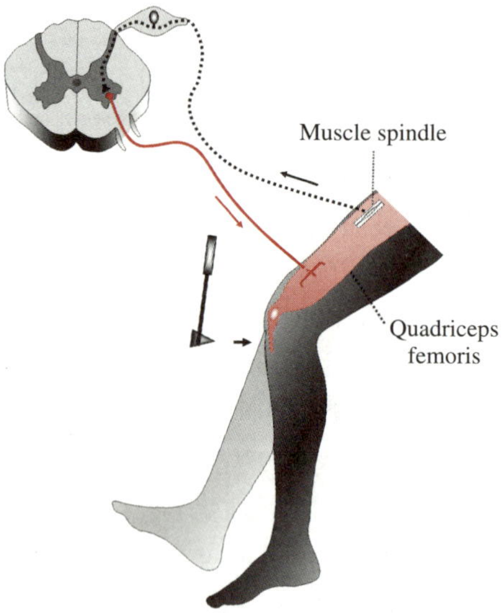

Fig. 9-5 Stretch reflex.

到对侧或更高级的 neuron。例如在完成这一 reflex 的同时，屈肌受抑制而舒张。这一 reflex 还受其他 neuron 的调控。最明显的例子是，高级中枢特别是 cortex，往往对这种 reflex 具有抑制作用。有些人的这种抑制作用很强，在叩击髌腱时，膝反射很弱或不出现。此时可让病人双手用力拉紧，再检查此 reflex。由于病人注意力集中在拉手，而降低了 cortex 的抑制作用，可以使此 reflex 重新出现或加强。

脊髓上运动神经元损伤，如内囊出血等，可以降低高级神经部位对这类 ref.ex 的抑制作用，而使 reflex 活动加强。如果临床检查中这一 reflex 加强，结合其他检查，则有助于对神经损伤的定位诊断。因此这一 reflex 虽然简单但具有重要的临床意义。

（二）条件反射与非条件反射（Conditioned and unconditioned reflex）

1. Unconditioned reflex Unconditioned reflex 是机体固有的，即出生后便存在的一系列 reflex。如婴儿的吸吮反射，口腔内食物刺激感受器引起唾液分泌的反射，以前学过的减压反射，咳嗽反射等。

2. Conditioned reflex Conditioned reflex 是机体在生活过程中，在一定条件下形成的，是后天经过学习而产生的。有关 conditioned reflex 的研究，俄国生理学家巴甫洛夫是这一领域的创始人（详见后述）。

（三）突触前抑制（presynaptic inhibition）和突触前易化（presynaptic facilitation）

在神经活动中，中枢内既有 excitatory action，也有 inhibitory action，而且 excitement 和 inhibition 每时每刻都在发生。这种 inhibition 和 excitement 可以发生在 presynaptic terminal，也可以发生在 postsynaptic membrane。发生在 postsynaptic membrane 的 inhibition 和 excitement 分别称之为 IPSP 和 EPSP，详见后述。如果这种 inhibition 或 excitement 发生在 presynaptic terminal，则分别称为 presynaptic inhibition 和 presynaptic facilitation。产生 presynaptic inhibition 和 presynaptic facilitation 的原因，是由于 presynaptic terminal 释放的神经递质的量发生变化，如果释放的 neurotransmitter 减少，产生 presynaptic inhibition；如果释放的 neurotransmitter 增加，则产生 presynaptic facilitation。这种发生在 presynaptic terminal 的调节作用，实际上是一种 synapse（axon-axon synapse）对另一种 synapse（axon-soma 或 axon-dendrite）的调节作用（Fig. 9-6 和 Fig. 9-7）。

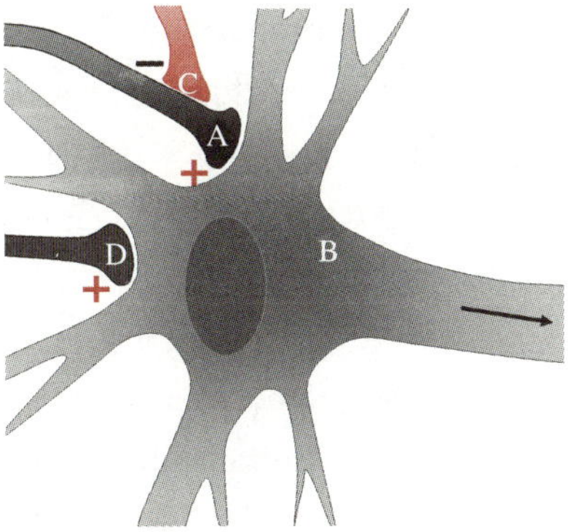

Fig. 9-6 Presynaptic inhibition.

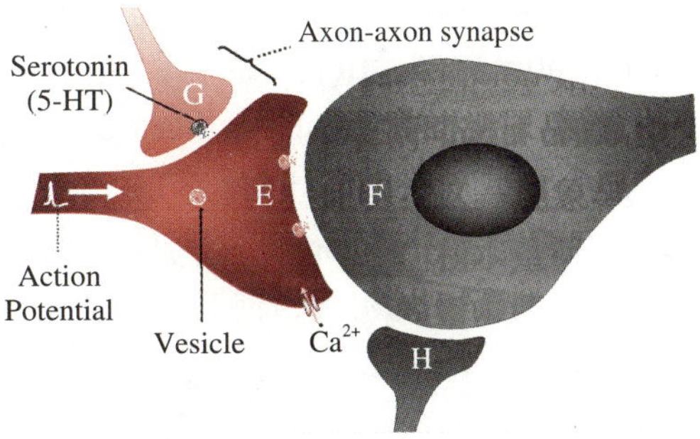

Fig. 9-7 Presynaptic facilitation.

1. Presynaptic inhibition Fig. 9-6 中 A 和 B 是一种兴奋性的突触，由 A 释放的 transmitter 在 B 的突触后膜上形成 EPSP。C 和 A 之间形成一抑制性突触，通常这种抑制性突触的 transmitter 是γ - 氨基丁酸（GABA）。由 C 释放的 GABA 作用到 A，可以开放 A 上的 Cl^- 通道，Cl^- 由膜外进入膜内。由于 Cl^- 带负电，从而抑制 A 上形成的 depolarization (action potential)。Action potential 在神经纤维的终末可以引起 Ca^{2+} 内流，从而启动 transmitter 的释放，完成兴奋在突触的传递（详见"chemical synapse"）。由于 C 和 A 之间这一抑制性突触的作用，抑制了 A 上的 action potential ，减少了 A 中 neurotransmitter 的释放，最终导致 A 和 B 之间信息传递受到抑制。其他的神经递质如脑啡肽（enkaphalin）也可以作为 presynaptic inhibition 的 transmitter。这种 presynaptic inhibition 常见于感觉神经元，导致对某种感觉的抑制，例如对疼痛的抑制，产生镇痛作用。

由于这种 presynaptic inhibition 只作用于某一神经末梢而不引起对其他神经末梢的抑制，例如 Fig. 9-6 中的 D。中枢神经系统中，每一个 neuron 上都有来自其他 neuron 的 terminal 形成的 synapse。这种 presynaptic inhibition 只对某一个 synapse 的传递产生抑制，而对其他的 synapse 不产生作用。这样，对于一个神经元，有些传入的神经末梢受到抑制，而有些神经末梢不受影响，从而对这一神经元产生了各种不同的信息传递类型（pattern）：有些部位产生 EPSP，而有些部位的 EPSP 受到抑制。这也是一种信息的编码（coding），不同的编码可以代表不同的信息内涵，实现对 neuron 的十分精细的调节。

这种调节的另一特点是，在 axon-axon synapse 中，只有 A 处于激活状态时，C 才能对 A 产生抑制作用；如果 A 处于安静状态时，C 对 A 没有作用。C 无法直接作用于 B。

2. Presynaptic facilitation Fig. 9-7 中的 E 和 F 形成一突触。G 是由第三个神经元发来的神经终末，与 E 形成一突触。在正常条件下，当 E 兴奋时，action potential 传至 E terminal，神经末梢的Ca^{2+} channel开放，Ca^{2+} 进入胞内，引起neurotransmitter 的释放，neurotransmitter 通过 synaptic cleft 作用于 postsynaptic membrane 上的 receptor，产生 EPSP，通过 EPSP 引起 F neuron 产生 action potential，实现 synapse 的传递。实验表明，如果与此同时，刺激 G terminal，可以加强（facilitation）突触的传递。例如，当 G 未兴奋时，在 F neuron 上产生的 EPSP 是 10mV，但在 G terminal 兴奋的条件下，EPSP 可达 15mV，更容易使 F neuron 产生 action potential。给予 G terminal 一定的刺激后，这种加强作用可以持续几天或几周。由于它的时间延续很长，因此很可能和学习和记忆的机制有关，受到人们的高度重视。

Presynaptic facilitation 的机制还不完全了解。一般认为，在这种 axon-axon synapse 中，neurotransmitter 可以是 5- 羟色胺 （serotonin）。Serotonin 由 G terminal 释放后，作用于 E 上的相应受体，抑制 E 纤维上的 K^+ channel。在前面讨论 synapse 的传递时已经谈到，当 action potential 到达 terminal 时，引起 Ca^{2+} channel 开放，Ca^{2+} 进入胞内，引起 neurotransmitter 的释放。在 E 产生 depolarization（upstroke）后，应当是 repolarization。在 repolarization 时，由于 K^+ channel 开放，K^+ 由膜内向外扩散，使 membrane potential 恢复到 resting potential。因此，K^+ channel 的开放是细胞复极化的基础。如果 E 纤维上的 K^+ channel 受到抑制，K^+ 外流受到阻碍，使 E 纤维不能 repolarization，保持在 depolarization 状态，这将引起膜上的 Ca^{2+} channel 持续开放，Ca^{2+} 不断进入细胞，促进 neurotransmitter 不断释放，从而引起 F 神经元保持长时间兴奋（详见下页"chemical synapse"）。这可能是引起 presynaptic facilitation 的机制。其中的详细过程还有待进一步的研究。

三、突触（Synapse）

在整个 nervous system 中，impulse 的传递往往要通过两个以上的 neuron。两个 neuron 之间的信息传递过程比 impulse 在一个nervous fiber上的传导复杂得多。就传递方式而言，大体可分为化学性突触（chemical synapse），缝隙连接（gap junction）和非突触性化学传递（nonsynaptic chemical transmission）等三种，其中以 chemical synapse 方式最普遍、最重要。

（一）Gap junction

哺乳动物 nervous system 中两个 neurons 之间的信息传递，有少部分是不需要 neurotransmitter 的（Fig. 9-8）。它的特点是两层膜的距离很近，只有 2～5nm，并且在两层膜之间有一些桥状结构。Impulse可以直接由一个 neuron 以电传递性质传给下一个 neuron。此外，这种传递往往是双向的，即可由上一个 neuron 传给下一个 neuron，也可由下一个 neuron 传给上一个 neuron。它的传递速度比 chemical synapse 快得多。由于传递速度快，有人认为这种传递的意义在于使很多 neurons 产生同步化的活动。

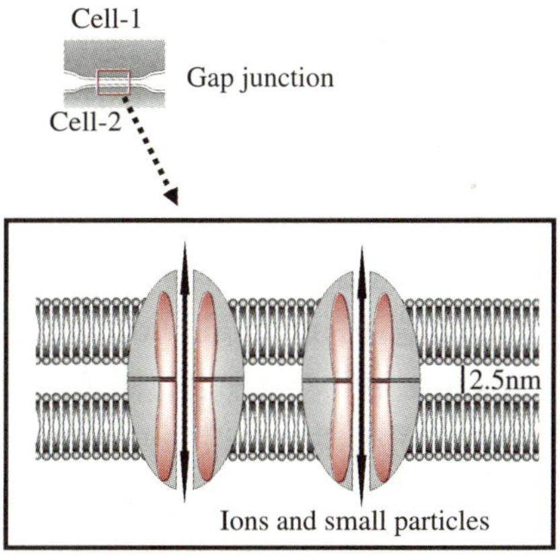

Fig. 9-8 Gap junction.

（二） Nonsynaptic chemical transmission

这种传递是与 chemical synapse 相比较而得名。Chemical synapse 中两个神经元的膜相隔很近，上一个 neuron 释放的 neurotransmitter 作用于下一个 neuron的部位是十分明确的。而 nonsynaptic chemical transmission 中，虽然也是通过神经末梢释放 neurotransmitter 作用于下一个 neuron，但上一个 neuron 的末梢与下一个 neuron 不形成典型的 synapse，有时距离可达几个微米。由于距离长，传递花费的时间也长，有时可达几百毫秒甚至 1s。这种传递不存在一对一的关系，作用较为弥散，可以同时作用于一个以上的 neuron。在大脑皮层（cerebral cortex）中的某些肾上腺素能纤维（adrenergic neuron），黑质中的某些多巴胺能神经元（dopaminergic neuron, DA）以及中枢内的某些 5-HT 及 cholinergic （ACh）neuron 的传递信息方式可能属于这类传递。

（三）Chemical synapse

1. Chemical synapse的结构（Fig. 9-9） 在结构上，一个 synapse 包括三部分：突触前末梢（presynaptic terminal）、突触间隙（synaptic cleft）和突触后膜（postsynaptic membrane）。

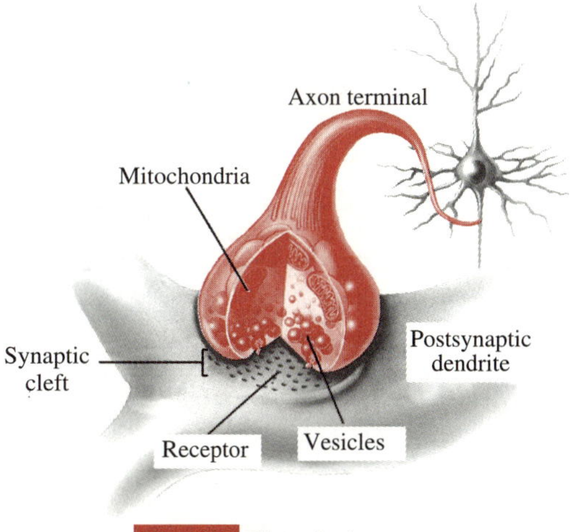

Fig. 9-9 Chemical synapse.

全部 synapse 的面积仅 1μm² 或更小。前已述及，神经轴索在末端分支，每个细枝的末端膨大呈球形，称为 presynaptic terminal 或突触小体。Presynaptic membrane 是 presynaptic terminal 在 synapse 部位的 membrane，这一部分增厚（约 5～7nm）。Presynaptic terminal 内有大量的 vesicle，vesicle 中贮存有浓度很高的 neurotransmitter。不同递质的 vesicle 的大小、形态可以不完全相同。例如 ACh 的 vesicle 直径约 30～50nm，均匀一致。Norepinephrine（NE）的 vesicle 直径 30～60nm，在电镜下有一个密度较高的致密中心。presynaptic terminal 的另一特点是胞浆内含有较多的线粒体（mitochondria）。Mitochondria 内含有丰富的生物氧化酶，说明这一部位的 metabolism 比较旺盛。因此，在电镜下如果看到一个部位的细胞膜加厚，内有很多 vesicles 及较多的 mitochondria，很可能是一个 chemical synapse。

Synapse 中 presynaptic membrane 和 postsynaptic membrane 之间有一间隙（cleft）。Cleft 约 20nm（200Å）。由于这一距离很短，由神经末梢释放的 neurotransmitter 能很快通过弥散（diffusion）作用到达 postsynaptic membrane。Postsynaptic membrane 在形态上也有加厚。从性质上看，最主要的特点是 postsynaptic membrane 上有丰富的特异性 receptor。Receptor 能与 presynaptic membrane 释放的 neurotransmitter 相结合产生相应的生理效应。Postsynaptic membrane 对电刺激是不敏感的，直接电刺激后膜不易使其去极化产生兴奋。

2. 信息在 chemical synapse 的传递（Fig. 9-10） 当 impulse 从上一 neuron 传至 postsynaptic terminal 时①，末梢细胞膜产生 depolarization，引起膜对 Ca^{2+} 的通透性增加，膜外的 Ca^{2+} 内流进入胞浆②；胞浆中 Ca^{2+} 浓度的增加，促进 presynaptic terminal 内 vesicle 向 presynaptic membrane 移动③，然后 vesicle 膜与 presynaptic membrane 融合，破裂，以胞吐（exocytosis）形式将 vesicle 中的 neurotransmitter 释放在 cleft ④；被释出的 neurotransmitter 通过 diffusion 向 postsynaptic membrane 移动⑤，并与相应的 receptor 结合⑥；一旦 neurotransmitter 与相应的 receptor 结合之后，就会产生不同的受体后效应。例如通过不同的机制引起 postsynaptic membrane 对离子的通透性发生变化，产生不同离子的跨膜流动，从而使 postsynaptic membrane 的 membrane potential 升高，产生所谓兴奋性突触后电位（excitatory postsynaptic potential，EPSP）或使 membrane potential 降低，产生所谓抑制性突触后电位（inhibitory postsynaptic potential，IPSP）。这样，一个信息就通过 synapse 传到了后面的 neuron 上。

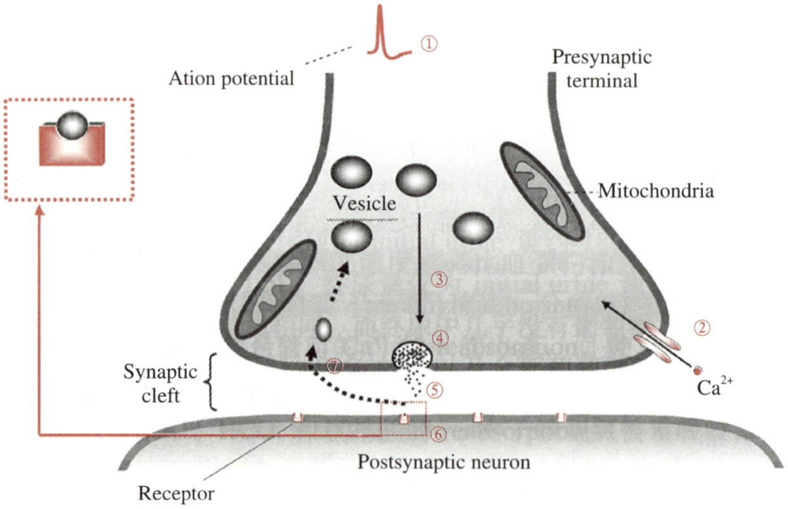

Fig. 9-10 A diagram of the transmission in chemical synapse.

Neurotransmitter 与 receptor 结合后，会迅速与之分离并失去作用，这些 neurotransmitter 的去路主要有三条：一是由 presynaptic membrane 重新摄取进入胞浆再利用⑦；二是由相应的酶降解；三是在 cleft 中 diffusion，由血循环运走。Neurotransmitter 及时失去活性是十分重要的，它使 receptor 能及时接受随后到来的新的 neurotransmitter。假如有 neurotransmitter 不断到来，则可以使其不断兴奋。而如果 presynaptic membrane 不再释放 neurotransmitter，postsynaptic membrane 则停止兴奋。这样可以保持信息传递的灵活性和连续性，是十分重要的。

一般说来，neurotransmitter 释放量是以 vesicle 为单位的，即所谓量子化释放。由 presynaptic terminal 传来的 impulse 是有一定编码的，称为电编码（electric coding）。到达 synapse 后引起一定量的 neurotransmitter 的释放。如果此 fiber 有多种 neurotransmitter 的共存，此时 neurotransmitter 的释放也可以有不同的排列组合，称为化学编码（chemical coding）。不同编码的 neurotransmitter 再在 postsynaptic membrane 转变为下一个 neuron 的 impulse。此时 impulse 的 electric coding 可以与 presynaptic terminal 上的 coding 有很大的差别：可能不变，可能增高，可能降低，甚至可能为 0。也就是说，信息在两个 neuron 之间传递时，不是“all or none”的，是会发生变化的，而这种变化，取决于 neurotransmitter 的性质、受体的性质、synapse 的结构类型和 synapse 的状态。我们目前对这种 coding 的性质、组成和特性等还了解不多，后面还将讨论这一问题。

3. 信息在 synapse 传递的特点 与 action potential 在一个细胞上的传递相比，信息在 synapse 上的传递具有一些不同的特点。

（1）单向传递（One way conduction）：信息只能从 presynaptic membrane 传向 postsynaptic membrane。这是由 synapse 的结构决定的。

（2）突触延搁（Synaptic delay）：由于 synapse 的传递需经过一系列复杂的化学过程，耗时相对较多。一次冲动通过 synapse 的时间约为 0.5～1.0ms，这常被称为 synaptic delay 或中枢延搁。

（3）疲劳现象（Synapse fatigue）：高频率的 impulse 持续通过 synapse，可以使 presynaptic terminal 内的 neurotransmitter 释放速度超过合成速度，导致 neurotransmitter 耗竭，使信息通过 synapse 的效率下降，称为 synapse fatigue。

（4）受环境影响：任何影响到上述信息传递某个环节的因素都会使信息通过 synapse 过程受到影响，如代谢的变化、离子浓度变化、递质失活障碍以及受体与递质结合障碍等。因此，这一传递过程，与 impulse 在神经纤维上的传导相比，是比较脆弱的。基于这一点，在临床上，已经设计出很多药物影响 synapse 的传递，从而达到治疗目的。

4. Postsynaptic membrane 上的电位变化 Neurotransmitter 与 postsynaptic membrane 上的特异性 receptor 结合后，引起 postsynaptic membrane 的电位发生变化，称为 postsynaptic potential，大体上有两种情况。

兴奋性突触后电位（excitatory postsynaptic potential，EPSP）：某些 neurotransmitter 与其 receptor 结合后，使 postsynaptic membrane 内侧面的电位升高，即出现 depolarization，这种 depolarization potential 就是 EPSP，当这种 EPSP 达到一定的 threshold 时，就会在 postsynaptic neuron 上引起 action potential。EPSP的产生与某些阳离子进入 postsynaptic membrane 内（Na^+ 或 K^+ 等）有关。

抑制性突触后电位（inhibitory postsynaptic potential，IPSP）：另一些 neurotransmitter

与其 receptor 结合后，由于 postsynaptic membrane 产生超极化（hyperpolarization），使膜的兴奋性降低，产生抑制。引起 postsynaptic membrane 电位变得比 resting potential 更负，即出现 hyperpolarization。引起 IPSP 的主要原因可能与 Cl^- 进入 postsynaptic membrane 内有关。

EPSP 和 IPSP 均属于 local potential，它们的特点是：

（1）等级性：它们的大小与 neurotransmitter 释放量有关，释放的 neurotransmitter 越多，产生的电位越大；

（2）电紧张性传布：由于 synaptic membrane 上产生的 EPSP 或 IPSP 与邻近细胞膜上的 resting potential 存在电位差，这种电位差影响邻近膜兴奋性，称为电紧张。这种作用决定于电位差的大小和距离的长短，电位差越大，距离越短，影响越大；

（3）可叠加性：Postsynaptic membrane 上不同时间或不同部位产生的 EPSP 或 IPSP 可产生叠加，产生更大的 IPSP 或 EPSP。如果小的 EPSP 经叠加后形成较大的 EPSP，与邻近细胞膜产生的 local current 达到 threshold potential，则可使邻近细胞膜产生 action potential。

四、神经递质（Neurotransmitter）

由上述可知，neurotransmitter 是在 chemical synapse 信息传递过程中的化学介导物质，它由 presynaptic membrane 释放，经 cleft 扩散到 postsynaptic membrane，并与相应 receptor 结合而产生作用。

（一）Neurotransmitter 的特点

并不是所有神经细胞中存在的化学信息分子都称为 neurotransmitter，确定是否是 neurotransmitter，应满足以下条件。

（1）可在突触前 neuron 中合成并贮存在 vesicle。因此该神经元中应具有合成该化学物质的酶系统。

（2）受到适宜刺激时，能从 presynaptic neuron 释放出来。

（3）与 postsynaptic membrane 上的 receptor 结合并产生一定的生理效应。

（4）在 synapse 中有使其失活的机制。

上面谈到的是一个典型 neurotransmitter 所具备的特性。在体内，也有一些并不具备上述全部条件的物质，它们在神经系统中也具有传递信息的作用。其中最为突出的是一氧化氮（nitric oxide，NO）。NO是一种气体物质，近年发现它对体内很多功能具有十分重要的调节作用。例如当血液中的氧分压降低或血管受到牵张，血管内皮可以分泌 NO，作用到局部的平滑肌产生舒张，增加局部的血流量，是调节局部血流的重要调节物质。后来发现 NO 也可以在中枢神经系统中传递信息，起到 neurotransmitter 的作用。它由精氨酸（arginine）在 NO 合成酶（NO synthetase）的作用下合成。由于它的分子量很小，而且是脂溶性的，因此，极易穿过细胞膜释放出来并进入靶细胞。它在细胞内主要是激活鸟苷酸环化酶（guanylate cyclase）使 GTP 转变成 cGMP。cGMP 作为第二信使发挥其调节作用。

NO 与典型的 neurotransmitter 不同的是，它在细胞内合成之后，并不贮存在 vesicle 之中；由 presynaptic neuron 的分泌不是 exocytosis，而是简单的 diffusion；在 postsynaptic neuron 上，它不作用于任何 receptor，而是通过 diffusion 进入细胞产生作用；它存在的时间很短，很快自行降解而失活，只能存在几秒钟。这些特点都与典型的 neurotransmitter 不同，但它仍属于 neurotransmitter。

它的另一特点是，在某些脑区，NO 可以反方向传递信息。它可以由 postsynaptic neuron 释放出来进入 synaptic cleft，通过 diffusion 进入 presynaptic neuron 发挥作用。这种反方向的信息传递的特点，也是前述典型的 neurotransmitter 所不具备的。有人认为这种反向信息的传递可以引起 presynaptic terminal 释放更多的 neurotransmitter，从而形成一种正反馈（positive feedback），使 synapse 的作用加强，参与形成长时程加强作用（long term potentiation，LTP），在学习和记忆中有重要的作用。

（二）Neurotransmitter 的分类

自从 20 世纪 20 年代发现迷走神经（vagus）释放 ACh 后，新的 neurotransmitter 不断被发现，特别是 70 年代以后，neuropeptide 的发现，使 neurotransmitter 的数目大大增加，目前已知的有近百种。现按化学性质将主要的列出如下。

1. Acetylcholine.

2. 单胺类（Monoamines）： norepinephrine (NE)，epinephrine (E), dopamine (DA) and 5-hydroxytryptamine (5-HT).

3. Amino acids：γ-aminobutyric acid (GABA)，glutamate (Glu)，etc.

4. Neuropeptide

（1）Opioid peptide: enkephalin，endorphin，dynorphin，etc.

（2）Brain-gut peptide: substance P，gastrin，cholecystokin (CCK), glucagon, secretin, vasoactive intestinal polypeptide (VIP)，etc.

（3）Hormone: thyrotropin releasing hormone (TRH), growth hormone, somatostatin, adrenocorticotropic hormone (ACTH), etc.

（4）Cytokine: interleukin-1, interleukin-2, interleukin-6, etc.

（5）Others: angiotensin Ⅱ, bradykinin, neuropeptide Y (NPY), etc.

5. Others: purine, histamine, NO, etc.

以上分类方法主要是根据 neurotransmitter 的化学结构。还可以根据 neurotransmitter 的其他属性，例如根据它们的分布，分成 central neurotransmitter 及 peripheral neurotransmitter。也有人将上述前三类合称经典的神经递质或传统神经递质（classic neurotransmitter），因此将 neurotransmitter 分为 classic neurotransmitter 和神经肽（neuropeptide）两类。

（三）Neurotransmitter 的合成（synthesis）、贮存（storage）、释放（release）、失活（inactivation）及降解（degradation）

1. Synthesis 前已述及，作为 neurotransmitter 的必要条件之一，是 neurotransmitter 能在细胞内合成。目前已知，肽类 neurotransmitter 的前体在 soma 内合成；而 classic neurotransmitter 则在 nervous fiber 的末梢中合成。Neuropeptide 的 synthesis 实际上是蛋白质的 synthesis。它是由 DNA 经转录过程形成相应的 mRNA，再经 翻译（translation）形成相应的 neuropeptide 前体。前体形成后再经酶的剪切形成有活性的 neuropeptide。Classic neurotransmitter 是由一系列酶促反应而形成。例如合成 NE，需经以下的反应过程（Fig. 9-11）

上述全部合成反应在 terminal 进行。反应中最后一步合成 NE，是在 terminal 上的 vesicle

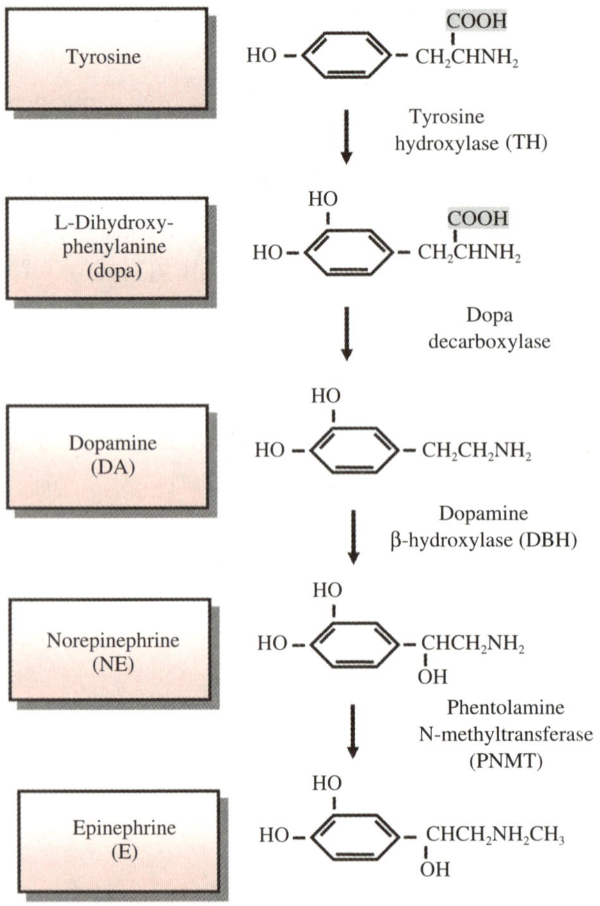

Fig. 9-11 Synthesis of catecholamine.

内进行的。因此，NE vesicle 中含有多巴胺β羟化酶。而vesicle也就成为合成 NE 的部位之一。

2. Storage Neurotransmitter合成后一般都贮存于 vesicle 之中。Vesicle 中的 neurotransmitter 浓度大大高于胞浆。形成这种浓度梯度是靠vesicle膜上的主动转运机制实现的。Vesicle的另一作用是保护 neurotransmitter。Vesicle 中的 neurotransmitter 由于有 vesicle 膜的保护可以免遭胞浆中酶的破坏。此外，有些 vesicle（如上述 NE vesicle）还是递质 synthesis 的部位。因为发现 vesicle 中有高浓度的多巴胺β羟化酶，说明 NE 合成的最后一步是在 vesicle 中进行的。

3. Release 在 impulse 的影响下，vesicle 首先向 presynaptic membrane 移动。Ca^{2+} 由膜外进入膜内可使 vesicle 与 presynaptic membrane 贴紧并融合起来，然后破裂，以 exocytosis 形式将 neurotransmitter 释放到 cleft 之中。释放过程中 Ca^{2+} 由膜外进入膜内是 neurotransmitter 的必需条件。这种释放又称之为 Ca^{2+} 依赖性释放（Ca^{2+} dependent release）。由于 neurotransmitter 的释放是一种 Ca^{2+} dependent release，有时在研究中要求证明某种物质的 neurotransmitter 特性则可以检查这种物质是否为 Ca^{2+} dependent release。如果能够证明这种物质是 Ca^{2+} dependent release，则可以说明它的释放是 neurotransmitter 样的释放，而不是由于细胞膜的破损由胞内泄漏出来的。

4. Inactivation 大多数 classic neurotransmitter 释放后，可由本身再重新吸收回来。从而降低了 cleft 中的递质浓度，使作用中止。ACh 的 inactivation 方式不同，它是由生物活性极强的乙酰胆碱酯酶将其降解从而 inactivation。Neuropeptide 失活方式主要靠酶的 degradation 和 diffusion。

5. Degradation Neurotransmitter 在 synapse 中都有一定的存活周期，最后被 degradation。Degradation 也是在 enzyme 的作用下完成的。每一种 neurotransmitter 都有各自特异的 enzyme。有关各种 neurotransmitter 的 degradation enzyme system，将在以后讨论各个 neurotransmitter 时提到。

在药理学上往往可以利用药物对 neurotransmitter 的 synthesis、storage、release、inactivation 以及 degradation 等各个环节的作用达到增强或降低某种递质作用的目的。例如某 neurotransmitter 的 synthesis 酶抑制剂可以降低 neurotransmitter 的合成从而降低其功能。Degradation 酶抑制剂则可使 degradation 减慢从而加强 neurotransmitter 的作用。Vesicle 贮

存抑制剂可抑制 neurotransmitter 贮存于 vesicle 中，使其易受胞浆酶的 degradation，耗竭某种 neurotransmitter，使其功能降低。重吸收抑制剂，可以使某种 neurotransmitter 的再摄取（reuptake）降低，增加 synaptic cleft 中 neurotransmitter 的浓度，使其功能提高。这些药物有些已应用于临床。

（四）Neurotransmitter 的共存（coexistence）

过去认为一种 nervous fiber 只能释放一种 neurotransmitter，甚至将其看成是一种法则而称之为 Dale 原理。遵循这一原理，将释放 ACh 的 nervous fiber 称之为“胆碱能纤维（cholinergic fiber）”，将释放 5-HT 的 nervous fiber 称之为“5-HT ergic nervous fiber”。后来人们发现一些释放 classic neurotransmitter 的 nervous fiber 可以同时释放某些 neuropeptide。例如外周颈上神经节中有些释放 NE 的 neuron 可同时释放神经肽 Y（NPY）。有些腹腔 sympathetic fiber 可同时释放NE和生长抑素（somatostatin）。在中枢，5-HT可与 substance P 共存（coexistence），dopamine 可与胆囊收缩素（CCK）共存。近来在肠道神经丛内发现一个神经末梢可释放多达 6 种不同的 neurotransmitters。

Coexistence 的意义和作用目前还不十分了解。有的 coexistence 递质可能起着相互加强的作用。例如在 NE 与 NPY 的 coexistence 中，NPY 可加强 NE 的作用。

一根 nervous fiber 可释放多种 neurotransmitter 的现象，向人们提出了一个很有意思的问题，即神经系统的 chemical coding。例如一种能释放三种 neurotransmitter 的 nervous fiber，它可以采用多种方式释放递质：释放一种 neurotransmitter；同时释放两种或三种 neurotransmitter；也可以采用释放 1、3；1、2；2、3 等方式。这样，neurotransmitter 的释放可以形成不同的 chemical coding。前面谈到的 coding，是指空间上的 coding。实际上这种 coding 还可以形成不同时间的 coding，即不同 neurotransmitter 释放的先后次序不同。例如同是1、3 coding，如果在时间上先释放 1 后释放 3 和先释放 3 后释放 1，可能传递的信息特性是不同的。各种不同的 chemical coding 代表不同意义的信息传递。试想一根能释放 6 种 neurotransmitter 的纤维，可形成多少种时间和空间上的 coding? 这些不同的 coding 究竟有什么不同的作用？其机制如何？目前了解还很少。

五、神经递质的受体（Neurotransmitter receptors）

（一）Neurotransmitter 与 receptor 相结合的特性

Neurotransmitter 的 receptor 一般位于 postsynaptic membrane 上。从更广泛的意义上看，neurotransmitter 实际上可以看成是能与 receptor 相结合的一种配位体（ligand）。Ligand 与 receptor 的结合有如下一些特性。

1. 结合的选择性或特异性（selectivity or specificity） Ligand 与 receptor 的结合是有选择性的，即 receptor 只能与一定的 ligand 相结合（Fig. 9-12A）。例如 ACh receptor 只能与 ACh 相结合，而不能与 norepinephrine 或 epinephrine 相结合，这是它的 selectivity。

这种结合也可以解离成 ligand 和 receptor。因此，ligand （A）与 receptor（R）的结合形成它的复合物（complex，AR），这三者处于一种平衡状态，可以写成如下的反应式：

$$\mathbf{A + R \rightleftharpoons AR}$$

2. 选择的相对性（relativity） 上述的specificity又是相对的，即有些化合物与该递质在化学性质与结构上非常相似，也可以与该 receptor 相结合，说明这种结合的选择性是相对的（fig.9-12B）。例如氯化氨甲酰胆碱（carbachol）的结构与ACh很相似，也可以与 ACh receptor 相结合。这种相对性为一些药物通过受体发挥作用提供了条件。

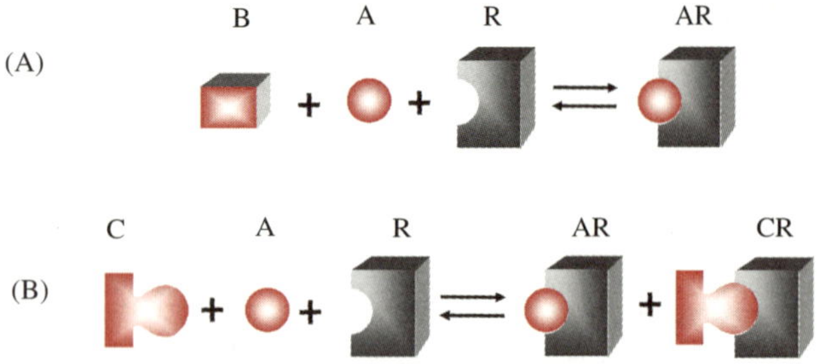

Fig. 9-12 Specificity of receptor binding.

上述图解也可以用以下的反应式表示。反应式中的“C”是和 neurotransmitter 十分相似的化合物，它也可以和 receptor“R”相结合形成相应的 complex“CR”。

$$\mathbf{C + A + R \rightleftharpoons CR + AR}$$

3. Ligand 与 receptor 结合的可逆性（reversibility） Receptor 与 neurotransmitter 结合形成的复合物也可以再分离形成 receptor 和 ligand。这一过程是一个可逆的反应过程。在这一可逆的反应系统中，反应进行的方向，取决于反应物的浓度。在前面的反应（$A+R \rightleftharpoons AR$）中如果 A 的浓度增加，这一平衡被打破，反应向右进行，形成的 complex （AR）增多，由 complex 所引发的生物学效应加强。相反，如果 A 的浓度降低，反应则向左进行。由 neurotransmitter 与 receptor 相结合所形成的 complex 解离成为 receptor 和 neurotransmitter 两部分，由 complex 所引起的生物学效应降低（Fig. 9-13）。

Ligand 和 receptor 结合的可逆平衡关系可以帮助对 neurotransmitter 作用的理解。试想，如果结合形式的 neurotransmitter 不能再分开，一个 impulse 后所释放的 neurotransmitter 的作用则无法终止，这样将无法保证神经调节的灵活性。因此，了解 ligand 和 receptor 反应的可逆性即平衡关系对理解 neurotransmitter 的作用是十分重要的。

从 receptor 与 neurotransmitter 反应的平衡关系中（$A+R \rightleftharpoons AR$），也可以看到 receptor 数量的作用。如果 postsynaptic membrane 上的 receptor 数量增加，同样浓度的 neurotransmitter 可以产生更多的 receptor-neurotransmitter complex，引起更强的 postsynaptic action。反之亦然。Postsynaptic membrane 上的 receptor 数量是可以调节的，决定于 receptor 的合成和降解的速率。例如，在一个较长时间内，

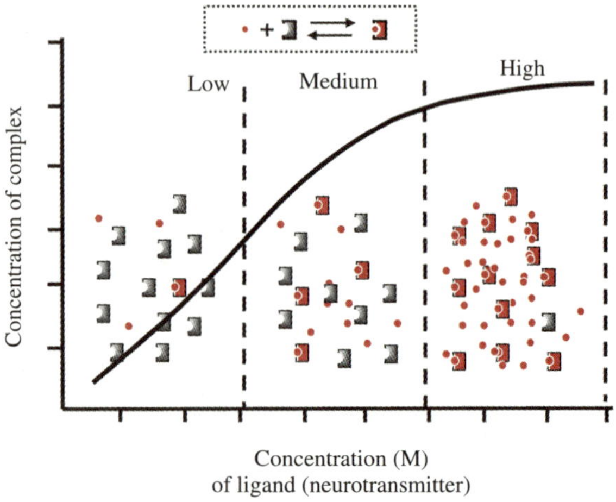

Fig. 9-13 Relationship between the concentration of neurotransmitter and the complex. The proportion of receptors bound increases as the concentration of neurotransmitter (messenger) increases. Because the amount of bound receptor determines the magnitude of target cell response, the Y-axis could also have been labeled “target cell response”.

neurotransmitter 的浓度降低，可以上调（up-regulation）receptor，使 postsynaptic membrane 上 receptor 的数量（浓度）增加。此时，同样浓度的 neurotransmitter 可以引起较强的 postreceptor action。相反，如果细胞在较高浓度 neurotransmitter 的条件下，经过一段时间，postsynaptic membrane 上的 receptor 浓度将降低（down-regulation）。同样浓度的 neurotransmitter 引起较弱的 postreceptor action。Postsynaptic membrane 受体的 up-regulation 和 down-regulation 实际上是机体保持稳定（稳态）的一种适应机制。

4. Ligand 和 receptor 的亲和性（affinity） 在 ligand 和 receptor 的反应体系中，反应双方的浓度与反应的平衡系数有关。这里实际涉及 ligand 与 receptor 的 affinity 问题。如果 A 和 R 的 affinity 高，A 和 R 容易相结合形成 AR complex。反应体系中左侧反应物的浓度低，而右侧形成的 complex 的浓度高，所引起的生物学效应强。反之，则引起的生物学效应弱。如果 ligand 与 receptor 没有 affinity，说明 ligand 不能与 receptor 相结合。Fig. 9-14 表示不同 affinity 的 agonist 产生的不同作用。H 和 L 分别表示高和低两种不同的 agonist，当它们在相同浓度条件下，高 affinity 的 agonist 可以和 receptor 产生更多的 complex，从而引发更强的 postreceptor action。

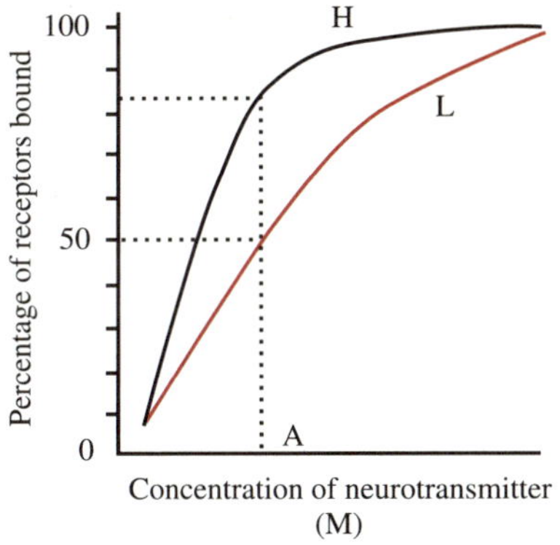

Fig. 9-14 Effect of affinity of the binding. The two curves illustrate the effect of receptor affinity on the proportion of receptors with neurotransmitter (messenger) bound to them. At any concentration of neurotransmitter (messenger) below saturation, a higher proportion of high-affinity receptors have bound neurotransmitter (messenger) compared to low-affinity receptors. The high-affinity receptors reach higher saturation at a lower neurotransmitter (messenger) concentration than do the low-affinity receptors.

上面的讨论涉及了 neurotransmitter 与 receptor 相结合的四种十分重要的特性，即 selectivity、relativity of the selection、reversibility of the binding 和 affinity。由此可见，neurotransmitter 引发的 postreceptor action 的强度，取决于以下三个因素：neurotransmitter 的浓度、receptor 的浓度和 affinity。

由于 receptor 与 neurotransmitter 相结合的相对选择性，一些与 neurotransmitter 相类似的物质也可以与 receptor 相结合。说明 receptor 不仅仅只能与 neurotransmitter 有 affinity，一些与 neurotransmitter 相类似的物质也可以具有 affinity。能与 receptor 相结合的物质，不一定能启动受体后作用（postreceptor action），即结合后不一定能产生相应的生理效应。如果结合后能产生相应生理效应的物质称为激动剂（agonist），而不能产生生理效应的称为拮抗剂（antagonist）。因此，从 receptor 与 ligand 的关系看，agonist 与 receptor 具有两种性质：affinity 和 postreceptor action。而 antagonist 只具有 affinity，不具备 postreceptor action。由于 antagonist 的 affinity，它和 receptor 结合在一起，又不能引发 postreceptor action。这种结合的作用是阻止 agonist 和 receptor 的结合从而降低 agonist 的作用。因此，从 receptor 的角度看，在 receptor 和 ligand 的反应关系中，antagonist 的阻断机制是“占领而不使用”，

从而降低了 agonist 与 receptor 结合形成的 complex 的浓度，从而降低了 agonist 的作用。这就是 antagonist 的“占有理论”。上述 carbachol 是 ACh receptor 的 agonist，因为它可以模拟 ACh 产生的相应生理作用。阿托品（atropine）也可以与 ACh receptor 相结合，但不能产生相应的生理效应，它占领 receptor 而不起作用，从而阻止 ACh 与 receptor 结合，是 ACh receptor 的 antagonist。

$$B+A+R \rightleftharpoons BR+AR$$

上式中的“B”是 antagonist，它与 receptor 形成的 complex（BR）不能启动 postreceptor action。

Antagonist 在过去只是药理学中使用的一个概念，因为当时只发现一些药物是 antagonist，在体内尚未发现内源性拮抗剂（endogenous antagonist）。近年的研究发现体内也存在 endogenous antagonist。例如脑内白细胞介素 1（interleukin 1，IL-1）receptor 不仅可以与 IL-1 结合，而且还可以与一种 endogenous protein 相结合，结合后不产生相应的生理效应，而成为一种 IL-1 的 endogenous antagonist。随着科学研究的不断进展又发现了更多的 endogenous antagonist。Endogenous antagonist 的发现，从一个侧面说明 nervous system 的调节的复杂性。Nervous system 不仅可以通过 synapse 中的 neurotransmitter 将信息由一个 neuron 传递到另一个 neuron，而且可以通过 endogenous antagonist 的作用，“占领” receptor 使其不能和相应的 neurotransmitter 相结合而阻止信息的传递。也正是由于这种一正一反的作用，使 nervous system 中信息的传递多样化，实现机体的精细调节。

这里需要解释的是，并不是所有能阻断或抑制某种 neurotransmitter 作用的物质都是通过 receptor 起作用的。例如有些药物可以抑制 neurotransmitter 的合成，从而降低 neurotransmitter 的含量。有些物质可以破坏 receptor 使其数量降低。有些药物可以抑制受体后作用等等。这些物质都能阻断或降低信息在 synapse 中的传递，如果它们与受体没有 affinity，都不能称之为 antagonist。

（二）Receptor 的亚型

同一neurotransmitter的receptor，在不同的部位，往往具有不同的功能和结构，而成为不同的亚型。例如 ACh receptor，在消化道平滑肌（smooth muscle）上和在骨骼肌（skeletal muscle）上，虽然都能与 ACh 相结合，但它们的结构和功能并不相同。前者称为 ACh 的 M 型，后者称为 N 型 receptor。消化道 smooth muscle 上的 M receptor，当与 ACh 结合后可使消化道 smooth muscle 收缩；而 skeletal muscle 上的 N receptor 与 ACh 结合后可使 skeletal muscle 收缩。任何 neurotransmitter 的 receptor 都可以分成不同的亚型。

由于一种 neurotransmitter receptor 的不同亚型都能与这一种 neurotransmitter 相结合，因此在研究中，不能用 neurotransmitter 本身将 receptor 分成不同的亚型，必须借助于相应的工具药。此外，不同 receptor 亚型都各有不同的 receptor antagonist。例如 ACh N 型 receptor 的 antagonist 是箭毒（curare），而 M 型 receptor 的 antagonist 是 atropine。α 肾上腺素 receptor 的 antagonist 是酚妥拉明（phentolamine），而 β receptor 的 antagonist 是普萘洛尔（propranolol）。这些 antagonists 常常作为药物在临床上用于治疗疾病。由于有些药物是某一种亚型受体的antagonist，因此具有很强的专一性，产生的副作用比较小，研究开发这一类药物是药理学和药物学的一个重要领域。也正是因为有了各种亚型的 antagonist，通过使用这些 antagonists，我们才对不同亚型 receptor 的功能和分布有了更深入的了解。因此神经药理学的研究大大推动了神经生理学的研究。

Neurotransmitter receptor 本质上是蛋白质。目前很多 neurotransmitter receptor 的基因都已克隆成功。组成 receptor 的氨基酸序列已经完全掌握。借助于基因的克隆技术，还发现了更多新的 receptor 亚型或亚单位（subunit）。为进一步从分子结构上研究不同亚型的功能开辟了新的领域。

（三）Postsynaptic action

Neurotransmitter 或 agonist 与 receptor 结合后可改变细胞的功能，产生相应的生理效应。究竟 neurotransmitter 与 receptor 结合后通过什么途径调节或改变细胞功能？在内分泌一章中将对受体后作用作详细的讨论。这里着重讨论神经递质受体后的作用。

Postsynaptic receptor 蛋白质有两个主要的结构，一是面向 synaptic cleft 的结合位点，可以和 presynaptic membrane 释放的 transmitter 相结合。二是它的功能结构部位。功能结构部位有两种类型，一种是 receptor 本身是 ion channel，当 neurotransmitter 与结合位点结合后，可以打开受体的 ion channel，允许某些特殊的 ion 通过，从而影响 neuron 的功能。第二种是面向细胞质的蛋白质。当 receptor 与 neurotransmitter 相结合时，可以激活这种蛋白质，从而诱导 postsynaptic neuron 产生一种或多种特殊的信号物质，由这些信号物质调节 neuron 的功能。这种信号物质被命名为“第二信使”（second messenger）。下面分别讨论这两种类型的受体。

1. Ion channel 这是存在于细胞膜上的一种通道，由蛋白质构成。Ion 可以通过 channel 穿过细胞膜。Channel 有两种，一种是 cation channel，允许 cation 通过，这种通道一般允许 Na^+ 通过，有时也可以让 Ca^{2+} 通过。另一种是 anion channel，一般允许 Cl^- 通过，有时也可以允许其他 anion 通过。当 neurotransmitter 与受体结合后，打开 cation channel，Na^+ 由于浓度梯度的作用由膜外进入膜内，从而产生 depolarization，引起 neuron 兴奋，这种 neurotransmitter 被称之为 excitatory neurotransmitter。如果打开的是 anion channel，允许 anion进入，从而使membrane potential加大，形成细胞的超极化，产生inhibition，这种neurotransmitter 被称之为 inhibitory transmitter。这种分类法从 ion channel 的角度，将 neurotransmitter 分成 excitatory 和 inhibitory transmitter 两种。这种分类的方法，多用于电生理研究的文章中。

Ion channel 的开和闭都十分快速，可在几毫秒内完成。由于 channel 的开放和关闭都十分快速，能使 transmitter 对细胞功能的调节十分迅速和灵活。

2. Second messenger 前面讨论的 ion channel，它的特点是快速和灵活。但在机体的功能调节中，有时需要产生长时间的作用，例如学习和记忆。当机体接受刺激后，这种作用可以保持几天或更长时间。从突触传递上看，second messenger 的机制可能是这种作用的基础之一。Second messenger 有不同的种类，产生的方式或系统也各不相同。下面重点介绍由 G-protein 产生的 second messenger。

G-protein 是细胞膜内表面的一种蛋白质，它附着在膜受体上（Fig. 9-15）。由三个亚单位组成，分别称为 α、β 和 γ。当 receptor 和相应的 transmitter 结合后，α 亚单位立即游离出来，进入胞浆。游离的 α 亚单位在不同的细胞内可以产生不同的作用，大体可以分成以下 4 种。

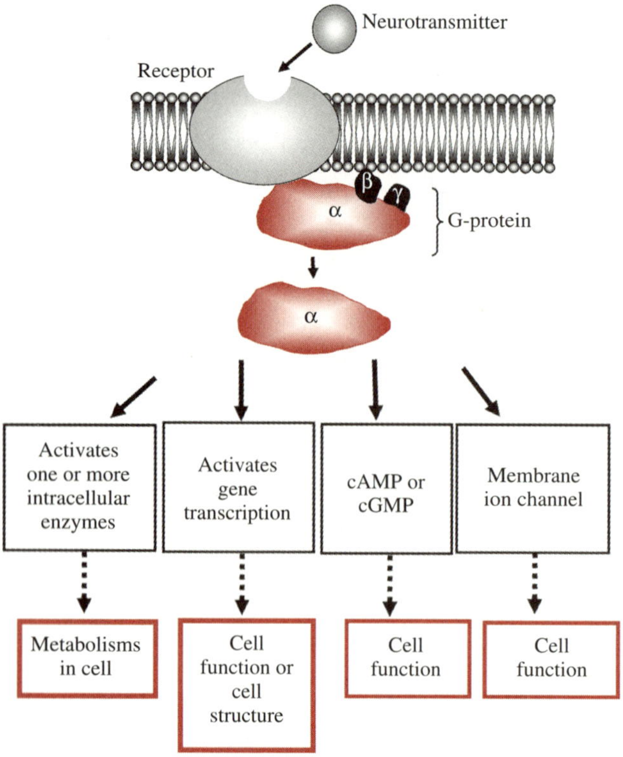

Fig. 9-15 Receptor and G-protein. Postsynaptic action induced by G-protein varies with different cells (text). There are 4 subsequent possible effects of the G-protein. 1. opening an ion channel in the membrane; 2. activating an enzyme system in the membrane; 3. activating an intracellular enzyme system; 4. causing gene transcription.

（1）打开细胞膜上的 ion channel。例如它可以打开膜上的一种 K^+ 通道，K^+ 在浓度梯度的驱动下，由膜内流向膜外。这种通道不同于前面讨论的 ion channel。由于它是由 second messenger 打开的，开放的时间较长，产生的作用持久。

（2）激活 cAMP 或 cGMP 系统。由于 cAMP 和 cGMP 与细胞内很多代谢途径有密切关系，通过对 cAMP 或 cGMP 的调节可以影响细胞的多种功能。这种调节的特点也是可以产生较为持久的作用。

（3）激活细胞内的某些酶系统。通过对酶活性的调节，改变细胞内的某些特殊的酶促反应，从而调节细胞的功能。

（4）启动某些 gene transcription。这可能是 second messenger 最为重要的一种调节作用。由于 gene transcription 可以在细胞内产生 protein，通过新产生的 protein 调节细胞的代谢，从而影响细胞的功能。有实验表明，second messenger 也可以影响细胞的结构蛋白（structural protein），对细胞结构蛋白的影响，可以在很长时间内影响细胞的功能，例如影响 neuron 的学习和记忆功能等。

通过 G-protein 的 receptor，包括 ACh receptor 中的 M receptor，norepinephrine 中的 α_1、α_2、β_1、β_2，dopamine receptor 中的 1 及 2 型 receptor，5-HT receptor 中的某些亚型，GABA receptor 中的 B 类 receptor, substance P receptor 等等。Receptor 本身构成离子通道的有 cholinergic N receptor、$GABA_A$ receptor、Glu receptor 中的某些 receptor 亚型等等。

（四）Receptor 的纯化和基因克隆

前已述及，neurotransmitter receptor 都是蛋白质。如果能将 receptor 蛋白纯化，得到它的纯品，即能从它的 amino acid 序列上详细研究 receptor 的特性。1972 年，人们以亲和层析的化学方法首次获得了 ACh N 型 receptor 的纯品。以化学方法之所以能获得成功，是得益于以下两个特定条件。一是这种 ACh receptor 在电鱼的电器官上的含量十分丰富。有充足的 receptor 来源作化学纯化。因为化学纯化的每一步骤的回收率都不是 100%。有时只有 10% 或更低。因此如果来源受限，化学纯化则很难进行。因此，ACh N 型受体的化学纯化首先得益于电鱼的电器官上丰富的 ACh N 型受体。此外，一种能与 ACh N receptor 相结合的 ligand（α-银环蛇毒素），其与 receptor 结合的选择性极强，能够特异性地与 ACh N receptor 相结合。而且，与 receptor 结合后很难分离。因此可以利用它作为亲和层析的材料，将 ACh receptor 分离出来，得到纯品。这也是化学纯化中十分重要的一个条件。例如在 ACh N 型受体纯化中，如果亲和层析的填料特异性不强，往往将 ACh 其他类型的受体，甚至将 ACh 酯酶也一并分离出来，最后的产物中这些不纯物质很难去除，达不到分离纯化的目的。上述两个条件是化学纯化所必需的。ACh N 型受体的化学纯化恰恰具备了上述两个条件，因此获得成功（Fig. 9-16）。ACh N 型 receptor 纯化成功是人类第一次成功获得一种 neurotransmitter receptor 的纯品，也是用化学手段第一次纯化成功的实例。第二年（1973）Lindstrom 以 0.32～0.43mg 的这种纯化产品给家兔作免疫注射，2 周后发现家兔产生了骨骼肌麻痹，动物躺着不能活动。这种症状与人类重症肌无力几乎完全一样。他们进一步的测定证明，家兔体内产生了抗 ACh N receptor 的 antibody。这一发现从动物模型上解决了长期以来的一个争论，即重症肌无力究竟是由于合成 ACh 的酶减少，从而导致 synapse 中 ACh 减少，使骨骼肌运动障碍；还是由于 ACh N receptor 的减少。从上述实验结果看，后者是正确的。后来的研究利用 ACh N receptor 的纯品检测病人血清，也证明病人血清中有高浓度的抗 ACh N receptor 的 antibody。上述动物模型的建立和人血清中抗体的检测完全解决了重症肌无力的病理作用部位问题。这也是通过基础研究解决临床疾病中的某些问题或给临床提供某些思路的一个很好的实例。

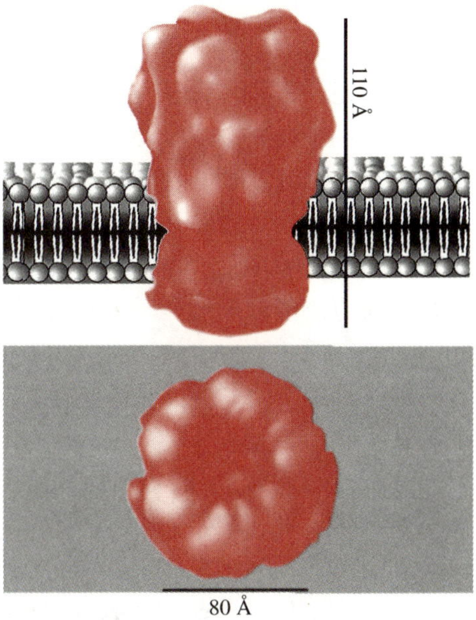

Fig. 9-16 Acetylcholine N receptor. 3-dimensional structure of the ACh-N-R has been obtained. ACh-N-R is a cylinder, 110 Å in length and 80Å wide, extending out from both sides of the membrane. It is a glycoprotein and composed of five homologous subunits, (α) ×2 β γ δ with a total molecular weight of about 290kD.

用化学方法纯化 receptor 而获得成功，是一个特殊的例子。其他的 receptor 很难找到上述分离纯化的条件。因此，早年纯化 receptor 的研究工作进展缓慢。80 年代分子生物学技术突飞猛进。利用分子生物学方法克隆 receptor 蛋白的基因，成为一种十分有效的方法。基因克隆是以分子生物学方法获得生成某种蛋白质基因 DNA 序列片段的方法。目前很多 neurotransmitter 的 receptor 基因都已克隆成功，即获得了生成某种 receptor 基因的 DNA 序列。由于知道了产生受体蛋白的 DNA 序列，因此组成 receptor 蛋白的 amino acid 序列也能完全掌握，而且可以在体外作 translation 获得高纯度的 receptor 蛋白。这方面的研究开辟了从分子结构上研究神经递质 receptor 特性的新研究领域。例如可以根据 receptor 蛋白中 amino acid 的亲水和疏水性，判断哪些 amino acid 序列穿过细胞膜，哪些不穿过细胞膜。通过进一步的研究还可以明确 receptor 中哪些部位能与递质结合，哪些部位与 receptor 的后作用有关。人们还可以定向地使 receptor 基因在某一部位产生突变（mutation），改变其 DNA 序列，再通过体外的 translation 生成相应的 receptor，此时的 receptor 蛋白，其 amino acid

序列中的一个或几个 amino acid 已经发生变化，再研究这种变化后的 receptor 功能。因此能从分子结构上研究结构与功能的关系，是目前 receptor 研究中的一个热点。

前已述及，利用分子克隆技术，对已克隆成功的 receptor 基因进行亚克隆，从而获得了各种不同亚型的基因。例如在 $GABA_A$ receptor 基因克隆成功后，发现了至少 13 种 subunit。因此可以开展对各个 subunit 的研究。$GABA_A$ receptor 的 2～3 个 subunit 可以组成一个有活性的功能单位。试想，仅就 $GABA_A$ receptor 而言，脑内可能存在多少种具有不完全相同的 $GABA_A$ receptor 亚型。为什么机体需要这么多不同亚型的 receptor？它们各有什么不同的作用？仍然是一个有待解决的问题。

六、外周和中枢神经递质 (Peripheral and central neurotransmitter)

按部位，可以将 neurotransmitter 分为 peripheral neurotransmitter 和 central neurotransmitter。研究发现几乎所有的 peripheral neurotransmitter 都可以在 central nervous system 中找到。因此，从 neurotransmitter 的种类看，central nervous system 中的 neurotransmitter 种类远比 peripheral nervous system 丰富。

（一）Peripheral neurotransmitter

Peripheral neurotransmitter 包括存在于 autonomic nervous system 及躯体运动 neuron 末梢所释放的 neurotransmitter。自主神经 （autonomic fiber）中的 neurotransmitter 又包括神经节（ganglion）内及神经末梢释放的 neurotransmitter。

Autonomic efferent fiber 包括交感神经（sympathetic fiber）及副交感神经（parasympathetic fiber）两大类。它们的节前纤维 （preganglionic fiber）由 brain 或 spinal cord 发出后在 ganglion 中交换 neuron。Preganglionic fiber，不论是 sympathetic fiber 还是 parasympathetic fiber，它们所释放的 neurotransmitter 都是 ACh。前已述及，autonomic system postganglionic nervous fiber 主要支配 myocardium、 smooth muscle 及 gland，它们释放的 neurotransmitter 各有不同。从一般规律看，sympathetic fiber 释放的是 NE，而 parasympathetic fiber 则是 ACh。但也有例外，例如有些 sympathetic fiber 末梢可以释放 ACh，而成为 " cholinergic fiber"。 支配汗腺及某些血管上的 sympathetic fiber 末梢属于这一类。

支配 skeletal muscle 的躯体运动神经释放的是 ACh。

Tab. 9-3 总结了上述外周 neurotransmitter 的分布。

Tab. 9-3 Distribution of peripheral neurotransmitters

- Efferent nerve fiber
  - Autonomic efferent fiber
    - Sympathetic fiber
      - preganglionic fiber: ACh
      - Postganglionic fiber: ACh or NE
    - Parasympathetic fiber
      - Preganglionic fiber: ACh
      - Postganglionic fiber: ACh
  - Somatic motor fiber: ACh

1. Acetylcholine

（1）Synthesis 和 degradation：ACh 的 synthesis 和 degradation 都很简单。乙酰辅酶 A（AcCoA）和 choline 在胆碱乙酰基转移酶或称胆碱乙酰化酶（ChAT）的催化下形成 ACh 和辅酶 A（CoA）。ACh 的 degradation 是在乙酰胆碱酯酶（AChE）的作用下转变成 choline

和乙酸（acetate）。

$$\text{choline} + \text{AcCoA} \xrightarrow{\text{ChAT}} \text{ACh} + \text{CoA} \xrightarrow{\text{AChE}} \text{Choline} + \text{acetate}$$

AChE 是体内活性最强的酶之一，一个酶分子在 1s 之内可催化分解 25 000μmol 的 ACh。一次 impulse 释放的 ACh 可在数毫秒内被全部分解完。由于有如此高的活性，因此 ACh 由酶的 degradation 作用是 synapse 内终止 ACh 作用的主要途径。

（2）Storage 和 release：ACh 可贮存在 vesicle 之中，并以 exocytosis 的形式释放出去。ACh 的 degradation 产物 choline 可被 terminal 重吸收后再利用。

（3）Distribution：前已述及，ACh 在外周可分布于支配 skeletal muscle 的运动神经末梢、automomic nervous system 的 preganglionic fiber、parasympathetic nervous system 的 postganglionic fiber 及某些 sympathetic nerve 的 postganglionic fiber。在中枢也有大量的 ACh。因此 ACh 既是一种 peripheral neurotransmitter，也是一种 central neurotransmitter。

（4）Receptor：ACh receptor 可以分成毒蕈碱类（muscarinic，M）及烟碱类（nicotinic，N）两大类。Smooth muscle、myocardium 及 gland 上分布的是 M 型 receptor。M 型 receptor 也存在于脑内。M 型 receptor 又可以分成 M_1、M_2、M_3 等不同亚型（详见“autonomic nervous system”一节）。N 型 receptor 分布在 postganglionic neuron、skeletal muscle 及 central nervous system 之中。N 型 receptor 又可再分成不同的亚型（如 N_1、N_2 等）。人类重症肌无力病人，由于体内能产生一种抗体对抗和破坏自己体内 skeletal muscle 上的 N 受体，使 skeletal muscle 不能很好地接受由 motor neuron 释放的 ACh 的调控而产生肌无力，是临床上常见的一种自身免疫性疾病。

ACh 的 sythesis、storage、release、degradation 等过程可用以下图解方式表示（Fig. 9-17）。图中有两处标有转运体（transporter）。在神经递质的合成中，常常有一些神经递质或合成神经递质的前体物质需要由低浓度向高浓度部位转运，这种转运是逆浓度梯度进行的。在胞浆中合成的神经递质也需要由浓度较低的胞浆转运到 synaptic vesicle 中。这两种转运都是需能的转运。目前认为，它们的能量来源是间接的。细胞内外和 vesicle 内外存在很多离子的浓度梯度。例如 Na^+ 胞外高于胞内，K^+ 胞内高于胞外，H^+ vesicle 内高于 vesicle 外。在正常条件下，由于细胞的代谢和它的功能活动，这种浓度梯度会不断受到破坏。例如当神经或肌肉完成一次 action potential 后，都会有

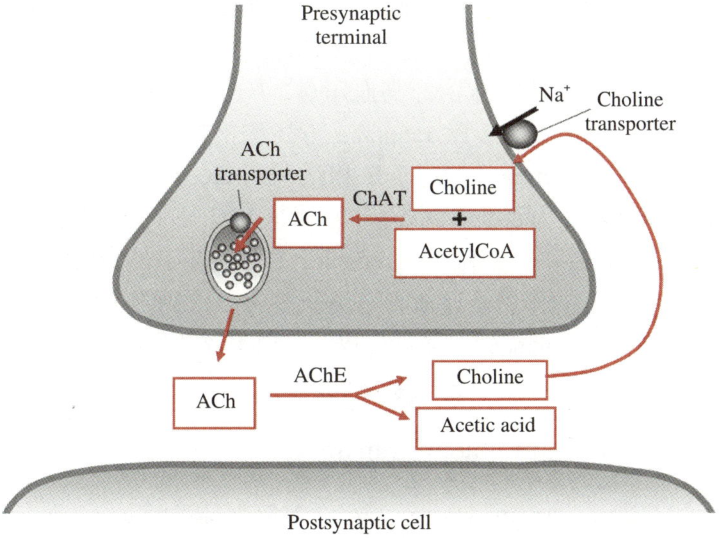

Fig. 9-17 The life cycle of ACh.

少量的 Na^+内流和 K^+的外流，从而破坏了上述浓度梯度。此时，相应的离子泵利用 ATP 提供的能量，将Na^+和K^+由低浓度泵向高浓度。反过来，由高浓度向低浓度转移的离子，类似由高水位的水流向低水位，可以释放能量。这一过程所释放的能量，可以用于将神经递质或前体物质由低浓度向高浓度转运。这种转运需要特殊的转运体，分别称为膜转运体（membrane transporter）和囊泡转运体（vesicular transporter）（Fig. 9-17）。

图中所示，在 acetylcholine（ACh）的合成中，choline 作为合成 ACh 的原料需要由浓度较低的胞外转运到胞内。在胞内合成的 ACh 需要由胞浆转运到 vesicle 中。转运中都有相应的转运体。其转运效率都很高。例如由胞外转运 choline 到胞内，其浓度差可达10 000 倍。由胞浆转运 ACh 进入 vesicle 的浓度差可达 100 000。由这种高效率的转运，可在 vesicle 内造成 ACh 浓度高达 1000mmol/L（1mol/L）。

2. Norepinephrine

(1) Synthesis 和 degradation：Norepinephrine 在化学结构上有一个（catechol）和烃基（hydrocarbon）相结合形成的儿茶酚胺（catecholamine）的结构。在体内凡具有这一结构的化合物都属于儿茶酚胺类物质（catecholamines）。它们都由同一个前体（tyrosine）生成，有共同的 degradation 途径，在功能上也有类似之处。体内存在的catecholamine 成员一共有三个，norepinephrine（NE）、epinephrine（E）及 dopamine（DA）（Fig. 9-18，Fig. 9-11）。这三种物质都可以成为 neurotransmitter。

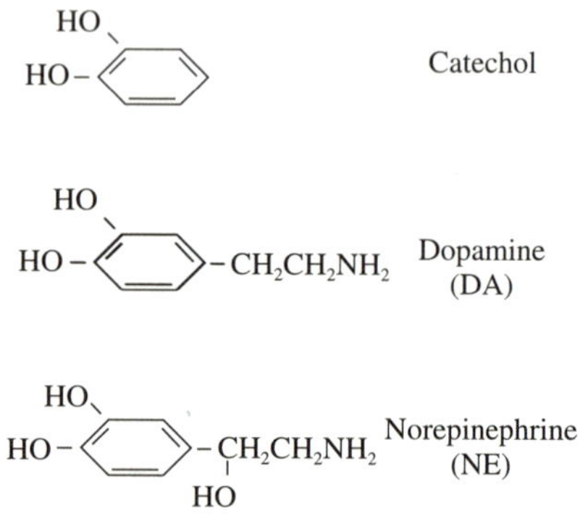

Fig. 9-18 Catechol and caticholamines.

Catecholamine 的 degradation 主要由单胺氧化酶（monoamine oxidase，MAO）及儿茶酚氧位甲基移位酶（catechol-O-methyl transferase，COMT）两种途径。

(2) Storage、release 和 reuptake：合成后的 NE 贮存于 vesicle 之中。由于 vesicle 中 NE 的浓度大大高于胞浆，因此在贮存时，NE 进入 vesicle 是由低浓度向高浓度转运，是一种耗能的主动转运。有些药物如利血平，可以阻断这种转运，从而使胞浆中的 NE 不易进入 vesicle 而受到酶的 degradation。在利血平作用一段时间后，整个神经末梢中 NE 含量降低，功能降低。因此，利血平具有耗竭 NE 的作用。由于利血平能耗竭 terminal 中的 NE，早年它常被用于临床治疗高血压病。NE 的释放是以 exocytosis 的形式释放的。释放后的 NE，在 cleft 中主要以 reuptake 方式终止其作用。

(3) Receptor：能与 NE 相结合的 receptor 属于 epinephrine receptor。Epinephrine receptor 又可分为 α 及 β 两类。NE 对这两类 receptor 都有亲和性，都能与之相结合，但对 α receptor 的亲和力更高。α receptor 主要存在于外周血管，特别是与动脉血压调节有关的阻力血管。它的作用是使血管平滑肌收缩，外周阻力增加，动脉血压升高。由于 NE 对小血管有很强的收缩能力，如果作皮下注射可以使局部小血管强烈收缩造成组织缺血而坏死，因此临床上皮下注射 NE 是禁止的。

（二）Central neurotransmitter

Central nervous system 内存在着很多种类的 neurotransmitters。从 central neurotransmitter 研究历史上看，早年主要集中于 classic neurotransmitter 的研究。由于central nervous system 的结构十分复杂，实际上当时很多有关 neurotransmitter 在中枢的作用机制只是将外周的研究结果在中枢作推论。随着科学技术的进步，目前已用多种手段对 central neurotransmitter 进行了大量的直接研究。特别是 70 年代中期，J. Hughes 等证明，脑内存在一种能与阿片 receptor 相结合的内源性肽类物质——脑啡肽（enkephalin）。从此 neuropeptide 的研究有了长足的进展，发现了几十种 neuropeptides。使中枢内 neurotransmitter 的种类和数目大大增加。前述 neurotransmitter 分类表中，每种 neurotransmitter 都能在中枢内找到，都属于 central neurotransmitter。因此，与 peripheral neurotransmitter 相比，central neurotransmitter 的种类要多得多。

1. 兴奋性氨基酸（Excitatory amino acids，EAA） EAA包括谷氨酸（Glutamic acid，Glu）及天门冬氨酸（aspartic acid）两种。这里仅就 Glu 的某些特性作一简要的介绍。Glu 是哺乳类动物脑内含量最高的 amino acid。1954 年 Hayashi 首先报道 Glu 对 cerebral cortex 具有兴奋作用。但当时并未证明 Glu 是一种 neurotransmitter。60 年代不少研究证明 Glu 对中枢神经系统中几乎所有 neuron 都有兴奋作用。但 Glu 是否为一种 neurotransmitter 仍有争论。这是由于Glu本身参与细胞的 metabolism，因此首先要区别究竟这些作用是 metabolism 作用还是递质作用。进入 80 年代，由于发现了很多选择性很高的 Glu agonist 和 antagonist，对它的 neurotransmitter 作用才逐渐得到公认。由于它与学习、记忆、脑损伤以及一些临床疾病如大舞蹈病、癫痫等有密切关系而受到广泛注意。进入90年代，它的各类 receptor 基因都已全部克隆成功，从而大大推进了这方面的研究。

（1）Metabolism（Fig. 9-19）：Glu 不能透过血脑屏障进入脑，因此脑内的 Glu都是在脑内自行合成的。合成Glu的途径很多。目前认为作为 neurotransmitter 的Glu 主要来自谷氨酰胺（glutamine），经过酶脱去氨基而形成。Glu在细胞内也可以在酶的作用下，加氨基形成 glutamine，参加 metabolism。

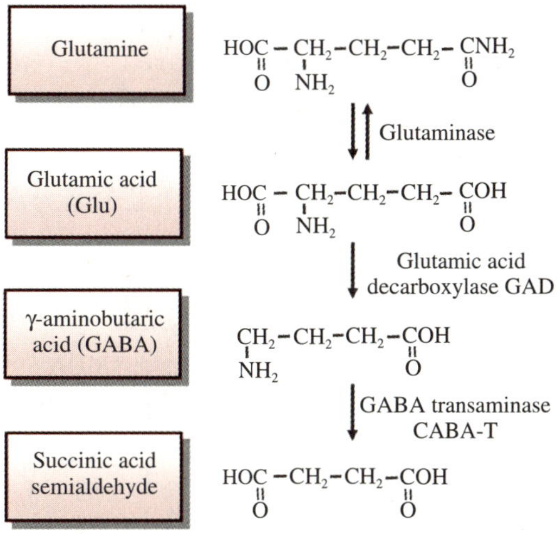

Fig. 9-19 Synthesis of glutamic acid and GABA.

Glu 既是一种 neurotransmitter 也参与蛋白质的合成。它可以由葡萄糖或其他的前体在酶的催化下合成。合成Glu的酶存在于任何neuron之中。因此，neuron 是否以 Glu 作为 neurotransmitter，不能以是否存在 Glu 合成酶为标志，而以它在细胞中的含量而定。以 Glu 为 neurotransmitter 的神经元中，Glu 在胞浆中的含量可达 20mmol/L。这比一般神经元中的 Glu 高 2～3 倍。更为重要的一点是 Glu 的重吸收。在神经元的 terminal 中能够将胞浆中的 Glu 逆浓度差转运到 vesicle 之中，使 vesicle 中的 Glu 浓度高达 50～100mmol/L。这种转运需要一种特殊蛋白 transporter（Fig. 9-20）。因此，以这种 trnasporter 作为标记，可以区分以 Glu 作为 neurotransmitter 的神经元（Glu neuron）和 non-Glu neuron。

（2）Storage、release 及 reuptake（Fig. 9-20）：Glu 在神经细胞内主要贮存在 vesicle

之中。Vesicle中Glu的含量可以达到100μmol/L，比胞浆中的 Glu 高 10 倍。它的 release 是以 exocytosis 方式进行的，是一种 Ca^{2+}dependent release。Glu 的 reuptake 有十分重要的生理和病理学意义。过高的 Glu 对细胞可以产生毒性作用而损伤细胞。Neuron 和胶质细胞（glial cell）膜上存在效率很高的 reuptake 机制，将细胞外的Glu重吸收进入neuron和glial cell。这种重吸收可以很快降低胞外 Glu 的浓度。进入 neuron 内的 Glu 可以再贮存于 vesicle 之中得到再利用。小儿脑的血脑屏障发育不健全，外周的 Glu 可以进入脑，而脑内的 reuptake 机制又不发达，因此食用味精（谷氨酸单钠，monosodium glutamate，MSG）后有可能对脑内 neuron 产生毒性作用。成年人的血脑屏障很健全，脑内 reuptake 的机制又很发达，因此味精不致引起不良反应。

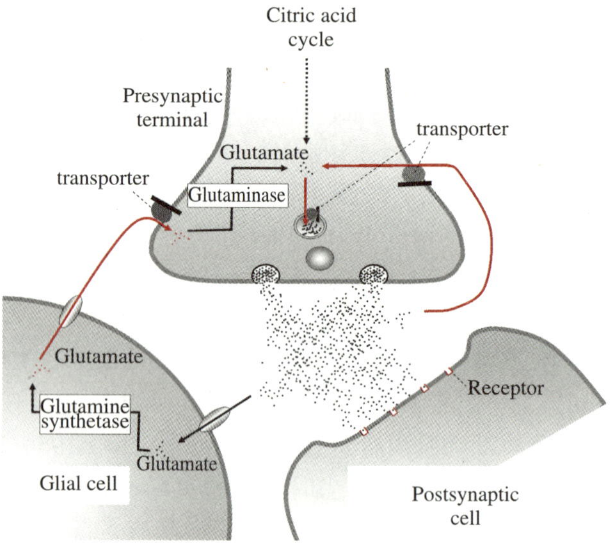

Fig. 9-20 Glutamate life cycle.

（3）Receptor：Glu receptor 可以分成很多亚型。随着人们对 receptor 研究的深入，receptor 分型也在不断变化。目前认为 Glu receptor 可以分成四类：NMDA（N- 甲基 -D- 天门冬氨酸，N-met-D-asparate）型、non-NMDA 型、L-2-氨基磷酸基丁酸（L-2-aminophosphonobutyric acid，L-AP4）型及亲代谢型 (metabotropic)。各类亚型还可以进一步分成不同的 subtype（Tab. 9-4）。过去还有一种使君子氨酸（quisqualic acid，QA）型 receptor，后来将这类 receptor 重新命名为AMPA receptor，因此近期的文献中已不再提QA receptor。

Tab. 9-4 Glutamate receptor subtypes

Glutamate receptor	NMDA	
	non-NMDA	AMPA (α- 氨基羟甲基恶唑丙酸)
		Kainate（红藻氨酸）
	L-AP4	
	Metabotropic	

（4）作用：Glu广泛存在于central nervous system，几乎对所有 neuron 都有兴奋作用。它对 neuron 的兴奋作用不能被河豚鱼毒素所阻断，因此不像是对快速钠通道的开闭起调节作用。由于它具有广泛的兴奋作用，而且分布广泛，因此有人认为它是 nervous system 中最基本的一类传递信息的 neurotransmitter。

脑内有一种长时程加强作用（long term potentiation, LTP）。例如当 central nervous system 中某一部位受到一定形式的电刺激后，可以加强另一部位neuron对刺激的反应性。当电刺激停止后很长时间（几分钟至几周）这种加强作用仍然存在。有人认为 LTP 是脑内学习和记忆的神经机制之一。后来的研究证明，这种作用可以由 NMDA receptor 介导。因此当 NMDA receptor 在 1991 年年底克隆成功时，有人称之为“克隆成功了一个学习和记忆的基因”。

Glu receptor 还与 neuron 的发育和生长有关，也与一些神经和精神性疾病，如大舞蹈病、癫痫、老年性痴呆等有密切关系。近来发现 Glu receptor 与 neuron 缺氧损伤有关。当用药物阻断 NMDA receptor 后，可延缓脑内 neuron 由于缺氧造成的坏死。因此受到大家的高度重视，试图寻找一种副作用小的 NMDA antagonist 应用于临床。

2. 抑制性氨基酸（inhibitory amino acid，IAA） IAA 包括γ-氨基丁酸（γ-aminobutyric acid，GABA）和甘氨酸（glycine，Gly）。GABA广泛存在于脑内。有人估计脑内有超过30%的 synapse 是以 GABA 作为 neurotransmitter 传递信息的。有些 neuron 虽然不直接受控于 GABA，但它们的细胞膜上存在 GABA receptor。因此 GABA 几乎对所有 neuron 都有抑制作用。

（1）Metabolism、storage、release 及 reuptake：GABA 不能透过血脑屏障，因此脑内 GABA 只能在 central nervous system 中自行合成。合成 GABA 的酶主要是谷氨酸脱羧酶（glutamic acid decarboxylase，GAD）。它能脱掉 Glu 中的羧基形成 GABA。具有兴奋作用的 Glu 与具有抑制作用的 GABA，从分子结构看，差别只是一个羧基。GABA 的 degradation 主要由 GABA 转氨酶（GABA transaminase，GABA-T）脱掉GABA中的氨基而失活（Fig. 9-19）。

GABA 不参与蛋白质的合成，不在蛋白质合成的 20 种氨基酸之中。它的唯一功能是 neurotransmitter。由 GABA 合成途径看，它由 Glu 脱去 COOH 而成。因此催化这一反应的 GAD 成为合成 GABA 最为重要的酶。GAD 只存在于以 GABA 为 neurotransmitter 的神经细胞之中。这一点与上述 Glu 是不相同的。

GABA 合成后主要贮存在 vesicle 之中，以 exocytosis 形式释放。其 reuptake 是 cleft 中终止 GABA 作用的主要途径。

（2）Receptor：GABA receptor 可分成两个亚型：$GABA_A$ 及 $GABA_B$。$GABA_A$ 在脑内的分布较广，而 $GABA_B$ 只在某些脑区如小脑中的分子层有较多的分布。$GABA_A$ receptor 已经克隆成功。它可以分成α、β、γ及δ等不同的 subunits，每类中又有不同的 subunit，总共至少有 13 种。说明在体内可以由不同的 subunit 组成很多功能不尽相同的 $GABA_A$ receptor。$GABA_A$ receptor 与 GABA 相结合后，可以直接打开 Cl^- 通道。Cl^- 由膜外进入膜内，使膜内的电位进一步降低而产生 hyperpolarization，降低兴奋性，产生抑制作用。

近年来已成功克隆出第三类 GABA receptor，$GABA_C$ receptor，对它可能的功能正在作进一步的研究。

（3）作用：GABA 对 neuron 具有普遍的抑制作用。因此，$GABA_A$ 的 agonist，例如蝇蕈醇（muscimol），可以作为一种对神经系统具有普遍抑制作用的工具药。凡脑内注射 muscimol 后所引起的作用都可以认为是由于 neuron 受抑制引起的。这从一个侧面说明 GABA 的普遍抑制作用。由于 GABA 的普遍抑制作用，因此脑内 GABA 作用加强（如注射 GABA agonist，或 GABA 降解酶抑制剂）可以使动物活动减少，运动迟缓，提高动物产生痉挛的阈值（不易产生痉挛）。临床上一些抗癫痫药，都有不同程度的提高脑内 GABA 功能的作用。药理学家也正在致力于寻找副作用小、能提高脑内 GABA 功能的抗癫痫新药。脑内 $GABA_A$ receptor 还与某些精神活动有关，例如它可能具有抗焦虑的作用。一种具有抗焦虑的药物——安定，它的抗焦虑作用机制，目前认为是通过加强 $GABA_A$ receptor 的功能而实现的。脑内 GABA 对垂体（pituitary gland）分泌的 hormone 有调节作用。如脑室注射GABA可抑制促肾上腺皮质激素释放激素（CRH）的释放，从而抑制 pituitary gland ACTH 的分泌。

前面讨论的 Glu 和 GABA 对 nervous system 分别产生 excitatory 和 inhibitory 作用。而且它们的作用范围都非常广泛。因此有人提出这两类 neurotransmitters 是神经系统中基本的 neurotransmitter，一个产生 excitatory effect，一个产生 inhibitory effect。其他的 neurotransmitters，实际上是在它们的基础之上起调节作用。加强 Glu 的作用产生 excitement，加强 GABA 的作用产生 inhibition。抑制 Glu 的作用产生 inhibition，而抑制 GABA 的作用则产生 excitement 。这一观点虽然目前还没有被广泛接受，但从一个侧面说明 Glu 及 GABA 在神经系统中的重要性。

3. 阿片肽（Opioid peptide） 吗啡（morphine）作为鸦片（opium）中的一种生物活性物质，具有很强的镇痛（analgesia）作用，而且有极强的成瘾性，是人们所熟知的。Morphine 为什么能产生 analgesia 以及它的作用机制，过去一直不清楚。60 年代早期，我国科学家邹冈和张昌绍等向脑室注射极微量的 morphine，可在全身产生明显的 analgesia，说明 analgesia 是通过中枢而产生的。1973 年证明，哺乳类脑中有能与 morphine 相结合的 receptor。有 receptor 的存在，说明脑内很可能存在一种能与 receptor 相结合的 endogenous 阿片样物质。这一发现激起了很多科学家的研究热情。当时世界上很多实验室都在寻找 endogenous 阿片样物质，在研究中展开了激烈的竞赛。1975 年英国 J. Hughes 等首先报道，脑内一种 5 个 amino acids 组成的肽（enkephalin）是阿片受体（opiate receptor）的 endogenous ligand。从此开展了对 enkephalin 的大规模研究。后来又发现了另外两类能与 opiate receptor 结合的肽类物质，内啡肽（endorphin）和强啡肽（dynorphin）。80 年代开始了对 opiate receptor 基因克隆的研究热潮。当时有很多实验室致力于这方面的研究。遗憾的是，多年来都未取得成功。90 年代初期，终于成功克隆了 opiate receptor 的基因。

从人们对 opium 研究的整个历史上看，200 年前从 opium 中成功地提取出它的有效成分 morphine 开始，经历了几个重要的阶段，包括 opiate receptor 的发现、endogenous 阿片物质的发现以及 opiate receptor 基因的克隆成功，使人们对 opium 的认识一步步深入。这一研究开始于对 opium 的药理学的研究，随着研究的深入，实际上它不仅对药理学，而且对生理学、神经科学甚至免疫学等都有很大的推动作用。这一研究过程并没有完结，还有很多问题尚待解决。

（1）Opioid peptide 的种类及其前体：Opioid peptide 可以分为三大类，每类都有一个由 230 ~250 个 amino acids 组成的前体物质，这些前体物质在酶的作用下被切割成小的片段，表现出它们的生物活性。

1）前阿黑皮素（pro-opiomelanocortin，POMC）和内啡肽（endorphin）：Endorphin 包括很多种不同的物质，其中 β-endorphin 可作为这一类的代表。β-endorphin 由 31 个 amino acids 组成，它在脑内的分布比较集中。下丘脑弓状核是 β-endorphin neuron 集中的部位。它有比较长的投射纤维，分布到脑干的中央周围灰质。损伤弓状核后，脑内的 β-endorphin 的含量大大降低。β-endorphin 与 opiate receptor 相结合后，具有明显的 analgesia 作用。POMC 是 endorphin 的前体，由 265 个 amino acids 组成。从其结构上看，它的 C terminal 含有一个 31 个 amino acids 的 β-endorphin。POMC 不仅可以在酶切后形成 β-endorphin，它还可以形成 ACTH 及黑色素刺激素。这些 hormone 与 opiate receptor 没有亲和性，说明 POMC 不仅是 β-endorphin 的前体也是 ACTH 及黑色素刺激素的前体。POMC 不仅存在于脑内，在外周，pituitary gland、adrenal gland 等组织中也有发现。

2）前脑啡肽原（pre-proenkephalin）及脑啡肽（enkephalin）：Enkephalin 这一类肽也

有很多种，其中甲硫脑啡肽（met-enkephalin）和亮脑啡肽（leu-enkephalin）可作为代表。它们由 5 个 amino acids 组成。前者是 Y-G-G-F-M（酪氨酸 - 甘氨酸 - 甘氨酸 - 苯丙氨酸 - 甲硫氨酸）后者是 Y-G-G-F-L（亮氨酸）。两者的差别只是最后一个 amino acid。Enkephalin 在脑内分布相当弥散。

Pre-proenkephalin 由 263 个 amino acids 组成。在它的结构中含有 met-enkephalin 和 Leu-enkephalin 等的结构，是 enkephalin 的前体。Pre-proenkephalin 在脑内分布广泛而且含量也较高。在外周，它也存在于 adrenal gland 和睾丸中。1986 年证明淋巴细胞的 T 细胞中也有 pre-proenkephalin，而且可以被刀豆蛋白（ConA）刺激生成 enkephalin 。说明这一类 opioid peptide 的功能不仅限于脑内，它还可能和机体的免疫功能有关。

3）前强啡肽原（pre-prodynorphin）和强啡肽（dynorphin）：这一类肽的种类也很多，其中 dynorphin A 及 dynorphin B 可作为代表。前者由 17 个 amino acids 组成，后者由 13 个 amino acids 组成。它们的前 5 个 amino acids 都是 Leu-enkephalin。之所以称之为 dynorphin，是因为在以豚鼠回肠作生物学检定时，发现它的作用比 Leu-enkephalin 要大 700 倍，因此，以希腊语中 dynonis（强有力）为其字头而形成。Pre-prodynorphin 由 256 个 amino acids 组成。其结构中有 dynorphin A 及 B 。它在脑内的分布也很分散，很多部位与 enkephalin 相重叠。

（2）阿片受体（Opioid receptor）：Opioid receptor 与其他 receptor 一样，也可以分成不同的 receptor 亚型，目前一般公认的有三种类型，分别为 μ、δ 及 κ 。这三种类型的 receptor 都有其选择性很强的 ligand，如 DAMGO、DPDPE 及 U-50488H，分别为上述三种 receptor 各自的、具有很高选择性的 agonist。Morphine 对 μ 和 δ 有很高的亲和力。体内的 β -endorphin、enkephalin 和 dynorphin 分别对 μ、δ 及 κ receptor 的选择性较强。后来发现还有一种 receptor，被命名为 ε, β -endorphin 与它有特别强的亲和力。因此将 ε 也算作 opioid receptor 的一个亚型。这样就可将阿片 receptor 分成四类。但 μ、δ 及 κ 仍是目前公认的最重要的三类 receptor。

（3）Opioid peptide 的作用：脑内 opioid peptide 涉及机体的很多功能，如镇痛、心血管、呼吸、体温、情感、免疫等功能。但奇怪的是若以 opioid receptor antagonist 纳洛酮给动物注射，将体内的 opioid receptor 阻断后，并未见到明显的功能异常，甚至痛阈（pain threshold）都没有明显的变化。似乎 opioid receptor 不具有明显的功能。后来的研究表明，在应激条件下血压降低后注射纳洛酮（阿片受体阻断剂）则具有对抗血压降低的作用。因此有人提出，opioid peptide 可能主要是在应激条件下，通过对痛 - 镇痛、心血管系统及免疫系统这三种作用，在机体的 homeostasis 中发挥调节作用。而在正常安静条件下，其作用可能并不明显。这从一个侧面反映出一个问题，即体内有多达百余种的 neurotransmitter，为什么机体需要如此众多的 neurotransmitter? 它们究竟各有哪些特殊的功能? 从上述 opioid peptide 的作用上看，机体处于不同生理条件下，可能有不同 neurotransmitter 的参与。因此，从动态中，即在机体的功能条件发生变化时，研究 neurotransmitter 的作用，可能会有某些新的发现。

近年来有人提出脑内也存在有 morphine 本身，而不是 morphine 样的物质。因为从化学分析上证明脑内有 morphine 的存在。这里最为重要的是证明这种 morphine 是内源性的还是由食物或其他途径进入脑内的。其中关键的问题是，是否脑内有一系列合成 morphine 的酶系统。近来发现 morphine 可由体内一系列酶促反应，从 tyrosine 合成。这从一个侧面说明我们对阿片类物质的认识还在不断深入。

第二节　神经系统的感觉功能
Sensory Function of Nervous System

感觉是 nervous system 的一种重要功能。机体的各种感受器或感觉器官感受内外环境变化而产生的信息（information），经换能作用，将其转换成为传入神经上的 action potential 传入脊髓（spinal cord）或脑干（brain stem），然后再沿特定的神经传导通路传至皮层下各级中枢，最终到达大脑皮层（cerebral cortex）的特定部位，进行精确的分析、整合而形成各种特定感觉（specific senses）。

一、脊髓的躯体感觉传导功能 (Transmissive function of somatic sensations in the spinal cord)

Spinal cord 是除头面以外的躯体感觉的重要传导通路，它将各种不同性质的感觉通过不同的专用线路（labeled line）即上行传导束，进行初步分析，再传到高位中枢，最后到达 cerebral cortex 的特定部位。

（一）头面部以外躯体感觉传导路（Somatic sensory pathway except the facial sensation）

头面部以外躯体感觉的初级感觉神经元的胞体位于后根（dorsal root）脊神经节（spinal ganglion）内，其外周突与 receptor 相连，中枢突进入 spinal cord，然后根据感觉的性质，经下述两条 sensory pathway 上传。

1. 浅感觉传导路（Superficial sensory pathway）　痛觉、温度觉和粗略触-压觉属于浅感觉（superficial sensation），其感觉传入纤维（属 Aδ 和 C fiber）经 dorsal root 外侧部（细纤维部分）进入脊髓后角，在此更换神经元，再发出二级传入纤维在中央管前交叉到达对侧，其中痛、温觉经脊髓丘脑侧束（lateral spinothalamic tract），粗略触-压觉经脊髓丘脑前束（ventral spinothalamic tract）上行分别抵达丘脑（thalamus）更换为第三级神经元而投射至 cerebral cortex。此通路由后根至丘脑段称为前外侧系统（the anterolateral system）（Fig. 9-21）。

2. 深感觉传导路（Deep sensory pathway）　肌肉与关节的本体感觉、皮肤精细触-压觉（辨别两点距离和物体纹理粗细等的触觉及深部压觉）属于深感觉（deep sensation），其传入纤维（Aβ）经 dorsal root 的内侧部（粗纤维部分）进入脊髓后角，然后经同侧后索上行，抵达延髓下部薄束核（gracile nucleus）和楔束核（cuneate nucleus）后更换为第二级神经元，再发出纤维交叉到对侧，经内侧丘系（medial lemniscus）抵达 thalamus 更换为第三级神经元而投射至 cerebral cortex。此通路由后根至丘脑段称为后索-内侧丘系系统（the dorsal column-medial lemniscal system）（Fig. 9-22）。

Superficial sensation 传导路径是先交叉再上行，而 deep sensation 传导路径是先上行后交叉。上行纤维在脊髓内是有规则地排列的。当脊髓半离断时，离断平面以下的对侧发生浅感觉障碍，离断的同侧发生深感觉和辨别觉障碍。多见于髓外肿瘤的早期、脊髓外伤等。

在脊髓空洞症（syringomyelia）患者，如病变局限于脊髓后角（后角型），则表现为单

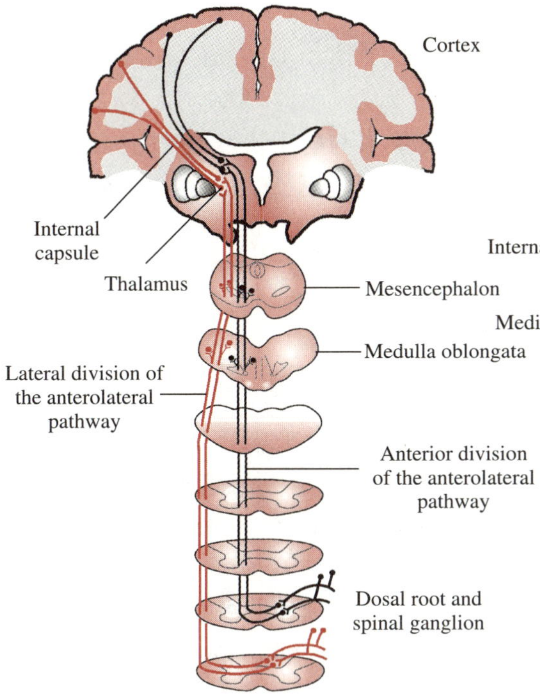

Fig. 9-21 Anterior and lateral divisions of the anterolateral pathway.

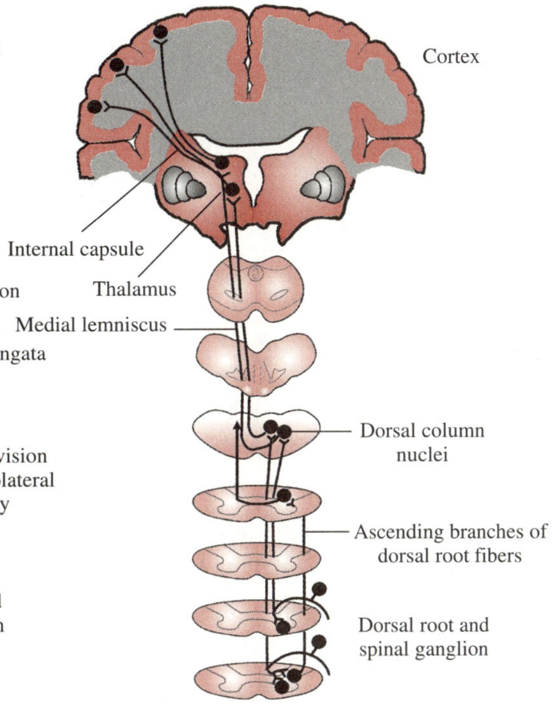

Fig. 9-22 The dorsal column-medial lemniscal pathway for transmitting critical types of tactile signals.

侧节段性分离性感觉障碍，出现相应节段内的痛、温度觉丧失，而粗略触-压觉、深感觉保留现象。而如病变局限地破坏了中央管前交叉的浅感觉通路时（前连合型），则引起相应节段双侧痛、温觉障碍，而粗略触-压觉基本不受影响，辨别觉可完全不受影响，形成患者的痛、温觉与触-压觉障碍的分离现象。这是因为痛、温觉的传入纤维在进入spinal cord后，在进入水平的 1～2 个节段内更换神经元，而粗略触压觉的传入纤维在进入 spinal cord 后分成上行和下行纤维，分别在多个节段内更换神经元并交叉到对侧的缘故。

（二）头面部感觉的传导路（Facial sensory pathway）

Facial sensory pathway 的第一级神经元的胞体位于三叉神经节（trigeminal ganglion）内，其周围突经 trigeminal nerve 分布于头面部皮肤及口鼻腔粘膜的有关 receptors；传导痛、温度觉的中枢突在三叉神经脊束核（nucleus of spinal trigeminal tract）中继换元，传导触 - 压觉和本体感觉的纤维在三叉神经脑桥核（pontine nucleus of trigeminal nerve）和中脑核（mesencephalic nucleus of trigeminal nerve）中继换元。在三叉神经脊束核和脑桥核换元的第二级纤维交叉至对侧组成三叉丘系（trigeminal lemniscus），投射至丘脑后内侧腹核。

视觉、听觉、嗅觉等特殊感觉（special senses）的传导路较复杂，视觉传导路包括视杆细胞及视锥细胞在内经四级 neurons 接替，听觉传导路则包括更多的 neurons 接替。嗅觉传导路的第一级 neuron 为位于鼻粘膜的嗅细胞（双极神经元），周围突分布于嗅粘膜，中枢突形成嗅丝入颅止于嗅球，在此发出二级纤维组成嗅束，将嗅觉冲动传至颞叶海马旁回的钩及附近皮层，产生嗅觉。因此，嗅觉传入通路与丘脑感觉接替核无关。

二、丘脑的感觉功能（Sensory function of thalamus）

Thalamus 是位于皮质下的卵圆形灰质块，具有三类参与感觉信号处理的神经核团。在大脑皮层不发达的动物，thalamus 是感觉的最高级中枢。在大脑皮层发达的动物，thalamus 是除嗅觉以外各种感觉传入的换元接替站，对感觉进行初步的分析与综合，并向 cerebral cortex 发出投射纤维，维持 cerebral cortex 的兴奋即觉醒状态及感觉功能。

（一）丘脑的感觉核团（Thalamic sensory nuclei）

1. 特异感觉接替核（Specific sensory relay nuclei） 主要指后腹核（ventral posterior nucleus）和内、外侧膝状体（medial、lateral geniculate body）。它们接受除嗅觉以外的感觉传入纤维的投射，经换元后再发出纤维投射到大脑皮层感觉区。后外侧腹核（ventral posterolateral nucleus，VPL）接受 spinothalamic tract 与 medial lemniscus 的传入纤维，后内侧腹核（ventral posteromedial nucleus，VPM）接受头面部感觉的 trigeminal lemniscus 传入纤维；medial and lateral geniculate body 分别是听觉和视觉传入通路的换元站，由此发出纤维分别向大脑颞叶（temporal lobe）皮层听觉代表区和枕叶（occipital lobe）皮层视觉代表区投射。可见此类核团是所有特定感觉（嗅觉除外）传向 cerebral cortex 的换元站，对特异性感觉的产生起着重要作用。因此，此类核团也可称为特异感觉接替核（specific sensory relay nucleus）。

2. 感觉联络核（Sensory associated nuclei） 这类核团不直接接受感觉投射纤维，而是接受丘脑 sensory relay nucleus 和其他皮层下中枢的纤维，经换元后，发出纤维投射到 cerebral cortex 的特定区域。例如，丘脑前核（anterior nucleus）接受下丘脑乳头体（mamillary body）来的纤维，并发出纤维投射到扣带回（cingulate gyrus），参与内脏活动的调节；丘脑外侧腹核（ventrolateral nucleus）接受小脑（cerebellum）、苍白球（globus pallidus）和后腹核（ventral posterior nucleus）的纤维，并发出纤维投射到大脑皮层运动区，参与躯体运动调节；丘脑枕接受 medial & lateral geniculate body 的纤维，并发出纤维投射到 cerebral cortex 的顶叶、枕叶和颞叶联络区，参与各种感觉的联系功能。此外，thalamus 还向下丘脑（hypothalamus）、大脑皮层其他部分的联络区发出投射纤维。此类核团与各种感觉在 thalamus 和 cerebral cortex 水平间的联系协调有关。

3. 非特异性核群（Nonspecific projection nuclei） 指靠近中线的髓板内各种结构，主要是髓板内核群（intralaminar nuclei），包括中央中核、束旁核、中央外侧核等。此类核团没有直接投射到 cerebral cortex 的纤维，但可以接受脑干网状结构（brain stem reticular formation）上行纤维的投射，通过多突触换元后弥散地投射到整个 cerebral cortex，起着维持和改变 cerebral cortex 兴奋状态的作用。

（二）感觉投射系统（Sensory projection system）

根据丘脑核团向 cerebral cortex 投射特征的不同，可把 sensory projection system 投射分成特异性投射系统（specific projection system）和非特异性投射系统（nonspecific projection system）。

1. Specific projection system 将 specific sensory relay nuclei 和 sensory associated nuclei

及其向 cerebral cortex 特定区域投射的神经通路称为 specific projection system。各种感觉（除嗅觉以外）的传入纤维在 specific sensory relay nuclei 换元后经此系统投射于 cerebral cortex 的特定区域，由于每一种感觉的传导投射系统都是专一的，因而与皮层具有点对点的投射关系。该系统投射纤维主要终止于 cerebral cortex 特定区域的第四层，以丝球状结构与该层神经元形成突触联系，引起特定的感觉。此外，这些投射纤维还通过许多中间神经元接替，与大锥体细胞的胞体形成兴奋性突触联系，从而激发 cerebral cortex 发出传出神经冲动。切断其中的某一传导路，则引起某种特定感觉障碍，但动物仍保持清醒。Sensory associated nucleus 向 cerebral cortex 的投射大部分亦具有特定的投射关系，因而也归入此系统。

2. Nonspecific projection system 将 nonspecific projection nuclei 及其向 cerebral cortex 广泛区域投射的神经通路称为 nonspecific projection system。各种感觉（除嗅觉以外）上行传导路的第二级神经元的传入纤维在通过脑干时，发出侧支与 brain stem reticular formation 中的神经元发生突触联系，经多次换元后，形成了各种感觉的共同上行通路，失去了感觉的专一性，抵达丘脑的 nonspecific projection nuclei，换元后又弥散性地投射到 cerebral cortex 的广泛区域，因而该投射系统向皮层的投射不具备点对点的对应关系。该投射系统上行纤维在通过白质时即已开始分支，进入皮层后反复分支，终止到皮层各层，以游离神经末梢的形式与各层神经元的 dentrites 形成突触联系。这种联系不易引起神经元局部兴奋的总和（summation），在树突的局部兴奋只能通过电紧张性的作用，影响和改变细胞的兴奋状态。因此，该系统的功能是维持和改变 cerebral cortex 的兴奋状态。

上述两种感觉投射系统的作用虽有不同，但是在神经系统感觉与分析过程中两者之间关系密切。因为只有在 nonspecific projection system 维持 cerebral cortex 清醒状态的基础上，specific projection system 才能发挥作用，形成清晰的特定感觉。

3. 网状结构上行激动系统（Ascending reticular activating system） 实验观察到，刺激中脑 reticular formation，能唤醒动物，脑电波呈现去同步化快波，而在中脑头端切断 reticular formation 时，动物由清醒转入昏睡状态，脑电波呈现同步化慢波。这些说明，在 brain stem reticular formation 内存在着具有上行唤醒作用的功能系统，这一系统称为网状结构上行激动系统（ascending reticular activating system），它是通过丘脑 nonspecific projection system 而作用于 cerebral cortex 的。由于这一系统包含较多的突触联系，因此易受药物的影响而产生传导阻滞。例如，巴比妥类催眠药及全身麻醉药（如乙醚，anesthetic ether）即是通过阻断该 ascending reticular activating system 的兴奋传导而起作用的。

三、大脑皮层的感觉功能（Sensory function of cerebral cortex）

各类感觉传入冲动最终投射到 cerebral cortex 相应的代表区，经过分析与综合，产生各种感觉。因此，cerebral cortex 是产生感觉的最高级中枢。

（一）大脑皮层的结构特点（Structural characteristics of the cerebral cortex）

Cerebral cortex 厚约 2～5mm，内含大量不同类型的 neurons，估计人的 cerebral cortex 约有 140 亿个 neurons。Neurons 之间具有非常复杂的联系，不同类型的 neurons 在皮层中的分布具有严格层次。大脑半球（cerebral hemisphere）外侧面的新皮层组织结构有六层：Ⅰ. 分子层（molecular layer）；Ⅱ. 外颗粒层（external granular layer）；Ⅲ. 小锥体细胞层

(layer of small pyramidal cell)； Ⅳ. 内颗粒层 （internal granular layer）； Ⅴ. 大锥体细胞层（large pyramidal cell layer）； Ⅵ. 多形细胞层 （layer of polymorphic cell）（Fig. 9-23）。新皮层的不同区域各层的相应厚度不同，其中所含神经元的形态及大小也不完全一致。Brodmann 将整个 cerebral cortex 分为 52 个区（Fig. 9-24）。对大脑体表感觉区皮层 （somatosensory cortex）的结构和功能研究发现，皮层细胞呈纵向柱状排列垂直走向脑表面，贯穿整个六层，构成了 somatosensory cortex 的最基本功能单位，称为感觉柱（sensory column）。这种柱状结构的直径为 0.3～0.5mm，约含有 10 000 个神经元胞体。感觉传入信息主要在柱内被垂直方向连接的突触进行加工处理。同一个柱内的 neurons 对同一感受野的同一感觉刺激起反应，因此一个 sensory column 是一个传入-传出信息的整合处理单位。当一个 sensory column 兴奋，其周围相邻的 sensory column 即抑制，形成一种 excitation 和 inhibition 镶嵌模式。

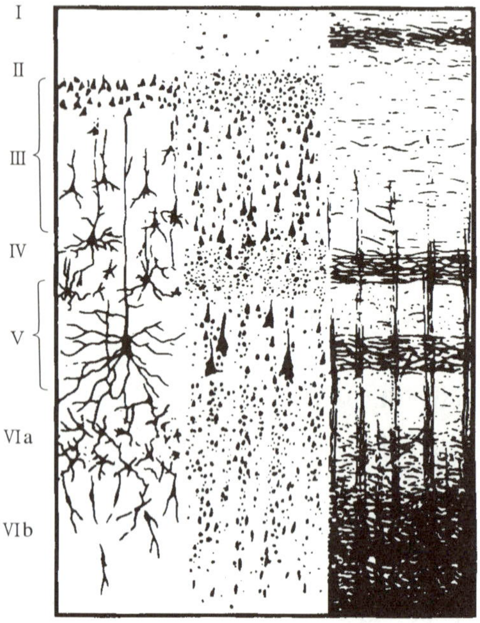

Fig. 9-23 Structure of the cerebral cortex.

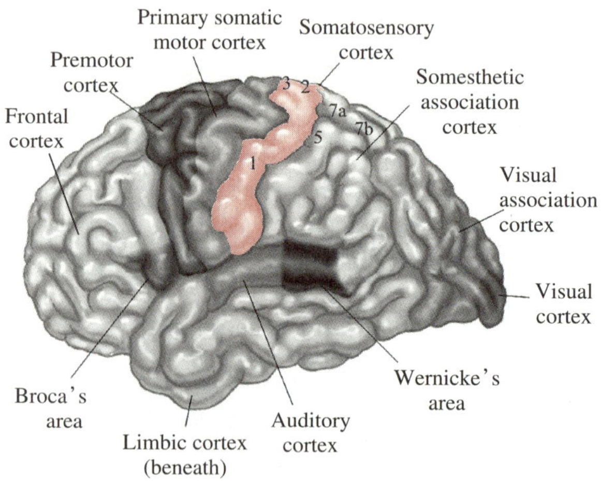

Fig. 9-24 Structurally distinct areas, called Brodmann's areas, of human cerebral cortex. Note specifically areas 1, 2 and 3, which constitute primary somatosensory area 1, and areas 5 and 7, which constitute the somatosensory association area.

（二）大脑皮层的躯体感觉代表区（Somatosensory cortical areas）

1. 体表感觉Ⅰ区 （Somatosensory area Ⅰ，SⅠ） 中央后回 （postcentral gyrus），相当于 Brodmann's area 的 3-1-2 区，是全身体表感觉的主要投射区，亦称第一感觉区。其感觉投射的规律是：①交叉投射，即一侧体表感觉传入冲动向对侧皮层投射，但头面部感觉投射是双侧性的；②倒置安排，是指投射区有一定的分野，总体的空间安排是倒置的，即下肢感觉代表区在皮层顶部，膝以下的代表区在半球的内侧面，上肢感觉代表区在中间部，头面部代表区在底部。但头面部代表区内部的安排是正立的；③投射区域的大小与不同体表感觉的分辨精细程有关。例如，感觉灵敏度高的唇、舌、拇指和食指的代表区面积均比感觉迟钝的躯干代表区面积大得多。由 SⅠ 区产生的感觉定位明确而精细。（Fig. 9-25，Fig. 9-26）。

2. 体感Ⅱ区(Somatosensory area Ⅱ，SⅡ） 在高等动物和人，还有第二感觉区，位

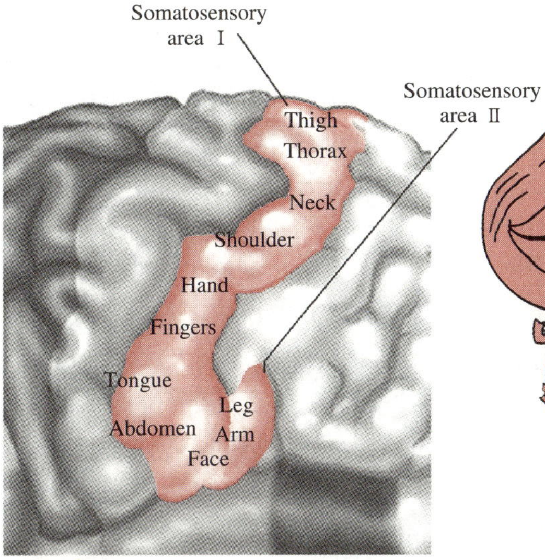

Fig. 9-25 Two somatosensory cortical areas, somatosensory areas Ⅰ and Ⅱ.

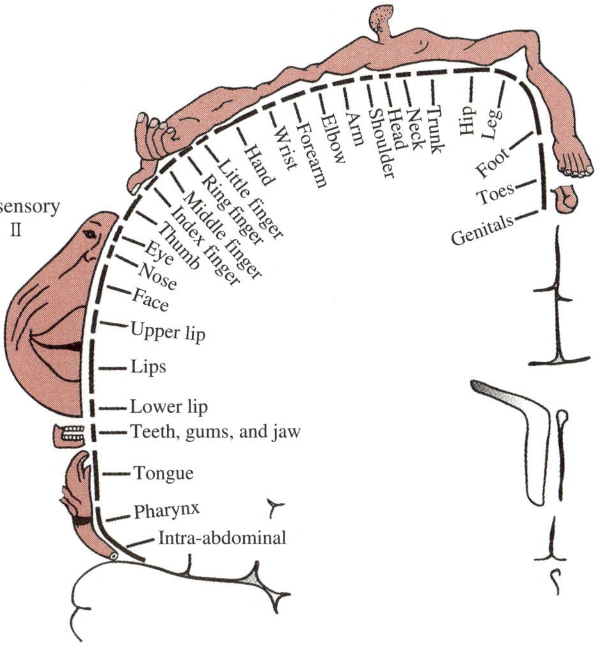

Fig. 9-26 Representation of the different areas of the body in somatosensory area Ⅰ of the cortex.

于中央前回（precentral gyrus）与岛叶（insula）之间，面积较 SⅠ区小，体表感觉投射是双侧性的，在区内的安排是正立的，头面部代表区居前，上肢居中，下肢居后。此区只能对感觉进行比较粗糙的分析，感觉定位不如SⅠ区明确。此外，来自SⅠ区以及脑其他感觉区，甚至视觉、听觉区的信号也到达 SⅡ区。在人，切除 SⅡ区并不产生明显的感觉障碍(Fig. 9-25)。

3. 本体感觉代表区（Proprioceptive cortical representation） 位于 precentral gyrus 相当于 Brodmann's area 的 4 区。该区既是主要运动区（motor area），也是 proprioceptive cortical representation。在猫、兔等较低等的哺乳类动物，somatosensory area 与 motor area 基本重合，称为感觉运动区（sensorimotor area）。在猴、猩猩等灵长类动物，虽两区逐渐分离(分别位于中央后回和前回)，但这种分化是相对的，来自关节和肌梭的本体感觉传入冲动也可投射到 motor area。应强调的是，motor area 主要是接受 cerebellum 和 basal ganglia 传来的反馈信息，参与随意运动的形成。

四、各种感觉及其中枢分析 (Sensations and analysis in the central nervous system)

内外环境变化所产生的各种刺激至少都具有性质（quality）和强度（intensity）两种属性。Quality 的感知，既取决于所兴奋的 sensory receptor 的类型，也取决于神经传导的 labeled line，更取决于 nervous impulse 到达 cortex 兴奋的特定部位；而 intensity 的感知则取决于参与反应的 receptor 的数目和传入神经上的 action potential 频率。Cerebral cortex 通过对上述 information 的分析和整合，产生了各种感觉。

（一）躯体感觉（Somatic sensations）

1. 触知觉（Tactile sensations） 包括触觉（touch sensation）、压觉（pressure sensation）、振动觉（vibration sensation）。它们虽然常被单独分类，但三者是由相同类型的 receptor 感受的，不同之处仅在于，touch sensation 是由于刺激了皮肤或皮下组织的 tactile receptor 产生的；pressure sensation 通常是由于较深层组织的变形产生的；vibration sensation 是快速重复感觉信号所致，但兴奋的某些感受器（特别是快适应型的感受器）的类型与触、压觉是相同的。因此，在本书把三者统一简称为触-压觉（touch-pressure sensation）。由于 touch-pressure sensation 感受器在皮肤呈点状分布且分布不均，所以不同部位的皮肤 touch-pressure sensation 敏感程度不同，一般来说，四肢比躯干敏感，其中手指尖敏感性最高。Touch-pressure sensation 的传导通路和皮层的定位前已述及，须指出的是，经 dorsal column-medial lemniscal system 传导的精细 touch-pressure sensation 与刺激的具体定位、时间-空间型式有关，该传导系统受损时，表现出 vibration sensation 和 proprioceptive sensation 降低，touch sensation 和 pressure sensation 阈值升高，皮肤 touch-pressure sensation 敏感区数量减少，touch-pressure sensation 定位受损。通过 anterolateral system 传导的粗略 touch-pressure sensation，传导速度慢，为 dorsal column-medial lemniscal system 的 1/3～1/2，定位功能粗糙，感受的强度梯度也不精确。因此，此传导系统受损时，touch-pressure sensation 缺失较轻，定位仍正常。

2. 温度觉（Thermal sensations） 本书第七章已述及，皮肤具有 cold and warmth receptors，它们就在皮下呈不连续的点状分布，每一点都有一个约 $1mm^2$ 的兴奋区（stimulatory area）。在身体的大部分区域冷点约为热点的 3～10倍。但在身体不同区域数目不同，因此躯干对冷的敏感性高于四肢。Cold and warmth receptors 的适宜刺激是冷和热的温度梯度差，例如，从冰冷（freezing cold）到冷（cold）到凉（cool）到温（warm）到灼热（burning hot）等。Warmth receptor 感受高于体温的温度刺激，传入纤维为传导速度仅为 0.4～2m/s 的 C 类纤维；cold receptor 感受低于体温的温度刺激，传入纤维为传导速度约为 20m/s 的 Aδ 类有髓神经纤维，但也有些 cold sensation 是由 C 类纤维传导的。Thermal receptor 在一定温度（20～40℃）下产生适应，但受过冷（如冰冷 freezing cold）或过热（如灼热 burning hot）刺激时，则产生痛觉。至于 thalamus 和 cerebral cortex 在温度信息加工中的作用目前尚了解不多。

3. 本体感觉（Proprioceptive sensations） 指一些与身体的物理状态有关的感觉，属于 deep sensation。主要是来自深部组织如筋膜、肌腱、肌肉、骨膜、关节等处的位置觉（position sensation）和运动觉（movement sense or kinesthesia）等。Proprioceptive sensation 的形成是存在于这些组织结构的不同类型的 receptors 共同参与的结果。这些 proprioceptive receptors 的非意识性传入冲动沿脊髓后索上行，经脊髓小脑束进入 cerebellum；而意识性传入冲动经 medial lemniscus 和 thalamus 到达 cerebral cortex，从而调控和感知躯体的空间位置、姿势、运动状态和方向等。后索受损时，发生运动性共济失调，即因为 proprioceptive sensation 向 cerebellum 的传导受阻。Sensory cortex 的许多神经元主要是对运动时的体位状态，而不是静止时的体位状态起反应。

4. 痛觉（Pain sense） 是伤害性刺激作用于人体产生的一种复杂的感觉，常伴有防御反应和情绪变化。Pain sense 对机体具有保护性作用，是临床上许多疾病的常见症状。一般认为 pain receptor 是游离神经末梢。Pain receptor 具有不适应性（nonadapting nature），即不会因为长时间的疼痛，而对疼痛产生适应，使疼痛减轻或消失。任何形式的刺激只要达到一定强度而成为伤害性刺激时，都能引起 pain sense。伤害性刺激作用于皮肤的游离神经末梢时可先后出现两种性质不同的痛觉，即快痛（fast pain）和慢痛（slow pain）。Fast pain 是一种尖锐而定位明确的刺痛，它的发生和消失均快，由外周神经中传导速度为 6～30m/s 的有髓 Aδ 类纤维传导的，其兴奋阈值较低。Slow pain 是一种定位不明确的"烧灼痛"，出现慢，消失亦慢，常伴有情绪反应和心血管及呼吸功能变化，是由外周神经中传导速度为 0.5～2m/s 的无髓 C 类纤维传导的，其兴奋阈值较高。

在各种伤害性刺激作用下，某些致痛物质（如 K^+、H^+、组胺、缓激肽、5-羟色胺、前列腺素等）由组织内释放并作用于游离神经末梢，产生痛觉传入冲动。进入脊髓的 afferent impulse 在后角 neuron 进行信号处理，然后分成两条路径上行：①经 anterolateral system 和 specific projection system 投射到大脑皮层 SⅠ和 SⅡ区产生定位明确的 fast pain。②经脊髓网状束、脊髓中脑纤维和脊髓丘脑内侧纤维上行抵达 brain stem reticular formation、丘脑内侧部、边缘系统特别是扣带回（cingulate gyrus），引起定位不明确的 slow pain 及情绪反应。

人们在日常生活中常有这样的生活体验：吹拂受伤害部位表面的皮肤，可缓解伤害所引起的 pain。此种粗纤维抑制细纤维现象可用痛觉闸门控制学说（gate control theory）来解释。该学说认为，脊髓后角存在着胶状质（substantia gelatinosa，SG）细胞和中枢传递细胞（T），粗（A α β 类）传入纤维和细（Aδ 、C 类）传入纤维均直接投射到 T 细胞。粗传入纤维在进入 spinal cord 后发出侧支兴奋 SG 细胞，SG 细胞的轴突与细传入纤维末梢形成轴 - 轴抑制性突触联系，可抑制细传入纤维的 impulse 传向 T 细胞，即对 T 细胞的兴奋实行 gate control。当细纤维兴奋时，其传入纤维在进入 spinal cord 后发出侧支抑制 SG 细胞，进而兴奋 T 细胞，打开闸门，使信息向中枢传递而产生 pain sense。而粗纤维兴奋时，传入纤维在进入 spinal cord 后发出侧支兴奋 SG 细胞，进而对 T 细胞产生 presynaptic inhibition，关闭闸门，阻断痛觉信息的传入，使疼痛减轻。

除上述的体表痛外，躯体痛也可发生在躯体的深部，如肌腱、韧带、肌肉、骨、骨膜、关节等处，称为躯体深部痛，属 slow pain。出现深部痛时，常可反射性引起临近部位的骨骼肌痉挛（muscle spasm），而 muscle spasm 不仅导致血管受压，引起局部缺血，而且增加了肌肉组织代谢率，使相对缺血更为严重，并为组织释放某些疼痛性化学物质创造了条件，导致疼痛加重。

（二）内脏感觉（visceral sensation）

Visceral sensation 主要由交感神经传入纤维传入，但头部、气管、食管和盆腔下半部器官的痛觉由副交感神经传入中枢。电生理研究表明，内脏感觉在皮层的投射区位于 SⅠ、SⅡ区、运动辅助区（supplementary motor area）及边缘系统皮层部分等部位。

Visceral pain 与 somatic pain 相比有如下特点：①内脏痛觉感受器对切割、烧灼等刺激不敏感，而对内脏器官的过度牵拉、过度扩张、缺血、痉挛、炎症、消化液外漏等刺激敏感；②内脏痛觉感受器分布稀疏，因而定位不精确，对刺激分辨能力差；③具有发生缓慢，持续时间长的性质；④常伴有恶心、呕吐等消化道功能异常和心血管和呼吸功能的异常；⑤某些 visceral pain 伴有体腔壁痛（parietal pain）和牵涉痛（referred pain）。

Parietal pain 是另一类 visceral pain，是由于体腔壁层浆膜（如胸膜、腹膜、心包膜）等受到炎症、压迫、摩擦、牵拉等刺激引起的疼痛，又称为浆膜痛。这类疼痛是由躯体神经传入的，因此其性质与躯体痛类似，是一种定位明确的剧痛。内脏器官疾患除引起脏器本身定位不清晰的疼痛外，当病变累及邻近体腔壁层浆膜时，则会引起体腔壁局限性的剧痛。

Referred pain 系指由内脏病变引起的远隔体表特定部位发生 pain 或痛觉过敏（hyperalgesia）现象。例如，心肌缺血时常发生心前区、左肩、左臂尺侧或左颈部疼痛；胆囊炎、胆结石发作时常有右肩胛区疼痛；胃溃疡和胰腺炎时有左上腹和肩胛间疼痛；阑尾炎早期有剑突下或脐周疼痛；肾或输尿管结石引起腹股沟区疼痛等。Referred pain 对内脏疾病的诊断具有临床意义。

Referred pain 的发生机制常用会聚学说（convergence theory）和易化学说（facilitation theory）来解释。Convergence theory 认为，患病内脏和被牵涉部位皮肤的感觉 afferent fibers 由同一后根进入 spinal cord，它们的脊髓中枢是在同一区域。因此，当内脏和体表部位的 afferent fibers 会聚到脊髓内同一 neuron，并经共同的感觉通路上传到 cerebral cortex，由于日常生活中的疼痛多来自皮肤，因而，虽是患病内脏的冲动投射到 cerebral cortex，仍被误认为是来自皮肤而产生牵涉痛。Facilitation theory 认为，来自内脏和皮肤的感觉 afferent fibers 如投射到脊髓中枢内的相邻近不同 neurons，来自患病内脏的持续性传入冲动也会提高邻近的皮肤传入投射神经元或 cerebral cortex 感觉区的兴奋性，使平常不易引起体表痛觉的刺激信号变为致痛信号，而产生体表 hyperalgesia 现象（Fig. 9-27）。

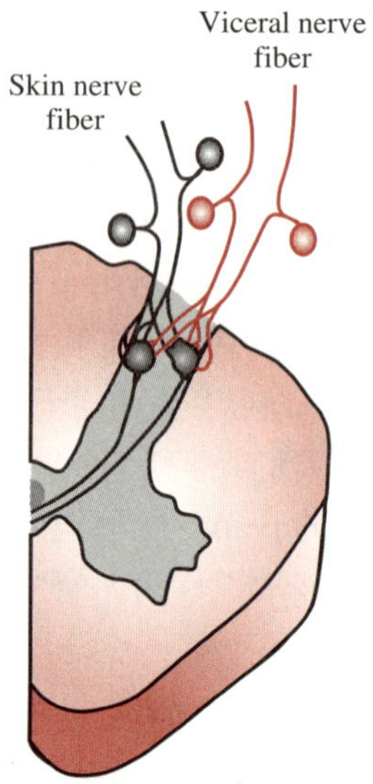

Fig. 9-27 Mechanism of referred pain and referred hyperalgesia.

（三）特殊感觉（Special senses）

特许感觉一般包括视觉、听觉、嗅觉和味觉。视觉和听觉在感官一章中有详细的解释，本章不再赘述。

嗅觉（sense of smell）的传入通路前已述及，其皮层代表区（Olfaction cortical representation）位于边缘叶的前底部区，包括梨状区皮层前部、杏仁核的一部分和海马。随着进化，嗅觉皮层投射区逐渐缩小。

味觉（sense of taste）是口腔内味蕾的一种功能，在味觉细胞至少有 13 种可能的化学受体，从感受能力上它们可被归纳为四类初级味觉，即酸（sour）、咸（salty）、甜（sweet）、苦（bitter）。味觉的第一级传入纤维终止于孤束核（tractus solitarius）上端，换元后经丘脑，达味觉皮层。味觉的皮层代表区（taste cortical representation）位于中央后回头面部感觉投射区的下侧（Brodmann's area 的 43 区）。

第三节 神经系统对姿势和运动的控制
Control of the Posture & Motor by the Nervous System

运动是人和动物的基本功能，所有形式的运动都是在 central nervous system 的控制和调节下完成的。在CNS调控下，人体的骨骼肌经常保持着适度的紧张性，在此基础上调节身体平衡，维持一定的姿势，并通过多肌群的协调活动来完成各种运动。CNS的不同部位在躯体运动的调节中所起的作用不同。

一、脊髓的运动功能 (Motor function of the spinal cord)

（一）脊髓运动机能的结构 (Organization of the spinal cord for motor function)

在脊髓前角中存在大量运动神经元，主要为α、β和γ运动神经元（α、β and γ motor neurons），它们的轴突经前根离开脊髓到达所支配的骨骼肌，其末梢释放的递质均为acetylcholine（ACh）。脊髓中还存在大量起联络作用的中间神经元（interneurons）。此外，在brain stem 除Ⅰ、Ⅱ、Ⅷ脑神经核外，其他脑神经核内也存在 motor neurons。

α motor neuron 胞体大，发出的纤维较粗。它既接受来自外周皮肤、肌肉、关节等处的传入信息，又接受来自从 brain stem 到 cerebral cortex 等各级高位中枢（higher nervous center）的下传信息，经整合后产生一定的反射性传出冲动。由于骨骼肌所接受的传出冲动均来自α motor neurons，因此，α motor neuron 是骨骼肌运动反射的最后公路（final common path）。

α motor neurons 的轴突在末梢分成了许多小分支，每一小分支支配一条骨骼肌纤维（梭外肌纤维，extrafusal muscle fibers）。当一个α motor neurons 发生兴奋时，可引起所支配的全部肌纤维同时收缩。因此，将由一个α motor neurons 及其末梢所支配的全部肌纤维所组成的功能单位，称为运动单位（motor unit）。Motor unit 的大小不一，它首先取决于 motor neuron 轴突末梢分支的数量，分支越多，支配的肌纤维越多，motor unit 越大。Motor unit 的大小还与肌肉的功能特点有关，例如，一个眼外肌的运动神经元只支配6～12条肌纤维，这有利于对肌肉进行精细运动的调节；而一个四肢肌肉的运动神经元所支配的肌纤维数可达 2000 条，则有利于产生巨大的肌张力。同一 motor unit 的肌纤维可以和其他 motor unit 的肌纤维交叉分布，使其所占的空间范围比该单位肌纤维总截面积扩大，这样，即使只有少数 motor neuron 活动，在骨骼肌产生的张力也是均匀的。

γ motor neurons 的胞体小，散布在α motor neurons 之间。γ motor neurons 的轴突支配梭内肌纤维（intrafusal muscle fibers）。由于受高位中枢持续性活动的影响，γ motor neurons 的兴奋性较高，具有持续的高频放电活动。其功能是提高肌梭（muscle spindle）对牵张刺激的敏感性，对α motor neurons 的功能活动进行调节。β motor neurons 发出的纤维对骨骼肌的梭内、外肌均有支配，其功能尚不十分清楚。

Spinal cord 中还存在有大量以辐散、会聚、连锁、环路等联络方式与其他神经元形成突触联系的 interneurons。进入脊髓的感觉信号或来自高位中枢的信号只有少数直接终止于 anterior motor neuron，大多数信号则是经过 interneurons 进行适当整合处理后再抵达 anterior motor neuron 的。因此，interneurons 与 anterior motor neuron 之间的相互联系与脊髓的许多整合功能有关。

（二）脊髓调节运动和姿势的基本方式——脊髓反射（Basal pattern of control of the motor & posture by the spinal cord—spinal reflexes）

Central nervous system 通过调节骨骼肌的紧张度或产生相应的运动，以保持或改正身体在空间的姿势的反射，称为姿势反射（postural reflex）。以 spinal cord 为中枢的 postural reflex 有肌牵张反射、对侧伸肌反射、节间反射等。

1. 肌牵张反射（Muscle stretch reflex） 有神经支配的骨骼肌在受到外力牵拉时，能反射性地引起被牵拉的同一块肌肉收缩，这一反射称为 stretch reflex。它是维持机体姿势及完成躯体运动的基础。

（1）Receptors of the stretch reflex：发动 stretch reflex 的感受器是肌梭（muscle spindle）（Fig. 9-28）。Muscle spindle 是一种感受肌肉长度及长度变化的感受器，外观呈梭形，长约 3～10mm，外层为结缔组织囊。肌梭囊内含 3～12 条肌纤维，称为 intrafusal muscle fibers；囊外的一般肌纤维称为 extrafusal muscle fibers。肌梭附着在 extrafusal muscle fibers 旁，两者平行排列，呈并联关系。Intrafusal muscle fibers 的收缩部分位于纤维的两端，其中间部为无收缩功能的感受装置部分，这两种部分呈串联关系。Intrafusal muscle fibers 分核袋纤维（nuclear bag fiber）和核链纤维（nuclear chain fiber）两类。肌梭的传入神经有Ⅰa类和Ⅱ类纤维，其中Ⅰa 类纤维末梢以螺旋状环绕在两类 intrafusal muscle fibers 的感受装置部分，而Ⅱ类纤维末梢以花枝状分布在 nuclear chain fiber 的感受装置部分（Fig. 9-29）。当

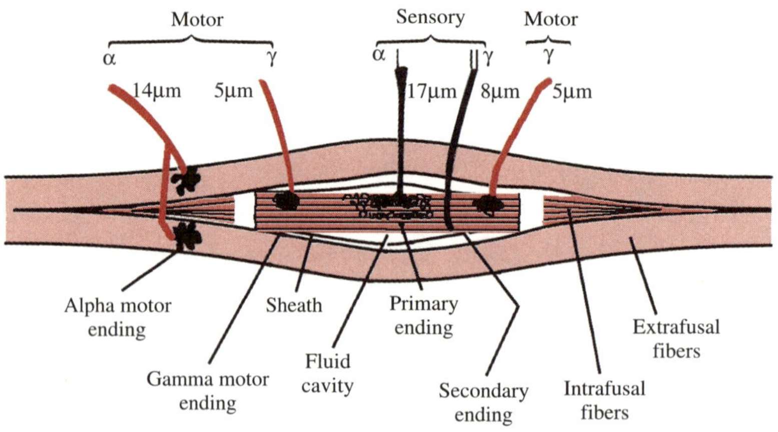

Fig. 9-28 Muscle spindle, showing its relation to the large extrafusal skeletal muscle fibers. Note also both the motor and the sensory innervation of the muscle spindle and the extrafusal large muscle fibers.

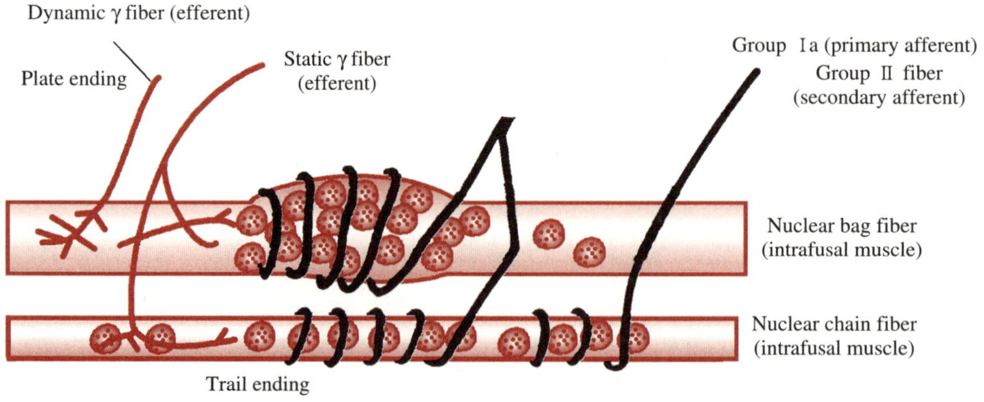

Fig. 9-29 Detail of nerve connections from the nuclear bag and nuclear chain muscle spindle fibers.

intrafusal muscle fibers 收缩时，可提高感受装置部分对牵拉刺激的敏感性。Muscle spindle 的两类传入神经纤维末梢均终止脊髓前角 α motor neurons，其传入冲动对支配同一肌肉的 α motor neurons 起兴奋作用。α motor neurons 发出的传出纤维支配梭外肌，γ motor neurons发出的传出纤维支配梭内肌，γ 传出纤维的末梢有两种形式，一种呈板状，支配 nuclear bag fiber；另一种呈蔓状，支配 nuclear chain fiber（Fig. 9-29）。

此外，在肌腱的胶原纤维之间还分布有另一种牵张感受器——腱器官（Golgi tendon organ）（Fig. 9-30）。它与 extrafusal muscle fiber 呈串联关系。其传入纤维是 Ⅰb 类纤维。Tendon organ 的功能与 muscle spindle 的功能不同，muscle spindle是感受肌肉长度变化的感受器，而 tendon organ 是一种感受肌肉张力或张力变化的感受器。它不发动 muscle stretch reflex，但当梭外肌收缩产生的张力较高或肌肉被动牵拉力量较大时，tendon organ 发放频率增加，其传入冲动对支配同一肌肉的 α motor neurons 起抑制作用，从而使 stretch reflex 受到抑制，以保护被牵拉的肌肉不受损伤。

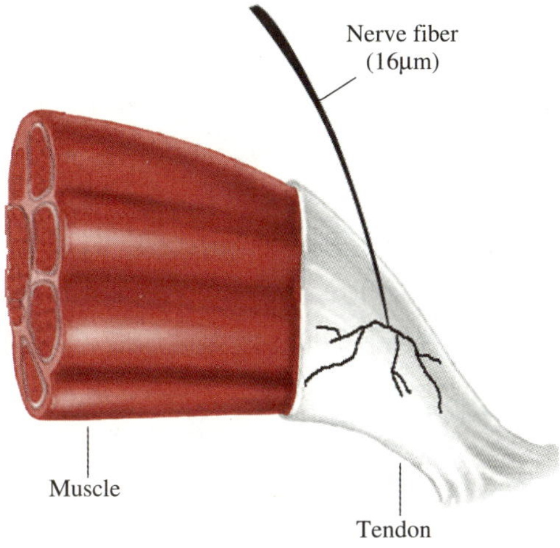

Fig. 9-30 Golgi tendon organ.

（2）Neuronal circuitry of the stretch reflex：当肌肉被快速或缓慢拉长时，muscle spindle感受装置因被牵张而兴奋，神经冲动沿 Ⅰa 类和 Ⅱ 类传入纤维进入 spinal cord，引起支配同一肌肉的 α motor neuron 兴奋，α motor neuron 的传出纤维发放冲动，导致被牵拉的 extrafusal muscle fibers 收缩，完成一次 stretch reflex。刺激 γ 传出纤维并不能直接引起肌肉收缩，因 intrafusal muscle fibers 的收缩强度不足以带动整块肌肉收缩，但 γ 传出纤维的活动可使 intrafusal muscle fibers 收缩，从而牵拉 muscle spindle 的感受装置，使其敏感性增高，传入冲动增多，引起支配同一肌肉的 α motor neurons 兴奋，传出冲动增多，导致 extrafusal muscle 收缩，此称为 γ -环路（γ -loop）。因此，γ 传出纤维的活动对调节 stretch reflex 起着重要作用。在整体情况下，γ 传出纤维的活动还要受到高位中枢下行冲动的调节，进而调节或改变 muscle spindle 的敏感性和 stretch reflex 的阈值水平，以适应调整和维持姿势的需要。

（3）Types of the stretch reflex：肌牵张反射有两种类型，即腱反射（tendon reflex）和肌紧张（muscle tone）。

Tendon reflex 是指快速牵拉肌腱时引起的 stretch reflex。例如，叩击髌韧带使股四头肌受到牵拉时，则引起股四头肌发生一次收缩，出现伸小腿动作，此称为膝反射（knee jerk）。另外，tendon reflex 还有肘反射及跟腱反射等。Tendon reflex 的感受器是 muscle spindle，传入神经是直径为 12～20μm，传导速度为 90m/s 以上的 Ⅰa 类纤维，反射的潜伏期约为 0.7ms，仅够一次突触传递的时间延搁，故 tendon reflex 为单突触反射。反射的效应器是受 α 运动神经元支配的收缩较快的快肌纤维。当叩击肌腱时，肌肉内的 muscle spindle 同时受到牵拉，反射性地引起肌纤维的一次同步性收缩，产生明显的动作，故 tendon reflex 又称位相性牵张反射（phasic stretch reflex）。由于这一反射不通过中间神经元，由传入和传出两个神经元完成，因此是体内最简单的一种反射的代表。

Muscle tone 是指缓慢持续牵拉肌腱时引起的 stretch reflex，表现为受牵拉的肌肉发生紧张性收缩，以阻止其被拉长。Muscle tone 是保持身体平衡和维持姿势最基本的反射活动，也是进行各种复杂运动的基础。例如，人处于站立姿势时，由于重力作用，将发生头下垂，躯干前屈，髋和膝关节屈曲，但由于颈和躯干背部以及下肢等部位某些肌群的伸肌肌腱受到持续牵拉，从而反射性地引起该肌肉发生轻度、持续的紧张性收缩，以对抗关节的屈曲，于是产生抬头与挺胸，而维持了直立姿势。Muscle tone 的感受器也是 muscle spindle，传入神经为Ⅰa、Ⅱ类纤维，效应器是受小 α 运动神经元支配的收缩较慢的慢肌纤维，反射经过的突触传递不止一个，为多突触反射。Muscle tone 所产生的收缩力量不大，只是对抗肌肉被牵拉，表现为同一肌肉不同 motor units 的交替性收缩，因而无明显动作，故又称为紧张性牵张反射（tonic stretch reflex）。Muscle tone 能持久地进行而不易发生疲劳。

2. 屈肌反射和对侧伸肌反射（Flexor reflex and crossed-extensor reflex）

（1）Flexor reflex & crossed-extensor reflex：脊动物（spinal animal，见后述）的肢体皮肤受到伤害性刺激时，受刺激侧肢体关节的屈肌收缩而伸肌弛缓，关节发生屈曲，称为 flexor reflex。Flexor reflex 是一种多突触反射。通过 flexor reflex 可使受伤害的肢体避开伤害性刺激，具有保护性意义，但不属于 postural reflex。Flexor reflex 的强弱与刺激强度有关。当刺激增大到一定强度时，则在一侧肢体屈曲的同时，还可出现对侧肢体伸直的反射活动，称为 crossed-extensor reflex。Crossed-extensor reflex 属于 postural reflex，以便在一侧肢体屈曲时，起到支持体重，保持平衡及维持姿势的重要作用（Fig.9-31）。

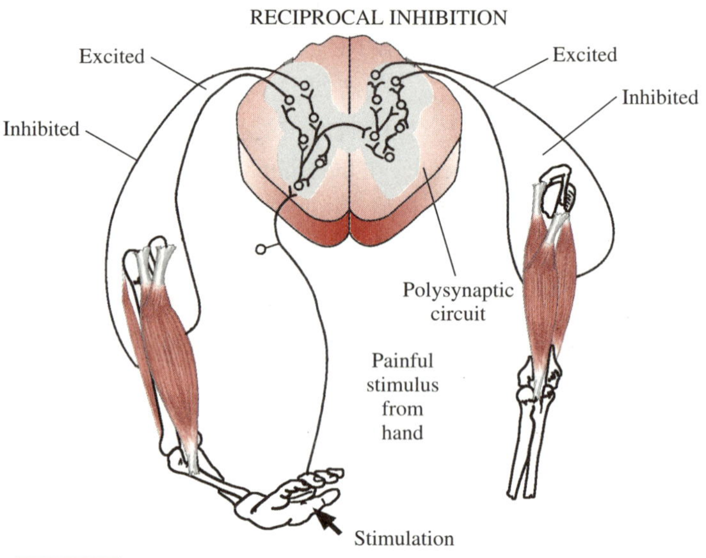

Fig. 9-31 Flexor reflex, crossed-extensor reflex, and reciprocal inhibition.

（2）巴宾斯基征（Babinski's sign）：在人类因皮质脊髓侧束损伤或大脑运动皮层的功能障碍而使脊髓失去高位中枢控制时，可出现一种原始的 flexor reflex。当用钝物划足跖外侧时，立即出现大趾背屈，其他四趾向外呈扇形展开的反射，称为 Babinski's sign 阳性。这一反射本质上属于 flexor reflex。正常时高位中枢通过皮质脊髓束抑制脊髓的这一活动，使这一原始反射不表现，当抑制作用被取消，这一反射则会表现出来。临床上常借助检查 Babinski's sign 来判断皮质脊髓侧束的功能状况。需指出的是，成年人在深睡或麻醉状态下，以及婴儿锥体束发育完全之前均可出现 Babinski's sign 阳性。

3. 节间反射（Intersegmental reflex）：指 spinal cord 某节段神经元发出的轴突与邻近节段神经元发生联系，通过上、下节段神经元的协同活动所完成的一种反射活动。如，将浸以硫酸的小片滤纸贴于脊髓蛙（离断脊髓与高位中枢的联系）腹部下段皮肤上，可引起四肢一系列有节奏的搔爬动作，直到把滤纸除掉为止，此称为搔爬反射（scratching reflex）。

（三）脊髓的整合功能（Integrative function of the spinal cord）

前文已经指出，上述反射的中枢是spinal cord，这一结论的得出是源于对脊动物（spinal animal）的研究。为单独了解 spinal cord 本身的功能，常在动物中采用将 spinal cord 与高位中枢断离的实验方法进行研究，为保持动物的呼吸功能，常在脊髓第五颈段水平将其断离，而保留膈神经对膈肌运动的传出支配。这种spinal cord与高位中枢离断的动物称为spinal animal。与高位中枢离断的 spinal cord，手术后断面以下将暂时丧失反射活动的能力而进入无反应状态，这种现象称为脊休克（spinal shock）。

Spinal shock 的主要表现是：横断面以下 spinal cord 所支配的躯体和内脏反射均减退甚至消失，如骨骼肌反射被阻断，肌肉紧张性减弱或消失；外周血管扩张，血压下降，发汗反射消失，粪、尿潴留。经过一段时间后，spinal reflex 可逐渐恢复，恢复的速度与动物的种类有关。蛙在脊髓断离后数分钟内即可恢复；犬和猫需数天；而人类由外伤等原因引起的 spinal shock 则需数周至数月才能恢复。在反射恢复过程中，比较原始和简单的反射首先恢复，如 flexor reflex、tendon reflex 等，然后比较复杂的反射逐渐恢复，如 crossed-extensor reflex、scratching reflex 等。在躯体反射恢复的同时，血压也逐渐上升至一定水平，并表现出一定的排便、排尿能力。但反射恢复后，有些反射比正常时增强并扩散，如屈肌反射和发汗反射等；有些反射减弱，如伸肌反射。

Spinal shock 发生的原因不是切断损伤的刺激本身引起的，因为反射恢复后再次切断 spinal cord 则不会再次引起 spinal shock。所以 spinal shock 的产生是由于断面以下的脊髓突然失去了高位中枢（主要指大脑皮层、脑干网状结构和前庭核）下行冲动调控的结果。

Spinal shock 的产生与恢复说明：① spinal cord 可以完成某些简单的反射活动，是这些反射的初级中枢；②正常情况下，spinal cord 的活动是受到高位中枢的调控的，且这种下行调控既有易化作用（例如脊髓离断后，伸肌反射减弱），又有抑制作用（例如脊髓离断后，屈肌反射增强）；③正常情况下，spinal cord 整合了来自外周和高位中枢的两方面的信息，才保证了各种反射活动的正常进行和躯体运动的协调。

Spinal shock 后某些反射虽能恢复，但远不能适应机体生理功能的需要，因此，应对脊髓横断的患者加强康复医学护理，减少刺激，以避免肢体过度屈曲造成痉挛性瘫痪或出汗过多引起褥疮感染等。此外，spinal cord 断离后屈肌反射常占优势，不利于瘫痪肢体支持体重，应通过站立姿势积极加强患者伸肌的功能锻炼，使下肢的伸肌紧张性加强并伸直，以便可依靠拐杖站立并行走，同时还要发挥断面以上未瘫痪肌肉（如背阔肌等）的作用以便依靠拐杖行走时摆动骨盆。

二、脑干对肌紧张和姿势的控制 (Control of the muscle tone and posture by brain stem)

（一）脑干对肌紧张的控制

如同研究脊髓功能一样，brain stem 功能的研究也是采用与高位中枢离断的方法。一般是在中脑（mesencephalon）的上、下丘之间切断脑干，这样的动物称为去大脑动物（decerebrate animal）。切断 brain stem 后，动物并不出现 spinal shock，因为脊髓仍与低位脑干（lower brain stem）相连，但立即出现四肢伸直，僵硬如柱，头尾昂起，脊柱挺硬等抗重力肌（伸肌）紧张性亢进现象，称为去大脑僵直（decerebrate rigidity）。当将局部麻醉药（如 procaine）注入某一肌肉内或切断其相应的脊髓后根以取消 muscle spindle 传入冲动的作用，则该肌肉僵直现象消失。由此说明，decerebrate rigidity 是一种增强的muscle stretch reflex。

动物实验证明，在 brain stem reticular formation 存在加强肌紧张和肌运动的区域，称为易化区（facilitatory area）；也存在抑制肌紧张和肌运动的区域，称为抑制区（inhibitory area）。正常情况下，facilitatory area 与 inhibitory area 相比，facilitatory area 的活动略占优势。两个区的功能相互拮抗而又维持相对平衡，从而形成了适宜的肌紧张。Facilitatory area 范围较大，分布于脑干中央区域，包括延髓网状结构（bulboreticular formation）的背外侧部、脑桥的被盖、中脑的中央灰质及被盖。Inhibitory area 范围较小，位于延髓 reticular formation 的腹内侧部，它主要通过 reticulospinal tract 下行纤维抑制 γ motor neuron，降低 muscle spindle 的敏感性，抑制肌紧张和肌运动。

Decerebrate rigidity 产生的主要原因是由于切断了大脑皮层运动区和纹状体等部位与脑干 reticular formation 的功能联系，造成 facilitatory area 活动占明显优势，导致肌紧张过度增强。人类在中脑发生损伤、缺血或炎症等疾患时，也可出现头后仰、四肢僵硬伸直、上臂内旋、手指屈曲等 decerebrate rigidity 现象，常提示病变已侵犯脑干，预后不良。

（二）脑干对姿势的控制

Brain stem 接收来自前庭器官感受器传入神经，因此是一些维持姿势反射的中枢。

1. 姿态反射（Postural reflex） 头部的空间位置改变以及头部与躯干的相对位置改变时，反射性地引起躯体肌肉的紧张性发生改变，称为 postural reflex。其中包括前庭反射（vestibular reflex）和颈紧张反射（tonic neck reflex）。前者是由于头部位置变化引起前庭迷路内产生不同刺激，使躯体肌肉紧张性发生变化；而后者则是颈部肌肉和关节韧带受刺激后，反射性地调节四肢肌紧张。这些反射中枢主要有前庭核群（vestibular nuclear complex），兴奋传至 spinal cord 的 motor neuron。

2. 眼睛位置调控（Control of eye position） 脑干也是调节眼运动反射的中枢。如在 postural reflex 中，眼球位置也会反射性地变化，称为前庭动眼反射（vestibuloocular reflex），意义在于保持直立和稳定的视野以协助维持正确姿势。此外，brain stem 还有一些与躯体运动有关的反射中枢，如视朝向反射（visual orienting reflex），即突然出现闪光时，眼和颈便转向闪光方向。这是视觉引起的一个躯体反射。又如突如其来的声音，会引起颈和眼转向声源的反射，称为听辨向反射（accoustical reflex）。

三、大脑皮层对躯体运动的调节
(Control of the somatic motor function by the cerebral cortex)

（一）运动皮层（Motor cortex or cortical motor area）

Cerebral cortex 的 motor cortex 区域是调节躯体运动的最高级中枢。Motor cortex 位于中央沟前方，约占额叶的后 1/3。Motor cortex 本身又分成三个亚区，即初级运动皮层（primary motor cortex）、运动前区（premotor area）、运动辅助区（supplementary motor area）（Fig. 9-32）。

1. Primary motor cortex and premotor area 这两个运动代表区是皮层控制躯体运动的

主要区域。Primary motor cortex 位于 precentral gyrus，相当于 Brodmann's area 的 4 区；Premotor area 位于 primary motor cortex 前方，上达纵裂，下达 sylivian 裂，相当于 Brodmann's area 的 6 区。其中，4 区是四肢远端肌肉的运动代表区，而 6 区是躯体及四肢近端肌肉的运动代表区。它们的功能特征是：①交叉支配，即一侧皮层运动区支配对侧躯体的肌肉，但头面部肌肉，如与咀嚼运动、喉运动及与上面部运动有关的肌肉为双侧支配，而面神经所支配的下部面肌及舌下神经所支配舌肌受对侧皮层控制。因此，一侧内囊出血损伤后，对侧躯体肌肉、下部（眼裂以下）的面肌及舌肌发生麻痹，表现为口角向病灶侧偏斜，伸舌时舌尖偏向健侧（因单侧颏舌肌收缩时舌伸向对侧），而上部面部肌肉并不麻痹；②具有精细的功能定位，即刺激一定部位的皮层只能引起少数肌肉的收缩，不能引起肌群的协同性运动；③运动区的定位总体安排呈倒立的人体投影，即支配下肢肌肉运动的区域位于运动区的顶部，支配膝关节以下肌肉的区域在半球内侧面，支配上肢肌肉运动的区域位于中间部，支配头面部肌肉运动的区域在下部（但头面部内部的安排仍是正立的）(Fig. 9-33)；④代表区面积的大小与运动的精细复杂程度有关，运动愈精细愈复杂的肌肉在皮层的代表区越大，如手与五指所占皮层代表区几乎等于整个下肢肌肉的代表区，而躯干所占的面积很小。

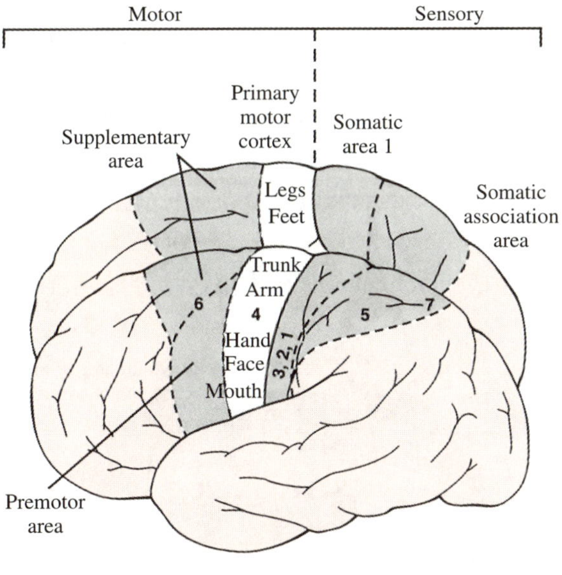

Fig. 9-32 Motor and somatosensory functional areas of the cerebral cortex. The numbers 4,5,6 and 7 are Brodmann's areas.

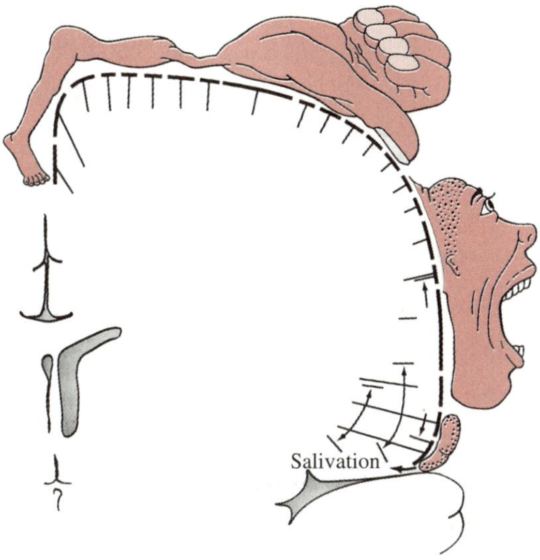

Fig. 9-33 Degree of representation of the different muscles of the body in the motor cortex.

2. Other motor areas 人和猴的 supplementary motor area 位于半球的内侧面，扣带回以上，4 区之前。电刺激该区所引起的肌肉收缩是双侧性的，例如，连续电刺激该区引起双手出现同步性抓握动作，破坏该区的猴难以完成双手协调性运动。一般来说，该区的功能是为 premotor area 和 primary motor cortex 所控制的前臂及双手的精细运动提供背景和为复杂运动的程序编制作准备。

此外，在动物实验中观察到，电刺激 8 区、18 区、19 区可引起眼外肌运动反应；刺激 SⅠ、SⅡ的后部顶叶皮层也可产生某些躯体运动等。

与 somatosensory cortex 一样，motor cortex 的细胞也呈纵向柱状排列，组成 motor cortex 的基本功能单位，称为运动柱（motor column）。一个 motor columu 控制同一关节的几块肌肉的活动，而一块肌肉可接受几个 motor column 运动柱的控制。

（二）运动传导通路（Pathways from the motor cortex to the muscles）

Motor cortex 对躯体运动的控制是通过锥体系（pyramidal system）和锥体外束（extrapyramidal tract）协同完成的。

1. Pyramidal system 指由 cerebral cortex 发出经不同下行通路抵达 motor neuron 的传导系。其中由 cerebral cortex 发出并经内囊和延髓锥体下行到对侧脊髓前角 motor neuron 的传导束，称为皮质脊髓束（corticospinal tract）或锥体束（pyramidal tract）；而由 cerebral cortex 发出下行抵达脑干运动神经核的称为皮质核束（corticonuclear tract）或皮质脑干束（cortical brain stem tract）。后者虽不经过延髓锥体，但在 brain stem 中与前者相伴行，也应归于 pyramidal system 概念之中。Pyramidal tract 的纤维约 30% 起源于 primary motor cortex，30% 起源于 premotor area 和 supplementary areas，40% 起源于 somatosensory areas。这些纤维离开 cortex 后，经内囊后肢，然后下降通过 brain stem，形成延髓锥体，其中 80% 锥体纤维在低位延髓交叉到对侧脊髓侧索下行，称为皮质脊髓侧束（lateral corticospinal tract），该束下行沿途发出侧支，逐节终止于脊髓前角 motor neuron，支配四肢肌，控制远端肌肉运动，功能上与肢体的精细、技巧性运动有关；其余 20% 纤维在延髓不交叉，在脊髓同侧前索下行，称为皮质脊髓前束（anterior or ventral corticospinal tract），该束仅达胸节，一部分纤维经白质前连合逐节交叉到对侧，终止于脊髓前角 motor neuron，支配躯干和四肢近端肌肉，一部分始终不交叉，终止于同侧脊髓前角 motor neuron，支配躯干肌，前束功能上与姿势的维持及肢体粗大运动有关（Fig. 9-34）。

临床上常把脊髓前角 motor neurons 和脑神经核 motor neurons 称为下运动神经元（lower motor neuron），而把皮层 motor neuron 和其他下行控制 lower motor neuron 活动的那些 neurons 称为上运动神经元（upper motor neuron）。Upper motor neuron 下行纤维与 lower motor neuron 之间的联系方式有单突触直接联系和经 interneuron 接替的两种。研究表明，支配前肢的 motor neuron 单突触联系多于支配后肢的 motor neuron，支配肢体远端肌肉的 motor neuron 多于支配近端肌肉的 motor neuron，支配肌肉精细运动的 motor neuron 的单突触联系最多。Pyramidal system 的主要功能是通过单突触直接联系，引起 α motor neuron 兴奋以发动精细的肌肉运动，并且可激活 γ motor neuron，调整 muscle spindle 的敏感性以协调肌肉运动。此外，pyramidal tract 下行纤维还可通过脊髓的 interneu-

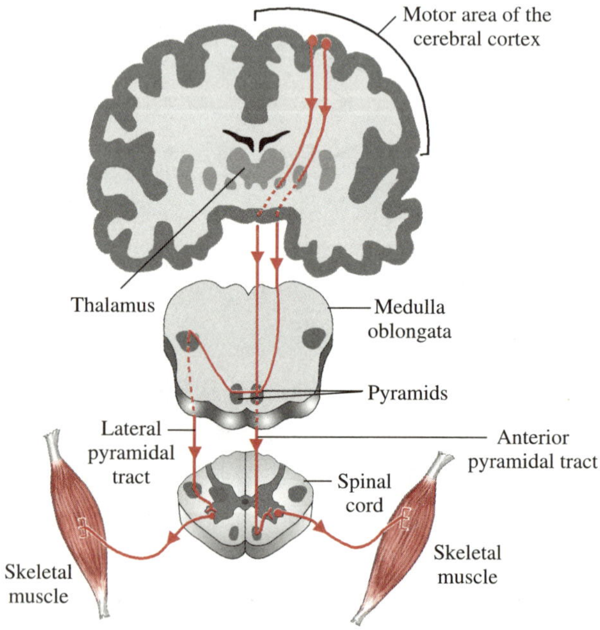

Fig. 9-34 Pyramidal tract.

rons 来调节支配拮抗肌肉的 motor neurons 的功能活动，使肌肉运动具有合适的强度，维持运动的协调。总之，pyramidal system 对躯体运动的调节作用是发动随意运动，调节精细动作，保持运动的协调性。

2. Extrapyramidal system 指 pyramidal system 以外影响和控制躯体运动的下行传导通路。其中由cerebral cortex发出下行纤维并通过皮层下核团接替，控制脊髓 motor neurons 的传导系统称为皮层起源的锥体外系（cortically originating extrapyramidal system）；而由 pyramidal tract 侧支进入皮层下核团，转而控制脊髓 motor neurons 的传导系统称为旁锥体系（parapyramidal system）。

Extrapyramidal system 的起源较广，包括 cerebral cortex、basal ganglia、brain stem reticular formation 和 vestibular nuclei、red nuclei 等，最后经网状脊髓束（reticulospinal tract）、顶盖脊髓束（tectospinal tract）、红核脊髓束（rubrospinal tract）和前庭脊髓束（vestibulospinal tract）下行到达脑神经运动核或两侧脊髓前角细胞，在脊髓主要作用于 γ motor neuron。Extrapyramidal system 的功能是调节肌紧张力、维持姿势及配合锥体系协调随意运动。其中 reticulospinal tract、vestibulospinal tract、tectospinal tract 与 anterior corticospinal tract 功能相似，共同完成躯体姿势的维持和肢体近端肌肉粗大运动的调节；而 rubrospinal tract 与 lateral corticospinal tract 功能相似，共同完成躯体姿势的维持和肢体远端肌肉的精细运动的调节。

正常的随意运动是在 pyramidal system 和 extrapyramidal system 的协同配合下完成的。由于 pyramidal system 和 extrapyramidal system 的皮层起源相互重叠，而且 pyramidal tract 下行经脑干时发出许多侧支进入皮层下核团调节 extrapyramidal system 的活动，因此，从 cerebral crotex 到 brain stem 之间的病变所引起的运动障碍往往是由于两者合并损伤的结果。只是在延髓尾端水平，pyramidal tract 的走行才较为独立，因此，此处延髓锥体的损伤效应可认为主要是 pyramidal system 功能受损的结果。但 upper motor neuron 与 lower motor neuron 受损有不同的临床表现。由于 lower motor neuron 直接支配骨骼肌，所以受损后出现肌肉萎缩、肌张力减退、深反射（如腱反射）和浅反射（如跖反射，其检查方法同Babinski's sign，反射效应为各趾跖屈）均减弱或消失等一系列弛缓性瘫痪（flaccid paralysis）症状；upper motor neuron 受损后出现肌肉紧张、张力增强、腱反射亢进和 Babinski's sign 阳性等痉挛性瘫痪（spastic paralysis）症状。迟缓性瘫痪又称软瘫，痉挛性瘫痪又称硬瘫。

四、基底神经节在运动控制中的作用 (Roles of basal ganglia in motor control)

（一）基底神经节的运动功能及其神经环路（Motor functions and neuronal circuits of the basal ganglia）

1. Functions of the basal ganglia 基底神经节是皮层下一些神经核团的总称。从生理功能上划分，基底神经节包括尾状核（caudate nucleus）、壳核（putamen）、苍白球（globus pallidus）、丘脑底核（subthalamic nucleus）、黑质（substantia nigra）和 red nucleus。尾核、壳核和苍白球合称为纹状体（corpus striatum）。其中，苍白球分为内侧（internal）和外侧（external）两部分，在进化上较古老，称为旧纹状体（paleostriatum）；而尾核和壳核进化较新，称为新纹状体（neostriatum）。在鸟类以下的动物，corpus striatum 是最高级运动中枢。在哺乳动物，大脑皮层发展后，basal ganglia 尤其是 corpus striatum 虽不具有单独运动功能，但它的功能与大脑皮层及其他控制运动的脑结构的功能是紧密联系的，因而仍具有重要的运动调节功能，它参与随意运动计划的设计和程序的编制、随意运动的稳定、肌紧张的控制、躯体运动的整合及本体感觉传入信息的处理。

2. Neuronal circuits of the basal ganglia 基底神经节各核团之间存在着广泛的联系，globus pallidus 是联系中心，也是 corpus striatum 的传出结构。Basal ganglia 与脑运动控制系统的其他部分的主要通路联系如下：

（1）壳核环路（Putamen circuit）（Fig. 9-35）：该通路主要始于 motor cortex 的运动前区和辅助运动区及皮层躯体感觉区，投射到 putamen，由此发出纤维经 internal globus pallidus（GPi）中继，再到丘脑前腹核（ventroanterior nuclei，VA）和外侧腹核（ventrolateral nuclei，VL），最后返回到 primary motor cortex、premotor area、supplementary motor area。此谓初级壳核环路（primary putamen circuit），功能上与学习（技巧）型运动的下意识执行有关。

（2）尾核环路（Caudate circuit）（Fig. 9-36）：该通路从大脑皮层广泛区域（包括 frontal、parietal、occipital and temporal lobes）发出，经 caudate nucleus 传递到 GPi，再到丘脑前腹核（VA）和外侧腹核（VL），最后返回到prefrontal area、premotor area、supplementary motor area，但几乎不直接返回到 primary motor cortex。功能上与某些运动类型的认知计划编制有关，这些运动类型包括连续发生的运动及与欲达到的特定意识目标相一致的运动。

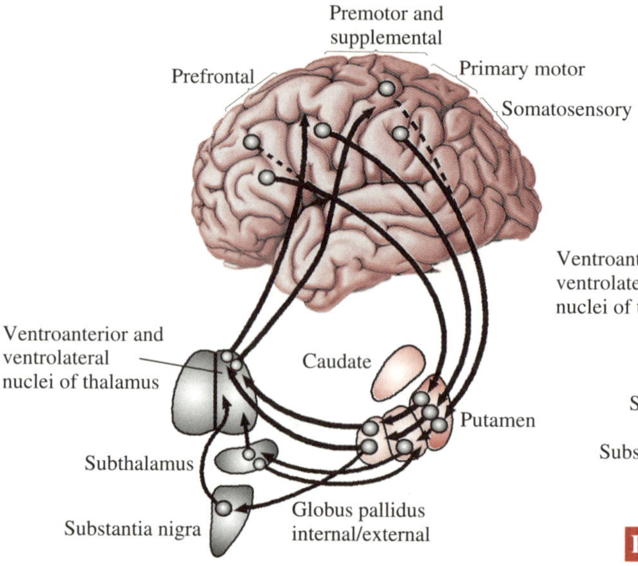

Fig. 9-35 Putamen circuit through the basal ganglia for subconscious execution of learned patterns of movement.

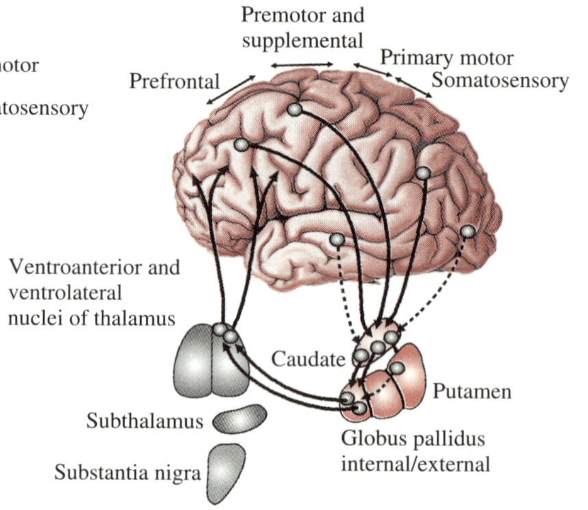

Fig. 9-36 Caudate circuit through the basal ganglia for cognitive planning of sequential and parallel motor patterns to achieve specific conscious goals.

（3）黑质-新纹状体环路（Substantia nigra-neostriatum circuit）：从黑质致密带（substantia nigra，zona compacta，SNc）到caudate nucleus、putamen，再由后者返回黑质网状带（substantia nigra，zona reticulata，SNr）。

在上述环路中，①从 cortex 到 caudate nucleus 和 putamen 的神经递质是谷氨酸（glutamate, Glu），是兴奋性的；②从 SNc 到 caudate nucleus 和 putamen 的神经递质是 dopamine（DA），参与直接通路和间接通路的输出调控；③从 caudate nucleus、putamen 到

globus pallidus 和 SNr 的神经递质是γ- 氨基丁酸（γ-amino-butyric acid，GABA），是抑制性的；④从 GPi、SNr 到 thalamus 的递质以及 GPi 到 subthalamic nucleus 的递质也是 GABA；⑤从 subthalamic nucleus 到 GPi 的递质是 Glu，是兴奋性的。而起源于 thalamus 的纤维其突触介导的物质尚不肯定，一般认为可能是兴奋性介质。

（二）与基底神经节受损有关的疾病（Clinical syndromes resulting from damage to the basal ganglia）

Basal ganglia 功能异常将引起 voluntary movement 出现异常。一类是以运动过多而肌紧张不全的多动症（hyperkinetic syndrome），如大舞蹈病（Huntington's disease），另一类是运动减少而肌紧张过度的少动症（hypokinetic syndrome），如帕金森病（Parkinson's disease）。从神经递质的角度看，一般认为 Huntington's disease 是由于 striatum 内 GABAergic neuron 明显减退，致使对 substantia nigra 内 dopaminergic neuron 的抑制减弱，产生功能相对亢进而引起的。而 Parkinson's disease 则是因为 substantia nigra 内 dopaminergic neuron 功能减退造成的。上述临床疾病的出现，从另一个侧面说明在 striatum 和 substantia nigra 之间有复杂的纤维联系。

五、小脑的运动功能
(Function of the cerebellum in mortor control)

小脑对于维持姿势、调节肌紧张、协调随意运动均有重要作用。根据小脑的神经纤维联系和功能不同，可将小脑分为三个部分：前庭小脑（vestibular cerebellum）、脊小脑（spinocerebellum）和新小脑（neocerebellum）。

Vestibular cerebellum 与 vestibular system 的感受器有纤维联系，因此，这一部分小脑的功能与调节躯体平衡有密切关系。如果这部分发生病变，则患者站立不稳，但肌肉运动协调性仍良好。

Spinocerebellum 主要接受脊髓小脑束传入纤维的投射，也接收 sensory fiber 传入的 deep sensory 和 visual, auditory information。在这部分小脑中存在对 muscle tone 的抑制区和易化区，因此对调节 muscle tone 有十分重要的作用。其作用是保证 voluntary movement 协调进行。当这部分发生病变时，会出现运动协调障碍，称为共济失调（ataxia）。

Neocerebellum 接受大脑皮层 sensory cortex 和 motor cortex 等广泛区域传来的信息。这一部分与 voluntary movement 的编程（programing）有关。有时这部分小脑在 voluntary movement 过程中，接受反馈的信息，探测运动的误差并上传至 motor cortex 以便对运动偏差加以修正，使 voluntary movement 更精确。

第四节 自主神经系统（或植物性神经系统）
Autonomic Nervous System

Autonomic nervous system 的作用主要是调节内脏的活动。由于内脏活动不受意识的直接控制，很难像骨骼肌一样，可以“随意”运动，因此称之为 autonomic nervous system。

20 世纪初，Langley JN 根据当时已有的知识主张把运动神经系统分为躯体（somatic）

和内脏（autonomic 或 visceral）两类。前者只支配骨骼肌，后者支配除骨骼以外的其他器官和组织。Langley 还进一步把 autonomic nervous system 分为三个组成部分。① Sympathetic nerve：其细胞体在胸腰段脊髓灰质的侧角。② Parasympathetic nerve：其细胞体比较分散，一部分在脊髓的灰质侧角，另一部分分布在第Ⅲ、Ⅶ、Ⅸ、Ⅹ对脑神经在脑干的核团。这两部分的 nerves 主要分布在 gland、smooth muscle 和 myocardium 上，调节它们的活动。③肠壁神经系统（enteric nervous system）：它是由肌间神经节和粘膜下神经节的神经细胞和神经纤维组成的一个相对独立的体系。虽然 Langley 注意到有一些内脏传入神经的信号只引起或者主要引起自主效应，但他没有正式主张把感觉 afferent nerve 也分成 autonomic 和 somatic 两类。Langley 所提出的上述分类名称一直被沿用到现在。因此在以前的许多专著和教材中，实际上只把 autonomic nervous system 的定义局限在支配内脏器官的 efferent nerves。

近代医学科学实践已经把 Langley 将近一个世纪以前提出的基本分类法在两个方面加以充实和发展。首先是明确地把某一类 afferent nerves 定义为 autonomic afferent nerve。这类 nerves 所传导的 afferent signals 通常不产生知觉，而且由它引起的传出效应完全或主要是通过 autonomic efferent nerves 来执行。多数学者主张把这类连同传导内脏痛的 afferent nerves 都归入到 autonomic nervous system 的定义范围之内。其次，多数学者都承认 central nervous system中有许多结构，例如medulla的nucleus of solitary tract，尤其是hypothalamus，在整合 autonomic nervous system 的活动中起关键性的作用。因此主张把中枢的这些结构也归到 autonomic nervous system 的范畴。至此，autonomic nervous system 的定义已包括反射弧中的三个组成部分，即 afferent nerve，center 及 efferent nerve。在 autonomic nervous system中，迷走神经（vagus，第Ⅹ对脑神经）是包括 afferent fibers 和 efferent fibers 的混合神经干，其中有丰富的 parasympathetic nerve。因为在体内它延伸得很长，分布也很广，从头部到腹腔的大部分器官组织。因此它是 parasympathetic nerve 中最重要的一支神经干。内脏大神经（greater splanchnic nerve）则是 sympathetic nerve 中很重要的一支混合神经干。

Autonomic nervous system 对于各系统的具体作用已在前面有关章节作过比较详细的讨论。为了加深理解，这一节将按照反射弧结构的顺序采用对比的方法阐述 autonomic nervous system 各部分的一般特征。

一、自主传入神经（Autonomic afferent nerve）

可以认为，凡是内脏器官和躯体深部组织的传入神经纤维都称之为 autonomic afferent nerve。它们所形成的运动指令通常都由 autonomic efferent nerve 来执行。形态学的资料说明，约占 80% 的 vagus fibers 和 50% 的 greater splanchnic nerve 是 autonomic afferent fibers。可见它们是 autonomic nervous system 不可忽视的部分。

（一）与 somatic afferent nerve 的比较

Autonomic afferent nerve 与 somatic afferent nerve 相比较，它们有相同和不相同之处。

1. 相同点

（1）Autonomic afferent nerve 的 soma 有一部分和 somatic afferent neuron 一起都聚集在脊髓背根神经节中。另一部分则随脑神经分布在相应的神经节之中。

（2）Autonomic afferent neuron 都属于假单极神经元。它们的 axon 离 soma 后就分叉为外周支和中枢支。外周支向周边延伸到 target cell。中枢支组成脊髓背根神经进到脊髓灰质，脑神经则进入脑干与第二级神经元建立突触联系。

（3）Autonomic nervous system 中的 vagus afferent fibers 和某些皮肤的 afferent fiber 一样，其外周端的末梢可能组成最简单的 afferent-efferent 回路，即形成轴突反射。

2. 不同点

（1）进入脊髓的 autonomic nervous fiber 的数量比 somatic afferent fiber 少，只占全部脊髓传入纤维的 2.5% 左右。但它所支配的范围要比 somatic afferent fiber 大。因此在单位面积上的支配密度较少。

（2）Autonomic afferent neuron 的中枢支所连接的各级整合中枢与 somatic afferent fiber 不同。多数 autonomic afferent fiber 的传入信号不产生知觉。在病理情况下也有一些经 autonomic afferent fiber 所传导的信息可上传到意识中枢，但产生的知觉，性质比较含糊，定位也不明确，甚至会发生在离原器官比较远的部位产生疼痛（例如牵涉痛）。还有一部分经 autonomic afferent fiber 传到中枢可引起正常内脏感觉，诸如饱食感和饥饿感，膀胱和直肠的充盈感等也都是一种性质含糊定位弥散的知觉。

（3）以前认为和 sympathetic nerve 混合在一起的 autonomic afferent fiber，当穿过 sympathetic ganglion 时不会发出侧支。近年来的资料证明，有不少 autonomic afferent fiber 穿过椎前 sympathetic ganglion 时发出侧支和 sympathetic ganglion 中的 postganglionic neuron 或节内有自发强荧光的小细胞发生联系。

（二）Autonomic afferent nerve 的分类

从功能上可将 autonomic afferent nerve 分成两大类。

1. 调控内脏器官正常生理活动的 autonomic afferent nerve。

2. 传导内脏痛信号的 autonomic afferent nerve。

作为一般规律，第一类的传入纤维多数在 vagus nerve，因此是通过 medulla 传入的。第二类中多数通过内脏大小神经和盆腔神经经由 spinal cord 背根进入中枢。第一类的传入信号通常不上达 cerebral cortex 形成意识。例如在 vagus 中有多达从 30 000～ 40 000 条 afferent fibers 向中枢发放的与呼吸和心脏节律同步的神经冲动，以及与胰腺分泌、胃肠道蠕动等相关的传入信号，在通常情况下都不引起知觉。第二类传入信号多在炎症、局部缺血或内脏受到粗暴牵拉，平滑肌强烈痉挛时发放神经冲动。这些神经冲动多数是由内脏和盆腔神经中的 afferent fiber 向中枢传导而引发难忍的内脏痛，例如胃肠炎、胆囊炎、胰腺炎、尿道炎和心肌缺血引发的内脏痛以及外科手术过程中牵拉这些脏器所引起的疼痛等。

（三）Vagus afferent fiber ending 的形态

近年来关于 vagus afferent fiber 进入到 target cell 之后的路径和末梢形态的研究有不少新的发现。主要是应用了多种类型染料着色nervous fiber，并进行多重染色，结合激光快速扫描技术，如共聚焦显微镜（confocal microscope）以及使用计算机作图像处理等，甚至可将二维图像重组成三维图像。这些形态学新技术的应用，使人们看到了过去看不到的现象。新的资料清楚地显示：

1. 支配胃肠道的 vagus afferent fiber 可以在胃肠壁的每个层次找到，包括纵向和环状肌层、肠壁神经节、粘膜下层和粘膜层等。

2. 追踪同一条 vagus afferents fiber 发现，同一条 afferent fiber 可以形成两种不同的结构，传递两种不同的信息。一种形成牵张感受器（IMA），能感受肠壁的压力，将肠壁压力的信息传向中枢；另一种形成化学感受器（IGLE），能感受化学成分的变化并将信息传向中枢。这两种不同的感受器将肠壁的机械变化和化学变化的信息由 vagus afferent fiber 传向中枢，而且是由同一条 fiber 实现的。这是从形态学上第一次提示，两种不同性质的信息可由同一条 fiber 传递。

这种现象在电生理学的研究中，从功能上也找到了佐证。当记录一条 vagus afferent fiber 的神经冲动时，发现扩张胃壁或由动脉注射某种化学物质都能在同一条 fiber 上记录到神经冲动的变化，并将这种能感受多种刺激的 vagus afferent fiber 称为“多感受型纤维”（polymodel fiber）。

在研究心房的 vagus afferent fiber 时也有类似的发现，例如 vagus afferent fiber 可进到心包膜、心肌膜和心内膜（epi-myo-and endocardium）并形成不同形式的末梢，感受不同性质的变化。

（四）与内脏痛有关的 autonomic afferent ending

内脏的疼痛可由 autonomic afferent 传递到中枢，产生内脏痛。例如在清醒的人体用电刺激 greater splanchnic nerve 可引起难忍的内脏痛。Greater splanchnic nerve 属于交感混合神经干。其 afferent fiber 经过胸腰段脊髓背根神经进入脊髓，因此选择性地阻断与 greater splanchnic nerve 有联系的脊髓 afferent fiber 可完全取消内脏痛。

盆腔器官产生的疼痛可由盆神经（pelvic nerve）传入。Pelvic nerve 也是混合神经干，它的 afferent fiber 属于 parasympathetic afferent。可见内脏痛不仅和 sympathetic afferent 有关，而且也和 parasympathetic afferent 有关系。

形态学的资料说明源于脊髓的内脏 afferent fiber 只占总的脊髓 afferent fiber 的 2.5% 左右，如此少的比例却要支配相当大的外周器官和组织。由于神经支配密度小，加上在中枢神经系统的代表区分散。因此，内脏痛通常是比较弥散、部位模糊的一种痛觉。

目前已经证明痛觉是由细的有髓鞘 A_δ 和无髓鞘 C fiber 的 ending 感受的。分布在盆腔内脏器官的这类 ending，其 afferent fiber 是沿 pelvis nerve 进入 spinal cord。在正常情况下这类 ending 只传递直肠和尿道的感觉，而且发现只有 5% 可以被扩张直肠所激活，2.5% 能对尿道下段的刺激起反应。而其余多于 90% 的 pelvic nerve 中的无髓鞘纤维对上述刺激不起任何反应，似乎处在“休眠”状态。然而一旦这些组织器官发生了炎症、缺血或创伤时，原来处于“休眠”的 ending 对同样的刺激变得非常敏感，因而引起了严重的内脏痛。

（五）Autonomic afferent neuron 的 neuropeptide

Afferent fiber 的功能是向中枢传达信息。按照作用的方向，第一级 afferent fiber 进入 spinal cord 后与第二级 neuron 发生联系。这种联系是在 synapse 中，通过第一级神经元的纤维释放 neurotransmitter 作用到第二级神经元上，实现信息的传递。研究表明，有两种 neurotransmitter 起关键作用，即谷氨酸（glutamic acid）和 substance P。前者被认为是第一级感觉传入神经中粗纤维的 neurotransmitter；后者是细纤维的 neurotransmitter。把这两种物质分别用微电泳注入脊髓背角都能引起相应的神经元兴奋并发放神经冲动。

近年来使用免疫组织化学的方法和各种逆行追踪荧光染料方法，发现了更多的 neurotransmitter 和纤维走向，特别发现一些 neuropeptide 的存在。例如用逆行追踪荧光染料真蓝（true blue）处理胃可以追踪 afferent 的行踪，特别发现一些 neuropeptide 的存在。染料能顺着 axon 逆行到相应的 neuron。检查染上荧光的 neuron 分布，就可知道支配胃壁的 autonomic afferent 的来源。实验结果表明，染上真蓝荧光染料的 neuron 分布在 T_5 到 L_2 的脊髓背根神经节。若预先把 greater splanchnic nerve 切除，在脊髓背根神经节的感觉神经元不能再被染料着色，说明从 T_5 到 L_2 投射到胃的 afferent fiber 路经交感混合神经干（greater splanchnic nerve）。此外，在上述实验的基础上，再用免疫组织化学的方法检查被真蓝染料着色的细胞中是否有对降钙素基因相关肽（CGRP）抗体染料起免疫反应的细胞。结果表明大约有 80% 被逆行追踪染料着色的背根神经节细胞可同时和 CGRP 抗体呈阳性反应。说明有 80% 投射到胃的 T_5～ L_2 脊髓背根神经节细胞中含有 CGRP，也说明 CGRP 可能作为另一种 afferent neurotransmitter 发挥作用。近来的研究进一步表明，脊髓背根神经节 autonomic afferent neuron 不仅含 CGRP 还含有 substance P（SP），说明 autonomic afferent 中可以同时含有两种肽。在豚鼠，这两种 neuropeptide 共存的几率是 90%。这种共存比例是有种族差异的，例如在大白鼠只有少部分 autonomic afferent 同时含有这两种肽。

用上述同样的方法证明支配胸腔内脏器官的迷走节状神经节也同时含有 SP 和 CGRP。不仅有 CGRP 与 substance P 的共存，近来还发现，人类支配腹腔的 vagus 中有 SP 和 VIP 的共存。

（六）Autonomic afferent fiber 的传出功能

这里涉及的是传入神经的传出功能。这一问题的提出是基于某些实验的结果，提示 autonomic afferent 可能也具有传出的功能。已知 peptide 只能在胞体合成，合成后以轴浆运输的方式到达 axon 的 ending。实验中结扎 axon 后再观察两个断端中 neuropeptide 的聚集，可以了解 neuropeptide 的移动方向。通常与胞体相连的一端有很多 neuropeptide 聚集，它的浓度远远高于另一端。已有实验表明，结扎 vagus 或结扎 greater splanchnic nerve，发现与胞体相连的断端中 CGRP 含量远高于另一断端。说明胞体合成的 neuropeptide 可以向外周运输。这种方向是与 afferent 传导信息的方向相反。进一步的研究表明，迷走传入神经细胞体合成的 neuropeptide 只有部分经其中枢支输送到中枢支 ending，而大部分是被输送到外周支的 ending。目前对这种向外周末梢输送 neuropeptide 的生理意义还不清楚。但提示传入神经末梢除了能够探测周围内环境的变化，并将有关信息传送到中枢之外，还可能具有向外周组织释放 neuropeptide 的能力，通过神经分泌（neurocrine）和旁分泌（paracrine）的方式去影响与末梢相邻近的细胞功能。因此上述发现提示，autonomic afferent fiber 可能具有作用方向完全相反的双重功能。一方面是传入，另一方面起传出的功能。前一种是以快速的神经冲动的方式进行，后一种是以运输 neuropeptide 的方法较为缓慢地完成。

二、自主传出神经（Autonomic efferent nerve）

（一）Autonomic efferent nerve 的特征

在前面各系统生理功能的讨论中，实际上已经涉及 autonomic efferent nerve 的功能，此处再将它的特征作进一步的归纳和总结（Fig. 9-37）。

1. Autonomic efferent fiber 主要来自脊髓的侧角及脑神经中第Ⅲ、Ⅶ、Ⅸ和Ⅹ中的有关核团。

2. Autonomic efferent fiber 由中枢发出后，不直接到达所支配的器官，而要在外周的ganglion 中交换 neuron。交换 neuron 之前的 autonomic nervous fiber 称 preganglionic fiber；交换 neuron 之后的纤维称为 postganglionic fiber。Preganglionic fiber 一般是有 myelin 的纤维，传导 impulse 的速度较快，而 postganglionic fiber 则多为 unmyelinated fiber，传导 impulse 的速度较慢。

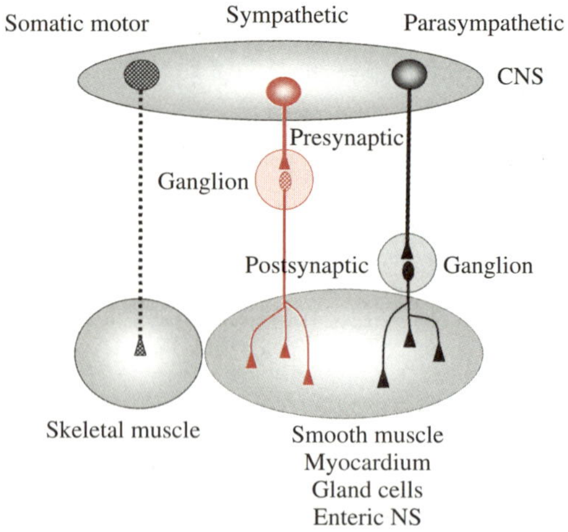

Fig. 9-37 Effect of autonomic efferent fiber.

3. Autonomic efferent fiber的preganglionic fiber 释放的 neurotransmitter 是 ACh，而 postganglionic fiber 释放的 neurotransmitter 主要为 ACh 和 NE（还有一些其他递质，见后述）。

4. Autonomic efferent fiber的postganglionic fiber主要支配gland、myocardium和smooth muscle。它的一部分 fiber 也分布到 enteric nervous system（见后述），这些活动不受意识的直接控制，因而称为“自主”神经。

5. Autonomic efferent fiber 对外周 effector 的支配，一般具有持久的紧张性作用。例如支配心脏活动的 sympathetic fiber 和 parasympathetic fiber，在安静时都具有紧张性作用。切断 sympathetic fiber 可使心跳频率减慢，而切断 parasympathetic fiber 则使心率加快。

6. Autonomic efferent fiber 的作用有时与 effector 本身的功能状态有关。例如在有孕子宫，刺激 sympathetic fiber 可使 smooth muscle 活动加强，而对平时非孕子宫则是抑制作用。

（二）Sympathetic fiber 和 parasympathetic fiber

前已述及，autonomic efferent fiber 分为 sympathetic fiber 和 parasympathetic fiber 两类。这种分类主要是根据它们不同的解剖和功能特征。

1. 解剖形态上的特征 Sympathetic fiber 发源于 spinal cord 的胸段及 L_1 和 L_2（有时也包括 L_3）的侧角。所发出的 preganglionic fiber 主要在脊柱旁的 ganglion 中与 postganglionic neuron 形成 synapse，交换 neuron。在 ganglion 中的 preganglionic fiber，有的只是穿过 ganglion 而不交换神经元，有些则立即交换神经元。例如支配汗腺及 vascular smooth muscle 的 preganglionic fiber 一般都在进入相应的 ganglion 后立即交换 neuron。而支配头端和某些胸部器官的 preganglionic fiber 一般都要向上或向下穿过几个 ganglions 后再做交换。支配腹盆腔脏器的 preganglionic fiber 比较特殊，它们不在脊柱旁 ganglion 中交换 neuron 而是在椎前 ganglion 中交换 neuron。因此它们的 preganglionic fiber 相对较长。支配 adrenal gland 中髓质的神经更为特殊，它不在 ganglion 中交换 neuron，而直接支配 adrenal gland 中的髓质，属于 preganglionic fiber。因此可以将肾上腺髓质比作 sympathetic fiber 中的一个 ganglion。Adrenal gland 中髓质分泌的 hormone 与交感节后纤维分泌的 neurotransmitter 也很类似，是 epinephrine和norepinephrine（Fig. 9-38）。

Parasympathetic fiber 的发源部位比较分散。一部分 preganglionic fiber 来自脑神经中的

第Ⅲ（缩瞳核）、Ⅶ（上唾核）、Ⅸ（下唾核）和Ⅹ（迷走背核）中的核团。另一部分来自脊髓骶部相当于侧角的部位。由脑神经发出的 parasympathetic fiber 主要支配头、颈、胸腔和腹腔的脏器，而发自脊髓骶部的 parasympathetic fiber 则主要支配盆腔的脏器。与 sympathetic ganglions 相比，所有 parasympathetic fiber 的节都距所支配的脏器很近，很多埋在所支配的脏器之中。因此它们的 preganglionic fiber 很长，而 postganglionic fiber 很短。从 preganglionic fiber 与 postganglionic neuron 的关系上看，sympathetic fiber 往往是一根 preganglionic fiber 与多个 postganglionic neurons 产生 synapse 联系。Sympathetic fiber 的节前和节后纤维之比较大，可高达 1∶200，说明一根 preganglionic fiber 所支配的 effector 范围很大。而 parasympathetic fiber 的这种比例较小，有的只有 1∶2。

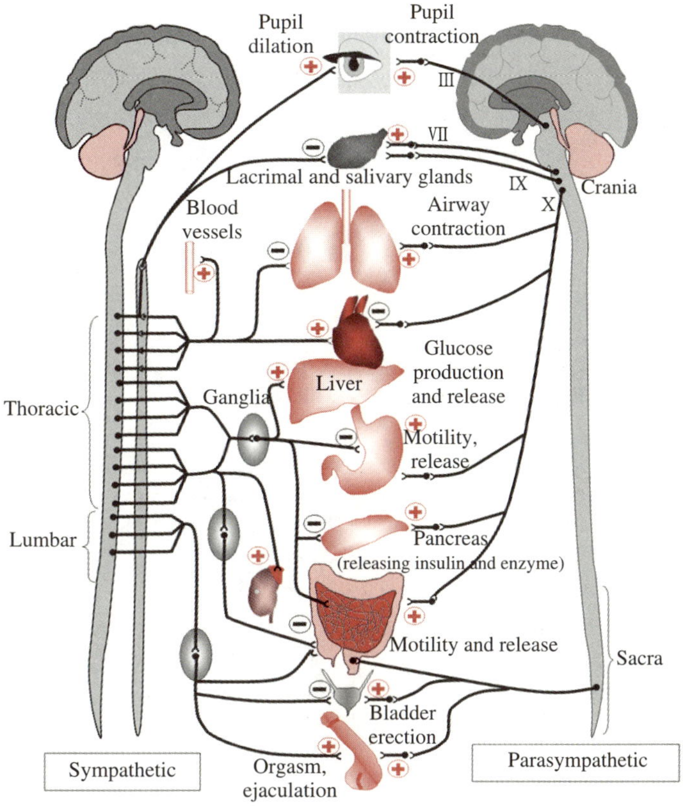

Fig. 9-38 Sympathetic and parasympathetic nervous system.

2. Sympathetic fiber 及 parasympathetic fiber 的功能（Fig. 9-38） Autonomic nervous fiber 主要是通过对 gland、smooth muscle 和 myocardium 的作用，调节内脏器官的活动。一般认为 sympathetic nervous system 作为一个整体进行活动时，主要是在环境发生急剧变化时产生兴奋。例如在剧烈 skeletal muscle 运动、缺氧、失血、寒冷、厮打等条件下，sympathetic nervous system 兴奋。实验证明，交感链全部切除的动物，能在安静条件下良好地生存。动物的生长、消化、性行为和生殖等功能都无明显变化，但对剧烈运动和寒冷等的反应远不如正常动物。Cannon曾将动物在厮打时以下的一些反应归之为 sympathetic nerve 兴奋的表现。

（1）心脏的收缩力和频率增加；

（2）Visceral vessels 收缩，而在 skeletal muscle 中的 vessels 扩张，使血液产生重新分配，进入 skeletal muscle；

（3）Gastrointestinal activity 受到抑制；

（4）糖原分解及脂肪分解加强；

（5）Adrenal medulla 的 hormones 分泌加强。通过 ACTH 分泌促使 adrenal cortex 分泌的 hormone 增加；

（6）Respiratory tract 中 smooth muscle 舒张；

（7）瞳孔散大。

相反，parasympathetic nervous system 的活动比较局限，主要在安静条件下，促进机体休整恢复、保护机体、促进消化、积蓄能量、加强排泄和生殖功能等。例如心脏活动抑制、消化道功能加强、促进营养物质的吸收和能量补充等等。

Tab. 9-5 总结了 sympathetic fiber 及 parasympathetic fiber 对不同器官的作用。

Tab. 9-5 Autonomic innervation of target tissuess

Organ	Sympathetic stimulation	Parasympathetic stimulation
Eye		
Ciliary muscle	Relaxed	Contracted
Pupil	Dilated	Constricted
Glands		
Salivary	Vasoconstriction, slight secretion	Vasodilation , copious secretion
Gastric	Inhibition of secretion	Stimulation of secretion
Pancreas	Inhibition of secretion	Stimulation of secretion
Lacrimal	None	Secretion
Sweat	Sweating	None
GI tract		
Sphincters	Increased tone	Decreased tone
Wall	Decreased tone	Increased motility
Liver	Glucose released	None
Gallbladder	Relaxed	Contracted
Bladder		
Muscle	Relaxed	Contracted
Sphincter	Contracted	Relaxed
Heart		
Muscle	Increased rate and force	Slowed rate
Coronary arterioles	Dilated	Dilated
Lungs	Bronchioles dilated	Bronchioles constricted
Blood vessels		
Abdominal	Constricted	None
Skin	Constricted	None
Muscle	Constricted (α receptors)	None
	Dilated (β receptors)	None
Sex organs	Ejaculation	Erection
Metabolism	Increased	None

3. Sympathetic nerve 和 parasympathetic nerve 的协同作用（synergetic effect） 从 Tab.9-5 中可以看到，似乎 sympathetic fiber 和 parasympathetic fiber 的功能是互相对立和矛盾的。实际上它们在整体是互相配合和协调的，这种 synergetic effect 可以表现为以下几种形式。

（1）发生在 effector 上的 synergetic effect：有些器官接受 sympathetic fiber 和 parasympathetic fiber 的双重神经支配，而其作用又是相对立的。例如在心脏，sympathetic fiber 可作用于窦房结、传导系统、心房肌和心室肌及冠状血管等，兴奋时使心率加快，心缩力加强。而 parasympathetic fiber（vagus）作用于窦房结、房室结及心房肌，兴奋时使心率减慢，心缩力减小。当机体需要心脏功能加强时，例如动脉血压由于某种原因突然下降，此时sympathetic fiber 的作用加强，而 vagus 的作用受到抑制，使心率加快，收缩力加强。它们的作用实际上是相互协调和配合的。

（2）发生在壁内神经细胞上的 synergetic effect：已有实验证明，sympathetic fiber 的 preganglionic fiber 可终止于胃肠道内的 postganglionic neuron of parasympathetic nervous system，抑制它的活动。当 parasympathetic fiber 兴奋时，可使胃肠道 smooth muscle 活动加强，蠕动加强。上述 sympathetic fiber 对 parasympathetic neuron 的抑制，在功能上可抑制胃肠活动。因此 sympathetic fiber 对胃肠道的抑制作用可以是直接的也可以通过对 postganglionic neuron of parasympathetic nervous system 的抑制而实现的。因此，这种 synergetic effect 可以发生在壁内神经细胞上。

（3）发生在不同effector上的synergetic effect：瞳孔括约肌和辐射肌的活动，对瞳孔的大小有相反的作用。瞳孔括约肌收缩时瞳孔减小，而辐射肌收缩时瞳孔放大。前者受控于 parasympathetic fiber，兴奋时括约肌收缩，瞳孔缩小。后者受控于 sympathetic fiber，兴奋时瞳孔放大。Sympathetic fiber 兴奋和 parasympathetic fiber 抑制以及 parasympathetic fiber 兴奋和 sympathetic fiber 抑制可分别实现瞳孔的散大和缩小。

从 Tab. 9-4 可见，有些器官只接受一种神经支配，因此不存在“协同”作用。例如汗腺、一些 vascular smooth muscle 等，它们只受 sympathetic fiber 支配，sympathetic fiber 兴奋时引起汗腺分泌和 vascular smooth muscle 收缩。还有的器官，如唾液腺，虽然也受 sympathetic fiber 及 parasympathetic fiber 的双重作用，但都是兴奋作用，两者相比 parasympathetic fiber 作用更强一些。

（三）Autonomic efferent fiber 释放的 neurotransmitter 和有关的 receptor

1. Neurotransmitter Peripheral neurotransmitter 一节中已经讨论了有关 autonomic efferent fiber 释放的递质。归纳起来，autonomic efferent fiber 的 preganglionic fiber（包括 sympathetic fiber 和 parasympathetic fiber）都释放 ACh，但 postganglionic fiber 则不同。Parasympathetic fiber 的 postganglionic fiber 释放 ACh；而 sympathetic fiber 的 postganglionic fiber 大多释放 NE，也有一些释放 ACh，例如 skeletal muscle 中交感舒血管纤维及支配汗腺的 sympathetic fiber。由于 ACh 和 NE 是最早在 autonomic nervous system 中发现的递质，因此可称之为 autonomic nervous fiber 中的“classic neurotransmitter”。

Autonomic fiber 中递质 coexistence 的现象比较多见。具有 coexistence 的 neurotransmitter 包括三磷酸腺苷（ATP）、enkephalin、neuropeptide Y、substance P、dynorphin、vasoactive intestinal peptide（VIP）等等。Coexistence 的现象往往发生在 classic neurotransmitter 与 neuropeptide 或 ATP 之间。例如支配血管的 sympathetic fiber 末梢中可见 neuropeptide Y、norepinephrine 和 ATP 三种递质。刺激 sympathetic fiber 时，这三种递质都可以释放。究竟这种 coexistence 现象有何生理作用，是大家所关心的问题。实验发现，引起 neuropeptide Y 释放的适宜刺激是断续的高频刺激，而低频刺激可引起 norepinephrine 及 ATP 的释放。Neuropeptide Y 对 vascular smooth muscle 并无直接作用，但能抑制 sympathetic fiber 进一步释放 neuropeptide Y 和 norepinephrine。因此，neuropeptide Y 对神经末梢释放递质有调节作用。Neuropeptide Y 对 smooth muscle 虽然没有直接作用，但能加强 norepinephrine 的缩血管作用。ATP 也能加强 norepinephrine 的缩血管作用，因此在 effector 上它

们之间也有 synergetic effect。Parasympathetic fiber 中也有 coexistence 的现象，例如支配唾液腺的 parasympathetic postganglionic fiber 有 VIP 和 ACh 的 coexistence。对 coexistence 现象的研究，有可能使人们对复杂的 autonomic nervous system 功能有更深入的了解。

2. Receptor 前面谈到 autonomic nervous system 对不同 effector 有不同的作用。这主要是因为在 effector 上有不同类型和不同亚型的 receptor。下面简要讨论 ACh 和 epinephrine receptor 及其作用。

（1）ACh receptor：在“neurotransmitter”一节中曾对 ACh receptor 作过一般性介绍。ACh receptor 可分为 N 和 M 两大类。存在于 ganglion 中 postganglionic neuron 上的 receptor 属 N 类中的 N_1 receptor（skeletal muscle 上的 ACh receptor 为 N_2 receptor）。分布在 smooth muscle、gland 和 myocardium 等 effector 上的 ACh receptor 属于 M receptor。M 型 receptor 又可分为 M_1、M_2 及 M_3 型。Myocardium 上的 M receptor 属 M_2 型。Smooth muscle 上的 receptor 主要是 M_3 型，也有 M_2 型。肺组织中有 M_1 受体。Gland 上的 receptor 主要是 M_3型。Atropine 可以阻断M型 receptor，对其亚型的选择性不强。用药后由于M型receptor 的作用被阻断，因此表现为 parasympathetic effect 减弱，如胃肠运动减少、分泌减少、心率增加等等。在临床上 atropine 可用于腹泻、呕吐及胃溃疡病等的对症治疗，也有对抗心率过缓的作用。

（2）Epinephrine receptor：它可以分成α及β两大类。α receptor 主要分布在 vascular smooth muscle、gastrointestinal tract 及膀胱括约肌、瞳孔辐射肌等部位。Receptor 受到 agonist 激活后可以使上述 smooth muscle 收缩。β receptor 分布在 myocardium、支气管、胃肠道及血管等部位的 smooth muscle。Receptor 受到 agonist 的激活后，对 myocardium 可使心率增加，收缩力加大。对 respiratory tract、gastrointestinal tract 及 vascular smooth muscle 则使其舒张。临床上可用α receptor 的 antagonist 阻断α receptor 的作用产生降压作用，用于高血压病的治疗。用β receptor antagonist 可降低心脏的收缩，减少其耗氧量，对冠心病患者有治疗作用。α receptor 及β receptor 还可以再分成α_1 及α_2 和β_1 及β_2。这里不作详述。它们在心血管及支气管上的分布和作用见 Tab. 9-6。

Tab. 9-6 Adrenergic stimulation

Tissue	Receptors	Action	Response
Heart	$Beta_1$	↑ Heart rate ↑ Force	↑ Cardiac output
Arteries	$Alpha_1$	↑ Constriction in skin, kidney, mesentery	↑ Resistance
	$Beta_2$	↑ Dilation	↓ Resistance
Veins	$Alpha_1$	↓ Compliance	↑ Venous return
Bronchi	$Beta_2$	↑ Dilation	↓ Air flow resistance

3. 非胆碱能非肾上腺素能神经（Non-cholinergic and non-adrenergic nervous fiber）

前已述及，sympathetic 和 parasympathetic 传出神经末梢分别释放 NE 和 ACh，但也有些“特例”。有实验表明，有些皮肤血管和骨骼肌中的血管，受 sympathetic fiber支配，可使血管舒张。但这些舒血管反应既不能被 cholinergic receptor 的 antagonist 所阻断，也不能被

adrenergic receptor 的 antagonist 所取消。因此被认为是通过一种至今还不十分清楚的 non-cholinergic and non-adrenergic 神经所支配的。近来的研究结果证明这些 sympathetic fiber 的 ending 除含有 ACh 之外还含有肽类（polypeptide）物质，例如血管活性肠肽（vasoactive intestinal polypeptide，VIP）等。而且越来越多的证据提示，正是由于末端释放这些 peptide 才造成血管的舒张。因此舒血管反应不会被 cholinergic antagonist 所阻断。

这类 non-cholinergic and non-adrenergic nervous fiber 还存在于支配小肠平滑肌的 autonomic efferent fiber 之中。支配颌下腺的 parasympathetic fiber 可能也属于这一类。此外，在胃肠道中的 autonomic nervous fiber 还可以释放三磷酸腺苷（ATP）作为 neurotransmitter。总之，除 ACh 和 NE 之外，autonomic efferent fiber 还可以释放 peptide 和 ATP 等物质作为它们的 neurotransmitter。

三、自主神经系统的整合作用 (Integration of autonomic nervous system)

神经系统的中枢部分，在功能上主要是它的 integration 作用。它将各种由 afferent nerve 传入的信号，在中枢经过 integration，再由 efferent nerve 传向 effector，完成神经系统的调节作用。对内脏活动具有调节作用的 autonomic nervous system 也有相应的中枢，发挥 integration 的作用。但从 integration 看，integration 不仅存在于 central nervous system，它也存在于外周，有不同水平的 integration。下面按 integration 的复杂程度，从简单到复杂按顺序加以阐明。

（一）外周部分的 integration

除发生在肠壁神经丛的 integration 将在本节的第四部分加以阐述之外，在此将讨论其他四种不同等级的 autonomic nerve 的 peripheral integration 机制。

1. 轴突反射（Axon reflex） 这或许是 nervous system 中最初级和最原始的“reflex”。因为它既没有中枢的参与，也没有neuron之间的相互作用。它完全发生在同一个 afferent fiber 的末段分支形成的不同 ending 间的作用。当其中的一个 ending 受到刺激，在向中枢以 impulse 的方式发放“感觉”信号的同时，它还通过末段侧支向另一个 ending 发出信号。后者以释放某些活性物质（前述传入神经的传出功能）的形式影响它的 effector。这样就组成没有中枢部分的“反射装置”(Fig. 9-39)。

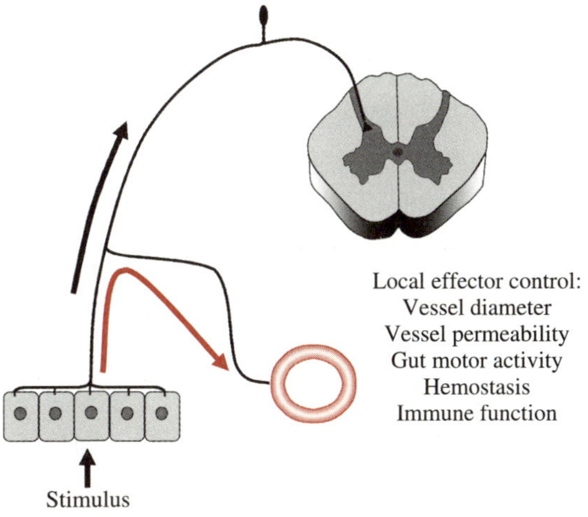

Fig. 9-39 Axon reflex. Diagram illustrating the multiple function of peptidergic spinal afferent neurons innervating the effectors.

这种 axon reflex 早在一个世纪以前最先在躯体皮肤 afferent fiber 上被发现。最著名的例子是皮肤的“三重反应”(triple response)。例如用指甲或一根钝的探针在皮肤表面较用力地划一条直线，除即刻有划线的知觉和在划线处出现一道白线之外，约在一分钟后，白线逐渐变红，再过两三分钟沿红线的皮肤产生皮疹样的突起，最后在皮疹的周围出现红晕。有人证明后来出现的红线，皮疹和周围的红晕是局部血管扩张和血管通透性增加的结果。但它们和皮肤的sympathetic fiber无关，只和 somatic afferent fiber 有关。在切断皮肤的 afferent fiber 后这种划线效应还可以保存一两周，直到神经的退行性蜕变涉及 ending 才消失。上述例子提示：① somatic afferent fiber 除能上传信号之外，还能在末段的水平产生局部血管运动效应。②这种“triple response”的潜伏期长达40～50s甚至以分钟来计算，提示可能有某些活性物质以扩散的方式作用到周围的血管。

近年来用免疫细胞化学的方法证明 afferent fiber 确有 neuropeptide 存在。其中最可能与 axon reflex 的 triple response 有关的是 CGRP 和 substance P（SP）。根据上述末段分支形成的“afferent”和“efferent”的模式，可以推想末段分支中“afferent”没有neuropeptide，只是在“efferent”中有 neuropeptide 释放到周围组织引起反应。目前还没有直接的实验证明上述推论。也有人认为每一个 afferent ending 都含有 neuropeptide 等生物活性物质，都可以同时有“感受”和释放 neuropeptide 的作用。因此，afferent ending 一方面将刺激的信息传到中枢，另一方面也同时释放 neuropeptide 影响周围组织。由于这种模式没有 afferent 和 efferent，严格地说不能称作“reflex”，只能称作“axon response”。这一现象说明当一个感觉神经末梢受到刺激时它可以作出两种性质完全不同的反应。

上述解释都涉及 afferent neuron 是否能合成 neuropeptide 的问题。前面已经谈到运用免疫细胞化学的方法研究证明，支配胃肠道的脊髓背根 afferent neuron 和vagus afferent neuron确实能在细胞体合成并向中枢和外周支输出多种neuropeptide。由autonomic efferent neuron 合成的 neuropeptide 包括CGRP、SP、somatostatin、dynorphin、VIP、SP、胆囊收缩素-胃泌素（CCK-gastrin）等。

Axon reflex 是否具有功能？目前已有证据说明支配胃粘膜层含有 neuropeptide 的 autonomic nervous afferent fiber 能控制粘膜层的血流量以保护粘膜免受破坏。当粘膜受到伤害性刺激时，例如胃酸或酒精的侵蚀，从 afferent fiber ending 释放出来的 CGRP 可使粘膜血管扩张，引起粘膜层充血，从而起到保护粘膜层免受破坏的作用。此外，已有证据说明含肽 autonomic nervous afferent neuron 参与某些炎症过程。从 afferent fiber ending 释放的 neuropeptide 能影响免疫细胞的活动。例如已证明SP和其他 neuropeptide 能影响肥大细胞（mast cell）、颗粒细胞（granulocytes）、单核细胞（monocytes）和淋巴细胞（lymphocytes）的活动，例如影响白细胞的化学趋向性（leukocyte chemotaxis）、白细胞对血管壁的粘附作用（leukocyte adhesion）、白细胞从血管漂移到血管外的活动以及淋巴细胞产生抗体等。它们还能影响由肥大细胞和白细胞释放的组胺（histamine）、蛋白酶（proteinases）、白细胞介素（interleukins）等。因此许多炎症过程都和 afferent ending 所释放的neuropeptide 有关。由此可见虽然“axon reflex”或“axon response”是外周最初级的一种“感觉 - 运动”神经整合装置，但它所造成的影响范围相当广泛，目前已引起大家的重视。

2. “Chemical coding”的作用 前已述及，不同生物活性物质（包括经典的化学物质、purine、neuropeptide 和 monoamine 等）在 autonomic efferent ending 的 coexistence 是有规律的，它们起一种”chemical coding”的作用。Coexistence 的 neurotransmitter 在不同的神经是不同的。例如支配心血管系统的 parasympathetic postsynaptic fiber，VIP 与 somatostatin 和 ACh 共存；而 sympathetic postsynaptic fiber NPY 和 NE 共存。因此要彻底了解刺

激一种末端所产生的生理效应的机制，只有通过对这些共存 neurotransmitter 的相互作用的研究才能做到。例如刺激支配颌下腺的 parasympathetic postsynaptic fiber 可引起唾液分泌和舒血管两种反应。按以往的观点，这两种同时发生的反应都是通过ACh实现的。因此atropine 应当可以阻断上述两种反应。然而实验结果证明 ACh M 型 antagonist atropine 只能阻止唾液的分泌却不能减弱更不能取消舒血管反应。此现象被称为抵抗 atropine 影响的舒血管反应（atropine resistant vasodilatation）。经过解码后才知道，原来除 ACh 外还有 VIP 同时被释放。ACh 不仅可以作用在腺体细胞使唾液分泌增加，同时也作用在血管产生舒血管反应。VIP 却只作用在血管并与 ACh 协同使血管扩张。因此，舒血管反应是 ACh 与 VIP 共同作用完成的。由此推论，atropine 对舒血管反应应当有部分的阻断作用，但为什么这种部分作用也未观察到。进一步研究证明，在 efferent fiber 的 ending 膜上也有 M 型 ACh receptor，由 ending 释放的 ACh 可以作用到这些 M receptor 上，抑制 VIP 的释放，起到 negative feedback 调节作用。当给予 atropine 后，atropine 不仅能阻断 ACh 对腺体细胞的直接作用而且对 VIP 释放的 negative feedback 也有阻断作用，从而使 ending 释放更多的 VIP，VIP 的释放补偿了 ACh 被阻断的作用。这种解释可能作为 atropine 对刺激支配颌下腺的 parasympathetic postsynaptic fiber 引起舒血管反应没有影响的原因。

从上述例子可以看到，一根 nervous ending 释放的不同 neurotransmitter 可以共同作用于 target cell，完成一种反应，似乎起到了一种 coding 的作用，而且说明两种不同 neurotransmitter 间存在相互调节作用。机体中还存在更多、更复杂的 chemical coding 和更复杂的调节，完成对 target cell 的更精细的调节。目前我们还只看到，不同 neurotransmitter 从同一条神经纤维释放，它们作用于 target cell 时，可以有不同的组合形式，即以不同的 coding 的方式，实现其调节作用。究竟这种 coding 在时间和空间上是如何组成的，组成后通过什么机制实现对 target cell 的调节等等问题，目前还不清楚。但从 chemical coding 这一现象可见，即使在外周神经中，神经调解的方式也是十分复杂的，仍然有很多问题有待深入研究。

3. Sympathetic efferent 和 parasympathetic efferent 之间形成的初级 integration 许多重要的内脏器官，如心脏，它们往往接受 sympathetic efferent 和 parasympathetic efferent 互相拮抗的神经支配。以前的观点认为这种交互拮抗是发生在 central integration 回路。例如当某种刺激造成 parasympathetic center 兴奋，同时也使 sympathetic center 受到抑制，使得支配心脏的 parasympathetic efferent（vagus）的活动加强，sympathetic efferent 的活动相应地减弱。其总效应是使心率减缓，心收缩力变小。后来的研究证明在 autonomic efferent ending 的膜上有不同的 receptor，它们会影响自身物质的释放。例如 adrenergic ending 的膜上有两种 receptor，即 α_2 和 ACh M 型 receptor。在 cholinergic ending 上也有 α_2 和 M receptor。当 adrenergic ending 释放 NE 后，NE 除作用在 postsynaptic membrane 上的 adrenergic receptor 外，还可以通过弥散作用到达 cholinergic ending，作用在 α_2 receptor 上，通过 α_2 的作用抑制 cholinergic ending 释放 ACh。同样，adrenergic ending 上的 M receptor 也可以接受由 cholinergic ending 来的 ACh，作用于 M receptor 上抑制 NE 的释放。这样就形成了两种 autonomic efferent ending 之间的初级回路（Fig. 9-40）。用这种回路也可以更好地解释交互拮抗的总效应。当然，这种初级整合只发生在局部，它的作用也只是对局部功能的整合。

4. 在外周 sympathetic ganglion 中的 integration 按经典的观点 sympathetic ganglion

只是 presynaptic neuron 与 postsynaptic neuron交接的场所。近20～30 年的研究结果说明它也是 autonomic nervous system 中重要的外周 integration “center”。和前三种外周初级 integration 机制相比，ganglionic integration 有明确的 afferent 和 efferent 也有 neuron 间的信息传达。交感神经肠系膜下神经节（inferior mesenteric ganglion，IMG）是研究最多的神经节之一。

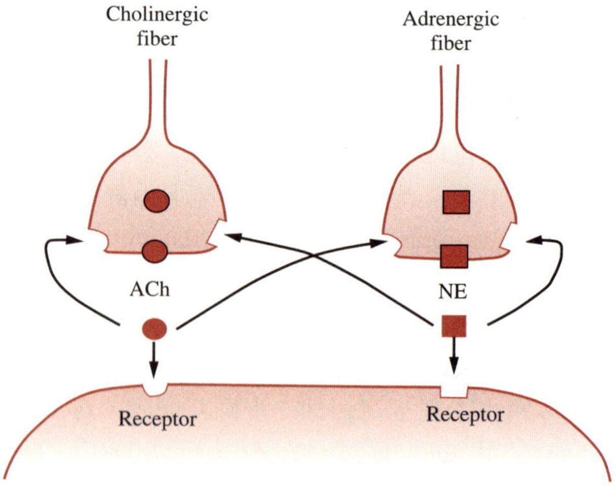

Fig. 9-40 Interaction of transmitter at the presynaptic and postsynaptic membrane.

实验证明IMG 中的 neuron 除接收 sympathetic presynaptic fiber 之外，还接收两种结肠肠壁神经丛神经细胞的投射。它们都是对机械刺激敏感的 neuron。一种是 cholinergic fiber，ending 释放 ACh；另一种是 neuropeptide（VIP）能纤维，ending 释放 VIP。此外还接收支配结肠含有 SP 的 spinal afferent fiber 的侧支，ending 释放 SP。这些不同的生物活性物质可以调节 IMG neuron 的兴奋性，从而调节 sympathetic presynaptic fiber 对 postsynaptic neuron（IMG 细胞）产生的作用，使 ganglionic neuron 对效应器的作用得到更精确的控制。

（二）Autonomic nervous system 的 central integration

前已述及，按照 autonomic nervous system 的广义定义，调节内脏活动的 center 也属于 autonomic nervous system。这一部分内容实际上在循环、呼吸、消化、能量代谢等各章中都已作过详细的讨论，这里不再重复，只对它的一般规律作简要说明。

Sympathetic fiber 及一部分 parasympathetic fiber 的发源部位在 spinal cord，因此 spinal cord 可以是 autonomic nervous system 的最低级中枢。从高位脊髓横断的病人中发现，脊髓横断后，病人仍保留一些内脏活动的 reflex。例如血管可保持一定的紧张性，血压可恢复到一定水平；排尿、排便、发汗、阴茎勃起等reflex 可以恢复。但这些reflex 都是很初级的，不完备的。例如病人由平卧位到直立位时血压会下降，病人感到头晕。病人虽有排尿 reflex 但不受意识的控制，并且膀胱中尿不能完全排尽等。

低位脑干（low brain stem）是很多内脏活动的基本中枢部位，特别是网状结构（reticular formation）上一些与心血管及呼吸功能有关的中枢，因此称为生命中枢。如果此处受到损伤，病人可立即死亡。在脑出血或外伤造成颅压升高后，延髓被挤向下方而受到颅骨的挤压，是造成病人死亡的重要原因。

下丘脑（hypothalamus）是皮层以下最高级的内脏活动调节中枢。它与体温的恒定、营养物质的摄取、水平衡、免疫功能的调节、内分泌功能的调节以及情绪等生理过程有密切关系。这些活动不能由单一的器官或系统完成，而需要多器官和多系统的相互配合。例如 body temperature 的调节包括产热和散热的平衡，涉及 blood circulation、respiration、metabolism

等很多系统的功能。再例如摄食功能，它不仅包括动物的消化系统功能，还包括躯体运动功能。因此hypothalamus实际上是一个高级的内脏活动的integration center，它能将很多系统的功能联系起来完成一个完整的生理活动。

Hypothalamus还与情绪有密切的关系。去除动物的cerebral cortex，动物出现交感亢进的表现，极易产生发怒、攻击等反应称为“假怒”。说明在正常条件下这些reflex是受到cerebral cortex的抑制，而去除cerebral cortex后则被释放出来。一般来说，内脏活动不受意识的控制。例如我们不可能用意识控制我们自己心脏的频率和节律；不能像活动我们的肢体一样，控制自己胃肠的运动和分泌。但我们的情绪活动可明显影响机体的内脏活动及免疫功能。例如我们在精神上受到刺激而情绪激动时，心率会加快，血压会升高。在这种调节中hypothalamus是一个重要的integration center，将这些活动整合起来。

Cerebral cortex是nervous system的最高级部位，也是内脏活动的最高级调节和整合中枢。它可以将各系统的功能以及情绪、思维、学习、记忆等等活动协调和统一起来，使机体能适应复杂的、变化多端的外环境，保持内环境的稳定。例如很多conditioned reflex的建立，使很多内脏活动的reflex，在unconditioned stimulus到来之前，已经提前开始活动，作好准备。临床上常常见到情绪、精神活动，特别是一些心理性应激，可以严重影响机体的内脏活动，甚至导致肿瘤的发生。这些都与cerebral cortex对内脏活动的调节有关。由于心理活动与很多疾病的发生发展有密切关系，这方面的研究已经受到广泛重视。

四、肠神经系统（Enteric nervous system）

消化道中有丰富的神经元，其数目多达1亿，和整个脊髓中的神经元数目相等。这些神经元之间有着十分复杂的纤维联系。由于这些神经元和它们的神经联系的复杂性和功能的相对独立性，将这些神经元和它们之间的纤维联系，称之为肠神经系统（enteric nervous system）。Enteric nervous system主要包括两部分：欧氏丛（Auerbach's plexus）和麦氏丛（Meissner's plexus）。前者存在于肠道的纵行和环行肌之间，后者存在于粘膜下（Fig. 9-41）。从功能上看，enteric nervous system可以独立于中枢神经系统，在局部发挥神经调节作用。对消化道的分泌、运动和吸收有重要的调节作用。由于消化道中也有丰富的免疫细胞，enteric nervous system和免疫细胞之间也有密切的联系，它们之间的相互作用成为肠道中的一道屏障，保护机体免受肠道中微生物和毒素的侵害，成为研究免疫功能的一个重要领域。

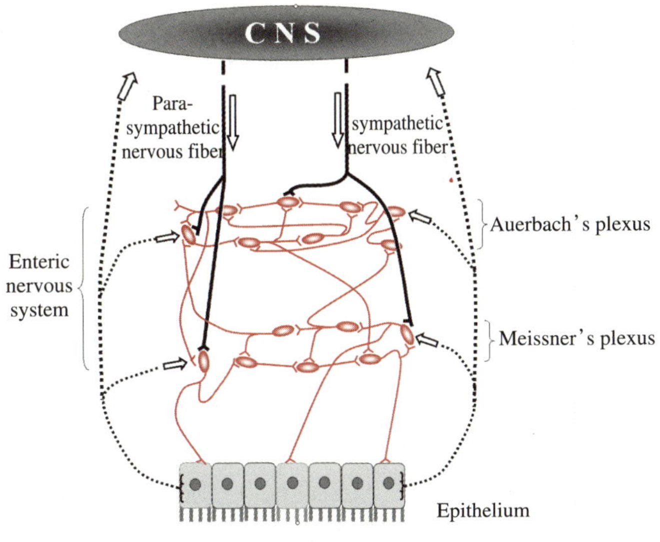

Fig. 9-41 A diagram of Enteric nervous system.

Enteric nervous system 中，Auerbach's plexus 和 Meissner's plexus 内部的神经元之间有广泛的神经纤维联系，两丛之间的神经元也有密切的神经纤维联系。这些联系是实现enteric nervous system 自身调节的结构基础。由 sympathetic nervous system 和 parasympathetic nervous system 发出的神经纤维也终止于 enteric nervous system。因此，enteric nervous system 也受到中枢神经系统的影响，说明它并不是一个脱离中枢神经系统封闭的调节系统。肠道中的感觉神经纤维也有侧支和 enteric nervous system 发生联系（Fig. 9-41）。这些结构特性，说明 enteric nervous system 和效应器以及中枢之间有着紧密的联系，形成一个十分复杂的神经回路（Fig. 9-41）。

Auerbach's plexus 存在于纵行肌和环行肌之间，从功能上看，它主要完成对肠道运动的调节，增加肠道平滑肌的收缩频率和强度。Auerbach's plexus 对一些括约肌的收缩有抑制作用，如幽门括约肌和回盲部的括约肌，使肠道中内含物运行畅通。Meissner's plexus 存在于肠道粘膜下，它对肠道的分泌和吸收有重要的调节作用。它对粘膜下的平滑肌收缩也有调节作用，因此可以调节肠道粘膜的皱折。

Enteric nervous system 的另一特点是，神经终末释放的 neurotransmitter 种类很多。它不仅包括前面所述的 acetylcholine 和 norepinephrine，还包括有三磷酸腺苷、5- 羟色胺、多巴胺、CCK、P 物质、血管活性肠肽、生长抑素、脑啡肽、bambesin 等等。而且发现 neurotransmitter 的 coexistence 很普遍，有研究表明，一个神经末梢有多达 6 种的 neurotransmitter coexistence。这些共存现象的生物学意义引起了大家的注意。

第五节 脑的高级功能
Higher Function of the Brain

一、学习和记忆（Learning and memory）

学习和记忆（learning and memory）是两个互相联系的神经过程，learning 是指人和动物不断接受环境变化的信息而获得外界知识（新的行为习惯或经验）的神经活动过程，而 memory 则是将获得的知识进行储存和读出的神经活动过程。Learning 是记忆的前提，memory 是新的学习的基础。巴甫洛夫条件反射现象的发现和研究方法的建立为学习和记忆的神经科学研究，从一个侧面提供了一种客观的实验研究方法。从现代神经科学观点来看，巴甫洛夫条件反射是一种典型的学习和记忆模式。

（一）学习的分类（Classification of learnings）

根据神经基础的不同，学习可分为非联合型学习（non-associative learning）和联合型学习（associative learning）。

1. Non-associative learning 是一种简单的学习形式，其不需要刺激和反应之间形成某种明确的联系，故被称为 non-associative learning。习惯化（habituation）和敏感化（sensitization）属于此种类型的学习。Habituation 是指当一个不产生伤害性效应的刺激重复作用时，机体对该刺激的反射性行为反应逐渐减弱的过程。例如，用细棒轻触海兔（一种神经系统比较简单的海洋软体动物）喷水管周围皮肤会导致缩鳃动作，当这一刺激重复10次，缩鳃动作就会逐渐减弱，以致最后不再有行为反应。人和动物依靠 habituation 可以去除对许多无意义信息的应答。Sensitization 指一个新异的、强烈的伤害性刺激作用于机体，可以引起机体对另一个弱刺激发生的反应增强，由于 habituation 而减弱的反应也可以得到增强。例如，当一种伤害性刺激作用于海兔头部或尾部时，则触觉刺激喷水管皮肤所引起的缩鳃反射会大大增强。在这里，强刺激和弱刺激之间并不需要建立什么联系，在时间上也并不要求两者的结合。Sensitization 有助于人和动物注意避开伤害性刺激。

2. Associative learning 是两个在时间上靠近的事件按严格时间顺序重复发生，在脑内逐渐形成联系，从而发生行为学恒定变化的学习类型。经典条件反射（classical conditioned reflex）和操作式条件反射（operant conditioning）属于这种学习类型。

人类的学习方式多是 associative learning，与动物不同之处在于人类可以利用语言、文字和符号进行学习和思维，这样即使没有具体事物的刺激，也能依靠文字建立很多联系，并且把积累起来的知识通过文字传给其他人，这样既简化了学习过程，又提高了学习效果。

（二）条件反射（conditioned reflex）

1. Classical conditioned reflex 在巴甫洛夫经典条件反射动物实验中，给狗吃食物会引起唾液分泌，这是非条件反射（unconditioned reflex），食物为非条件刺激（unconditioned stimulus）。而给狗以铃声刺激则不会引起唾液分泌，因为铃声与食物无关，此时铃声为无关动因，或称为无关刺激。但是，如果在每次给狗食物前先出现一次铃声，然后再给食物，这样多次结合以后，当铃声一出现，动物就会分泌唾液。铃声本来是无关刺激，现在由于多次与食物结合应用而具有了引起唾液分泌的作用，即铃声已成为进食的信号。因而，此时就把铃声称为条件刺激（conditioned stimulus）；由 conditioned stimulus 所引起的反射则称为 conditioned reflex。可见，形成条件反射的首要基本条件是无关刺激与非条件刺激在时间上的多次结合，这个过程称为强化（reinforcement）。

在 classical conditioned reflex 建立起来之后，如果反复应用 conditioned stimulus（铃声）而不给 unconditioned stimulus（食物）的强化，conditioned reflex（唾液分泌）就会逐渐减弱，以致完全不出现。这种现象称为条件反射的消退（extinction）。条件反射的 extinction 不是条件反射的丧失，而是在不强化的条件下，中枢将原先引起兴奋（有唾液分泌）的条件刺激转化成了引起抑制（无唾液分泌）的条件刺激。这种由条件反射消退产生的抑制称为消退抑制（extinctive inhibition）。条件反射的消退可能是遗忘的基础。

在 conditioned reflex 形成的初期，除 conditioned stimulus（如 100Hz 音响）本身外，那些与 conditioned stimulus 相近似的刺激（如 80Hz 或 120Hz 音响）也能或多或少地引起 conditioned reflex 的效应，称为 conditioned reflex 的泛化（generalization）。如果以后，只对条件刺激给予食物强化，而对近似刺激不给予强化，那么最终将导致只对条件刺激保持阳性效应（有唾液分泌），而对近似刺激则出现阴性效应（无唾液分泌），此现象称为条件反射的分化（differentiation）。泛化和分化现象在人类同样可以发生，例如，初学英语者对单词 diary（日记）和 dairy（牛奶房），常因两者拼写和发音近似而产生泛化，造成拼写和词义上的混淆；但经过强化学习，则逐渐产生分化，从而正确掌握了拼写和词义。巴甫洛夫认为，conditioned reflex 的分化是由于那些近似刺激引起了 cerebral cortex 的抑制，并把这种抑制称为分化抑制（differential inhibition）。

2. Operant conditioning 操作式条件反射的建立要求动物完成一定的操作。例如，将大鼠放入实验箱内，当动物在走动中偶尔踩在杠杆上时，即喂食以强化这一操作；如此重复多次，动物即学会自动踩杠杆而得食。然后，在此基础上训练动物只有当某一特定信号（如灯光或铃声）出现时踩杠杆，才能得到食物的 reinforcement。训练完成后，动物见到特定信号，就会去踩杠杆而得食。此类 conditioned reflex 的特点是动物必须自己完成某种运动或操作才能得到 reinforcement。

Unconditioned reflex 是人和动物在长期种系发展过程中形成的，是生来即有的，数量有限，反射弧比较恒定，如婴儿的吸吮反射。因此，它对于个体和种系的生存具有重要意义。Conditioned reflex 是人和动物在后天生活过程中，在 unconditioned reflex 基础上建立起来的，数量几乎是无限的，具有可建立、消退及分化等易变性，因而对环境有更大的适应性。在机体生命过程中，单纯具备 unconditioned reflex 将无法适应多变的环境条件。只有 conditioned reflex 活动才能使机体具有更大的预见性、灵活性、主动性和对环境的高度完善的适应性。

近年来，有人发现，一些免疫反应也能形成 conditioned response。例如一种能广泛抑制免疫功能的药物——环磷酰胺，它能直接作用于免疫细胞，抑制它们的功能。樟脑的气味对免疫细胞的功能毫无作用，是一种无关 stimulus。实验时当给动物注射环磷酰胺之前给予樟脑的气味刺激，即进行强化训练。经强化后（有时只要强化一次），下次单独给予樟脑气味，即可抑制免疫反应，建立了条件性免疫抑制反应，樟脑成为了conditioned stimulus。原本认为环磷酰胺是直接作用于免疫细胞抑制其功能，并不通过神经系统。它怎么能建立conditioned reflex？它的 unconditioned reflex 的 reflex arc 在哪里？至今仍不清楚。正是由于这些基本问题仍不清楚，在谈到免疫条件反射时，只是泛泛地称之为免疫条件反应，而未将其定为免疫条件反射。这从一个侧面说明由巴甫洛夫发现的 conditioned reflex 经过几十年的研究，仍然还有很多有待解决的问题。对条件性免疫反应的深入研究，也许会大大推动对一般 conditioned reflex 机制的研究。

（三）人类的条件反射和两种信号系统学说（Conditioned reflex of the human being and two signal system theories）

研究动物条件反射的方法，原则上也可用于人类 conditioned reflex 活动的研究。例如，将无关刺激与食物性唾液分泌 unconditioned reflex 相结合（常用于儿童条件反射研究），或将无关刺激与防御性运动 unconditioned reflex 相结合等等。此外，由于人类具有语词思维功能，因此还可以应用语词强化的运动条件反射研究法来研究人类的条件反射。例如，当红光在受试儿童面前出现时，实验者说："按"，受试儿童即用手按压皮球。在此实验中，红光是条件刺激，"按"是语词强化。用语词强化与红光结合 2～3 次后，当受试者再次见到红光信号时，就会立即自动按球，这就形成了对红光的 conditioned reflex。

在人同样可以现实的具体信号如光、声、嗅、味、触等感觉刺激作为信号来形成 conditioned reflex，也可用抽象的语词代替具体的信号来建立conditioned reflex。如果说具体的信号是第一信号（first signal），那么相应的语词则是第一信号的信号，即第二信号（second signal）。巴甫洛夫提出人脑有两个信号系统：对第一信号发生反应的大脑皮质功能系统为第一信号系统（first signal system），对第二信号发生反应的大脑皮质功能系统为第二信号系统（second signal system）。一般认为动物只有一个信号系统，相当于人的 first signal system；而人类有两个信号系统，是人类有别于动物的主要特征之一。Second signal system 的发生和发展是人类社会活动的产物，人类由于社会性劳动与交往产生了语言，语词是现实的概括和抽象化，人类借助于语词来表达其思维，并进行抽象思维。

（四）记忆的分类（Classification of memory）

1. 根据信息储存和回忆的方式分类 有陈述性记忆（declarative memory）和非陈述性记忆（nondeclarative memory）。

（1）Declarative memory：指与特定时间、地点有关的事实、事件、情节和资料等的记忆。此类记忆可以将记忆内容用语言陈述或以一种非语言映像形式保存，上升到意识能被清楚地回忆出来。因而，declarative memory 有赖于颞叶海马系统的完整。Declarative memory 能够较快建立，但也容易忘却。此类记忆包括情节记忆（episodic memory）和语义记忆（semantic memory）。前者指与时间、地点相联系的个人经验（经历）的记忆，常以映像形式浮现，如在游览某地后所遇事实的记忆；后者指对各种有组织的知识（如概念、公式、定理、语法规则、词义等）的记忆，几乎不伴映像浮现。

（2）Nondeclarative memory：指与实际操作、亲自实践作业有关的记忆。该类记忆需经过多次重复操作和反复练习才能逐渐形成并保存下来，且不上升到意识，几乎不能用语言表达出来，也不易忘却。主要包括技巧性或习惯动作、经典条件反射，以及习惯化、敏感化等简单学习后的记忆等。Nondeclarative memory 可能不是一个单一的系统，可能与脑内多个记忆系统（如尾状核等）有关。

某些 declarative memory 经过不断地重复可以转变为 nondeclarative memory，如学习驾车技能，开始涉及有意识的认知过程，后来则可成为自主的和无意识的。

2. 根据信息储存持续（记忆保持）时间的长短分类 有短时程记忆（short-term memory）、中长时程记忆（intermediate long-term memory）、长时程记忆（long-term memory）。

（1）Short-term memory：指持续几秒或几分钟的记忆，其信息的储存是不牢固的，所持续时间仅满足于完成某项简单工作的需要。例如，让一个受试者看一个新电话号码，他会立即准确地记住，但如没有通过反复运用并转入长时程记忆，即会很快遗忘。

（2）Intermediate long-term memory：指持续数分或甚至数周的记忆，可转为 long-term memory；如记忆痕迹（memory trace）不能变为持久的话，则将丢失。

（3）Long-term memory：指一旦储存即能持续数年甚至直至永久的记忆。如对亲密接触的人物、经常应用的知识、亲身经历的重大事件等的记忆。

但在上述三者之间无法划定严格的界限。在 short-term memory 中，如果通过较长时间的反复运用，则所形成的记忆痕迹将随每一次的使用而得到加强，最后形成一种牢固的 long-term memory，且不易受干扰而发生障碍。

（五）记忆的过程（Process of memory）

从信息论的观点看，记忆的形成必然包括信息的识记或获得（registration or acquisition）、储存和巩固（storage and consolidation）以及再现或再认（retrieval or recognition）三个过程。由于记忆是一个随时间而不断变化的神经过程，因而从信息加工的时间顺序来看，人类的记忆过程可以分成四个连续阶段，即感觉性记忆、第一级记忆、第二级记忆和第三级记忆；前两个阶段相当于 short-term memory，后两个阶段相当于 long-term memory。感觉性记忆系指感觉系统获得信息后，首先在脑的感觉区内储存的阶段，此阶段信息储存容量甚小，持续时间短，一般不超过 1 秒，如没经过注意和处理，则很快消失；

如信息在此阶段经过加工处理，将不连续的、先后进来的信息整合成新的连续印象，则可从短暂的感觉性记忆转入第一级记忆。这种转移一般可以通过两种途径来实现：其一，即最常见的，是把感觉性记忆资料变成口头表达性符号（语言符号），通过反复实践而转入第一级记忆中。其二，通过非口头表达性符号途径，此方面目前了解不多，但它必然是幼儿学习所必须采取的途径。但是，信息在第一级记忆中储存停留的持续时间仍然很短，平均约几秒或稍长，所存信息具有即时应用性质。信息通过反复运用学习可在此级记忆中循环，从而延长了信息在第一级记忆中停留的时间，这样就使信息容易于转入第二级记忆中。此阶段信息的储存仍不牢固，旧信息可被新进入的信息替代。第二级记忆是一个信息储存容量大而持久（记忆可持续几分钟、几天到几年）的储存系统。发生在第二级记忆内的遗忘，似乎是由于先前的或后来的信息的干扰所造成的，这种干扰分别称为前活动性干扰和后活动性干扰。信息在此阶段遗忘后不易回想或回想搜索该信息所需时间较长。有些 memory trace，如自己的名字和每天都在进行的操作手艺，通过长年累月的运用，是不易遗忘的，以至于常可持续终生，此类记忆是储存在第三级记忆中的。须指出的是，从外界接受的信息可以停留在上述任何一个储存系统内，并不都是从短时记忆系统进入长时记忆系统的；但当回忆和再现被储存的信息时，信息必须转入短时储存系统才能被提取。

（六）遗忘和遗忘症（Forgetting and amnesia）

Forgetting 是指储存信息的部分或全部丢失，或信息的回忆和再认能力的减弱。Forgetting 是一种正常的生理现象。外界通过感觉器官进入大脑的信息量是很大的，但仅有约1%的信息被长期储存记忆，而大部分则被 forgetting。能被长期储存的信息都是对个体具有重要意义的，且是反复作用的信息，但随着时间的延长，即使在没有任何外伤的情况下，储存的信息也会逐渐消失，或回忆信息的能力逐渐减弱。Forgetting 不是 memory trace 的消失，因为复习已遗忘的知识比学习新知识更容易。Forgetting 的原因，其一是较长时间得不到 conditioned stimulus 的强化，引起的 extinctive inhibition，其二是后来信息的干扰。

临床上把病理性遗忘称为遗忘症（amnesia），可分成顺行性遗忘症（anterograde amnesia）和逆行性遗忘症（retrograde amnesia）两类。前者表现为不能储存新近获得的信息，患者易忘近事，而远的记忆仍存在，多见于慢性酒精中毒患者。其机制可能与信息不能从第一级记忆转入第二级记忆有关。后者表现为不能回忆脑功能发生障碍之前的一段时期内的记忆信息，即不能从长期储存的记忆中回忆起过去的经历，多见于一些非特异性脑疾患（如脑震荡、电击）。其发生的机制可能是第二级记忆发生了紊乱，而第三级记忆却未受影响。

（七）学习和记忆的机制（Mechanism of learning & memory）

1. 学习和记忆的脑功能定位（Function orientation of learning and memory in the brain） 现代神经科学研究表明，学习和记忆的功能定位在 central nervous ystem 内是十分广泛的，但某些脑区损伤所造成的学习和记忆障碍远比其他脑区损伤更为严重。颞叶皮层联络区（temporal association area）和 hippocampus 对人类学习和记忆具有特殊重要的意义。

（1）大脑皮层联络区（Cerebral association areas）：Cerebral association areas 指感觉区、运动区以外的广大皮质区域，包括颞叶、顶叶、前额叶等的 association area。不同部位的 cortical areas 受损或病变可引起不同的认知和记忆功能障碍。颞下 association area 损伤的患者出现视知觉障碍（如，对复杂图形或物体的识别能力受损）和相貌失认（不认识熟人）；电刺激患者 temporal cortex 外侧表面可诱发患者对往事的回忆，患者可生动地叙述自己过去的经历；刺激颞上回某一点时，患者似乎听到了过去熟悉的某一曲调，提示 temporal lobe 与长期记忆有关。Parietal association area 受损导致空间知觉障碍。例如，发生位置概念丧失、衣着失行、半侧空间忽视、空间构成失行等。前额叶联络区（prefrontal association area）损伤的患者工作记忆、空间记忆、时间顺序分辨等能力严重受损。

（2）Hippocampus：Hippocampus与学习和近期记忆有关。例如，损毁动物海马后 operant conditioning 很难建立，需要 100～200 次或更多次的训练。临床也观察到，手术切除了部分海马及其相邻结构的患者，可产生顺行性和逆行性遗忘，但远隔的长期记忆保持良好。与近期陈述性记忆有关的神经机构是海马环路（hippocampal circuit）。该环路依次经扣带回→海马旁回→海马→穹窿→下丘脑乳头体→乳头体丘脑束→丘脑前核，再返回扣带回。Cerebral cortex 接受的信息进入海马后，在该环路中循环，信息得以保持。

（3）其他脑区（Other areas）：Thalamus 接受从海马、杏仁核来的神经纤维，参与记忆环路的组成。局限在丘脑内侧部的病变可造成丘脑性健忘。Cerebellum 在运动学习和记忆中起重要作用，皮层小脑参与运动计划和程序的编制，脊髓小脑利用感觉反馈参与对运动的即时管理。

2. 神经生理学机制（Neurophysiological mechanism） 从神经生理学角度看，学习和记忆过程是神经元和神经元环路（neuronal circuit）活动的表现。Neuron 的活动有一定的后作用，在刺激作用以后，活动仍保留一段时间，这事实上是用正进行着的神经元活动将信息储存下来，因此是一种最简单的记忆形式。感觉性记忆的机制可能即属于此类。在中枢神经系统内，神经元之间形成了许多环路联系，环路的连续活动也是一种记忆形式。例如，hippocampal circuit 的活动即与信息在第一级记忆的保持以及从第一级记忆转入第二级记忆有关。

现代神经科学认为，nervous system 的突触可塑性（synaptic plasticity）是包括学习和记忆功能在内的行为适应的基础。Synaptic plasticity 是指突触受其已进行过的传递活动的影响而发生形态和（或）传递能力改变的特性。前者如突触的修饰或新突触的形成，后者如突触传递效能的长时程增强（long-term potentiation，LTP）、强直后强化（post tetanic potentiation, PTP）、长时程抑制（long-term depression，LTD）、habituation、sensitization 等现象。

3. 神经生物化学机制（Neurobiochemical mechanism） 从神经生物化学角度看，在学习和记忆过程中，必然伴随脑内的物质代谢。科学家发现，训练大鼠学习爬绳索以取得食物，学会后的大鼠其前庭细胞中 RNA 的碱基比例有明显变化，腺嘌呤增加，尿嘧啶减少，提示 RNA 可能与学习和记忆有关。科学家也发现，short-term memory 只需原有蛋白质分子的共价修饰，long-term memory 则要求合成新的 mRNA 和蛋白质分子，例如，以灯光和电击相结合训练金鱼建立起主动回避的条件反射（active conditioned avoidance reflex），训练后立即向其颅内微量注射蛋白质的合成抑制剂，动物在训练后 6 小时内的记忆仍正常，但学习后一周的记忆则显著受损。人类的第二级记忆可能与此类机制关系较大，retrograde amnesia 可能就是脑内蛋白质合成代谢受到了破坏，以致使前一段时期的记忆消失。新近的工作认为，从无脊椎动物到哺乳动物在 long-term memory 的编码方面有共同的分子机制，其中转录因子 cAMP- 反应成分结合蛋白（cAMP response element-binding protein，CREB）在长时程记忆中可能起着关键性的作用。

中枢 neurotransmitter 和神经肽（neuropeptide）参与学习和记忆过程的调制。中枢胆碱能 ascending reticular activating system 使大脑处于觉醒状态，是学习和记忆不可缺少的背景。基底前脑 cholinergic neuron 在学习和记忆环路及认知过程中起重要作用。动物学习训练后注射拟胆碱药可增强记忆的保持，而注入抗胆碱药物则使学习减慢，记忆保持减弱。NE 有利于信息的储存和再现，增强记忆的保持。例如，实验前抑制 NE 的合成可阻碍动物的回避学习；应用 NE 或其受体激动剂可减轻各种因素所致的 amnesia。GABA 也参与学习和记忆过程的调节，在训练后的一定时间内给动物注射 GABA 的拮抗剂对记忆的保持有增强作用，而注射 GABA 激动剂则将损坏记忆的保持。血管加压素（vasopressin，VP）对记忆有易化和巩固的效应，而催产素（oxytocin，OXT）对学习和记忆的作用则与 VP 相反。ACTH 也具有促进短时程记忆的作用，将其微量注入到束旁核中，可防止动物回避性条件反射的消退。近年来，人们注意到阿片肽（opioid peptides）对学习和记忆的调节作用。腹腔微量注射脑啡肽（enkephalin）可破坏大鼠主动回避反射学习过程。而它的拮抗剂纳络酮（naloxone）则可增强记忆的保持。

近年来由于分子生物学技术的迅速发展，神经生物学家正试图研究学习和记忆过程中的基因调控问题。

4. 神经解剖学机制（Neuroanatomical mechanism） 从神经解剖学角度看，学习和记忆不仅与脑的功能定位及神经元和神经环路的活动有关，而且与突触具有的形态结构可塑性（原有突触的修饰和新突触的建立）有关。在小鼠被动回避反应实验中看到，衰老性记忆衰退动物其海马 CA3 区和大脑皮质感觉运动区 gray Ⅰ型突触表现为突触间隙宽度增大，突触后致密物质厚度变小，其中海马CA3区突触活性带长度变短，正向弯曲型突触数目减少，平坦型突触数目增多。在大鼠视皮质脑片标本观察到，当视皮质产生 LTP 后，有大的“U”型突触形成，界面曲率大于 2（正常平均为 1.1）。人们认为，长时程记忆可能与新突触联系的建立有关。

（八）两侧大脑半球功能相关（Functional correlation between the two cerebral hemispheres）

正常的学习和记忆功能还有赖于 two cerebral hemispheres 的功能统一。对分裂脑（split brain）的研究表明，two cerebral hemispheres 的功能是不对称的。一般认为，left hemisphere 处理语言、观念、符号、时间等信息，进行计算、推理等理性思维。而 right hemisphere 具有非语言的图像思维、空间辨别、对音乐的理解等形象思维能力。人们的学习多半通过理性思维获得记忆，但形象思维有助于增强记忆能力。因此左右半球的功能统一是产生良好记忆的必要条件。胼胝体（corpus callosum）在左右半球的统一中起重要作用：胼胝体联合纤维沟通了两侧半球间的视觉性学习信息的交流。纵行切断猫的视交叉，遮蔽一侧眼，用另一眼学习图形辨别，学习完成后，遮蔽学习眼，此时，未学习眼也具有图形辨别能力，称辨别学习的眼球间转移（interocular transfer）。如再切断胼胝体，则不再出现此现象。因此胼胝体可从学习脑中“读取” memory trace，并传递给非学习脑，在非学习脑“记入”此 memory trace。

二、大脑皮层的语言功能和一侧优势
(Language function of the cerebral cortex and laterality cerebral dominance)

（一）大脑皮层的语言功能（Language function of the cerebral cortex）

人类 cerebral cortex 与动物的本质区别是能进行思维、意识等高级神经活动，并能用语言表达。临床发现，人类左半球 cerebral cortex 某些特定区域的损伤，可引起特定的语言功能障碍，表明 cerebral cortex 存在不同的语言功能区（Fig. 9-42）。

1. 语言理解区（Area for language comprehension） 主要区域为 Wernike's area。它位于颞上回后部的初级听觉皮层之后，与理解听觉性和视觉性语言信息有关。该区严重损伤引起韦尼克失语（Wernike's aphasia），患者听力完好，甚至也能辨别出不同的词，但仍不能把这些词组织成一个连贯的思想，弄清其表达的意思；同样地，也能看印刷品的文字，但不能认知其所表达的意思。因此该患者不能系统表达思想并进行交流；如果损伤不严重，患者可表达思想，但不能把恰当的词收集在一起进行连续表达，有时虽说话流利，但用词杂乱，甚至自创词，难以理解。

2. 听觉语言区（Auditory-speech area） 位于颞上回后部（Brodmann's area 的 22 区）。它能调整自己的语言和听取、初步理解别人的语言。该区损伤会引起感觉失语症（sensory aphasia），病人能讲话，会书写，能看懂文字和听清别人谈话时的发音，但不理解别人的讲话的意思，也不能正确回答别人所提的问题（Fig. 9-43）。

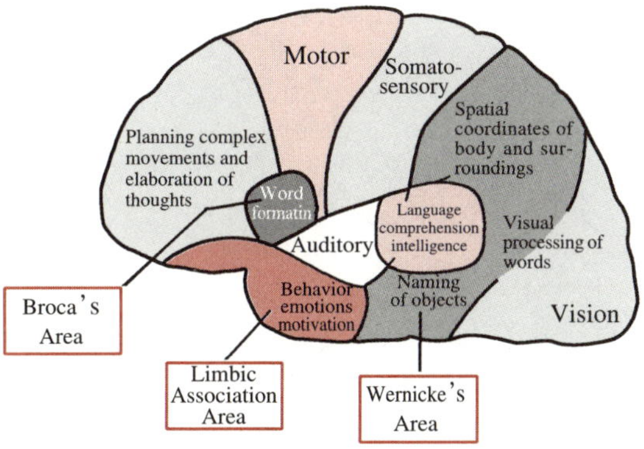

Fig. 9-42 Map of specific functional areas in the cerebral cortex, showing especially Wernicke's and Broca's areas for language comprehension and speech production, which in 95 per cent of all people are located in left hemisphere.

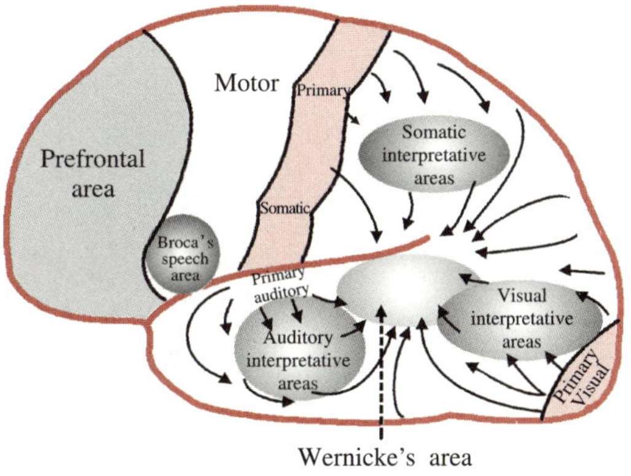

Fig. 9-43 Organization of the somatic auditory and visual association areas into a general mechanism for interpretation of sensory experience. All of these feed also into Wernicke's area, located in the posterosuperior portion of temporal lobe. Note also the prefrontal area and Broca's speech area in the frontal lobe.

3. 视觉语言初始处理或阅读区（Area for initial processing of visual language or reading area） 主要在顶下小叶的角回区（angular gyrus region），相当于 Brodmann's area 的 39 区，位于 Wernike's area 后，靠近枕叶视觉区。它是理解视觉文字含义所必需的结构，可把通过阅读得到的视觉信息传送到 Wernike 语言理解区。如该区受损，从视觉皮层到 Wernike区的视觉信息流被阻断。因而，该人视觉正常，能看到文字并知道他们是词，但不懂其含义，而其他的语言功能不受影响，这种情况被称为诵读困难（dyslexia）或文字盲（word blindness）或失读症（alexia）。

4. 语言运动区（Broca's speech area） 在 Broca 区（Brodmann's area 的 44、45 区），该区部分位于前额叶皮层后外侧，部分位于运动前区。其参与发动和执行与单词乃至短语的表达有关的程序和运动，与语词的形成和语音产生有关。该区损伤会引起运动性失语症(motor aphasia)，病人可看懂文字，也能听懂别人的说话，但自己不能讲话，不能用语词口头表达思想，但与发音有关的肌肉并不麻痹。

5. 语言书写区（Writing area）：位于额中回后部（Brodmann's area 的 8 区），紧靠中央前回的上肢代表区，特别是手的运动区，该区损伤则引起失写症（agraphia），病人能听懂别人的谈话和看懂文字，会讲话，手的运动也正常，但不会书写。此外，还发现在枕叶前部和颞叶后部两者最外侧部有物体命名区（area of naming objects），它主要通过听觉的输入信息学会“名称”，通过视觉的输入信息学习物体的物理性质，而功能的完成是在 Wernike's area。该区损伤，患者不能说出物体名称（Fig. 9-44）。

必须指出，各语言区不是孤立存在的，是密切联系的，完整的语言活动有赖于 cerebral cortex 的有关区域的协调配合才能完成。例如，听到别人问话并用口语回答的过程可能是：

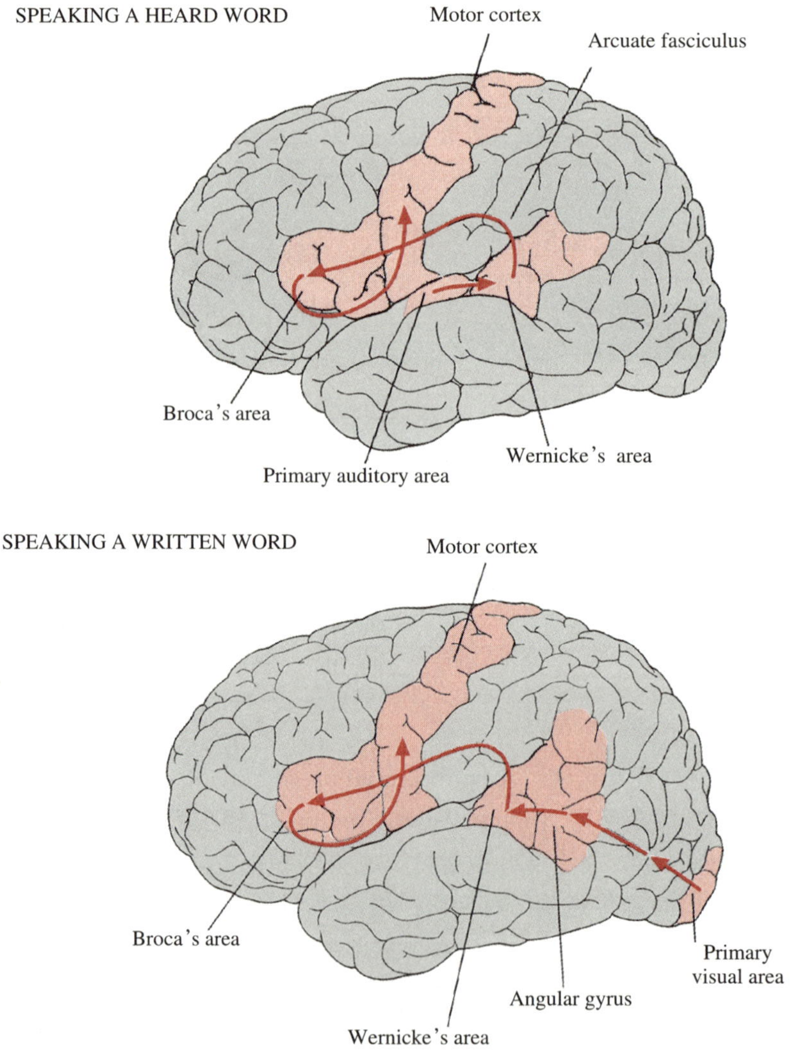

Fig. 9-44 Brain pathways for (top) perceiving the heard word and then speaking the same word and (bottom) perceiving the written word and then speaking the same word.

首先，听觉冲动传到皮层听觉区产生听觉。再由听觉皮层与 Wernike 区联系，理解问话的意思，经过弓状束投射到 Broca 语言运动区，后者通过与头面部运动有关的皮层（中央前回下部）的联系，控制喉、舌、口、唇等相应肌肉的运动，形成语言，回答问话。

（二）大脑皮层功能的一侧优势（Laterality of cerebral dominance）

人类在完成语言活动时，two cerebral hemispheres 的功能是不对等的。惯用右手劳动的成年人，其语言功能活动主要由左侧大脑皮层（left cerebral cortex）管理，而与右侧大脑皮层（right cerebral cortex）关系不大。临床观察到，大多数惯用右手劳动的成年人，右侧大脑皮层 Broca 区损伤并不产生明显的语言功能障碍，而其左侧大脑皮层同一区损伤，则可造成明显的 motor aphasia；其他类型的语言功能障碍，其病变亦发生在 left cerebral cortex。由于 left hemisphere 在语言功能上占优势，故称为优势半球（dominant hemisphere），而把人类脑的高级功能向一侧半球集中的现象称为一侧优势（laterality of cerebral dominance）现象。这种 laterality of cerebral dominance 现象只在人类中存在，而动物（包括猩猩和猴）不存在。

人类 left cerebral cortex 在语言功能上占优势的现象，虽与遗传有一定关系，但主要是在后天生活实践中逐渐形成的，这与人类惯用右手有关。儿童自10～12 岁时起左侧优势逐步建立，当 left cerebral hemisphere 损伤后有可能在右侧大脑皮层再建立起语言活动的中枢。发育为成年人后，左侧优势已经形成，left cerebral hemisphere 损伤后很难在右侧大脑皮层再建立起语言活动的中枢。在惯用左手的人中，左右半球的相关区域都有可能建立语言活动的中枢。在左右混用的人中，左侧大脑半球为 dominant hemisphere 者居多。

左侧大脑半球为 dominant hemisphere，并不意味着 right hemisphere 在认知功能上不重要。Left cerebral cortex 在语言活动功能上占优势，而 right cerebral cortex 在非语词性的认识功能上占优势，例如对于空间辨认、深度知觉、触-压觉认识及音乐欣赏分辨等。如，右顶叶皮层受损的患者常表现为穿衣失用症（apraxia），患者虽无肌肉舒缩障碍，但穿衣困难，常将衣服前后穿倒或只把一只胳膊伸入衣袖；右顶叶、枕叶、颞叶结合处损伤的患者，常分不清左右侧，穿衣困难，不能绘制图表。双侧枕叶和颞叶下表面损伤的患者出现相貌失认(prosopagnosia)。

上述一侧优势现象不是绝对的，因为 left hemisphere 也具有一定的非语词性认识功能，right hemisphere 也具有简单的语词活动功能，这由于两侧大脑皮层的连合纤维沟通的结果。

第六节 大脑皮层的电活动与睡眠和觉醒
Electric Activity of the Cerebral Cortex, Sleep and Wakefulness

一、大脑皮层的电活动 (Electric activity of the cerebral cortex)

（一）皮层感觉诱发电位（Evoked cortical potential）

Evoked cortical potential 指感觉传入系统受到刺激时，在 cerebral cortex 某一局限区域引导出的电位变化。一般由两个部分组成：①主反应（primary evoked response），为先正后负（波形向下为正）的电位变化，潜伏期为 5～12ms，波幅较大；②后发放（after discharge），是在 primary evoked response 之后一系列正相的周期性电位变化，其节律为每秒 8～12 次，波幅较小。一般认为，primary evoked response 的形成主要是皮层大锥体细胞电活动的综合表现，丘脑投射纤维的电活动在高度同步时也参与正相电位的形成；而皮层浅层神经元的电活动参与负相电位的形成。After discharge 是由皮层与丘脑接替核（后腹核、内侧膝状体、外侧膝状体）之间环路活动所引起的。

Evoked cortical potential 的引导是研究 sensory cortex 功能定位的重要方法，如前文所述各种感觉代表区在皮层的投射及分布规律，即是用此方法获得并证实的。由于皮层具有自发性电活动（spontaneous electrical activity），而 evoked potential 常出现在自发脑电波背景上，不易分辨，因此在记录 evoked potential 时，常用电子计算机将混杂在自发脑电中的微弱的诱发电位信号加以叠加和平均，此时所显示出的 evoked potential 称为平均诱发电位（averaged evoked potential）。Evoked potential 亦可在颅骨外头皮上记录到。目前临床常用的 evoked potential 检查有体感诱发电位（somatosensory evoked potential）、听觉诱发电位（auditory evoked potential）和视觉诱发电位（visual evoked potential）等，对确定相关疾病的中枢病损部位具有诊断意义。另外，在神经科学研究中，例如，电刺激实验动物脊髓前根，冲动沿运动神经逆向传至脊髓前角所引出的电位变化，也可称为 evoked potential。总之，evoked potential 技术已成为研究人类神经系统功能、行为和心理活动的一种常用电生理学方法。

（二）脑电图（Electroencephalogram，EEG）

Cerebral cortex 的神经元具有生物电活动（bioelectrical activity）。在无外加刺激时，cerebral cortex 经常具有持续的节律性电位变化，称为自发脑电活动（spontaneous electric activity）。临床上将引导电极安置在头皮表面，通过脑电图机记录到的大脑皮层 spontaneous electric activity 变化图形称为 EEG。开颅后将引导电极直接安置在 cerebral cortex 表面引导出的皮层电变化称为皮层电图（electrocorticogram，ECoG）。两者均反映大脑皮层的 spontaneous electric activity，其波形基本相同，但电位幅度不同，ECoG 的振幅比 EEG 大 10 倍。

1. 脑电图的基本波形（Basic types of brain waves in the normal EEG） 正常 EEG 波形不规则，主要根据其频率不同划分成下列四种基本波形。各类波形虽均可在皮层不同区域引导出来，但不同脑区及不同条件下，其表现有明显差别（Fig. 9-45，Fig. 9-46）。

（1）α-wave：频率为 8～13Hz，波幅为 20～100μV，在枕叶最显著。正常成年人在安静、清醒及闭目时出现。其波幅反复地发生由小变大，然后又由大变小的规律性变化，形成

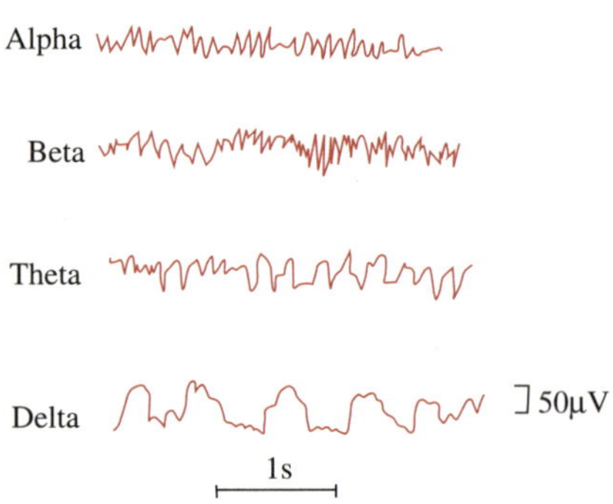

Fig. 9-45 Different types of waves in the normal electroencephalogram.

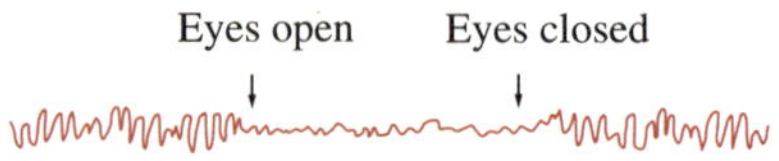

Fig. 9-46 Replacement of the alpha rhythm at the begnning of the record by an asynchronous, low-voltage beta rhythm when the eyes are opened.

α 波的梭形（α-spindle）。每个 spindle 持续 1～2s。当受试者睁眼或接受其他刺激时，α 波立即消失并转为快波（β 波），这一现象称为α 阻断（α-block）。一般认为，α-wave 的出现是 cerebral cortex 处于清醒安静状态时的主要脑电表现。

(2) β-wave：频率为 14～30Hz，波幅为 5～20μV，在额叶和顶叶比较显著，当受试者睁眼、思考问题或接受某种刺激时出现。一般认为，β-wave 是 cerebral cortex 处于紧张活动状态的主要脑电表现。

(3) θ-wave：频率为 4～7Hz，波幅为 100～150μV，成年人困倦时可出现于枕叶和顶叶，在睡眠或深度麻醉时也可出现。幼儿时期常可记录到 θ-wave，到 10 岁之后才出现明确的 α-wave。

(4) δ-wave：频率为 0.5～3Hz，波幅为 20～200μV，成人在清醒状态下不出现 δ 波，但在睡眠期间、极度疲劳及深度麻醉状态下则可出现。婴儿时期常出现。一般认为此波是睡眠状态的主要脑电表现。

EEG 波形可在不同的生理条件下发生改变。当大脑皮层 neurons 的活动趋向步调一致时，会出现低频率高振幅的波形，这种现象称为同步化（synchronization）。α-wave 就是一种同步化波。而当大脑皮层 neurons 的活动不一致时，则出现高频率低振幅的波形，这种改变称为去同步化（desynchronization）。α-wave 波阻断后出现的 β-wave 就是一种去同步化波。一般情况下，高振幅慢波变为低振幅快波时，表示大脑皮层兴奋过程增强；相反，由低振幅快波变为高振幅慢波时，则表示大脑皮层处于抑制状态。

EEG 描记对于诊断癫痫(epilepsy）和探测肿瘤的部位具有重要参考价值。例如，癫痫患者 EEG 可出现棘波、尖波、棘慢综合波等；在皮层有占位病变（肿瘤等）的区域，即使患者处于清醒状态下也可引出 θ-wave 或 δ-wave。

2. 脑电波的起源（Origin of the brain waves） 研究发现，当 cerebral cortex 表面出现类似 α -wave 节律的电位变化时，应用微电极技术记录到的皮层神经元细胞内的 postsynaptic potential 变化也出现节律相一致的改变。由此认为，皮层表层的电位变化主要是 postsynaptic potential 变化形成的。很显然，单一神经元的 postsynaptic potential 很难引起皮层表面发生强大的电位改变，只有大量神经元同步发生 postsynaptic potential 并总和起来才有可能。从皮层的神经元组成来看，锥体细胞排列整齐，其顶树突相互平行并垂直于皮层表面，因此，当大量的锥体细胞发生同步电活动时，postsynaptic potential 易于总和而形成强大的电场，引起皮层表面电位的变化。以上说明，脑电波是由大量的皮层神经元 postsynaptic potential 同步总和所形成的，其中锥体细胞的电位同步总和起重要作用。

动物实验表明，大脑皮层脑电波（brain wave）的节律变化起源于 thalamus。例如，中度麻醉的动物，即使不接受其他感觉传入刺激，在皮层上也会出现每秒 8～12 次的类似人脑电 α-wave 节律的 spontaneous electric activity。如果切断丘脑与皮层之间的纤维联系，α-wave 节律消失，说明 α-wave 的节律来自 thalamus。大量皮层神经元的同步电活动则有赖于皮层与丘脑之间的相互作用，正是一定同步节律的丘脑 nonspecific projection system 的活动促进了皮层电活动的同步化。

二、觉醒与睡眠（Wakefulness and sleep）

觉醒（wakefulness）与睡眠（sleep）是一种具有昼夜节律的生理活动。Wakefulness 状态下，人可与周围环境进行多方面主动联系，并产生各种复杂的感觉及主动性适应性行为；sleep 时，可使体力和精力得到恢复。成人每天需要睡眠 7～9h，儿童需要 12～14h，新生儿需要 18～20h。

（一）觉醒状态的维持（Maintain of waking state）

觉醒状态（waking state）的维持比较复杂。Waking state 可分为脑电觉醒状态和行为觉醒状态，两者有不同的维持机制。

脑电觉醒状态系行为上不一定表现为觉醒，但脑电波表现为去同步化快波的状态。在本书感觉一节已论及脑干网状结构存在具有上行唤醒作用的功能系统，即 ascending reticular activating system。该系统为乙酰胆碱递质系统（acetylcholine system），当给动物静脉注射 atropine，阻断其传导后，则脑电呈现同步化慢波而不再出现快波，但行为上并未表现 sleep，这既说明脑干 ascending reticular activating system 对脑电具有唤醒作用，也表明行为觉醒与脑电觉醒有不同的维持机制。破坏脑桥蓝斑核上部去甲肾上腺素递质系统（norepinephrine system）后，动物脑电快波明显减少，但在有感觉传入刺激时，动物仍能被唤醒，脑电呈现快波，不过这种唤醒作用短暂，刺激一旦停止，唤醒作用随即终止。由此看来，脑电觉醒状态的维持与脑干网状结构上行激动系统的 acetylcholine system 和蓝斑核上部 norepinephrine system 均有关系。前者的作用是时相性的，后者是持续的紧张性作用。前者可调制后者的脑电觉醒作用。

行为觉醒状态系指行为上有众所周知的行为活动表现的状态，如视、听、嗅、触等各种感觉功能正常，骨骼肌运动和张力正常，对新异刺激可表现出探究行为等。实验看到，单纯破坏中脑黑质多巴胺递质系统（the substantia nigra and the dopamine system）后，动物虽脑电仍出现快波，但对新异刺激不能表现探究行为。看来，行为觉醒状态的维持可能是黑质多巴胺递质系统的功能。

（二）两种类型睡眠（Two types of sleep）

Sleep 可分为慢波睡眠（slow wave sleep，SWS）和异相睡眠（paradoxical sleep，PS）两种时相（Fig. 9-47）。

1. Slow wave sleep 此时相睡眠系因脑电图呈现同步化慢波而得名。根据不同时段脑电波的特点，又可将 slow wave sleep 分成四个时期（four stages）：1 期为非常浅的睡眠（very light sleep）期，其脑电波的电压变得很低，呈一种被睡眠梭形（sleep-spindle）打断的脑电波，也就是说 α-wave 的短梭形发放（short spindle-shaped bursts）呈周期性发生；2～4 期，脑电波的频率变得越来越慢，直到 4 期达到每秒仅 1～3 个波，其中 2、3 期以 θ-wave 为主，4 期以 δ-wave 为主。除上述脑电图表现外，slow wave sleep 期间还表现出许多生理功能的变化，例如，视、听、嗅、触等

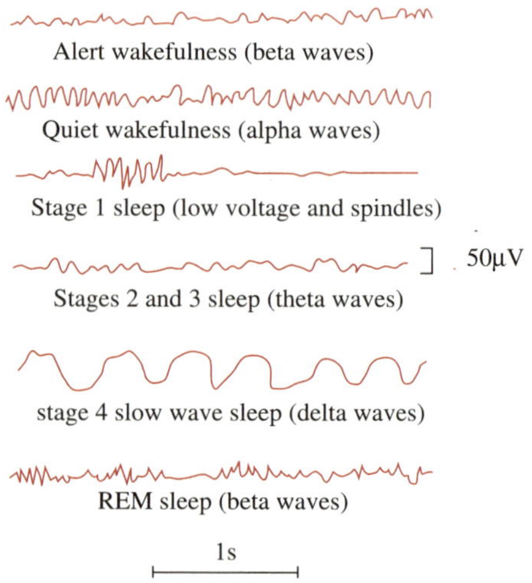

Fig. 9-47 Progressive change in the characteristics of the brain waves during different stages of wakefulness and sleep.

各种感觉功能减退；骨骼肌的反射活动和肌紧张均减弱；parasympathetic nerve 的功能活动占优势（如，血压下降、心率减慢、呼吸变慢、胃液分泌多而唾液分泌少、体温下降、代谢率降低、瞳孔缩小、发汗功能增强等）等。Slow wave sleep 期间，腺垂体生长激素（growth hormone，GH）的分泌明显增多等。可见，slow wave sleep 有利于促进生长发育和体力的恢复。

2. Paradoxical sleep 在此相睡眠期间，脑电波呈现去同步化快波，故又称快波睡眠（fast wave sleep，FWS）。其生理功能表现与 slow wave sleep 相比，各种感觉功能进一步减弱，唤醒阈（arousal threshold）提高，以致较难唤醒，骨骼肌反射运动和肌紧张进一步减弱，肌肉几乎完全松弛，这些功能表现与其脑电表现相左，所以称此时相睡眠为 paradoxical sleep。在此期间还可出现间断的阵发性表现，如眼球快速运动（因此又称为快速眼球运动睡眠，rapid eye movement sleep，REM）、部分躯体抽动、血压升高、心率加快、呼吸快而不规则、脑代谢增高等。这是由于自主神经系统功能活动不稳定所致，某些疾病（心绞痛、哮喘、阻塞性肺气肿及脑血管病等）在夜间突然发作可能与此有关。此外，约80%的人在paradoxical sleep 期间有做梦现象，故做梦是此期特征之一。Paradoxical sleep 期间，脑的耗氧量增加，血流量增加，GH 分泌减少，脑内蛋白质合成加快。目前认为，paradoxical sleep 有利于儿童神经系统发育和成熟，有利于建立新的突触联系，有利于促进学习记忆功能和精力的恢复。

睡眠过程中，慢波睡眠和异相睡眠两个时相互相交替转化。成年人睡眠时首先由觉醒状态进入 slow wave sleep，持续约 80～120min 后转入 paradoxical sleep；持续约 20～30min 后又转入 slow wave sleep。在整个睡眠期间，两个时相反复转化约 4～5 次。越接近睡眠后期，paradoxical sleep 持续时间越长。在成年人，slow wave sleep 和 paradoxical sleep 均可直接转为觉醒状态，但觉醒状态一般只能首先进入 slow wave sleep，而不能直接转入 paradoxical sleep。

Paradoxical sleep 是正常人所必需的。如连续几夜在受试者睡眠一出现 paradoxical sleep 即将其唤醒（剥夺异相睡眠），则受试者出现易激动、甚至有时出现幻觉和焦虑。然后任其自然睡眠，则受试者 paradoxical sleep 明显增加，以补偿前阶段 paradoxical sleep 的不足。在此情况下，受试者可由觉醒状态直接进入 paradoxical sleep，而不必经过 slow wave sleep 阶段。

（三）睡眠发生机制（Mechanisms that can cause sleep）

睡眠发生的机制仍不十分清楚。目前认为，sleep 不是因脑干 reticular activating system 日间觉醒的疲劳而停止活动所致的被动过程，而是中枢神经系统内发生的主动抑制过程（active inhibitory process）。在脑干的脑桥中部以下水平有通过抑制脑的其他部分活动而引起睡眠的一些中枢。这些中枢部位有：①位于脑桥下半部及延髓的中缝核（raphe nuclei），此核发出的神经纤维既能在脑干网状结构内局部扩散，也向上进入丘脑、下丘脑、边缘系统大部分区域、甚至新皮层，向下进入脊髓，终止在后角；②孤束核的某些区域可促进睡眠，它是通过兴奋中缝核起作用的，破坏中缝核后该作用不能发生；③间脑某些区域也能帮助促进睡眠，如下丘脑吻侧（主要是视交叉上区）、丘脑某些核团。这些睡眠促进中枢（sleep-promoting centers）受损能引起强烈的觉醒。

当睡眠中枢未被激活时，中脑和脑桥上部网状激动核（reticular activating nuclei）从抑制状态解放出来，使得该区域变得自发活跃起来。从而，依次兴奋大脑皮层和外周神经系统，二者再把大量正反馈信号送到 reticular activating nuclei，使它们进一步激活。因而，wakefulness 一旦开始，由于这些正反馈活动，使 wakefulness 具有维持本身状态的自然倾向；而在脑保持被激活状态数小时之后，甚至 reticular activating system 神经元本身可能也变得疲劳起来。从而中脑reticular activating system和大脑皮层之间的正反馈周期渐渐减弱，睡眠中枢的睡眠促进效应发挥作用，导致觉醒状态向睡眠状态快速转化。

在睡眠期间，reticular activating system 的兴奋性神经元由于长时间的休息变得越来越兴奋，而睡眠中枢的抑制性神经元由于过度活动而变得不兴奋，从而导致新一轮觉醒周期。

中枢递质在睡眠的发生中起重要作用。中缝核发出的神经纤维终末分泌 5-羟色胺（serotonin）。当给予动物可阻断 serotonin 合成的药物后，动物常常在几天不能睡眠，表明 serotonin 是与睡眠产生有关的神经递质。有实验表明，在连续几天保持觉醒的动物的脑脊液、血液和尿中含有可引起睡眠的低分子量物质，如将其注入另一动物脑室，可引起另一动物睡眠。已证实该物质是胞壁酰肽（muramyl peptide）。另一种有相同效应能引起睡眠的物质是从睡眠动物血液中分离出的睡眠肽（nonapeptide）。

Slow-wave sleep 为什么被 paradoxical sleep 周期性打断尚不清楚。然而，模拟乙酰胆碱作用的药物能增加 paradoxical sleep。因而设想，脑干 reticular formation 上部的分泌乙酰胆碱的大神经元（large acetylcholine-secreting neuron）可能通过它们广泛的传出纤维活动触发 paradoxical sleep。异相睡眠还可能与脑干内中缝核上部 serotonin 和蓝斑核下部的 norepinephrine system 有关。

临床举例

病人在拔牙之前为了止疼，要在口腔内相应部位注射局部麻醉药，同时加注一点 epinephrine。局部麻醉药是一种 Na^+ 通道阻断剂。请解释局麻药为什么能产生镇痛效应？为什么要同时加注一些 epinephrine？

参考答案

疼痛的产生是由伤害性刺激的作用，在神经纤维上产生一定的神经冲动（nervous impulse），这些 nervous impulse 传向中枢神经系统，引起疼痛感觉。Nervous impulse 的实质是神经纤维上的 depolarization 从而形成 action potential。在神经纤维上，action potential 的产生是膜电位达到 threshold potential，打开了电压门控的 Na^+ 通道，Na^+ 由膜外进入膜内产生 action potential。Nervous impulse 在神经纤维上的传导，本质上是 action potential 依靠 local current 的传导。因此，局部麻醉药阻断 Na^+通道的开放，从而阻止 action potential 的产生和传导，产生镇痛效应。局麻药作用的消失，依靠药物由血管的吸收。如果在注射局麻药的部位，同时注射少量的 epinephrine，此时epinephrine 可以作用于血管上的 α receptor，引起血管的收缩，降低了局麻药被吸收进入血流的速度，从而增加了局麻药的作用时间，延长镇痛时间。

（时利德　范少光）

第十章

感觉器官生理

PHYSIOLOGY OF SENSE ORGANS

第一节　概　述

Introduction

高等动物与人类的机体内，存在着许多不同感觉类型的感觉感受器（sensory receptor）和感觉器官（sense organ）。它们能把机体内、外环境中的各种变化信息转变为电位变化，并以神经冲动的形式通过感觉神经纤维传向中枢神经系统的特定部位。大脑皮层的各感觉中枢能分析、处理由 receptor 传来的神经冲动，引起意识活动并通过一系列反射性活动使机体更好地去适应内、外环境变化。通常把上述机体接受刺激后，立即引起的最简单的意识活动称为感觉（sensation）。然而由 receptor 传向中枢的神经冲动并不一定都能到达大脑皮层，有些神经冲动在中途的低级感觉中枢进行分析处理，并通过传出神经传向肌肉或腺体引起反应，此时并不产生意识活动。本章重点阐述了与临床医学关系最为密切的眼、耳、前庭等 sense organ 的功能活动，并对嗅、味、皮肤等 receptors 的生理功能也作了扼要介绍。

一、感觉感受器与感觉器官（Sensory receptors and sense organs）

Receptor 是指分布在体表或组织内部的一些专门感受机体内、外环境改变的结构或装置。通常把具有受体部位（receptor site），能感受机体内、外刺激的细胞称做感受器细胞（receptor cell）或感觉细胞（sensory cell），也称 receptor。胚胎学上把它区分为初级感觉细胞（primary sensory cell）和次级感觉细胞（secondary sensory cell）两种。

Primary sensory cell 属于一种神经细胞，又称 receptor neuron，有一长轴突，具有感受刺激和传导神经冲动两种功能，多见于低等动物。脊椎动物的嗅细胞属于此类细胞。此外，还包括像许多皮肤 sensory receptor 那样，在感觉神经末梢部形成受体部位的细胞。

Secondary sensory cell 是由上皮细胞经特殊分化而形成，只见于脊椎动物，如视、听、平衡、味等 sensory receptor 均由 secondary sensory cells 构成。这些结构和功能上高度分化的 sensory cell，以类似突触的形式直接或间接地同感觉神经末梢相联系。

由 sensory cell 及其与之相连的神经组织以及能提高刺激感受效率的一些附属结构共同构成的器官称为 sense organ。通常把分布于头部与脑神经相连的 sense organ 称做特殊感官，如眼、耳蜗、前庭、嗅粘膜、味蕾等。

二、感受器的分类（Classification of receptors）

Receptor 有许多种分类方法。如根据 receptor 所接受的刺激性质不同，可把 receptor 分为光、机械、温度、化学、伤害等 receptor。根据 receptor 的分布部位和刺激的存在部位也可把 receptor 分为外感受器（exteroceptor）和内感受器（interoceptor）。Exteroceptor 又可分为远距离 receptor（光、声、嗅、温度等receptor）和接触 receptor（皮肤感觉及味觉等 receptor）。Interoceptor 又可分为本体感受器（proprioceptor），如肌肉、肌腱、关节、迷路等 receptor 和内脏感受器（visceral receptor），如位于内脏和血管上的 receptor 等等。

三、感觉的类型与性质（Sense modality and quality）

由不同种类的 sensory receptor and sense organ 产生的感觉内容和属性的差异称做感觉类型（sense modality）不同；而由同种 sensory receptor and sense organ 产生的感觉内容和属性的差异则称做感觉的性质（sense quality）不同。例如听觉、视觉和味觉是 sense modality 不同的三种感觉；而视觉的明暗与色调的不同，或听觉的声调高低的不同，均属于感觉的 quality 不同。不同 modality 的感觉之间，不能互相比较，也不能互相过渡，有别于不同 quality 的感觉。可以根据 receptor 感受的不同刺激如光、压、温度等，把 sense modality 区分为光觉、压觉和温度觉等。但临床上通常把感觉做如下分类：

1. 特殊感觉（Special sence）：视觉、听觉、味觉、嗅觉、平衡感觉
2. 躯体感觉（Somatic sensation）：可区分为以下两种：
1）浅感觉（superficial sensation）：触觉、压觉、温觉、冷觉、痛觉
2）深部感觉（deep sensation）：运动感觉、深部痛觉
3. 内脏感觉（Visceral sensation）：脏器感觉（恶心，尿意等）、内脏痛

四、感受器的一般生理特性（Characteristics of receptors）

（一）适宜刺激（Adequate stimulus）

动物在长期进化过程中，逐步形成了许多具有特殊结构与功能的 receptor，它们容易接受某一种特定形式的刺激而兴奋。换句话说，它们对特定形式的刺激最为敏感，感觉阈值最低，极小的刺激强度即能引起相应的 sensation。通常把这种特定形式的刺激称为该 receptor 的 adequate stimulus。如一定波长的电磁波是感光细胞的 adequate stimulus；一定频率的机械振动是耳蜗毛细胞的 adequate stimulus。然而，adequate stimulus 对 receptor 来说并不是唯一的刺激，某些非 adequate stimulus 有时也能引起 receptor 发生兴奋，只是所需的刺激强度要大得多。对大多数 receptor 来说，电刺激一般都能成为有效刺激。

（二）换能作用（Transduction）

各种 receptor 的 adequate stimulus，其能量形式虽然各不相同，但作用于 receptor 时都会引起细胞膜产生去极化电位（人眼的感光细胞是产生超极化电位），通常把该电位称为感受器电位（receptor potential）。因此，可以把 receptor 看作是具有换能作用（transduction）

的换能器（transducer），它能通过跨膜信号转换，把物理、化学等能量形式的刺激转变为跨膜电变化。Receptor potential 的性质同终板电位和突触后电位一样，属于局部性慢电位，它不具有“全或无”特性，电位幅度随刺激强度增强而增大；不能作远距离传导，只能进行电紧张性扩布；可在局部实现时间性和空间性总和。在 primary sensory cell，当其 receptor potential 去极化达到一定强度超过阈值高度时，则会直接引起感觉神经纤维产生具有传导性的 action potential（Fig. 10-1）。故又称该去极化的 receptor potential 为启动电位或发生器电位（generator potential）。然而对于由 secondary sensory cell 构成的感觉器官（如内耳的 Corti 器官等）来说，其 receptor potential 不能直接引起以突触方式与其相连接的感觉神经纤维末梢产生传导性 action potential，故此时 receptor potential 不能称做 generator potential。另外，作用在 receptor 上的刺激信息必须传送到中枢才能引起感觉，所以 receptor 的阈刺激强度是以引起传入纤维上产生 action potential 的最小刺激强度来确定的。

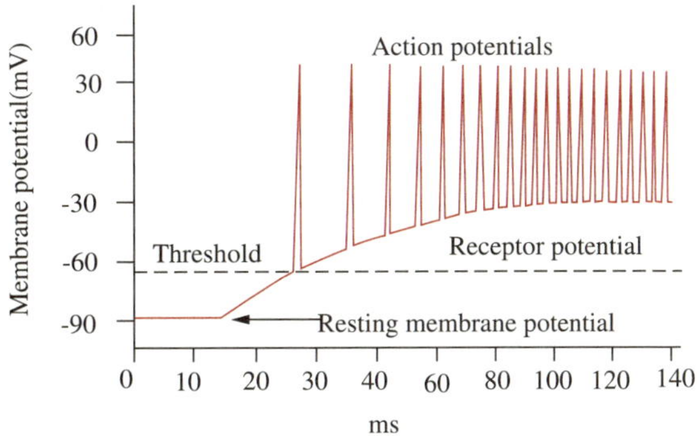

Fig. 10-1 Typical relation between receptor potential and action potentials when the receptor potential rises above the threshold level.

（三）感觉编码（Sensory coding）

前已述及，receptor 能通过 transduction 把各种阈上的 adequate stimulus 转变为 action potential，然后通过专用线路（labeled line）经多次换元传递把这些 action potential 传送至皮层感觉区时，则会引起不同类型和性质的感觉，同时还能辨认 stimulus 的部位、强度、速度等各种刺激属性。这就说明，当 receptor 把不同形式的刺激转变为跨膜电位时，不仅发生了能量形式的转换，而且还把包含刺激属性的各种信息也转移到 action potential 的序列之中。把这一作用称为 sensory coding。实际上，这是一个很复杂的活动过程，除 receptor 以外，神经传入通路和各级中枢在 sensory coding 中也发挥重要作用。尽管有些问题尚未完全清楚，但现在已知刺激强度的 coding 是通过改变每条神经纤维上的神经冲动频率大小和参与信息传递的神经纤维数目的多少来完成的。至于刺激位置的 coding 和感觉类型及感觉性质的识别，则不仅决定于被刺激的 receptor，也决定于专用线路和冲动到达大脑皮层的终端部位。例如当用电流刺激病人的视神经或枕叶皮层时，会引起病人主观上感到在视野（visual field）的某一部位出现光感。又如，当有肿瘤或炎症病变刺激听神经时，病人会产生耳鸣的感觉。上述事例说明，特定的神经通路和皮层结构具有把神经冲动转变为特定的感觉类型和感觉性质的能力。

（四）适应（Adaptation）

当一定强度的刺激持续作用于 receptor 时，其感觉神经产生的神经冲动（impulse）频率，将随刺激作用时间的延长而逐渐减少，称此现象为 adaptation。其出现速度，因 receptor 的种类而不同。如环层小体（Pacinian corpuscle）、毛细胞感受器（hair cell receptor）等机械感受器受到刺激时，只在刺激开始后的短时间内有传入性冲动的发放，以后虽然刺激仍继续作用，但传入性冲动频率却很快下降到零附近，感觉不到该刺激的存在。通常把这类receptor称为快适应感受器（rapidly adapting receptor）或位相性感受器（phasic receptor）。与此相反，颈动脉窦、肌梭、关节囊等receptor受刺激时，adaptation现象出现得缓慢而且不完全，action potential可在较长时间维持于一定水平，故称此类型receptor为慢适应感受器（slowly adapting receptor）或紧张性感受器（tonic receptor）（Fig. 10-2）。Adaptation的速度快慢，有着不同的生理意义。一般来说，前者有利于receptor及中枢接受新异刺激；而后者则有利于机体对刺激进行长期监测和及时调节。然而adaptation现象的出现，并非receptor产生疲劳，因为在出现adaptation之后如果增加该刺激的刺激强度时，还能看到传入冲动的增加。

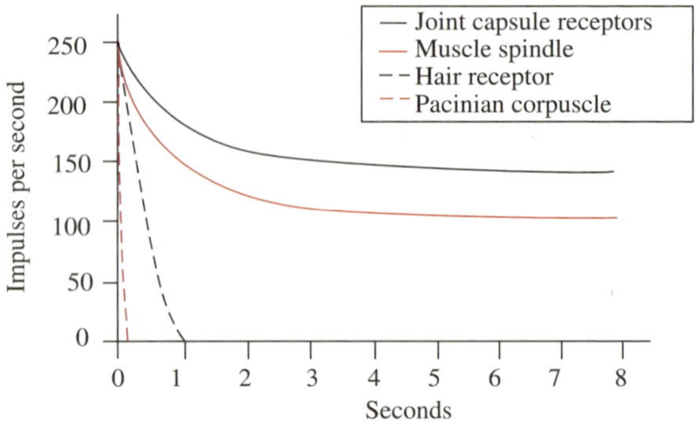

Fig. 10-2 Adaptation of different types of receptors, showing rapid adaptation of some receptors and slow adaptation of others.

Sensory adaptation可发生于感觉信息转换的不同阶段，其发生机制主要有以下几种形式，但其中哪种形式更重要，通常是随着receptor的种类不同而异。

1. Receptor结构的重新调整 例如环层小体（Pacinian corpuscle），它是一个具有粘弹性环层结构的压觉receptor，与其相连的无髓的感觉神经纤维末梢被包绕在环层结构的中间。当持续施加压力于该receptor的一侧表面时，环层结构变形，立即通过其中的粘性液体将压力传向同侧感觉神经终末部，使细胞膜的Na^+通透性升高，产生generator potential。但是由于receptor的弹性作用，环层结构的内层迅速恢复原位，其中的粘性液体也重新分布，使神经终末部受到的压力迅速减小，generator potential降低和神经冲动频率下降，通常把这种发生于产生receptor potential阶段的adaptation称为感受器适应（receptor adaptation）。然而这并不是Pacinian corpuscle产生适应的唯一机制。

2. 神经纤维的自我调节 当刺激持续作用于神经纤维时，由于通过Na^+通道的Na^+流本身能引起膜上的Na^+通道逐渐失活关闭，结果导致产生动作电位的阈值升高；另外，反复产生动作电位后，由于细胞内的Na^+浓度升高，Na泵被激活，使膜电位向超级化方向转变，结果也会导致阈电位升高和神经冲动发放频率减少。通常把这种generator potential保持不变，而由于神经纤维的阈电位升高导致的神经冲动发放频率减少称为神经纤维适应或神经冲动适应（spike adaptation）。

上述两种机制，同样也见于机械感受器中的其他类型感受器。

3. 递质的枯竭与receptor内的化学成分改变 由secondary sensory cell构成的receptor，其generator potential产生于突触后的神经细胞。在突触传递的过程中，其递质释放量通常会因持续刺激而逐渐减少甚至枯竭，因而可以引起突触后膜的generator potential降低，结果导致adaptation的产生。另外，眼内的视杆细胞和视锥细胞的adaptation，则主要是由于细胞内光敏化学物质的浓度改变所致。

4. 冲动传导受到抑制 例如来自皮肤的躯体感觉，在脊髓内向高位中枢传导时，可以受到相邻走行的其他传入神经纤维对其产生的突触前抑制作用，使其传入神经冲动的传导过程受阻，结果导致 sensory adaptation。

第二节 视觉器官
Visual Sense Organ

视觉器官（visual sense organ）主要由眼球及其附属结构，如眼睑、泪腺、眼肌等组成。人们对于宇宙间各种物体的形状、轮廓和颜色等的认识，是通过眼的感光作用实现的。

眼球的基本结构如 Fig. 10-3 所示，生理学上通常把它区分为折光系统和感光系统两个部分。前者包括角膜、房水、晶状体和玻璃体；后者则指视网膜及其相连的视神经纤维。视网膜中含有对光刺激高度敏感的视细胞（visual cells）。来自物体的光线首先通过眼的折光系统折射后，成像于视网膜上；然后再经 visual cell 的换能作用，将来自物体的光线刺激转变为电信号；最后以 action potential 的形式，经视神经、丘脑传向皮层视觉区分析处理，从而产生 visual sense 并引起意识活动。

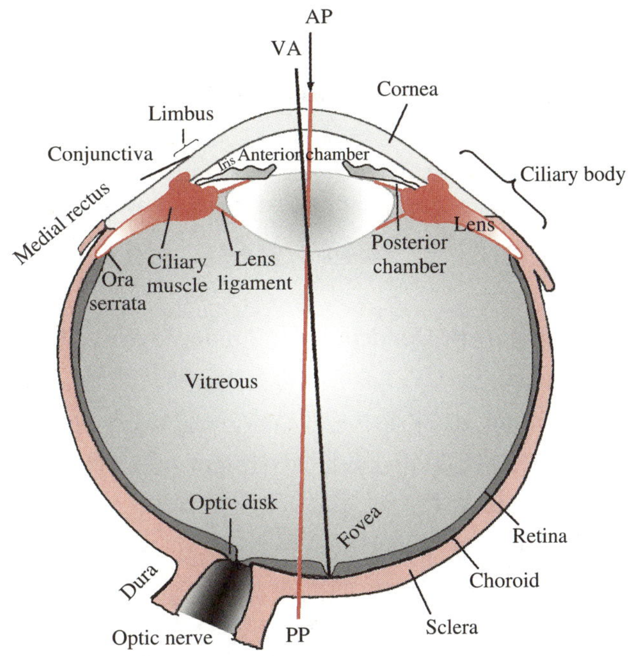

Fig. 10-3 Horizontal section of the right eye.

一、折光系统的生理功能与视调节
(Function of the dioptric system and visual accommodation)

（一）眼折光系统的组成与光学特性

当光线由一种媒质进入另一种折光指数（refractive index）不同的单球面折光体时，只要不与折光体界面垂直，光线便会发生折射。其折射能力的大小主要取决于折光界面的曲率半径以及两种媒质的 refractive index 之差。

人眼的折光系统是由一组复合透镜（厚透镜）所组成。来自外界的物体光线必须依次经过角膜（cornea）、房水（aqueous humor）、晶状体（lens）和玻璃体（vitreous humor）等不同媒质折射以后，才成像于视网膜上。各种媒质的 refractive index 如 Tab. 10-1 所示。由于角膜与房水之间的 refractive index 差值很小，故眼球的主要折光界面是空气与角膜之间的界面，此外还有晶状体的前、后两个界面。

Tab. 10-1 Refractive indices of the eye

Medium	Refractive index
Air	1.00
Cornea	1.38
Aqueous humor	1.33
Lens	1.40
Vitreous humor	1.34

眼折光系统的总折光能力可用屈光度（diopter，D）表示。Diopter 数值等于该折光体主焦距（单位：m）的倒数。例如某透镜的主焦距为 10cm（0.1m）时，其 diopter 则为 1/0.1，即 10D。人眼在非调节状态下的总折光能力约为 59D。

（二）眼的成像与简化眼（Reduced eye）

上述资料表明，人眼的折光系统是包括多个折光界面的复杂光学系统。所以，应按照厚透镜的成像法对人眼成像进行作图或计算。然而该方法比较繁琐，生理学上为了作图方便，通常把人眼设计为一个单球面折射系统，而其折光效果却与实际眼的折光效果相同，称此眼为 reduced eye。

Fig. 10-4 是由 Donders 设计的 reduced eye，他假定眼球是由均匀媒质所构成，媒质的 refractive index 为 1.333，与水的相同；折光界面只有一个，即角膜表面；角膜表面的曲率半径定为 5mm，该球面中心即节点，通过该点的光线不折射。将上述数据代入单球面体折射公式，可以求出其第 1 焦距 $f_1 = 15$mm，第 2 焦距 $f_2 = 20$mm。由于第 2 焦点恰为视网膜所在之处，故 6m 以外的物体（近似平行光线）均可在视网膜上生成一个倒立的实像。如果已知物体的高度 AB 和物距 Bn，那么视网膜上的物像大小 ab 则可通过公式 ab = AB × bn/Bn 计算出来，因为 AnB 与 anb 是相似三角形。通常把 AnB 角（来自物体 A、B 两点并通过节点的两条光线夹角）称为眼球对物体 AB 的视角。

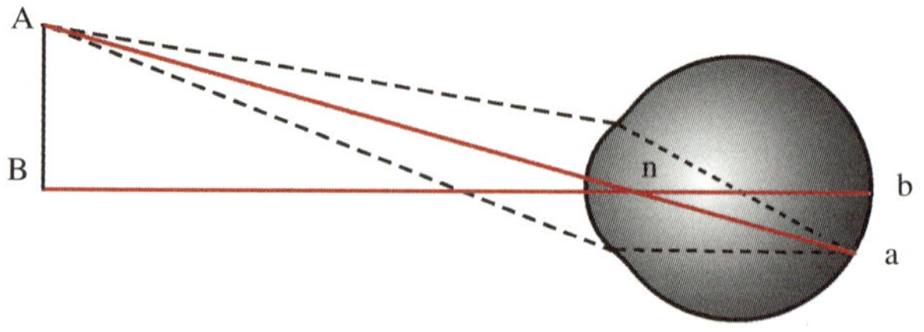

Fig. 10-4 Reduced eye.

（三）视调节（Visual accommodation）

如上所述，正常眼（正视眼）看无限远（6m 以外）物体时，恰好成像于视网膜上。当物距小于 6m 时，由于物体光线到达视网膜时尚未聚焦，故将成像于视网膜之后，理应视物模糊。但实际上，正常眼视近物时也十分清楚，这是因为当视近物时，可以通过增加眼球的 diopter 使物体仍能清楚地成像于视网膜上。通常把这一功能称为 visual accommodation。

Visual accommodation 主要是靠晶状体的曲率增大使眼的 diopter 增加而实现的。晶状体囊的周边有悬韧带，它牵拉晶状体并抵止在睫状体上，在自然（非 accommodation）状态下，悬韧带牵拉较紧，使晶状体略呈扁平状，即 diopter 较小。睫状体内有辐行和环行两种平滑肌纤维，当视近物时睫状肌收缩，悬韧带的抵止部向前和向内移，使悬韧带放松，晶状体靠固有的弹性回缩使其前、后凸度变大，尤其晶状体前面曲率增加明显，因而使眼的 di-

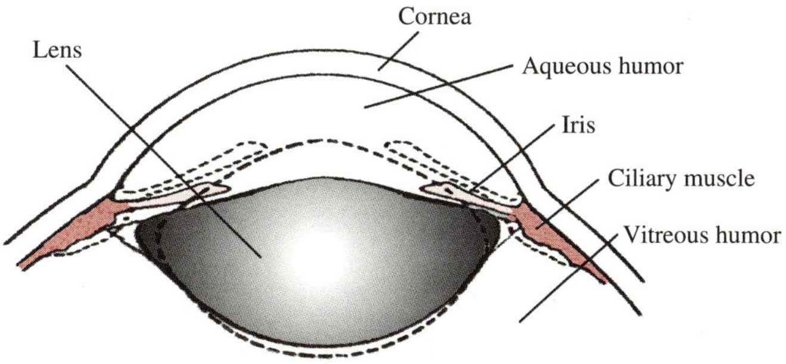

Fig. 10-5 Visual accommodation.

opter 增大，物体能清楚地成像于视网膜上（Fig. 10-5）。

Visual accommodation 是通过反射完成的，称该反射为视调节反射（accommodation reflex）。反射路径较复杂，当物像模糊的信息传至视区皮层时，皮层发出下行神经冲动经皮层 - 中脑束到达中脑的正中核，然后通过动眼神经核发出的副交感神经节前纤维经睫状神经节抵达睫状肌。睫状肌与缩瞳肌均受副交感神经支配，其作用递质为乙酰胆碱。用阿托品点眼能阻断该神经肌接头的兴奋传递，故可引起 accommodation 麻痹，同时出现瞳孔散大。

人眼在进行 accommodation reflex 时，除晶状体变凸外，还可见到两眼视轴会聚和瞳孔缩小现象同时发生。其生理意义是，前者可使视近物时两眼的物像仍结在视网膜的相称位置上；后者能调节进入眼内的光量以及减少眼球的球面像差和色像差。

Accommodation 的能力大小，称为调节力（accommodation force），可以通过远点距离和近点距离计算出来：

$$\text{accommodation force} = 1/\text{近点距离 (m)} - 1/\text{远点距离 (m)}$$

公式中的远点是指在非 accommodation 状态下能看清物体的最远点，近点则是指通过最大 accommodation，能看清物体的最近点。其距离以 m 为单位表示时，accommodation force 的单位为 diopter（D）。因为正视眼的远点距离为∞，故近点距离若为 0.1m（10cm），则其调节力即为10D。

Accommodation force 随年龄增长而减小（Tab. 10-2），这是因为晶状体的弹性降低的缘故。通常把 accommodation force 因年龄增长而减小的状态称为老视。正视眼的人当出现老视时，虽然能看清远处物体，但视近物时因 accommodation force 下降而视物模糊。通常超过 45 岁时，近点为 0.25m（25cm）以上。此时，会感到阅读困难，可用凸透镜矫正。与此相反，近视者若出现老视时，却无需用眼镜矫正，即可看清近物，但其 accommodation force 与正常人一样在逐渐减弱。

Tab. 10-2 Accommodation force and age

Age (year)	Accommodation force (D)	Near point (cm)
10	12.0	8.3
20	8.5	11.8
30	7.0	14.3
40	4.5	22.2
50	1.5	66.7
60	0.5	200.0
70	0.2	500.0

（四）眼的折光异常

如上所述，正常人眼既能不需调节使平行光线聚焦于视网膜上而看清远处物体，也可通过调节使近点以远的物体成像于视网膜上而看清近处物体。通常把这样的眼称为正视(emmetropia)。如果6m以外远处物体的平行光线不能正好成像于视网膜上，则称为屈光不正（ametropia），主要有以下3种。

1. 近视（Myopia） 在无调节的状态下，无限远的物体成像于视网膜前方者称为myopia，可以分为因眼轴过长而引起的轴性myopia和晶状体等曲率过大造成的屈光性myopia。如果将物体逐渐近移，由于其成像也将向视网膜靠近，故会找到一点，物体恰好成像于视网膜上，因而不需眼调节即可看清物体。物体继续近移时，才开始应用眼的调节。所以myopia的远点和近点都比emmetropia的近。一般可用凹透镜矫正（Fig. 10-6）。

2. 远视（Hyperopia） 未经调节，无限远的物体成像于视网膜后方者称做hyperopia，是因为眼轴过短或折光力过弱所致。在看远处物体时，已经开始使用眼的accommodation。因此，hyperopia的近点将比emmetropia的远。幼儿的眼球过短时可以导致hyperopia，但一般可在6岁以前逐渐自愈。Hyperopia可用凸透镜来矫正（Fig. 10-6）。

3. 散光（Astigmatism） 正常眼球是一个正球体，如果因某种原因，眼球表面在某一方位上的角膜曲率发生改变使之与其垂直方向上的角膜曲率不同时，则会引起astigmatism，称规则性散光。通常是因垂直方位的曲率大于水平方位曲率所致。正常眼也多少有些差异，但一般不会妨碍视力。可用柱面镜来矫正。此外，因角膜表面凹凸不平也可引起astigmatism，称不规则性散光，可用角膜接触镜矫正。

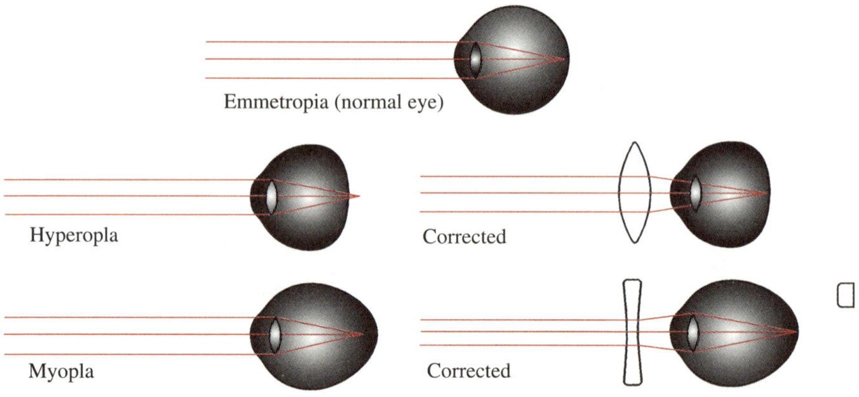

Fig. 10-6 Common defects of the optical system of the eye.

（五）瞳孔反射（Pupillary reflex）

虹膜是由两种平滑肌纤维所构成，即交感神经支配的散瞳肌和副交感神经支配的缩瞳肌，中间的圆孔称为瞳孔。瞳孔直径大小，随光照强度而改变，可通过上述两种拮抗肌的反射性调节来完成，其变动范围一般在1.5～8mm之间。Pupillary reflex可以分为对光反射(light reflex）和会聚反射两种。

1. Light reflex 当光照一侧眼时，被照眼的瞳孔可因光照刺激而反射性地缩小，称做直接light reflex；与此同时，另侧未受光照的眼也出现瞳孔缩小，通常把后者叫做互感性

light reflex。

Light reflex 的 receptor 是视网膜上的 visual cell。传入神经纤维走行于视神经中。进入中枢后，在到达外侧膝状体之前，离开视神经进入中脑顶盖前区，换元后再达两侧动眼神经副核（Edinger-Westphal 核）。传出路径即动眼神经中的副交感纤维，于睫状神经节换元后支配于效应器缩瞳肌上。Light reflex 的生理意义在于能按光照强度进行一定程度的调节，使进入眼内的光量保持相对恒定，并能快速适应急剧的光强变化。该反射非常迅速，潜伏时仅 0.2s。

2. 会聚反射 前面已经讲过，在眼球进行 accommodation 时也同时出现两眼瞳孔缩小，它是视近物时伴随两眼视轴会聚而发生的，故称做会聚反射。

除上述影响因素外，瞳孔的大小也受精神状态和植物神经药物等影响。临床上如果看到左右瞳孔大小不等或反射异常时，多表明该反射的中枢部位出现病变或反射弧的其他部分受损。故 pupillary reflex 可以辅助神经系统疾病的定位诊断。

（六）房水与眼内压（Aqueous humor and intraocular pressure）

1. 房水（Aqueous humor） 充盈于眼球前、后房中的透明液体称为房水，总量约 0.15～0.3ml。其成分与血清相近，但蛋白质含量甚微，阴离子中有 HCO_3^-、Cl^- 和抗坏血酸等，后者浓度较高。房水呈弱碱性，渗透压略高于血液，屈光指数为 1.3336。房水的功能主要是供给角膜、晶状体和玻璃体所需的营养物质并运出其代谢产物。此外，还能保持眼压恒定，从而维持眼球形状正常。

目前，一般认为房水几乎都是由睫状突起（ciliary processes）表面的上皮细胞通过主动分泌而产生的。首先是 Na^+ 通过主动转运流向上皮细胞之间的细胞间隙，接着 Na^+ 再吸引 Cl^- 和 HCO_3^- 来维持电中性，然后这些离子又共同促进下方毛细血管中的水分渗透到上述细胞间隙，生成的溶液则由细胞间隙流向 ciliary processes 表面。此外，还有一些营养物质如氨基酸、抗坏血酸和葡萄糖等，通过主动转运或易化扩散方式，经上皮进行转运。这就是房水生成的机制。正常情况下房水生成量 1 分钟约为 3μl，每日可生成数毫升。上述房水生成机制可以说明 ciliary processes 上皮细胞中所含的碳酸酐酶与房水的生成有关。因为它能促进细胞代谢过程中产生的 CO_2 与 H_2O 迅速合成为 H_2CO_3 并解离出 HCO_3^-，故如果该酶受抑制时房水生成将明显减少。

房水由 ciliary processes 生成后，由后房经瞳孔流入前房，再由前房角经小梁网（meshwork of trabeculae）流入许氏管（canal of Schlemm），最后通过房水静脉（aqueous veins）和巩膜中的眼外静脉又流回血液循环（Fig. 10-7），通常把该路径称为房水循环。

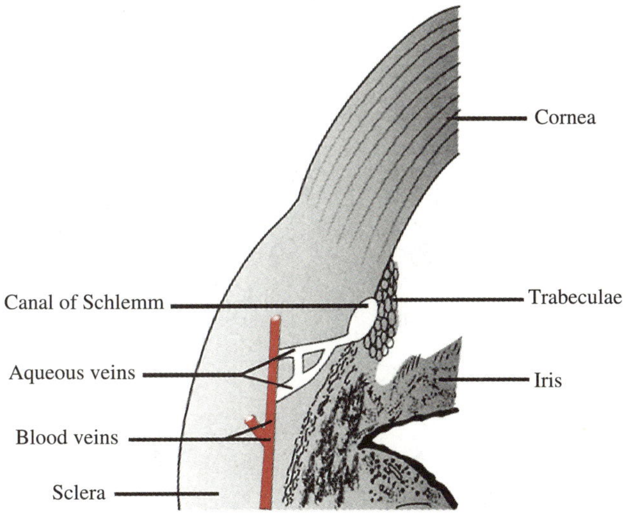

Fig. 10-7 Outflow of aqueous humor.

2. 眼内压（Intraocular pressure） 通常把充盈于眼内的房水所呈现的静水压力称为眼内压（intraocular pressure）。由于房水不断生成又不断回流入血，保持着动态平衡，故眼内压也保持相对稳定。我国成年人眼内压的正常值为 17～24mmHg（2.27～3.2kPa），平均为 20mmHg（2.67kPa）。早晨高于午后，日差值约为 3～5mmHg（0.4～0.67kPa）。眼内压低于 10mmHg（1.34kPa）或高于 30mmHg（4kPa）时可视为眼内压异常。有许多因素可以影响眼内压变化，如动脉血压、前后房容积、虹膜状态以及前房角的角度（正常为 40°，20°以下为前房角狭窄）等等。临床上眼科的常见疾病青光眼大多都有眼内压升高的表现。患者主诉有眼部疼痛和剧烈的头痛，有时伴有呕吐、角膜混浊、虹视等症状。如果眼内压升高明显并持续 36～48 小时以上时，视神经与视网膜可因受压发生萎缩而导致失明。此时可根据病人情况给予缩瞳剂（pilocarpin）或碳酸酐酶抑制剂乙酰唑胺（diamox）进行紧急处置。前者是通过缩瞳作用使虹膜向中心拉紧，虹膜根部变薄，前房角扩大，房水循环改善，因而眼内压下降；后者则是通过抑制睫状突起（ciliary processes）上皮细胞中的碳酸酐酶，减慢房水的生成速度，使眼内压降低。

二、感光系统的生理功能与信息传递 (Function of the photosensory system and information transmission)

（一）视网膜（retina）的结构与两个感光换能系统

人眼 retina 是厚约 0.1～0.5mm 的薄膜样组织，切片上可见 10 层结构，但主要功能细胞有 4 层。从靠近脉络膜的最外层起，依次为色素细胞层、感光细胞层、双极细胞层和节细胞层。入射光线首先作用于感光细胞层中的 visual cell，它将来自物体的光学信息转变为电信号，然后通过化学突触或电突触依次经双极细胞、节细胞、视神经纤维（节细胞的轴突），把信息传递给中枢。在视网膜的各细胞之间，除上述纵向联系外，还有横向联系。例如，在感光细胞层和双极细胞层之间有水平细胞；双极细胞层和节细胞层之间有无长突细胞，它们在两层细胞之间的水平方向上传递信息，进行横向联系（Fig. 10-8）。

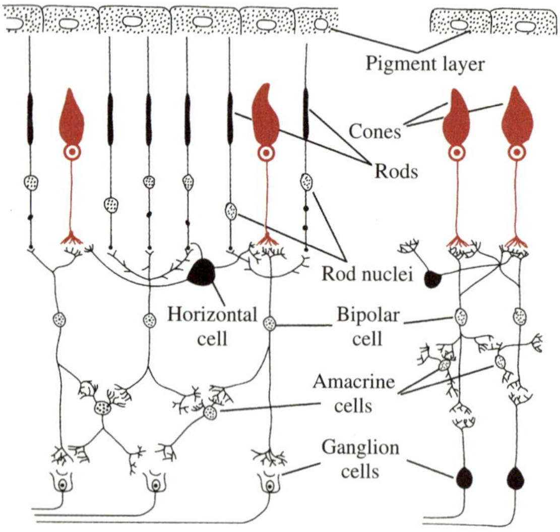

Fig. 10-8 Neural organization of the retina.

色素细胞层中有色素上皮细胞。它的细胞质中含有黑色素颗粒，可通过细长的突起转移到 visual cell 的外段之间，能遮挡散射光线，保护感光部分不被强光所破坏。此外，还能向 visual cell 补充供应合成感光色素所必需的维生素 A 等营养物质。

感光细胞层中有两种感光细胞（photosensory cell），即视杆细胞（rod cell）和视锥细胞（cone cell），统称为视细胞（visual cell）。两者在形态上均可分为外段（outer semgent）、内段（inner segment）、胞体（nuclear region）和终足（synaptic zone）4 个部分（Fig. 10-9）。外

段有许多由细胞膜折叠构成的囊状圆盘，重叠成层，称做视盘（optic discs）。视盘膜与细胞膜在形态上很相似，具有脂质双分子层结构，其中镶嵌着大量蛋白质——感光色素。细胞内段含有大量线粒体与内质网等结构，具有合成感光物质和供能的作用。Rod 和 cone 的区别主要在于两者的外形及外段所含的感光色素不同。Rod 的外段呈杆状，故而得名。视锥细胞内段较粗大，外段呈锥状。此外，两者的空间分布也不同，Rod cell 主要分布在 retina 周边部，而中心部较少，cone cell 则相反，是中心部多，中心凹处只有视锥细胞而无视杆细胞的分布。

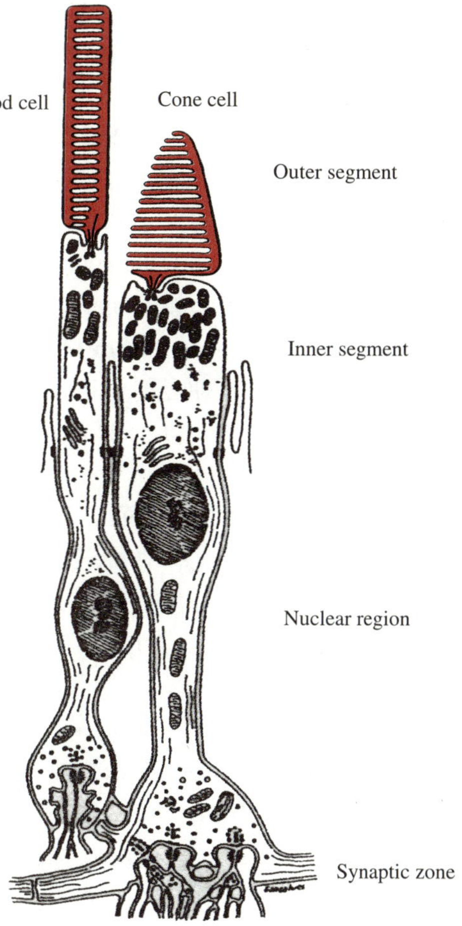

Fig. 10-9 Human rod and cone.

Rod cell 和 cone cell 在功能上分工不同，通常是一方活动时，另一方处于休息状态。当然这与它们的结构和分布特点不同密切相关。Rod cell 对光的敏感度高，能在夜晚昏暗条件下感受光刺激而引起视觉（vision），即具有晚光觉功能。但无色觉，也不能精确地分辨物像的边缘轮廓及微细结构，只能区别明暗。与此相反，cone cell 对光的敏感性却较低，感觉阈值高，只能在白昼的强光条件下才能感受光刺激而引起 vision。即具有昼光觉功能，能看清物体表面的细节与轮廓境界，空间分辨能力强，此外还能辨别颜色。通常把 rod cell、双极细胞（bipolar cell）和节细胞（ganglion cell）组成的感光换能系统称为视杆系统或晚光觉系统；将 cone cell、bipolar cell 和 ganglion cell 组成的感光换能系统称为视锥系统或昼光觉系统。在两个系统的信息传递通路中，各级细胞之间存在着不同程度的会聚现象。视锥系统的会聚程度较低，尤其中心凹处的视锥细胞几乎看不到有会聚现象。因此，视锥细胞具有较高的分辨能力；而视杆细胞则是总和能力较强。

（二）视杆系统的感光换能机制

1. 视紫红质（Rhodopsin） 1877 年 Kühne 从暗适应（dark adaptation）状态下的牛和蟾蜍视网膜中，成功地提取出一种感光色素，当时命名为视紫素（visual purple）。它在暗处呈紫红色，经光照可褪色为黄色或白色。现在已知该色素即 rhodopsin，它存在于视杆细胞外段的视盘膜中。Rhodopsin 的最大吸收光谱在 500nm 附近，基本上与人在 dark adaptation 时的光谱亮度曲线一致，感觉光谱中蓝绿光区域最明亮，有力地证明了 dark adaptation 时主要是视杆细胞中所含的 rhodopsin 发挥作用。

2. Rhodopsin 的光化学反应及其代谢 Rhodopsin 的分子量约为 40 000，是由视蛋白（opsin）与生色基团视黄醛（retinal）结合生成的一种色素蛋白。Retinal 是由维生素 A 氧化生成的醛。Opsin 的肽链序列已经清楚，它和其他 G 蛋白耦联受体一样，肽链中有 7 个区段穿越所在的视盘膜结构。此外，视盘膜上还有称做传递蛋白（transducin）的一种 G 蛋白和分解 cGMP 的磷酸二酯酶（PDE）。视杆细胞的胞浆内有大量 cGMP。

光照时，rhodopsin 分子吸收光量子后将发生变构，即其中的视黄醛由11-顺（11-cis）型转变为全反（all-trans）型。Rhodopsin 在该反应中经过变视紫红质Ⅱ（matarhodopsin Ⅱ）等一系列中间过程，最后分解为视暗蛋白（scotopsin）和全反型视黄醛（all-trans retinal）。若将顺型视黄醛（11-cis retinal）与 scotopsin 混合放置于暗处时，可以重新合成 rhodopsin，但 all-trans retinal 却不能合成。All-trans retinal 和贮存于色素细胞中的全反型视黄醇（all-trans retinol；Vitamin A），都只有在色素上皮细胞中的异构酶（isometase）作用下转变为11-cis 型以后，才能再合成为 rhodopsin（Fig. 10-10）。

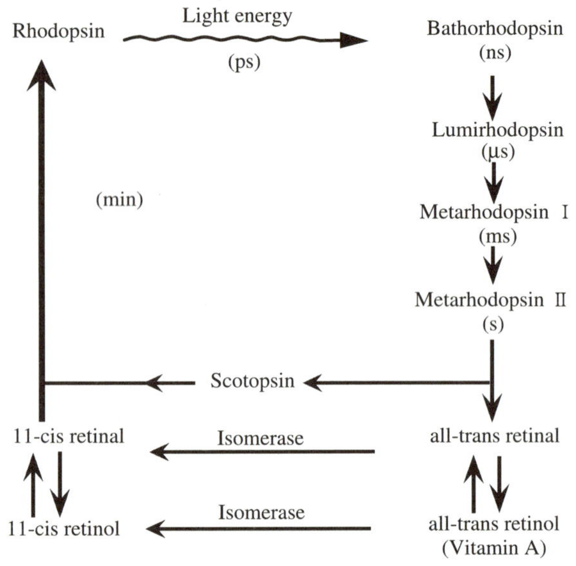

Fig. 10-10 Rhodopsin-retinal visual cycle in the rod.

11-cis retinol 由色素上皮细胞转运至视杆细胞外段时，需在乙醇脱氢酶和 NAD（尼克酰胺腺嘌呤二核苷酸）的作用下转变为 11-cis retinal，然后再合成 rhodopsin，故反应过程较慢。维生素 A 缺乏引起的夜盲症，就是由于 rhodopsin 合成不足所致。

3. 视杆细胞 receptor potential 的产生机制 一般来说，receptor potential 大多为去极化电位。近年来许多人应用细胞内微电极技术，对鲤鱼和龟等各种动物的视网膜进行了详细研究，发现脊椎动物视网膜的 receptor potential 是超极化电位。它的产生主要与视杆细胞外段膜对 Na^+ 的通透性减小有关。

在视杆细胞外段的细胞膜上有受 cGMP 控制的 Na^+ 通道。胞浆内的大量 cGMP 能使通道开放，Na^+ 顺浓度梯度流向细胞内，产生内向离子流。在视杆细胞的内段膜上有持续活动的 Na^+ 泵，它能将 Na^+ 移出膜外，以维持膜内外的 Na^+ 平衡。视杆细胞在静息（非光照）状态时，因胞浆内 cGMP 浓度很高，内向离子流持续存在，故视杆细胞表现为相对的去极化状态，跨膜静息电位约为 -30mV。当光照视杆细胞时， rhodopsin 吸收光量子后发生变构，在生色基团变为 all-trans retinal 的过程中产生一种称为变视紫红质（metarhodopsin）2 的中介物，它能激活视盘膜上的 G 蛋白，活化的 G 蛋白再激活 PDE，在这连锁激活的反应过程中由于其作用效应是逐级放大的，于是视杆细胞胞浆中所含的 cGMP 被大量分解为 5'-GMP（Fig. 10-11）。结果导致外段膜上的 Na^+ 通道关闭和内向离子流减少，而内段膜上的钠泵仍继续活动，于是视杆细胞由去极化转变为超极化（Fig. 10-12）。超极化电位的大小随光照强度而改变，一般在 -60mV 左右。视杆细胞不具有产生 action potential 的能力，所以该超级化 receptor potential 只能以电紧张形式扩布到视杆细胞的终足部，影响其递质的释放。

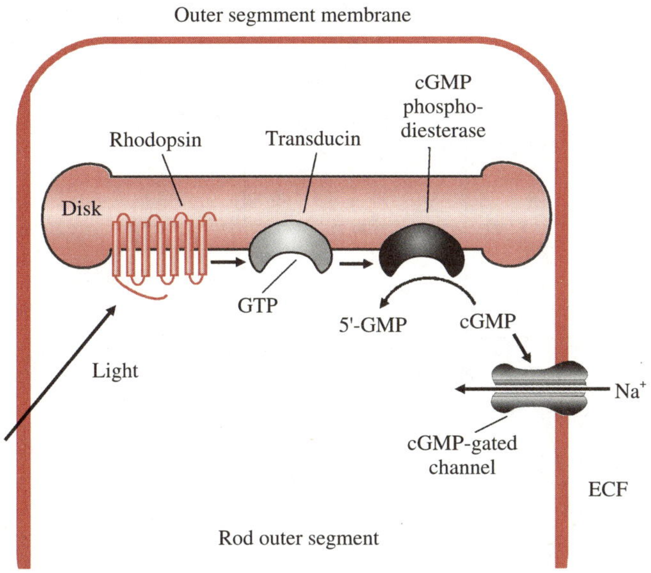

Fig. 10-11 Initial steps in phototransduction in rods.

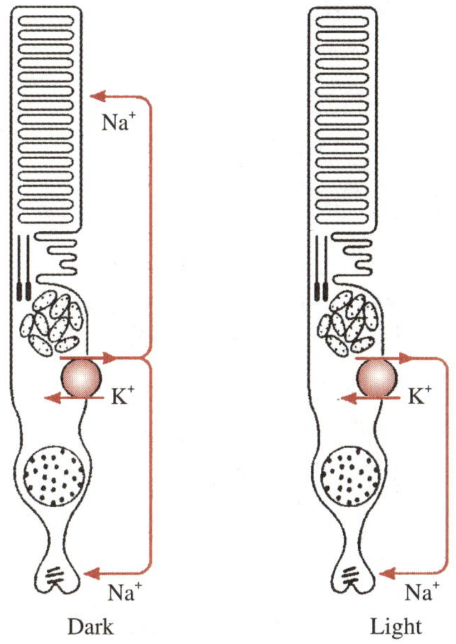

Fig. 10-12 Effect of light on current flow in visual receptors.

（三）视锥系统的感光换能机制

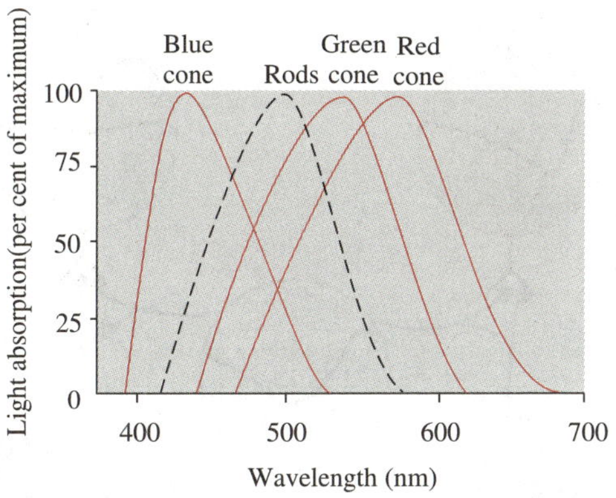

Fig. 10-13 Light absorption by the rods and the cones of the human retina.

哺乳类的视网膜上有 3 种不同的视锥细胞。它们与色觉有关，分别对波长为 440nm、535nm 和 565nm 的光线最为敏感（Fig. 10-13）。与视杆细胞一样，在视锥细胞的外段中也含有感光色素，称视锥色素。根据其最大吸收光谱，可把猴与人的视锥色素区分为红、绿、蓝 3 种。视锥色素与 rhodopsin 一样，也由视黄醛和视蛋白构成。前者与视杆细胞中所含的完全相同，而后者的氨基酸组成与视杆细胞内所含的视蛋白有些不同，3 种视锥色素之间也有微小差异，它们决定了视黄醛分子对不同波长的光线敏感性。视锥细胞的光化学反应和换能机制，基本上也与视杆细胞相似。当光线作用于视锥细胞外段时，同视杆细胞一样，在细胞膜两侧也产生超极化型 receptor potential。

（四）暗适应（dark adaptation）与明适应（light adaptation）

当人由亮处突然进入暗处，开始时眼对光线的敏感度极低，几乎看不清任何物体。然而随着时间的推移，敏感度逐渐升高，把这一现象称为 dark adaptation。可在进入暗处后，每隔一定时间测定其光觉阈值并绘成 dark adaptation 曲线来了解 dark adaptation 的经过。随着 dark adaptation 的时间推移，引起光觉所需的光照强度逐渐降低，对光线的敏感度逐渐升高。Dark adaptation 过程总共约需 30～60min，可分为两个时相。第 1 时相是视锥细胞的 adaptation，敏感度可增加 10 倍。第 2 时相是视杆细胞的 adaptation，敏感度可增大至 1 万倍（Fig. 10-14）。维生素 A 缺乏引起的夜盲症患者只有第 1 时相，即使出现第 2 时相也极为缓慢。Dark adaptation 过程与视细胞中感光色素的再合成有密切关系。

当人由暗处进入明处时，开始因阳光耀眼而不能看清物体，但很快视觉即可恢复，称此现象为明适应（light adaptation）。经过非常迅速，约 1 分钟内即可完成。这是因为，在暗处时视杆细胞内合成并贮存了大量的 rhodopsin，遇强光后迅速分解，使人产生耀眼感。之后则是在光敏感性低的视锥色素作用下恢复了正常视力。

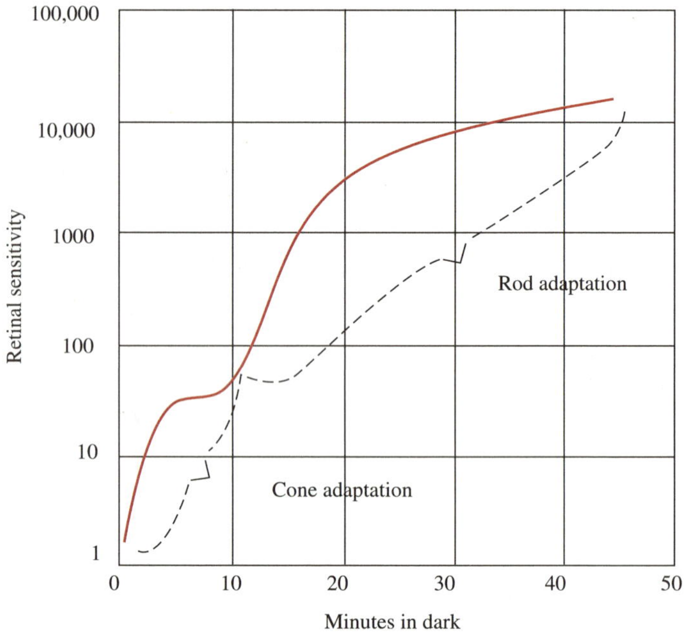

Fig. 10-14 Dark adaptation.

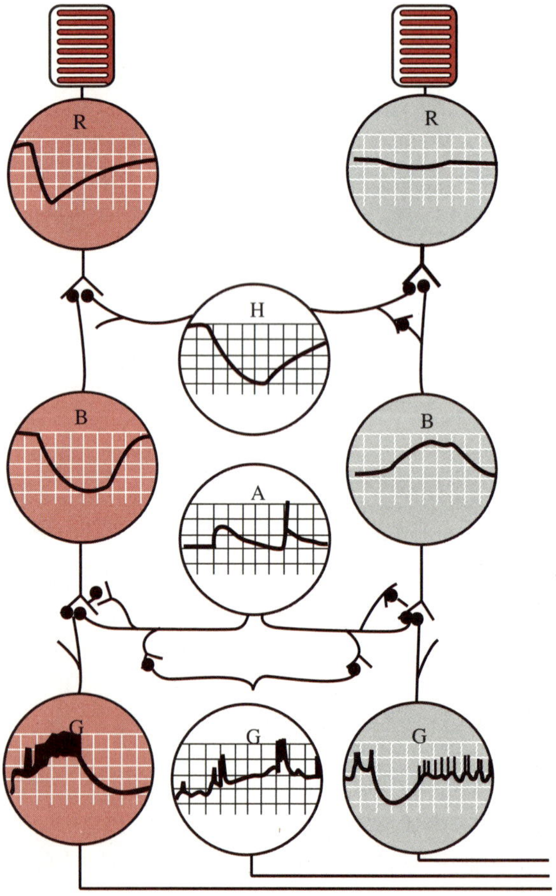

Fig. 10-15 Intracellularly recorded responses of cells in retina to light.

（五）Retina 的信息传递

光照时视细胞产生的超极化型 receptor potential 是一个局部性慢电位，它只能以电紧张形式扩布到终足部，使终足部释放较少的递质，并依次影响下一级细胞的电位发放。最后引起神经节细胞产生 action potential，把信息传向中枢。Retina 内各细胞之间的联系非常复杂，递质种类繁多，故光照下的反应也有所不同（Fig. 10-15）。水平细胞和视细胞一样，产生的是局部性超极化型慢电位，无长突细胞产生的是去极化型慢电位，也能产生峰电位，使神经节细胞产生传导性 action potential。双极细胞（bipolar cell）有两种，一种产生去极化电位，而另一种产生的是超极化电位，它们在视细胞和节细胞之间组成两个不同的通路，分别称为开路（on pathway）和闭路（off pathway）。有人认为，这是因为两个通路中双极细胞膜上的受体不同所致。On pathway 中是去极化型谷氨酸受体，而 off pathway 中是超级化型谷氨酸受体。神经节细胞在光照时能产生稳定的低频率的 action potential，称其为 on 型（给光反应型）；光照期间放电抑制，光照停止时 action potential 频率增加者称为 off 型（撤光反应型）；还有一种是在光照的开始和终了都有一过性放电增加者，称为 on-off 型。这主要是由于通路中的双极细胞不同所致。因为光照时视细胞释放少量的谷氨酸递质，能使 on pathway 中的双极细胞产生去极化，突触前膜释放递质增加，结果导致节细胞（ganglion cell）的 action potential 发放频率增多。与此相反，off pathway 中的双极细胞却因视细胞释放的少量谷氨酸递质而产生超极化，突触前膜释放的递质减少，结果造成节细胞的 action potential 发放频率减低（Fig. 10-16）。

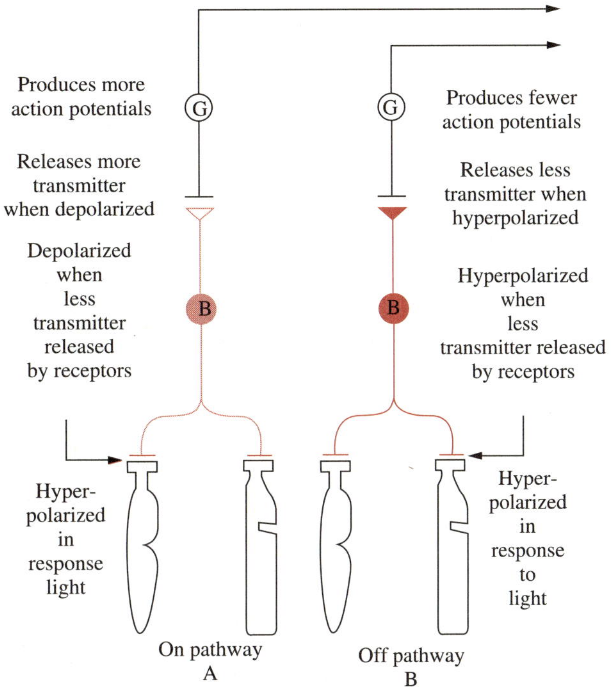

Fig. 10-16 Responses of the on pathway cells and off pathway cells in retina to light.

由于视网膜中的各种细胞呈会聚式排列，故每条视神经纤维中传递的信号必然是由多个视细胞传来的总和信息。实验证明引起节细胞反应的视网膜感受野是一个直径约 2mm 的圆形区域，可以分为两部分，即同心圆的中心部和外周部。它们的功能互相拮抗。视网膜上有两种感受野，一种是当光照其中心部能引起节细胞放电频率增加，而光照其外周部则放电频率减少，通常称为 on 中心 -off 外周型感受野，该节细胞叫做中心给光反应细胞；另一种感受野恰好相反，光照其中心部时节细胞放电频率减少，光照其外周部时放电频率增加，称为 off 中心 -on 外周型感受野，该节细胞叫中心撤光反应细胞。如果中心部和外周部同时受光线作用时，由于两者的作用相反，故传向中枢的放电频率不变或稍有增加。

从 20 世纪 60 年代后半到 20 世纪 70 年代的前半，许多研究人员对猫、猴等动物的视网膜节细胞进行了详细研究。根据其感受野的性质、轴突的传导速度、中枢内的轴突投射和视网膜内的分布等不同情况，把节细胞分为 X、Y 和 W 三种类型。归纳起来，X 和 Y 细胞都有上述两种类型的感受野。它们之间的区别是 X 细胞的感受野中心较小，对刺激的反应是持续的，与刺激呈线性关系。其分布集中于视网膜的中心部。轴突的传导速度中等，比 Y 细胞慢，对快速移动刺激不敏感。可以认为 X 细胞具有“图形检出器”的功能。Y 细胞的感受野中心较大，而反应是时相性的，与刺激呈非线性关系。轴突的传导速度最快，对快速移动刺激敏感。可以认为 Y 细胞具有“移动检出器”的功能。另外，在猴子的实验中还发现，不同的 X 细胞对不同波长的光线反应不同，但对光的强度变化不敏感。而 Y 细胞则恰好相反，对光照的强度变化敏感，却对光线的波长变化不敏感。W 细胞的轴突传导速度最慢，感受野的中心较大，型式也多种多样。既有与X、Y细胞相同的感受野，也有on-off

中心，或仅有抑制区的感受野，而没有性质相反的外周感受野区域。所以其功能很难一概而论。从形态学上看，X 细胞和 Y 细胞主要由双极细胞接受输入，而 W 细胞则主要接受来自无长突细胞（amacrine cell）的传入。

上述事实说明，每一条视神经纤维上的神经冲动除了表示视网膜的某一部分有无光照以外，还能向中枢传输图像中的波长信息和亮度信息，也能传输图像的移动信息。可以说视网膜本身具有初步处理视觉信息的能力。当然，更复杂的信息处理与分析还有赖于各级中枢，特别是大脑皮质枕叶。

三、空间视觉与色觉（Space vision and color vision）

（一）空间视觉（Space vision）

1. 视敏度（Visual acuity） 是衡量眼对空间两点或两线辨别能力的一个指标，又称视力。通常用视角（单位为分）的倒数来表示，即视角为 a 分角时 visual acuity 为 1/a。视角的大小可用能辨清两点或两线之间的最小距离来换算。测定 visual acuity 时，一般是把国际通用的视力表置于眼前 5m 处，令被检者辨认表中不同大小 Landolt 环的缺口方向（Fig. 10-17）。如果能正确辨认的最小 Landolt 环缺口为 1.5mm（视角为 1°角时），则 visual acuity 是 1.0。视角为 1°角时相当于视网膜上的物像为 4.5μm，而中心凹处视锥细胞的直径约为 1～3.3μm，所以在可辨认的两点之间，至少夹有 1 个未兴奋的视锥细胞。

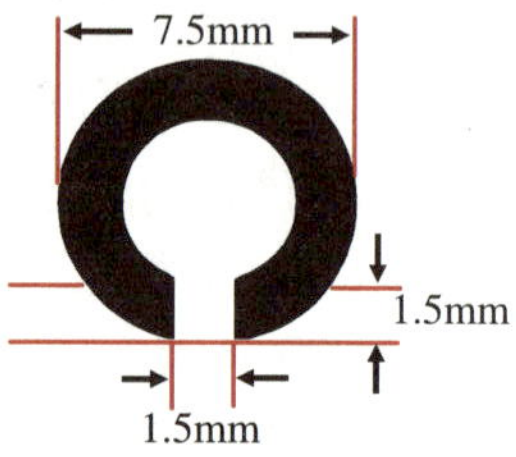

Fig. 10-17 Landolt's ring.

2. 视野（Visual field） 单眼注视眼前一点，视轴处于固定不动的状态时，眼所能看到的空间范围称为单眼 visual field。一般使用视野计测定。因为神经系统的许多疾病可以出现特有的 visual field 异常，故测定 visual field 在诊断上很有意义。单眼 visual field 的大小，由于内侧被鼻、上下被眼睑所遮挡，故一般呈外侧大的椭圆形。内侧为65°、外侧为100°～104°、上侧为65°、下侧为75°。在色视野（color field）中，白色 visual field 为最大，依次为蓝（黄）、红、绿。由注视点向外约 15° 处有一个盲点（blind spot），因为此处的物体恰好成像于视网膜的不具 visual cell 的视神经乳头上，所以看不见（Fig. 10-18）。

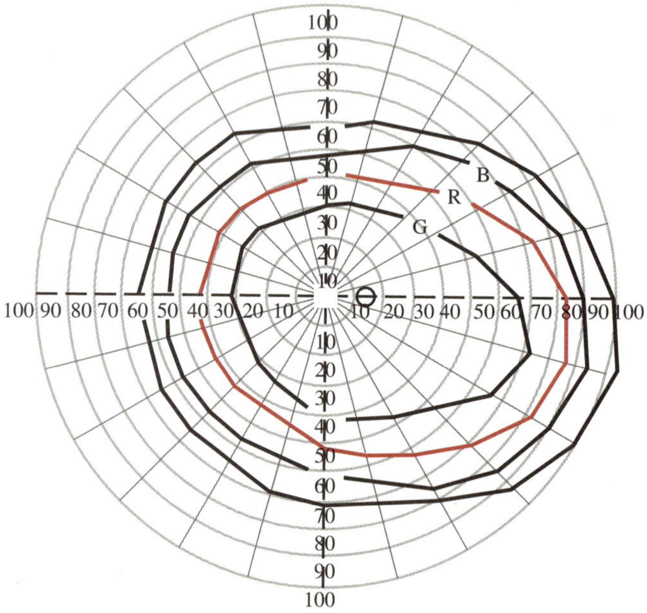

Fig. 10-18 Perimetry chart' showing the visual field for the right eye.

3. 双眼视觉（Binocular vision） 当两眼注视同一物体时，虽然在两眼视网膜上各成一像，但主观上却只能见到一个物体，即两眼只产生一个视觉形象。这是因为物体原来是成像于两眼视网膜的相称点上，当其神经冲动传至视觉皮层时恰好被融合成一个物像的缘故。相称点是指以两眼视网膜中心为准，同一方向等距离的两点而言。如果凝视某一物体不动，用手指轻轻推压一侧眼球使其移位时，则可出现复视。这是因为两侧的视网膜像没有成像在相称点的缘故。

虽然单眼视和双眼视所看到的物体像是一样的，但双眼看立体图形时，可以产生景深感。此时，左右眼的成像并不完全一致，而多少有些错位。产生立体 vision 需要两个重要条件，一是双眼视像的融合，另一条件则是双眼视差的存在。单眼视也可借助物像大小、眼球运动、远近调节等因素，根据已往经验来判断远近，然而其信息量是有限的。

（二）色觉（Color vision）

地球上自然光线的波长通常是30～2300nm。而人眼可见光线的波长约为370～740nm，人眼只能对这一波长范围的光线产生光感。光线是一种电磁波，本身并无颜色，但作用于视网膜的视锥细胞后，却能引起大脑产生 color vision。用三棱镜可将白光分散为不同波长的光带，称为光谱。人眼一般可在光谱上区分出红、橙、黄、绿、青、蓝、紫等 7 种主要颜色，实际上若仔细检查还可区分出更多种颜色，每种颜色都由一定波长的光线所引起。另外，物理学上早已知道，将红、绿、蓝三种色光按不同比例适当混合时，可以引起光谱上所有颜色的 color vision，故把红绿蓝三种颜色称为三原色。

1. Young-Helmholtz 的三原色学说 该学说是 Young 于 1809 年首先提出，并由 Helmholtz（1821～1894）发展的学说。他们根据三原色混合实验，假设视网膜内存在着 3 种不同的感光物质，分别能感受红、绿、蓝 3 种色光。不同波长的光线对 3 种感光物质的刺激程度不同，故可引起不同的 color vision。近年来，由于实验技术的进步，该学说得到进一步证实。如视网膜中 3 种视锥细胞的光谱曲线不同，其峰值分别在 565nm、535nm 和 440nm 附近，大致相当于红、绿、蓝 3 色光的波长。

2. 色盲与色弱 凡不能辨认三原色中的某一种颜色者均称为色盲。它可分类为第一原色盲（红色盲）、第二原色盲（绿色盲）和第三原色盲（蓝色盲）。前两者患者较多，由于它们都不能区别红和绿，故常统称为红绿色盲。色盲属于遗传缺陷疾病，多因先天缺乏含有某种感光色素的视锥细胞所致，男性居多，女性少见，属于隐性遗传。此外，还有人只是对某种颜色的辨别能力较正常人差，通常称为色弱，是由于某种视锥细胞的反应能力弱的缘故。色盲与色弱患者不适于选择与颜色有关的职业。

（吴国宝）

第三节 听觉器官
Auditory Sense Organ

听觉（audition or hearing）是由耳、听神经和听觉中枢的共同活动完成的。Audition与视觉（vision）都是重要的特殊感觉，尽管一般认为视觉更为重要，但两者所感受的是不同类型的外界信息。声音振动能量作用于鼓膜通过听骨链传到内耳，引起听觉感受器兴奋。当兴奋传到大脑听觉中枢便产生 audition。Audition 功能对动物适应环境和人类认识自然有着重要意义。尤其是在人类社会中，对于人们相互进行语言交流和接受外界信息来讲，显得更加重要。后天的听觉障碍者由于听不到或听不清楚声音，最容易引起一种与社会隔绝的孤独感，因而很痛苦。婴幼儿时耳聋者（先天性或因用药耳中毒）由于耳聋影响学习语言而变为聋哑人，为后天的学习和生活带来诸多不便。

研究听觉不仅是生理学、心理学，也是物理学或工科的任务，尤其在现代通讯业迅猛发展的今天，有线和无线电话、移动通讯以及音响设备等的设计，都与听觉密切相关。对听觉作出最大贡献的是德国物理学家Bekesy，他最初就职于电话公司，由于某种机遇开始了听觉机制的研究，提出了有名的行波理论（travelling wave theory）。

耳（ear）是听觉（audition）的外周感觉器官，由外耳（external ear）、中耳（middle ear）和内耳（inner ear）迷路中的耳蜗（cochlea）部分所组成。声源振动引起空气产生的疏密波，通过外耳道、中耳鼓膜和听小骨的传递，引起内耳淋巴液和基底膜的振动，经耳蜗螺旋器的感音换能作用，将声波的机械能转变为听神经纤维上的神经冲动，然后传送到大脑皮层听觉中枢，产生 audition。

一、声波的物理特性（Physical character of sound wave）

听觉器官（auditory sense organ）的主要功能是感受声音和分辨各种不同的声音信息。在学习听觉生理时，首先有必要了解一下产生听觉的适宜刺激——声音（sound）的一些与听觉有关的物理特性。

声音（sound）是由物体振动所产生。在介质（空气、液体或固体）中，某一质点发生的振动将带动周围的质点也发生振动，并逐渐向各方向扩展。振动在介质中的传播过程称为波，能产生声音感觉的振动波称音频声波。人类能感觉到的声波频率在 20～20 000Hz范围之内。在这个频率范围以外的振动波就其物理特性而言与声波相似，但对人类不引起声音感觉。在声源振动的作用下，空气中的分子以密波与疏波交替地向四周扩播的过程就是声波的传播。在声波的传播过程中，介质分子振动的方向与波的传播方向平行的波称纵波。介质分子振动的方向与波的传播方向相垂直的波叫横波。声波（sound wave）在空气中的传播是以纵波（疏密波）的方式进行的。这是 sound wave 的物理性质，也是客观的。但在生理学上则是指声波作用于听觉器官所引起的一种主观感觉。尽管两个含义有所不同，但他们之间有一定的内在联系。例如从物理学上强度大的声音，我们却几乎听不到的情况是存在的，这主要是由于我们的耳所能感受的声音频率有一定范围之故。因此，应将声音大小和能否听到声音两者区分开，就是说，当某种声音频率（sound frequency）范围超出人耳所能感受的范围时，尽管强度很大却也不能被我们所感受。一定强度的声波作用于人听觉器官所引起的一种识别声音强弱的感觉称为响度（loudness level）。响度是主观的，它不仅决定于声音的物理强度，而且与声音的频率也有一定关系。1000～4000Hz 之间的频率人耳听起来最响。在此范围之外，随着频率的降低或升高，响度越来越弱，当降低至 20Hz 以下或 20 000Hz 以上时，则很难听到。响度的单位为宋（sone）。频率（frequency）1000Hz，强度（intensity）为听阈以上40分贝（dB）（感觉级）的纯音（pure tone）所产生的响度为宋。比它响“一倍”即为 2 宋，余类推。大体上，声音（1000Hz 纯音）增加 10dB（声压级），其响度约增加一倍。

Frequency 是声音的物理特性。音调（pitch）是频率的主观反映。一般音调的高低与频率的高低相一致。Frequency 不变，强度的变化对音调亦稍有影响。声强增大时，低频率音调显得更低而高频率音调显得更高。音调的单位为美（mel）。频率 1000Hz 听阈以上 40dB（感觉级）的纯音所产生的音调为 1000 美。比它高 1 倍的音调为 2000 美（大致相当于 3000Hz 纯音的音调）。当频率增加 1 倍时称 1 个倍频程（octave），相当于音乐中音调增高一个八度音阶。

日常生活中所接触的声音为复合音，其中的基频与谐音成分是声音的客观特性。人耳对复合音中各种谐音成分总和起来的主观反映称音色（tone color）。

进行普通会话时的声音大小约为 60dB。声波振动有不同频率，我们听觉感受的是低音、中音和高音等不同音调。声波在振动中产生不同振幅的波形（Fig. 10-19），图上方为低频率高振幅的波形，中间为高频率低振幅的波形，下面为这两种声波的波谱（spectrum）。波谱与声音的振幅成正变关系。振幅与压力变化相关，又称为声压（sound pressure），振幅高即声压大，产生的能量也大。声压的单位是 N/m^2，通常声压用声压水平（sound pressure level, SPL）表示，SPL 单位是分贝（decibel, dB）。

SPL ＝ 20 log（P/P_R），P 代表声压，P_R 表示参考压（$0.0002dyn/cm^2$）。

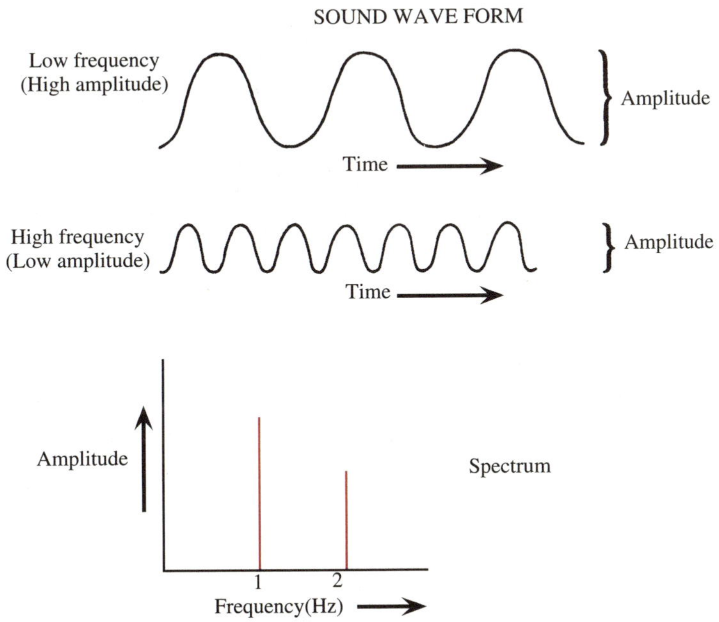

Fig. 10-19 Sound wave and their spectra. waveforms of a low- (top) and a high- (middle) frequency sound, with their respective spectra (bottom) .

二、听阈和听域（Auditory threshold and audible area）

Audition 的适宜刺激是空气振动的疏密波，振动的频率必须在一定范围内，并且达到一定强度才能产生听觉。Audition 的一个显著特征是非常敏感。一般人能感受的振动频率范围是 20～20 000Hz，强度范围为 0.0002～1000dyn/cm^2。对于每一种频率的声波，都有一个刚能引起听觉的最小强度，称为听阈（hearing threshold）。在听力检查表中，将测得的各振动频率的听阈连接成的一条曲线，称为听力曲线或阈值曲线（threshold curve）。当强度（intensity）在听阈以上继续增加时，听觉的感受也相应增强，人耳主观感受到的声音大小称为响度（loudness level），单位通常用分贝（dB）表示。但当强度增加到某一限度时，它引起的不但是听觉，同时还会引起鼓膜的疼痛感觉，这个限度称为最大可听阈。将各振动频率的最大可听阈也连成一条曲线，即为最大可听阈曲线。以上两条曲线之间所包含的面积则称为听域（audible area）即可听范围。Fig. 10-20 为人的正常听域图。人耳的听阈的最低处或者说人耳最敏感的声波频率在 1000～3000Hz 之间，恰与日常语言的频率范围一致。这些频率的听阈接近于 0dB。按此比例，普通会话的声音大小约有 65dB 强度。用于说话的主频率介于 300～3500Hz 之间。声强超过 100dB，将对末梢听觉器官有损害；超过 120dB 将引起疼痛。随年龄增长高频率听力首先衰退即听阈逐渐升高。这种状态称为老年性耳聋（presbycusis）。

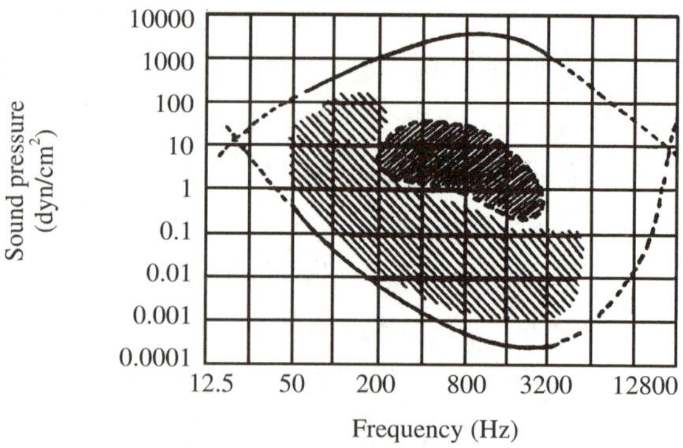

Fig. 10-20 Normal audible area of human.

临床上检测听力时，一般不用声压绝对值表示，而是把 20 岁左右听力正常人的听阈的平均值作为 0dB（分贝），测定其听力损失的 dB 数。听力损失 30dB 以上者可诊断为聋（deaf）。

三、外耳和中耳的传音功能 (Sound transmission in the external and the middle ear)

（一）外耳的作用（Action of external ear）

外耳由耳廓和外耳道组成（Fig. 10-21）。耳廓的形状有利于收集声波，具有集音和判断声源方向的作用。人的耳廓肌虽已退化，但可通过头部运动来判断声源的位置。外耳道是声波传导的通路。成人外耳道长约在 2.5～3.5cm 之间，它作为共鸣腔的最佳共振频率约在 3500Hz 附近，这样的声音由外耳道传到鼓膜时，其强度可以增强约 10 倍。

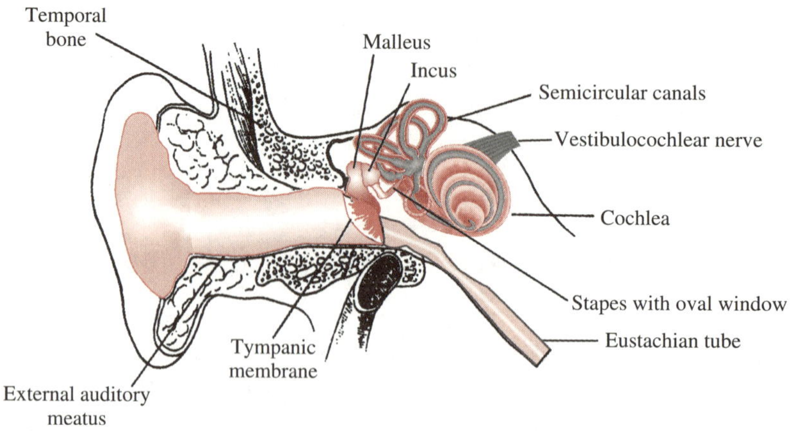

Fig. 10-21 The external, middle, and inner ear of the human.

（二）中耳的作用（Action of middle ear）

Middle ear 由鼓膜、听骨链、鼓室和咽鼓管等结构组成（Fig. 10-21）。Middle ear 的主要功能是将声波振动能量有效地传递到内耳淋巴液，其中鼓膜和听骨链在声音传递过程中起着重要作用。

鼓膜（eardrum or tympanic membrane），呈椭圆形，面积约 50～90mm^2，厚度约 0.1mm。形如一个浅漏斗，其顶点朝向中耳，内侧与锤骨柄相连。Eardrum 就像电话机受话器中的振动膜，是一个压力承受装置，具有较好的频率响应性，失真度较小。据观察，当作用于鼓膜的声音频率在 2400Hz 以下时，eardrum 可以复制外加振动的频率，其振动可与声波振动同始终。

听骨链（chain of ossicles）由锤骨（malleus）、砧骨（incus）及镫骨（stapes）连接而成（Fig. 10-22）。锤骨柄附着于鼓膜，镫骨脚板与卵圆窗膜相接，砧骨居中，将锤骨和镫骨连接起来，使三块听小骨形成有固定角度的杠杆。锤骨柄为长臂，砧骨长突为短臂。杠杆的支点恰好在听骨链的重心上，因而在能量传递过程中惰性最小，效率最高。当鼓膜振动方向使锤骨柄内移，则砧骨长突和镫骨柄也做相同方向的内移，从而推动卵圆窗膜向内移动（Fig. 10-22）。如果鼓膜向反方向振动，则卵圆窗膜被牵拉外移。

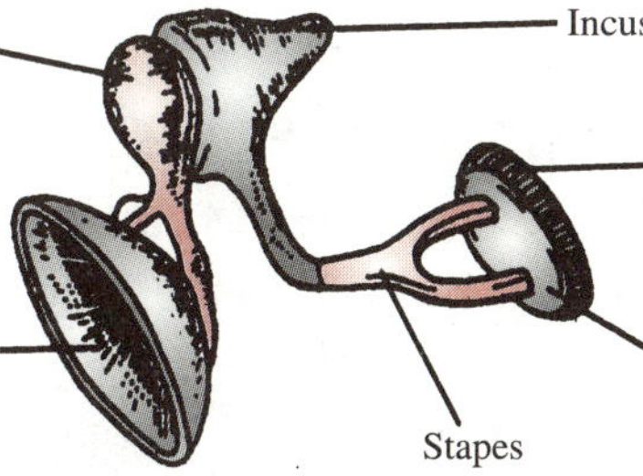

Fig. 10-22 The three middle ossicles-the malleus, incus and stapes-transmit airborne vibrations from the tympanic membrane to the entrance to the cochlea, the oval window.

1. 鼓膜和听小骨的增压效应 声波在到达鼓膜前，以空气为振动介质，由鼓膜（tympanic membrane）经听骨链到达卵圆窗（oval window）膜时，振动介质变为固有的生物组织。由于不同介质的声阻抗不同，理论上，当振动在这些介质之间传递时，能量衰减极大，可达 99% 或更多。但由于鼓膜到卵圆窗之间的传递系统的特殊力学特性，振动的压强增大，发生了增压效应，补偿了由声阻抗不同造成的能量损耗。其原因有两个：①鼓膜的实际振动面积约为 55mm^2，而卵圆窗膜的面积只有 3.2mm^2，两者之比为 17.2∶1，故作用于卵圆窗膜上的压强将增大 17.2 倍（Fig. 10-22）。②听骨链杠杆的长臂与短臂之比为 1.3∶1，这样，通过杠杆的作用在短臂一侧的压力将增大为原来的 1.3 倍。综合以上两方面的作用，在中耳产生的增压效应为 $17.2 \times 1.3 = 22.4$ 倍，减小了振动能量在传递过程中的损失，大约能改善听力 27dB。

2. 保护作用 中耳内有鼓膜张肌与镫骨肌，前者受三叉神经支配，后者受面神经支配。当声强超过 70dB SPL时，这两肌肉会发生反射性收缩。鼓膜张肌收缩时向内牵拉锤骨柄，使鼓膜的紧张度增加而振动减弱。另一方面，镫骨肌收缩则可牵拉镫骨底板远离卵圆窗。结果是阻止较强的振动传向 oval window，降低中耳的传音效率，从而使内耳免遭强音损害而起一定的保护作用。但由于这种反射有一定的潜伏期，所以对突发性爆炸声的保护作用不大。

3. 耳咽管的压力平衡作用 耳咽管（eustachian tube）又称咽鼓管，连通鼓室与鼻咽部，使鼓室内空气与大气相通。鼻咽部的开口通常处于闭合状态。当吞咽、呵欠、喷嚏时则开放。咽鼓管的开放有利于鼓室和大气之间的气压平衡，以维持鼓膜的正常位置、形状和振动性能。咽鼓管因炎症阻塞后，鼓室内空气被吸收而呈现负压，引起鼓膜内陷和听骨链活动受限，产生耳鸣、听力下降等。

（三）声波传入内耳的途径（Sound conduction ways into inner ear）

Sound 通过空气传导与骨传导两种途径传入内耳。正常情况下，以气传导为主。

1. 气传导 (Air conduction) 声波经外耳道引起鼓膜振动，再经听骨链和卵圆窗膜传入内耳的传导途径，称为气传导（air conduction），这是声波传导的主要途径。此外，鼓膜振动也可通过鼓室内空气的振动引起圆窗（round window）膜的振动进行传导，也称气传导，但它在正常听觉功能中并不重要，仅在听骨链运动有障碍时，可发挥一定的传音作用。

2. 骨传导 (Bone conduction) 声波通过颅骨振动直接传向内耳液体的传导方式称为骨传导（bone conduction）。把音叉或其他振动物体直接贴在颅骨上，振动即可通过骨传导可靠地传入内耳。若将两耳塞住，阻断空气传导途径，将振动音叉柄放在后乳突处，或放在前额上，便可听到音叉振动的声音，证明声波是通过骨传导而到达内耳的。骨传导的敏感性比气传导低得多。但当鼓膜或中耳病变引起传导性耳聋时，骨传导却不受影响，甚至相对增强；当耳蜗病变引起感音性耳聋时，气传导和骨传导同样受损。因此，临床上常用检查患者的气传导和骨传导受损的情况，判断听觉异常的产生部位和原因。

四、耳蜗的功能（Function of the cochlea）

内耳（inner ear）又称迷路，包括耳蜗（cochlea）、前庭（vestibule）和三个半规管（semicircular canal），其中耳蜗是感音器官，后两者为前庭器官。耳蜗的功能是把由鼓膜（eardrum）、听骨链（chain of ossicles）、卵圆窗（oval window）传递到耳蜗淋巴液的机械振动转变为感受器电位（receptor potential），然后引起递质释放产生听神经纤维上的动作电位。换言之，cochlea 的作用就是感受声音刺激和对声音信息进行初步分析。

（一）耳蜗的结构（Structure of the cochlea）

Cochlea 是由一条骨质管道围绕一锥形的骨盘旋转 2 .5～2.75 周而成，形似蜗牛壳故而得名。蜗轴为骨质，中空，耳蜗神经纤维从中通过。在耳蜗的横断面上可以看到，耳蜗骨管被斜行的前庭膜和横行的基底膜分成三个腔，即前庭阶（scala vestibuli）、鼓阶（scala tympani）以及两者之间的蜗管（或中央阶，scala media）。前庭阶和鼓阶内充满外淋巴（perilymph），在蜗底部前庭阶被卵圆窗膜封闭；鼓阶由圆窗膜封闭；两阶借耳蜗顶部的蜗孔相互沟通。蜗管为一盲管，管内充满内淋巴（endolymph），浸浴着位于基底膜上的螺旋器或柯蒂器（organ of Corti）的表面。Corti 器是声音感受器，由内、外毛细胞及支持细胞等组成。在蜗管的近蜗轴侧有一行纵行排列的内毛细胞（inner hair cell, IHC），大约 3500个；靠外侧有 3～5行纵向排列的外毛细胞（outer hair cell, OHC），约有 15 000 个。每一个毛细胞的顶部表面都有上百条排列整齐的听纤毛，在 Corti 器上方有一胶状质构成的盖膜（tectoriol membrane），hair cell 的静纤毛与盖膜直接接触或埋植于盖膜的胶冻状物质中（Fig.

10-23）。盖膜在内侧连接耳蜗轴，外侧则游离在内淋巴中。Hair cells 的顶部与内淋巴接触，其底部则与外淋巴相接触。Hair cells 的底部有丰富的听神经（auditory nerve）末梢。

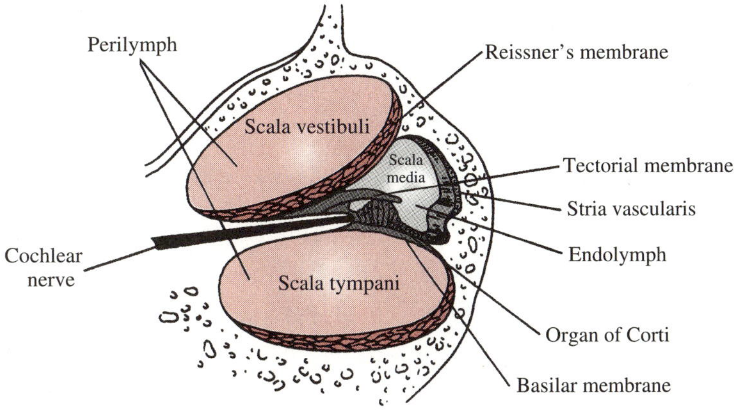

Fig. 10-23 Magnified view of the cochlear scalae.

（二）基底膜的振动特性和行波学说（Character of vibration of basilar membrane and travelling wave theory）

Fig. 10-24A 表示将耳蜗简化成伸展开的具有 3 个腔室（上方为前庭阶，下方为鼓阶，中间为蜗管）的直管样结构（Fig. 10-24B 是放大了的耳蜗管的横断面图），其中的折线部分表示声波振动时其刺激能量沿基底膜以行波（travelling wave）形式向蜗顶传递的示意图。

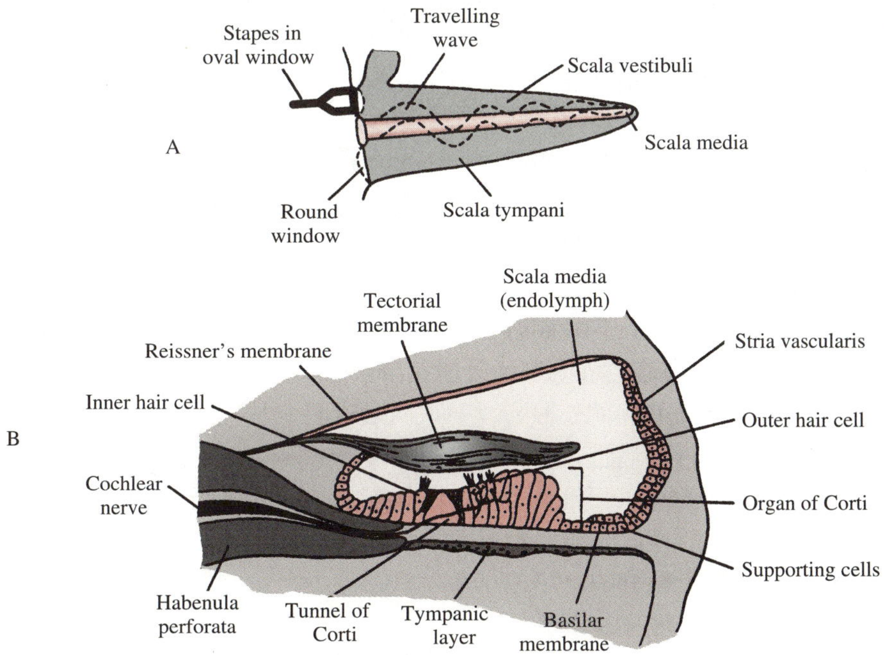

Fig. 10-24 A:The cochlea in its uncoiled state. B: Magnified cross-section of scala media showing the organ of Corti.

在讨论基底膜（basilar membrane）的振动特性时，首先假定沿着整个基底膜全长具有同样的机械特性，镫骨板像安装在卵圆窗膜上的活塞，随着声波压力改变，引起镫骨板像活塞似的内、外移动，使卵圆窗膜产生同方向振动，此振动的压力变化即刻传播到前庭阶和鼓阶的外淋巴。低频率声音在前庭阶传递距离接近蜗顶时，其压差通过蜗顶孔分流。当压缩的声波（密波，compression）传到鼓膜，使鼓膜向内并引起听骨链和镫骨板同时内移，推动卵圆窗膜同方向移动（见 Fig. 10-24A 的卵圆窗内凹折线），由于淋巴液不能被压缩，结果导致前庭阶内压力增加，使基底膜向下移动；这样一来，又使鼓阶外淋巴压力增大并驱使圆窗膜外移以缓冲前庭阶压力（Fig. 10-24A，圆窗处外凸折线）；相反，声波向离开耳的方向振动即形成疏波（rarefaction）时，使卵圆窗膜发生外移，前庭阶压力减小，前庭膜和基底膜上移，结果鼓阶中外淋巴压力亦下降，又使圆窗膜内移，如此反复，引起基底膜上下振动。图中的折线一上一下表示随前庭阶和鼓阶内压力的变化，行波沿基底膜上下振动的方向。实验表明，基底膜的振动是以波动方式从基底膜底部向蜗顶方向传播的，故称为行波（travelling wave）。行波就像海里的波浪朝着海岸滚动一样，当波浪接近海滩，它的浪头达到最大高度，然后迅速衰减。而基底膜振动由卵圆窗起始向前推进而逐渐增大，行至一定距离时振幅达到最大，而后又迅速减小乃至消失（Fig. 10-25）。行波最大振幅出现部位取决于刺激声音的频率（frequency）。由于 basilar membrane 的宽度是上宽下窄（耳蜗顶端是底部的 5 倍多），而且蜗顶部基底膜相对薄而松弛，蜗底部的厚而紧张；此外，毛细胞的高度也是蜗顶部高而蜗底部低，故蜗顶部基底膜的负载大于蜗底部。因此决定了愈近蜗顶部基底膜的共振频率越低。换言之，沿着基底膜的长轴它的机械特性（或对频率的分析特性）有变化，不像乐器中单独的一根弦，而是具有组分性。即基底膜运动的模式是按照声音的频率组分并受声强级影响的。尽管不同频率的声波引起的行波都是从基底膜的底部开始，但因声波频率不同，行波传播的远近和最大振幅出现的部位也不同。声波频率愈高，行波传播愈近，最大振幅出现的部位愈靠近卵圆窗处（Fig. 10-26C）；而声音频率愈低，行波传播的距离愈远，最大振幅出现的部位愈靠近基底膜顶部（Fig. 10-26A）。

在正常气传导的过程中，由声音（疏

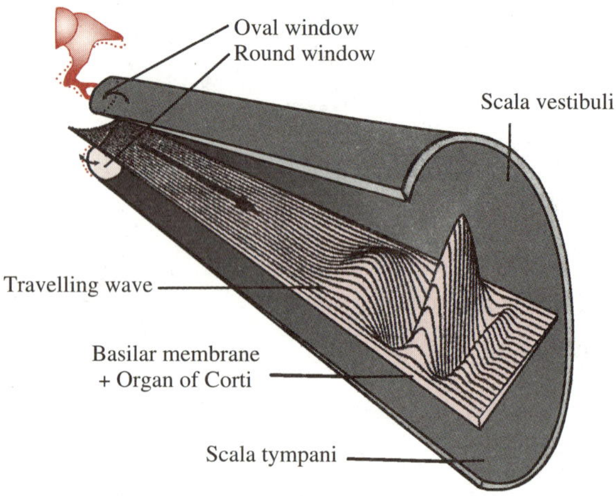

Fig. 10-25 The peak of a travelling wave occur basally for a frequency.

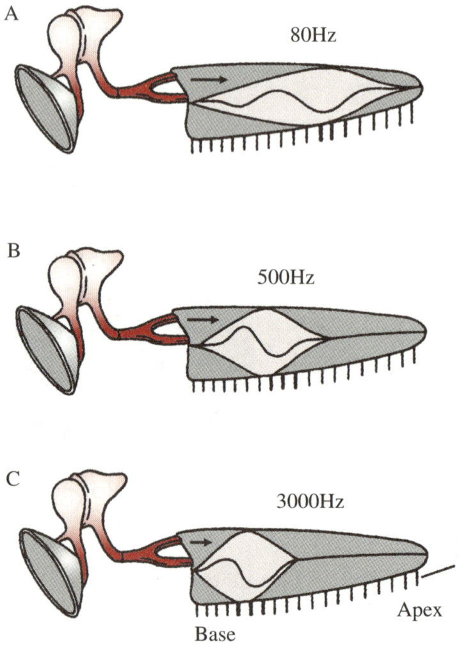

Fig. 10-26 The displacement of the cochlea partition and the envelopes of travelling waves produced by three different frequencies. The peaks of the travelling waves occur basally for higher and for lower frequencies, stimulating different sets of nerve fibers.

密波）引发的空气压力变化形成有效的推拉力，使 eardrum 产生一凹一凸的振动，而 eardrum 的运动使固定在鼓膜内表面的锤骨也随其同方向移动，随即引起三个听小骨依据声音频率和强度的变化产生杠杆运动，并驱动镫骨板产生活塞运动，从而推动前庭阶内的液体反复运动。在 basilar membrane 振动过程中，圆窗膜起着缓冲耳蜗内压力变化的作用，是耳蜗内结构发生振动的必要条件。不言而喻，basilar membrane 运动的能量来源于基底膜上下液体的运动，而镫骨板对卵圆窗的活塞样运动产生的能量又是推动液体上、下运动的驱动力。当然，最原始的动力是来源于声波振动产生的机械能量。可概括为：声波振动→鼓膜和听骨链振动→镫骨板活塞样运动→卵圆窗膜振动→前庭阶与鼓阶外淋巴的压力变化→圆窗膜的缓冲作用→基底膜振动。

既然每一种振动频率在基底上都有一个特定的行波传播范围和最大振幅区，那么，与该区有关的毛细胞和听神经纤维就会受到最大刺激，这样，来自基底膜不同部位的毛细胞兴奋而产生的感受器电位（receptor potential）引起的听神经（auditory nerve）纤维的冲动传到大脑颞叶听觉中枢的不同部位，便引起不同声调的感觉。可见，basilar membrane 就是一个声音频率（sound frequency）的机械分析器，它是实现内耳感音功能的关键结构。至于机械能是如何转变成电信号并被大脑感知将在下面讨论。

（三）柯蒂器的机械－电转换作用（Mechanoelectrical transduction of Corti）

Corti 器是内耳的感受器官，包括 hair cell 和各种支持细胞（support cell）。它们乘载于 basilar membrane 之上，并沿着基底膜的长轴进行延伸。Corti 器中的大多数细胞功能不清，但已明确内、外毛细胞功能主要是感受声音刺激的。基底膜本身的机械特性及其与毛细胞、听神经的有序组合排列，使基底膜的任何位置都对应某一特定频率，而且是最敏感的。而这些频率从蜗顶到蜗底又是按对数级排列。这里重点讨论基底膜振动如何使毛细胞兴奋？基底膜和盖膜振动时毛细胞顶部听纤毛受力情况示意图如 Fig. 10-27 所示，outer hair cell 顶端的听毛有些埋植于盖膜的胶状物中，有的则与盖膜的下面相接触，由于基底膜与盖膜（tectorial membrane）的附着点不在同一个轴上，故当行波引起基底膜振动时，tectorial membrane 与 basilar membrane 之间的相对位置发生横向交错式移动，使毛细胞的听纤毛受到一个剪切力的作用而弯曲。当基底膜向上偏移时，听纤毛束弯向动毛侧，即偏斜于引起细胞兴奋的方向（Fig. 10-27B），可使毛细胞产生去极化电位，引起递质释放。其递质一般认为是谷氨酸类物质，其受体属于 NMDA 型。该递质使突触后膜（听神经纤维末梢）产生局部电位（类似兴奋性突触后电位）。该电位达到阈电位时，则产生传入性神经冲动。反之，当基底膜下移时听纤毛弯向内侧（Fig. 10-27C），则产生超极化电位，神经冲动发放减少。Fig. 10-27A 则表示基底膜处在振动的中点，纤毛束重新回到休止的位置。实验证明，耳蜗不仅对 sound frequency 的选择性非常敏锐，而且具有声能的机械放大作用。尽管有些详细机理尚不清楚，但有一点是肯定的，即毛细胞顶部纤毛的机械偏转是诱发毛细胞兴奋的适宜刺激。此外，声音强弱能影响基底膜振动的幅度。声音强则振幅大，声音弱则振幅小。而音调的不同，则主要靠各个 sound frequency 引起的行波最大振幅处的毛细胞的不同来辨别。这就是耳蜗的感音换能作用。

目前临床上使用的耳声发射仪的原理可能就是基于外毛细胞能够加强耳蜗敏感性和频率选择性的缘故，而且认为 outer hair cell 有放大作用，故可作为放大的能量来源。实验用电刺激一个单离的外毛细胞所表现的活性是：去极化时胞体缩短，超极化时伸长。运动的能

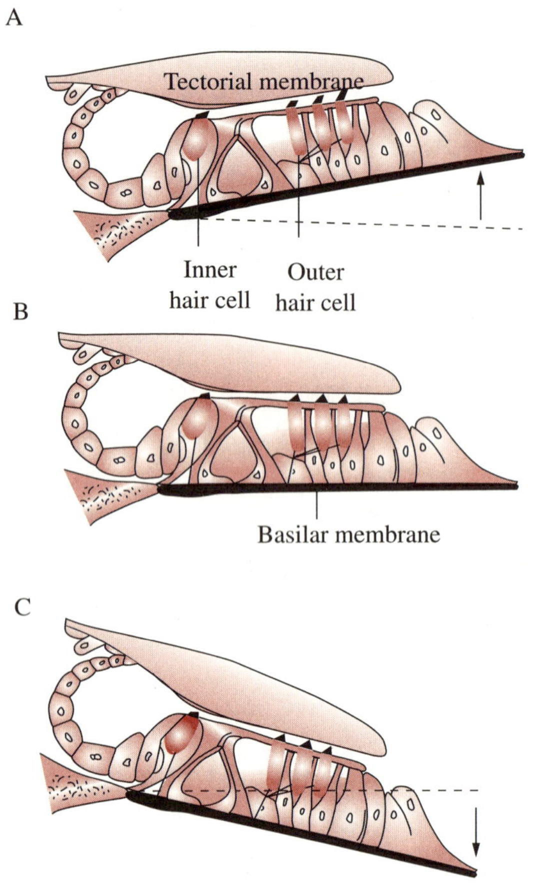

Fig. 10-27 Hair cells in the cochlea are stimulated when the basilar membrane is driven up and down by differences in the fluid pressure between the scala vestibuli and scala tympani.

量来源于电刺激，而不是 ATP 等的能源介质。因此认为可能是当外毛细胞把纤毛上的机械刺激转化为感受器电位的同时发生了放大作用，与细胞体变化相应的细胞膜电位的变化可能会放大基底膜的运动。

人的每侧听神经纤维总数约为 30 000 条，其中至少约 95% 的耳蜗神经节细胞终端位于 inner hair cell，接受其传来的听觉信息。仅有 5% 左右的传入纤维分布于 outer hair cell。也就是说，传向中枢的听觉信息主要是来自内毛细胞。Inner hair cell 的听阈较高，一般认为其功能主要是换能或对声音的分析作用，即把不同频率的声音振动转变为神经冲动。Outer hair cell 的阈值较低，对声音刺激的敏感性高，其功能主要是对声音的感受作用。近年来的研究发现，交流的电场变化或机械振动能引起豚鼠耳蜗分离的 outer hair cell 产生快速的伸缩运动。超极化引起细胞伸长，去极化引起细胞缩短。该伸缩运动的频率和振幅能与外来的声波刺激同步高达数 kHz。故认为外毛细胞对行波振幅具有放大作用，能提高该部位内毛细胞对声波刺激的敏感性。另外，耳蜗毛细胞顶部表面的静纤毛以阶梯形排成3列，蜗底处静纤毛短，靠近蜗顶静纤毛逐渐变长，据认为，这种梯度变化很可能是产生音频排列和调谐功能的形态学基础。尽管耳蜗的功能活动机制还有许多不明之处，但可以肯定，内、外毛细胞的结构与功能的相互耦连，是 Corti 器的机械 - 电转换的关键。

（四）耳蜗的生物电现象（Bioelectric phenomenon in cochlea）

综上所述，可以把基底膜视为声音频率的机械分析器，它是声能转变成听神经冲动这一感音换能过程中的一个关键环节；而 Corti 器是感音换能的关键部位。实际上，basilar membrane 振动引起听纤毛弯曲变形，是耳蜗将机械能转变为神经电信号的开始，由此将引起耳蜗内一系列过渡性的电变化，最后形成听神经纤维上的动作电位，才完成耳蜗的换能作用。可见，内耳的感音作用与内耳的生物电现象密切相关。通常从耳蜗内可记录到三种电位：耳蜗内电位、微音器电位、听神经动作电位。

1. 耳蜗内电位 (Endocochlear potential)　在耳蜗未受刺激时，如果将一个电极置于鼓阶外淋巴内作为参考零电位并接地，另一个测量微电极插入蜗管，可测得蜗管内淋巴电位为 +80mV左右，称此为内淋巴电位（endolymphatic potential），又称耳蜗内电位（endocochlear potential)。静息状态下毛细胞内电位为 -70～-80mV。由于毛细胞顶端膜外的浸浴液为内淋巴，故毛细胞顶端与内淋巴之间膜内外的电位差可达160mV左右；而毛细胞周围的浸浴液为外淋巴，其膜内外的电位差仅有 80mV 左右；这是耳蜗毛细胞静息电位和一般细胞静息电位不同之点。为何会有此种差异呢？在检测外淋巴与内淋巴的离子成分时得知，前庭阶与鼓阶外淋巴的化学组成特点是 Na^+ 多 K^+ 少，而蜗管中的内淋巴则是 K^+ 浓度高于 Na^+ 的浓度。目前认为，内淋巴中的高K^+与维持毛细胞机械性感受的敏感性有关。研究表明，内淋巴中正电位的产生和维持，与蜗管外侧壁血管纹的细胞活动有密切关系。在缺氧或给予哇巴因（ATP 酶抑制剂）的实验中，可见耳蜗内电位明显减小，说明耳蜗内电位对缺氧或哇巴因非常敏感。实验证明，血管纹细胞膜含有大量活性很高的 Na^+-K^+ 依赖式 ATP 酶，它们具有“钠泵”的作用，故一般认为该电位是由血管纹细胞膜上的生电性钠钾泵，通过分解 ATP 获能并将 K^+ 主动转运至内淋巴中，同时，又将内淋巴中的 Na^+ 泵入血浆。但由于泵出的 K^+ 量超过了泵入的 Na^+ 量，因而导致内淋巴中 K^+ 的大量蓄积，形成一个较高的正电位。缺氧可使 ATP 生成及 Na^+ 泵的活动受阻碍，致使内淋巴的正电位不能维持而导致听力障碍。临床上常因使用利尿酸和速尿等利尿药物产生一过性耳聋的现象，就是因为这些药物具有抑制 Na^+ 泵的副作用。

2. 耳蜗微音器电位（Cochlear microphonic potential, CM） Wever Bray（1930）在把电极置于猫的听神经上时，引导出一个与刺激声波形相同的电变化，但并未清楚它的性质。现在已经清楚该电位不是听神经的动作电位，而是当耳蜗受到声音刺激时，在耳蜗及其附近结构可记录到的一种交流性质的电位变化，称为耳蜗微音器电位（cochlear microphonic potential, CM）。该电位可以和听神经干的复合动作电位一起被记录出来。CM 的特点是发生迅速，潜伏期极短，小于 0.1ms，没有不应期；在一定强度范围内，CM 的振幅与声压成线性关系，其频率与声波振动频率完全一致（Fig. 10-28）；由于 CM 的位相可随刺激声音的位相倒转而逆转（动作电位则不能），因此，利用此特性通过电子计算机叠加技术，在记录神经干复合电位时，可把 CM 分离开来。CM 对缺氧和深麻醉相对不敏感，甚至在听神经纤维变性时微音器电位仍能出现。

关于 CM 产生机制，还不十分清楚。Davis 认为与毛细胞有关。毛细胞顶部膜内外存在着 160mV 的电位差，此膜可能起着一个可变电阻器的作用，其电阻值随着听纤毛的弯曲方向而改变。当静纤毛朝动纤毛方向弯曲时，膜阻抗减小，引起毛细胞去极化。而当静纤毛朝反方向弯曲时则阻抗增大，电流减小，出现超极化电位。即随着基底膜的振动和盖膜与听纤毛之间的切线方向移位，产生了顶部膜本身阻抗值的相应增减，从而在膜的两侧形成一个波动式的电压输出，即形成微音器电位。

近年来发现，在动物毛细胞顶部膜中存在非特异性阳离子通道，K^+、Na^+、Ca^{2+} 等离子均能通过，而这些离子通道对机械性刺激非常敏感，称机械门控通道。在静息状态下，有极少部分 K^+ 通道处于开放状态。但当声波振动使静纤毛朝向动纤毛一侧弯曲时，K^+ 通道开放增多，K^+ 由内淋巴（高 K^+ 浓度侧）流入细胞内，势必引起毛细胞去极化，产生感受器电位（receptor potential）。而后者可引起 Ca^{2+} 内流，并使细胞基底部释放递质（谷氨酸），进而引起分布在附近的耳蜗传入纤维产生 action potential。反之，当静纤毛背离动纤毛弯曲时，K^+ 通道关闭，毛细胞产生超极化式电位，此时几乎没有谷氨酸释放，传入纤维上也不可能有动作电位产生。机械门控通道对声波刺激的应答非常迅速，几乎没有潜伏期，这很可能是 CM 的波动能够同声波振动的频率和幅度相一致的机制之一。

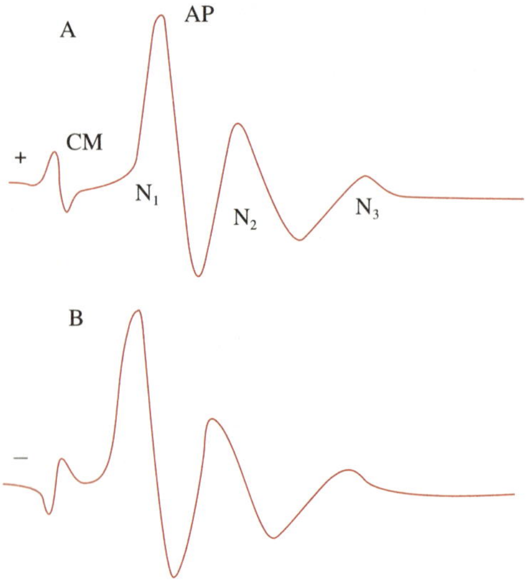

Fig. 10-28 Cochlear microphonic potential (CM) and action potential of auditory nerve by click stimuli.

3. 听神经动作电位 (Action potentials of auditory nerve) 将引导电极放在猫的内耳圆窗（round window）附近，用短声（click）刺激，可以获得听神经动作电位（Fig. 10-28）。它是耳蜗微音器电位触发产生的。听神经动作电位表现为负电位，一般可描记出2~3个负向波（N_1、N_2、N_3），这是整个听神经多数纤维的复合动作电位。根据听神经纤维放电记录与CM的时间对照，在CM处于负波时可产生action potential，声波作用于内耳，到引起听神经动作电位之间的过程，大致如下：

基底膜运动──→毛细胞顶部静纤毛向动毛侧弯曲并与盖膜之间形成外向剪切运动──→CM负相（外向剪切运动引起毛细胞去极化）──→毛细胞基底部释放递质（谷氨酸类物质）──→突触后膜（听神经纤维末梢）产生局部电位（该电位达到阈电位时）──→听神经动作电位（传入冲动）。

听神经动作电位随刺激强度的增强而变大，但两者并不是直线关系。一般认为，这些负电位是不同神经纤维的动作电位同步化而产生的复合电位。换句话说，是听神经兴奋后所产生的动作电位的复合电位，在一定程度上复合动作电位的大小能表示被兴奋的神经纤维数量。N_1、N_2、N_3是从整个听神经上记录到的复合动作电位，它反映了整个听神经的兴奋状态，其振幅取决于声音的强度、参与反应的纤维数目及放电的同步化程度。如果把微电极刺入听神经纤维内，可记录到单一听神经纤维的action potential，它是一种“全或无”式反应，安静时有自发放电，声音刺激时放电增加。各纤维对不同频率的纯音刺激表现出以下特点：

（1）特性频率与调谐曲线（Characteristic frequency and tuning curve）：前已述及，听神经中的传入纤维来自耳蜗各转的基底膜，因此某一根纤维对于某一种频率的声音起最大反应，也就是说仅需最低的刺激强度，就能引起其对应的听纤维放电。这一频率称为特性频率（characteristic frequency，CF）。换言之，对每条听神经纤维而言，其反应最为敏感的音频是相对固定的。但一根听纤维不单单对一种频率起反应，对高于或低于此频率的其他声音也起反应，但其阈值却随着远离此特性频率逐渐升高。把不同频率的阈值各点连成一条曲线，称为声调曲线或调谐曲线（tuning curve）（Fig. 10-29）。概括起来说，tuning curve是能表达听神经纤维对不同频率纯音起反应的曲线。Fig. 10-29是用不同频率纯音分别刺激豚鼠的某单一听神经纤维（分别记录每种频率反应的

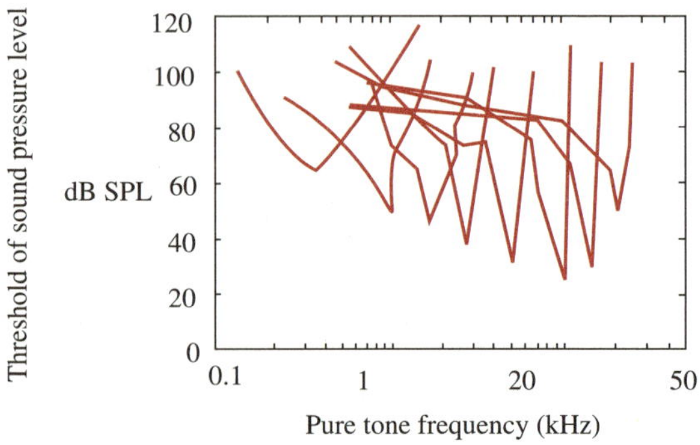

Fig. 10-29 Tuning curve of auditory fibers in guinea pig.

阈值）所记录的 8 种不同听神经纤维的调谐曲线。图中可见，CF 不同，tuning curve 亦不同，但大体上呈两边对称或不对称的 V 字形。V 字的底尖代表该特性频率的反应阈值。每一调谐曲线均以其特性频率为中心（V 字尖端部）向低于和高于此特性频率两侧斜向上方延伸的两部分组成，多数曲线的斜率是高频侧陡峭，低频侧的较平坦。这实际上就是听神经纤维的感受“野”，也是声频信息在听觉系统编码的一种表现形式。说明听神经纤维具有编码声音频率的特性。据认为，听神经纤维的听觉敏感度可反映出螺旋神经节细胞的神经支配模式，而特性频率的高低主要取决于各神经纤维末梢起始于基底膜上的位置，起源于顶部的 CF 低，底部的则 CF 高。可见，特性频率与调谐曲线是声频信息的部位编码的表现形式。

基于上述，可以认为中枢神经系统可能通过两种途径获得关于刺激频率的信息。首先由于听神经纤维排列在基底膜的特定位置上，而这个位置又与特性频率有关，这就使频率具备了区域编码（coding site, coding region）。其次是具有频率编码（coding frequency），虽然听神经纤维是在反应刺激频率的位置上发放冲动的，但当声音足够大，达到可饱和所有部位神经元发放冲动时，使基底膜振动的部位扩大，多种具有特性频率的纤维同时有反应时，光靠区域编码是不能确切反映频率信息的，此时频率编码就显得特别重要。那么，频率编码是以何种形式表现呢？在调谐曲线上可以看到，反应阈值最低的频率就是那种听神经纤维的特性频率（Fig. 10-29）。虽然多种具有特性频率的纤维都能对这个刺激频率起反应，但每一种纤维都会在它的发放冲动的模式中提供刺激频率的信息。有资料表明，音频在低到中等范围内(4～5kHz以下)，则声音的不同频率似乎可以用听神经冲动在时间上的不同编码来表达。通常是将单根听神经纤维对不同频率的纯音刺激的反应，作成刺激后锋电位间隔直方图，每个直方图的两个峰的间隔几乎相当于所用纯音频率的倒数（1/f）。换句话说，神经冲动的时间特征可以反映声波频率。但有关频率编码的其他编码形式有待进一步明确。在自然界，作用于人耳的声音频率和强度的变化是很复杂的，因此基底膜的振动形式以及由此引起的auditory nerve 纤维的兴奋及其组合形式也十分复杂，这可能就是人耳能够区别不同的音色的结构基础。

（2）声音强度与放电频率之间的关系[relationship between sound intensity and firing frequency —— coding intensity（强度信息编码)]：听神经反应与其他反应一样，在一定刺激强度范围之内，每根纤维的放电频率随声音强度增加而增加。最大放电频率为150～200/s 。不但如此，还会引起另外的一些纤维放电。对于某一个音频来说，有许多纤维可以对此作出反应，由于各纤维的阈值不同，故声音强度越大，参与活动的纤维数目也越多（意味着有更宽广的基底膜发生振动)。说明声音压力和放电频率之间的关系大致呈线性关系。有资料表明，最敏感的听神经纤维的阈值最低可达 0dBSPL，有自发性放电活动，在中等强度(40dBSPL）时，对刺激产生饱和反应。相反，另一些传入神经纤维却很少有自发的放电活动，但有相对高的阈值，对刺激强度有分级性，最高可超过 100 dBSPL。大多数的听神经纤维的活动模式是在这个范围内变动。这就提示神经元的活动是以对数形式编码声音压力的。此外，听神经放电也可产生适应现象，在声音刺激开始时放电频率最高，当一个恒定的声音刺激持续时，放电会逐渐降低。当停止刺激时，通常有短暂的活动增加，表现为“撤”反应现象。

（五）听觉脑干诱发电位 （Auditory brainstem evoked potential）

听觉脑干诱发电位（auditory brainstem evoked potential，ABEP），也称听觉脑干反应

(auditory brainstem response，ABR)。它是 70 年代由 Jewett 首次报道的用圆盘电极从头顶皮肤上记录到的来自脑干部的远场（far field）短声诱发的电位。在人的典型 ABR 波形图中，通常有 5 个波峰，分别称为Ⅰ、Ⅱ、Ⅲ、Ⅳ、Ⅴ波（Fig. 10-30）。有时在Ⅴ波之后还可看到不很稳定的 1 ~ 2 个波，称为Ⅵ和Ⅶ波。该反应的潜伏期短，Ⅰ波约为 1.6ms，以后各波的峰潜伏期依次递增 1ms，整个反应不超过 10ms。振幅很小，约 0.1μV，人的 ABR 通常需用计算机平均叠加 1000 次以上，才使各波清晰可见。像猫、豚鼠和大鼠等动物，叠加 200 次就可获得清晰的波形。ABR 受声音刺激频率、刺激强度、体温、年龄、性别等各种因素影响。关于 ABR 的起源问题，一般认为，Ⅰ波为听神经复合电位，Ⅱ波来自耳蜗神经核，Ⅲ波起源于上橄榄核，Ⅳ波为外侧丘系，Ⅴ波为下丘，Ⅵ波为内侧膝状体。由于 ABR 是无损伤性记录，其潜伏期稳定，有利于客观测听和脑干功能检测以及用于相关的电生理指标的研究工作。有条件的大医院常把它作为一种客观听力检查法和脑干功能检测指标应用于耳科、神经科和心理学等疾病的诊断上。

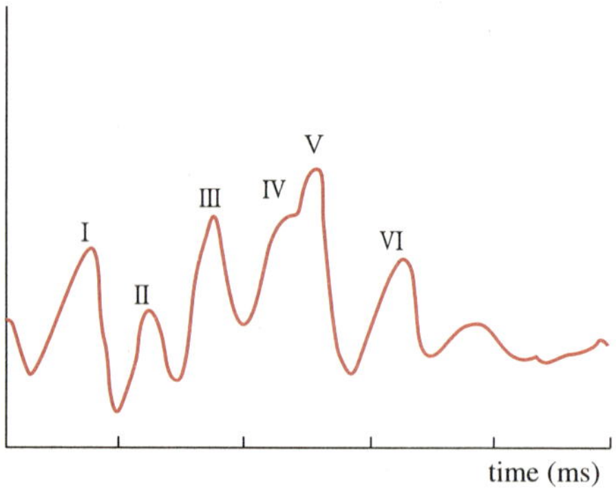

Fig. 10-30 Auditory brainstem responses or auditory brainstem evoked potentials.

第四节　前庭器官的功能
Vestibular Function

人和高等动物在外界环境中生活，只有保持正常的姿势才能进行各种活动。而正常姿势的维持依赖于前庭器官、视觉器官和本体感受器的协同活动来实现。其中前庭器官的作用最为重要。前庭器官由椭圆囊、球囊和 3 个半规管组成，是人体对自身运动状态和头在空间位置的感受器，是保持身体平衡的重要器官。

一、前庭器官的感受装置与适宜刺激 (Vestibular apparatus and adequate stimulus)

哺乳类动物前庭器官的感受器（receptor）细胞都称为毛细胞，它们具有类似的结构和功能。这些毛细胞有两种纤毛，其中有一条最长，位于细胞顶端的一侧边缘处，称为动纤毛；其余的纤毛较短，数量较多，每个细胞约有 60～100 条，呈阶梯状排列，称为静纤毛。毛细胞底部分布着感觉神经纤维末梢，并与毛细胞的基底部形成突触。在突触的毛细胞侧有突触小泡，能进行化学传递。各类毛细胞的适宜刺激是与纤毛面平行的机械作用力。当纤毛处于自然状态时，细胞膜内外存在着约 -80mV 的静息电位，与毛细胞相连的神经纤维上有一定频率的持续放电；此时如果外力使静纤毛朝向动纤毛一侧偏转时，对细胞形成有效刺激，细胞产生去极化，即细胞膜电位减小，达到阈值（-60mV）时，传入纤维发放冲动频率增加，表现出兴奋效应；相反，当外力使动纤毛朝向静纤毛一侧弯曲时，毛细胞膜电位增大（超极化），传入冲动减少，表现为抑制效应（Fig. 10-31）。前庭毛细胞感受外界刺激所进行的机械－电换能机制与耳蜗毛细胞相似。在正常条件下，机体的运动状态和头在空间位置的改变均以特定的方式改变毛细胞纤毛的倒向，使相应的神经纤维的冲动发放频率发生改变，这些信息传到中枢，便引起特殊的运动感觉和位置觉，并伴有各种躯体和内脏功能的反射性变化。

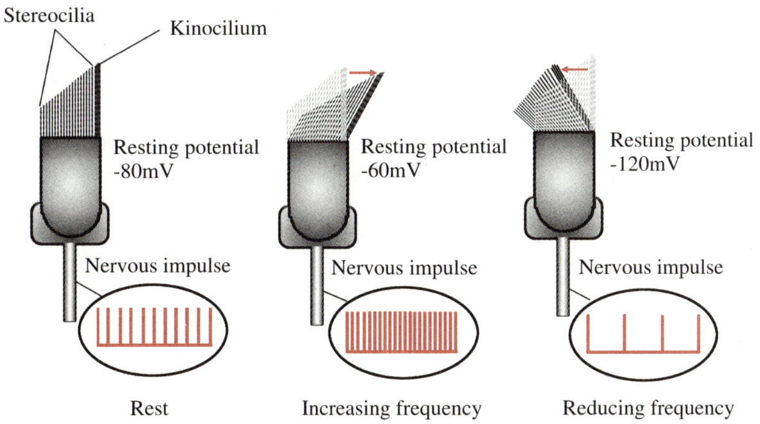

Fig. 10-31 Discharge frequency of vestibular nerve with stereocilia and kinocilium rotation.

二、半规管功能与耳石器官 (Function of the semicircular canals and the otolith organ)

人体两侧内耳各有 3 个相互垂直的半规管，即外侧、前和后半规管，它们分别代表空间的 3 个平面。当头部前倾 30° 时，外侧半规管（lateral semicircular canal）与地面平行，其余两个半规管与地面垂直。每个半规管形似一个 2/3 的圆弧，外侧半规管与前半规管的前端各有一膨大的壶腹（ampulla）与椭圆囊（utricle）相连，而后半规管在下端有 ampulla 与 utricle 相通。各半规管（semicircular canal）的另一端虽然也都与椭圆囊相连，但后半规管与前半规管是在合成一个总脚之后才通向 utricle 的，这样，semicircular canal 共有 5 个孔开口于 utricle。壶腹内有一隆起的壶腹嵴，嵴上的上皮组织内含有大量毛细胞，排列整齐，方向一致。毛细胞的纤毛上覆盖着较多的胶状物质，形如帽状称壶腹顶。毛细胞上动纤毛与静纤毛的相对位置是固定的，外侧半规管是动纤毛在椭圆囊侧，而前、后半规管则是动纤毛在靠近半规管侧。在水平半规管内，当内淋巴由管腔向壶腹的方向移动时，正好能使毛细胞的静纤毛向动纤毛一侧弯曲，于是引起该壶腹的传入神经向中枢发放大量的神经冲动。

Semicircular canal 的适宜刺激主要是旋转加速度，人的感受阈值约为 $2°/s^2$ 。当人体直立，沿水平方向旋转时，水平 semicircular canal 的感受器受刺激最大。旋转开始时，由于管腔中内淋巴的惯性作用，它的启动将晚于人体和半规管本身的运动，因此当人体向左转时，左侧半规管中的内淋巴将压向壶腹的方向，使该侧毛细胞兴奋而产生较多的神经冲动；与此同时，右侧 semicircular canal 中的内淋巴压力作用方向正好是离开 ampulla，于是由该侧壶腹传向中枢的冲动减少。当旋转达到匀速状态时，管腔中的内淋巴与整个管腔呈同步运动，两侧壶腹中的毛细胞都处于不受力状态，也就无信息传向中枢。当旋转停止时，由于内淋巴的惯性作用，两侧壶腹中的毛细胞的受力方向和冲动发放情况正好与旋转开始时相反。当头部前倾 30° 使外侧半规管保持水平位身体开始向右旋转时，右侧半规管内的内淋巴因惯性而向壶腹部逆流，壶腹顶倒向椭圆囊侧，即静纤毛向动纤毛侧弯曲引起毛细胞去极化而兴奋。与此相反，左侧半规管内的静纤毛则背离动纤毛弯曲而产生超极化。当旋转停止时，反应恰与开始旋转时相反。毛细胞兴奋时可以通过传入神经纤维把信息传送给中枢。人脑正是根据来自两侧水平半规管传入信号的不同来判定旋转方向和旋转状态的。

Semicircular canals 的功能主要是感受旋转运动时的加速度，并通过反射活动调节有关的骨骼肌张力，以保持身体姿势平衡。在进行旋转运动中，除了肌肉张力有变化外，还可出现眩晕、恶心、呕吐等一系列植物神经性反应和眼震颤（nystagmus）。

Utricle 和球囊（saccule）统称为耳石器官（otolith organ）。囊内的感受装置称为囊斑。囊斑是由含有毛细胞和支持细胞的感觉上皮所形成。当人体直立静止时，utricle 囊斑的游离面与地面平行。而saccule 的囊斑是位于囊腔的内侧壁，因而游离面几乎与地面垂直。在椭圆囊内，毛细胞的纤毛是垂直向上埋植于耳石膜中，而在球囊内则是水平向外埋入的。耳石膜是一种胶质板，表面附着许多小的碳酸钙结晶和蛋白质称做耳石，比重大于内淋巴，故惯性大。在这两个囊斑的平面上，几乎每个毛细胞的排列方向都不完全相同。当头部位置突然改变或进行直线变速运动时，由于耳石的惯性作用，使毛细胞与耳石膜的相对位置发生改变，因此，在椭圆囊囊斑上总会有一些毛细胞正好发生静纤毛向动纤毛一侧弯曲，从而引起某些特定的传入神经纤维发放冲动增加，信息传到中枢后，一方面引起相应的感觉，同时反射性地引起肌张力改变以保持身体的平衡。球囊囊斑上的毛细胞则以相似的机制感受头部在空间的位置，同时也反射性地引起肌张力改变，以调整身体的姿势。

三、前庭反应与眼震颤（Vestibular actions and nystagmus）

前庭器官的传入冲动除与运动觉和位置觉的引起有关外，还可引起各种姿势调节反射和自主神经功能改变。例如，当人站立在前进中的汽车上，一旦有突然停车，人体会不自主地向前倾，这是由于反射性引起颈背肌紧张性减弱之故。而当车突然加速时，又会出现后仰的姿势等情况，这都是因前庭器官的姿势反射所致，其意义在于维持机体一定的姿势和保持身体平衡。此外，当前庭器官受到过强刺激或前庭功能过敏时，常会引起恶心、呕吐、眩晕、皮肤苍白等现象，称为前庭自主神经反应，简称前庭反应。

前庭反应中还有一种特殊反应，即伴随着躯体的旋转运动会引起两侧眼球出现同步的往复运动，称为眼震颤（nystagmus）。Nystagmus 主要是半规管受刺激引起的，在生理情况下，震颤方向依受刺激的半规管不同而异。外侧半规管受到刺激时，引起水平方向的 nystagmus，前、后半规管受刺激时引起垂直方

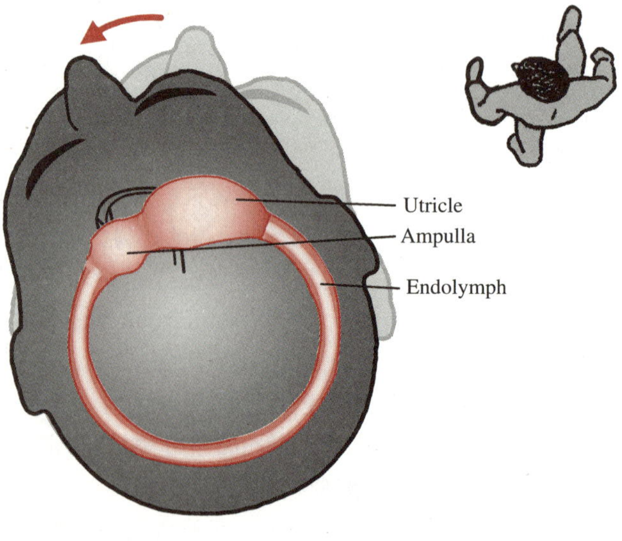

Fig. 10-32 Adequate stimulation of the utricle is linear accelerate motion when the body is suddenly thrust forward.

向的 nystagmus。一般临床上常检测的是由外侧半规管引起的水平旋转性眼震颤。它包括慢动相和快动相两个过程。检查时，令被检者坐在转椅上，头前倾 30°，使外侧半规管保持水平位，沿垂直轴开始向右旋转时，可以看到两眼球先缓慢向左侧移动，这一过程称为眼震颤的慢动相（slow component）。这是由于内淋巴的惯性作用使得右侧壶腹嵴内的毛细胞受刺激增强（而左侧正相反），反射性地引起某些眼外肌的兴奋和另一些眼外肌的抑制之故。当眼球移动到左眼角而不能继续再移时，两眼球又快速回到眼裂正中，称此过程为眼震颤的快动相（quick component）。接着再开始新的慢动相和快动相，反复不已。当旋转变为匀速运动时，由于两侧壶腹嵴所受压力相同，毛细胞的纤毛不再弯向动毛侧，眼震颤即停止。当停止旋转时，眼震颤又再次出现，这是由于内淋巴的惯性作用引发的与旋转开始时方向相反的眼震颤。眼震颤慢动相的方向与旋转开始时的方向相反，是由于前庭器官受刺激而引起的，而快动相的运动方向与旋转方向一致，则认为是中枢矫正性运动。眼震颤的正常持续时间为 20～40s，频率为 10s 内 5～10 次。持续时间过长说明前庭功能过敏，容易发生晕车、晕船等；持续时间过短，说明前庭功能减弱。

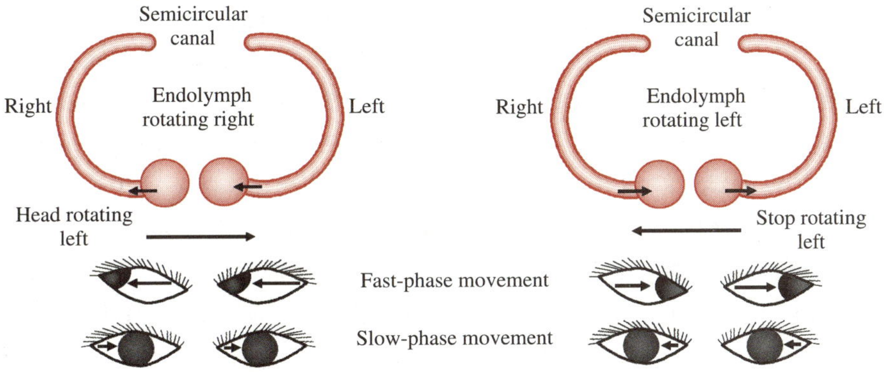

Fig. 10-33 Revolving movement and nystagmus.

（汤 浩）

第五节 嗅觉与味觉感受器

Olfactory Receptor and Gustatory Receptor

一、嗅觉感受器与嗅觉的生理特性

(Olfactory receptor and characteristics of smell)

鼻腔由鼻中隔分隔为左右两部，其外侧壁有上、中、下鼻甲突出到左右鼻腔内。平静呼吸时，大部分空气都是通过中、下鼻道吸入肺内，只有少量经过上鼻道。在上鼻甲及鼻中隔的后上部被覆有嗅上皮（olfactory epithelium），它由主细胞（嗅细胞）、支持细胞和基底细胞组成，表面有一薄层粘液。一侧面积约为2.5cm^2。嗅细胞即嗅觉感受器（olfactory receptor）属于 primary sensory cell，呈细长的瓶形，顶端稍膨大有 5～6 条短纤毛，底端有一长轴突，形成嗅丝（嗅神经）后穿过筛板进入嗅球（Fig. 10-34）。所以人们在辨别气味时常常要用力吸气使气味分子达到该部以刺激 olfactory cells。

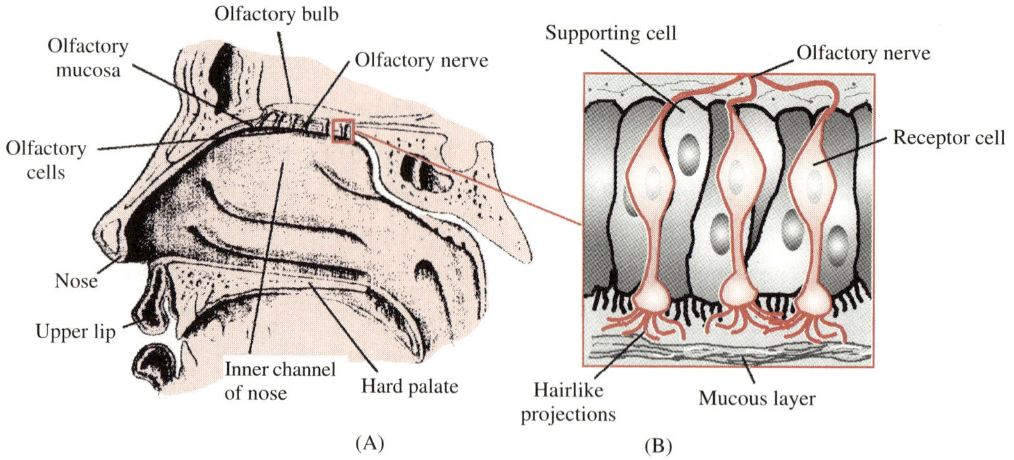

Fig. 10-34 Olfactory epithelium.

宇宙间具有气味的物质有万余种。但一般认为，其中只有少数气味可以称做基本气味。Amoore（1963）提出，基本气味至少有 7 种，即醚味、薄荷味、樟脑味、花香味、麝香味、腐臭味和刺鼻味。它们像三原色学说中的三原色一样，把这些气味适当混合时可以生成各种不同气味。大多数气味相同的物质，都具有共同的分子结构。目前认为，olfactory cell 纤毛部的细胞膜表面具有远多于 7 种对不同分子结构有特殊结合能力的受体蛋白。后者和气味分子结合时，首先是细胞膜上的 G 蛋白和腺苷酸环化酶相继活化产生 cAMP；接着，细胞内 cAMP 浓度升高又使细胞膜上的阳离子（Na^+、K^+）通道开放，导致 olfactory cell 的胞体膜上产生去极化型 receptor 电位；该电位超过阈电位时则引起轴突膜上产生不同频率的 action potential，经嗅球－嗅脑上行，最后达大脑皮层的高级嗅觉中枢引起嗅觉[olfactory (smell) sensation]。实验表明，每个 olfactory cell 只对一种或两种特异气味起反应。不同的气味刺激各有相对专用的受体部位和传输线路。

通常把人与动物对气味的敏感程度称做嗅敏度（olfactory acuity），可用嗅阈（olfactory threshold）来衡量。把能引起 olfactory sensation 的气味物质的最小浓度称作 olfactory threshold，可用 1 升空气中含有某物质的毫克数来表示。人类 olfactory threshold 的大小随气味物质的种类不同而有很大差异，如粪臭素为 4×10^{-10}mg/L，人工麝香为 $5\times10^{-6}\sim5\times10^{-9}$mg/L，乙醚为 6mg/L。狗的 olfactory acuity 远比人类的高，利用条件反射测定狗的 olfactory threshold 时证明了狗的 olfactory acuity 是人类的 100 万倍。虽然现在可以使用专门设计的嗅觉计来测定 olfactory acuity，但嗅纸法仍是一种常用的简便方法。对于相同的气味，olfactory acuity 却因人而异，甚至有人缺少对某种气味的 olfactory sensation 能力，称此人为嗅盲。即使是同一人，其 olfactory acuity 的变动范围也很大。某些疾病，对 olfactory sensation 有明显影响。例如，感冒、鼻炎会降低 olfactory acuity。环境因素如温度、湿度、气压等对 olfactory acuity 也有一定影响。

二、味觉感受器与味觉生理特性 (Gustatory receptor and characteristics of taste)

Gustatory receptor 是指味蕾内感受味觉（taste）刺激的 gustatory cell。味蕾主要分布于

舌根部、舌尖部和舌侧面的三种乳头内，软腭、会厌及前腭帆等处也有分布。成人全舌约有1万个味蕾，不同部位的味蕾对各种味道的感受性不同。舌尖部是对甜味和咸味；舌缘是对酸味，舌根部是对苦味的阈值低，感受性强。老年人的味蕾因萎缩而减少。味蕾的形态呈球形，直径约 50μm，内部含有 40～50 个味觉细胞和许多支持细胞。Gustatory cell 的顶端有纤毛，称做味毛，由味蕾表面的味孔伸出，其底部周围与味神经形成化学性突触（Fig. 10-35）。在纤毛部的细胞膜上，有与味觉感受有关的离子（Na^+、K^+）通道及感受甜味与苦味的受体 。把玻璃微电极插入大鼠和蛙的味觉细胞内，可以导出 -30～-40mV 的静息电位。当味觉刺激作用于纤毛部细胞膜时，可以引起去极化反应，该去极化电位称做味觉细胞的 receptor potential。实验表明，各味觉细胞并不是只对一种 taste 刺激产生反应，但是对各种味觉刺激的感受性有所不同。该去极化性 receptor potential 使位于细胞基底部的突触前膜释放神经递质，从而引起味神经纤维产生神经冲动。来自舌前 2/3 的味神经经鼓索神经与面神经汇合，舌后 1/3 的味神经在舌咽神经内上行，两者进入延髓后终止于同侧的孤束核。由它们传来的神经冲动最后经丘脑到达同侧的皮质味觉区，引起 taste。

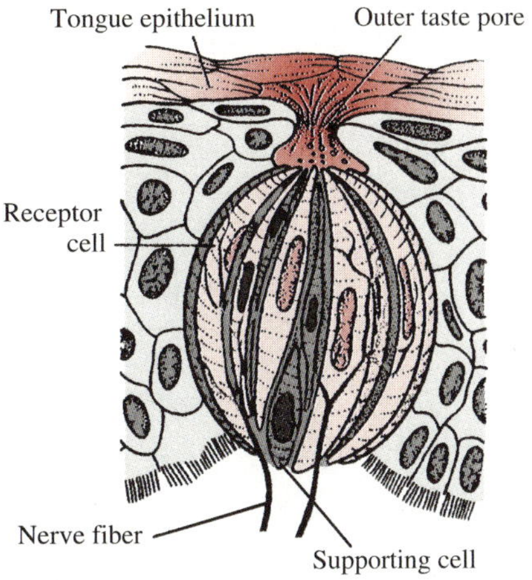

Fig. 10-35 Structure and innervation of a taste bud.

人和动物可以感受和辨别许多种味道，但众多的味道都是由咸、酸、甜、苦四种味道组合而成。因此把咸、酸、甜、苦四种味觉（gustatory sensation）称为基本味觉（basic taste sensation）。一般来说，不同物质的味道与其分子结构形式有关。NaCl 能引起典型的咸味；无机酸的H^+和有机酸中的带负电的酸根与引起酸味有关；葡萄糖的主体结构与引起甜味有关；奎宁和某些植物的生物碱结构则能引起典型的苦味。四种 basic taste sensation 的跨膜信号转换机制也各不相同。例如，咸味的 NaCl 是因其中的 Na^+ 通过化学门控的 Na^+ 通道进入细胞内而引起去极化的。酸是由于关闭 K^+ 通道而引起去极化的。该通道是电压门控通道，平素处于开放状态，使细胞向超极化方向活动，故当 K^+ 通道关闭时则引起去极化反应。甜味蔗糖的感受，是与 G 蛋白耦联受体有关。糖与受体结合时，通过受体和 G 蛋白的作用使细胞内的 cAMP 增加，结果导致分布于基底部细胞膜上的 K^+ 通道关闭，从而引起细胞发生去极化。苦味的感受方式基本上与甜味类似。

第六节 皮肤感受器
Skin Receptors

由于体表部皮肤、粘膜的 receptor 和感觉神经末梢受刺激而产生的感觉统称为皮肤感觉（skin sensation）。它包括机械感觉（触觉与压觉）、温度感觉（温觉与冷觉）和因伤害引起的痛觉。除痛觉以外，各种感觉分别具有不同的 receptor（Fig. 10-36）。它们是由神经末梢发展变形而成，属于 primary sensory cell，在表皮与皮下组织之间呈点状分布。因此，把位于皮肤表面的各种类型的感受点分别称为压点、痛点、温点、冷点。在皮肤的两点上给予刺激，把能分辨出是两点刺激时的两点间最小距离，称为 two-point threshold（两点阈或两点辨别阈）。

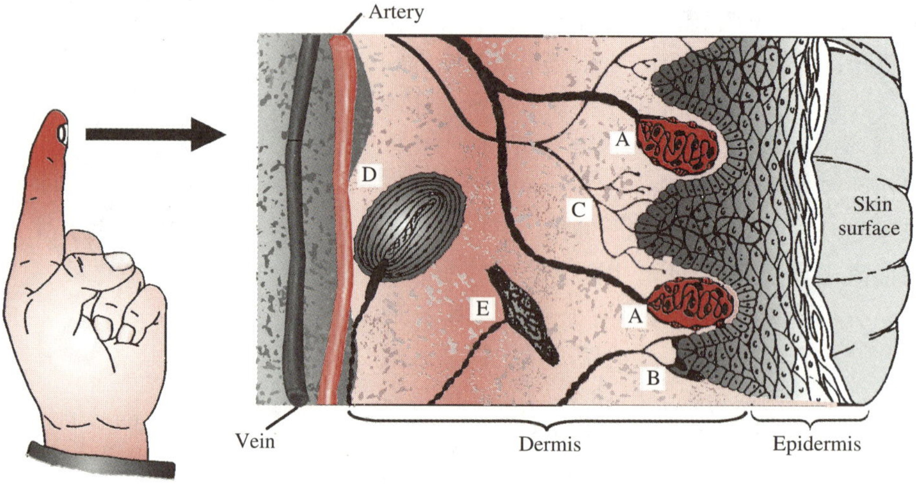

Fig. 10-36 Skin receptors.

一、机械感受器（Mechanical receptors）

皮肤的机械感觉（mechanical sensation）主要有触觉［tactile（touch）sensation］和压觉（pressure sensation）。微弱的机械刺激使皮肤浅层的 tactile receptor 兴奋引起的感觉称为 tactile sensation；较强的机械刺激使深部组织变形而引起的感觉称为 pressure sensation。由于两者在性质上类似，故统称为触-压觉（tactile-pressure sensation）。此外，每秒 5～40 次的机械振动还可刺激皮肤引起振动感觉，可能与 tactile receptor 有关。Tactile and pressure sensation receptor 换能机制都是通过机械门控通道实现的，即机械刺激引起感觉神经末梢变形，引起机械门控 Na^+ 通道开放和 Na^+ 内流，产生感受器电位，当感受器电位触发神经纤维产生动作电位，并传入大脑皮层感觉区，便产生触、压觉。两者相比，tactile sensation 的适应性快，刺激阈值低，比较敏感。

位于皮肤的表皮和真皮内与感受机械刺激有关的各种感受装置称做触 - 压感受器（tactile-pressure receptor）。其构造与功能不仅有种属差异，即便在同一种属中随身体部位不同也有很大差异。一般认为，Pacini 小体、Meissner 小体和有毛皮肤部分围绕毛囊的神经末梢是 tactile receptor；而 Merkel 小体、Ruffini 小体和位于深部的 Pacini 小体是 pressure receptor（Fig. 10-36）。但根据一些事实，有人对特异 receptor 学说提出了异议。他们认为，皮肤感觉的性质不同，不是由特殊的 receptor 和特殊的神经纤维传到中枢所决定的，而是由 skin receptor 接受刺激后，产生一组在空间和时间序列上构型复杂的冲动，不同类型的冲动传到中枢后引起不同的皮肤感觉。称此为空间－时间型式学说。触觉的传入神经纤维多属较粗的 I 类神经纤维，与压觉有关的传入神经纤维多属较细的 II 、III类纤维。

Tactile-pressure sensation 的阈值可用刺激刚刚引起 tactile-pressure sensation 时作用于单位面积的力（g/mm^2），皮肤凹陷（变位）的大小（μm），或皮肤的压迫速度（mm/s）等来表示。最简单的测定方法是使用以马尾毛制作的触觉计来测定。实际上也可使用已知横断面积的尼龙丝。通过该法可以测定在身体各部皮肤表面上呈点状分布的触压点的阈值。它随身体部位不同而异。用直径 250μm、长数厘米的尼龙丝制作的刺激毛来测定时，口唇、指尖部等处的阈值低，约为 0.3～0.5g/mm^2，前臂与躯干部的阈值高于指尖部约 10～30 倍。触压点的密度虽因刺激毛和体表部位而不同，但平均为 30～40/cm^2，指尖的掌面比背面的密度大，约为 100/cm^2。

二、温度感受器（Thermal receptors）

位于皮肤上呈点状分布的特异性温度感受装置称做皮肤温度感受器（thermal receptor）。其基本特性是：① 在一定温度下有静态放电；② 温度变化 dT/dt 时可见动态性反应；③ 对机械性刺激不反应；④ 在非伤害性温度范围内活动。根据其动态活动，可把皮肤 thermal receptor 分为热感受器（warm receptor）和冷感受器（cold receptor）两种。Warm receptor 在分级加温时呈现一过性放电频率增加，与初始温度无关。当给予冷刺激时放电频率则减少。与此相反，cold receptor 因加温刺激而抑制，给予冷刺激时表现频率增加。此外，两种 receptor 的静态活动也不同，cold receptor 的静态放电温度是-5～40℃，范围较大。平均放电频率的峰值在 25～30℃ 之间。但在 45℃ 以上时，可再次活动增强。Warm receptor 的静态放电是从 30℃ 附近起，随温度上升而放电频率增加。最大放电频率在 41～47℃ 之间。据分析，cold receptor 位于 0.15～0.17mm 的皮肤深处，而 warm receptor 是在 0.3～0.6mm 深处的皮肤内。前者多于后者。现在认为两者的组织学结构均属游离神经末梢。冷神经纤维属于 A_δ 纤维和 C 纤维，热神经纤维属于 C 纤维。皮肤温超过 45℃ 以上时，组织开始破坏，温热觉则变为疼痛感觉。

三、痛觉感受器（Pain receptors）

Pain sensation 没有特殊的 receptor，是感觉神经的游离神经末梢受到各种伤害性刺激时产生的感觉。由伤害细胞释放的致痛物质（化学物质）也可刺激游离神经末梢产生 pain sensation。

临床举例

某病人，女，10 岁，小学 3 年级学生，近 10 天来感到时而听不清老师讲课而发愣，一周前一天中午，突然告诉奶奶说左耳闷得慌，因为下周是期末考试，没能及时去医院就诊，一周后医院检查发现，病人一般状态良好，耳科检查左耳外耳道有少量流水，鼓膜凹陷，灰暗无光泽，周边稍充血，电测听左耳听阈比右耳听阈上升 40dB（指纯音各频率阈值），即听力下降40dB。血液及其他检查未见异常。经消炎、理疗一年未见好转，后转到中国医科大学耳科，做鼓膜开窗导管引流术治疗后听力明显好转，目前听力恢复正常，一年后鼓膜自然愈合。患儿曾几次患感冒，并诊断为渗出性中耳炎。

问题：你认为她的耳聋是传导性耳聋，还是感音性耳聋？为什么？

参考答案

这是一个典型的传导性耳聋，由于中耳鼓室腔内有炎症侵蚀，故有渗出液，鼓室内气体被吸收（咽鼓管闭塞），压力低，导致鼓膜凹陷，因而使振动不良而影响气体传导。多为单侧耳发病。此病例年龄小，且无其他神经系统疾病和外伤史。经治疗后听力恢复正常。目前对渗出性中耳炎发病原因还不十分清楚，又无很好的保守治疗方法。

感音性耳聋（内耳耳蜗病变）很少有单发，而且电测听听阈曲线会出现高频音听阈明显下降现象，多发于年长者或突发性耳聋（也常有单侧耳的），目前尚没有特别有效的治疗方法。

（吴国宝　汤　浩）

（注：听觉和前庭器官部分为汤浩编，其余部分仍为吴国宝编）。

第十一章

内分泌系统

ENDOCRINE SYSTEM

在人体内主要有两大系统调节身体内环境的平衡（稳态）。一是神经系统（nervous system），二是内分泌系统（endocrine system）。Endocrine system 是由内分泌腺体（endocrine gland）和分散存在某些组织器官中的内分泌细胞所组成，通过化学物质来调节身体的功能。这两大系统（nervous and endocrine system）密切合作、紧密配合，共同维持身体功能的协调。

内分泌学（endocrinology）一词是由英国生理学家 Bayliss 和 Starling 提出的。他们在 1905 年发现盐酸可以刺激去神经支配的小肠，产生一种引起胰液分泌的化学物质。将这种化学物质命名为促胰液素（secretin），后者是由 29 个氨基酸所组成的 多肽（polypeptide）。他们发现 secretin 并不经由导管传送，这和一般的外分泌腺（exocrine gland）所分泌的物质（例如由唾液腺所分泌的唾液）不同，而且很小量的 secretin 即可刺激胰腺分泌。由此首次提出 endocrinology 的概念。Endocrine 一词是沿自希腊字“endo”（内在地）“krinein”（分离或分泌），引申为“分泌到血液内”的意思。其意义是指由 endocrine gland 所分泌出来的少量高效能的化学物质，不经导管而经由血液传送到远距离的靶器官（target organ）或靶组织（target tissue）而发挥功效。Starling 将这种化学物质命名为激素（hormone）。传统的 hormone 定义是描述具有下列性质的化学物质：①由 tissue 或 gland 分泌；②微量；③释放到血液内；④由血液运输；⑤到远端的 target tissue；⑥改变 target tissue 的生理功能。

Fig. 11-1 列出了人体中的 endocrine glands。需要注意的是，某些器官（如心脏）除了内分泌功能之外，还具有其他更重要的功能（如泵血作用）。将心脏等器官也在此列出是因为这些器官除了执行大家所熟知的功能之外，还具有分泌 hormone 的能力，因此也被视为内分泌器官之一。

随着现代 endocrinology 的研究发展，对 hormone 的性质、作用及传递方式，都有了更深入的了解。后来发现，许多 hormones 并不符合传统 hormone 的定义。例如：①儿茶酚胺（catecholamines）是一种 hormone，同时也是神经递质；②发现传统的 hormone 出现在非传统的组织（如 insulin 在脑部被发现）；③有些 hormone 非常不稳定，因此它们只能作用在局部组织；④神经系统中某些调制物，以及免疫系统中的细胞因子（cytokine），其作用机制与 hormone 并没有很大差别。此外，事实上每一个细胞都会产生一些可以调控其他细胞的物质。这些物质作用在邻近的细胞［这种方式称为旁分泌（paracrine）］，或者是作用在产生这些物质的细胞或组织本身［这种方式称为自分泌（autocrine）］。另外，下丘脑有许多具有内分泌功能的神经细胞，这类细胞既能产生和传导神经冲动，又能合成和释放激素，故称神经内分泌细胞，它们产生的激素称为神经激素（neurohormone）。Neurohormone 可沿神经

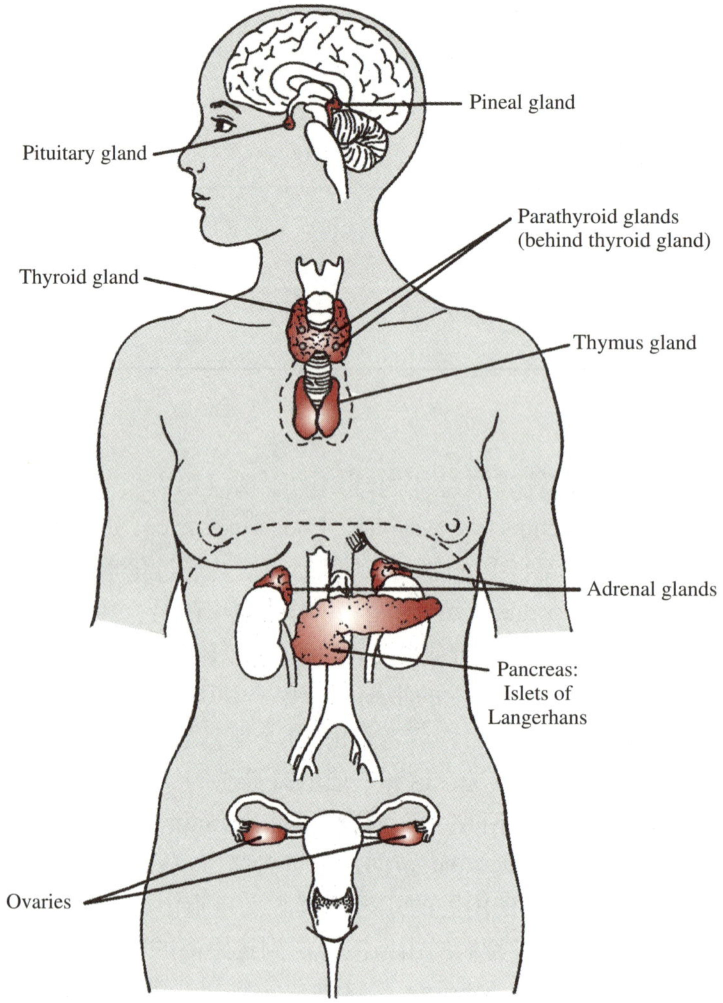

Fig. 11-1 The schematic drawn of major endocrine glands in human body. All glands are present in both male and female except the testis (male only) and ovaries (female only). The placenta is a transient endocrine gland only formed when a woman is pregnant.

轴突，借轴浆流动运送至末梢而释放，这种方式称为神经分泌（neurocrine）。因此，有人主张将hormone的定义扩大为：hormone是一个携带着信息，能与target cell的受体（receptor）结合，将所携带的信息传递给 target cell，以调节 target cell 功能的生物活性分子。

人体 endocrine system 具有广泛的功能。一般而言，单一 hormone 对以下一种或多种生理活动发挥调节作用：①营养物的消化、储存、代谢及其代谢能量的利用；②水盐平衡；③生长发育和④生殖功能。值得注意的是，endocrine system 并是不独立地调控上述功能，它和 nervous system 和 immune system 之间，有着非常密切的关系。这些系统相互沟通，彼此影响，构成一个严密而复杂的网络，共同调节机体的活动及发育。

这一章探讨的主题将限于：①内分泌学的一般原则，也就是分析hormone的一般特性、结构以及作用机制；②分析下丘脑-垂体（hypothalamus-hypophysis）系统。此系统控制许多 hormone 的作用，所以可视为一个整体，而且也可以增加对 hormone 作用机制的了解；③介绍某些 endocrine glands ［如甲状腺（thyroid），肾上腺（adrenal gland）以及胰腺

(pancreas)] 以及它们所产生的 hormones。而有关生殖内分泌（reproductive endocrinology）的部分将在生殖系统中介绍。

第一节 概 述
Overview

一、激素作用的一般特性（General characteristics of hormone）

Hormone 是由 endocrine gland 和 endocrine cell 所分泌的一类具有高效能生物活性物质的总称。这类物质可以经由血液或组织液的运输，通过与 target cell 的 receptor 结合，将所携带的信息传递给 target cell，以调节 target cell 原有的功能。Hormone 一般具有下列共同的特性。

（一）相对特异性

Hormone 的作用具有较高的组织特异性与效应特异性，即某些 hormone 能选择性地作用于某些器官和组织细胞，产生特定的作用。Hormone 作用的器官、组织或细胞，分别称为该 hormone 的 target organ、target tissue 和 target cell。Target cell 的膜表面或胞浆内或细胞核内具有该 hormone 的 receptor。特定的 hormone 会与特异的 hormone receptor 结合，从而引发生物效应。虽然 hormone 有不同的种类，但目前已知的 hormone receptor 全都是蛋白质。Hormone 必须和 receptor 结合才能将其所携带的信息传递给 target cell，从而调节 target cell 的功能。这种 hormone 与 target cell 间的专一性，是 endocrine system 实现其调节功能的基础。

（二）高效能性

Hormone 在机体中的含量甚少，一般血液中的含量约在 pg/ml～ng/ml 之间，称之为生理浓度。由于 hormone 和 receptor 的结合可引起一系列酶促放大作用，在这样的浓度之下，hormone 便足以引起显著的生理作用。所以 hormone 是一种高效能的生物活性物质。因此，如果分泌的 hormone 稍有改变（增加或降低），机体的代谢或功能便会受到很大的影响。

（三）信息传递性

Hormone 携带着调节其 target cell 代谢或功能的信息并将此信息传递给 target cell，从而增强或减弱 target cell 的代谢或功能。在这一过程中，hormone 只传递所携带的信息给 target cell，并不另外产生新的信息，也不提供 target cell 反应所需的能量。当信息传递至 target cell 以后，hormone 即被分解而失去活性。这种能使 target cell 改变其功能的能力称为生物活性。Hormone 的生物活性会因代谢、分解或排除而消失。

（四）相互作用性

多种 hormone 常常共同调节同一生理活动。Hormone 与 hormone 之间的相互作用可以是协同作用（synergism）或拮抗作用（antagonism）。其机制比较复杂，可以发生在 receptor 水平，也可以发生在信息传递过程。例如，血糖的水平受胰岛素（insulin）、胰高血糖素（glucagon）、肾上腺素（epinephrine）、肾上腺糖皮质激素（glucocorticoids）及甲状腺素（thyroid hormone）等的共同调节。其中insulin可降低血糖而其他激素均能升高血糖。故除insulin外的其他激素在调节血糖效应上有协同作用，而insulin则是它们的拮抗激素。这里可以引申出一个很重要的概念，即允许作用（permissiveness）。所谓permissiveness是指hormone B必须等hormone A出现时，才能完全发挥作用。Hormone A的浓度不需要太高就可以产生permissiveness。其机制之一是hormone A可控制hormone B receptor的数目。以Fig. 11-2为例，虽然epinephrine会促使脂肪组织释放出脂肪酸，但是必须等thyroid hormone出现后，epinephrine才会表现出这种性质。这是因为thyroid hormone可以协助脂肪细胞合成epinephrine receptor的缘故。不过，并非所有的允许作用都可以用这个模式来解释。大部分允许作用的机制仍然是个谜。

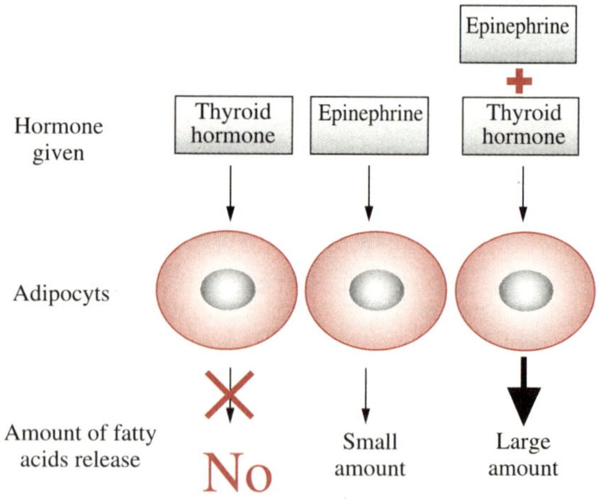

Fig. 11-2 Ability of thyroid hormone to permit epinephrine induced fatty acid release. Epinephrine can induce the release of small amount of fatty acid from fat cell (adipocyte) but thyroid hormone can not. However, if adipocyte is pretreated with thyroid hormone and then treated with epinephrine, large amounts of fatty acid are released from adipocyte.

Tab. 11-1和Fig. 11-3为体内各种主要hormone，从中可以看到各hormone的作用、分泌来源以及彼此的相互影响。内分泌腺体和身体其他腺体最大的差别，是这些腺体不一定彼此相接，但是它们的功能是一致的。从Fig. 11-3可以看到，一个腺体可能分泌多种hormones，但一种细胞通常只能分泌一种hormone，所以我们不难推测某个腺体之所以能分泌多种hormones，是由于它可能有多种分泌细胞。当然也有极少数细胞可以分泌一种以上的hormones。

Tab. 11-1 Classic Hormones

Name	Source	Function
TRH (thyrotropin-releasing hormone)	hypothalamus	stimulates pituitary TSH release
GnRH (gonadotropin-releasing hormone)	hypothalamus	stimulates pituitary LH and FSH
CRF (corticotropin-releasing hormone)	hypothalamus	stimulates pituitary ACTH
GHRH (growth hormone-releasing hormone)	hypothalamus	stimulates pituitary GH
GHRIH (somatostatin)	hypothalamus	inhibits pituitary GH release
GH (growth hormone)	adenohypophysis	required for growth
PRL (prolactin)	adenohypophysis	required for milk production
ACTH (adrenocorticotropic hormone)	adenohypophysis	required for adrenal cortex
TSH (thyroid stimulating hormone)	adenohypophysis	required for thyroid function
FSH (follicle stimulating hormone)	adenohypophysis	required for gametogenesis
LH (luteinizing hormone)	adenohypophysis	stimulates gonadal steroid synthesis
MSH (melanocyte stimulating hormone)	adenohypophysis	unknown in humans
CG (chorionic gonadotropin)	placenta	LH-like hormone of pregnancy
oxytocin	neurohypophysis	milk let down/uterine contraction
ADH (antidiuretic hormone/vasopressin)	neurohypophysis	regulates renal H_2O reabsorption
thyroid hormones	thyroid	regulates energy metabolism
parathyroid hormone	parathyroid gland	regulates serum Ca^{2+} levels

（续表）

Name	Source	Function
calcitonin	c cells (thyroid)	regulates serum Ca^{2+} levels
insulin	pancreas	regulates glucose uptake
IGFs (insulin-like growth factors)	liver	regulates growth of numerous cells
gastrin	GI tract	stimulates gastric acid secretion
secretin	GI tract	stimulates pancreatic HCO_3^-
CCK (cholecystokinin)	GI tract	pancreatic enzyme secretion
cortiso1	adrenal cortex	regulates metabolism
aldosterone	adrenal cortex	regulates electrolyte balance
testosterone	testes	regulates male reproduction
estradiol	ovaries	regulates female reproduction
progesterone	ovaries	regulates female reproduction
vitamin D	skin	regulates Ca^{2+}absorption
epinephrine	adrenal medulla	cardiovascular regulation
angiotensin	liver	cardiovascular rgulation

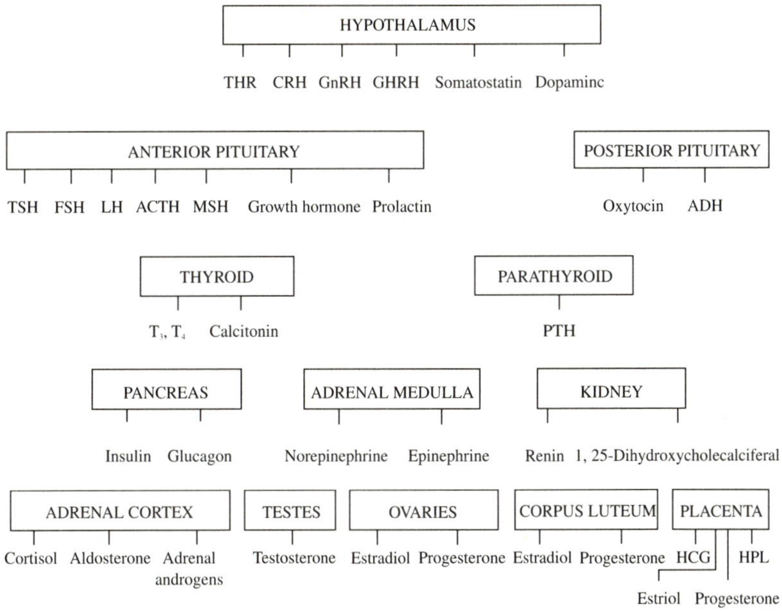

Fig. 11-3 Classic hormones.

二、激素的结构以及合成（Structure and synthesis of hormone）

（一）Hormone 的分类 依照 hormone 的化学结构可将 hormone 分为三大类：

1. 含氮激素

（1）胺类激素（amine），主要有肾上腺素（epinephrine）、去甲肾上腺素（norepinephrine）和甲状腺素（thyroid hormone）。

（2）多肽类激素（polypeptide），主要有下丘脑调节肽，垂体激素，消化道激素等；

2. 类固醇激素（Steroid） 主要包括肾上腺皮质激素和性腺分泌的激素；

3. 脂肪酸衍生物（Fatty acid derivatives） 如前列腺素等。

（二）各类 hormone 的化学性质和来源

1. 含氮激素

（1）Amine hormone：Amine hormone 大多来自酪氨酸（tyrosine）。这类 hormone 包括由甲状腺分泌的 thyroid hormones，由肾上腺髓质分泌的 epinephrine、norepinephrine，由 hypothalamus 以及 hypophysis 后叶制造的多巴胺（dopamine）等。而由松果体（pineal gland）产生的褪黑激素（malatonin）是色氨酸（tryptophan）的衍生物（Fig. 11-4）。Thyroid hormone 是含有碘原子的 tyrosine 衍生物，其性质及作用方式类似 steroid hormone。而 epinephrine，norepinephrine 以及 dopamine 是属于儿茶酚胺（catecholamine）家族的成员，在血液中的运送方式及作用机制均类似于 peptide hormone。

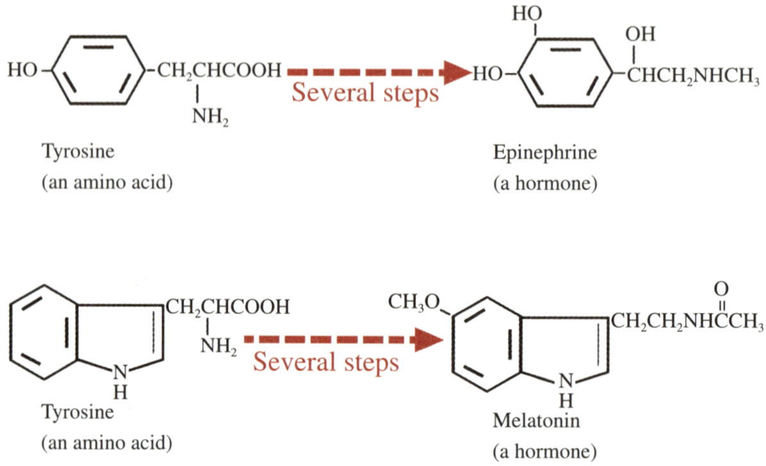

Fig. 11-4 Examples of two hormones (epinephrine and melatonin) that are derivatives of amino acids.

（2）Peptide hormone：Peptide hormone 属于 polypeptide 或 protein。最小的 peptide hormone是促甲状腺素释放激素（thyrotropin releasing hormone，TRH），仅由三个氨基酸构成。有的 hormone 很大，本身就是一个大分子的 protein。为了方便起见，我们把这类 hormone 都叫做肽类激素（peptide hormone）。Peptide hormone 都经过基因转录（transcription），形成信使核糖核酸（messenger RNA），然后再经翻译（translation）成 peptide，再经过组装、贮存等过程最后释放出去（Fig. 11-5）。许多peptide hormone最先以一个较大的前体蛋白质制造出来，这个前身物称为前激素原（preprohormone）。经过粗面内质网酶的作用，再分解成激素原（prohormone）。Prohormone 经高尔基体包装降解，变成具有活性的 hormone 并成为分泌囊泡的内容物。当细胞受到刺激，细胞质中游离钙离子（free calcium，Ca^{2+}）浓度升高，使细胞内的分泌囊泡释放 hormone。细胞质中 Ca^{2+} 来源于从细胞外液，经由膜上的离子通道进入细胞，或是内质网储存 Ca^{2+} 的释放。许多刺激可以直接或间接地促使细胞膜去极化，出现动作电位。这种膜电位变化可以使细胞膜上电压门控性钙离子通道开放，使细胞外的Ca^{2+}内流。另外，这些刺激也可以促使内质网膜上的钙离子通道打开，使其中的Ca^{2+}释放到胞浆中，升高胞浆中的 Ca^{2+}。分布于分泌 peptide hormone 腺体的毛细血管也比较特殊，蛋白质比较容易通过这些毛细血管的管壁。因此，一旦分泌囊泡内的 hormone 释放出来，很快通过毛细血管壁，进入血液。

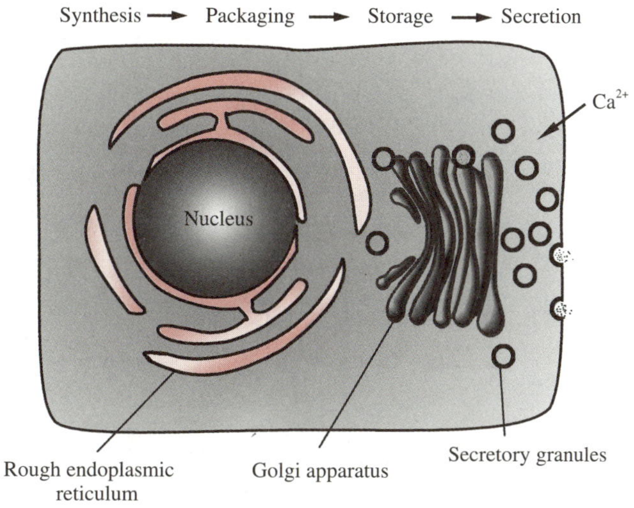

Fig. 11-5 Biosynthesis and secretion of polypeptide hormones. The synthesis of peptide hormones involves transcription, translation and posttranslational modification. Transcription occurs in the nucleus and the products (mRNA) are transported to rough endoplasmic reticulum for translation into peptide. These two steps are referred to as synthesis. After translation, the newly synthesized peptides are undergoing posttranslational modification such as glycosylation or proteolysis and then packed into a secretory granule in Golgi apparatus called packaging. These newly synthesized peptides are included in the secretory granules. Some secretory granules can be secreted constitutively by the cell. Other granules will remain within the cytosol and will not be secreted to extracellular space until proper stimulation is applied to the cell (such as increase in Ca^{2+} concentration).

2. Steroid hormone Steroid hormone 是胆固醇（cholesterol）经由 enzyme 代谢而来(Fig.11-6)。由于特有的脂溶性质，steroid hormone 合成之后，可以直接释放到细胞外。Cholesterol 是所有 steroid hormone 的前身，是一个含有四个环状结构的 27 碳化合物。虽然产生 steroid hormone 的 gland 可以合成部分 cholesterol，但其主要来源是由血浆的脂蛋白提供。这些脂蛋白在肝脏内合成后，进入血液。由 cholesterol 合成 steroid 是一个复杂的过程，需要很多 enzymes 参与。因此，steroid hormone 的种类会随着细胞种类以及其含有的 enzyme 的不同而有所改变。Steroid hormone 主要由肾上腺皮质（adrenal cortex）、性腺[gonads，包括睾丸和卵巢（testes and ovary）] 及胎盘（placenta）分泌。Adrenal cortex 可以将 cholesterol 转化成糖皮质激素（glucocorticoid）和盐皮质激素（mineralocorticoid）以及少量的雄激素（androgen）。性腺内合成 steroid hormone 的酶系统与 adrenal cortex 中的不一样。Testes 以及 ovary 都没有合成可的松（cortisol）以及醛固酮（aldosterone）的 enzyme。Testes 产生的主要雄性激素为睾酮（testosterone）。卵巢细胞含有一种特殊的芳香化酶(enzyme aromatase)，可以把 testosterone 进一步转变成雌激素（estrogen），即 17β estradiol（雌二醇），这是 ovary 主要分泌的 estrogen。卵巢细胞还分泌第二种 steroid hormone，即孕酮（progesterone）。Progesterone 主要由黄体（corpus luteum）以及怀孕时的 placenta 分泌。另外，维生素 D（vitamine D）的活性产物也是 cholesterol 的衍生物，其结构与 steroid hormone 相似，是先后在肝和肾修饰而形成。

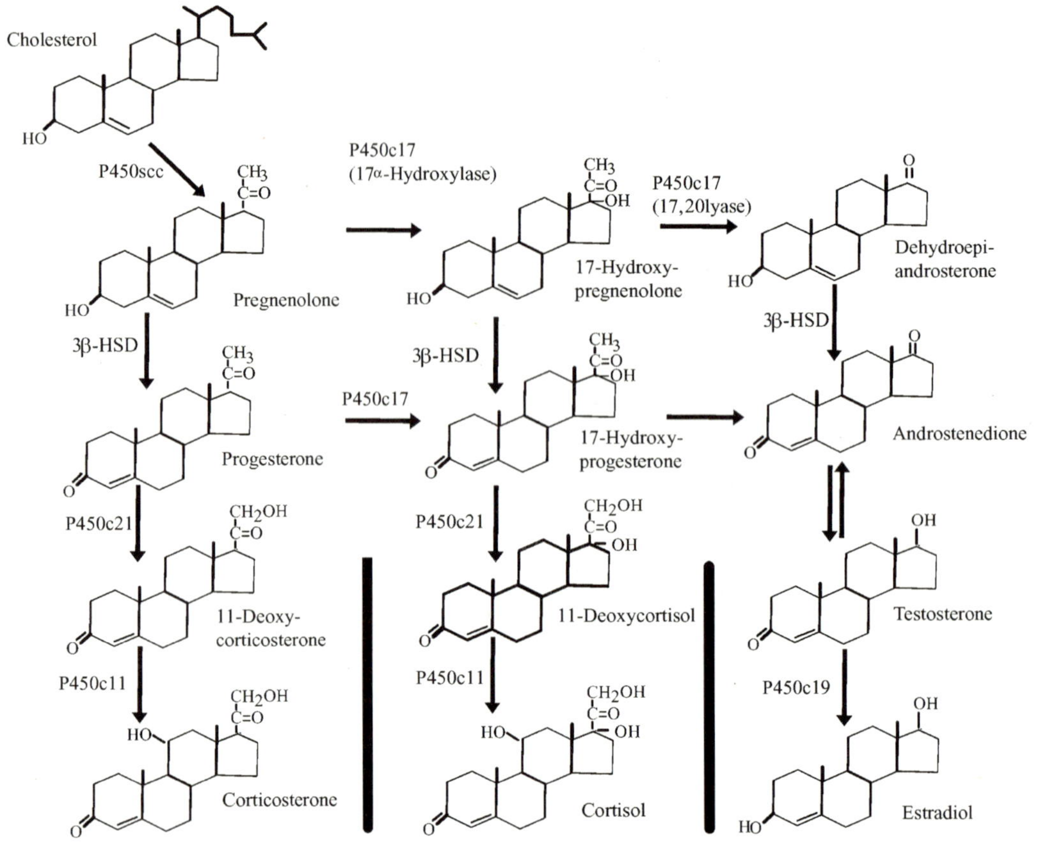

Fig. 11-6 Biosynthesis of steroid hormones. The precursor of all steroids is cholesterol. Some of the cholesterol is synthesized from acetate, but most of it is taken up from LDL (low density lipoproteins) in the circulation. In steroid producing tissues, the cholesterol is converted to pregnenolone, which is the first step in synthesis of all steroids. The pregnenolone then undergoes different metabolic pathways to form different hormones.

体内存在的 steroid hormone 大体可分成以下几种。

（1）糖皮质激素（Glucocorticoids）：为 21 碳的 steroid，如 cortisol 及 corticosterone。其功能是调节机体对应激的反应及糖类代谢。主要由adrenal cortex 合成。

（2）盐皮质激素（Mineralocorticoids）：为 21 碳的 steroid，如醛固酮（aldosterone）；主要的作用是调节肾小管对电解质的重吸收，由 adrenal cortex 分泌。

（3）孕激素（Progestins）：也是21碳的 steroid，如 progesterone，主要是由黄体（corpus luteum）以及怀孕时的胎盘（placenta）产生，调控女性的生殖功能。

（4）雄激素（Androgens）：为19碳的steroid，如testosterone，主要由男性的睾丸（testes）产生，调节男性的生殖功能。在女性体内，adrenal cortex 也可生成 androgen，但其分泌量与 testes 相比则是微不足道的。但女性体内的 androgen 对于维持女性的性欲起着非常重要的作用。

（5）雌激素（Estrogens）：为 19 碳的 steroid，主要由卵巢的滤泡细胞所分泌。在人类，corpus luteum 也能合成 estradiol；其主要的功能是调节女性的生殖功能。

（6）胆钙化醇（Cholecalciferols）：如1,25双羟维生素 D_3（1,25-dihydroxyvitamin D_3），它是维生素 D_3 的活化态。 Vitamin D_3 是由 cholesterol 衍生物经紫外光照射后在皮肤产生或

由食物摄取得到。Vitamin D_3 必须先后在肝和肾内活化成具有活性的1,25-dihydroxyvitamin D_3。其主要的功能是调节体内的钙平衡。

3. Fatty acid derivatives 这类化合物都含有长链脂肪酸，都由共同的前体花生四烯酸（arachidonic acid）代谢而来，通称为二十烷类化合物（eicosanoids）。常见的有前列腺素（prostaglandins），血栓素（thromboxanes），白三烯（leukotriene），前列环素（prostacyclin）等。当细胞受到 hormone 或其他的刺激，细胞膜的磷脂（phospholipids）便会被磷脂酶（phospholipase）分解而成为游离的 arachidonic acid。Arachidonic acid 接着进入三条可能的代谢途径，分别经由环氧化酶（cyclooxygenase），脂氧化酶（lipoxygenase）或细胞色素 P450 酶的作用而变成不同的 eicosanoids。一般认为，eicosanoids 不属于经典的 hormone。它们和其他 hormones 的最大不同在于通常只通过 paracrine 或 autocrine 的形式作用于局部的组织或细胞。这类化合物可由全身多种组织器官合成，且多受其他 hormones 的调节。另外，虽然 eicosanoids是脂溶性物质，可以直接通过细胞膜，但它们同时可以与细胞膜上的receptor 或细胞质（核）内的 receptor 结合。

Eicosanoids 的生理作用早在 60 年前便被发现。Euler（1934 年）和 Goldblatt（1935 年）发现精液中的某些化合物会使血管以及平滑肌细胞收缩。大约经过 25 年，这种化合物终于被 Bergstrom 等（1957 年）分离出来，称为前列腺素 E（prostaglandin E）和前列腺素 F（prostaglandin F）。当时以为精液中的这种物质是由前列腺（prostate gland）分泌，这就是 prostaglandin 这个名字的由来。现在知道精液中的 prostaglandins 其实是由精囊（seminal vesicle）分泌。Prostaglandin E 和 prostaglandin F 的化学结构在 1962 及 1963 年被 Bergstrom 等人确定。此后几年，各种 prostaglandins 包括 thromboxane、前列环素（prostacyclin, PGI_2）等也陆续被发现。

花生四烯酸（arachidonic acid）的另一种代谢物 leukotriene 的生理作用在 1938 年首次被发现。Feldberg 和 Kellaway 首先从肺的灌流物中发现一种“慢反应物质”可以刺激平滑肌收缩。1979年，这种“慢反应物质”的主要成分 leukotriene C4 的化学结构终于被确定。

Eicosanoids 和其他的 hormones 最大的不同在于通常只作用于局部的组织或细胞（paracrine 或 autocrine 的作用形式）。最主要的原因是 eicosanoids 很不稳定，很快会被 enzyme 或 non-enzymatic reaction 所分解。例如，PGI_2 的半衰期只有几秒钟，$PGI_2\alpha$ 的半衰期只有2min，很快就被降解成没有生物活性的代谢物6-keto-PGF1 α。

有关 prostaglandin 在细胞膜上的 receptor 以及它们的信息传导路径，近年来的研究表明，它是一种与 G-protein 相连结的 receptor，可经由 PKA、PLC、或 Ca^{2+} 等不同 signal transduction pathways 发挥其生理作用。关于 prostaglandin 的 nuclear receptor，目前只知道它们是一种孤儿受体（orphan receptor），与 prostaglandins 结合之后，可以调控 target gene transcription。其详细的作用机制还不很清楚。近年来对 prostaglandin 的研究资料很多，作用也很复杂。从结构上看，prostaglandin 是一个 20 碳的长链脂肪酸，它含有一个五碳环。它们的命名是根据碳链中双键的数量及五碳环上的功能基因来决定的。例如，PGE-1 和 PGE-2 的差别是碳链中双键的数量不同，PGE-1只有一个双键而 PGE-2 含有两个双键；PGE-2 和 PGF-2α 则只是五碳环上功能基团的不同而已。

Prostaglandin 的生理作用极为广泛而非常复杂。主要是因为不同的 prostaglandin 之间通常相互拮抗，而同一种 prostaglandin 或是不同的 prostaglandin 之间又能自身放大（autoamplification）。例如，PGE-2 可以引起膀胱、气管、小肠或子宫平滑肌舒张，但却使血管平滑肌收缩；而PGF-2α的作用则完全相反。关于autoamplification，PGE-2和PGF-2α分别可以刺激骨髓细胞或卵巢黄体细胞中 prostaglandin G/H synthase-2 的 gene 表达，进而增加 prostaglandin 的产量，形成一种 autoamplification 的现象。

Prostaglandins 的生理调节功能包括引起许多组织的炎症反应，参与疼痛及发热等; 抑制 prostaglandins 合成的药物（如阿司匹林）可以减轻上述症状。Prostaglandins 对生殖生理的调控也有非常重要的作用，prostaglandins 可控制着卵巢的排卵、黄体的形成和萎缩以及子宫的收缩等。过量的 prostaglandins 可能引起早产，月经疼痛，子宫内膜异位等妇科疾病。Prostaglandin 依其亚型不同，可以引起肺内血管以及气管平滑肌的舒张或收缩。不正常的 prostaglandin 和 leukotrienes 生成可能和呼吸窘迫以及气喘（asthma）有关。此外，肾脏的髓质会产生 prostaglandins，可使血管舒张，促进肾脏水分及电解质排入尿液中。胃和小肠都可产生 prostaglandins，有抑制胃液分泌、小肠蠕动和液体的吸收等功能。如果过度使用 prostaglandin 合成的抑制药物（如阿司匹林），可造成胃酸过多而形成溃疡。另外，thromboxane A_2 可以促进血小板的凝血功能，而 PGI_2 则抑制血液的凝固。

三、激素含量的测定（Measurement of hormone concentrations）

体内血液中 hormone 含量很低，通常在 pg/ml 到 ng/ml 之间。因此，要求测定方法必须有高的特异度和灵敏度。测定血液循环中 hormone 浓度，无论是基础水平还是刺激后水平，是诊断许多内分泌疾病的重要手段。

测定激素的方法很多，目前广泛使用的一种方法是放射免疫测定法（radioimmunoassay, RIA）。19 世纪 50 年代后期，Solomon Berson 和 Rosalyn Yalow 发明了 radioimmunoassay (RIA)。RIA 的基本原理是竞争性结合（competition binding），利用抗原 - 抗体特异性结合原理，用同位素标记某一 hormone，在获得标准曲线后，推算未标记 hormone 的含量。这一方法有很高的特异度和灵敏度，而且经济、快捷。它不仅可测定 peptide hormone，而且一些非肽类 hormone，如 steroid hormone 等，将它们与 protein 交联后免疫动物所产生的抗体，也可用于 RIA 测定。另外，RIA 还可用于检测不同药物和维生素的浓度。Berson 和 Yalow 所发明的 RIA 引起了内分泌学的一场革命，他们也因此荣获生理学与医学 Nobel Prize (1977 年)。至今，RIA 仍是一种能特异检测微量 hormone 的可靠而常用的方法。其测定程序如下（Fig. 11-7）：

A. 反映体系中只含有标记的 hormone 和相应抗体，4 个放射性标记的 hormone 分子中，3 个分子可分别与抗体的结合位点结合，此时结合的激素与未结合激素的比值为 3.0，即 Bound/Free 的比率为 3.0。

B. 当加入 2 个未标记 hormone 的分子，由于在化学性质上，标记和未标记的 hormone 完全一样，未标记的 hormone 也可以与抗体上的结合位点相结合，因此可与标记的 homone 竞争结合位点，此时 Bound/Free 的比值降到 1.0。

C. 当非标记 hormone 的分子增加到 8 个时，仅有一个标记的 hormone 分子与抗体结合，Bound/Free 的比值进一步降至 0.33。

若以非标记的 hormone 为横坐标，Bound/Free 的比值为纵坐标，可见 Bound/Free 的比值随后者的增加而逐渐减低。将 A、B、C 三点（实际测定时点数更多）的 Bound/Free 比值在图中相连，成为标准曲线。当需要检测某一样品中这一 hormone 浓度时，只需测定样品中放射线的强度，就可推算出 Bound/Free 的比值，将这一数值代入前述的标准曲线，即可测得样品中激素的浓度。

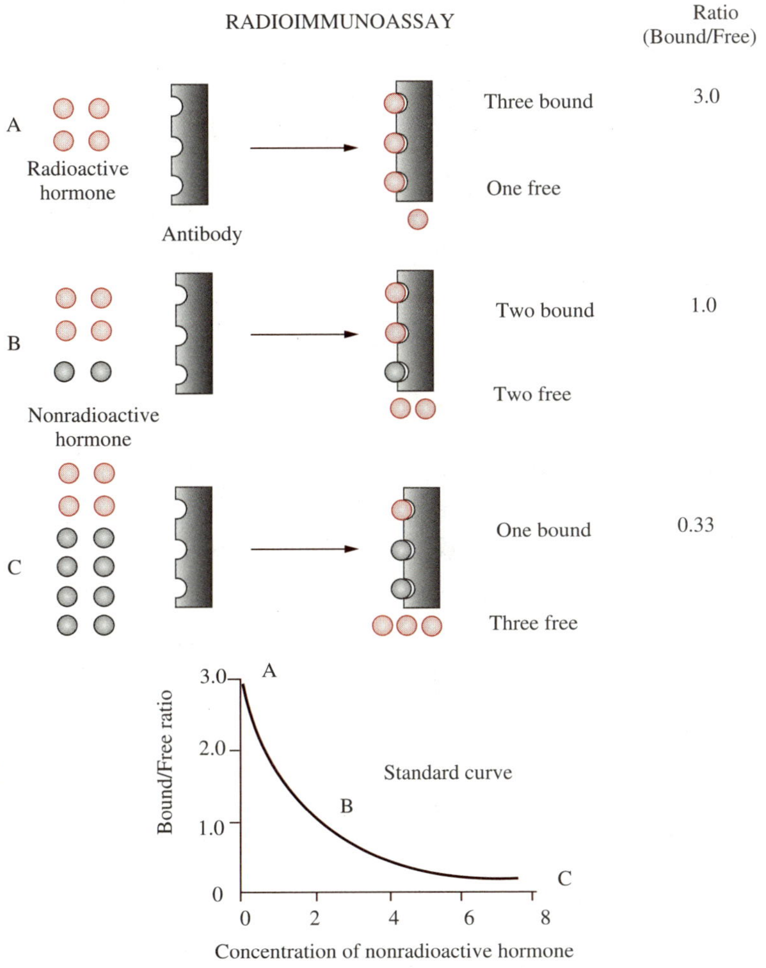

Fig. 11-7 Method of radioimmunoassay used to measure hormone concentration. Each of the three parts labeled A, B and C shows different concentrations of nonradioactive hormone. The Bound / Free ratio gives the amount of radioactive hormone bound to antibody relative to the amount not bound (free) .

四、激素的分泌、运送和清除 (Secretion, transport and clearance of hormone)

前面提过，hormone 是经血液运送到靶器官。在运送的过程中，水溶性的 hormone，如 catecholamine 以及 peptide hormone 等都可以直接溶在血浆内。但脂溶性的 steroid 以及 thyroid hormone 就必须通过与血浆中的蛋白质结合才能被血液运送。虽然 steroid 和 thyroid hormone 以结合态为主，但仍有一小部分为不被结合的游离态。游离态可以转变成结合态，结合态也可以分解为游离态。因此，游离态 hormone 和结合态 hormone 在血液中达到一个动态平衡。虽然游离态 hormone 的比例很低，但只有游离态的 hormone 才能通过毛细血管壁进入靶细胞。因此，就生理意义而言，游离态 hormone 的浓度比结合态 hormone 更重要。

例如，在血浆中只有 3% 的雌二醇（estradiol）是游离态，但发挥生理功能的是这些游离态的 estradiol。Hormone 与血浆中蛋白质的结合，还可以作为 hormone 的储备池（reservoir），延长循环中 hormone 半衰期和对 hormone 急性分泌的缓冲（buffer）等作用。

决定血浆中 hormone 浓度的因素主要是 hormone 分泌的速率以及从血液清除的速率。Hormone 的代谢主要在肝脏和肾脏内进行。此外，有些 hormone 也会在靶细胞内被降解。例如，当细胞膜 receptor 与 hormone 结合后，通过胞饮作用（pinocytosis），hormone 与 receptor 结合的复合体，在细胞内又分开，经过一连串酶促反应后，hormone 被降解破坏。Receptor 大多可再回到细胞膜上重新利用。一般而言，血液中游离态的 hormone，如 catecholamine 以及 peptide hormone 等，比较容易被排除或被 enzyme 分解破坏。因此，这些 hormone 被保留在血液中的时间相对较短，可能只有几分钟，或几个小时。与蛋白质结合的 hormone 比较不易受到 enzyme 或其他降解途径的影响，因此 steroid 以及 thyroid hormone 被保留在血液中的时间比较长，可能长达数小时甚至几天。

值得注意的是，并不是所有的 hormone 经过代谢后都会失去生物活性。某些 hormone 经过代谢之后，其活性反而会更强。换句话说，这类 hormone 分泌后，必须经过代谢才能充分发挥其作用。例如 thyroid hormone，血液中的 T_4 转变成活性较强的 T_3 之后，有更强的作用。Testosterone 也在靶细胞代谢，变成双氢睾酮（dihydrotestosterone）之后，活性增强。另外，有一些 preprohormone 分泌出来后，必须经过 enzyme 代谢变成 hormone 才有活性。

五、激素分泌的调节（Control of hormone secretion）

机体借助内分泌细胞所分泌的 hormone，调节机体的功能，以适应不断变化的内外环境。因此，hormone 的分泌也随内外环境的变化而在不断的变化。这些变化都有一定的规律，受很多因素的影响。

（一）激素分泌的周期性

多数 endocrine secretion 表现为节奏性（rhythms）。Hormone 的分泌 rhythms 可长可短，其周期从几分钟到1个月。有些 hormone 的分泌以 24 小时为一周期，称为昼夜节奏（circadian rhythms）。说明生物钟影响 hormone 的分泌。生长素（growth hormone, GH）的分泌和睡眠有直接的关系：在熟睡时期，GH 的分泌显著增加，醒后又回到静息状态。这种现象和神经的活动状态有关，而神经活动状态又随着时间而有所改变。某些 hormone 的分泌为脉冲式（pulsatile secretion），即在两次分泌高峰之间，没有 hormone 释放（Fig. 11-8）。两次分泌高峰之间的间隔可长可短，从几分钟到几小时。Pulsatile secretion 可发生在 circadian rhythms 的基础之上。

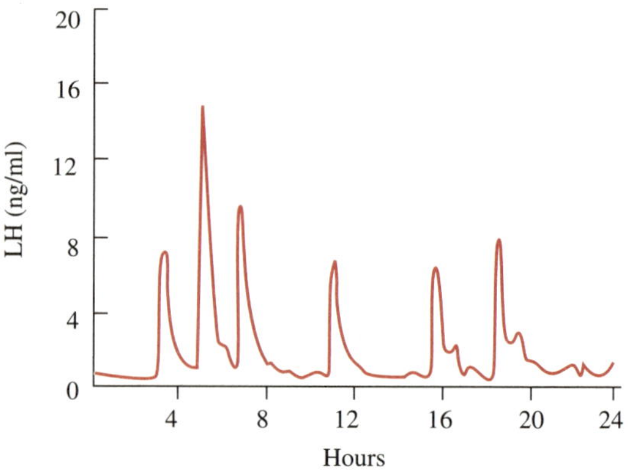

Fig. 11-8 Pulsatile secretion of hormones using LH as an example. Hormone release into the blood is a complex phenomenon as reflected in rapid changes of plasma concentrations at more or less regular intervals. The name of pulsatile release is given to this very contrasted mode of release.

（二）影响内分泌细胞分泌功能的信息

影响内分泌细胞功能的信息，大致可以分成三种类型：

1. 血浆无机盐或有机营养物质的浓度 很多 hormone 的分泌受血浆中无机离子或有机营养物的浓度控制。这种调节往往是一种负反馈性调节。以 insulin 为例，当血浆葡萄糖浓度升高时，insulin 的分泌增加，而 insulin 又可以使葡萄糖浓度下降，从而促使胰岛素的分泌减少。

2. 神经对内分泌细胞的调节 神经系统可以通过支配内分泌腺的神经纤维调节内分泌腺体或细胞的功能。例如，肾上腺髓质类似于交感神经节，当交感神经节前神经纤维兴奋时使肾上腺髓质兴奋，释放 epinephrine 和 norepinephrine。除了肾上腺髓质之外，自主神经系统还会影响其他的内分泌腺（Fig. 11-9）。形态学的研究结果表明，许多内分泌腺体含有丰富的交感神经纤维或副交感神经纤维，这些纤维都可以影响内分泌腺体的分泌功能。

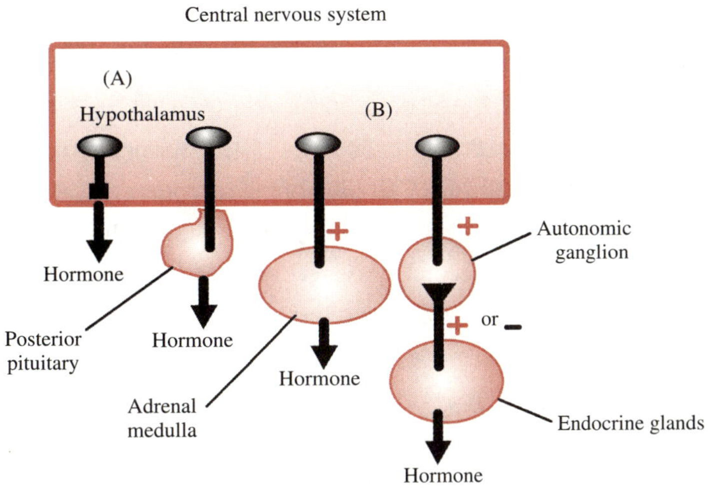

Fig. 11-9 Regulation of endocrine function by nervous system. A large group of hormones, those secreted by the hypothalamus and neurohypophysis, are under the direct control of neurons in the brain. Neurons in the hypothalamus, some of them extend to and terminate in the neurohypophysis, can directly secrete hormones. Hormones secreted by adrenal medulla are also under the control of neurons. The effects of autonomic nervous system on hormonal secretion can be either stimulatory or inhibitory.

3. 其他 hormone 的影响 许多 hormone 会受到另外 hormone 的影响。反馈性调节（feedback）是 endocrine system 的一个重要特征。后面讨论各个内分泌腺时会提到，许多 hormone 的功能主要是促使其他内分泌腺分泌 hormone，因此，称为促激素（tropic hormone）。Tropic hormone 不仅可以刺激另外一种 hormone 分泌，而且也具有促使腺体生长的功能。被调节的 hormone 又会反馈性调节 tropic hormone 的分泌功能以维持 hormone 分泌的稳定。

除了这三种控制机制之外，还有第四种机制，即胃肠道管腔内的化学物质，但这个机制只发生在胃肠道。

各信息之间的相互作用。这里应当指出，endocrine gland 和 neuron 一样，会同时接受数种不同的信息，而这些信息的作用可能是彼此相反的，经过整合之后调节 endocrine gland 的分泌。所谓“分泌”是指 endocrine gland 合成以及释放 hormone 的过程。有些刺激直接影响基因的表达，使 hormone 合成增加或减少，从而间接地使 hormone 的分泌增加或减少。也有的刺激只影响 hormone 的释放不影响它的合成。也有的刺激可以同时影响 hormone 的合成及释放。为简便起见，我们在以后的叙述中提到“分泌”这一词时，将包括 hormone 的合成与释放两方面。

六、激素作用的机制（Mechanisms of hormonal action）

Hormone 经血液的运送可以到达全身各种不同的细胞。但是，细胞对 hormone 是否产生反应，则取决于该细胞是否具有相应的 receptor。

（一）激素的受体（hormonal receptor）

Hormonal receptor 指细胞上能识别并专一性结合某种 hormone，从而引起相应生物学效应的功能蛋白质，即接受 hormone 信息的装置。

1. Hormonal receptor 的分类 根据 hormonal receptor 在细胞中的位置可分为两类。

（1）细胞膜受体（Cell membrane receptor）：这些 receptor 都分布于 cell membrane 之中。含氮激素（甲状腺激素除外）和 prostaglandins 等与细胞膜上的 receptor 结合之后，大多通过第二信使（second messenger）以及相应的信息传导路径（signal transduction pathway）影响靶细胞的功能。由于 hormone 本身是一种信息分子，因此称之为第一信使（first messenger）。当 hormone 与 hormonal receptor 结合后可以引发细胞内产生另一类信号分子，它们再通过不同的 signal transduction pathway 影响靶细胞的功能，完成信号的传递。细胞内产生的这一类信号分子称之为 second messenger。Second messenger 包括 cAMP、cGMP、钙离子等等。

Membrane receptor 一般为糖蛋白，其分子结构可分为三部分：识别与结合 hormone 的细胞膜外区，一次或多次穿膜的跨膜区和产生生物效应的细胞内区。

（2）细胞内 receptor：Steroids 以及 thyroid hormone 的 receptor 位于胞浆中或细胞核内。由于 steroid hormone 的分子小，呈脂溶性，因此可透过细胞膜进入细胞。当 hormone 与 receptor 结合后，hormone-receptor 复合物将和靶基因 DNA 上某一段特殊的序列结合，从而改变靶基因的 transcription 速率，影响 mRNA 的产生以及随后的 translation（蛋白质的合成）速率。

2. Hormonal receptor 数量的调节 Target cell 中的 receptor 不是恒定不变的，它们随时都在变化。Receptor 可以失活或被降解，也可以被激活或产生新的 receptor。这些变化都可以影响 target cell 对 hormone 的敏感性，从而影响 target cell 对激素的反应。例如 hormone 与 receptor 结合后可以降低细胞中 receptor 的生成从而降低 receptor 的数量，也可以使细胞中某些 receptor 失活，最终使 receptor 的作用减小。这种作用称之为下调（down-regulation）。与此相反的是上调（up-regulation）。有些 hormone 与 receptor 结合后可以引起 target cell 中产生 up-regulation，从而加强 hormone 的作用。

（二）受体介导的细胞反应机制（mechanisms for intracellular receptor-mediated responses）

前述 hormonal receptor 分为 membrane receptor 和细胞内 receptor 两种。这两种 receptor 介导的细胞反应机制是不相同的。

1. Membrane receptor 这些受体位于 cell membrane 之中。在 hormone 与 receptor 结合后有如下几条通路调节细胞的功能。

（1）第二信使（second messenger）通路：Second messenger 的产生途径和影响靶细胞

功能的途径（signal transduction pathway）是不相同的，大体可以分为三种：

1）cAMP 和 cGMP：许多 hormone 的 receptor 和 G 蛋白相连接，这类 receptor 与 hormone 结合会激活与其连接的腺苷酸环化酶（adenylate cyclase），将 ATP 转化为 cAMP，引起细胞质中的 cAMP 浓度增加。cAMP 是一种 second messenger（Fig. 11-10）。cAMP 可以活化 protein kinsae A（PKA），被活化的 PKA 可以使某些胞浆内的蛋白质磷酸化而产生相应的生理反应，例如肌细胞收缩、腺细胞分泌及神经细胞产生电位变化等。PKA 也可以影响胞浆内其他的酶促反应，从而影响靶细胞的代谢。被活化的 PKA 可进入细胞核并磷酸化一些 transcription factors，如 CREB，C/EBP 等，最终可以调控 DNA 的 transcription。存在于细胞质中的 cAMP 可被磷酸二酯酶（phosphodiesterase）降解为5′-AMP 而失去活性。由于这一调节通路中都通过活化PKA，因此又称为PKA 路径。

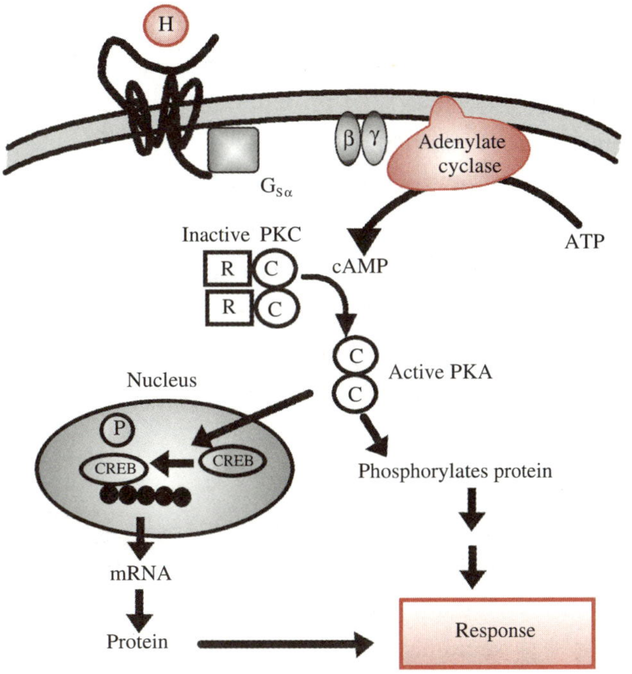

Fig. 11-10 The cAMP signaling pathway.

Many hormones bind to Gs protein-linked receptors and affect the activity of adenylate cyclase and thus alter the concentrations of intracellular cAMP levels. The binding of hormone to membrane receptor causes conformational change of the receptor, which triggers the dissociation of G protein α subunit from βγ subunits by substituting GTP for GDP in the α subunit. The Gs α subunit then activates the adenylate cyclase, which converts ATP to cyclic adenosine monophosphate (cAMP). cAMP serves as second messenger activating protein kinase A (PKA) by binding to the catalytic subunit (C) of PKA and releasing C subunits from regulatory (R) subunit. Activated PKA, in turn, phosphorylates particular serine or threonine residues on certain intracellular proteins, thus altering their activities. The activated PKA can also translocate to the nucleus and phosphorylate certain transcription factors such as cAMP-responsive element binding protein (CREB) and thus regulate gene activities.

利用这种 signal transduction pathway 类型的 hormones 有：CRH、GHRH、LH、glucagon、TSH 以及 vasopressin 等。

与 cAMP 相类似的 second messenger 还有cGMP。cGMP由鸟苷酸环化酶（guanylate cyclase）将 GTP 转化而成。Guanylate cyclase 与细胞膜受体相连，当 receptor 与 hormone（如心钠素，atrial natriuretic peptide）相结合被激活后，通过 protein kinase G（PKG）使某些胞浆内的蛋白质磷酸化而产生相应的生理反应。

2）DAG 和 IP_3：有些和 G-protein（如 Gq）偶联的 receptor 可活化 phospholipase C（PLC），以分解膜上的 phosphotidylinositol 4, 5 bisphosphate（PIP_2，二磷酸肌醇）成为二酰甘油（diacylglycerol, DAG）和三磷酸肌醇（inositol 1, 4, 5 triphosphate, IP_3）。DAG 和 IP_3都是 second messenger。IP_3 可增加细胞内游离态钙离子的浓度。游离态钙离子和 DAG 再活

化钙依赖的 protein kinase C (PKC)。被活化的PKC转移到细胞膜附近，磷酸化其他的 proteins 或 enzymes，以调节靶细胞的生理反应。另外，细胞内游离的钙离子也会直接引发某些钙依赖的细胞反应 (calcium-dependent cellular processes)，如分泌或收缩等 (Fig. 11-11)。由于这一通路都通过活化 PLC，因此又称为 PLC 路径。

通过活化 PLC 作为 signal transduction pathway 的 hormones 有 TRH、GnRH、oxytocin 和 adrenaline (介导血管收缩) 等。

3) Ca^{2+} 通道路径：Ca^{2+} 可以作为另一种 second messenger。有些 receptor可以和钙离子通道 (calcium channels) 相联 (Fig. 11-12)。当与 hormone 结合后，receptor 的构象会发生改变，引起钙离子通道开放而使钙离子通过细胞膜造成细胞内钙离子浓度升高。因而，钙离子作为 second messenger会刺激细胞产生一系列的生理反应。许多钙离子的作用有赖于钙与调钙蛋白 (calmodulin) 的结合。Calmodulin 有时与有些 enzymes 相联，当钙与 enzyme 相联的 calmodulin 结合时，该 enzyme 的活性就会发生改变。

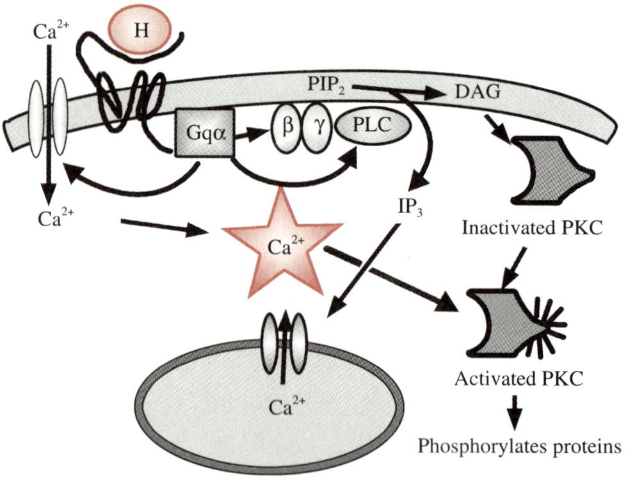

Fig. 11-11 Hormonal signals that activate phospholipase C and downstream second messengers. Certain hormones, through the binding to specific Gq coupled-membrane receptors, activate phospholipase C (PLC) activity. PLC then cleaves phosphatidylinositol 4, 5-bisphosphate (PIP_2) to inositol 1, 4, 5 triphosphate (IP_3) and diacylglycerol (DAG). Both IP_3 and DAG are second messengers. IP_3 causes Ca^{2+} release from smooth endoplasmic reticulum and influx from extracellular space. Elevated intracellular free Ca^{2+} concentrations trigger several cellular responses such as enzyme secretion, smooth muscle cell contraction, as well as activation of some Ca^{2+} dependent protein kinases such as Ca/calmodulin dependent protein kinase and PKC. DAG can directly bind and activate PKC.

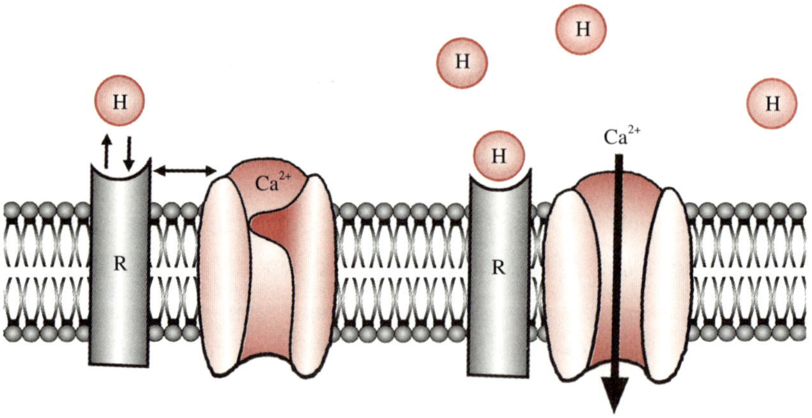

Fig. 11-12 A model of activation of calcium channels. Hormone receptor (R) can bind hormone (H) and control opening of calcium channels in cell membrane.

另一条升高细胞内 Ca^{2+} 的途径是通过前述的 IP_3，IP_3 可以引起内质网中的 Ca^{2+} 的释放，从而升高胞浆中的 Ca^{2+}。胞浆中的 Ca^{2+} 再作为 second messenger 发挥作用。

（2）酪氨酸激酶（tyrosine kinase）路径：这类受体本身具有 tyrosine kinase 的活性。由三部分组成：伸向细胞膜外的部分可以和 hormone 结合，称为配体结合功能域（ligand-binding domain）；穿膜的部分称为跨膜区；胞浆内含有 tyrosine kinase 酶活性的部分称为酪氨酸激酶功能域（tyrosine kinase domain）。当与 hormone 结合后，胞浆内的 tyrosine kinase domain 即被活化。活化的 tyrosine kinase 有两个作用：一是磷酸化 receptor 自身的 tyrosine 残基从而强化 hormone 信号；二是磷酸化细胞内其他蛋白，酶的 tyrosine 残基，再通过改变这些蛋白和酶的活性引起一连串生理反应（Fig. 11-13A）。前面所讲的 PKA 和 PKC 介导的信号通路和这里所讲的 PTK（protein tyrosine kinase）信号通路不同的是前二者磷酸化丝氨酸（serine）和苏氨酸（threonine）残基而不是 tyrosine 残基。

Insulin 及大部分的生长因子如 insulin-like growth factor 1（IGF1，胰岛素样生长因子 1）、上皮细胞生长因子（epidermal growth factor, EGF）、神经生长因子（nerve growth factor, NGF）以及成纤维细胞生长因子（fibroblast growth factor, FGF）等都是利用这种 signal transduction pathway 来调控靶细胞的功能。

另外有些 receptor 本身虽然没有 tyrosine kinase domain，但其相邻的蛋白具有 tyrosine kinase domain（Fig. 11-13B）。当这些 receptor 与 hormone 结合后可以吸附这种蛋白并使其中的 tyrosine kinase 活化，起到和受体中 tyrosine kinase 活化类似的作用，从而引发上述一连串反应，最后引起靶细胞的反应。利用这种 receptor 的 hormone 有 GH，泌乳素（PRL），细胞素（cytokines）及红细胞生成素（erythropoietin）。

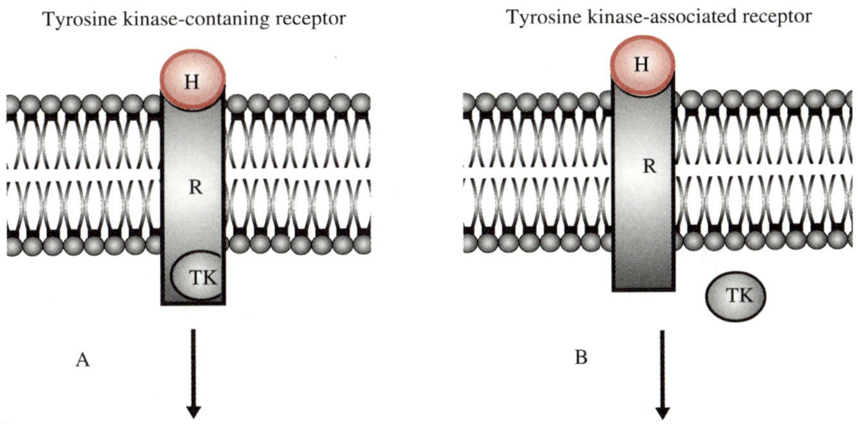

Fig. 11-13 A model of activation of receptor tyrosine kinases. Phosphorylation-mediated actions of tyrosine kinase-containing (A) and tyrosine kinase-associated (B) receptors. H, hormone; R, receptor; TK, tyrosine kinase.

2. 细胞内 receptor 这类受体不在细胞膜，而位于细胞之内，主要是类固醇激素作用的 receptor，它们通过对基因表达的调控影响细胞的功能。

Steroid，vitamine D 以及 thyroid hormone 的分子小，且为脂溶性，因此可穿过细胞膜进入细胞内与细胞内的 receptor 结合而发挥作用。这类 receptors 位于胞浆中或细胞核内，结构上相似，属于核 receptor 超级家族。其作用如同转录因子，与 hormone 结合的 receptor 形成 hormone-receptor 复合物，该复合物可结合到某些基因的启动子上的 hormone 反应原件（hormone-responsive elements, HRE），从而调控DNA的转录过程，生成新的mRNA，诱导蛋白质合成，引起相应的生物效应（Fig. 11-14）。值得注意的是，一个hormone-receptor复合物往往可以影响一种以上的基因。

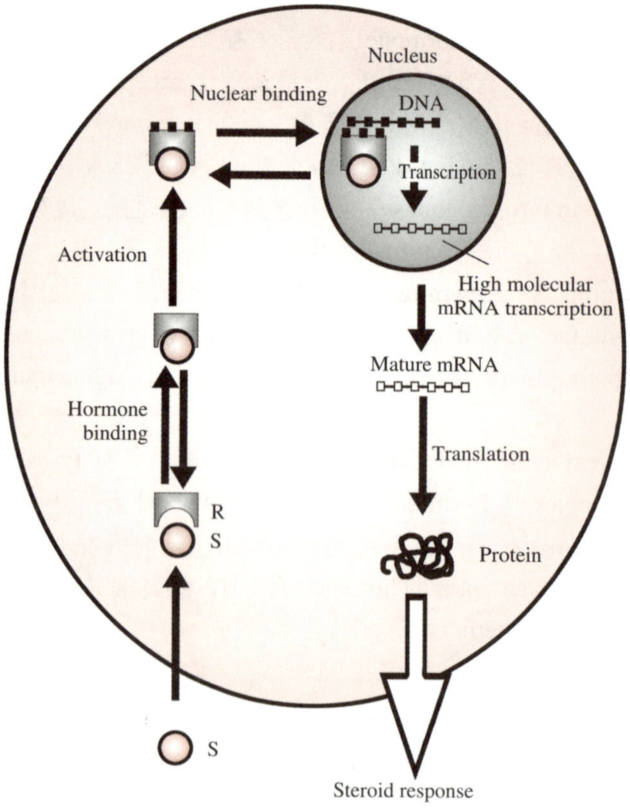

Fig. 11-14 Mode of steroid hormones regulates cellular responses. Steroid hormones (indicated as S) are hydrophobic and can freely pass through the cell membrane. Receptors for steroid hormones are present in the cytoplasm or in the nucleus. Nevertheless, binding of steroid hormones to their receptors causes receptor dimerization. Dimerized receptor-steroid hormone complex then binds to specific DNA regions known as hormone response element (HRE) and thus regulates transcription of DNA to mRNA. Mature mRNA then enters the cytoplasm, where its message is translated by ribosomes and the corresponding protein is produced. Therefore, the effect of steroid hormones is usually resulted in regulation of gene transcription and translation.

有关 steroid hormone receptor 的生化特性，早在 60 年代便是科学家热切要解决的课题。但直到 80 年代，随着分子生物学技术的发展，人们才有适当的工具去进一步研究这个热门课题。继 steroid hormone receptor 被克隆出来后，它们的结构也被阐明。Steroid hormone receptor 的一级结构基本上可分为三个功能域（functional domain）。其中与 DNA 结合的 DNA binding domain 位于中央，而与 hormone 结合的 hormone binding domain 以及 transcription activation domain 分别位于羧基端和氨基端。所有 steroid hormone receptor 的 DNA binding domain 的氨基酸组成序列都很相似，其中有两段特殊的结构叫 zinc fingers，是 receptor 用来与 DNA 结合的地方。一般而言，当 receptor 与 hormone 结合前，这两个 zinc fingers 是被掩盖着的，所以与 DNA 的亲和力较低。当 hormone 与 receptor 结合后，由于 receptor 的构型改变，zinc finger 被暴露出来，便可以与 DNA 结合发挥功效。近期研究标明，steroid hormone receptor 在未结合 hormone 前与某些热休克蛋白质（heat shock proteins, HSPs）。HSPs 具有稳定 receptor 及防止 receptor 结合到 DNA 上之功能。Hormone-receptor 结合改变了 receptor 的构象，促使 HSPs 从 hormone-receptor 复合物上解离。HSPs 的解离有助于形成 receptor 的二聚体（dimer），并增加与DNA的亲和力。HSPs 并不和 vitamine D

及 thyroid hormone 的 receptor 结合。

综上所述，含氮激素的 receptor 位于细胞膜上，通过 second messenger 及 tyrosine kinase 发挥作用；类固醇激素的 receptor 则位于细胞内，是通过基因表达的调控而发挥作用。但是，有的含氮激素可通过 second messenger 调节基因转录；而有一些 thyroid hormone 的 receptor 也可以存在于细胞膜上或线粒体膜上，从而可引起一些非基因调控效应。

从以上讨论中可见，hormone 与 receptor 结合后要经过很多复杂的步骤，才能实现对细胞功能的调节。这种方式似乎不利于 hormone 对细胞功能的调节。实际上，通过这种方式可以放大 hormone 的作用。例如，一个分子的 hormone 结合到相应的 receptor 上，可以激活 10 个 adenlyl cyclase；一个 adenylyl cyclase 又催化产生 100 个 cAMP；一个 cAMP 通过蛋白激酶影响 100 个蛋白质的磷酸化（酶）；每一个分子的酶可以催化生成 100 个分子的相应产物（例如分泌物分子）。以上的一连串连锁反应，使 hormone 的作用被大大放大，即一个 hormone 分子可以引发产生 1 千万（10^7）分子的分泌物。说明浓度很低的 hormone 可以产生很大的生理学效应。因此，常常将 hormone 的作用称之为启动（trigger）某一活动。

第二节　下丘脑的内分泌机能
Endocrine Functions of Hypothalamus

下丘脑（hypothalamus）位于丘脑的下方，第三脑室的两侧，是间脑（diencephalon）的一小部分。Hypothalamus 是非常重要的神经中枢，控制着食物摄入、饮水以及体温的调节等。在内分泌功能方面，它可直接控制垂体（hypophysis） hormone 的分泌，从而间接调控全身的内脏活动以及代谢等功能。

一、下丘脑内分泌神经元的分类及功能
(Classification and function of the neuroendocrine neurons in hypothalamus)

Hypothalamus 内存在很多具有分泌功能的 neuron，依其形态及功能可分为两类：第一类称为神经内分泌大细胞（magnocellular neuroendocrine, MgC），起源于视上核及室旁核（supraoptic and paraventricular nuclei）；另一种称为神经内分泌小细胞（parvocellular neuroendocrine, PvC），起源于弓状核、视前区及其他核区。神经内分泌小细胞的末梢终止于正中隆起（median eminence），并未进入腺垂体（adenohypophysis）(Fig. 11-15)。MgC 制造的 hormones 可直接到达并贮存于神经垂体（neurohypophysis），当接受到分泌的传入信号时，hormones 分泌出来。当 PvC 神经元兴奋时，hormones 分泌出来后，在 median eminence 进入垂体门脉血管（hypophysial portal vessels），经血液运输到达 adenohypophysis 并与 target cells 上的 receptors 结合，以调节 adenohypophysis 的分泌功能。

二、下丘脑激素的性质及作用
(Properties and actions of the hypothalamic hormones)

前面曾经提过，adenohypophysial hormones 大多受到 hypothalamic hormone 的调节。

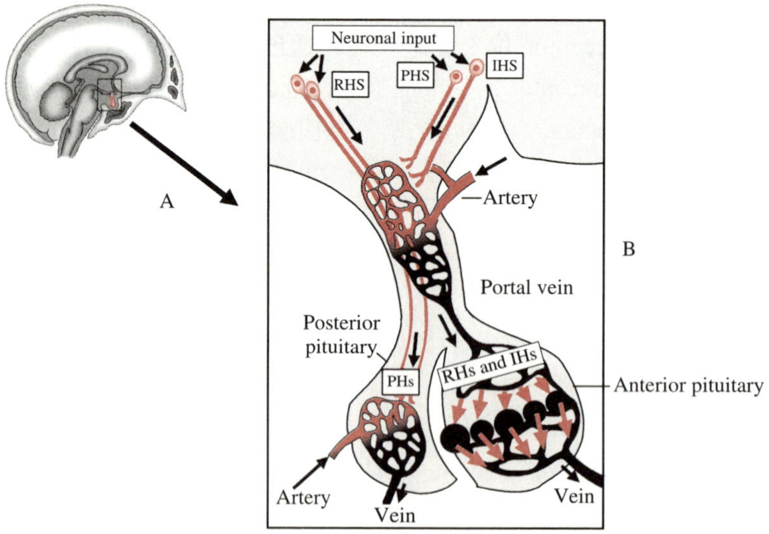

Fig. 11-15 Location of the hypothalamus and hypophysis in the brain (A), and neural and vascular connections between the hypothalamus and hypophysis (B). The hypothalamus is a small portion of the diencephalon located below the thalamus. The hypophysis is located immediately inferior to the hypothalamus and is attached to the hypothalamus by a stalklike structure called the infundibulum. Almost the entire blood supply of the adenohypophysis comes from the hypophysial portal vessels, which originate in the median eminence. The short portal vessels, originated in the neurohypophysis, only carry a small fraction of the blood leaving the neurohypophysis and supply a small fraction of the blood received by the anterior adenohypophysis.

Hypothalamus 可以分泌多种 adenohypophysis 释放激素，每一种释放激素都是由特别的 hypothalamus 神经元产生的，而且每一种释放激素都可以影响一种（或一种以上）adenohypophysial hormone 的释放。每一种 hypothalamic hormone 都是根据它所作用的 adenohypophysial hormone 来命名，例如，促使 growth hormone 分泌的 hypothalamic hormone 称为生长激素释放激素（growth hormone releasing hormone, GHRH），而使促甲状腺激素（thyroid stimulating hormone, TSH）分泌的 hypothalamic hormone 称为促甲状腺素释放因子（thyrotropin releasing hormone, TRH）。为简化起见，本章只讨论其结构和生理意义已经很明确，而且比较重要的 hormones（Tab. 11-2）。

Tab. 11-2 Hypothalamic hormones and its effect on adenohypophysis

Hypothalamic hormones	Major effect on adenohypophysis
Corticotropin releasing hormone (CRH)	Stimulates secretion of ACTH
Growth hormone releasing hormone (GHRH)	Stimulates secretion of GH
Thyrotropin releasing hormone (TRH)	Stimulates secretion of TSH
Gonadotropin releasing hormone (GnRH)	Stimulates secretion of LH and FSH
Somatostatin (SS, also known as growth hormone release inhibiting hormone, GHRIH)	Inhibits secretion of GH
Dopamine(DA, also known as prolactin inhibiting hormone, PIH)	Inhibits secretion of prolactin

（一）促肾上腺皮质激素释放激素（Corticotropin releasing hormone，CRH）

CRH 由位于室旁核的神经元分泌，是一具有 41 个氨基酸的 polypeptide，其功能是促进 adenohypophysis 分泌促肾上腺皮质激素（adrenocorticotropic hormone，ACTH）以及 β 内啡肽（β endorphin）。CRH 调节 ACTH 的分泌是通过与细胞膜上的 receptor 结合，活化 cAMP- PKA 系统及 Ca^{2+} 系统，以促进 ACTH mRNA 的 transcription。CRH 的分泌受到生物节律及应激的调控。白天时分泌较高，午夜时分泌最低。应激是调控 CRH 分泌的外在因素。在应激状态下，hypothalamus 释放 CRH，刺激 adenohypophysis 分泌 ACTH，ACTH 通过血流到达 adrenal cortex，引起考地松（cortisol，人）或皮质酮（corticosterone，鼠和兔等）大量分泌。血液中的 cortisol 或 corticosterone 浓度升高可反馈性抑制 hypothalamus 中 CRH 的分泌。

（二）Growth hormone releasing hormone（GHRH）

1982 年首先从人的胰腺肿瘤细胞中分离出 GHRH，随后证实其氨基酸组成与 hypothalamic GHRH 完全一样。分泌 GHRH 的神经元位于弓状核，它的分泌受到生物节律的调控，一般在夜间较高。此外，许多 neurotransmitters 也会调节 GHRH 的分泌。GHRH 可刺激 adenohypophysis 分泌 GH。血液中的 GH 和 insulin-like growth factor-1（IGF-1，肝、肾等靶器官制造一种生长因子，见后述）两者浓度增高时，会促进 hypothalamus 分泌另一种 hormone，即生长抑素（somatostatin）。Somatostatin 经由超短反馈抑制 GHRH 的分泌。

（三）生长抑素（Somatostatin，SS）

Somatostatin 又叫 growth hormone release inhibiting hormone（GHRIH），由 14 个氨基酸组成。其分泌神经元主要分布于室周核与弓状核。Somatostatin 除了拮抗 GHRH 对 GH 的作用外，还会抑制其他 hormones 如 LH，FSH，TSH 以及 ACTH 等的分泌。Somatostatin 的分泌又受到血液中 GH 和 IGF-1 的正反馈调节，当血浆中 GH 或 IGF-1 浓度升高，会刺激 hypothalamus 分泌 somatostatin 以抑制 adenohypophysis 分泌 GH。同时，somatostatin 也会通过超短反馈抑制 GHRH 的分泌，从而减低对 adenohypophysis 中 GH 分泌细胞的刺激。

（四）促甲状腺素释放激素（Thyrotropin releasing hormone，TRH）

TRH 是最小的 peptide hormone 之一，由 3 个氨基酸组成。分泌 TRH 的神经元集中在室周核附近。TRH 经由 hypophysial portal vessels 运送到 adenohypophysis 之后与 thyrotroph 细胞的 TRH receptor 结合，刺激 TSH 基因的 transcription 和 translation。此外，TRH 也可以作用在 prolactin 分泌细胞，增加 prolactin 的分泌。当身体受到寒冷刺激时，可激发 TRH 的分泌从而增加 TSH 的分泌。TRH 的分泌除了受到 T_3 的负反馈抑制外，也同时受到 neurotransmitter 的调控，如 norepinephrine 可增强其分泌，而 dopamine 可抑制其分泌。

（五）促乳素释放抑制激素（Prolactin release inhibiting hormone，PIH）

PIH 的主要产生部位在下丘脑外侧结节核。近来的研究表明，prolactin inhibiting hormone 可能是多巴胺（dopamine）。它能抑制 adenohypophysial prolactin 的分泌。

（六）促性腺素释放激素（Gonadotropin releasing hormone，GnRH）

GnRH 的化学结构于 1971 年被确定为肽，由 10 个氨基酸组成。从氨基酸的组成看，肽链中第 1～3 以及第 9 个氨基酸残基对于 GnRH 的活性非常重要。GnRH 主要由 hypothalamus 分泌。胎盘、卵巢、睾丸等也可分泌 GnRH，其作用主要是局部的不过大都只有局部作用。GnRH 控制着黄体生成素（luteinizing hormone, LH）和卵泡刺激素（follicle stimulating hormone, FSH）的分泌进而调控整个生殖机能。一般情况下，GnRH 可以调节 LH 和 FSH 的产生和释放。更值得指出的是，GnRH 可以有选择性地增进 LH 或 FSH 的合成，因此可以分别调节 LH 或 FSH 的分泌。其详细机理还有待阐明。除了对 adenohypophysis 的影响之外，GnRH 对性腺的发育及功能也有直接的作用。Sex hormone（testosterone 和 estradiol）能够负反馈抑制 hypothalamus 中 GnRH 的分泌。此外，卵巢或睾丸可产生的一种 peptide，名为抑制素（inhibin），也能抑制 GnRH 的作用。

从 Tab. 11-2 可以看到至少有两种 hypothalamic hormones，它们不但没有促 adenohypophysial hormone 释放的功能，却具有抑制 adenohypophysial hormone 分泌的作用。其中以抑制 growth hormone 的 growth hormone release inhibiting hormone（GHRIH）或叫 somatostatin（SS）最著名。另外一种抑制性的 hypothalamic hormone 叫催乳素释放抑制激素（prolactin inhibiting hormone, PIH）具有抑制 prolactin 分泌的作用。因此，hypothalamic hormones 按照其性质也可分为两大类：释放激素（releasing hormone）和释放抑制激素（inhibiting hormone）。Hypothalamus 通过这两类激素的释放调节 adenohypophysis 的内分泌功能。

从 Tab. 11-2 可以看到，hypothalamic hormone 与 adenohypophysial hormone 之间并没有很严格的一对一关系。一种 hypothalamus hormone 可以调节多种 adenohypophysial hormones 的分泌；数种 hypothalamic hormones 可作用于同一靶腺，调节 adenohypophysial hormone 分泌。例如 GnRH 可以促进 FSH 和 LH 的释放；growth hormone 同时受到 hypothalamus 产生的 GHRH 和 somatostatin 的调节，其中 somatostatin 抑制其分泌，而 GHRH 则促进其分泌。因此，growth hormone 的释放，由正、反两种 hypothalamic hormone 的相对浓度决定。此外，adenohypophysis 内分泌细胞对各种 hypothalamic hormone 的敏感性也不一样。因此细胞的敏感性也会影响 adenohypophysial hormone 的释放。从 hypothalamic hormone 的化学性质上看，除 dopamine 之外，所有的 hypothalamic hormones 都是 peptide hormone。此外，值得注意的是，其他组织（特别是中枢神经系统、胎盘以及胃肠道）也会产生上述 hypothalamic hormones，由这些部位产生的 hypothalamic hormone，它们一般不作为 hormone 发挥作用，而是一种神经递质或调质。

三、下丘脑激素的分泌调节（Regulation on hypothalamic hormones）

既然 hypothalamic hormone 可以控制 hypophysial hormone 的分泌，那么，hypothalamic hormone 又由谁来控制呢？虽然有些 hypothalamic neuron 可以自行放电并分泌 hormone，但大多数神经元受两种机制的控制，即 nervous control 和 hormonal control。

（一）Nervous control

Hypothalamus 可以接受来自外周神经的感觉传入信息（刺激性或抑制性）。从神经递质的类型看，在 hypothalamus 中有多种神经递质，例如 catecholamines 和 acetylcholine 等等。这也正好说明为何一些影响神经递质的药物也会影响 hypothalamus 的功能。Hypothalamus 通过分泌 GHRH（或减少分泌 somatostatin）可促使 adenohypophysis 释放 GH，GH 可增加肝胰岛素样生长因子-1（insulin-like growth factor-1, IGF-1）的产生。已有研究结果表明，应激或运动的刺激，可以通过神经机制促使 hypothalamus 分泌 GHRH（或减少分泌 SS），从而使 GH 和 IGF-1 的浓度增加。IGF-1 则可以调节机体对紧张的适应能力或对生长的调节。这条通路的存在，从一个侧面说明神经系统在接受各种刺激（如应激或运动等）后如何通过对内分泌系统的作用，调节自身的代谢活动。此外，神经元也可以根据时间节律（如睡眠和醒觉）改变对 hypothalamus 的刺激，从而影响 GHRH 的分泌（以及减少分泌 SS），所以 GH 分泌具有时间节律性。

（二）Hormonal control

Hormone 对 hypothalamus 分泌功能的控制多以负反馈的形式进行。这种负反馈的层次有三：长反馈（long loop）、短反馈（short loop）和超短反馈（ultrashort loop）。所谓 long loop 是指 hypothalamus 受到终端腺体所分泌的 hormone 的抑制作用，以减少 hypothalamic hormone 的分泌。例如在 GHRH（SS）GH（IGF-1）的例子中，最末端的 hormone 是 IGF-1，它可以抑制 hypothalamus 神经元动作电位的频率，借此减少分泌 GHRH 的数量（或增加 SS 的分泌量）。此外，IGF-1 还会直接作用在 adenohypophysis，以降低 GH 分泌神经元对 GHRH 的敏感度（或增加对 SS 的敏感度）。所以 IGF-1 利用双重负反馈机制，来控制分泌量。所谓 short loop 是指 adenohypophysis 产生的 hormone 也会调节 hypothalamic hormone 的分泌量。例如，当血液中 GH 浓度太高时，会抑制 hypothalamus 中产生 GHRH 的神经元（或增加产生 SS 的神经元）动作电位的频率，借此减少 GHRH 的分泌。此外，hypothalamus 也会受到自身产生的 neurohormone 的 ultrashort loop 的调节。

第三节 垂 体
Hypophysis

Hypophysis 又称垂体（pituitary），是体内最重要的内分泌腺，位于颅底部，hypothalamus 的下面。在人类，hypophysis 由腺垂体（adenohypophysis）和神经垂体（neurohypophysis）组成。Adenohypophysis 又称垂体前叶（anterior pituitary），包括垂体远侧部，中间部和结节部。Neurohypophysis 又称垂体后叶（posterior pituitary），包括神经部和漏斗。Neurohypophysis 可以被认为是 hypothalamus 向外突出的衍生结构，不含腺细胞，也不合成 hormone，而是贮存和释放由 supraoptic nucleus 和 paraventricular nucleus 产生的 neurohormones。Adenohypophysis 与 hypothalamus 之间没有直接的神经连接，但存在一种独特的血管系统。营养垂体的动脉进入正中隆起（median eminence），在该部形成袢状的窦状样毛细血管网（第一级毛细血管网），这些毛细血管网汇集形成数条垂体的微静脉下行进入远侧部。在此再度形成窦状样毛细血管网（第二级毛细血管网），垂体的微静脉及其两端的毛细血管网共同构成垂体门脉系统（hypophysial portal system）。在 neurohypophysis 和 adenohypophysis 之间还有一 short portal vessels，它将很少量的血液由 neurohypophysis 流向 adenohypophysis。

一、神经垂体（Neurohypophysis）

Neurohypophysis 实际上是神经组织，为 hypothalamus 的延伸，此处的 hormone都来自 hypothalamus。Hypothalamus的supraoptic nucleus 和paraventricular nucleus产生的 hormones 都被装入小囊泡内，然后沿着神经轴突进入 neurohypophysis，聚集在轴突终端。当动作电位到达此处时，hormone 释放出来，然后进入毛细血管内，经由血液循环流至 target cell 发挥作用。现在已经确定神经垂体有两种 hormones，即催产素（oxytocin）和加压素（vasopressin，VP）。最近的研究表明，神经垂体可能还有另外两种 hormones，即 dopamine 和促乳素释放激素（prolactin releasing hormone，RH）。这两种 hormones 经由 short portal vessels 进入 adenohypophysis 都具有控制该区 prolactin 分泌的能力。

（一）加压素（Vasopressin)

Vasopressin 又叫抗利尿激素（antidiuretic hormone，ADH），因其具有控制肾脏水分排泄的作用。在正常情况下，血浆中 VP 的浓度非常低，约为 1pg/ml。生理浓度的 VP 几乎没有收缩血管而致血压升高的作用。失血时血容量下降或血浆渗透压升高，可引起 VP 大量释放，对维持血压有一定作用。VP的分泌也受时间节律的调控，在清晨最高，傍晚最低。生理浓度的 VP 的作用主要是调节肾对水分的重吸收。VP 与肾集合管细胞膜上的 V_2 receptor 结合，通过活化 PKA 使管腔膜蛋白磷酸化，增加对水的通透性，促进水的重吸收。

（二）催产素（Oxytocin）

Oxytocin 作用于子宫和乳房，具有促进子宫收缩和排乳的双重作用。Oxytocin 可与子宫平滑肌细胞上特异的 receptor 结合，导致膜去极化而使子宫收缩。平时，子宫平滑肌对 oxytocin 不敏感，但在妊娠后期，子宫对 oxytocin 的敏感度大大提高。Oxytocin 可引起子宫强烈收缩，有利于胎儿的娩出。此外，在哺乳期，通过婴儿吸吮动作反射性地引起 neurohypophysis 中 oxytocin 的分泌增加，导致乳汁的排出。

二、腺垂体（Adenohypophysis）

Adenohypophysis 基本上是由相互交错的细胞区以及密集的毛细血管网所组成。这些特化的细胞具有合成和贮存 hormone 的功能。一旦受到来自 hypothalamus hormone 的作用，便能作出相应的反应，如增加或减少分泌 adenohypophysial hormones。人类 adenohypophysis 的细胞可依染色反应分为无颗粒的嫌色细胞和含有颗粒的嗜色细胞。嗜色细胞又可分为嗜酸性细胞（占大部分）以及嗜碱性细胞。分泌 GH 和 PRL 的细胞属于嗜酸性细胞，分泌 LH、FSH、TSH 以及 ACTH 的细胞属于嗜碱细胞。

（一）Adenohypophysial hormones 以及它们的性质

Tab. 11- 3 列出了 8 种腺垂体 hormone，其中 6 种 hormone 的作用是已经明确的。这 6 种 hormone 都是 peptide hormones，分别叫做滤泡刺激素（follicular stimulating hormone , FSH)、黄体生成素（luteinizing hormone, LH)、生长激素（growth hormone, GH)、甲状腺

刺激素（thyroid stimulating hormone, TSH）、催乳素（prolactin, PRL）以及促肾上腺皮质素（adrenocorticotropic hormone, ACTH）。

FSH 和 LH 是同一种细胞的产物，这两种 hormones 合称为促性腺激素（gonadotropic hormone），它们都可刺激性腺的发育及功能。另外两种 hormones，即 β 促脂素（β lipotropin）和 β 内啡肽（β endorphin）。它们都由一个分子量较大的前体，即阿黑皮素原（proopiomelanocortin，POMC），在细胞内降解成 ACTH 和其他衍生物，包括 β lipotropin。后者会继续分解，形成阿片类衍生物，即 β endorphin。因此，adenohypophysis 也可分泌 β lipotropin 以及 β endorphin 等。

Tab. 11-3 Adenohypophysial hormones and their major effects

Hormone	Major function
Growth hormone (GH)	Stimulates IGF-l secretion,and protein, carbohydrate and lipid metabolism
Thyroid-stimulating hormone (TSH)	Stimulates thyroid hormones secretion; Regulates thyroid gland
Adrenocorticotropic hormone (ACTH)	Stimulates adrenal steroids secretion;
Prolactin (PRL)	Regulates breast growth and milk synthesis; Permissive for certain reproductive function
Gonadotropins (FSH and LH)	Stimulates sex steroid secretion,and gonad development and gametogenesis
β-1ipotropin	Unknown
β-endorphin	Unknown

Tab. 11-3 同时也列举了 6 种 adenohypophysial hormones 的靶器官及其主要功能。其中只有两种仅具有刺激其他 hormones 生成的作用：TSH 可以促使甲状腺分泌 thyroid hormone，ACTH 可以促使肾上腺皮质（adrenal cortex）分泌糖皮质激素，如可的松（cortisol）等。而另外 4 种 adenohypophysial hormones 除了具有刺激 hormone 生成的作用外，还有其他功能：FSH 和 LH 除了具有促使性腺激素（即 estradiol、progesterone 以及 testosterone）释放的能力外，还可以调节精子和卵子生长以及发育。GH 除了刺激肝和许多其他器官分泌生长因子，即所谓的胰岛素样生长因子（insulin-like growth factor-1, IGF-1），又叫做 somatomedin C，也会影响许多器官／组织的蛋白质、碳水化合物以及脂质代谢。PRL 是比较特别的 adenohypophysial hormone，因为它并不影响其他内分泌腺体的活动。但是 PRL 可以刺激乳腺发育，而且还可以使乳腺分泌乳汁。对男性生殖系统，PRL 也有一定的作用。此外，应当指出，目前已有实验表明，很多 hormone 并不只是由内分泌系统中的腺细胞分泌，它们也可以由神经系统，特别是中枢神经系统的神经元生成和分泌，例如合成 adenohypophysial hormones，但它们的功能与由腺细胞分泌的 hormone 有很大差别，实际上起神经递质或调质的作用。

（二）Adenohypophysial hormones 分泌的调节

Adenohypophysial hormones 的分泌主要受到 hypothalamic hormone 以及血浆中靶腺分泌的 hormone 的调节。典型的作用模式为（PRL 除外）：① hypothalamus 释放激素控

制 adenohypophysial hormone 的分泌，然后 adenohypophysial hormone 再影响它的靶细胞。② 靶腺分泌的 hormone 负反馈性抑制 hypothalamic hormone 的分泌或调节 adenohypophysis 细胞，使之降低对 hypothalamic hormone 的敏感性，从而减少 adenohypophysial hormone 的分泌。本章将以 GH 的分泌为例，将上面提到的概念做一简要说明（Fig. 11-16）。

Fig. 11-16 以 adenohypophysis 分泌 GH 的调节说明了两个重要 hypothalamic hormone 的作用：① 生长抑素（somatostatin）具有抑制 GH 的功能；② GHRH 具有刺激 GH 分泌的作用。由于这两种 hormones 互相协调，所以 GH 的浓度才会维持在一定状态。正常状态时，人白天分泌的 GH 数量并不多，这代表 GHRH 的分泌量不高，或是 somatostatin 数量较多。在某些状态下（例如运动、紧张性刺激、血糖偏低以及睡眠等），会使 somatostatin 分泌减少或是 GHRH 合成增多，其结果都可以刺激 GH 分泌。由 Fig. 11-16 可以看到，GH 可以促进肝以及肾等靶器官制造一种生长因子，即 insulin-like growth factor-1（IGF-1）。因此，当血浆 GH 浓度升高时，可以经由以下两条路径抑制 GH 分泌：① 由 GH 产生的 short loop，直接作用在 hypothalamus，以及② IGF-1 产生的 long loop，作用在 hypothalamus。这两种机制都可以抑制 hypothalamus 分泌 GHRH，或者刺激 somatostatin 的分泌，其结果都会使 GH 的分泌减少。值得注意的是，除了 hypothalamus adenohypophysis 系统之外，其他的 hormones 也可以影响 GH 的分泌。Sex hormones 就是一个很好的例子。Sex hormone 可以通过改变 somatostatin 或 GHRH 的分泌，间接地控制 GH 的分泌，也可以直接作用在垂体，影响 GH 的分泌。

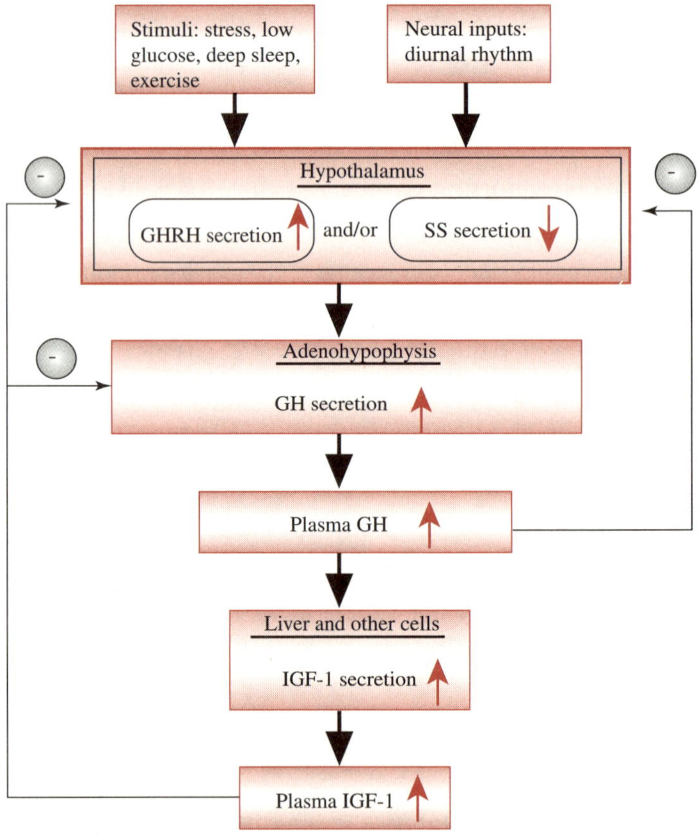

Fig. 11-16 Neural and endocrine control of growth hormone (GH) and insulin-like growth factor-1 (IGF-1) secretion.

一个比较特殊的例子是 PRL。PRL 不影响靶腺分泌 hormone，所以没有 long loop negative feedback 机制。不过，PRL 仍然具有 negative feedback 机制，它直接作用在 hypothalamus，影响 dopamine 的分泌。这种 negative feedback 机制叫做短负反馈机制（short loop negative feedback）。除了 PRL 之外，许多其他 hormones（例如 GH）也具有短负反馈机制。

Fig. 11-17 为 hypothalamus adenohypophysis 系统的 hormones 以及它们作用的靶组织模式图。

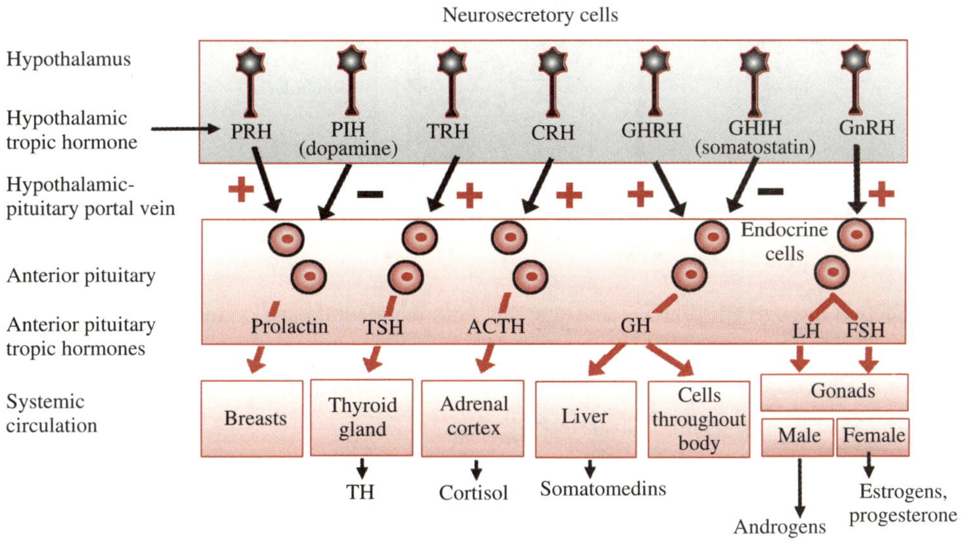

Fig. 11-17 Regulation and actions of adenohypophysial hormones.

第四节 肾上腺
Adrenal Gland

Adrenal gland 位于肾脏的顶端，左右各一个。从组织结构看，adrenal gland 可分为皮质（adrenal cortex）和髓质（adrenal medulla）两部分。每个 adrenal gland 约为 5g，其中 cortex 约占 90%，分泌 steroid hormone。Adrenal medulla 约占 10%，分泌 epinephrine 和 norepinephrine，它们都属于儿茶酚胺（catecholamine）类激素。Adrenal cortex 和 adrenal medulla 虽然同属 adrenal gland。但在发育、功能以及调节上有很大的差别，实际上是两个腺体（Fig. 11-18）。

一、肾上腺髓质（Adrenal medulla）

Adrenal medulla 事实上相当于交感神经节中的神经元，但它不发出轴突到器官，而是分泌 hormone，经由血液发挥作用。所以 adrenal medulla 也是一种内分泌器官。Adrenal medulla 分泌的 hormone 主要有两种：epinephrine（E）和 norepinephrine（NE）。在人类，adrenal medulla 分泌的 epinephrine 数量是 norepinephrine 的 4 倍。Epinephrine 和 norepinephrine 的作用和交感神经类似。有关这两种激素的代谢及作用等已在神经系统一章中讨论过，这里不再赘述。Adrenal medulla 也可以分泌少量的 dopamine 以及其他非 catecholamine

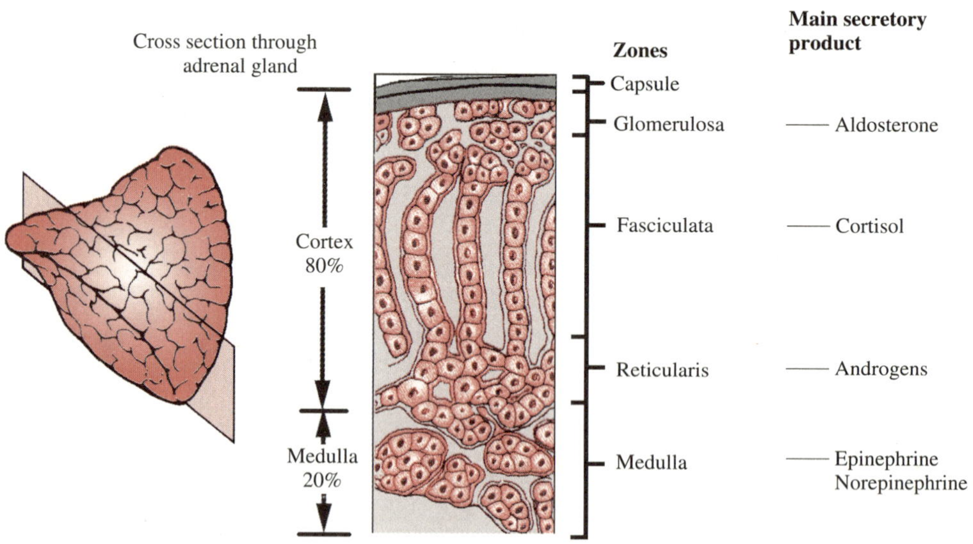

Fig. 11-18 Section through an adrenal gland showing both the medulla and cortex, as well as the hormones they secrete.

物质，目前对这些物质的功能还了解不多。

二、肾上腺皮质 (Adrenal cortex)

Adrenal cortex 可以分为三层（Fig. 11-18）。最外层为球状带（zona glomerulosa），其中含有能将皮质酮（corticosterone）转变成醛固酮（aldosterone）的 enzyme。因此，这一层主要合成并分泌 aldosterone。Zona glomerulosa 中细胞的功能主要受血管紧张素 Ⅱ 和 K^+ 浓度的调节。另外两层为束状带（zona fasciculata）和网状带（zona reticularis），约占 adrenal gland 的75%。Zona fasciculata 分泌皮质醇（cortisol）和皮质酮（corticosterone）。Zona reticularis 分泌性激素，以脱氢表雄酮（dehydroepiandrosterone，DHEA）为主。

Aldosterone 又称盐皮质激素（mineralocorticoid），它的作用主要是影响肾脏对钠、钾以及氯离子的重吸收，其分泌受肾素-血管紧张素系统调节。另外，血 K^+ 和血 Na^+ 浓度可直接作用于球状带，影响其分泌。

Cortisol 和 corticosterone 又称糖皮质激素（glucocorticoid）。Zona fasciculata 分泌 glucocorticoid 有种属特异性，例如人主要分泌 cortisol，啮齿类（兔、鼠等）则以 corticosterone 为主。

合成肾上腺皮质激素的原料是胆固醇，胆固醇主要来自血液，在裂解酶和羟化酶等酶系的作用下先变成孕烯醇酮，然后再进一步转变为各种皮质激素。由于肾上腺皮质能合成不同的激素，主要是存在于皮质各层细胞中的酶系统不同，因此合成的皮质激素也不相同。

血液中 75%～80% 的 cortisol 与血中皮质类固醇结合球蛋白（corticosteroid binding globulin，CBG，或称皮质激素运载蛋白）结合，约 15% 与血浆白蛋白结合，游离的 cortisol 约占5%～10%。游离型与结合型皮质醇可互转化，处于一种动态平衡。起作用的是游离皮质醇，它能进入靶细胞发挥作用。血中 CBG 由肝产生，属于球蛋白（α_2 球蛋白），分子量为 52 000，血浆 CBG 浓度为 30～50mg/L。皮质醇与 CBG 结合有较强的亲和力。每一分子的 CBG 仅有一个结合位点，只能结合一个分子 cortisol。100ml 血浆中的 CBG 能结合 20μg cortisol。Aldosterone与血浆白蛋白及CBG的结合能力很弱，以游离状态存在和运输为主。

正常成人在安静时清晨血清aldosterone的浓度为220～430pmol/L，cortisol浓度为110～520nmol/L。它们的半衰期分别为20min和70min。它们在肝中被降解后，随尿排出。四氢皮质醇是cortisol的主要代谢产物，占尿排出量的45%～50%。四氢皮质醇还可进一步生成皮五醇（C20 酮基变为羟基），约占尿中排出量的20% 左右。这两种代谢产物（四氢皮质醇和皮五醇）在C17 上均有羟基，故称为17- 羟类固醇。它们在C17 上脱去侧链，可产生17-氧类固醇，约占尿中排出量的10% 左右。Aldosterone 基本上以类似途径被降解和排出。

由肾上腺皮质网状带分泌的性激素（脱氢表雄酮）和由睾丸生成的睾酮，它们的代谢产物都是 17- 氧类固醇。因此，男子尿中 17- 氧类固醇的来源包括睾丸分泌的睾酮和肾上腺皮质激素。

（一）肾上腺皮质激素的生物学作用

1. Glucocorticoid 的作用 前已述及，人血浆中的glucocorticoid主要为cortisol，其次为corticosterone，后者含量仅为前者的1/20～ 1/10。Glucocorticoid的主要作用是维持蛋白转化为糖，并保持血管的反应性，使机体许多生理功能保持在正常水平，如调节中枢神经系统功能、肌肉、血液、肾脏和免疫功能等。糖皮质激素的所有作用均是通过胞浆或核上的受体，最终调节基因的表达而起实现的。

（1）对物质代谢的作用：最关键的作用是促进蛋白质转化为糖，而且促进糖以糖原的形式贮存。这是由于它促进蛋白质分解为氨基酸，而后进入肝脏，同时增强肝内所有代谢相关酶的活性，从而大大加强了糖异生。持续饥饿时皮质激素是维持血糖以至生存的最重要环节，如缺乏此激素当储备的糖原耗竭时，可发生低血糖而死亡。在急性低血糖时可引起皮质激素快速增长，它可放大糖原和肾上腺素糖原分解作用，因此它是抗胰岛素的拮抗剂，从而终止低血糖。对蛋白质代谢，皮质激素促进肌肉组织蛋白质分解使氨基酸转移至肝脏，生成肝糖原，如皮质激素分泌过多，如cushing综合征可能出现胶原破坏，肌肉、骨骼和结缔组织力量下降以及皮肤变薄，临床表现为负氮平衡、骨质疏松，严重时引起无创性骨裂和骨坏死。对脂肪代谢，皮质激素促进脂肪分解，增强脂肪酸氧化利于糖异生。皮质激素过多对身体不同部位的脂肪作用不同，四肢脂肪分解增强，而腹、面、肩及背的脂肪合成有所增加，以致出现面圆、背厚、躯干部发胖而四肢消瘦的特殊体形。

（2）皮质激素对不同组织器官的作用 骨骼肌和心肌收缩需要一定水平的皮质激素，但过量的皮质激素，可由于蛋白质分解增强，而使肌肉萎缩和收缩力变弱。皮质激素还可减少骨形成，增加骨吸收，这是由于它减少了$VitD_3$合成，并抑制其作用，最终从胃肠吸收Ca^{2+}减少，从尿中排出的Ca^{2+}增加。如皮质激素过量，可明显减少骨的质量。皮质激素通过允许作用能增加血管平滑肌对肾上腺素引起血管收缩的反应性，因此对维持正常血压有重要作用。另外皮质激素可降低血管内皮细胞的通透性，有助于维持血容量。因此在Cushing综合征时，常出现高血压。皮质激素可使肾小球滤过率增加，它还可抑制ADH的分泌，因此利于水的排出。肾上腺皮质功能不全者，排水能力明显降低，严重时出现水中毒。

（3）皮质激素对中枢系统的作用：主要调节知觉和情绪功能，对正常睡眠后清醒起重要作用，如皮质激素不足可导致嗅觉、味觉、听觉的敏感度下降。过量的皮质激素可导致失眠和欣快等。

（4）皮质激素抑制免疫反应和炎症的作用：主要通过抑制多种致炎细胞因子和稳定溶

酶体膜以及抑制白细胞的趋化作用等。但长期采用皮质激素治疗时，又可增加病人的感染机会或使感染扩散，还可使组织对创伤的修复能力下降等。

（5）在应激（stress）反应中的作用：应激反应是机体受到各种有害刺激，如饥饿、疼痛、寒冷、缺氧、创伤、手术以及精神紧张和焦虑不安等机体的一系列反应，包括全身各系统的反应。在这些反应中，glucocorticoid 分泌的增加，是一重要的指标。血中glucocorticoid 的浓度可以从一个侧面反应应激反应的大小。血中 glucocorticoid 的升高是由 hypophysis 分泌的ACTH所引起。在这一反应中，除垂体-肾上腺皮质系统参加外，交感-肾上腺髓质系统也参加，所以在应激反应中，血中儿茶酚胺含量也相应增加。实验表明，切除肾上腺的动物，在补充 aldosterone 后动物可以存活。但在动物遇到轻微的应激刺激时，例如轻微的呼吸道感染，可导致动物死亡。说明 glucocorticoid 在机体处于应激的条件下对维持机体内环境的平衡，从而维持机体的生命，具有不可替代的的作用。

应用糖皮质激素治疗疾病时可能出现双向作用。对于对抗哮喘或移植排斥反应引起炎症是非常有益的。但也有其副作用，如加重感染、加重糖尿病、加重骨质疏松和出现精神症状等。缺乏肾上腺皮质激素的病人（Addison 病）引起食欲缺乏、体重下降、对应激的反应性下降、发烧、低糖等。由于缺少对 ACTH 的负反馈调节，可使 ACTH 水平升高，通过刺激黑色素细胞使皮肤颜色加深。

2. Mineralocorticoid（aldosterone）的作用 Aldosterone 来自于 adrenal cortex 的 zona glomerulosa。它的主要功能是调节机体的盐和水的代谢，对维持机体内环境稳定是必需的一种 hormone。如果人体完全丧失 aldosterone 的分泌，只能存活 3 天到 2 周。病人的表现是，细胞外液的 K^+ 浓度明显升高，体内 Na^+ 和 Cl^- 快速丢失，细胞外体液量明显减少，血容量减少，病人的心输出量进行性地减少，直至产生休克，最终导致死亡。在注射 aldosterone 后，上述症状，可以完全消失。由此可见 aldosterone 对机体水盐代谢的重要性。

Aldosterone 主要是通过肾脏重吸收 Na^+ 和排出 K^+。由于具有很强的重吸收 Na^+ 作用，因此可以加强对水分的被动重吸收，有保水的作用。上述作用可以总结为储钠、排钾和保水作用。

Aldosterone 可加强肾小管（主要是集合管和远曲小管）对 Na^+ 的重吸收，同时加强对 K^+ 的排出。实验表明，体内过量的 aldosterone 虽然可以加强肾小管重吸收 Na^+，但细胞外液的 Na^+ 浓度增加并不明显。原因是肾脏在重吸收 Na^+ 的同时，水分随渗透压的被动重吸收也明显增加，因此 Na^+ 在细胞外的浓度增加不多，但细胞外液量明显增加。细胞外液量的增加将导致心输出量的增加，从而引起动脉血压的升高。实验表明，在高水平的 aldosterone 条件下，如果细胞外液量增加5%～15%，动脉血压将增加15～25mmHg。在高水平 aldosterone 的条件下，开始阶段肾脏对 Na^+ 和水的重吸收明显增加，但经过一段时间后，肾脏对 Na^+ 和水的重吸收逐渐恢复到正常水平，机体在新的条件下达到平衡。这种现象称之为醛固酮逃逸（aldosterone escape）。此时，从肾脏排 Na^+ 和水分的角度看，达到了新的平衡，但机体的动脉血压升高。只要 aldosterone 的水平不恢复，动脉血压也持续保持在高水平之上，从而产生高血压。

（二）肾上腺皮质激素分泌的调节

1. 糖皮质激素分泌的调节（Fig. 11-19） Glucocorticoid（人以 cortisol 为主）由 adrenal cortex 生成和分泌。cortisol 的分泌直接受控于由腺垂体分泌的ACTH。实验结果表明，

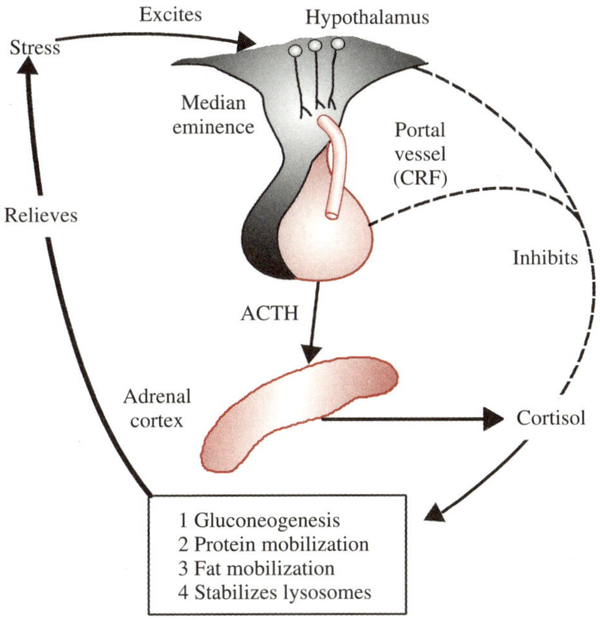

Fig. 11-19 Regulation of the hormones in adrenal cortex.

几乎没有其他的刺激可以直接影响 cortisol 的分泌。

ACTH 是由 39 个氨基酸组成的肽类激素。从功能与结构的关系看，它的 24 个氨基酸序列降解产物，具有 ACTH 全长的全部功能活性。ACTH 与 adrenal cortex 细胞上的相应receptor结合后，通过 second messenger（cAMP）活化细胞内的相应酶系统，增加cortisol的合成和分泌。机体受到应激刺激（stressor）时通过 ACTH 的分泌可以在几分钟之内增加 cortisol 的分泌，血中的浓度可达安静时的 20 倍。

前已述及，ACTH的分泌直接受到 hypothalamus 中生成的 CRH 的控制。因此，hypothalamus、hypophysis 和 adrenal cortex 组成了一条功能上密切相关的通路（系统）。血液中的cortisol反过来又可以对 hypothalamus 和hypophysis产生negative feedback 的调节作用。Fig. 11-19 总结了它们之间的相互关系。启动这一活动的是 stressor，它通过 hypothalamus 引起 CRH 的分泌，通过 hypophysial portal vessels 到达 hypophysis 引起 ACTH 的释放，再通过血液循环到达 adrenal cortex，引起 cortisol 的释放。Cortisol 可以通过两条通路对 hypophysis 和 hypothalamus 产生抑制作用（negative feedback）。Cortisol 对垂体的作用称为长反馈，ACTH 对 CRH 的神经元的作用称为短反馈。至于是否存在 CRH 对 CRH 神经元的超短反馈，尚不能肯定。

在这一反应系统中，stressor 具有决定性的作用。当 stressor 停止作用，这一 negative feedback 发挥作用，结果使血中的 cortisol 恢复到正常水平。如果 stressor 继续存在，这一 negative feedback 受到抑制，血中的 cortisol 浓度保持高水平。

2. 盐皮质激素分泌的调节 由于 aldosterone 的功能与细胞外液中的电解质浓度、细胞外液量、血量、动脉血压、肾脏的功能等等有密切的关系，这些因素反过来也会影响 aldosterone 的分泌。归纳起来以下四种因素对 aldosterone 的分泌有重要的调节作用：

（1）细胞外液中的 K^+ 浓度升高可以明显增加 aldosterone 的分泌。

（2）激活 renin-angiotensin system 可以明显引起 aldosterone 的分泌增加。

（3）细胞外液 Na^+ 浓度升高，对 aldosterone 的分泌有轻度的抑制作用。

（4）由 hypophysis 分泌的 ACTH 对 aldosterone 的分泌没有直接的作用，但它有间接的“允许”作用。

以上的因素中，前两项的作用最为明显。很小量的 K^+ 浓度的升高可以使血中 aldosterone 的浓度升高几倍。由于肾脏血流量的减少或 Na^+ 的丢失，可以通过 renin-angiotensin system，使 aldosterone 的分泌增加几倍。关于 ACTH，血中只要有很少量 ACTH 的存在，aldosterone 即可正常分泌，但如果 ACTH 完全消失，aldosterone 的分泌将明显减少。ACTH

的这种作用被称为“允许”作用。

由 adrenal cortex 产生的脱氢表雄酮（dehydroepiandrosterone）属于雄性激素(androgen)。由于 adrenal gland 产生的 androgen 的数量远远少于男性生殖系统产生的 androgen，所以它们的生理作用在男性显得并不重要。但是在女性，adrenal cortex 产生的 androgen 的生理作用比较重要，它促进骨盆的发育，阴毛的生长，青春期身体的成长，以及成人性欲的维持。某些疾病可以影响 adrenal cortex 分泌 steroid 的能力。例如，adrenal gland 缺乏生成 cortisol 的 enzyme 时，会使 cortisol 的前体通过 androgen 合成的路径生成雄性激素。在女性，如果 androgen 分泌量过多，病人会出现男性化的特征。

第五节 甲状腺
Thyroid

一、甲状腺激素的合成及分泌调节
(Biosynthesis and secretion regulation of thyroid hormone)

Thyroid hormone 是由甲状腺分泌的一种激素。甲状腺（thyroid gland）位于颈部下部，气管前面。由左、右两叶组成，中间的甲状腺峡将左、右两叶连成一对。Thyroid gland 是人体内最大的内分泌腺体，其重量约有 20～30g。在显微镜下，thyroid gland 是由许多不规则的囊泡称为甲状腺滤泡（thyroid follicle）所构成。这些滤泡的边缘排列着一层立方体的上皮细胞，称为甲状腺滤泡细胞（follicle cell）。滤泡内充满碘化的糖蛋白胶状物质(colloid)。人类 thyroid gland 约有 300 万个大小不一的滤泡（直径在 50～500μm 之间）。Follicle 是 thyroid gland 的功能单位，也是合成 thyroid hormone 的部位。

当 thyroid gland 大量产生 thyroid hormone 时，follicle 会变小而且 follicle cell 呈柱状；当 thyroid gland 不合成 thyroid hormone 时，follicle 比较大，follicle cell 呈正方形。Thyroid gland 可分泌三种 hormones，但只有两种含碘，即四碘甲状腺素（thyroxine, T_4）和三碘甲状腺素（triiodothyronine, T_3），这两种 hormone 都称为 thyroid hormone。Thyroid gland 还分泌第三种 hormone，即降钙素（calcitonin)，它是由另外一种细胞（甲状腺腺泡旁细胞）分泌。Calcitonin 是一种多肽，主要调节钙离子的代谢，一般不列入 thyroid hormone 之内。

甲状腺激素（thyroid hormone）是含有碘原子的 hormone，1919 年由 Kendall 首先成功分离出来。1927 年，Harington 等人合成了第一个 thyroid hormone，称为四碘甲状腺素(thyroxine, T_4)。它是带有碘原子的 L-tyrosine 衍生物。1952 年，另外两组研究人员同时发现了另一种含有三个碘的 thyroid hormone（triiodothyronine, T_3）。它们都是 tyrosine 的衍生物。Thyroid hormone 的主要功能是调节全身的各个器官及组织的代谢，调节机体的基础代谢。另外，对器官的发育和生长也有重要的作用。新生儿如果缺乏 thyroid hormone，可能造成脑发育迟缓以及精神障碍。

碘是一种元素。很多食物都含有碘。在消化道内，大多数碘离子经过主动转运进入血液。甲状腺以主动转运方式吸收血液中的碘离子，在滤泡腔内首先转变成碘原子，然后与甲状球蛋白（thyroglobulin）中 tyrosine 结合，形成单碘酪氨酸（monoiodotyrosine, MIT）或双碘酪氨酸（diiodotyrosine，DIT）。MIT 和 DIT 都不是 hormone，但它们对合成 thyroid hormone 有非常重要的作用（Fig. 11-20)。它们在 follicle cell 中继续被碘化，变成 T_3 和 T_4。

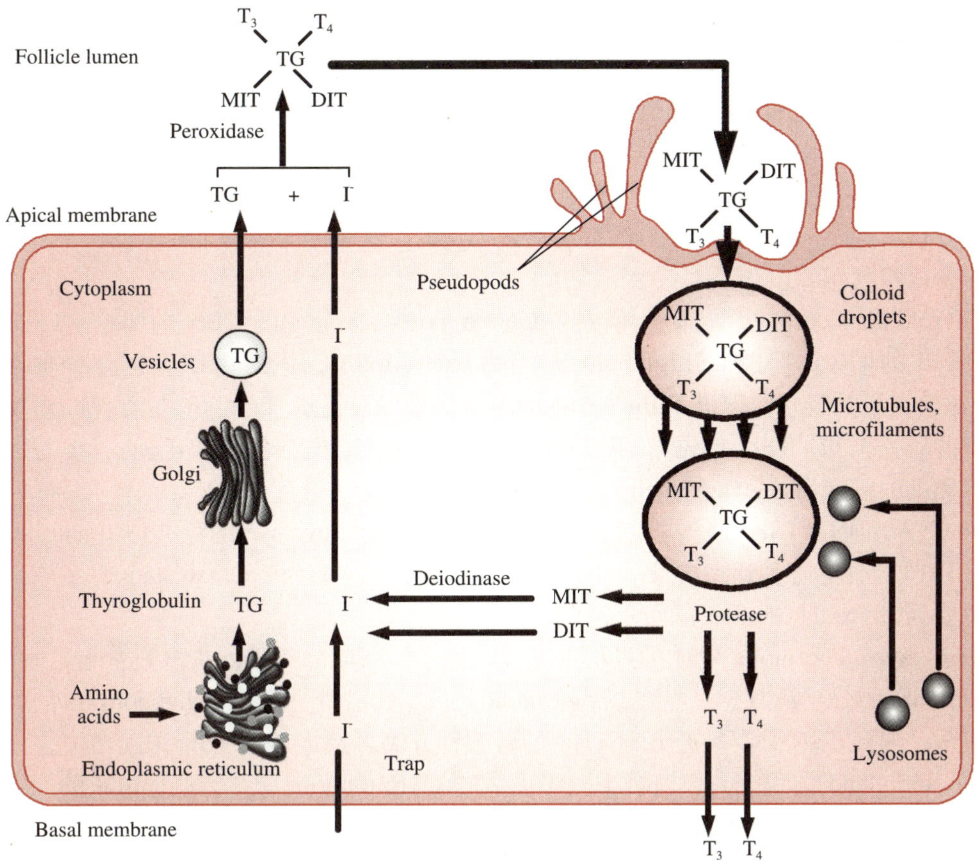

Fig. 11-20 Schematic diagram of thyroid hormone formation and secretion. Plasma iodide was uptaken by follicle cell via active transport mechanism in the thyroid gland. The iodide is then utilized to iodinate thyroglobulin, which serves as the precursor for thyroid hormone synthesis. Iodination occurs at either one or two positions on multiple tyrosine residues of thyroglobulin, yielding either monoiodo- or diiodotyrosine, respectively (MIT and DIT). Following tyrosine iodination, there is a condensation between MIT and DIT residues that leads to the formation of thyroglobulin bound T_3 and T_4. This coupling reaction occurs through the generation of free radicals and is catalyzed by thyroid peroxidase. The thyroglobulin containing MIT, DIT, T_3 and T_4 is then stored in the lumen of the follicle cell (the colloid) . The iodinated thyroglobulin can remain resident in the colloid for longer period of time. When it is utilized for hormone synthesis, it is internalized by the follicular cells by either macropinocytosis or micropinocytosis. Upon endocytosis, the endosome or colloid droplets undergo fusion with lysosomes to form phargolysosomes. In these protease rich compartments, thyroglobulin undergoes proteolytic digestion with the liberation of T_3, T_4, MIT, and DIT. The T_3 and T_4 leave the follicular cell and enter the bloodstream. In contrast, most of the MIT and DIT that are released undergo deiodination in order to efficiently capture the iodide. The active thyroid gland, undergo conditions of adequate dietary iodide, produces T_4 to T_3 in a ratio of about 20：1. Under conditions of iodide depletion, this ratio progressively shifts toward T_3 until, at an extreme, no thyroid hormones are produced. The large store of colloid allows hormone production to be maintained for 2 months in the absence of iodide.

Thyroglobulin 是一种蛋白质，由 thyroid follicular cell 合成，分子量为 670 000。甲状腺在 TSH 的刺激下，腺泡内的 thyroglobulin 通过 endocytosis 的方式被腺泡细胞吸收进入胞浆，

进入胞内的 thyroglobulin 和 lysosome 融合形成吞噬体（phagolysosome），在蛋白水解酶的作用下，thyroglobulin 被水解形成 T_3、T_4、MIT 和 DIT。T_3 和 T_4 可进入血流发挥激素作用。MIT 和 DIT 经过脱碘作用，脱下来的碘贮存在甲状腺内供合成激素用。在有充足碘供应时，机体甲状腺中产生的 T_4 和 T_3 的比例为 20∶1；在缺碘的条件下，这种比例向 T_3 移动，即 T_3 的比例相对升高。T_3 的活性比 T_4 高 5 倍。这种比例的变迁，也是机体自身调节的一种方式。此外，由于甲状腺内贮存有大量的碘，在饮食中无碘的条件下，两个月内甲状腺仍能合成甲状腺素。

Thyroid hormone 的合成及分泌受到 adenohypophysis 分泌的 TSH 的调控。TSH 刺激 follicle cell 的增生，促进 thyroglobulin 基因的 transcription。同时，TSH 也会增进 thyroid gland 对碘离子的吸收，促进 follicle cell 的胞饮作用以及促进 T_3 和 T_4 的分泌。对甲状腺细胞膜的研究得知，TSH 首先与细胞膜上的 TSH receptor 相结合。TSH receptor 是一种具有高亲和性的糖蛋白（glycoprotein），其信息传递路径是通过活化 adenylate cyclase 及 protein kinase A，所以 TSH 的一些生物活性可以用 adenylate cyclase 的激活物 forskolin 进行模拟。TSH 的分泌既受到来自 hypothalamus 的 TRH（正向）和 somatostatin（负向）的调节，也受到 thyroid hormone 的负反馈调节。

由于 thyroid hormone 生成的过程中需要碘离子，所以碘离子的摄取数量不足时，thyroid hormone 的分泌量减少。当血浆 thyroid hormone 数量减少时，对 hypophysis 的抑制效果也较弱，导致 TSH 分泌神经元对 TRH 的敏感性升高，造成血浆 TSH 浓度增加。TSH 可引起 thyroid gland 体积变大，有利于分泌更多的 thyroid hormone。有些地区缺碘，饮食中碘含量很少，可以造成甲状腺肿大，俗称大脖子病。如果长期缺乏碘离子，则会造成 thyroid hormone 分泌不足，在成年人可导致基础代谢率减低、对寒冷的抵抗力降低、体重增加、易疲劳及警觉性降低等症状。此外，有一种病人因体内产生抗 TSH receptor 的自身抗体，这种抗体的特点是，它与受体结合后可激活 TSH receptor。因此，造成 thyroid hormone 分泌增加，称甲状腺机能亢进病。病人会有基础代谢率升高、心率加快、产热增加、易流汗、体重减轻、眼球突出等症状。

二、甲状腺激素的生物学作用 (Biological effects of thyroid hormone)

Thyroid hormone 几乎对机体所有细胞都有作用。T_3、T_4 进入细胞核内与特异性核内受体（intranuclear receptor）结合。Intranuclear receptor 与 T_3、T_4 结合后（与 T_3 的亲和力远大于与 T_4 的亲和力）发生构象改变而活化。活化的受体作用于 DNA 和诱导某些基因的表达和转录，从而使某些蛋白质的合成增加，包括 Na^+-K^+ ATPase、β 肾上腺素受体、心肌肌凝蛋白ATPase、神经生长因子以及其他一些与物质和能量代谢有关的酶类。由于在不同细胞内被表达的蛋白质种类及表达水平不同，因此不同细胞表现出不同的反应。

（一）对生长发育的作用

Thyroid hormone对机体生长发育有重要作用，尤其是对中枢神经的发育影响最大。T_3、T_4 诱导某些神经生长因子的合成，促进神经元树突与轴突的形成以及髓鞘与胶质细胞的生长。胚胎期间 T_3、T_4 还能促进神经元分裂，因此胚胎期间及幼儿 thyroid hormone 缺乏，会导致神经系统发育障碍，且往往是不可逆的。Thyroid hormone对长骨的生长也有重要促进作用。婴幼儿甲状腺机能低下（hypothyroidism）除出现一般的hypothyroidism表现外，突出表现为智力发育迟钝、长骨生长停滞、牙齿发育不全等，称呆小病或克汀病（cretinism）。防治cretinism应从妊娠期抓起，积极治疗各种成人hypothyroidism，杜绝地方性甲状腺肿的发生。出生后如发现有hypothyroidism的表现，应尽快补充thyroid hormone。Thyroid hormone对体细胞分化亦有重要影响。研究发现，缺乏甲状腺的蝌蚪可发育成巨大蝌蚪而不能转变成青蛙，补充 thyroid hormone 则迅速促使其向青蛙转变。

（二）对机体代谢的影响

1. 能量代谢 Thyroid hormone 对机体能量代谢的促进作用极为显著，表现为除脑、淋巴、睾丸等少数组织之外的机体大多数组织耗氧量增加，产热量增大。研究表明，1mg thyroid hormone 可增加产热 4.18×10^6J（4180kJ）。因此 thyroid hormone 具有升高体温的作用。甲状腺机能亢进（hyperthyroidism）时基础代谢率（basic metabolic rate）升高，出现喜凉怕热。目前认为thyroid hormone的产热机制是T_3和T_4通过诱导Na^+-K^+ ATPase的合成，促进Na^+、K^+主动转运，从而消耗ATP，增加产热。由于此时细胞膜对Na^+、K^+通透性增加，因此大量ATP消耗于这种无效转运上。用哇巴因（ouabain）抑制Na^+-K^+ ATPase后，thyroid hormone 的产热效应也随之消失。

2. 糖、脂肪、蛋白质代谢 Thyroid hormone作用于营养物质代谢的不同环节，影响复杂。生理水平T_3、T_4对合成代谢及分解代谢均有促进作用；大剂量T_3、T_4促分解代谢作用表现突出。Tab. 11-4 列出了T_3、T_4对肝内及肝外糖、脂肪、蛋白质代谢的影响。

Tab. 11-4 Effects of thyroid hormone on metabolism

	Liver	Other tissue
Carbohydrate	Increase glucose production	Increase glucose utilization
Fat	Increase fatty acid oxidation and ketone production, increase triglyceride	Increase lipolysis
Cholesterol	Increase synthesis as well as degradation	
Protein	Increase synthesis	Increase synthesis

（三）其他作用

Thyroid hormone能提高中枢神经系统及交感神经兴奋性，使心率增快、心肌收缩力增强、心输出量增大。Thyroid hormone还能促进或调节生长激素、性激素等其他激素的分泌。

第六节 胰 岛
Pancreatic Islets

胰腺（pancreas）同时具有endocrine和exocrine两种功能。有关pancreas的构造及它的exocrine功能已在消化系统中介绍。Pancreas的endocrine功能是由位于pancreas的一些特化的细胞执行的。这些细胞聚集成群，散布于 pancreas 中，称之为兰氏小岛（islet of

Langerhans）或胰岛（pancreatic islet）。正常成人 pancreas 中约有 100 万～200 万个 islets，大约占整个 pancreas 体积的 2%。Pancreatic islet 内有四种具有分泌 hormone 功能的细胞，A、B、D 和 F 细胞。其中 A、B 和 D 细胞又分别叫 α、β 和 δ 细胞。B 细胞是总数最多的一群，约占 75%，分泌胰岛素（insulin），通常位于 islet 的中央。A 细胞大约占 20%，围绕着 B 细胞，分泌胰高血糖素（glucagon）。D 和 F 细胞比较少，约占细胞数的 5%，分别分泌生长抑素（somatostatin）和胰多肽（pancreatic polypeptide）。

一、胰岛素（Insulin）

Insulin 是一种小分子蛋白质（51 个氨基酸残基），由 A、B 两条 polypeptide chain 以二硫键互相结合组成，分子量 5700。1922年，首次成功地从胰腺中纯化出来（原意为胰岛中的物质，islet substance）并将之应用于糖尿病的治疗。Insulin 的合成首先是将 mRNA 翻译（translate）为前胰岛素原（preproinsulin）。Preproinsulin 形成后迅速被加工成胰岛素原（proinsulin）。Proinsulin 在高尔基体内被裂解成为 insulin 和没有生物活性的 C peptide。在临床上，测量 C peptide 的量可以用来了解接受外来 insulin 治疗的病人的胰岛中 B 细胞的功能。

Insulin 的生理作用非常广泛而且复杂。Tab. 11-5 列出 insulin 对各种组织的影响。由 Tab. 11-5 可见，insulin 是一种促进合成代谢、营养物质储存的 hormone。Insulin 作用的分子机制是通过与细胞膜上的 receptor 结合而发挥效应。Insulin receptor 属于 receptor tyrosine kinase 的一种，通过将 tyrosine 残基磷酸化，引发一系列生化反应，调节细胞的物质代谢。

Tab. 11-5 Physiological function of insulin

Site	Function
Muscle	
	1. Increase glucose uptake
	2. Increase glycogen synthesis
	3. Increase amino acid uptake
	4. Increase protein synthesis
	5. Increase ketone uptake
	6. Increase potassium uptake
	7. Decrease protein catabolism
Adipose tissue	
	1. Increase glucose entry
	2. Increase fatty acid synthesis
	3. Increase glycerol phosphate synthesis
	4. Increase triglyceride deposition
	5. Increase potassium uptake
	6. Activation of lipoprotein lipase
	7. Inhibition of hormone-sensitive lipase
Liver	
	1. Decrease ketogenesis
	2. Increase protein synthesis
	3. Increase lipid synthesis
	4. Increase glycogen synthesis
	5. Decrease gluconeogenesis
General	
	Increase cell growth

正常人在禁食状态下，血浆中的insulin浓度约为0～500pmol/L，摄食后会增加5倍到10倍。这是因为血中 glucose 含量的升高直接刺激胰岛 B 细胞，引起 insulin 大量分泌。Insulin 浓度增加之后，会刺激肝脏和肌肉细胞对 glucose 的吸收以及肝糖原的合成，使血中 glucose 的含量降低。血中的 amino acid 以及 β 酮酸（β keto acid）浓度升高也会刺激 insulin 的分泌。Insulin 具有刺激蛋白质合成及抑制脂肪分解的功能，可以降低血中 amino acid 和 β keto acid 的浓度。儿茶酚胺（catecholamines）对 insulin 的分泌具有两种截然不同的作用，激活 α 2-adrenergic receptor 可抑制分泌，激活 β adrenergic receptor 则刺激分泌。此外，刺激胰的交感神经可抑制insulin的分泌，此抑制作用是由于释放的norepinephrine作用于α 2-adrenergic receptor而引起。若刺激右迷走神经（right vagus nerve），释放的ACh可通过 M receptor 的作用，使 insulin 的分泌增加。最后要提出的是，一些胃肠道的 hormones，如 cholecystokinin（CCK）、胃泌素（gastrin）以及促胰液素（secretin）等也都与 insulin 的分泌调节有关。Tab. 11-6 总结了影响 insulin 分泌的因素，供读者参考。

Tab. 11-6 Factors affecting insulin secretion

Stimulating factors	Inhibiting factors
Glucose	Somatostatin
Amino acids	2-deoxyglucose
Intestinal hormones (GIP, CCK, secretin, gastrin, glucagon, etc)	α-adrenergic stimulators (epinephrine, norepinephrine)
β-keto acid (acetoacetate)	β-adrenergic blockers (propanolol)
Acetylcholine	Galanin
cAMP and cAMP-generating substances	Diazoxide
β-adrenergic receptor stimulators	Microtubule inhibitors
NO (nitroxide)	Atropine (M_4 receptor antagonist)

糖尿病（diabetes mellitus）在人类很常见，虽然它也发生于其他动物。据统计，在美国有5%的人患此疾病。它有时会并发酸中毒（acidosis）和昏迷（coma）。患有长期糖尿病的病人可能同时合并有其他的并发症，这些并发症与长期血糖过高有关。临床上的糖尿病可分为两大类型：胰岛素依赖性糖尿病（insulin dependent diabetes mellitus，IDDM，又称为1型糖尿病）以及非胰岛素依赖性糖尿病（non-insulin dependent diabetes mellitus，NIDDM，又称为2型糖尿病）。IDDM的特征为B细胞丧失，因此循环血中没有或几乎没有insulin。通常在青少年时期即已发病，可能与遗传有关。NIDDM通常在40岁以后才发生，其特征是血中insulin的含量略为降低，或并不降低，有的病人还稍有增加。产生糖尿病的原因主要是 insulin 的靶细胞对 insulin 的反应性降低，特别是骨骼肌细胞。这种抵抗 insulin 的作用称之为胰岛素抵抗（insulin resistance）。由于血中葡萄糖得不到充分利用，而且肝糖原分解增强，血中葡萄糖则长期偏高。此型糖尿病常常与机体的肥胖有关。糖尿病发病的原因可能是多种因素造成的，临床上治疗diabetes通常给予insulin。由于引起糖尿病的原因不同，insulin 的剂量需要量则因人、因时、因病而有所不同。

二、胰高血糖素（Glucagon）

Glucagon 是一个含有 29 个氨基酸的 peptide hormone，由胰岛 A 细胞合成和释放，其合成过程与 insulin 相似，也是经过 preproglucagon，然后由 proglucagon 降解成为有生物活性的 glucagon。Glucagon 的生物学功能在很多方面与 insulin 相反：促使肝糖原分解、脂肪分解和 β keto acid 的生成。Glucagon 的这些作用是通过与肝细胞上的 receptor 结合，激活 G protein S（Gs）而活化 adenylate cyclase，增加细胞内的 cAMP 含量。cAMP 通过活化 PKA而激活phosphorylase，因而增加肝糖原的分解及血糖含量的提高。血糖浓度是影响glucagon分泌的重要因素。血糖浓度降低时，可促进glucagon的分泌，升高时则抑制glucagon的分泌。此作用可能是通过 β adrenergic receptor 和增加 cAMP 的含量完成的。相反，副交感神经兴奋释放 ACh 可通过 M receptor 抑制 glucagon 的分泌。体内存在 insulin 与 glucagon 这一对 hormone 是很重要的一种平衡机制。Protein 和 amino acid 可刺激 insulin 的分泌而提高糖类、脂肪及 protein 的贮存；而 glucagon 的分泌可以对抗 insulin 所造成的血糖过低现象。

三、生长抑素和胰多肽（Somatostatin and pancreatic polypeptide）

Somatostatin（SS）由胰腺的D细胞制造和释放，它的作用是抑制insulin、glucagon以及 pancreatic polypeptide 的分泌。胰腺中的 D 细胞制造两种 SS：SS14 和 SS28。这两种 SS 都可抑制 insulin 的分泌，但 SS28 活性较强。有些患 SS 分泌性胰腺肿瘤的病人，会发生血糖过高或类似糖尿病的症状，这些现象在肿瘤切除后消失。某些促使 insulin 分泌增加的刺激如 glucose 和 amino acid（尤其是 arginine 和 leucine）也可以使胰 SS 的分泌量增加。此外，CCK 也会增加 SS 的分泌。人类的 pancreatic polypeptide 是一种单链的 peptide，共有 36 个氨基酸残基，由胰岛的 F 细胞分泌。Pancreatic polypeptide 的分泌会因进食、运动以及急性血糖过低等因素而增加，因SS的作用以及静脉注射glucose而减少。虽然 pancreatic polypeptide 可以降低人体吸收营养物质的速度，但其确切生理功能至今仍不清楚。

最后，一个很有趣的现象是，pancreatic islet 分泌的 hormones 之间互相调节控制彼此的分泌，如 Fig. 11-21 所示，somatostatin 可抑制 insulin、glucagon 以及 pancreatic polypeptide 的分泌；insulin 可抑制 glucagon 的分泌；而 glucagon 则可刺激 insulin 和 somatostatin 的分泌。此外，目前已知在 pancreatic islet 的 A、B 及 D 细胞之间通过 gap junction 连

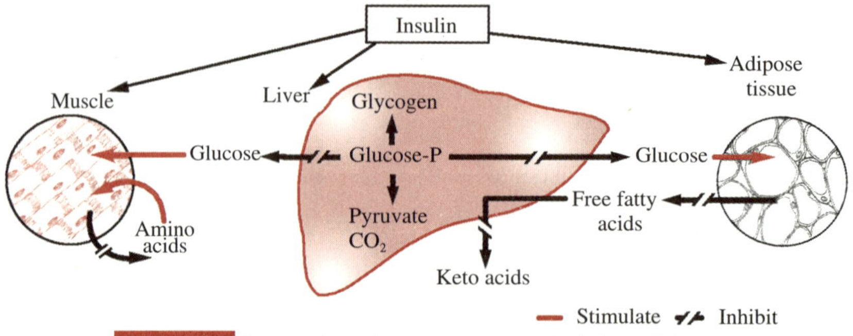

Fig. 11-21 Interactions between pancreatic islet cell hormones.

接，允许离子及其他小分子由一个细胞直接进入另一个细胞。说明这些细胞之间有十分密切的联系，从而实现相互调节。有关它们之间相互调节的详细机制，还有待阐明。

第七节 其他激素
Other Hormones

一、调节钙磷代谢的激素 (Hormones regulating calcium metabolism)

血中钙离子的浓度平衡对于骨钙、神经肌肉兴奋性的维持、细胞分泌功能的维持以及血液凝固等有重要的影响。如果钙离子浓度偏低，神经和肌肉细胞的兴奋性便会增加，造成所谓的低血钙性僵直（hypocalcium tetany），病人的骨骼肌出现痉挛。相反，高血钙症（hypercalcemia）则会造成心律不齐以及神经肌肉的兴奋性降低。正常成年人体内含钙约 1kg 左右，其中 99% 存在于骨骼中，1% 存在于软组织及细胞外液。每日饮食摄入的钙只有 30% 可被吸收，其余的则经消化道和肾排出体外。血液中钙浓度约为 2.5mmol/L，离子态与结合态各占一半。血钙的代谢与调节主要是由维生素 D（vitamin D）、甲状旁腺素（parathyroid hormone, PTH）以及降钙素（calcitonin）来维持。

（一） Vitamin D

Vitamin D 是指一组结构类似的化合物，这类化合物都会影响肠道吸收钙离子的能力。Vitamin D_3 是由胆固醇（cholesterol）衍生物经由紫外光（通常经由阳光）照射后转变而来。通过这种机制生成的 vitamin D 即可满足身体的需要。如果日照不足，则需由饮食补充。另外一种类似于 vitamin D_3 的 vitamin D 可由食物摄取得到。Vitamin D 没有生物活性，必须在肝和肾内代谢成为 1,25 dihydroxyvitamin D_3[1,25- $(OH)_2$-D_3]才有活性。1,25 -$(OH)_2$-D_3 的主要功能是刺激肠道吸收钙离子，如果缺乏，则会因为对钙离子的吸收能力差而影响血钙浓度。1,25-$(OH)_2$-D_3 也会作用在肾远曲小管，促进钙离子的重吸收。除了上述两种功能之外，1,25-$(OH)_2$-D_3 也可促进骨骼的钙化。因此，如果缺乏 1,25-$(OH)_2$-D_3 将会导致儿童佝偻病以及成人的骨质疏松症。体内 1,25-$(OH)_2$-D_3 的浓度会受到血中钙离子浓度的调节，血液中钙离子浓度偏低时，PTH 分泌会增加，进而促使 1,25-$(OH)_2$-D_3 的产生。

（二） Parathyroid hormone（PTH）

Parathyroid gland 位于 thyroid gland 后方，共有 4 个，每个约重 40mg。PTH 是由 parathyroid gland 的主细胞所分泌，由 84 个氨基酸组成的单链 polypeptide。PTH 在血液中被降解成为具有生物活性的 peptide（33个氨基酸残基）和无生物活性的羧基端片段（51个氨基酸残基）。PTH 与靶细胞膜上的 receptor 结合，通过 cAMP-PKA signal transduction pathway 发挥其生物效能。

PTH 的主要作用是维持血钙浓度的平衡。如果将其切除，则会因为低血钙引起抽搐而死亡。PTH 调节血钙浓度的机制可归纳为以下三点：①增加肾小管吸收钙离子的能力，使尿液中排出的钙离子减少；②增加骨质分解，使骨骼钙离子（以及磷酸根离子）进入细胞外液；③促进 1,25-$(OH)_2$-D_3 生成，以增加肠道吸收钙离子的能力。

（三）降钙素（Calcitonin）

Calcitonin 由 thyroid gland 的腺泡旁细胞（parafollicular cell）分泌，共有 32 个氨基酸残基。其主要作用是降低血钙浓度。一方面增强成骨过程，使骨组织释放的钙离子减少，另一方面抑制肾小管对钙、钠、氯等离子的重吸收。因此，calcitonin 与 PTH 对血钙的调节是相互拮抗的。血中钙离子的浓度是调节 calcitonin 分泌的主要因素，血钙降低会抑制 calcitonin 的分泌，升高则起促进作用，这一点刚好与血钙浓度调节 PTH 分泌的机制相反。

二、褪黑激素（Melatonin）

Melatonin 是 5- 羟色胺（serotonin, 5-HT）的衍生物，由位于间脑顶部突起的松果体（pineal gland）产生。在人类，melatonin 以及 pineal gland 的生理作用仍然不清楚。在黑暗的环境下，交感神经节后神经元兴奋，促进 melatonin 释放，使眼睛能适应黑暗的环境。因此，melatonin 的分泌会随着时间而改变，在夜间 melatonin 的浓度最高，而在白天 melatonin 浓度则最低。此外，melatonin 具有调节机体生物节律的功能。一些季节性交配繁殖的动物，其进入或离开生殖期都受到 melatonin 的调节。最近有人发现季节性感情异常（seasonal affective disorder）和时差症（jet lag）也可能与 melatonin 有关。

临床举例

张某某，18 岁，男性，身高 2.43 米，诊断为巨人症。此病是由于垂体肿瘤所引起。随后病人做了垂体切除术。请问手术后病人需要做哪些激素的替代疗法，即注射哪些激素予以治疗？

参考答案

垂体切除后应补充以下激素：

1. 由于缺乏 TSH，病人 thyroid hormone 很低，需要补充 thyroid hormone。
2. 由于缺乏 ACTH，病人 glucocorticoid 很低，需要补充 glucocorticoid，特别是如果病人处于应激条件之下，例如感染发烧、创伤、失血等等。
3. 关于性激素，虽然性激素缺乏不会影响生命，但补充一定的testosterone可以促进病人的性欲。
4. 可以不必补充 growth hormone 和 prolactin。因为病人已经成年，缺乏这类激素不会对病人造成严重的后果。
5. 关于 vasopressin，可视情况而定，如果病人血中这类激素的量很低，可适量补充。

（王　宪　张志文　朱　毅）

第十二章

生殖系统

REPRODUCTIVE SYSTEM

第一节 男性生殖
Male Reproduction

男性生殖器官由睾丸（testis）和附睾、输精管、前列腺、精囊和阴茎等附属性器官(accessory sexual organ）组成。其生理功能包括：①生成精子（sperm)；②进行男性性行为；③在下丘脑和垂体激素调节下，分泌男性性激素（male sexual hormones)，除调节上述两方面功能外，对 accessory sexual organ 和第二性征的发育、正常状态的维持及其他组织器官的功能也起着重要的作用。

一、睾丸的精子生成（Testicular spermatogenesis)

Testis 主要由曲精小管与间质中的莱弟细胞（Leydig cell）组成，分别占 testis 总体积的 80% 和 20%，两种组织由基底膜隔开。曲精小管是产生 sperm 的管道形组织。管壁由支持细胞（Sertoli cell）和生精细胞组成。精原细胞是生成 sperm 最原始的细胞，从青春期开始，经多次分裂增殖，产生初级精母细胞，后者经第一次减数分裂生成次级精母细胞，同时，初级精母细胞染色体从 46 个减为 23 个；其中 X 和 Y 两个性染色体也分离，在随后两天内，次级精母细胞完成第二次减数分裂，形成精子细胞。最后，精子细胞变态成为蝌蚪形的 sperm。在生精过程中，从精原细胞开始到 sperm 形成，其间要经过多次细胞分裂，但每次分裂都不完全将子细胞分开成为独立的子细胞，两个细胞通过 tight junction 相互连接。Tight junction 将来源于同一母细胞的同族细胞联成一个整体细胞群，彼此传递信息而同步发育。随着生精过程的不断进展，同族细胞群所含的个数也在不断增加并逐步移向管腔，完成 sperm 变态发育过程后，细胞间 tight junction 消失，成为单个游离 sperm 被释放到管腔。在人和哺乳动物，精原细胞、精母细胞和精子细胞在曲精小管的横断面上，构成有明确分区的细胞组合：精原细胞紧靠管壁外侧的基底膜，较成熟的精子细胞接近管腔，中等分化的精母细胞位于中间。

Sertoli cell 是曲精小管管壁的一种体积最大的细胞，从基底膜延伸到管腔，对生精细胞起支持、保护和营养作用。生精细胞在发育过程中向管腔方向的移动以及成熟精子向管腔内释放，都依赖于 Sertoli cell 胞质运动和外形改变；精子细胞变态为 sperm 过程中脱落的胞质，也是被 Sertoli cell 吞噬；其向管腔分泌的液体含有 sperm 所需的营养物质，特别是雄激素结合蛋白（androgen binding protein）与 testosterone 特异结合，提高了生殖上皮局部testosterone 浓度，是 sperm 生成的必备条件之一。此外，Sertoli cell 之间的紧密连接构成了 blood-testis barrier，既限制了血浆中某些物质进入曲精小管，也防止抗原性极强的精子进入血液循环。

新生成的 sperm 经运送 sperm 的管道（约 6m 长）到达附睾，当 sperm 在附睾停留 18～ 24 小时后方能获得运动的能力，由于附睾液含有数种抑制 sperm 运动的蛋白，所以只有射精（ejaculation）后，sperm 才能真正获得运动功能。Sperm 与附睾、精囊、前列腺和尿道球腺的分泌物混合形成精液（semen），在性高潮（orgasm）中将 semen 排出。正常男子每次射出 semen 约 3～6ml，每毫升 semen 约含 2 千万到 4 亿个 sperm，少于 2 千万个，卵子（ovum）不易受精（fertilization）(Fig. 12-1)。

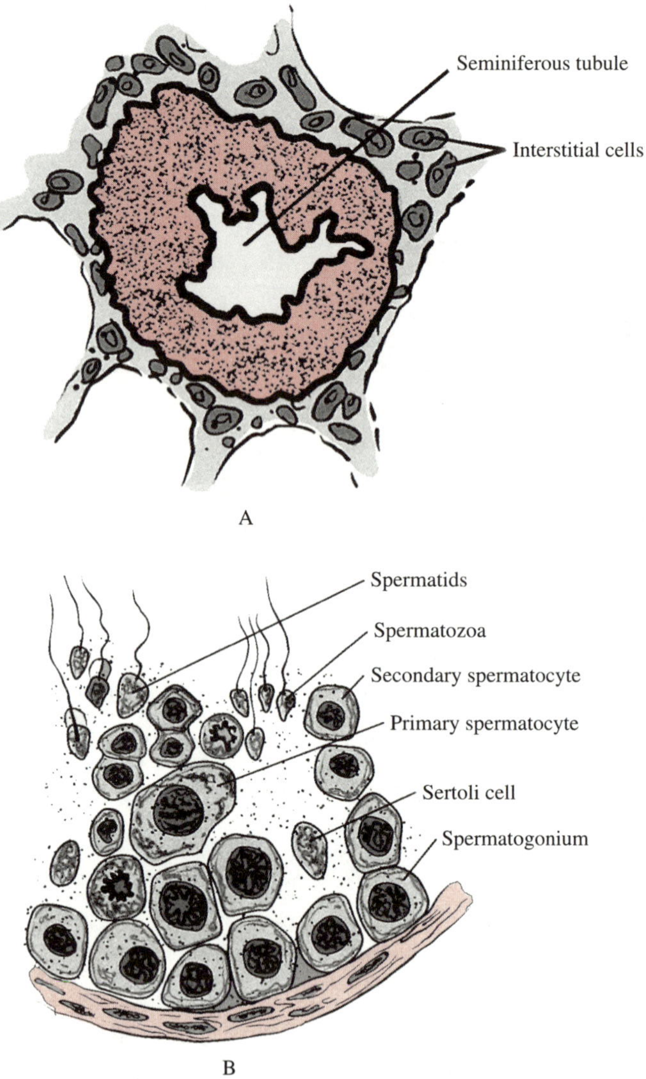

Fig. 12-1 A. Cross section of a seminiferous tubule. B. Stages in the development of sperm from spermatogonia.

二、睾丸的内分泌功能 (Endocrine function of testis)

Testis 的 Leydig cell 分泌睾酮（testosterone, T）、双氢睾酮（dihydrotestosterone，DHT）和雄烯二酮三种雄激素（androgen），均为含 19 个碳原子的甾体激素；Sertoli cell 分泌糖蛋白激素抑制素（inhibin）。

Androgen 中以 T 的分泌量最多，DHT 的生物活性最高，androgen 主要在外周组织如 brain、skin、fat 组织和 liver 转化成雌二醇（estradiol），是男性 estrogen 的前体物质。成年男子每天分泌 4～9mg T，其中 68% 与血浆白蛋白结合，30% 与性激素结合球蛋白（sex hormone binding globulin）结合，只有 1%～2% 是游离的。结合的 T 作为血浆中的储备库，而游离的 T 才能发挥生物学功能。T 主要在肝脏中灭活，以 17 - 酮类固醇形式由尿排出，少量经粪便排出。

男性胎儿血中 T 含量可达到成年水平，以促进生殖器官发育，出生后 6 个月 testis 中 Leydig cell 消失，直到青春期性成熟时重新出现；T 的分泌开始升高并达到 600ng/ml 的高水平，此后，可维持约 50 年；65 岁后 Leydig cell 对 LH 的反应性下降、血中 T 的含量逐渐减少，是老年男子性欲下降和精子生成量减少的主要原因。体内 DHT 只有 20% 由 testis 分泌，其余 80% 在外周组织如皮肤、前列腺和精囊经 5α 还原酶的催化，由 T 还原为 DHT。后者的生物活性为 T 的 2 倍。

T 和 DHT 是 testis 分泌的两种主要的 androgen，在维持性欲、精子生成、促进男子 accessory sexual organs 的生长发育和第二性征（secondary sex characteristics）的出现并维持其正常状态等方面，具有相同的作用；但也有差别：①促进 sperm 生成：testis 的 Leydig cell 分泌的 T，经基底膜扩散至曲精小管的生殖上皮细胞，与相应 androgen receptor 结合，启动细胞核内与精子生成相关基因的表达。此外，T 还与 Sertoli cell 分泌 androgen binding protein 结合，造成曲精小管 androgens 局部高浓度是精子生成不可缺少的条件。体内缺乏 5α 还原酶的男子，spermatogenesis 仍能正常进行，故有学者认为 DHT 在 spermatogenesis 过程中没有作用。②胚胎期间 T 主要促进附睾、输精管和精囊的发育；而 DHT 主要刺激阴茎、阴囊和前列腺的发育。③青春期 T 主要促进阴茎和精囊的生长，使此期出现骨骼、肌肉快速增长，声带变厚和喉结突出等男性 secondary sex characteristics。DHT 则促进阴囊和前列腺的增长，加速耻骨上、腹部、胸部和面部毛发的生长；导致头顶近前额部位毛囊萎缩，所以，男子“秃顶”的发生与遗传因素及局部 5α 还原酶活性过高有关。DHT 还可增加皮肤皮脂腺的分泌活性，使分泌物脂肪含量增多，堵塞导管易于细菌生长，形成皮脂腺炎症。此外，T 还可促进蛋白质合成及红细胞生成。

三、睾丸功能的调节（Regulation of testicular function）

Testis 的曲精小管的精子生成、Leydig cell 和 Sertoli cell 的内分泌功能均在下丘脑 - 腺垂体的控制下；而后者分泌活性又受到 testis 产生的 T 和 inhibin 负反馈调节，从而构成了下丘脑 - 腺垂体 - 曲精小管和下丘脑 - 腺垂体 - Leydig cell 两个反馈调节环路。

1. 下丘脑 - 腺垂体 - 曲精小管轴 从青春期开始，下丘脑以脉冲方式分泌 GnRH，每天分泌 8～10 次，每次持续几分钟。经垂体门静脉到达腺垂体，GnRH 与靶细胞膜受体结合，经细胞内第二信使 Ca^{2+}-calmodulin 介导，促进腺垂体分泌 LH 和 FSH。FSH 经血液循环到达 testis 并与曲精小管 Sertoli cell 相应受体结合并激活腺苷酸环化酶，产生第二信使cAMP，促进 Sertoli cell 分泌促精子生成的各种物质；与此同时，在 LH 的作用下，Leydig cell 分泌大量的 T 并扩散至曲精小管，促进精子的生成。临床上发现，当曲精小管无精子生成时，血中 FSH 水平升高；反之，spermatogenesis 加速时，FSH 水平下降。这是由于 Sertoli cell 在 FSH 刺激下产生的一种糖蛋白激素 inhibin，对腺垂体 FSH 分泌的负反馈作用所致。这种负反馈调节是和 T 对下丘脑和腺垂体负反馈调节同时进行，保证了精子生成的正常进行。

长时间而不是间断 GnRH 分泌，可导致其受体数量下调，使腺垂体细胞对 GnRH 的敏感性下降，促性腺激素分泌减少。因此，临床上使用长效 GnRH 激动剂，通过抑制促性腺激素使性激素分泌减少甚至停止，以达到抑制某些性激素依赖性肿瘤生长的目的。

2. 下丘脑 - 腺垂体 - Leydig cell 轴 GnRH 可同时刺激腺垂体分泌 LH 和 FSH，伴随着

GnRH 的脉冲式的分泌，LH 分泌也明显呈周期性变化；而 FSH 则只呈现轻微的波动。LH 经血液循环到达 testis，促进 Leydig cell 的 T 分泌，T 的分泌数量与 LH 的浓度成正比。血中游离 T 主要作用于下丘脑，抑制 GnRH 的分泌，对腺垂体 LH 的负反馈作用较弱。通过 T 的负反馈作用，使得血中 T 的含量稳定至一定水平。

从以上分析可以发现，一方面，腺垂体促性腺激素的分泌，受到下丘脑及其靶腺激素的双重控制。此外，下丘脑、腺垂体和 testis 在功能上又密切联系和互相影响，构成了下丘脑-腺垂体-testis 轴调节环路。保证了 testis 精子生成和 hormone 分泌的正常进行(Fig. 12-2)。

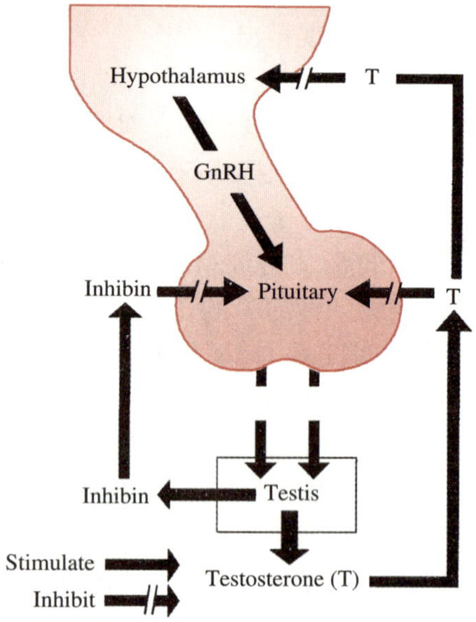

Fig. 12-2 Hypothalamus-pituitary-testis axis.

第二节 女性生殖
Female Reproduction

女性的主要生殖器官是卵巢（ovary），此外，还有输卵管、子宫、阴道及外阴等 accessory sexual organs。Ovary 的主要功能是产生卵子（ovum）和分泌 hormone。

一、卵巢卵泡的发育（Development of the ovarian follicle）

卵泡（ovarian follicle）的发育可分为三个阶段：①在胎龄 1 ～ 5 个月的女婴的 ovary 内逐渐出现原始卵泡（primordial follicle），数量可达 700 万个，每个原始卵泡中含有一个卵母细胞，周围有一层梭形或扁平细胞围绕。在胎龄 6 个月时，卵母细胞有丝分裂停止，而开始减数分裂，并停留在减数分裂的前期，直至性成熟期，卵母细胞外周的菱形细胞分化成立方形的颗粒细胞（granulosa cell），形成初级卵泡（primary follicle）。随后，granulosa cell 分裂增殖至 5～6 层；并分泌一种粘多糖类物质包绕卵母细胞形成透明带，发育成次级卵泡（secondary follicle），后者在体积增大的同时，颗粒细胞间卵泡液形成，卵泡基底膜外的间质细胞分化并增生形成了内膜细胞层，这种 secondary follicle 是女性性成熟前发育程度最高的卵泡。② Follicular development 的第二阶段开始于性成熟时月经的出现。在月经周期的黄体期(见后文)，少量的 secondary follicle 继续发育，随 granulosa cell 增生及卵泡液的增加，进一步发育成具有充满卵泡液的囊腔的卵泡，即窦状卵泡，卵母细胞突出并位于卵泡液中，外周由几层 granulosa cell 包绕，称为卵丘。与此同时，卵泡外周的内膜细胞分化成立方形可分泌甾体 hormone 的细胞，并在其外侧形成外膜细胞层。此时的卵泡称为排卵前的卵泡、平均直径 2～5mm，出现在月经周期卵泡期的第 5～7 天。③卵泡发育的最后阶段为“优势卵泡”的选择，大约在 20 个 secondary follicle 出现一个。“优势卵泡”的细胞增殖与卵泡液分泌均以指数速度增长，在排卵前48小时直径可达到15～20mm，常突出于ovary表面；在接近排卵的关键时刻，基底膜缓慢破裂。在破裂前卵子和其周围的granulosa cell已从卵泡壁游离，当卵泡壁破裂时，卵泡液和卵子从ovary表面排到腹腔，经输卵管伞部“捡拾”进入输卵管。而其他的非“优势卵泡”发生闭锁，卵泡中卵母细胞和其他细胞相继死亡，卵泡液被吸收。

二、黄体的形成 (Formation of corpus luteum)

排卵后“优势卵泡”中granulosa cell 增生肥大，成行排列，胞浆中积聚黄褐色脂肪颗粒而形成黄体。这个过程称为黄体化（luteinization），此种改变在卵泡排卵时已经开始，卵子离开卵泡后luteinization过程加速。黄体组织中外层细胞是由内、外膜细胞转化生成；同时基底膜消失，使血管可直接延伸至黄体组织。如果排卵后未妊娠，corpus luteum可维持14天，随后发生退化：黄体中的granulosa cell和膜细胞退化由结缔组织替代，最后形成无血管的瘢痕——白体。应该说明的是，女性一生中只有400～500个卵泡成熟排卵(平均每月一个)；其余几百万个卵泡则萎缩闭锁，这种退化过程可发生在卵泡发育的任何阶段。

三、月经周期中激素水平的变化 (Hormone changes in menstrual cycle)

性成熟后，在ovary甾体激素周期性分泌影响下，子宫内膜（endometrium）周期性剥落，发生阴道流血现象，称为月经（menstruation）。所以女性生殖周期也称为月经周期（menstrual cycle）。在生理上，与ovary周期性变化相对应，menstrual cycle可分为follicular phase、ovulatory phase和luteal phase。Follicular phase从经血出现开始，平均延续15天；ovulatory phase短至1～3天；luteal phase持续13～14天，结束于下一个周期经血出现。Menstrual cycle在21～35天内均属正常，主要取决于follicular phase的长短。

调节ovary功能周期性变化的主要hormone是腺垂体分泌的FSH和LH。在follicular phase开始之前，血中FSH和LH的浓度降至最低值，LH/FSH比率稍大于1。在月经出血前一天开始，FSH逐渐升高，直到此期的前半段，随后有所下降。LH水平升高较迟，但持续整个follicular phase，在末期LH/FSH的比率增加至2。在FSH刺激下，ovary内的granulosa cells的雌二醇（estradiol, E_2）的分泌及血中水平在follicular phase的前半段轻度增加，此后，升高幅度加大，在ovulatory phase前达到高峰。此时E_2主要是由“优势卵泡”分泌的。此期前半段较高水平的E_2和inhibin通过对下丘脑和腺垂体的负反馈调节，使FSH水平在后期逐渐下降，ovulatory phase最显著的特点是血中LH浓度急速升高并达到高峰，FSH也出现一个较小的峰值；在促性腺激素达到高峰之前，可见锯齿状E_2及GnRH分泌高峰。说明在ovary和下丘脑共同作用下FSH和LH高峰才能出现。Ovulation后，由于corpus luteum产生的孕酮（progesterone，P_4）和E_2对下丘脑-腺垂体的负反馈抑制作用，血中FSH和LH逐渐降低，在luteal phase末期降至最低。本期最明显的特征是卵巢黄体P_4分泌可增加10倍，而E_2仅轻度升高。若未妊娠，corpus luteum退化，P_4和E_2急剧下降，到末期降到最低，经血开始出现，下一个follicular phase开始（Fig. 12-3）。

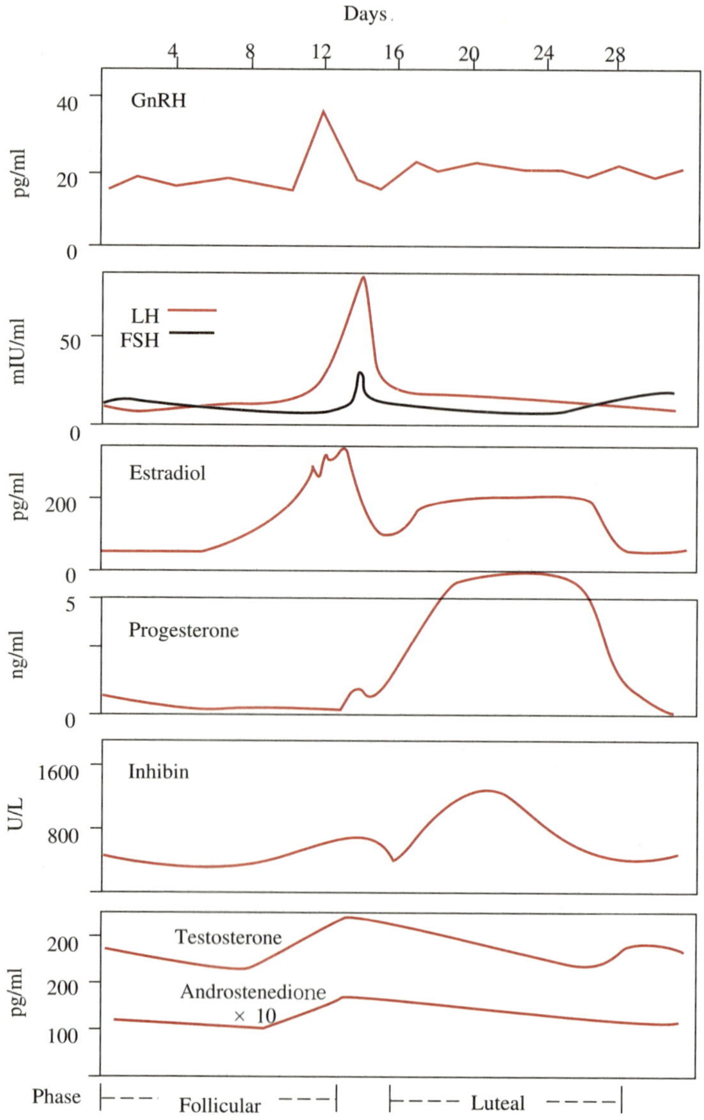

Fig. 12-3 Profile of plasma hormone levels throughout the menstrual cycle. The dominant follicle is the source of the rising estradiol level in the latter part of the follicular phase. Note ovulatory surges of luteinizing hormone (LH) and follicle stimulating hormone (FSH), preceded by increases in estradiol and gonadotropin-releasing hormone (GnRH). The broad peaks of progesterone and estradiol in the luteal phase result from secretion by the corpus luteum.

四、卵泡发育的激素调节 (Hormonal regulation of follicular development)

（一）Primary follicle的形成

Primordial follicle 发育成 primary follicle 与促性腺激素关系不大，是一种局部作用：primordial follicle 的分泌物可刺激 granulosa cell 增生；而后者的分泌物又可促进卵泡膜的形成。Primary follicle 的直径达到 80μm 时，卵母细胞停止发育。

（二）Follicular development

Primary follicle 第二阶段发育始于月经周期 luteal phase 早期，持续到第三个周期 follicular phase 的末期才能形成成熟卵泡，历时 70～85 天，与精子生成时间大抵相同。在此期间，只有少量获得了 FSH 和 LH 受体的 primary follicle 得以发育，follicular phase 早期 FSH

水平升高，刺激上述 primary follicle 中 granulosa cell 分裂增殖，提高其芳香化酶的活性。此酶可将由内膜细胞分泌并扩散到 granulosa cell 的 androgen 转化成 estradiol。

卵泡内局部高浓度的 estradiol 可促进 granulosa cell 的 estradiol 和 FSH 受体数量增高，进一步增加其对这两种 hormone 的敏感性，产生更多的 E_2。此外，由 granulosa cell 自分泌生成的胰岛素样生长因子也可促使其自身肥大。因此，primary follicle 发育一旦开始，就具有上述这种包括 endocrine、paracrine 和 autocrine 调节机理的自我驱动机制，这是由腺垂体和卵巢精细协调的结果，使得“优势卵泡”以指数速度发育成熟。另外，还有两个重要因素在“优势卵泡”发育中起重要作用：首先，FSH 刺激 granulosa cell 合成、分泌 E_2，使得血中 E_2 水平在 follicular phase 的早期缓慢增加；E_2 通过负反馈作用于下丘脑和腺垂体，使 FSH 下降但 LH 仍可轻度升高；其次，FSH 可促进 granulosa cell 和内膜细胞 LH 受体的生成，LH 在 follicular phase 后半期的独特作用，是刺激卵泡壁中内膜细胞分泌大量的 T，T 扩散通过基底膜到达 granulosa cell，作为合成 E_2 的主要前体物质。在这两种细胞的相互配合下，达到关键目标：产生足够高水平的 E_2 以触发排卵。FSH 的靶细胞 granulosa cell 依赖于 LH 的靶细胞-内膜细胞产生的 androgen 转化成 E_2，这种转化是由芳香化酶催化的，其活性的增加是经 FSH 受体介导的跨膜信号传递系统的第二信使 cAMP 完成的。

在 FSH 作用下，granulosa cell 还分泌一种糖蛋白激素 inhibin，后者刺激内膜细胞 androgen 的产生；而 androgen 又可促进 granulosa cell inhibin 的分泌，这种局部的正反馈调节进一步提高了生成 E_2 所需的 androgen。

两侧卵巢所接受到的 FSH 和 LH 的刺激是相同的。为什么在每个月经周期只选择一个卵泡成熟排卵？对这个过程仍未完全了解。可能与 primary follicle 开始发育时，某个卵泡的颗粒细胞具有更多的 FSH 受体和较高的芳香化酶活性，使得这个卵泡在早期发育中 E_2 的生成超过其他卵泡有关。

（三）排卵（Ovulation）

排卵前 LH 和 FSH 分泌高峰是由 E_2 的正反馈作用触发的。通常，E_2 对这两种促性腺激素的分泌是负反馈抑制效应；要转变为正反馈作用，E_2 在血中浓度至少要达到 200pg/ml，并保持两天以上才能实现。这种正反馈作用发生在下丘脑和腺垂体，在高浓度 E_2 作用下，下丘脑 GnRH 脉冲式分泌的频率和幅度极大地增加；腺垂体对 GnRH 的反应性也超常加大，使 LH 分泌及血中水平达到顶峰。由此看来，下丘脑-腺垂体是在卵巢甾体激素的调控下，产生大量 LH 以触发成熟卵泡 ovulation，当血中 LH 水平达到顶峰 12 小时后发生 ovulation。其机理如下：① LH 降低卵泡液中卵成熟抑制肽的作用。卵细胞得以完成第一次减数分裂，同时抑制 granulosa cell 的分裂增生；② LH 通过刺激 progesterone 的生成，增强卵泡中多种蛋白水解酶的活性；③FSH 也直接促进卵泡大量生成蛋白水解酶。因此，卵泡蛋白水解酶活性增加是卵泡壁破裂的主要因素。

（四）Corpus luteum

Corpus luteum 的形成和功能的维持均受到 LH 的调节。Ovulation 前 LH 分泌高峰加快了 granulosa cell 的 luteinization 过程；此后，较低水平 LH 可刺激 corpus luteum 分泌大量的 progesterone，此外，血管向黄体的延伸也保证运输 LH 及合成 P 的原料。若妊娠未能发生，在 luteal phase 末期 LH 的下降不能被胎盘（placenta）分泌的人胎盘绒毛膜促性腺激素

（human chorionic gonadotropin，hCG）替代，corpus luteum 将在 ovulation 后第 8～9 天开始退化，endocrine 功能在第 14 天完全终止，性甾体激素对下丘脑腺垂体的负反馈作用消失，使得下一个 follicular phase 开始，FSH 水平上升（Fig. 12-4）。

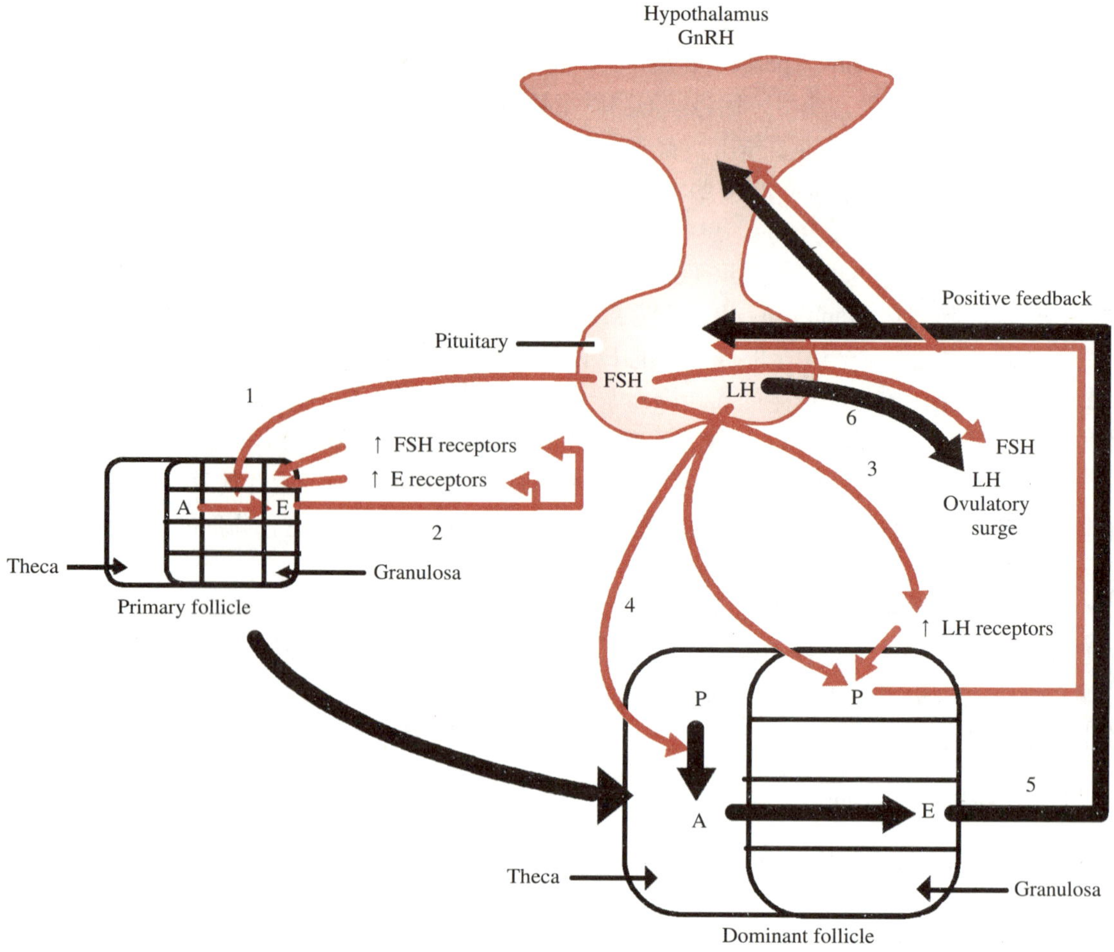

Fig. 12-4 Hormonal regulation of follicular development. 1. FSH stimulates granulosa cell growth and estradiol (E) synthesis in a small cohort of primary follicles. 2. The local estradiol increases its own receptors and FSH receptors, amplifying both hormones' effects. Thus, a self-propelling mechanism is set into motion. 3. FSH later increases LH receptors, initiating granulosa responsiveness to LH. 4. LH stimulates theca cell growth and androgen (A) production. Androgen is then converted to estradiol in the granulosa cells. LH also stimulates progesterone (P) production in the granulosa cells and adds to the FSH effects by increasing cyclic AMP levels. 5. As a result of theca and granulosa cell synergism, the dominant follicle emerges as a very efficient secretor of estradiol. 6. Rising estradiol, with late potentiation by progesterone, feeds back positively on the pituitary gland and hypothalamus to evoke the preovulatory surge of LH and FSH.

（五）子宫内膜（endometrium）的周期性变化

在 ovary 分泌的 progesterone 和 estradiol 的周期性变化的影响下，endometrium 也相应产生周期性的改变，因为 endometrium 是卵巢甾体激素最敏感的靶组织。

在月经周期开始时，endometrium 菲薄，腺体稀少，腺泡腔狭窄，偶见细胞有丝分裂。月经出血停止后，血中 estradiol 含量逐渐升高，刺激 endometrium 增生，厚度可增加 3～5 倍；腺体细胞和基质细胞有丝分裂增加，腺体加长并出现弯曲，供应 endometrium 的子宫螺旋动脉增长，构成了 endometrium proliferative phase 的特征性表现。Ovary 排卵后，血中 progesterone 水平的升高极大地促进了 endometrium 变化，产生了 secretory phase 的特征：子宫内膜腺体更加弯曲，糖原含量增加；随着黄体期进展，腺泡细胞内含有糖原的囊泡从基底移向腔面，腺体分泌物显著增加；基质出现水肿，螺旋动脉进一步增生并出现弯曲。这些变化使 endometrium 能够接收受精卵的着床（implantation）。若妊娠未发生，黄体退化导致血中 progesterone 和 estradiol 水平急速下降，引起螺旋动脉痉挛性收缩，造成 endometrium 缺血坏死及脱落，形成月经出血，称为月经期。由于经血含有大量的纤溶酶原及组织激活物，所以一般不凝固（Fig. 12-5）。

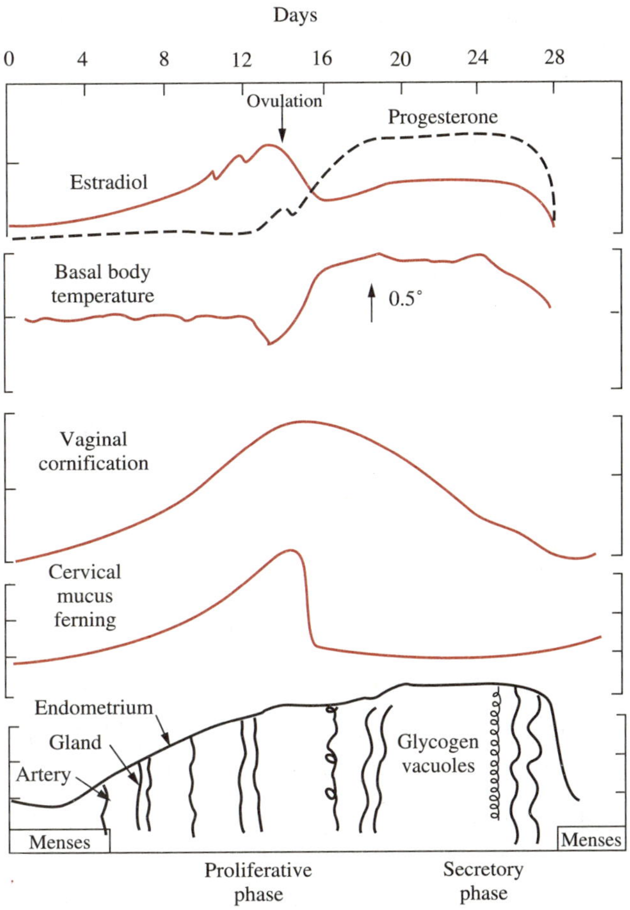

Fig. 12-5 Correlation of changes in body temperature, vaginal cytology, and endometrial structure and function.

五、卵巢的内分泌功能（Endocrine function of ovary）

Ovary 可以合成并分泌 estrogen 和 progestogen 两类性甾体 hormone。Estrogen 是能引起实验动物发情的甾体化合物的总称。Ovary 可分泌 estradiol、雌酮及雌三醇 3 种 estrogen。其中 estradiol 的活性最强，雌酮的活性为 estradiol 的 10%，雌三醇的活性最弱，仅为 estradiol 的 1%。Estrogen 是由 18 个碳原子组成的甾体激素，上述 3 种 estrogen 的差别仅仅是连接到甾体骨架上羟基的数目不同。Progestogen 是切除 ovarian corpus luteum 后能维持妊娠的甾体化合物的总称。Ovary 分泌的 progestogen 以 progesterone 生物活性最强，此外还有 20α- 羟孕酮与 17α- 羟孕酮。

（一）Estrogen 的生理作用

1. 对生殖器官的作用

（1）子宫：雌激素使子宫内膜发生增生期变化，内膜的腺体、血管和基质细胞都增生。雌激素促进子宫肌增生，通过增加子宫平滑肌的收缩成分如 actin 和 myosin 的数量增强收缩力和收缩频率，它还能提高子宫肌对催产素的敏感性，这在分娩时可能有一定意义。在雌激素的影响下，子宫颈分泌大量清亮和稀薄的粘液，粘液中的多糖和SH基含量增加。这种粘液干燥后，由于其中的氯化钠结晶析出，而呈羊齿植物状结晶。检查宫颈粘液羊齿植物状结晶存在的情况，是判断体内雌激素水平的一个简单方法。在雌激素作用下，宫颈粘液的粘液丝排列规则，因而有利于精子的穿透。

（2）阴道：雌激素促进阴道鳞状上皮增生、角化，并使细胞内的糖原含量增加。在雌激素作用下，阴道表层细胞糖原含量可高达3%，这是除肝脏外糖原含量最高的组织。糖原分解的产物可被阴道内的细菌转化成乳酸，降低了阴道的pH，从而抑制致病菌的生长。因此，可以根据阴道脱落细胞角化情况来判断体内雌激素的水平。

（3）输卵管：雌激素可增加输卵管节律性收缩，促进卵子运输。

（4）乳腺：雌激素可以促进乳腺导管增生，与 progesterone 协同可刺激腺泡的发育。

2. 维持女性副性特征 在青春期，estrogen 促使脂肪沉积于乳腺、臀部等部位；与 androgen 一样增加成骨细胞的活动，促进 Ca^{2+} 和 HPO_4^- 在骨质的沉积，同时可促进骨骺的愈合。Estrogen 在促进骨骼生长方面的作用小于 androgen，而促进骨骼成熟作用又比 androgen 强。这是女性较早停止生长，身高矮于男性的原因之一。

（二）Progesterone 的生理作用

1. 维持妊娠 Progesterone 在受精卵的 implantation、妊娠的维持和胎儿的发育过程中起着重要作用。Progesterone 刺激子宫内膜分泌受精卵所需要的营养物质，是子宫内膜基质细胞蜕膜化所必需的；通过降低子宫肌的传导性，使子宫肌对各种刺激的敏感性下降，从而使子宫处于安静状态；progesterone 抑制母体的免疫反应，防止对胎儿排斥反应的发生。

2. 子宫 在 estrogen 作用的基础上，progesterone 促使子宫内膜继续增殖并呈现分泌期改变，为受精卵着床作好准备。与 estrogen 的作用相反，progesterone 减少宫颈粘液的分泌量，使粘液变得更稠，不利于精子的穿透，抑制输卵管节律性肌收缩。

3. 乳腺 Progesterone 促进乳腺腺泡的发育及泌乳功能。

4. 神经系统 Progesterone 作用于中枢神经系统，增加食欲和觉醒时间，还可提高呼吸中枢对 CO_2 的敏感性。卵巢黄体分泌的大量 P_4 可作用于体温调节中枢使 luteal phase 体温提高 0.3～0.6℃。这种基础体温的改变，可作为排卵的重要指标。

六、妊娠（Pregnancy）

妊娠（pregnancy）是新个体产生的过程，包括受精（fertilization）、implantation、pregnancy 的维持、胎儿（fetus）的生长及分娩（parturition）。

（一）Fertilization

Sperm 与 ovum 在输卵管壶腹部相遇而 fertilization，sperm 与 ovum 相融后称为 fertilized ovum。

射入阴道内的 sperm 进入输卵管以及与 ovum 相遇的过程是比较复杂的，sperm 的运行不完全依靠自身的运动，子宫颈、子宫、输卵管对 sperm 的运行也都起到一定的作用。Semen射入阴道后穹窿约1分钟后就变成胶冻样物质，使 semen 不易流出，并有暂时保护 sperm

免受酸性阴道液破坏的作用。但是阴道内的sperm绝大部分被阴道内的酶杀伤而失去活力，存活的sperm随后又遇到宫颈粘液的拦截。Menstruation中期在estrogen的作用下，宫颈粘液稀薄，其中的粘液蛋白排列成行，有利于sperm的穿行；而luteal phase在progestogen作用下，宫颈粘液粘稠，粘液蛋白卷曲，交织成网，使sperm难以通过。射精（ejaculation）的刺激及semen中高浓度的前列腺素都可以引起子宫收缩，只有少数sperm靠本身的运动加上收缩后的松弛造成宫腔内负压，把sperm吸入宫腔，进入输卵管。Sperm在输卵管中的运行，主要受输卵管蠕动的影响。一次ejaculation虽能排出数以亿计的sperm，但最后能到达fertilization部位的只有15～50个，到达的时间约在性交（coitus）后30～90min。一般说来，其中只有一个capacitation的sperm可能与ovum相遇而fertilization。Sperm在女性生殖道内fertilization能力大约只能保持48h。

Sperm与ovum在壶腹部相遇后，顶体外膜与sperm头部的细胞膜首先融合，继之破裂，形成很多小孔，释放出顶体酶（acrosin），以溶解ovum外周的corona radiata及zona pellucida，使精子得以穿过，这一过程称为顶体反应（acrosome reaction）。一个sperm穿入zona pellucida后，ovum即产生一种抑制acrosin的物质，封锁zona pellucida，使其他sperm不能进入。Sperm进入ovum后立即激发ovum细胞完成第二次减数分裂，放出第二极体（second polar body）。Sperm进入ovum后其尾部迅速退化，细胞核膨大形成雄性原核（male pronucleus），随即与female pronucleus相互融合，形成一个具有46个chromosome组成的fertilized ovum。

Fertilized ovum在运行至子宫腔的途中，一面移动，一面进行细胞分裂，形成blastocyst，约fertilization后4日blastocyst进入子宫腔，第6～7日其透明带消失，开始implantation。

（二）Implantation

Implantation是blastocyst通过与endometrium相互作用而植入endometrium的过程。Implantation成功的关键在于blastocyst与endometrium的同步发育与相互配合。Blastocyst的分化程度与到达子宫的时间必须与endometrium发育程度相一致。Blastocyst过早或过迟到达子宫叫做失同步，将使implantation率明显降低，甚至不能implantation。在implantation过程中，blastocyst不断地发出信息，使母体能识别pregnancy发生的相应变化。Blastocyst分泌多种hormone和化学物质，如hCG，它能刺激corpus luteum of ovary变为corpus luteum of pregnancy，继续分泌pregnancy需要的pregestogen和estrogen。近年来发现，在fertilization后24小时fertilized ovum便可产生早孕因子（early pregnancy factor），它能抑制母体淋巴细胞的功能，使blastocyst免遭母体排斥。另外，blastocyst还分泌CO_2，CO_2具有“侵蚀”endometrium的作用，有利于blastocyst植入。在此期间，endometrium受到progestogen和estrogen的协同作用，可能分泌某些物质如胚激肽（blastokinin），激活implantation of blastocyst。

（三）Pregnancy的维持及hormone的调节

正常pregnancy的维持有赖于hypothalamus、pituitary、ovary和placenta分泌的各种hormone的相互配合。在fertilization和implantation之前，endometrium分泌期的各种变化是pregnancy的准备阶段。如果pregnancy，在fertilization后第6天左右，blastocyst滋养叶细胞开始分泌hCG刺激corpus luteum继续分泌progestogen和estrogen，以维持pregnancy

的需要。Placenta 形成后，分泌大量的 protein hormone 和 steroid hormone，完全可以代替 ovarian hormone 和垂体分泌的 gonadotropins，成为 pregnancy 的一个重要的内分泌器官，对维持 pregnancy 起着关键性作用。

（四）胎盘（placenta）的功能

Pregnancy 的重要标志是 placenta 的形成。对胎儿来说，placenta 既可作为消化器官以吸收营养物质、作为肺以吸收 O_2 并排出 CO_2、作为肾脏以调节体液量和排出代谢废物；它还是一个内分泌腺体，能分泌多种调节母体和胎儿代谢活动的 hormone。这些 hormone 在胎儿血浆、尿囊液和母体血中的浓度随妊娠进展呈现特征性的变化。

Placenta 的细胞滋养层分泌类似于下丘脑的刺激激素和抑制激素，如 corticotropin-releasing hormone（CRH），以 paracrine 方式调节胎盘合体滋养层分泌腺垂体样促激素如 ACTH，此外，随妊娠进展合体滋养层也分泌大量性甾体 hormone。

1. hCG hCG 是维持妊娠的最重要的 hormone，由胎盘合体滋养层细胞分泌。在妊娠第 6～8 天即可在母体血和尿中测到，成为早期妊娠检测的可靠手段。hCG 是由两个亚单位组成的糖蛋白，其中 α 亚单位与 TSH、FSH 和 LH 的 α 亚单位相同；而 β 亚单位只与 LH 的 β 亚单位有高度同源性，所以，hCG 与 LH 的生物学效用是相同的。Placenta 形成后，血中 hCG 以指数速度增高，在妊娠第 9 ～ 12 周达到高峰，其浓度是 ovary 周期中排卵前 LH 顶峰值的 200 倍，然后轻度下降，并维持于高水平直至分娩前。

hCG 的主要功能是刺激 corpus luteum 分泌 progesterone 和 estradiol。随着妊娠的进展，placenta 本身能分泌性甾体激素时，hCG 含量稍有下降，corpus luteum 也发生退化。此外，hCG 还刺激男性胎儿 testis 的 Leydig cell 分泌 testosterone，促进男性泌尿生殖系统的发育。

2. Progesterone Placenta 在妊娠第 6 周开始合成分泌 progesterone，12 周时就能产生足够数量以替代 corpus luteum，分娩前 placenta 分泌量为 corpus luteum 分泌峰值的 10 倍。

3. Estrogen 在整个妊娠期，三种 estrogen 的分泌量随妊娠进展而增加。在妊娠早期 estrogen 是由 ovary 和 corpus luteum 分泌的，其前体为来自母体和胎儿的 androgen，表明母体-胎儿和 placenta 的协同作用。

4. 人绒毛膜催乳素（Human chorionic somatomammotropin，HCS） 从第4周开始，placenta 合体滋养层分泌 HCS，在整个妊娠期间持续增加，于妊娠 34 周达高峰，并维持至分娩，在分泌高峰期间其产量远远大于人体分泌的任何蛋白质激素。因此，尽管它促进生长的作用比 growth hormone 小得多，但血中的高浓度保证了它在促进母体合成代谢中起重要作用。HCS 促进脂肪分解并拮抗 insulin 的作用，从而提高了母体血中游离脂肪酸和葡萄糖含量，增加蛋白质的合成。因此，HCS 是通过母体促进胎儿发育的重要“代谢调节因子”。

5. Other placental hormones Placenta 分泌多种 hypothalamic or pituitary like peptides，包括 GnRH，TRH，CRH，somatostatin，ACTH，TSH 和 placental growth hormone 等。主要提高母体肾上腺皮质和甲状腺的内分泌活性。此外，placenta 也能合成 1,25-$(OH)_2$-vitamin D_3，调节胎儿的钙代谢，促进胎儿骨骼生长。

（五）分娩（Parturition）

Parturition（delivery）发生的确切机理及激素调控尚未完全明了。动物实验表明 cortisol、estrogen、progesterone、oxytocin、松弛素（relaxin）和儿茶酚胺类 hormone 参与

了 delivery 的起动和完成。当胎儿发育成熟，体积增大到一定程度时，对子宫的机械扩张可引起子宫平滑肌不规则的收缩，这种收缩在 parturition 前一个月可出现。有学者认为，成熟的胎儿可产生 delivery 的信息，例如，分娩前几周 cortisol 分泌持续升高，促进胎儿肺和消化系统的成熟，促进肝糖原的储存和动脉导管的关闭，为胎儿由子宫内转移到母体外独立生活作好准备。但 cortisol 如何触发 delivery 的启动仍未搞清。目前认为，delivery 是在包括自分泌和旁分泌调节在内的众多 hormone 协同作用下启动的。分娩前子宫肌 progesterone/estrogen 比率下降引发子宫内膜 prostaglandin 的分泌，增加子宫肌 Ca^{2+} 浓度并触发子宫肌收缩。另外一种促进分娩时子宫肌收缩的 hormone 是 oxytocin。神经垂体 oxytocin 的分泌在分娩前无明显增加；但子宫蜕膜和胎膜 oxytocin 的分泌及子宫肌 oxytocin 受体的含量显著上升，可促进分娩时及胎盘与子宫蜕膜分离后子宫肌的强烈收缩。此外，分娩时子宫肌收缩引起的疼痛性紧张刺激，可刺激肾上腺素大量分泌，通过子宫肌 α 受体的介导，进一步增加子宫收缩的强度。

Delivery 过程中，除了子宫的收缩起主导作用外，placenta 和子宫颈的变化也起到一定作用。分娩前，子宫蜕膜和胎膜产生大量的致炎性细胞因子 IL-8，后者可吸引血中中性粒细胞在两种组织间的聚集，并刺激这些细胞分泌大量的胶原酶，使蜕膜与胎膜的连接变得松弛；同时降低子宫颈对胎儿头部压迫的抵抗力，增大子宫颈的直径。

整个分娩过程分为三期：第一期长达数小时，频繁发生的由子宫底部向子宫颈的收缩波，推动胎儿头部紧抵子宫颈 。第二期持续约 1～2 小时，胎儿由子宫腔排出，经子宫颈和阴道到达母体外；第三期约 10 分钟，placenta 与子宫分离并排出体外。随后子宫肌强烈收缩压迫血管，防止子宫过量失血。在 placenta 排出母体后 2～3 天，体内与 delivery 有关的 hormone 迅速恢复到正常水平。

（六）泌乳（Lactation）

母体在婴儿娩出后 24 小时，乳腺可分泌富含蛋白质的初乳，含有 2%～3% 的蛋白质，主要是酪蛋白、乳白蛋白和乳球蛋白。此外，还含有 7% 的乳糖和 3.5% 的脂肪。乳汁的 caloric value 为 70kcal/100ml。分娩后 1 周乳汁量为 500ml/d，最高可达 2000ml/d。

母乳共含有 160 种营养物质，其中免疫球蛋白可增强婴儿的免疫力，而各种蛋白激素和生长因子既可直接作用于胃肠道，促进消化系统的生长发育，也可被吸收进入血液循环作用于其他组织器官。婴儿的哺乳期约为 6～12 个月。

在 prolactin 的作用下，乳腺腺泡细胞将蛋白质、乳糖、Ca^{2+} 和 HPO_4^- 包装成囊泡，而免疫球蛋白可经囊泡膜受体介导进入囊泡。腺泡细胞将囊泡内含物释放至腺泡腔。婴儿吸吮乳头或要求性哭喊，经传入神经到达中枢神经系统的孤束核，后者分泌 oxytocin 促进腺泡腔上皮细胞和乳腺导管平滑肌的收缩，将乳汁经乳头排至婴儿口内。Lactation 是乳汁在正压下主动排出，不是婴儿吸吮乳头产生负压吸引的结果。

临床举例

在美国进行过一项临床流行病学研究，选择28名月经周期、排卵时间、黄体期皆正常的女大学生作为受试者，参加为期8周的中等强度的训练，每天长跑6公里，第5周后增加至15公里。结果发现只有4名学生月经周期正常，其他的24名女生均出现了不定期阴道出血，月经延迟、黄体功能紊乱以及排卵前LH分泌高峰消失等异常。但均在训练停止后6个月恢复正常。表明运动训练引发的运动性月经周期紊乱（atheletic menstrual cycle irregularity，AMI）发生率较高。请分析产生AMI的可能原因。

参考答案

AMI发生的原因尚未完全明了，有资料表明，AMI的发生与体重快速下降、体脂减少、进食不足、心理紧张、训练开始的年龄、训练强度以及既往月经紊乱病史等因素有关。流行病学研究发现，女孩在初始月经到来之前参加大运动量训练，初始月经往往延迟。一般情况下，田径运动员的初始月经比同龄女孩晚了3年。此外，在初始月经前就已参加训练的女运动员，在其运动生涯中AMI发生的几率，要比月经到来后参加训练的伙伴高。女性运动员激素的变化包括：① FSH水平下降；② LH水平提高；③黄体期孕酮分泌减少；④滤泡期雌激素水平下降。上述异常均在停止剧烈运动后恢复正常。

骨密度扫描显示，患者AMI运动员腰椎的骨密度比月经正常以及同龄组正常女性要低，应力作用引发的骨折危险性增高，其机理可能与绝经期雌激素分泌不足引发的骨质疏松相同，提示患者AMI运动员应补充雌激素。有趣的是，长跑运动员即使伴发AMI，其骨质密度不仅不降低反而增强，可能是长跑中的机械性刺激阻止了骨质的丢失。

最近的流行病学调查揭示，美国大学女运动员生殖系统恶性肿瘤和乳腺癌发病率比非运动员少50%。鉴于上述肿瘤多对激素敏感，AMI患者低水平的雌、孕激素对上述肿瘤的发生有一定的预防作用。

（张志文）

第十三章

神经、内分泌与免疫系统之间的相互作用：神经免疫调节

INTERACTION BETWEEN NERVOUS, ENDOCRINE AND IMMUNE SYSTEM: NEUROIMMUNOMODULATION

在以前的各章讨论中都谈到了机体功能的调节，一般认为机体各器官、系统的功能都处于 nervous system 和 endocrine system 的调节和控制之下。Nervous system 和 endocrine system 是机体内起主导作用的调节系统，它们密切联系，互相配合，维持内环境相对稳定。目前这一传统的观念受到了挑战，提出了关于机体功能调节的新观点。新观点认为，immune system 和 nervous system 一样，也是机体内一个重要的感受和调节系统。Nervous and endocrine system 和 immune system 之间的相互作用，对机体在不同条件下稳态的维持起着决定性的作用。因此，在谈到机体的功能调节时，如果不谈 immune system 的作用，将是一种缺陷。目前 nervous and endocrine system 和 immune system 之间的相互作用的研究已经发展成为一门独立的边缘学科——神经免疫调节学（neuroimmunomodulation)、神经免疫内分泌学 （neuroimmunoendocrinology） 或神经免疫学（neuroimmunology)。本章将对这方面的研究和某些重要的观点作一简要介绍。

Nervous and endocrine system 与 immune system 之间是否存在相互作用的问题，过去曾有过争论。由于 immune system 内部有极其严密和精细的调节，似乎它不受 nervous system 的调节，是独立于 nervous system 之外的一个系统。近 20 年来，在 nervous and endocrine system 与 immune system 之间关系的研究中有了突破性进展，不仅完全证明了 nervous and endocrine system 和 immune system 之间的密切关系，而且这方面的研究改变了人们对 nervous and endocrine system 及 immune system 的传统认识。本章将从以下四方面介绍有关内容：① nervous and endocrine system 对 immune function 的调节作用；② immune system 对 nervous and endocrine system 的调节作用；③胃肠道中 nervous system 与 immune cell 之间的相互作用；④ nervous and endocrine system 与 immune system 之间相互作用的途径。

一、神经系统和内分泌系统对免疫功能的调节作用 (Regulatory effect of nervous and endocrine system on immune function)

（一） Immune cell 上的 neurotransmitter 及 hormone receptor

Nervous and endocrine system 对靶器官的调节作用，往往是通过它们释放的介导物质，

即 neurotransmitter 和 hormone。这些介导物质必须和相应的 receptor 相结合才能实现其调节作用。如果 immune cell 上存在这类 receptor，这些 receptor 就成为 nervous and endocrine system 作用于 immune system 的物质基础。

近年来由于采用放射自显影、放射受体分析法等已经证明 immune cell 上有很多 neurotransmitter 和 hormone 的 receptor。它们包括类固醇 receptor、儿茶酚胺 receptor、组胺 receptor、阿片 receptor、胰岛素 receptor、胰高血糖素 receptor、血管活性肠肽 receptor、促甲状腺素释放因子 receptor、growth hormone receptor、催乳素 receptor、生长抑素 receptor、P 物质 receptor 等等。可以认为大多数 neurotransmitter 及 hormonal receptor 都可以在 immune cell 上找到；所有的 immune cell 上都有不同的 neurotransmitter 及 hormonal receptor。这些 receptor 究竟具有哪些功能，与临床疾病有什么关系等问题，目前还知之甚少。

（二）Neurotransmitter and hormone 的免疫调节作用

很多 hormone 和 neurotransmitter 都具有免疫调节的功能。Tab.13-1 概要总结了这方面的研究结果。下面仅就其中几种比较重要的予以说明。

Tab. 13-1 Neuro-hormonal effect on immune function

Hormone	Action	Effect
Adrenocortical hormone	-	Antibody generation, NK activity, generation of cytokines
Catecholamine	-	Lymphocyte proliferation
Acetylcholine	+	Number of lymphocyte and macrophage in bone marrow
Estrogen	-/+	Lymphocyte proliferation, mixed lymphocyte reaction
β endorphin	+/-	Antibody synthesis, macrophage activation, T cell activation
Met-enkephalin	+	T cell activation (low concentration)
Dynorphin	+	Lymphocyte proliferation induced by PHA
Thyroxine	+	PFC, T lymphocyte proliferation
Prolactin	+	Macrophage activation, generation of IL-2
Growth hormone	+	Antibody synthesis, macrophage activation, generation of IL-2
Vasopressin	+	T lymphocyte proliferation
Oxytocin	+	T lymphocyte proliferation
Vasoactive intestinal polypeptide (VIP)	-/+	Generation of cytokines
Melatonin	+	Lymphocyte reaction, synthesis of antibody
ACTH	+/-	Generation of cytokines, NK activity antibody synthesis, macrophage activation
Somatostatin	-/+	PFC lymphocyte proliferation
Corticotropin releasing hormone (CRH)	+/-	Suppression on growth hormone release

1. Adrenocortical hormone 刺激下丘脑可通过促肾上腺皮质激素释放因子（CRF）引起垂体释放 ACTH，通过血流，ACTH 可促进肾上腺皮质释放糖皮质激素。因此形成下丘脑-垂体-肾上腺轴。肾上腺糖皮质激素几乎对所有 immune cell 都有抑制作用，包括淋巴细胞、巨噬细胞、中性粒细胞、mast cell 等。在急性 stress 时通过下丘脑-垂体-肾上腺

轴的作用，提高血中肾上腺皮质激素的浓度，对 immune function 产生抑制作用，这是 stress 抑制 immune function 的主要途径之一。这方面的研究已有几十年，材料很多。

近来发现，老年大鼠由 stress 所引起的血中皮质酮含量的升高明显高于青年大鼠。由于 adrenocortical hormone 具有很强的免疫抑制作用，推论这种过高的反应可能是老年动物容易在 stress 条件下诱发感染和肿瘤的原因。还有研究发现，在自身免疫性疾病中，adrenocortical hormone 可能起着重要的作用。研究表明容易诱导产生自身免疫病的大鼠，在 stress 条件下产生 adrenocortical hormone 的能力较小，从而抑制过高免疫反应的作用较小，容易诱导产生自身免疫性疾病。可见，在 adrenocortical hormone 的研究中，已经注意到它在不同条件下的作用，特别注意到它与某些疾病的关系。

近年来人们还注意到所谓“非垂体 - 肾上腺轴”对 immune function 的调节。很多实验证明，在切除肾上腺后，stress 所引起的某些 immune function 的变化依然存在，说明还存在其他的神经和内分泌调节机制，其中 growth hormone、prolactin、opiate peptide、stress 时产生的某些调节物质等可能起着重要的作用。

2. Growth hormone（GH） 它是腺垂体分泌的一种多肽，由 191 个氨基酸组成，对骨骼生长和代谢有促进作用。近年来 GH 的基因（DNA）及 GH receptor 基因都已克隆成功。以 GH 重组基因所生产的 GH 也已成功地应用于临床，治疗由于 GH 缺乏引起的矮小症。这些基础和临床的研究进展大大促进了对 GH 作用的认识。发现 GH 对 immune function 有很重要的调节作用。归纳起来，GH 几乎对所有 immune cell，包括淋巴细胞、巨噬细胞、NK 细胞、中性粒细胞、胸腺细胞等都具有促进分化和加强功能的作用。因此在体内有广泛的增强 immune function 的作用。实验证明 prolactin 与 growth hormone 对 immune function 有类似的作用，它们在某些方面是相辅相成的。

人类GH的分泌在青春期达到高峰，以后随年龄的增长而逐渐降低，与此同时immune function 也逐渐降低。这种下降很可能与 GH 的降低有密切关系。因此，有希望以 GH 作为一种抗衰老制剂应用于临床。此外，GH 还可能以其降低体内脂肪，促进烧伤病人伤口愈合，提高运动员成绩等作用应用于人体。由于它有比较广泛的临床应用前景，目前已吸引不少科学家对它的注意。

3. Opiate peptide Opiate peptide 是 1975 年发现的第一种 neuropeptide，它包括内啡肽、脑啡肽和强啡肽等。目前已有很多实验证明，opiate peptide 在免疫调节中有重要作用，甚至有人将这类肽称为神经免疫肽（neuroimmunopeptide）。Opiate peptide 对淋巴细胞转化、T 淋巴细胞玫瑰花环反应、NK 细胞的活性、多形核白细胞及巨噬细胞功能、interferon 的产生等等都有调节作用。Opiate peptide 对上述功能的调节作用，文献报道的结果不完全一致，有的证明对某一功能具有加强作用，而有的报道则认为对这一功能具有抑制作用。整体和离体实验结果有时也不能吻合，这些矛盾现象说明 opiate peptide 对 immune function 的调节相当复杂，不同机能状态、不同条件下可能作用不同。

前面简要介绍了 3 种不同激素对 immune function 的调节作用。Growth hormone（包括 prolactin）对 immune function 具有广泛的加强作用，而 adrenocortical hormone 则具有广泛的抑制作用。因此有人认为这两种激素在体内形成一正一负的调节，使机体的immune function 保持正常。而 opiate peptide 的主要功能可能是机体在各种 stress 条件下，通过对心血管、疼痛及immune function的作用在更高的水平上作复杂的调节，使机体保持稳态。

（三） Stress时的神经免疫调节作用

Stress是机体处于不利的内外环境条件下所作的一系列反应。目前尽管对什么是stress刺激以及stress时机体产生各种反应的机制还不清楚并有不同的看法，但应用stress刺激可以从定性、定量、定位等不同方面研究nervous and endocrine system与immune function的关系，是目前研究神经免疫调节的一种常用方法。

不同的stress刺激，包括过冷、过热、中毒、感染、创伤、外科手术、发热、缺氧、疼痛、过劳、恐惧等都可以激活下丘脑-垂体-肾上腺轴系统，引起血中adrenocortical hormone含量升高。由于adrenocortical hormone具有免疫抑制作用，因此，早年的工作多集中于stress如何通过下丘脑-垂体-肾上腺轴的作用影响机体的immune function，甚至用血中adrenocortical hormone的高低来衡量stress的大小。后来发现，除下丘脑-垂体-肾上腺轴外，机体还可以通过另外一些途径调节机体的immune function，称为“非下丘脑-垂体-肾上腺轴调节”。目前大家对这方面的研究也十分重视，这方面最有说服力的研究是1981年Keller等的报道。他们电击大鼠尾部，以强度为0.1mA、1.0mA和1.2mA电击8h、8h和4h；或将强度分别提高为1.6mA、2.4mA和3.0mA，都能明显抑制血中淋巴细胞对分裂原植物血凝素（PHA）的反应。淋巴细胞受到分裂原（如PHA、ConA等）或抗原的刺激，可以转变为原淋巴细胞，测定淋巴细胞转化反应的程度，可以从一个侧面反映T淋巴细胞的转化机能，是目前非常常用的一种反映immune function的检查方法。这一研究说明电击刺激可以改变机体的immune function。当时他们并不知道这种变化的机制。1983年Keller等在切除大鼠肾上腺后，再观察上述电击的作用，发现淋巴细胞转化仍然受到抑制，说明机体除下丘脑-垂体-肾上腺轴之外，还有另一条联系nervous and endocrine system和immune system的通路，从而提出“非下丘脑-垂体-肾上腺轴调节”的调节通路。

“非下丘脑-垂体-肾上腺轴”的调节通路是非常广泛的，究竟它有哪些通路，目前并不完全清楚。很多研究表明opiate peptide属于这一类的调节。例如电击stress可以通过opiate peptide的释放抑制NK细胞的活性。在对大鼠的研究中发现，电击stress通过内源性opiate peptide的作用对巨噬细胞的功能具有明显的抑制作用。

许多研究表明，损伤性stress可使机体血液中出现一类免疫抑制因子。这类因子多为未知的大分子肽类或蛋白质。例如严重创伤病人血清在体外可明显抑制正常人淋巴细胞转化，轻创伤病人血清无此抑制作用。进一步分离表明，该抑制物质为一分子量10kD的蛋白质。病人大手术后往往出现immune function的明显降低，研究表明这种降低与血清免疫抑制因子的产生密切相关。经离子交换层析、凝胶过滤和电泳分离，得到一分子量为1000的多肽。而正常人和小手术病人血清中没有这一成分。烧伤也可引起机体产生免疫抑制因子，研究发现严重烧伤病人的血清中存在着可抑制淋巴细胞转化的抑制因子，为分子量小于10kD的多肽。1986年有人从失血性休克的大鼠血清中分离了一种分子量为13～23kD的免疫抑制因子，可抑制正常鼠外周血淋巴细胞的转化。这些研究表明，机体受到损伤时，血清中可产生一类抑制immune function的因子。究竟这些物质由什么组织产生，它的产生受哪些因素调节，还有什么生物学功能等问题，并不清楚。

近来的实验证明，非损伤性stress刺激，即stress刺激本身对组织没有直接损伤，也能使动物血清产生某种蛋白，抑制正常淋巴细胞转化。例如将大鼠或小鼠束缚10～20h后，其血清与对照组（不束缚）相比能明显抑制正常小鼠腹腔淋巴结细胞由ConA诱导的转化。

进一步的实验表明，切除肾上腺或皮下注射阿片 receptor 阻断剂纳曲酮都不影响血清的抑制作用。说明这种蛋白的产生与肾上腺分泌的激素或阿片 receptor 无关。进一步的研究说明，它是在 central nervous system 控制下通过外周交感神经的作用，在外周 T 淋巴细胞中产生一种大分子蛋白（160kD）。从它的产生条件及分子量上看，不像是已知的激素、细胞因子、神经肽等，有可能是一种新发现的调节蛋白。

在 stress 条件下 nervous system 可作用于淋巴细胞，产生某些调节物质，释放到血中调节 immune system 或其他系统的功能，这可能是 nervous system 影响 immune function 的另一条途径。由这一思路的引导，有可能发现另一些调节物质，使我们对神经免疫调节有进一步的认识。

（四）条件性免疫反应（Conditioned immune response）

Conditioned immune response 是指根据巴甫洛夫经典 conditioned reflex 模式，将某一中性刺激与一些能够引起机体免疫反应的刺激（又称 unconditioned stimulus）相结合，经强化后，在 unconditioned stimulus 完全不存在的情况下单独给予（通常称为再现，以下同）该中性刺激，仍然出现近似于或大于单独 unconditioned stimulus 的免疫学效应；或该中性刺激与少于先前剂量的 unconditioned stimulus 结合再现时，也取得等于或优于 unconditioned stimulus 全量的免疫学效应。此时该中性刺激被称为 conditioned stimulus，整个反应过程称为 conditioned immune response。

条件性免疫的研究有一段曲折的过程。这一现象最初是在临床病例中发现的。1896年，Mackenzie 医生曾在《美国医学科学杂志》上报道，对玫瑰花粉产生过敏性哮喘的病人，见到人造玫瑰花时也出现哮喘。当时对这一现象尚不能作出令人满意的解释。20 世纪 20 和 30 年代，法国巴黎巴斯德研究所进行了一系列实验性研究。他们以豚鼠和兔为对象，以注射细菌或细菌毒素使血中白细胞计数和抗体滴度升高为 unconditioned stimulus，以搔抓皮肤或以热金属片刺激皮肤作为 conditioned stimulus。当 conditioned stimulus 与上述 unconditioned stimulus 相结合（强化）后，再给以 conditioned stimulus 时，可引起白细胞计数和抗体滴度升高，说明免疫反应已形成了 conditioned reflex。50 年代，前苏联巴甫洛夫实验室也在同一领域做了大量工作，证明特异性和非特异性免疫、免疫增强和免疫抑制均可形成条件性反应，但由于当时有些实验未做严格对照，且免疫学指标较简单，并缺少对外交流，没有引起科学界普遍关注。1975 年，美国的科学家在他们的实验室重复上述工作，获得了明确的阳性结果。他们以大鼠为实验对象，以饲糖水作为 conditioned stimulus，30min 后腹腔注射环磷酰胺（50mg/kg）作为 unconditioned stimulus（习惯将两者第一次结合的这一天称为第 0 天，以下均同），第 3 天注射绵羊红细胞，第 6 天再饲糖水而不注射环磷酰胺，对照组以普通水代替糖水，其余处置均与实验组相同。结果发现，实验组大鼠血清抗绵羊红细胞抗体的效价明显低于对照组，提示糖水与环磷酰胺结合后，具有了conditioned stimulus 的性质。这项工作之后，很多实验室报道了类似的研究结果。至此，conditioned immune response 的研究受到西方科学界的重视，形成了对这一研究的高潮。

Conditioned immune response 要求 conditioned stimulus 在先，unconditioned stimulus 在后。如果两者结合的顺序颠倒则不再出现阳性反应。它还要求训练过程规律进行，包括每次训练开始、持续的时间、conditioned stimulus 与 unconditioned stimulus 的间隔时间等均不能变动。再有，它与经典 conditioned reflex 一样，如果某一条件性反应一旦建立，在一定时间内，机体仍然对 conditioned stimulus 表现阳性反应，但反复给予 conditioned stimulus 而不结合 unconditioned stimulus（强化）时，阳性反应逐渐减弱直至消失。目前大多数有关文章中，还不用“反射”一词，而采用意义更广泛的“反应”一词来描述这种现象。这主要是因为对其中的一些基本问题还不了解，例如这一反射的反射弧在哪里一直是一个谜。

Conditioned immune response 中 unconditioned stimulus 种类很多，例如注射环磷酰胺、环孢菌素、Poly I∶C（polyinosinic: polycytidylic）、IL-1，也可以注射某些特异性抗原、脾细胞、牛血清白蛋白等。近年来也有人应用旋转和电击等造成动物 stress 而影响 immune function 作为 unconditioned stimulus。Conditioned stimulus 的种类则几乎是无限的，但它本身必须是中性的，不引起 immune function 变化，并且它最好能给受试对象一个新奇、难忘的印象。一般要求在实验的第 0 天之前，尽量避免受试动物接触 conditioned stimulus。实验中最常应用的是味觉刺激如糖精水、果汁等，其次是嗅觉刺激如樟脑、薄荷、玫瑰香味或厌恶的气味等。还可利用视、听觉刺激以及特定环境的综合因素刺激等。反应中常用的观察指标可以是直接的免疫学指标如淋巴细胞分类计数和转化、抗体滴度或含量测定、细胞毒效应等。也可以根据 immune function 变化导致某些生化指标如尿蛋白含量、血浆组胺水平和糖皮质激素水平等，甚至一些症状和体征如一般状态、皮瓣存活时间、关节肿胀程度、皮肤红斑、丘疹或肿瘤大小等的改变进行间接判断。

Conditioned immune response 大致可分为两类：条件性免疫增强反应和条件性免疫抑制反应。这主要取决于 unconditioned stimulus 的性质。例如 Poly I∶C 有增强 NK 细胞活性的作用，以 Poly I∶C 为 unconditioned stimulus 时，不论 conditioned stimulus 是樟脑还是糖精水加 LiCl，都可形成条件性免疫增强反应。环磷酰胺常引起免疫抑制，以它为 unconditioned stimulus 时，不论是樟脑还是糖精水加 LiCl，都能成为条件性免疫抑制反应的 conditioned stimulus。

Fig. 13-1 是以樟脑为 conditioned stimulus，以环磷酰胺抑制由二硝基氯苯（DNCB）诱发的迟发型过敏反应为非条件反应，建立起来的条件性免疫抑制反应。迟发型过敏反应的建立是以 DNCB 涂抹在小鼠的腹部皮肤以诱导产生过敏反应，1 周后再在小鼠的一侧耳部皮肤涂抹 DNCB 以激发过敏产生水肿。以双耳的重量比值作为迟发型过敏反应的大小（纵坐标），在耳部涂抹 DNCB 之前给动物注射环磷酰胺以抑制这种迟发型过敏反应。在条件反应组的动物，先作为强化训练，即在注射环磷酰胺前给以樟脑的气味刺激。实验中设立了很多对照组以排除其他的可能性。图中非条件反应迟发型过敏反应组（UCR）与正常未做任何处理的动物（DTH）相比，其双耳重量的比值明显减少，说明环磷酰胺的确能抑制迟发型过敏反应。条件反应组（CR）动物在以 DNCB 涂抹耳部皮肤之前并未给予环磷酰胺注射，而是代之以樟脑气味刺激，结果也产生了对 DNCB 诱发迟发型过敏反应的抑制。DTH（－）组动物属于正常动物，他们双耳的重量十分接近，比值几乎为零。CY control 组和 CAM control 组分别代表强化训练时注射环磷酰胺和樟脑气味刺激本身是否对迟发型过敏反应有影响。这两组动物的结果都是否定的。这一实验实际上只是证明环磷酰胺条件性免疫抑制反应的存在，实验中设计了众多的对照实验，说明在科学上证明一件事实的存在，是需要有严密的科学实验基础的。

究竟 conditioned immune response 是通过哪些途径或机制产生的，目前还知之甚少，下面的几个研究结果说明可能有某些体液因素参与。有人以孕期小鼠为实验对象，将糖水

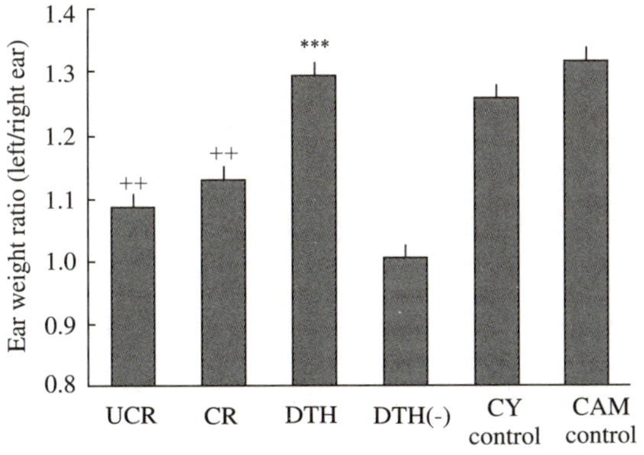

Fig. 13-1 Conditioned cyclophosphamide immunosuppression on delayed type hypersensitivity (DTH) response of ear skin in mice.
*** P<0.001, compared with DTH(-); ++ P<0.01, compared with DTH (ANOVA). CR, conditioned response; UCR, unconditioned response; CY, cyclophosphamide; CAM, camphor odor; DTH(-), DTH negative. The numeral in column indicates the number of animals used.

（conditioned stimulus）与旋转（45r/min, 30min, unconditioned stimulus）相结合，15天强化一次。经三次训练后，conditioned stimulus 可抑制小鼠体内抗绵羊红细胞抗体的产生及抑制移植排斥反应。他们发现给这些孕鼠的子代注射绵羊红细胞或移植皮瓣，子代小鼠也表现出上述同样的抑制作用。如果将上述已建立条件反应的母鼠作为母亲，以其乳汁哺养非亲生幼鼠，这些非亲生的幼鼠也表现出与亲生子代鼠一样的免疫抑制反应。作者认为，孕鼠在 conditioned immune response 过程中，体内可能产生了某些物质，它们可通过胎盘或经乳汁传递给幼鼠，使子代的 immune function 受到抑制。也有研究表明，以樟脑气味为 conditioned stimulus，以注射环磷酰胺抑制迟发型过敏反应为 unconditioned stimulus，建立起条件性免疫抑制反应。如果将已建立上述 conditioned immune response 小鼠的血清注入正常小鼠体内，后者的迟发型过敏反应也被抑制。为了进一步分析这类物质的分子量，以透析去除分子量小于 10kD 的物质后，这种血清不再具有抑制作用。说明某种小分子物质介导了该反应。这些研究都还是很初步的。正是由于 conditioned immune response 被一层云雾所遮挡，人们只是隐隐约约地看到了它的轮廓，对它的实质还很不了解，因此引起了不少科学家的兴趣。对它的深入研究有可能对传统的神经 conditioned reflex 机制有新的认识。

（五）Nervous and endocrine system 对 Th1/Th2 平衡的调节

T 辅助细胞（Th）因分泌的细胞因子不同而分为 Th1 和 Th2 两类，Th1 主要辅助由细胞介导的免疫应答，Th2 主要辅助体内的体液免疫应答。

近年来关于控制 Th 产生细胞因子（cytokines, CK）的因素引起免疫学家极大的关注，特别是关于本身的反馈调节作用。一般来说，Th1 产生的 CK 除能促使其本身活化，还有抑制 Th2 活性的作用，反之亦然。Th1 和 Th2 的应答能力通常是稳定的且维持在动态平衡的状态。然而，在体内发生应答反应时，初期是 Th1 先活化，继而 Th2 活化，而这一重要现象在体外实验条件下却反映不出来。因而往往被忽视。目前已知这种在体外实验看不到的现象，即由 Th1 的活化转而出现 Th2 活化的应答反应，nervous and endocrine system 的调节起着重要的作用。

1. 下丘脑-垂体-肾上腺轴的调节作用 Stress 往往可以激活下丘脑-垂体-肾上腺轴，使血中糖皮质激素的浓度升高。已有研究表明，糖皮质激素能增强由 Th1 转化为 Th2 的应答，并且能与 IL-4 有协同作用。在人体的研究中发现，学生在考试时，血清中抗 EB 病毒抗体的浓度明显升高。平时 EB 病毒往往是潜伏在体内，机体对它并无反应。这一过程是由细胞毒 T 细胞控制的。考试 stress 时机体对此病毒出现暂时的反应，说明 stress 促使 Th1 转变为 Th2 的应答，其机制很可能与血中糖皮质激素升高有关。另一研究表明，在士兵经过紧张、激烈的训练后，他们往往丧失了迟发型过敏反应的能力。从免疫学的角度看，Th1 主要是介导细胞免疫反应，而 Th2 主要介导体液免疫反应。迟发型过敏反应能力的降低，说明细胞免疫反应减小而其体液免疫反应的变化不大。这可能是 stress 时促使 Th1 与 Th2 的平衡趋向于 Th2 的增强，因而表现为细胞免疫反应的降低和体液免疫反应的增强所致。

2. 某些前激素（prohormone）的作用 血液循环中的硫酸表甾酮（dehydroepiandrosterone sulphate, DHEAS）受到 DHEA 硫酸酶的作用变成 DHEA 可增强 Th1 的活性，此时 Th1/Th2 的比值趋向于 Th1 占优势。随着年龄的增加 DHEA 的水平也随之下降。这可能是机体随着年龄的增长 immune function 下降的重要原因之一。动物实验也发现，老年鼠体内的 DHEA 含量明显低于对照组。如果补充 DHEA 后老年鼠的免疫缺损状态可以得到明显改善。此外，衰老时的 immune function 下降也与某些细胞因子分泌异常增高有关。例如IL-6的过度释放可能与衰老的某些异常表现有关。IL-6可以使前列腺上的睾酮receptor表达增加，而导致前列腺肥大。另外，由于 IL-6 的促骨质脱钙作用可导致产生骨折。所有上述异常都可用补充 DHEA 而矫正。这是由于 DHEA 可下调过剩的细胞因子的分泌。DHEA 在血清中受酶作用而活化，DHEAS 在血清中含量降低，预示 Th1 的功能下降，在临床上 DHEAS 在血清中下降，可导致病人 Th1 的功能降低，此时如果是 HIV 阳性患者，很可能促使病人向艾滋病转化。

另一个重要的前激素即 25-(OH)-D_3 对 Th1 和 Th2 平衡有重要的作用。在慢性 T 淋巴细胞介导的炎症如结核、多发性硬化等疾病的组织中，25-(OH)-D_3 转化成 1, 25-$(OH)_2$-D_3（骨化醇）。这一转化与1-α羟化酶（1-α-hydroxylase）有关。这个酶在interferon及细菌脂多糖活化的巨噬细胞中活性增强。此酶在小鼠的淋巴样组织中也有。已知骨化醇对全身钙平衡有重要的作用。此外，在淋巴组织中骨化醇是 T 细胞功能的重要调节剂，它可减少 IL-2 和 β interferon 的产生，但能增强 Th2 功能。当在粘膜表面用药时可增强粘膜的免疫性。骨化醇不能作全身用药用以诱导体内 Th1 转变为 Th2，因为骨化醇还有另外一个作用，即它能引起高血压病。目前发现骨化醇的类似物 KH1060，它不影响钙平衡却能影响 T 细胞的功能，因此可以全身用药。由于它能抑制 Th1 的活性而延长移植物的存活时间，甚至可与环胞菌素 A 相媲美。目前已用于临床。

Nervous and endocrine system 对 Th1 和 Th2 平衡调节作用的研究，使人们对神经、endocrine system 如何调节 immune system 内部功能有了更深入的了解。由于神经免疫调节的研究历史还很短，很多研究还只是以某种 immune function 为指标，研究 nervous and endocrine system 对它的调控作用。而更深入的研究，涉及 immune system 内部的调节，研究报道还不多。以上的研究在这方面开辟了一条新的思路（Fig. 13-2）。

二、免疫系统对神经系统和内分泌系统的调节作用 (Regulatory effect of immune system on nervous and endocrine system)

Immune system 可以通过多种途径影响和调节 nervous and endocrine system。它可以通过它们产生的细胞因子作用于 nervous and endocrine system，还可以通过由 immune cell 分泌的 hormone 作用于 nervous and endocrine system，以及全身各器官和系统。

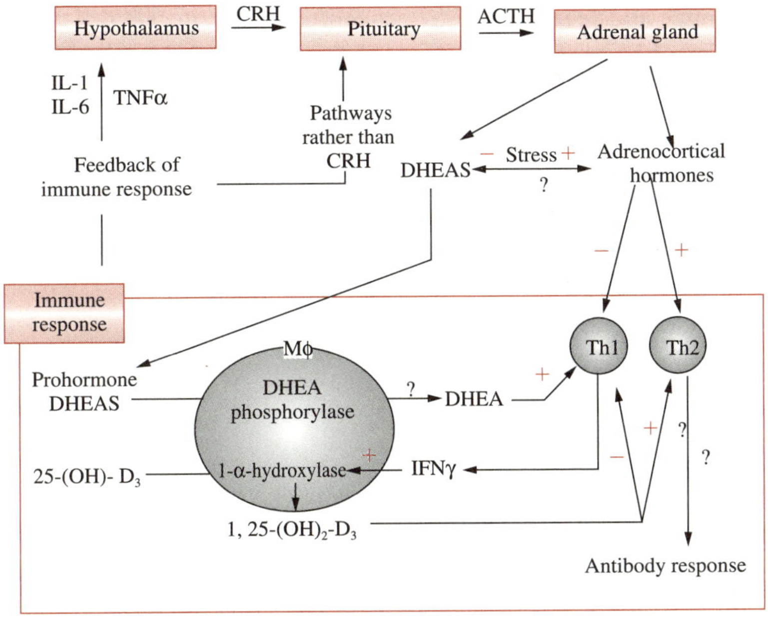

Fig. 13-2 Effect of nervous and endocrine system on the balance between Th1 and Th2.

（一）Immune cell 中产生的 hormone

Immune cell 是否也能产生传统的、由内分泌器官产生的激素? 早在 1980 年，Blalock 和 Smith 等曾注意到人白细胞 interferon 中可能有 ACTH 和 γ - 内啡肽活性片段。他们以抗 ACTHa（1-13）血清与人白细胞 interferon 共同培养，发现这种抗体可以中和人 interferon 抗病毒的活性；而由成纤维细胞产生的 interferon 活性不受影响。抗黄体生长素和抗滤泡刺激素抗体都不能中和白细胞 interferon 的活性。如果以抗人白细胞 interferon 的抗体与 ACTH 培养，ACTH 的活性也消失，这种与 ACTH 孵育后的抗人白细胞 interferon 抗体也失去中和 interferon 的作用。这些实验从不同角度提示人白细胞 interferon 中可能有与 ACTH 相同的结构。他们还证明，以胃蛋白酶消化人白细胞 interferon，可以获得分子量为 1000～5000 的片断，并具有 ACTH 的活性。1981 年他们又进一步发现，人白细胞 interferon α（HuIFN-α）具有 opiate peptide 的生物活性。将 HuIFN-α 给小鼠作脑室注射，可产生镇痛、活动减少及木僵等与脑室注射 β 内啡肽相类似的效应。这些症状都可被阿片 receptor 阻断剂纳洛酮阻断，说明可能上述反应是通过阿片 receptor 产生的。Receptor 分析的实验也证明，HuIFN-α 能与 ^{3}H 双氢吗啡竞争 receptor，它的 IC_{50} 约 10^{-9}mol/L，比吗啡强 320 倍。这些结果说明 immune cell 有可能产生 β 内啡肽。后来，将小鼠脾脏中的巨噬细胞在液氮中经冻溶处理获得提取物，再经 HPLC 分离，以放射免疫法测定发现能与内啡肽发生反应的主要是 β 内啡肽，分离纯化实验进一步证实了上述结果。随后他们证明有 β 内啡肽前体 POMC 的存在，从而证实脾脏中的巨噬细胞可合成 β 内啡肽。最有说服力的实验是 1986 年 Zurawski 等在小鼠 T 辅助细胞株中找到了脑啡肽前体 mRNA，以 ConA 刺激 T 辅助细胞后在上清液中可以测到脑啡肽样免疫活性物质。这一发现从基因表达上明确证明小鼠 T 辅助细胞可以合成并释放脑啡肽。至此人们相信 immune cell 可以产生 hormone。目前已发现的这类激素多达 20 多种（Tab. 13-2）。

淋巴细胞生成的 hormone 往往是在病毒感染或毒素刺激下产生和释放出来的。例如病毒可刺激淋巴细胞产生内啡肽和 ACTH 而不产生 TSH。内毒素（LPS）可引起淋巴细胞释

Tab. 13-2 Hormonal peptide and neurotransmitter generating in immune cells

Source	Hormonal peptide and neurotransmitter
T lymphocyte	ACTH, endorphin, thyroid-stimulating hormone (TSH), growth hormone (GH), prolactin (PRL), met-enkephalin, insulin-like growth factor-1 (IGF-1), chorionic gonadotropin
B lymphocyte	ACTH, endorphin, GH, IGF-1
Macrophage	ACTH, GH, substance P, IGF-1, atrial peptide
Spleen cell	Leuteotropic hormone (LH) , follicle-stimulating hormone (FSH), corticotropin releasing hormone (CRH)
Thymus cell	CRH, luteinizing hormone-releasing hormone (LHRH), Arginine vasopressin (AVP), oxytocin (OT)
Mast cell and polymorphonuclear leukocyte	Vasoactive intestinal peptide (VIP), somatostatin
Megalocaryocyte	Neuropeptide Y

放β内啡肽。葡萄球菌肠毒素 A 可引起 TSH 的释放而不释放 ACTH。这些初步的实验表明，immune cell 对不同的刺激可产生不同的反应。也有实验说明淋巴细胞产生的 ACTH 与垂体产生的 ACTH 有相同的前体POMC，它们的表达受相同条件的控制。由淋巴细胞产生的ACTH可以直接刺激肾上腺皮质产生adrenocortical hormone。由于垂体可产生ACTH刺激肾上腺皮质产生adrenocortical hormone成为“垂体-肾上腺轴”。淋巴细胞产生的ACTH也可以直接刺激肾上腺皮质产生 adrenocortical hormone，因此有人称之为“淋巴-肾上腺轴”。

由 immune cell 产生的激素，在体内有什么功能，目前还不十分清楚。由于某些病毒可以通过“淋巴-肾上腺轴”引起体内 adrenocortical hormone 分泌增加，有人认为这种增加有可能是机体在病毒感染时抵抗力下降，容易诱发细菌感染的原因之一。近年来有实验证明这些由 immune cell 生成的肽类激素在 immune system 内部也具有重要的调节作用。他们证明由淋巴细胞产生的 prolactin（PRL）可以促进淋巴细胞的分裂。此外证明阻断 prolactin（PRL）的作用，IL-2 促进淋巴细胞分裂的作用也受到抑制。因此，提出 prolactin（PRL）可能作为 IL-2 刺激淋巴细胞分裂的中间信使（第二信使）。CRH 可使自然杀伤（NK）细胞的活性升高，这种作用的机制可能是 CRH 首先作用于 B 淋巴细胞，由 B 淋巴细胞产生β内啡肽，再作用于 NK 细胞，加强其功能。促甲状腺素释放激素（TRH）可作用于 T 淋巴细胞，促使其合成和释放促甲状腺素（TSH），TSH 再作用于 B 细胞使抗体的产生增加。这些研究从不同角度证明 immune cell 所产生的激素也对 immune cell 的自身功能具有重要的调节作用。也有实验证明由巨噬细胞、淋巴细胞及浆细胞产生的β内啡肽可以作用于外周神经产生镇痛作用。因此，immune system 可以参与镇痛的调节。看来，由 immune cell 产生的肽类激素究竟还有哪些生理和病理功能，仍然是一个十分重要的研究课题。

（二）Immune cell 产生的细胞因子对 nervous and endocrine system 的作用

Immune cell 在被激活后可以产生多种多样的因子（包括淋巴因子和单核因子），对自身的活动进行调节，作出相应的反应。这些因子又称为免疫调节物。目前已有大量研究证明，它们还可以作用到 nervous and endocrine system，从而影响全身各系统的功能活动。这些免疫调节物多属蛋白质一类的大分子物质，很难通过弥散自动进入脑内。目前认为可能存在多种途径促使它们进入。例如有实验表明脑内有一些部位缺乏血脑屏障，这些脑区可能是它们进入的途径。中枢内某些部位的脉络丛可吸收它们进入中枢。中枢有些部位血脑屏障上的 mast cell 可释放某种介质，提高血管膜的通透性，帮助它们进入中枢。此外，脑室的内皮细胞、小胶质细胞和星形细胞以及某些部位的 neuron 都可合成和释放多种免疫调节物。由于免疫调节物对 central nervous system 具有调节作用，因此 nervous and endocrine system 与 immune system 之间的关系是一种相互作用的双向调节。下面就目前认为较重要的几种免疫调节物作一简要介绍。

1. 白细胞介素 1（Interleukin 1, IL-1） IL-1 是单核细胞等产生的一种多肽，它不仅在 immune system 内部有调节作用，还具有很多 immune system 外的调节作用。IL-1 可以作用于垂体，通过 ACTH 促使 adrenocortical hormone 的释放。给小鼠腹腔注射 0.5～1.0μg 的 IL-1 就能使血中 adrenocortical hormone 含量升高，这仅相当于 4×10^6 个巨噬细胞 24h 产生的量，是机体在免疫反应中完全可能达到的浓度。在机体受到感染时，IL-1 通过对垂体-肾上腺轴的作用，提高血中 adrenocortical hormone 的含量，从而抑制免疫机能，这可能是一条重要的反馈回路。在某些急性感染早期，免疫机能降低，有可能与 IL-1 分泌过量有关。

近来的研究表明，丘脑、下丘脑、海马、嗅球、弓状核、室旁核等 neuron 中有 IL-1 免疫活性物质；脑内存在 IL-1 receptor；以 IL-1 作下丘脑推挽灌流可促进促肾上腺激素释放因子（CRF）的释放；脑室极微量注射（3.1fmol）可抑制外周自然杀伤细胞（NK）活性和 IL-2 的产生。这些结果表明 IL-1 很可能是 nervous system 和 immune system 之间的一种重要传递物质或桥梁物质，在 nervous system 和 immune system 之间进行调节。有人将 IL-1 称为免疫神经递质（immunoneurotransmitter），说明它的重要性。

2. 白细胞介素 2（Interleukin 2, IL-2） IL-2 是 T 辅助细胞产生的、由 133 个氨基酸组成的多肽，主要促进杀伤T细胞及 LAK 细胞增殖。近来发现在临床应用 IL-2 时可以升高血中 ACTH 含量，并使血中 adrenocortical hormone 升高。进一步研究发现，它可增加 POMC mRNA 的表达。因此 IL-2 具有 CRF 样作用，通过垂体-肾上腺轴促进 adrenocortical hormone 分泌。由于 IL-2 可由病毒、毒素等刺激而分泌，而 adrenocortical hormone 具有免疫抑制作用，因此 IL-2 的 CRF 样作用可能是这种作用的一条重要负反馈性调节回路。

3. 干扰素（Interferon, INF） Interferon 是由白细胞产生的一种 peptide，由于它有抗病毒和抗肿瘤生长作用，并能获得纯度很高的产品，已应用于临床治疗。后来发现，在它的结构中有 ACTH 和 β 内啡肽片段。在动物实验中也发现它具有 ACTH 和 β 内啡肽的生物活性。给动物注射 interferon 可产生镇痛和木僵，临床应用 interferon 时可使血中 adrenocortical hormone 含量升高。此外，它还可以作用于甲状腺细胞增加对碘的摄取（TSH 样作用）；促进黑色素合成（MSH 样作用）；对抗胰岛素（胰高血糖素样作用）等作用。可见它具有多种激素的作用。关于 interferon 引起上述作用的机制，一般认为 interferon 是通过 interferon receptor 发挥作用的。近年发现 interferon 还可以通过其他 receptor 产生作用，它的镇痛和木僵作用可被阿片 receptor 阻断剂纳洛酮所阻断，而纳洛酮所产生的阿片戒断症状也可被 interferon 阻断，说明 interferon 可与阿片 receptor 结合产生相应的效应。由于 interferon 已应用于临床治疗，上述激素样副作用已经引起注意。以上结果表明，由 immune cell 产生的细胞因子，它不仅对 immune cell 具有调节作用，它们还可能是 nervous and endocrine system 中的调节物质。Nervous system 内部也可以产生细胞因子以 neurotransmitter 的方式调节 nervous system 的功能。

三、胃肠神经系统与免疫细胞之间的相互作用 (Interaction between enteric nervous system and immue cells)

胃肠道壁内有丰富的 neuron。有人估计其总数可达 1 亿，相当于脊髓中 neuron 的总和。它们之间构成了一个复杂的网络系统，对胃肠道的分泌和运动起着重要的调节作用。胃肠道壁内的 neuron 的另一特点是它们大多数含有一种以上的 neurotransmitter，最多的可达 6 种之多。这些 neuron 受交感及副交感神经纤维的支配。如果去除外来交感和副交感神经的支配，它们仍然具有很多的调节作用，因而实际上形成了一个相对独立的 nervous system，称为“肠内神经系统”（enteric nervous system）（详见第九章）。

胃肠道壁内的 immune cell 也很丰富，是体内最大的淋巴器官。有人估计每平方厘米有 100 万个淋巴细胞。抗原物质进入机体主要有两条途径，一是通过呼吸道，二是通过消化道。因此胃肠道中的 immune cell 构成了一道防线保护机体。这些 immune cell 的另一特性是，它们往往能分泌多种介导物质。例如 mast cell 可以分泌组胺、5-HT、血管活性肠肽（VIP）、NO 以及多种细胞因子（IL-3、IL-6、IL-8 等）。胃肠道壁中丰富的 neuron 和 immune cell，它们之间是否存在相互作用的问题已经成为目前研究的一个热点。

从形态上看，neuron 与 immune cell 之间有某种特殊的关系。有人发现鼠类胃肠道壁中的 mast cell 约有 66% 位于肽类神经纤维的周围，这些神经纤维大多含有 neuropeptide，如 P 物质、降钙素基因相关肽（CGRP）等。体外实验表明，如果将 neuron 与嗜碱细胞混合培养，neuron 的突起可被嗜碱细胞所包裹。如果在培养中将神经细胞换成成纤维细胞或神经胶质细胞，则见不到这种现象。说明在胃肠道神经系统中，神经细胞和 immune cell 在发育和形态上是有特殊关系的。

在功能上，胃肠道壁中 immune cell 对 neuron 有调节作用。胃肠道壁中的 mast cell 在受到抗原的刺激后可以释放组胺，组胺再作用于胃肠道壁中的神经细胞，使其产生长时程的兴奋。这种兴奋有时可持续 4～5 小时。此时胃肠道中水分的分泌增加，而且向前的蠕动也增加，从而有利于将抗原从粘膜上冲洗下来并由肠腔排出体外。这可能是过敏性肠炎产生腹泻的机制之一。

胃肠道壁中的 neuron 也可以对 immune cell 功能有调节作用。在体外实验中，以电场刺激大鼠的回肠，通过 neuron 释放的肽类激素，包括生长抑素、P 物质、VIP 等可以引起肠壁内的 mast cell 脱颗粒，其中 P 物质可以特异性地引起 mast cell 释放组胺。有实验表明 P 物质对 mast cell 的作用可能不是通过 P 物质的 receptor （由于 mast cell 上尚未发现有 P 物质的 receptor），而是直接通过激活 mast cell 的 G 蛋白系统而实现的（Fig. 13-3）。

胃肠道壁中的 immune cell 和 neuron 可以释放很多相同的介导物质，如单胺物质、细胞因子、神经活性肽等。通过这些介导物质的旁分泌作用，两类细胞间产生相互作用，传递信息。由于肠内神经系统受控于交感与副交感神经，胃肠道壁中的 neuron 与 immune cell 间的相互作用也受到 central nervous system 的调控。从 Fig. 13-3 可以看到，immune cell 可以通过其产生的介导物质直接作用于神经细胞。由此推测，一些过敏原作用于消化道可以产生很多消化道症状，如腹泻、腹痛、溃疡等，很可能与上述调节有关。此外，消化道实际上是很“脏”的，其内容物存在大量细菌、毒性产物等，但机体对于这类物质具有很强的免疫力。消化道中的神经和 immune cell 组成的这道防线可以保卫机体。这方面的研究已经形成了一个新的研究领域——消化免疫学，日益受到大家的重视。

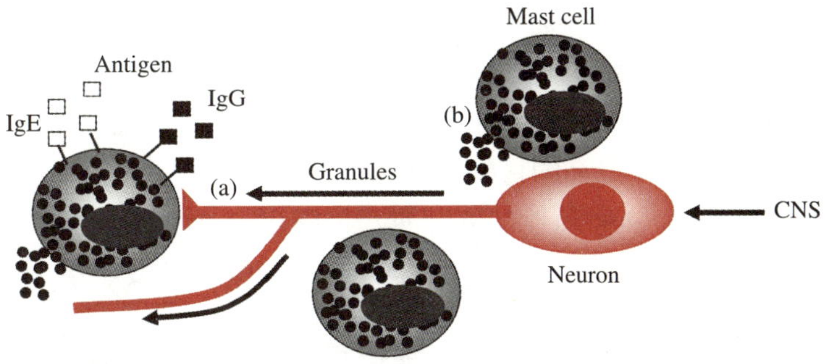

Fig. 13-3 Interaction between mast cell and neuron in enteric nervous system. (a) the effect of the neuron on mast cell; (b) the effect of mast cell on neuron.

四、神经系统和内分泌系统与免疫系统之间的相互作用 (Interaction between nervous, endocrine system and immune system)

前已述及，immune cell 上广泛存在 hormone receptor 和 neurotransmitter receptor；immune cell 可以分泌多种 hormone；很多 neurotransmitter 和 hormone 都具有明显的免疫调节作用。此外，还发现由 immune cell 产生的细胞因子和单核因子对 nervous and endocrine system 有明显的调节作用。Stress 和免疫条件反应时也可产生某些调节物质在神经免疫调节中发挥作用。可见，nervous and endocrine system 和 immune system 之间通过一些共同的介导物质，对它们自身的功能以及全身各器官系统的功能进行调节，使机体在各种不同条件下保持稳态。Fig. 13-4 对这种关系作了简要的图解。病毒、毒素、肿瘤等可以直接作用于 immune cell，通过细胞因子的作用，动员和调节 immune system 本身的功能；也可以通过 immune cell 释放的 neurotransmitter 和 hormone 调节 immune function。所产生的细胞因子、单核因子、neurotransmitter 和 hormone 也可以作用于全身各器官系统，动员全身各种机能活动对上述刺激作出协调和有效的反应。通过细胞因子、单核因子及 neurotransmitter 和 hormone 对 immune system 和 nervous and endocrine system 的反馈性作用，调节机体的反应使其保持在适当的强度和时间范围之内。

神经和精神刺激作用于 nervous system 可通过神经的直接作用影响 immune function，也可以通过释放 hormone 或其他因子（包括 stress 时产生的免疫抑制因子等）对 immune function 和全身各器官系统进行调节。细胞因子、激素对 nervous system也有反馈性调节作用。病毒、毒素、肿瘤、异体蛋白等的刺激是 nervous system 无法感受的刺激，而 immune system 则

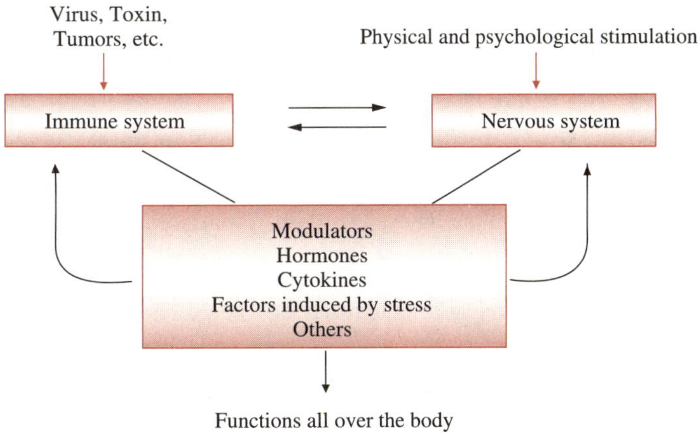

Fig. 13-4 Interaction between nervous system and immune system.

对它们十分敏感。通过 immune system 释放的各种免疫调节物以及 immune cell 释放的 hormone，对这些刺激作出恰当的反应，包括 immune system 本身的反应和通过上述物质作用到 nervous and endocrine system 以及全身各器官系统后所作出的反应，最终达到清除病因保持机体稳态的目的。细胞因子、激素和某些其他物质（包括由 stress 或 conditioned immune response 所产生的物质）可以作为 nervous and endocrine system 及 immune system 的共同介导物质，对 immune system、nervous system 以及全身各器官系统的功能进行调节。Nervous system 还可以通过神经的直接作用，影响 immune system 的功能。由于 immune system 不仅是机体的一种防卫系统，它同时还是机体的另一重要的感受和调节系统。又由于 immune cell 可随血液循环在全身各处移动，Blolack 等于 1985 年在《今日免疫学》（*Immu-nology Today*）中提出 immune system 可以起一种“游动脑”（mobile brain）的作用，从而形象地勾画出了 immune system 的这一重要功能。今后进一步深入的研究，定会更加充实和丰富以上关于机体稳态机制的理论。

Nervous system 可以感受精神和躯体的刺激。Immune system 可感受肿瘤、病毒、毒素等的刺激。因此 nervous and endocrine system 和 immune system 成为机体的两大感受和调节系统，它们通过一些共同的介导物质（共同的生物学语言）交换信息，相互作用，使机体在生理和病理条件下保持稳态。

临床举例

张某某来医院就诊的症状是，一天来腹痛和腹泻。腹泻的内容物，开始为食物的残渣，后来主要是液体。一天大约腹泻了 8～10 次。病人以前对进食螃蟹曾经产生腹泻。这次和朋友聚会又进食了螃蟹。在进食后 5～6 小时产生了上述症状。请问病人产生腹痛和腹泻的可能机制是什么？

参考答案

从病人的叙述中可见病人有对进食螃蟹产生过敏的既往史，这次产生的主要症状是腹泻和腹痛。可能是螃蟹中的某种蛋白质成为了病人的致敏原，这种物质进入肠壁后可以刺激肠壁内的肥大细胞（mast cell），由肥大细胞释放的组胺作用于邻近的 autonomic nervous fiber，例如 parasympathetic fiber。Parasympathetic fiber 可以引起相应的肠道腺体分泌增加，肠内容物的增加可以刺激肠壁的机械感受器，引起肠运动增加，造成排便次数增加，形成腹泻。此外，肠道 parasympathetic fiber 兴奋也可以直接引起肠道平滑肌收缩，运动增加，产生腹泻。由于肠道运动增加，如果肠道平滑肌肉的收缩过强，可产生痉挛，此时通向肠道的血流可能大大减少而造成缺血，进而引起腹痛。

（范少光）

参考文献

1. Arthur C. Guyton and John E. Hall. *Textbook of Medical Physiology*. 10th ed. Philadelphia: W.B. Saunders, 2000
2. Lauralee Sherwood. *Human Physiology: From cells to systems*. 4th ed. California: Brooks/Cole, 2001
3. William J. Germann, Cindy L. Stanfield. *Principle of Human Physiology*. San Francisco: Benjamin Cummings, 2001
4. Ivan M. Roitt, Peter J. Delves, Ivan Roitt. *Roitt's Essential Immunology*. 10th ed. Malden: Blackwell publishing Inc., 2001
5. Mark F. Bear, Barry W. Connors and Michael A. Pardiso. *Neuroscience: Exploring the Brain*. 2nd ed. Philadelphia: Lippincott Williams & Wilkins, 2001
6. Berne RM, Levy MN. *Physiology*. 4th ed. St. Louis: Mosby, 1998
7. Kandel ER, Schwartz JH, Jessell TM. *Principles of Neural Science*. 4th ed. Stamford: Appleton & Lange, 1998
8. Susan P. Porterfield. *Endocrine Physiology*. 2nd ed. St. Louis: Mosby, 2001
9. Lieske SP, Thoby-Brisson M, Telgkamp P, Ramirez JM. Reconfiguration of the neural network controlling multiple breathing patterns: eupnea, sighs and gasps. *Nat Neurosci*, 2000; 3 (6): 600-607
10. Persson PB. Modulation of cardiovascular control mechanisms and their interaction. *Physiol Rev*, 1996; 76 (1) :193-244
11. Smith JC, Ellenberger HH, Ballanyi K, et al. Pre-Botzinger complex: a brainstem region that may generate respiratory rhythm in mammals. *Science*, 1991; 254 (5032) :726-729
12. Rekling JC, Feldman JL. PreBotzinger complex and pacemaker neurons: hypothesized site and kernel for respiratory rhythm generation. *Annu Rev Physiol*, 1998; 60:385-405
13. Koshiya N, Smith JC. Neuronal pacemaker for breathing visualized in vitro. *Nature*, 1999; 400 (6742) : 360-363
14. 范少光，汤浩，潘伟丰主编. 人体生理学（第二版）. 北京：北京医科大学出版社, 2000
15. 姚泰，吴博威主编. 生理学（第六版）. 北京：人民卫生出版社, 2003
16. 张镜如主编. 生理学（第四版）. 北京：人民卫生出版社, 1997
17. 陈宜张编著. 神经系统电生理学. 北京：人民卫生出版社, 1983
18. 周衍椒, 张镜如主编. 生理学（第三版）. 北京：人民卫生出版社, 1991
19. 姚泰主编. 生理学（第五版）. 北京：人民卫生出版社，2000
20. 二宮石雄，安藤啓司，彼末一之，松川寛二主编. 東京本郷 ：文光堂, 2002
21. 韩济生主编. 神经科学原理. 北京：北京医科大学出版社, 1993
22. 梅镇彤. 学习和记忆的神经生物学. 上海：上海科技教育出版社, 1997
23. 阮迪云, 寿天德. 神经生理学. 合肥：中国科学技术大学出版社, 1992

24. 范少光, 丁桂凤. 神经内分泌和免疫系统之间的相互作用（一）神经免疫调节. 生物学通报, 2000; 35 (3) :1-3
25. 范少光 丁桂凤. 神经内分泌和免疫系统之间的相互作用（二）神经免疫调节. 生物学通报, 2000; 35 (4) : 4-5
26. 黄之瑜, 孙志娟, 范少光. 肥胖与神经调节. 生理科学进展, 2001; 32 (1): 45-51

索　引

C

D

E

F

G

H

J

K

L

M

N

P

Q

S

T

W

X

Y